U0245761

*Toxoplasma gondii* and Toxoplasmosis

# 弓形虫与弓形虫病


**主　编**　沈继龙　伦照荣

**副主编**　（按姓氏笔画排序）

申　邦　朱兴全　刘　群　余　莉

胡雪梅　都　建　彭鸿娟



人民卫生出版社

·北　京·

图书在版编目（CIP）数据

弓形虫与弓形虫病 / 沈继龙，伦照荣主编. —北京：人民卫生出版社，2023.7

ISBN 978-7-117-35059-4

Ⅰ. ①弓… Ⅱ. ①沈… ②伦… Ⅲ. ①弓形体—医学原虫学②弓形体病 Ⅳ. ①R382.5②R531.8

中国国家版本馆 CIP 数据核字（2023）第 128793 号

| | | |
|---|---|---|
| 人卫智网 | www.ipmph.com | 医学教育、学术、考试、健康，购书智慧智能综合服务平台 |
| 人卫官网 | www.pmph.com | 人卫官方资讯发布平台 |

本书中所有地图审图号：GS 京（2022）1435 号

弓形虫与弓形虫病

Gongxingchong yu Gongxingchongbing

主　　编：沈继龙　伦照荣

出版发行：人民卫生出版社（中继线 010-59780011）

地　　址：北京市朝阳区潘家园南里 19 号

邮　　编：100021

E - mail：pmph @ pmph.com

购书热线：010-59787592　010-59787584　010-65264830

印　　刷：北京华联印刷有限公司

经　　销：新华书店

开　　本：889 × 1194　1/16　　印张：39

字　　数：1153 千字

版　　次：2023 年 7 月第 1 版

印　　次：2023 年 10 月第 1 次印刷

标准书号：ISBN 978-7-117-35059-4

定　　价：298.00 元

打击盗版举报电话：010-59787491　E-mail：WQ @ pmph.com

质量问题联系电话：010-59787234　E-mail：zhiliang @ pmph.com

数字融合服务电话：4001118166　E-mail：zengzhi @ pmph.com

# 《弓形虫与弓形虫病》编写委员会


**主　编**　沈继龙　伦照荣

**副主编**　（按姓氏笔画排序）

申　邦　朱兴全　刘　群　余　莉　胡雪梅　都　建　彭鸿娟

**编　委**　（按姓氏笔画排序）

于少猛　中山大学生命科学学院
王　林　安徽中医药大学第一附属医院
王　勇　南京医科大学
王　琳　山东大学齐鲁儿童医院
王金磊　中国农业科学院兰州兽医研究所
王泽祥　甘肃农业大学动物医学院
计永胜　中国科学技术大学生命科学与医学部
孔庆明　杭州医学院
龙少军　中国农业大学动物医学院
申　邦　华中农业大学动物医学院
丛　伟　山东大学海洋学院
丛　华　山东大学基础医学院
吕　刚　山东第一医科大学
吕芳丽　中山大学中山医学院
朱兴全　山西农业大学动物医学学院
任玉珊　滨州医学院
任立芹　滨州医学院
伦照荣　中山大学生命科学学院
刘　晶　中国农业大学动物医学院
刘　群　中国农业大学动物医学院
刘现兵　滨州医学院
苏春雷　美国田纳西大学微生物学系
杜忆南　安徽医科大学
李志丹　滨州医学院
杨　光　暨南大学基础医学与公共卫生学院
杨　娜　沈阳农业大学动物科学与医学学院
杨玉荣　河南农业大学动物医学院
杨春燕　滨州医学院
吴　翔　中南大学基础医学院
邱竞帆　南京医科大学
何深一　山东大学基础医学院
余　莉　安徽医科大学
邹丰才　云南农业大学动物医学院
沈继龙　安徽医科大学
张　晓　山东农业大学动物科技学院
张念章　中国农业科学院兰州兽医研究所
张厚双　中国农业科学院上海兽医研究所
张海霞　滨州医学院
陆绍红　杭州医学院
陈志荣　中山大学生命科学学院
陈金铃　南通大学医学院
陈盛霞　江苏大学医学院
罗庆礼　安徽医科大学
周东辉　福建农林大学动物科学学院（蜂学学院）
周怀瑜　山东大学基础医学院
周春雪　山东大学基础医学院
郑凌伶　中山大学生命科学学院
胡雪梅　滨州医学院
姜昱竹　滨州医学院
贺君君　云南农业大学
袁子国　华南农业大学兽医学院
都　建　安徽医科大学
贾永根　北京友谊医院热带病研究所
贾洪林　中国农业科学院哈尔滨兽医研究所
徐晓艳　滨州医学院
高江梅　广东省科学院动物研究所
黄思扬　扬州大学兽医学院
戚厚宝　滨州医学院
彭鸿娟　南方医科大学
储德勇　安徽医科大学
童群波　杭州医学院
赖德华　中山大学生命科学学院
蔡亦红　安徽医科大学
谭　峰　温州医科大学

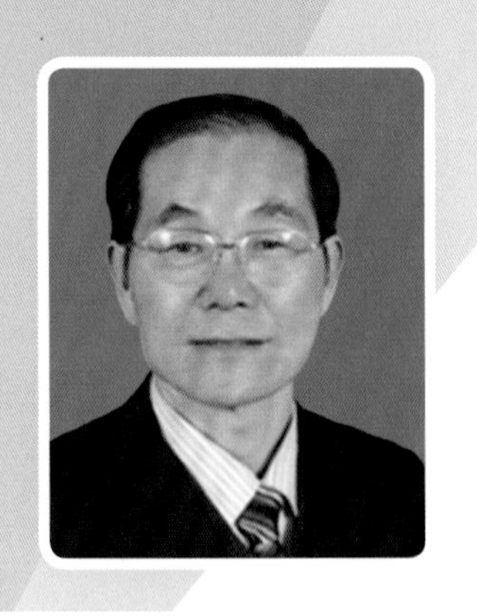

## 主编简介

**沈继龙**　安徽医科大学病原生物学教授，博士生导师；曾任安徽省病原生物学重点实验室主任和安徽高校人兽共患病省级重点实验室副主任，中华医学会热带病与寄生虫学分会副主任，中国动物学会寄生虫学分会常务理事，省检验医学会副主任委员，省检验检疫卫生检验专业分会副主任，国家核心期刊《中国人兽共患病学报》副主编，《临床输血与检验》常务副主编；主编或作为编委编写国家规划教材和专著等34部；历任安徽医科大学科技处处长、国际教育学院院长兼外事办/港澳台办主任，校学术委员会副主任，安徽省政府血吸虫病专家咨询委员会副主任，安徽省医学会常务理事，国家自然科学基金委初审和终审专家，卫生部教材办检验医学教材编审委员会委员，中华医学科技奖第二届评审委员会委员等。

沈继龙教授先后在山东大学齐鲁医学院（原山东医学院）和中山大学中山医学院（原中山医科大学）研究生毕业并分别获硕士和博士学位；先后受国家卫生部和国家教委派遣，赴日本帝京大学和美国俄亥俄州 Case Western Reserve University 从事研修和高访研究；获得安徽省高校“十五优秀人才计划”首批学科拔尖人才；先后获“卫生部优秀教材奖”“教育部科研管理先进个人”“安徽省优秀留学回国人员”“安徽省有突出贡献中青年专家”“安徽省优秀教师”“安徽省师德标兵”“安徽省先进工作者”等荣誉称号；先后主持完成国家重大基础研发计划（“973 计划”）、国家高技术研究发展计划（“863 计划”）和国家自然科学基金等6项，省部级课题多项；在 *PNAS*、*Cellular and Molecular Immunology* 和 *Parasites & Vectors* 等发表中英文论文200余篇，指导中外博士、硕士毕业研究生110余名。沈继龙教授作为第一完成人获得中华医学科技奖、省级和厅委级自然科学奖/科技进步奖和教学成果奖等多项，发明专利5项；从事弓形虫与弓形虫病研究40余年，目前主要承担本科生、研究生和留学生的教学任务，并从事感染与免疫、临床检验诊断技术、血吸虫与血吸虫病的研究等。

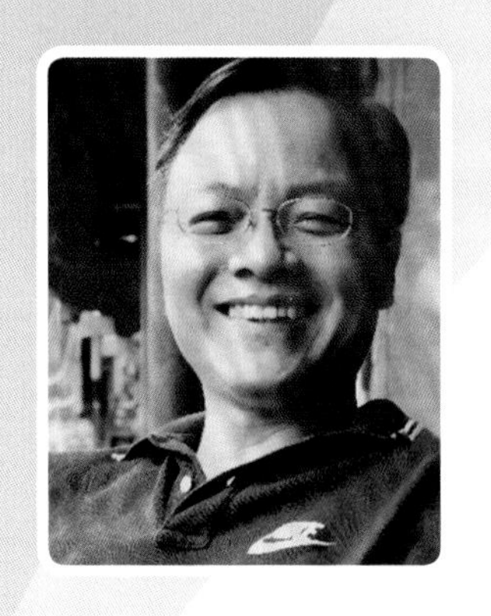

# 主编简介

**伦照荣**　中山大学生命科学学院教授，博士生导师。本科就读于中山大学生物学系，中山大学硕士、博士研究生毕业，获理学硕士和理学博士学位；1990—1995 年先后在瑞士热带医学研究院和加拿大多伦多大学完成博士后研究；1993 年获加拿大国家自然科学和工程学研究委员会（NSERC）国际杰出青年科学家奖；1997—2002 年先后为加拿大国家食品检验局寄生虫学研究中心科学家和加拿大 Saskatchewan 大学 Research Officer。曾担任国际原子能机构（IAEA）动物寄生虫辐射疫苗项目评审专家、WHO 非典型人锥虫病诊断专家和亚洲原生动物学会主席（2018—2021），动物学国家重点学科（寄生虫学）学术带头人和华南寄生生物研究中心主任。现为中国动物学会原生动物学分会理事长（2021 年至今），中国动物学会寄生虫学专业委员会副理事长，受聘英国 Salford 大学为荣誉教授。

伦照荣教授主要从事人兽共患病，特别是寄生虫病的流行、寄生原虫生物学和基因功能、种系演化、寄生虫与宿主关系等的研究。系统论述了我国重要人兽共患寄生虫如华支睾吸虫、广州管圆线虫、利什曼原虫等的流行特点和有效的控制策略，为流行区相关病原体的防制提供了重要的理论支撑；发现布氏锥虫（*Trypanosoma brucei*）假基因具有调控发育的功能，并迅速被 Science 点评；提出原生动物具有恶性化的新观点，并应邀到美国科学院作相关的学术报告。证明大鼠路氏锥虫（*Trypanosoma lewisi*）具有完全抗正常人血清溶解因子——载脂蛋白 L1（ApoL-1）作用的生物学特性，并确认其是一种典型的人兽共患锥虫。分离出我国弓形虫虫株，建立虫株库并进行系列系统研究，揭示了一氧化氮合酶敲除大鼠抗弓形虫的机制，明确温度是弓形虫感染脊椎动物细胞的重要因素。伦照荣教授先后主持完成国家重大基础研发计划、国家自然科学基金重点国际合作、美国 Stanley Medical Institute 基金等多项国际、国家和省部级课题。在国内外权威刊物包括 *Lancet Infectious Diseases*、*Nature Communications*、*PNAS*、*Cell Research*、*Nucleic Acids Research*、*Trends in Parastiology*、《科学通报》《中国科学》等发表论文 200 多篇。伦照荣教授还是微生物学和免疫学高引学者（2016—2021），获教育部自然科学一等奖（2011）。

谨以此书

纪念我国弓形虫与弓形虫病研究的开拓者和奠基人

于恩庶先生105周年诞辰

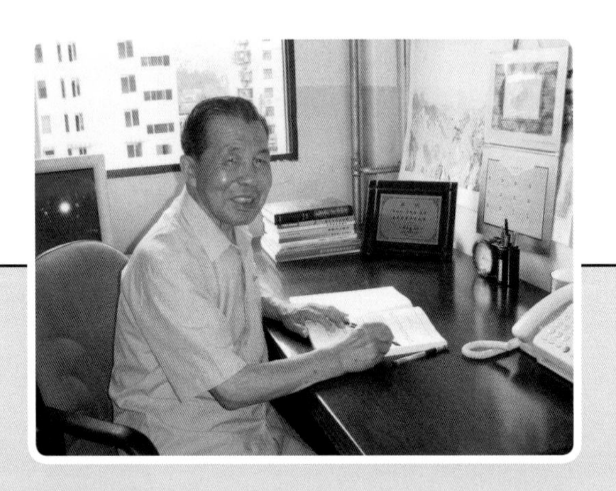

**于恩庶**(1918—2011),辽宁盖县人,我国著名微生物学家,我国人兽共患病学科奠基人和带头人之一。1945年于恩庶先生从东北医科大学(现中国医科大学)毕业后留校任教,曾任沈阳市卫生试验所所长。1949年后,历任福建省鼠疫防治所主任、省卫生防疫站科长、省流行病研究所副所长、省地方病防治研究所所长,1957年在中国首次从家兔和猫体内发现弓形体(虫);1962年提出钩端螺旋体病新的临床分析路径;对恙螨传播的疾病有深入研究;1964年提出Q热免疫学诊断新方法。历任《中国人兽共患病杂志》(后更名为《中国人兽共患病学报》)主编,中国预防医学科学院流行病学微生物学研究所兼职研究员,中国微生物学会人兽共患病专业委员会副主任委员。他一生主编或合作主编有《弓形体病》《恙虫病检验手册》《弓形虫病学》《中国弓形虫病》《中国人兽共患病学》《新发现的传染病》《再度肆虐人类的传染病》《新发现和再肆虐传染病——诊断标准和防治指南》和《当代世界人兽共患病学》等专著及教材,在我国的鼠疫、小肠结肠炎耶氏菌、恙虫病、钩端螺旋体病、弓形虫病等人兽共患病的病原学、流行病学与防治做出了突出贡献,先后20多项科技成果获得国家级和省部级科技奖励。

于恩庶先生是我国人兽共患病及其病原学研究的先驱。如果没有先生看似偶然实属必然的发现,我国的弓形虫与弓形虫病研究不知要推迟多少年。

谨以此书

纪念我国著名寄生虫学家徐秉锟教授100周年诞辰

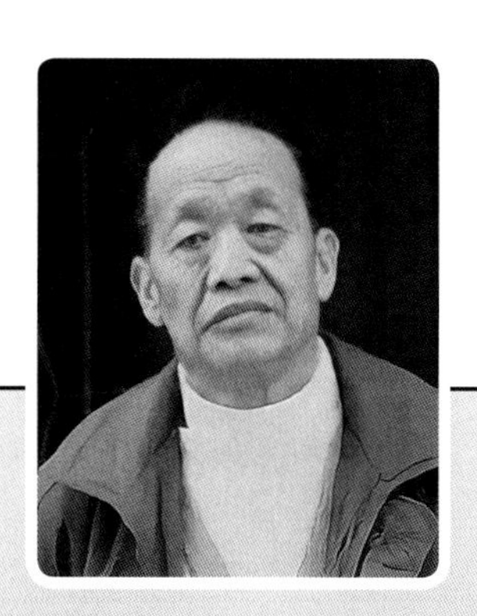

**徐秉锟**(1923—1991)，福建省古田人，我国著名寄生虫学家，中山医学院教授。他1945年毕业于福建协和大学生物系，次年进入广州岭南大学获硕士学位并获“金匙奖”，后受聘岭南大学医学院（后为中山医学院）寄生虫科讲师、副教授，1978年受聘教授兼任寄生虫学教研室主任，1980年起先后任中山医学院副院长、博士生导师、寄生虫学研究所所长、广东省寄生虫病研究委员会主任委员和寄生虫学会理事长。先后任国务院学位委员会学科评议组成员、国务院学位委员会西医专家小组成员、中国寄生虫学会副理事长、卫生部寄生虫病专家咨询委员会副主任、英国皇家热带医学暨卫生学会委员、联合国热带病培训与特别规划联合协调委员会委员、世界卫生组织控制腹泻疾病规划委员会委员、世界卫生组织西太地区血吸虫病指导委员会专家等。

徐教授从事寄生虫学教学、人才培养和科学研究并倾注了毕生精力，在人兽共患病，尤其在血吸虫病、恙虫病和弓形虫病等研究方面造诣深厚，成就卓著，发表论文150余篇，并为我国的国际学术交流和扩大在国际组织中的影响做出了突出贡献。1978年起，徐教授连续主编全国高等医药院校教材《人体寄生虫学》(第1～3版)，该教材是改革开放后首版全国统编教材，并奠定了此后临床医学、预防医学、护理学和口腔医学等专业寄生虫学教学的基本框架和主要内容；他创办和主编了《广东省寄生虫学会年报》，任《中国人兽共患病杂志》副主编。此外，他还编写了大量的专著、图谱、辞典等，总约650万字。即使在因病住院期间，他仍然坚持写作和指导研究生。1978年徐秉锟教授获得首届全国科学大会奖，1985年获得广东省血吸虫病防治功勋奖，1990年获国家教委颁发的“优秀教师奖”，1991年获国家科学技术委员会荣誉奖。

徐秉锟教授热爱自己的事业，治学严谨，不断地探索进取，追求真理。他谦虚热情，胸怀宽广，团结同道，爱护青年学者，堪称后辈的楷模！

天之道，其犹张弓欤？高者抑之，下者举之。

有余者损之，不足者补之。天之道，损有余而补不足。人之道则反，损不足以奉有余。孰能有余以奉天下？唯有道者。

*Does not the Tao of Heaven resemble bending a bow?*

*which presses down the high and lifts up the low,*

*reduces the excessive and compensates the deficient.*

*Thus the Tao of Heaven always compensates the deficient by reducing the excessive, while different is the Tao of man.*

*It gives to one who already has more than enough by taking from one who is in want.*

*Who can offer what he has in excess to the people?*

*Only the man with the Tao.*

*《The Book of the Tao and the Teh — Chapter 77》by Lao Tzu*

道生一，一生二，二生三，三生万物。万物负阴而抱阳，冲气以为和……

故物或损之而益，或益之而损。

*The Tao gives birth to the One.*

*The One consists of Two in opposition (the Yin and the Yang).*

*The Two begets the Three.*

*The Three produce all things of the world.*

*All things have the Yin (Negative) and the Yang (Positive) sides of view.*

*Both Yin and Yang keep acting on each other.*

*Thus things keep agitating and unifying themselves......*

*That is why a thing is sometimes added to when being reduced, or is reduced when being added to.*

*《The Book of the Tao and the Teh — Chapter 42》by Lao Tzu*

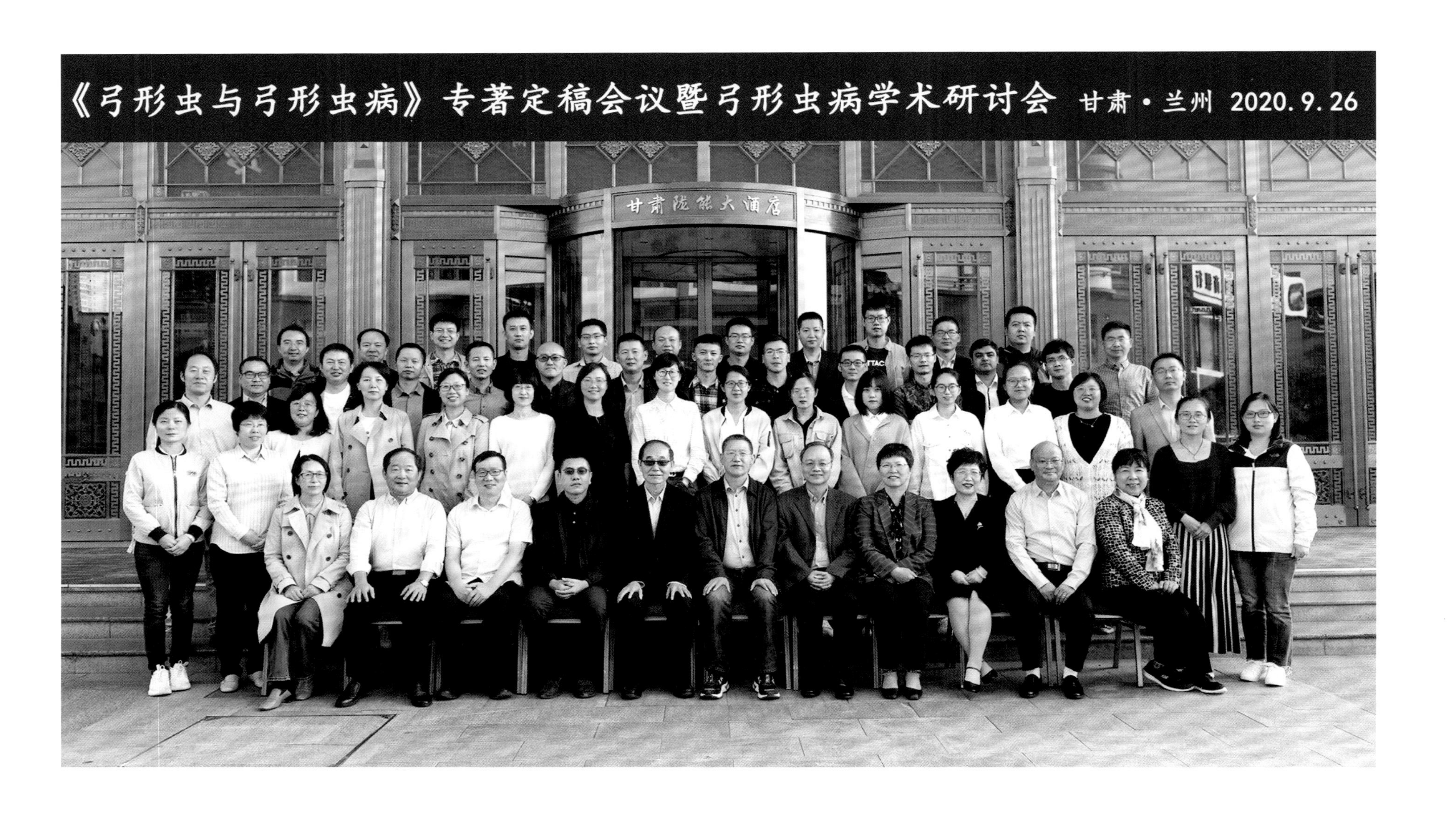
《弓形虫与弓形虫病》专著定稿会议暨弓形虫病学术研讨会 甘肃·兰州 2020.9.26
甘肃陇能大酒店

# 序 一

大千世界，芸芸众生，皆同源同宗，同规同律。前者是指生物组成与结构的统一；后者是指个体的生老病死和群体的生生不息。

在地球生态圈内活跃着数百万计的生物物种，每个种群都有适合其生存繁衍的群落生境，在时空和营养上均有着直接或间接的联系。从生命诞生那天起，原始的生境中两种（或以上）生物生活在一起的现象（即“共生”，symbiosis）极为常见。它们或互不干扰（同行关系，phoresis）；或互利互惠，甚至相依为命（互利共生，mutualism）；或一方受益但对他方无害（共栖关系，commensalism）；或一方受益但对另一方有害（寄生关系，parasitism）。各种生物生活在同一个“伊甸园”中自生自灭，道行自然。

早在700万年以前，由于东非地壳的板块移动和生态环境的巨变，使得原始森林中的灵长类一分为二。约在330万年前，环境的压力和基因的突变筛选出了一群能够直立行走且能使用工具的“精灵”——智人（*Homo sapiens*）于10万～30万年前出现了。火的使用和工具的制造，使得人类快速进化。他们学会了驯化动物以提供肉食并能辅助耕种，走出了男性狩猎和女性采集的蛮荒的生活方式，渐达今天高度发展的人类社会与文明。然而，回顾人类发展进化史，有两类生物群一直伴随着我们：一是须臾没有离开过人体的微生物（包括病毒、细菌、真菌和寄生虫）；二是陪伴人类的脊椎动物（包括家畜、家禽和作为食物源的水生动物）。由于人类生态圈与野生动物生态圈时空的相对隔离，人体内的微生物与宿主共进化（co-evolution）而相互适应，一般不会引起宿主严重的疾病，或仅在宿主免疫力受损时致病。大部分体内的病毒和细菌已经与人类宿主和谐相处，甚至成为维系人体内稳态（homeostasis）不可或缺的重要组成部分。但是，近代人类社会由于经济的全球化、人群的频繁快速流动和远距离迁徙、资源的过度采伐和原始生态圈遭受到的破坏，以及文明的人类时有不文明的行为（例如随意捕杀、贩卖、驯化野生动物、不当的家畜饲养管理、不健康的卫生行为、饮食习惯或性行为等），导致动物中的某些无宿主特异性的微生物侵入人体，引发疾病。这类由同一病原体在动物和人体之间传播和流行的疾病，称为人兽共患病（zoonosis）。“天地不仁，以万物为刍狗。”众多传染病包括人兽共患病在内的流行，“国无疆域之隔，人无贫富之别。”自人类进入文明社会以来，人兽共患病已经在全世界多次大范围流行，将数以千万计的生命送入了坟墓。例如从14世纪起流行的黑死病（鼠疫，plague）导致三分之一的欧洲人死亡；西班牙大流感、黄热病等对流行国家造成了毁灭性打击。20世纪90年代以来，已先后出现艾滋病、禽流感、新甲型H1N1流感、SARS、Ebola、MERS以及近期（2019年以来）全球大流行的新冠肺炎（COVID-19）等，都对人民健康和生命造成极大的损失，并严重阻碍了社会经济的发展，甚至诱发全球政治动荡。

弓形虫病也是一种全球流行已久的人兽共患病，在免疫力低下的病人和怀孕早期的孕妇等群体中可导致严重后果。弓形虫作为病原体与真核细胞之间相互作用的模式生物，已被广泛用于人兽传染病、细胞生物学和分子生物学的研究。人体疟原虫以及动物球虫的许多新发现和成果均得益于弓形虫这一顶复门中最具神秘色彩的寄生虫的研究。弓形虫除了引起人体疾病外，还可引起家畜弓形虫病导致患病个体死亡和流产，对畜牧业生产造成严重危害。有鉴于此，沈继龙教授和伦照荣教授组织全国和境外20多个高等院校（所）的60余位卓有建树的医学和动物医学专家学者，共同编写出版这部《弓形虫与弓形虫病》专著。该书具有重要的基础与应用研究价值和时代意义。学者们不仅学术造诣深厚，且志同道合，跨界合作，各展其长，共同努力，携手打造了这部鸿篇巨制，可谓是我国医学与动物医学通力合作的典范，实属难能可贵。本书凝聚了编委们的智慧与心血，不仅反映了我国在弓形虫与弓形虫病研究领域的成就，而且反映了近年以来国内外在此领域研究与防治的新成就、新进展，对我国弓形虫病以及其他食源性人兽共患病的研究都具有重要的参考价值和积极的推动作用，并将产生深远影响，无疑是一部承先启后的高品质学术专著。对此我感到由衷的欣慰，并表示热烈祝贺！

"长风破浪会有时，直挂云帆济沧海"。希望全体同仁继续精诚协作，秉持同一健康（One Health）和"人类卫生健康命运共同体"理念，以科学的创新精神，在包括弓形虫病在内的人兽共患病的基础和防治研究中，更上层楼，再创佳绩。

**中国工程院院士**
**中国农业大学动物医学院院长**
2022年6月18日于北京

# 序　二

应安徽医科大学沈继龙教授和中山大学伦照荣教授领衔的《弓形虫与弓形虫病》编者诚邀为该书作序，谨依遵命，欣然命笔。

若非孤陋寡闻，此前以弓形虫与弓形虫病为主题的专著已有数本，但年代皆已久远且内容有侧重，此书应是我见到的最新一本综合性中文专著。本书共有十七章，内容涵盖弓形虫生物学、弓形虫与宿主的相互作用以及临床弓形虫病的诊断和防治等。全书在既定的主题框架内，系统地反映了经典生物学与现代生物学相关知识的联系和深化，内容“全、深、新”。作者全面地介绍了传统生物学、分子生物学、分子遗传学和免疫学等理论和技术用于弓形虫与弓形虫病研究获得的新成果，吸纳了大量国内外研究的最新进展。更可贵的是，本书首次以专著形式载入我国科学家，尤其是作者近年来在该领域的若干新发现和新成果，例如弓形虫效应分子的功能研究、基因操作、弓形虫与宿主细胞的互相作用以及我国流行的弓形虫的遗传结构及其致致病机制等，深化了我们对弓形虫与宿主相互关系的“多维度”认识，凸显了本书的权威性、实用性、本土特色和鲜明的时代感。

我注意到该书是由60余位国内医学界和动物医学界在此领域研究颇有建树的学者合作编写。撰写人多具有丰富的弓形虫与弓形虫病基础与临床防治研究经验。他们各功所长，俾使读者能够直接分享他们在此领域积累的学识和经验，使不知者而悉，知之者愈详，且是一部集理论性、技术性、实用性、专业性和普及性为一体的专著。相信本书既可成为高校教学、科研、医学和兽医疾控等单位专业人员的重要参考书，又可作为基层专业防治培训和科普宣教之用。有鉴于此，我郑重地向读者推荐此书，相信它定会在我国弓形虫病防治、教学、科研与卫生宣教等方面发挥其积极的推动作用。

吴观陵
南京医科大学
2022年6月26日于南京

# 前　言

弓形虫（*Toxoplasma gondii*）是一种专性细胞内寄生原虫，呈全球分布。100 多年来，弓形虫的泛宿主性、独特的生物学特征以及寄生虫 - 宿主之间相互作用之谜，一直吸引着医学、动物医学、细胞生物学和分子生物学家的强烈兴趣，引起极大关注。弓形虫感染人和其他温血动物可导致弓形虫病。在免疫力低下的个体如艾滋病、恶性肿瘤、器官移植以及长期免疫抑制剂使用患者，弓形虫病是导致死亡的主要原因之一；孕妇感染可致不良妊娠结局和小儿先天性弓形虫病，严重影响优生优育。近年的实验研究和流行病学调查结果强烈提示，慢性和隐性弓形虫感染并非“无临床症状”，而是与某些神经精神障碍性疾病如精神分裂症等密切有关。家畜弓形虫病更是导致畜牧业生产巨大经济损失的原因之一。

弓形虫于 20 世纪初被法国学者 Nicolle C 和 Manceaux L 发现并命名后，捷克医生 Janku L（1923）报告了首例人体弓形虫病，到美国学者 Frenkel JK 等（1970）证实猫是弓形虫的终末宿主，其间历时六十余年。20 世纪 60—80 年代，有关弓形虫的研究大多集中在生活史、形态结构、抗感染免疫、体外培养及其他细胞生物学以及流行病学、药物治疗和初步的疫苗探索等。21 世纪以来，在弓形虫与弓形虫病研究方面，美国先后有三位学者（Dubey JP，Boothroyd J 和 Sibley D）利用弓形虫作为模式生物和病理模型，在生物学、基因组与基因功能研究、寄生虫 - 宿主间相互作用研究等作出了突出成就，并分别当选为美国国家科学院院士。“一虫三院士”在近年医学寄生虫学与动物寄生虫学研究领域实属罕见，但也表明弓形虫与弓形虫病在生物医学领域研究的重要性。1990 年，在美国达特茅斯学院（Dartmouth College）举行了第一届国际弓形虫病研讨会，并每两年定期举行一次，延续至今。参会学者和国家数目不断增加，显示国际社会对弓形虫研究的日益重视。

我国弓形虫病的总体研究水平虽属亚洲领先，但起步较晚。1955 年，于恩庶在福建的家兔和猫体内分离出弓形虫；1964 年报告了首例人体弓形虫眼病；1977 年发现了猪弓形虫病的暴发流行；1985 年和 2001 年，先后开展了全国人畜弓形虫病流行病学调查。在此阶段，我国对于弓形虫病的研究和防治无论在广度还是在深度上均与欧美国家有一定差距。21 世纪以来，我国在此领域取得一系列重要进展。例如，各地先后开展了地域更广泛、宿主更多样的弓形虫病血清流行病学调查，揭示了我国人兽弓形虫感染的基本概况和感染因素；从家养和野生动物中分离获得了一批弓形虫株，并进行了遗传结构、毒力和致病机制研究，填补了这方面的空白，为深入研究我国弓形虫的生物学、种群演化、致病机制和流行病学特征奠定了重要的基础。21 世纪以来，随着大批优秀年轻学者的加入，我国弓形虫与弓形虫病的研究队伍逐渐壮大，基础与临床研究方兴未艾，在某些方向已经跻身世界前列。随着我国社会经济的快速发展，历史上严重危害人民健康的若干重大寄生虫病（例如淋巴丝虫病、疟疾、利什曼病、血吸虫病，以及肠道蠕虫病）先后被消灭、基本消灭或控制，食源性寄生虫病，包括弓形虫病的研究和防控受到高度关注。近年来，由于先进技术如组学技术、单细胞测序技术、基因操作技术等的应用，对推动寄生虫，特别是顶复门原虫的研究发挥了积极的作用。然而遗憾的是，我国有关弓形虫与弓形虫病的专著匮乏。于恩庶作为主编或总编曾于 1982 年、1992 年和 2000 年先后出版了《弓形体病》（人民卫生出版社）《弓形虫病学》（福建科学技术出版社）和《中国弓形虫病》（亚洲医药出版社）专著，但上述著作所述内容多限于国内资料、范围较狭窄，文献年代久远，不能适应目前蓬勃发展的研究和防治的需要。

由于弓形虫病是重要的人兽共患病，本着同一健康（One Health）的理念，我们经过多年的酝酿，组织国内医学界和动物医学界在此领域颇有造诣的专家学者，各撰所长，编写出版了这本《弓形虫与弓形虫病》专著。本书全面介绍了当今国内外弓形虫和弓形虫病的研究进展，并结合我国的特色与实际，提出了某些有待探讨的科学问题，旨在适应国内外弓形虫和弓形虫病研究发展的实际需求，努力为同行提供一本具有权威价值的参考书。

本书共分十七章，内容包括总论、弓形虫的形态结构与生活史、基因结构与基因分型、基因表达调控、蛋白质组学、生化代谢、效应蛋白与宿主之间的相互作用、宿主免疫应答、致病机制、人体弓形虫病、动物弓形虫病、实验室诊断技术、流行病学、疫苗研究、预防与控制、实验室技术，以及生物信息数据库的应用等。弓形虫除了作为模式生物外，弓形虫病更是全球公共卫生、医学与动物医学共同关注的疾病，因此百余年来研究文献如汗牛充栋。编委们虽不遗余力，但本书难免留有遗憾，甚至纰漏或谬误，衷心希望读者提出批评和指正，以便再版时订正。此外，书中有关药物的使用疗程和剂量仅供临床参考。

全书模式图由安徽医科大学储德勇副教授倾力绘制。我们对储老师严谨不苟、精益求精的精神深为感佩；承蒙河南农业大学动物医学院杨玉荣教授、郑州大学医学院王中全教授、中国科技大学附属第一医院陈剑博士、江苏省沛县兽医站张弥申主任和美国农业部 Dubey JP 博士等惠赠和同意引用部分图片，在此一并致谢！

**沈继龙　伦照荣**

2022 年 6 月

# 目　录

# 第一章 | 总　　论

弓形虫（曾用名为弓形体）是一种专性细胞内寄生原虫（obligatory intracellular protozoon），广泛寄生于温血动物，包括海洋温血动物和人类，引起弓形虫病。弓形虫病不仅严重危害人类健康，而且给畜牧业生产造成巨大的经济损失。20 世纪 80 年代以后，随着 HIV 感染者 /AIDS 患者的流行、肿瘤患病率的升高、器官移植的普及，以及因自身免疫性疾病治疗而长期使用激素类等免疫抑制剂，弓形虫作为机会致病性病原体（opportunistic pathogen），是导致上述疾病患者并发感染致死的重要原因之一。由于弓形虫特殊的形态结构、生活史以及与宿主细胞之间精妙的相互作用，弓形虫感染模型已被广泛用于医学、动物医学、宿主与寄生物之间的相互作用机制，以及病原体感染与宿主免疫应答等的研究。此外，弓形虫还是宿主与寄生虫相互作用涉及的细胞生物学和分子生物学研究的理想模式生物。这种百余年前自非洲野鼠体内发现的名不见经传的原虫，今天已成为人兽共患病乃至生物医学领域共同关注的热点。本章简要概括了弓形虫与弓形虫病的发现、弓形虫的某些生物学特征、弓形虫病的传播、宿主种类及其感染。

## 第一节　弓形虫与弓形虫病的发现

### 一、病原体的发现

早在 1900 年，法国微生物学家 Laveran 从麻雀体内见到一种疑似今天的弓形虫的虫体。1908 年，Nicolle 和 Manceaux 从北非突尼斯巴斯德研究所饲养的一种野生沙漠啮齿动物，类似于仓鼠的刚地梳趾鼠（gundi，学名为 *Ctenatactylus gundii*）的肝脏和脾脏单核细胞内发现一种寄生物。仓鼠在该实验室常被用于利什曼原虫病的研究。由于当时对利什曼原虫（*Leishmania* sp.）已有了一定的了解，这一新发现的原虫，形态学上类似于利什曼原虫，故当时被称之为“刚地利什曼原虫（*Leishmania gondii*）”。后来人们通过深入研究发现，该原虫在形态和致病特征与利什曼原虫差异较大，属于一种独立的寄生虫种。因虫体呈半月形或弓形，并且首次分离自刚地梳趾鼠，故命名为刚地弓形虫（*Toxoplasma gondii*）。拉丁语中“Toxo-”意为弓形，“-plasma”意为生命或形象。追溯弓形虫的命名过程，由于当时 Nicolle 和 Manceaux 误将弓形虫寄生的宿主 *Ctenatactylus gundii* 鉴定为 *C. gondii*，其实本应命名为 *Toxoplasma gundii*，但后来将错就错地称其为 *Toxoplasma gondii*。同年，意大利细菌学家 Splendore 又在巴西的兔体内发现同样虫体，亦误认为是利什曼原虫，后称其为兔弓形虫（*Toxoplasma cuniculi*）。有学者曾在鸟类发现一种形态特征类似弓形虫的寄生物，但不同于弓形虫，将其分类为鸟弓形虫属（*Atoxoplasma*），但后来发现所谓 *Atoxoplasma* 是等孢球虫属（*Isospora*），现称为囊等孢球虫（*Cystoisospora*）的同物异名（synonym）。从 1910 年至 1939 年，各国学者又从家鼠、野鼠和貂等野生动物体内发现弓形虫，而每个学者从一种动物体内分离的弓形虫都命名为一新种。虽然命名不同，但后来都被证实为同物异名。之后，弓形虫作为一种动物疾病的新的病原体而逐渐受到人们的重视。目前认为，刚地弓形虫可寄生于食肉动物、食草动物、食虫动物、啮齿动物、猪、灵长类以及大量其他哺乳动物和鸟类，包括海洋脊椎动物在内的众多温血动物。我国早期文献曾将 *Toxoplasma* 译为"弓浆虫""弓浆体"和"弓形体"。

虽然弓形虫是一种泛宿主的脊椎动物细胞内寄生原虫，但自 1908 年被认识以后的半个多世纪，一直未发现其有性生殖阶段的终宿主，生活史长期未被阐明。直到 1965 年，英国格拉斯哥莱德大学的 Hutchison 发现，弓形虫的感染与接触猫粪有关。作者将弓形虫的包囊喂饲感染了猫弓蛔虫（*Toxocara cati*）的家猫，采用 33% 的硫酸锌漂浮法检查猫粪，漂浮物在自来水中保存一年后感染小鼠，结果小鼠出现了弓形虫病。当时人们只知道弓形虫的速殖子和缓殖子两个阶段在水里均不能长久存活，对猫粪便的检查仅发现有猫弓蛔虫卵和囊等孢球虫的卵囊。而 Hutchison 怀疑，小鼠弓形虫病不可能是由猫弓蛔虫或者囊等孢球虫引起的。他反复进行了感染实验，结果发现仅用含有猫弓蛔虫卵的粪便喂饲的小鼠才出现弓形虫病。据此，他误认为弓形虫是借助猫弓蛔虫这一线虫的卵传播的。Hutchison 的上述推测，一度误导了许多学者在此后的 4 年间进行了弓形虫通过猫弓蛔虫卵传播的研究，其中包括一些弓形虫病研究的著名学者如 Dubey，Jacobs，和 Frenkel 等。1969 年，Frenkel 发现即使无猫弓蛔虫感染，弓形虫仍可以经猫粪传播，弓形虫感染与猫弓蛔虫无关，从而推翻了所谓的弓形虫籍线虫卵传播的假说。猫粪中弓形虫卵囊的研究进展一度缓慢，其原因在于弓形虫卵囊类似于犬和猫体内的球虫卵囊。1970 年之前，球虫卵囊的孢子化孵育采用的是 2.5% 的重铬酸钾溶液，后者对卵囊的染色质有不利影响，因此卵囊感染小鼠成功率不高。后来改用了 2% 的硫酸溶液保存和孵育卵囊。由于硫酸易被中和，且用于感染时无须洗涤，显著提高了感染的成功率。有关弓形虫研究历史的大事记见表 1-1。

**表 1-1 弓形虫与弓形虫病研究的重要历史标志纪年**

| 重要事件 | 作者 | 报告年份 |
|---|---|---|
| 弓形虫发现与命名 | Nicolle C 和 Manceaux L，Splendore A | 1908，1909 |
| 包囊鉴定 | Levaditi C 等 | 1928 |
| 人体弓形虫病报告 | Janku 等，Wolf A 等 | 1923，1939 |
| RH 株弓形虫分离 | Sabin AB | 1941 |
| 获得性弓形虫病 | Pinkerton H 和 Weinman D | 1940 |
| 首个免疫学诊断技术（dye test） | Sabin AB 和 Feldman HA | 1948 |
| 弓形虫病磺胺药治疗 | Sabin AB 和 Warren JJ，Eyles DE 和 Coleman N | 1942，1953 |
| 隐性感染与精神障碍 | Kozar Z 等 | 1953 |
| 速殖子超微结构 | Gustafson PV 等 | 1954 |
| 中国弓形虫的发现 | 于恩庶等 | 1955 |
| 中国首例人体弓形虫病 | 谢天华 | 1964 |
| 终宿主猫及经粪传播 | Hutchison WM 等，Frenkel JK 等 | 1965，1970 |
| 卵囊形态描述 | Dubey JP 等 | 1970 |
| 有性生殖期超微结构 | Sheffield HG 和 Melton ML，Piekarski G 等，Ferguson D 等 | 1970，1971，1974 |
| 速殖子与缓殖子命名 | Frenkel JK | 1973 |
| 中国的猪弓形虫病暴发 | 上海农科院畜牧所 | 1977 |
| 包囊体外培养 | Soete M 等 | 1993 |
| 包囊与缓殖子发育 | Dubey JP 和 Frenkel JK；DubeyJP 等 | 1976，1998 |
| AIDS 患者弓形虫脑炎 | Danziger A 和 Leibman AJ | 1983 |
| 首个商品化动物（羊）疫苗 | Wilkins M 和 O'Connel E；<br>Buxton D 和 Innes EA | 1983，1995 |
| B1 或 529bp 基因的 PCR 诊断 | BurgJL 等，Homan WL 等 | 1989，2000 |
| ROP2 定位于 PVM | Sinai AP 和 Joiner KA | 2001 |

续表

| 重要事件 | 作者 | 报告年份 |
|---|---|---|
| PCR-RFLP 基因分型 | Di Cristina M 等，Sibley LD 和 Boothroyd JC，Su C 等 | 1992，1995，2010 |
| 表观遗传分析 | Gissot M 等，Sautel CF 等 | 2007 |
| 中国的优势基因型 Chenese 1（ToxoDB#9） | DubeyJP 等，陈兆武等 | 2007，2011 |
| 转录组分析 | Hassan MA 等，Tanaka T 等 | 2012，2013 |
| GRAs 调控宿主基因 | Bougdour A 等，Braun L 等 | 2013 |
| CRISPR 基因改造 | 申邦等，Sidik SM 等 | 2014，2016 |
| 猫科动物以外的有性增殖 | Di Genova BM 等 | 2019 |
| 期转化关键基因 BDF1 发现 | Waldman BS 等 | 2020 |

## 二、终宿主的发现和卵囊形成的机制

Hutchison（1969）将弓形虫的组织包囊喂饲家猫，5 天后在小肠上皮细胞内见到裂殖体和配子体，随后在其他喂饲过弓形虫组织包囊的猫粪中发现了大量的弓形虫卵囊（oocyst）；1970 年，Frenkel 在猫小肠上皮细胞内也发现了有性增殖期虫体；Dubey（1970）对肠上皮内的裂体增殖和配子增殖的形态学和生物学进行了较为详细的观察。与其他球虫不同，猫科动物粪便排出的弓形虫卵囊也可经肠外途径感染小鼠。实际上，1969—1970 年间，多个学者几乎同时在猫粪中查见弓形虫卵囊，至此揭开了弓形虫从无性增殖到有性生殖的生活史全过程。后来的流行病学调查结果也表明，猫科动物是目前已知的自然界唯一的终宿主，无猫的地区便无弓形虫经卵囊的传播（Dubey 等，1997）。由此可见，猫在弓形虫病的自然传播中起到关键的作用。此后，弓形虫与弓形虫病的研究步入了一个新阶段。

早年，Hutchison 和 Frenkel 等的贡献在于明确了家猫及其他猫科动物在自然条件下是弓形虫在动物之间循环、传播和流行的重要环节，也是人体感染的重要途径之一。随后，弓形虫的生活史借助于家猫可在实验条件下得以完成，而无性增殖阶段的速殖子和包囊均可在细胞培养条件下或者通过小鼠感染获得。当受感染的宿主被另一动物捕食后，前者体内含有缓殖子（bradyzoite）的包囊（cyst）被后者摄入，在新的宿主体内转换为快速增殖的速殖子（tachyzoite），继而扩散到全身器官组织并感染细胞。但是，虫体一旦进入猫科动物的小肠，上述缓殖子 - 速殖子的无性增殖循环迅速转变：缓殖子发育为裂殖子（merozoite），后者仅感染猫小肠上皮细胞并在细胞内繁殖，进入有性生殖（sexual reproduction）阶段。裂殖子分别发育为雌配子体（female gametocyte 或 macrogametocyte）和雄配子体（male gametocyte 或 microgametocyte）。雌、雄配子体发育成熟后成为雌、雄配子，后者受精后发育成卵囊（oocyst），亦称囊合子，并随猫的粪便排出体外，在体外进一步发育成具有感染性的成熟卵囊。长期以来，弓形虫为何仅选择猫科动物作为其有性生殖的宿主（终宿主）？总而言之，弓形虫是通过何种分子感受器去识别宿主小肠的内环境？这种宿主特异性的选择机制始终是个不解之谜。因为现代社会以猫作为家养宠物十分普遍，用家猫作为实验动物用于弓形虫病的研究受到了动物伦理的制约。继 2015 年美国国立卫生研究院（National Institutes of Health，NIH）停止使用黑猩猩作为实验动物后，美国农业部于 2019 年关闭了延续数十年的采用家猫作为实验动物用于弓形虫病研究的实验室。

弓形虫生活史发现的半个世纪后，Di Genova 等（2019）终于解开了上述的谜团：弓形虫的有性生殖依赖于猫小肠上皮细胞的一种多不饱和脂肪酸（polyunsaturated fatty acid，PUFA），亦即亚油酸（linoleic acid）。作者首先构建了一个猫小肠的模拟器官，感染缓殖子后，注入含有不同营养成分的培养基，其中包括脂类。结果发现，补充亚油酸可显著促进裂殖子分别向雌、雄配子体分化，但加入油酸（oleic acid）则无此现象。与此对应的是，猫的血清中的确含有高水平的亚油酸。然而，在绝大多数哺乳动物体内，delta-6- 去饱和酶（delta-6-desaturase）可迅速催化亚油酸转化为花生四烯酸（arachidonic acid），故体内缺少亚油酸的积蓄。但是，由于家猫缺乏 delta-6- 去饱和酶活性，故体内含有高水平的亚油酸。家猫体内花生四烯酸的水平很低，来源主要依赖于食物（Sinclair 等，1979）。受此启发，学者们推测弓形虫对亚油酸分子敏感。当感染弓形虫的小鼠分别给予 delta-6- 去饱和酶抑制剂和喂饲亚油酸时，结果在小鼠肠上皮细胞内见到了弓形虫的配子（gamete），并在小鼠粪便中查见卵囊。因此“以鼠代猫”在实验室可完成弓形虫生活史的全过程。这一发现虽然尚未阐明弓形虫感知亚油酸浓度的信号通路，但是却摒弃了家猫作为获取卵囊的唯一宿主的动物伦理障碍，同时对于通过强弱毒力的虫株杂交，鉴定弓形虫毒力因子和宿主抗感染的机制研究具有重要意义。此外，这一发现对其他顶复门原虫例如疟原虫和隐孢子虫等的研究也具有重要启迪作用，并为揭示寄生虫 - 宿主特异性背后的机制研究，提供了新的思路。

## 三、无性增殖阶段速殖子 - 缓殖子的期转化

弓形虫感染宿主后在有核细胞内经快速的无性增殖产生大量的虫体，称为速殖子。速殖子侵入宿主后也可引起慢性隐性感染，因为快速增殖的速殖子在宿主免疫因子等应激压力的作用下，可进入相对静止的状态，形成具有逃避宿主免疫攻击和药物杀伤的包囊。Frenkel（1973）在描述弓形虫包囊形成过程时将囊内蛰伏的虫体称为缓殖子。1976 年，Dubey 等报道，弓形虫感染猫后第 11～17 天，速殖子转换为缓殖子；反之，缓殖子也可转化为速殖子。这一无性生殖阶段虫体的相互转化过程称为期转换（stage conversion）。已知弓形虫的遗传特征和感染宿主的免疫应答（例如 IFN-γ 等）诱导的适应性免疫力促进了弓形虫包囊形成。但是，弓形虫调控速殖子向包囊转化的分子机制一直不明。最近，Waldman 等利用 Cas9 介导的筛选和单细胞分析策略，发现弓形虫转录因子 BFD1 是驱动速殖子向缓殖子转化的关键基因。BDF1 通过结合弓形虫的许多期特异性基因启动子，并促进其表达。敲除 BDF1 后，速殖子无论在体外培养还是在小鼠体内，均失去了成囊的能力。该发现是继卵囊发育必需条件之后，弓形虫研究的又一重要发现。

## 四、人体弓形虫病的早期研究

早在 1908—1920 年间，Darling 曾先后报告四个临床上疑似弓形虫病的病例，并从患者肌肉、外周血液和脾组织涂片中发现了类似弓形虫的病原体，之后得到证实。因此，Darling 的人体弓形虫病与 Nicolle 和 Manceaux 在梳趾鼠所见的弓形虫实际上是同年报道的。1916 年，Fedorovitch 从血片，1920 年 Chalmer 和 Komar 从脾脏组织涂片中都见到类似弓形虫的滋养体。但是，学界公认的首例具有完整病理报告的人体弓形虫病始于 1923 年的捷克医生 Jankü 的观察。该病例为 11 个月龄的患儿，右眼失明，左眼小眼畸形（microphthalmia），脑积水（hydrocephalus），两侧眼底均有黄斑变性（macular degeneration）病灶，且在视网膜病理切片中查见弓形虫包囊。据此 Jankü 医生指出弓形虫感染与先天性脑积水有关。1937 年，Wolf 和 Cowen 发现一例新生儿脑炎，表现为脑积水和脉络膜视网膜炎（chorioretinitis），尸体解剖在脑组织、脑脊液和视网膜组织查见并分离出弓形虫。由上可知，早期发现的人体弓形虫病多为先天性弓形虫病（congenital toxoplasmosis），临床表现较为典型，例如脑积水或小头畸形（microcephaly）、脑钙化（cerebral calcification）、脉络膜视网膜炎以及意识运动障碍等。1974 年，Desmonts 等报道了对先天性弓形虫病具有里程碑意义的研究。他们在法国巴黎进行人群弓形虫感染的血清学筛查，分别采集了孕期妇女首次就诊、孕后第 7 个月和分娩时的血样进行监测。当血清学出现变化后开始采取预防性治疗措施。经过 15 年的研究证实：①孕期的前 6 个月感染弓形虫对胎儿的危害最大；②并非所有感染弓形虫的孕妇都会将弓形虫传染给胎儿；③孕前弓形虫血清抗体阳性的妇女，其胎儿不会受感染；④乙酰螺旋霉素治疗可阻止先天性弓形虫的传播，但对已感染弓形虫的婴儿无效。近年有动物实验研究提示，孕前弓形虫血清学阳性的育龄妇女，虽然病原体不会经胎盘垂直感染给胎儿，但是弓形虫感染诱导的母胎界面生理性免疫耐受的失衡，也可能成为不良妊娠结局的因素（Wang 等，2018）。

1941 年，Sabin 等报告一例罹患急性脑炎的 5 岁患儿，脑脊液中查见弓形虫速殖子。该虫株被分离

保种，并取患儿姓名的首字母命名为RH株。弓形虫RH株随后被世界各地实验室引种，八十年来已成为实验室广泛应用的代表性虫株。Sabin等还提出用中和实验和补体结合实验诊断弓形虫病，并采用皮内试验用于流行病学调查。更有意义的是，1948年Sabin-Fedman还创用了弓形虫病独特的免疫学诊断方法，即Sabin-Fedman染色试验（dye test，DT）。该法采用活的弓形虫速殖子与正常血清混合，37℃孵育1小时后，虫体由原来的新月形变为椭圆形或圆形，碱性亚甲蓝染色后由于细胞质对染料具有高度的亲和力而被染成深蓝色，此为阴性。但是，当速殖子与含有抗弓形虫特异性抗体的血清混合，并在含有新鲜补体的血清作为辅助因子（accessory factor）存在时，由于抗原-抗体复合物激活补体，使虫体受到损伤变性，失去对碱性亚甲蓝的着色能力，此为阳性。结果判定按照着色和不着色虫体的比例，以50%的不着色虫体的血清稀释度为终点滴度。一般以1∶8～1∶16为隐性感染；1∶256以上为活动性感染。此法直至20世纪80年代仍有实验室应用。但是，由于该法需要筛选含有补体的新鲜人血清，实验需要活的弓形虫而存在生物安全隐患，且操作烦琐，结果判定具有主观性等弊端，后逐渐被新技术所取代。

获得性弓形虫病的报道始于20世纪50年代。Pinkeston和Weiman于1940年和1941年先后报告两例获得性弓形虫病的死亡病例。Siim等（1956）认为淋巴结病是获得性弓形虫病的常见症状，后被Beverley（1958）通过30例获得性弓形虫感染病例观察后得以证实。1979年、1997年和2006年在美国、加拿大和巴西分别暴发了急性弓形虫病（De等，2006），获得性弓形虫病的临床症状得以全面认识。在美国，弓形虫病是前三种需要住院治疗的食源性感染病之一。

## 五、我国弓形虫病的发现和研究概况

我国弓形虫与弓形虫病的发现和研究历史大体可分为三个阶段。

### （一）病原发现阶段

1955年以前，我国对于弓形虫与弓形虫病无明确认知。1955年7月，于恩庶等在福建平潭进行恙虫病调查时，采用小鼠接种首次从家兔和猫体内分离出4株弓形虫；接着又从猪、豚鼠和黄毛鼠等动物中分离到弓形虫，经过反复鉴定得到确认（于恩庶等，2000）。于恩庶是我国弓形虫与弓形虫病的开拓者和奠基人。1955—1965年的10年间，于恩庶等主要对上述分离的虫株进行生物学特性观察，调查了动物宿主，并借鉴国际上通用的补体结合实验、中和实验和染色实验，开展免疫学诊断研究。同时改进病原体分离方法，应用猴肾和乳猪肾单层细胞体外培养弓形虫等。从1955年弓形虫在我国的发现到此后的20年间，除了福建于恩庶实验室以外，鲜有学者对该虫进行研究。在此期间，对弓形虫的生物学特征、传播途径、易感动物、家畜家禽的感染，尤其是对人体健康的危害等知之甚少。但值得一提的是，此间发现家猫和家猪感染弓形虫，也发现了两例人体弓形虫病：其中一例是谢天华（1964）在江西报道的弓形虫眼病；另一例则为福建省长乐县的患者，其血清染色实验和补体结合实验均呈强阳性，并伴有神经系统表现，经磺胺嘧啶和乙胺嘧啶联合治疗后好转出院，但后因复发而死亡。从福建分离的虫株先后被引种至北京和广州等地。在此期间，于恩庶在福建采用上述免疫学技术对人群弓形虫感染进行了调查，对象包括农民、学龄前儿童和小学生，阳性率为1.4%～8.1%。此间，临床上弓形虫病仍被认为是一种罕见病。

### （二）家畜和人体弓形虫病的研究阶段

20世纪60年代末，我国许多省市发生大批猪群的“无名高热”，病因一直不明，抗生素治疗无效。1977年夏，上海畜牧兽医研究所的吴硕显和上海乳肉管理所对上海长宁区养猪场暴发的“无名高热”病猪进行研究。该养猪场猪的发病率几近100%，死亡率达64%。将病料接种于小鼠，从腹腔渗出液中查见了弓形虫速殖子。同年9月，江苏省农科院畜牧兽医研究所的计浩等也从丹阳、南京和汤山等地“无名高热”病猪的病料组织中分离出弓形虫。以上发现证实，猪的所谓“无名高热”实为弓形虫病。此后对江苏省47个县（市）的商品猪、家猫和人群采用间接血凝（indirect hemagglutination，IHA）试验检测，结果发现商品猪的抗体阳性率高达37.14%；家猫阳性率为73.00%；而人群的抗体阳性率为4.58%。

计浩（1979）还见到弓形虫在宿主细胞核内寄生并增殖的现象，并对侵入增殖进行了动态观察。此外，北京、辽宁、湖北、山东和浙江等地也相继报告了猪弓形虫病的流行。猪弓形虫病的暴发流行，是20世纪70年代后期我国畜牧兽医领域的一项重要发现，由此也引起医学和兽医学对弓形虫与弓形虫病研究的热潮。在此期间，我国各地，尤其是畜牧兽医研究单位建立了各种血清学诊断方法。除了IHA外，尚有免疫酶技术、对流免疫电泳、放射免疫技术等。沈继龙等（1982）首先采用滤纸血片洗脱法，现场采集猪血制成滤纸干血片，将葡萄球菌蛋白A连接的酶联免疫吸附试验（*Staphylococcus* protein A ELISA，SPA-ELISA）用于山东家猪的弓形虫感染调查，并对虫体抗原的纯化进行了改进，使抗原用于SPA-ELISA的免疫诊断获得良好效果。邹宝生等（1982）用胰酶消化感染小鼠的腹腔液，结合离心法提取虫体，纯度达99%以上。沈继龙（1983）采用胰酶水浴消化小鼠腹腔液，经G3玻璃砂芯漏斗抽滤，也获得了97.7%高纯度的虫体，纯化后的虫体不失其对小鼠的致病性。但是后来用电镜观察到，胰蛋白酶对速殖子表膜成分有一定损伤作用。

我国首次规模化人群弓形虫感染的血清学调查始于1985—1988年。当时由广西卫生防疫站崔君兆组织牵头的“中国人畜弓形虫病调查协作组”，对19个省份141个县的81 968人，采用IHA对血清样本进行了检测，弓形虫抗体阳性率从0.33%到11.8%不等，平均为5.17%；检查37种动物血清39 107份，阳性率为13.28%。其中以家猫和猪的阳性率最高，是我国弓形虫感染的主要传染源。该次调查还从人畜分离出若干虫株，发现11个病例。此次调查，获得了弓形虫在我国人畜间感染的基础数据，为我国人畜弓形虫病的防治提供了重要参考。

1983年以后，我国各地进行了许多人畜血清学调查。由于当时技术条件的限制，各地采用技术方法和操作程序不统一，特异性和敏感性也有差异，故可能存在假阳性和假阴性现象。人群（包括孕妇）阳性率地区间差别较大，从0.98%（福建）到14.39%（宁夏）不等。某些特殊人群例如屠宰场工人、高龄人群、宠物猫饲养者等阳性率高于其他人群，性别间无明显差异。IHA或者ELISA检测动物血清阳性率以猪为例，从8.10%（新疆）到61.40%（上海）不等。2001—2004年，我国在15个省份进行了第二次较大规模的人体寄生虫感染调查，采用了ELISA等血清学方法对弓形虫等组织内寄生虫感染进行调查。结果发现，在47 444人中，西部人群阳性率为10.93%（其中苗族高达25.44%），中部为6.28%，东部为7.53%，平均阳性率为7.88%（标准化阳性率为7.91%）。同样，阳性率在性别之间无差异，但各年龄组之间有显著差异，随年龄的增长而升高；动物饲养员等特殊职业人群抗体阳性率高于普通人群。由于本次调查与1983年的调查（阳性率5.17%）技术和抽样方法不一，有学者认为弓形虫血清学阳性率有上升趋势（许隆祺等，2000）。但是必须考虑到，由于早年血清学调查大多采用IHA，与近年采用的ELISA相比敏感性低，因此我国人群弓形虫感染率是否逐年升高，尚待采用统一的方法持续跟踪调查。Dong等（2018）总结了我国食源性家养动物（绵羊、山羊、猪、鸡、牛）和人群感染调查数据，发现前者感染率为23.7%，后者为8.2%，长江流域和黄河中下游动物血清抗体阳性率高于其他地域。

由上可见，20世纪80～90年代，虽然我国由于各地自然条件、民族习俗、调查时间、技术方法、实验操作等存在差异，但总体来看，由于当时作为肉食品的动物大多为散养，以猪为代表的家畜弓形虫感染率较高，对人体感染也构成潜在的威胁。总体来看，虽然我国动物（尤其是家养动物）弓形虫感染率较高，但是与欧洲、拉美和非洲等相比，我国人群平均弓形虫血清学阳性率仍属于较低水平。例如，美国疾病预防控制中心（CDC）根据1999—2004年连续5年的调查结果，估计普通人群感染率为10.8%，15～44岁育龄期妇女感染率为11.0%（Jones等，2007）；巴西成人弓形虫抗体阳性率高达50.0%～80.0%，且时有经口感染的暴发流行；非洲住院患者血清阳性率高达68.0%（Faustina等，2017）；欧洲个别国家虽然在器官移植患者的弓形虫抗体阳性率较低，但是弓形虫病至今仍然是欧洲的重要疾病负担；处于亚欧交界的土耳其，也有三分之一的人群感染弓形虫。自1964年谢天华报告我国首例人体弓形虫病以后，至1999年见诸文献的人体弓形虫病有500多例，其中先天性弓形虫病242例，获得性弓形虫病 267 例，分布于 20 多个省份。在此期间，我国医学与动物医学实验室所用的虫株除了 RH 株以外，还有 CN 株（长宁、上海）、KS 株（昆山、江苏），NT 株（南通、江苏）、ZS 株（中山、广东）等，分别采自动物或患者体内。

在此时期，除了开展规模不等的人畜弓形虫病血清学调查外，各实验室对弓形虫的形态学（主要为速殖子）、毒力、宿主易感性、抗原分析与纯化、免疫学以及核酸检测技术的构建、抗感染免疫、病理变化、疫苗研究、药物治疗等开展了诸多研究。20 世纪 90 年代，于恩庶等曾数次主持召开中国微生物学会人兽共患病病原学分会的全国“三体”（立克次体、螺旋体和弓形体）学术会议。由于 *Toxoplasma gondii* 属于寄生原虫，后统一将“弓形体”的译名改为弓形虫，以区别其他医学微生物。由于弓形虫可引起人体严重的疾病，因此各国学者开展了大量的研究。20 世纪 80 年代中期，随着艾滋病的发现和此后发病率的增高，弓形虫因可导致免疫抑制患者的严重并发症而受到广泛关注。因此，有学者把弓形虫视为再现的传染病（re-emerging infectious disease）。进入 21 世纪后，由于抗 HIV 感染者 /AIDS 患者的药物治疗获得突破性进展，患者并发的临床弓形虫病报告有明显下降。与欧美国家相比，我国人群弓形虫感染率较低，因此我国 HIV 感染者 /AIDS 患者免疫抑制并发的弓形虫病已属罕见。鉴于我国人畜弓形虫感染的实际情况，为了预防产前感染致不良妊娠结局和优生优育，国家有关部门已将 TORCH 检测推荐为妊娠 12～14 周的产前病原感染检查项目和孕前优生健康的检查项目。TORCH 包括弓形虫（*Toxoplasma gondii*）、风疹病毒（Rubella virus）、巨细胞病毒（Cytomegalovirus）、疱疹病毒（*Herpes simplex*）以及其他感染因子，例如 HIV 和梅毒螺旋体等，均可经胎盘垂直感染至胎儿。

### （三）病原与临床等综合研究阶段

总体上看，我国弓形虫与弓形虫病的研究在 20 世纪多集中在病原体、人畜感染、诊断技术以及抗感染免疫、发病机制与病理、临床诊断与治疗和疫苗的初步研究。近 20 年来，随着高学历以及具有海外深造背景的年轻人才的加入，我国弓形虫和弓形虫病的研究得到飞速发展，内容逐步深入到基础性和前沿性研究。秉持人类卫生健康共同体以及同一健康（One Health）的理念，医学和动物医学研究的学科交叉和深度融合，多维度推进了弓形虫病的研究。此外，自我国历史上严重危害人民健康和社会经济发展的寄生虫病例如丝虫病、疟疾、黑热病和血吸虫病等被相继消除和有效控制后，作为食源性寄生虫病之一的弓形虫病的研究热度不减，且渐趋活跃。在国家自然科学基金立项资助的项目中，弓形虫与弓形虫病在医学寄生虫学与动物寄生虫学领域所占比例不断升高。据新近统计，《中国寄生虫学与寄生虫病杂志》自 1983 年创刊以来发表的高被引论文和研究内容中，弓形虫病仅次于血吸虫病、疟疾和棘球蚴病之后，位列第四。统计 PubMed 收录的中国弓形虫与弓形虫病研究 SCI 期刊文献数，从 2016 年到 2020 年逐年增加。以上说明我国在弓形虫与弓形虫病研究领域的深度、广度和创新性在不断提升，主要进展包括以下几个方面：

**1. 弓形虫基因型研究**　全球各地动物宿主包括人体分离的弓形虫均属于同一物种，即刚地弓形虫。自 20 世纪后期以来，人们对从各地分离的虫株进行遗传结构的分析结果发现，弓形虫具有丰富的遗传多态性，亦即不同地域或宿主种群的分离株具有相对特征性的基因结构。到目前为止，ToxoDB 已经收录了近 300 个弓形虫基因型。流行欧洲、北美和非洲的弓形虫大多属于Ⅰ型、Ⅱ型和Ⅲ型等 3 个克隆谱系（clonal lineage）；南美洲的人兽分离株具有更加丰富的遗传多态性，已报道百余个基因型。早期由于我国学者缺乏对弓形虫虫株的广泛分离、收集和保存，对该领域贡献微弱。然而，21 世纪开始，随着我国经济的飞速发展和国家对科技投入的显著增加，近年我国学者对从人体及动物获得的弓形虫虫株或弓形虫 DNA 进行多位点的基因分型，结果发现了 12 个基因型。有意义的是，从我国分离的弓形虫虫株的基因型与世界其他地区相比具有显著的差异。在已鉴定的虫株中，ToxoDB#9（即 Chinese 1 型）在人体和家养动物分离株中占 74.0%，在野生动物中占 48.5%（Pan 等，2017），为我国大陆的优势基因型，并被命名为 Chinese 1 型（Chen 等，2011），其次为Ⅰ型。此外，Chinese 1 基因型含有强毒和弱毒两个类群，后者在小鼠脑内可形成包囊。免疫功能受损患者的弓形虫病，多为成囊型的弓形虫引起的。

有趣的是，我国优势基因型虫株的若干重要效应分子也具有显著特征：棒状体蛋白 ROP16 与Ⅰ型或Ⅲ型虫株相同（$ROP16_{I/III}$）；致密颗粒蛋白 GRA15 则与Ⅱ型虫株相同（$GRA15_{II}$）（Cheng 等，2017）。在感染早期的固有免疫阶段，$ROP16_{I/III}$诱导 M2 巨噬细胞的极化；而 $GRA15_{II}$驱动 M1 巨噬细胞的极化。这种基因型相关的效应分子的多态性直接影响感染的结局，至少在小鼠模型中具有这种现象。我国人兽间流行的 Chinese 1 型弓形虫虫株携带的特征性效应分子，提示其具有差异的毒力和特征性的致病机制。Chinese 1 基因型弓形虫是否如南美洲那样是上述欧美地区三个克隆系虫株的杂交后代，抑或是在我国独立演化的谱系，尚不明确。我国的这一优势基因型弓形虫是否存在其他独特的效应分子和宿主免疫调控分子等诸多科学问题，尚待进行深入研究。

**2. 弓形虫效应分子及其功能研究** 弓形虫在与宿主漫长的共进化过程中，演化出若干可调控、干扰或改造其寄生环境的非凡能力。其中重要的策略是在入侵宿主细胞的过程中分泌大量的效应分子（effector）。这些功能性效应分子主要储存在虫体的微线体、棒状体、致密颗粒等细胞器中，释放后分布于虫体表面、宿主细胞内部、纳虫泡膜（parasitophorous vacuole membrane，PVM）及纳虫泡内等，在虫体识别（recognition）、入侵（invasion）、免疫逃逸（evasion）、复制（duplication）和逸出（egress）等特定的时相中，参与虫体 - 宿主细胞的相互作用，与弓形虫的毒力、免疫逃逸和致病密切相关。弓形虫效应分子的功能及其与宿主细胞之间的互作是近年国内外研究的热点。一般认为，与弓形虫毒力相关的分子，ROPs 蛋白家族参与虫体的入侵。然而，Wang 等（2017）采用 CRISPR/Cas9 分别敲除了 15 个 RH 株的 ROPs 基因，结果发现无论对虫体在 HFF 细胞内的增殖，还是其对小鼠的急性致病力均未见明显影响。Wang 等（2018）敲除 Chinese 1 型强毒 Wh3 株的 ROP16，也获得同样结果。以上提示 $ROP16_{I}$对虫株的急性毒力影响不大。通过蛋白质组学筛选研究发现，弓形虫丝氨酸 / 苏氨酸激酶 ROP18 可结合、并磷酸化神经元的内质网高表达的蛋白 RTN1-C，从而触发内质网应激（ER stress）并介导神经元凋亡；RTN1-C 的磷酸化还可以抑制组蛋白去乙酰化酶（HDAC），上调葡萄糖调节蛋白 78（GRP78）的表达，进而加重神经元的凋亡。上述的 ROP18-pRTN1-C-HDAC 信号通路可能与艾滋病患者的弓形虫脑炎的致病有关（An 等，2018）。ROP18 已被证实是弓形虫重要的毒力因子之一。Xia 等（2018）采用双分子荧光互补技术（BiFC）对Ⅰ型和Ⅱ型虫株的 ROP18 互作的宿主靶蛋白进行了高通量筛选。结果显示，$ROP18_{I}$与 $ROP18_{II}$分别有 492 个和 141 个结合蛋白，均与宿主的免疫应答、细胞凋亡和虫体逃逸有关。

Wang 等（2018）采用 CRIPSR/Cas9 敲除分离于我国的弓形虫强毒虫株 Wh3 的 $ROP16_{I}$基因，然后感染怀孕小鼠。结果显示，与野生型相比，$ROP16_{I}$基因敲除虫株的毒力并未减弱，且可引起滋养细胞凋亡加重，$rop16^{-/-}$ 虫株感染小鼠表现为胎鼠被吸收、胎盘出血和流产；胎盘和脾脏淋巴细胞 IL-12、IL-17 和 IFN-γ 表达上调，而 Treg 细胞数减少，IL-4、IL10 和 TGF-β1 等细胞因子表达水平显著下降。上述结果提示，中国 Chinese 1 基因型虫株在 ROP16 敲除后，具有 $GRA15_{II}$遗传背景的虫株感染小鼠的特性，可破坏孕期母 - 胎界面的生理性免疫耐受。此结果也提示，弓形虫感染除了直接侵犯胎盘或胎儿外，母体的免疫应答仍有导致流产等不良妊娠结局的可能。

血吸虫病肝纤维化的基本机制是 M2-Th2 型免疫应答诱导了肝星状细胞（hepatic stellate cell，HSC）活化。基于弓形虫的 $GRA15_{II}$能够诱导巨噬细胞向 M1 极化。Xie 等（2018）采用弓形虫 $GRA15_{II}$ 基因转染的巨噬细胞输入到患有日本血吸虫病的小鼠体内，试图用于肝脏纤维化的治疗。结果发现，表达 $GRA15_{II}$的巨噬细胞与肝星状细胞共培养，可显著抑制后者的增殖和胶原合成；感染血吸虫的小鼠输注该巨噬细胞后，显著减轻肝脏胶原沉积，肉芽肿反应减轻，参与胶原合成的 TGF-β、α-sma 和 Arg-1 表达下调；而促进纤维蛋白降解的 MMP-13 则表达上调。基于不断积累的研究结果，可以认为采用弓形虫等寄生虫来源的外泌体或效应分子（包括 miRNAs、circRNAs、lncRNAs 等）研究感染与某些免疫相关性疾病，甚至肿瘤的免疫治疗等，具有潜在的理论和实际应用价值。

**3. 抗感染免疫与致病机制** 弓形虫感染宿主组织器官可导致其发生显著的改变。在组学研究中，采用 RNA-Seq 和 iTRAQ 分析弓形虫感染的猫和小鼠肝脏以及猪外周血单核细胞转录组与蛋白质组学，结果发现数百种基因转录和蛋白质表达丰度均出现显著变化，部分蛋白质与宿主细胞代谢有关，但是差异表达的蛋白质在疾病发展中的生物学意义尚待研究。He 等（2017）观察到弓形虫感染宿主细胞有 892 个蛋白磷酸化；在感染早期（2～6 小时）宿主细胞的主要变化是细胞周期的调节和细胞骨架的重排。

弓形虫感染诱导的宿主免疫应答是一种被广泛应用的抗感染免疫研究的模型。虽然感染可以诱导宿主 IgM、IgG 和 IgA 等抗体的分泌，但是就保护性免疫而言，M1-Th1 应答在固有免疫和适应性免疫应答中发挥关键作用。弓形虫入侵宿主细胞时，其棒状体颈部首先分泌多种蛋白质（称为 rhoptry neck complex，RONs）进入宿主细胞，通过与细胞形成紧密的移动连接（moving junction，MJ）而进入宿主细胞内。在此过程中 RON2，RON4，RON5 和 RON8 以及 AMA1 等分泌蛋白发挥重要作用。宿主细胞被弓形虫入侵后，细胞膜内翻包裹虫体，形成纳虫泡以避开宿主溶酶体的破坏，以利其分裂增殖。已知弓形虫分泌的效应分子可引起宿主能量代谢、免疫应答和信号传导等相关基因的转录。虫源性分子首先结合模式识别受体（pattern recognition receptors，PRRs）。弓形虫抑制蛋白（profilin）结合小鼠的 TLR11 和 TLR12 以及人类的 TLR2、4、8 和 9，可触发强烈的 IL-12 应答，激活免疫相关的 GTP 酶（IRGase）并诱导 IFN-γ 的产生。急性感染阶段的宿主免疫应答与弓形虫基因型相关。如前所述，Ⅱ型以及 Chinese 1 型虫株的 $GRA15_{Ⅱ}$以及其他基因型相关的效应分子（genotype-associated effectors）可诱导 M1 巨噬细胞的极化，诱导其高表达 IL-12、TNF-α、IL-1β 和 iNOS 等，产生 NO 并启动适应性免疫应答，激活 Th1、NK 和细胞毒性 T 细胞等，进而诱导 IFN-γ 的大量生成，并在小鼠的宿主细胞内发挥杀虫作用。弓形虫感染的小鼠，其 IL-12 可经自然杀伤细胞 TLR-MyD88 信号通路促进 IFN-γ 的分泌（Ge 等，2014），是宿主固有免疫的重要机制。已知宿主 INF-γ 的水平是促进弓形虫包囊形成的关键因素之一。免疫缺陷患者低水平的 INF-γ 可直接诱发隐性弓形虫包囊的活化，引起严重甚至致死性的弓形虫病。

值得注意的是，人体的抗弓形虫免疫应答机制与小鼠具有显著差异。人体缺乏小鼠的某些功能性的 TLRs 和 IRGs，而小鼠的 IFN-γ 和 iNOS 是抗虫免疫的关键细胞因子，但在人体细胞内并非如此。最近我们将弓形虫 PRU 野生虫株和 $GRA15_{Ⅱ}$基因敲除虫株感染的人单核细胞（THP-1）与肝细胞共培养，前者高表达 NLRP3 炎性小体依赖的 IL-1β；在 IFN-γ 协同下肝细胞高表达 iNOS。但与此同时，肝细胞内吲哚胺 2，3- 双加氧酶 1（indole amine 2，3-dioxygenase 1，IDO1）的表达显著下降，而 IDO1 恰是 IFN-γ 诱导的人类宿主细胞杀伤虫体的关键效应分子。因此，$GRA15_{Ⅱ}$诱导的 iNOS 的高表达，反而促进了虫体在人肝细胞内的增殖（Bando 等，2018）。

弓形虫的致病与虫株的基因型、毒力、宿主种类及其免疫状态等因素密切相关。欧美国家人体弓形虫病多是Ⅱ型虫株引起的，而我国人体分离株或 DNA 分型发现以 Chinese 1 型居多，部分为Ⅰ型和Ⅲ型等虫株。国内对弓形虫引起的不良妊娠结局的研究较深入。已知母 - 胎界面蜕膜细胞和调节性 T 细胞（Tregs）是维持母体孕期生理性免疫耐受，维持胎儿宫内发育的必要条件。蜕膜细胞蛋白质组学分析显示，在弓形虫感染的 181 个差异表达蛋白中，有 11 个与滋养细胞浸润、胎盘发育、宫内胎儿生长以及免疫耐受有关（Zhang 等，2018）。胎盘蜕膜 $PD-1^{+}$ Tregs 的数量减少和功能损伤，Ⅱ型虫株（PRU）感染诱导的蜕膜巨噬细胞向 M1 极化均与不良妊娠结局的发生密切相关（Zhang 等，2019；Liu 等，2018）。TGF-β 可抑制弓形虫感染导致的蜕膜 NKs（dNKs）细胞的杀伤毒性，表现为 dNKs 的 NKD2D/DAP10、穿孔素、颗粒酶和 IFN-γ 的表达下调，dNKs 杀伤亚群数量减少（Xu 等，2017）。此外，有研究结果显示，用弓形虫分泌排泄抗原（ESAs）处理孕期小鼠，可导致 Tregs 细胞数量的减少和功能的损伤（Chen 等，2013）。敲除 ROP16 的 Chinese 1 型弓形虫 Wh3 株可诱导孕鼠全身和母 - 胎界面的 M1-Th1 优势应答，产生 IL-17 和 IFN-γ 等诸多炎性因子，IL-10 和 TGF-β 水平降低，结果干扰了孕期生理性免疫耐受，导致不良妊娠（Wang 等，2018）。有趣的是，小鼠在孕中 - 晚期常伴有黄体酮和雌二醇水平升高，弓形虫Ⅱ型（PRU）和Ⅲ型（VEG）虫株可利用自身的羟基类固醇脱氢酶（Tg-HSD）将宿主的性激素转输至虫体内，促进弓形虫的增殖，间接参与弓形虫的致病（Zhang等，2018）。

一般认为，免疫功能正常者感染弓形虫后常无明显的临床表现，或仅有一些轻微的症状和体征。近年日益增多的资料提示，成人获得性弓形虫感染与神经精神障碍及行为异常有关（Torrey等，2007）。隐性感染状态的小鼠出现对捕食者的恐惧，脑皮质内包囊可诱导小胶质细胞活化，免疫相关基因转录分泌炎性因子（IFN-γ、IL-12/IL-23 p40等），引起神经元的损伤，宿主探索行为增强（Boillat等，2020）。包囊可诱导小鼠脑内某些特征性miRNAs和circRNAs的表达（Zhou等，2020）。小鼠感染弓形虫后2个月出现神经行为异常；组织病理学检查显示星状胶质细胞和小胶质细胞活化、神经元凋亡、突触减少；神经组织高表达炎性因子和趋化因子，同时伴有神经递质减少；NF-κB和多巴胺信号通路被激活等一系列病理改变（Wang等，2019）。

**4. 实验诊断技术与疫苗研究**

（1）实验诊断：弓形虫病的实验诊断包括病原学诊断、免疫学诊断和核酸诊断。从1954年到1976年的20余年时间里，我国的实验室（主要为兽医学）以病原学诊断技术及其应用研究为主，例如动物排泄分泌物或组织印片的直接涂片、吉氏或瑞氏染色、免疫荧光染色，以及病理组织切片染色后速殖子的辨识。早年人们用病料接种低龄小鼠是一种常用的病原诊断和虫体分离的手段。例如徐秉锟等（1979）用患者淋巴结组织接种小鼠，获得了两株弓形虫（ZS1和ZS2）。于恩庶等（1954）、杨惠珍等（1991）、傅翠娥等（1992）对小鼠接种病料用于病原学诊断进行了评价。事实上，利用小鼠接种动物或人的病料分离弓形虫至今仍是最有效的方法之一。组织培养则是病原诊断的另一可选择的技术，以减少对动物的使用。弓形虫对宿主细胞无明显的选择性，因此用于感染弓形虫的培养细胞种类较多。早年于恩庶采用了猴肾或猪肾单层细胞作为宿主细胞；后有人相继采用仓鼠、沙鼠、家兔、鸡胚或人源的原代细胞或细胞系检测弓形虫。病原学诊断阳性结果虽是金标准，但是动物接种或组织培养敏感性低，操作烦琐，需时较长，且有动物伦理的制约和实验室生物安全的风险，故不作常规诊断使用。

从1977年到1985年前后，随着全国兴起的家畜和人体弓形虫感染的调查，各种免疫学诊断技术应运而生。虫体纯化方法逐步优化，包括胰酶消化法（沈继龙等，1983，1991；俞乃勋等，1983；杨惠珍等，1984）、纤维滤膜过滤法（刘佩梅等，1996）、玻璃纤维过滤法（毛克强等，1985）、植物血凝素亲和分离法（沈继龙等，1991）和梯度离心法（陈观今等，1993）等。诊断抗原包括全虫抗原、细胞质抗原、膜抗原、分泌排泄抗原等。膜抗原据称具有早期诊断的价值，采用SDS-PAGE和Western blotting等分析发现，P30-P35抗原（类似SAG1）具有很高的特异性和敏感性（陈彩华等，1993）；夏爱娣等（1996）建立了弓形虫cDNA文库，为诊断抗原的表达提供了捷径；傅翠娥等（1989）在国内首次获得了三株弓形虫单克隆抗体用于循环抗原的检测。此间使用的免疫学诊断技术包括染色实验（DT，于恩庶等，1965；杨树森等，1981；崔君兆等，1983）、凝集试验（AT）、酶联免疫吸附实验（ELISA，沈继龙等，1983；牛安欧等，1994）、间接荧光抗体试验（IFA，黄桂森，于恩庶等，1986）、放射免疫诊断（马义武等，1981，1986）等。1982年中国农科院兰州兽医研究所研制了间接血凝试验（IHA）试剂盒并商品化出售，为此后的血清学调查和个例诊断提供了统一的质量均一的诊断试剂。傅翠娥等（1989，1995）采用单克隆抗体双夹心法检测弓形虫循环抗原，为急性或现症感染的诊断提供了可能，后来逐渐被PCR及其衍生的技术所取代。2015年，由浙江省医学科学院寄生虫病研究所等三家单位联合起草了《弓形虫病的诊断》行业标准，并于次年发布实施。目前弓形虫病诊断的ELISA商品化试剂已成为常用的抗体检测工具。改良凝集试验（modified agglutination test，MAT）也因其简便快速，结果可靠已被广泛采用。无论采用何种免疫学技术，诊断抗原或者单抗的特异性和敏感性决定了技术的可靠性。近年采用弓形虫多表位融合抗原构建的凝集技术、层析技术和ELISA，显示出良好的应用前景。

自Burg（1988）以弓形虫B1基因作为靶基因用于感染的诊断以来，PCR及其衍生技术用于弓形虫病的诊断已被各地普遍使用。夏爱娣等（1992）、陈晓光等（1993，1996）和甘绍伯等（1999）先后采用PCR或巢式PCR扩增B1等基因，均获得较满意效果。PCR以及基于DNA恒温扩增的LAMP技术检测 B1、SAG1 基因或 529bp 片段渐成为继病原学检查之后的可靠的诊断技术（Pan 等，2017）。

由于弓形虫感染宿主多呈慢性隐性病程，缺乏典型的症状或体征，因此可靠的辅助诊断技术尤为重要。采用标准化的血清学和核酸检测技术，对我国人群（尤其是孕妇和肿瘤患者）以及家养动物进行规模化的弓形虫感染的调查，对我国弓形虫病潜在危害的评估和防治具有重要意义。

（2）疫苗研究：我国的抗弓形虫感染疫苗的研究起步较晚。早在 20 世纪 90 年代，受到 Buxton 等（1995）用活虫疫苗接种绵羊获得成功的鼓励，我国学者尝试了灭活或减毒速殖子疫苗，但均未获满意结果。以细胞因子为佐剂，观察弓形虫若干效应分子（ROPs、GRAs 和 MICs）以及表膜抗原（SAGs）的天然或重组蛋白质疫苗和 DNA 疫苗效果，免疫动物均出现了 M1-Th1 型免疫应答，并在一定程度上可抵御强毒株弓形虫的攻击感染，但是免疫保护的持续时间和强度远达不到候选疫苗的目标。可能的原因之一是动物模型为易感动物小鼠，且攻击感染所用的虫株多为强毒株（例如 RH 株）。然而，除了南美洲外，人体感染多为成囊株，疫苗诱导的免疫力不足以抵御易感动物的急性感染。秉持医学和动物医学的同一健康（One Health）理念，弓形虫疫苗的研发理论上是可行的。理由是：①弓形虫的生活史、宿主种类以及传播途径业已明确；②虽然全球各地以及从各种宿主分离的虫株具有丰富的遗传多态性，但是弓形虫只有一个种，疫苗接种的效果差异不大；③基于家畜、终宿主家猫以及人用疫苗可采用不同的策略，例如在牛、猪和鸡用疫苗，主要阻断或减少包囊负荷，在绵羊疫苗主要是预防经胎盘的感染，而家猫疫苗旨在阻断或减少卵囊的排出，降低环境污染风险；④随着肉类食品感染风险下降和环境中卵囊减少，人体感染几率会大幅下降；⑤虽然小鼠抗弓形虫免疫的机制与家畜和人体有很大差异，但是对弓形虫感染诱导的宿主免疫已经有了广泛的认识；⑥目前已有成功的商品化减毒活疫苗用于绵羊的预防。从目前对弓形虫候选疫苗的研究结果看，活虫被宿主细胞吞噬后，可不断分泌抗原成分，维持 M1-Th1 优势免疫应答和高水平的抗体应答，因此活虫疫苗效果远优于死虫或分子疫苗（Innes 等，2019）。

虽然基于分子抗原的疫苗研究尚未筛选出具有实用价值的疫苗，但是随着 CRISPR/Cas9 等基因编辑技术的普及、尿嘧啶营养缺陷型（uracil auxotrophs）虫株构建成功，以及弓形虫成囊关键分子的鉴定，基于活虫的疫苗研究仍有成功的希望。

## 第二节　弓形虫的分类与生物学特征

寄生虫的种系发生及其分类学较为复杂，人和家畜寄生虫的分类也不例外。弓形虫隶属顶复门（Apicomplexa）。该门成员均为寄生种类，其共同特征是单细胞，寄生于宿主细胞内，生活史复杂，生活史包括有性生殖和无形生殖两个阶段。常见的种类有弓形虫（*Toxoplasma*）、巴贝斯虫（*Babesia*）、隐孢子虫（*Cryptosporidium*）、环孢子虫（*Cyclospora*）、囊等孢球虫（*Cystoisospora*）、艾美尔球虫（*Eimeria*）、肉孢子虫（*Sarcocystis*）和疟原虫（*Plasmodium*）等，均属于球虫类，广泛寄生于野生动物以及猫、犬、牛、马、猪、鸡等家养动物体内。自 1980 年代后，由于 HIV 感染者 /AIDS 患者以及其他免疫相关疾病的广泛流行，上述顶复门原虫（apicomplexans）便成为机会致病性病原体（opportunistic pathogen）而受到广泛重视。

1976 年日本学者角田清将弓形虫归属于等孢球虫科；美国学者 1978 年在真球虫目下设弓形虫科，弓形虫属；现在又在真球虫目下分设了艾美尔球虫科（Eimeriidae）和肉孢子虫科（Sarcocystidae）。后者包括了囊等孢球虫亚科（Cystoisosporinae）、弓形虫亚科（Toxoplasmatinae）和肉孢子虫亚科（Sarcocystinae）。其中弓形虫亚科除了弓形虫属（*Toxoplasma*）外，还有新孢子虫属（*Neospora*）、哈蒙属（*Hammondia*）、贝诺孢子虫属（*Besnoitia*）和弗伦克属（*Frenkelia*）。目前在弓形虫属下，仅有刚地弓形虫一个物种。

弓形虫的分类：

界（Kindom）：原生动物界（Protista）

门(Phylum)：顶复门(Apicomplexa)
亚门(Subphylum)：球虫亚门(Coccidia)
纲(Class)：类锥体纲(Conoidasida)
目：(Order)：真球虫目(Eucoccidiorida)
亚目：(Suborder)：艾美耳亚目(Eimeriorina)
科(Family)：肉孢子虫科(Sarcocystidae)
亚科(Subfamily)：弓形虫亚科(Toxoplasmatinae)
属(Genus)：弓形虫属(*Toxoplasma*)
种(Species)：刚地弓形虫(*Toxoplasma gondii*)

弓形虫与其亲缘关系较近的几种原虫比较见表1-2。

**表1-2 弓形虫与其他球虫类原虫的比较**

| 特征 | 艾美尔球虫科 *Eimeriidae* | 肉孢子虫科 *Sarcosystidae* | | | | | |
|---|---|---|---|---|---|---|---|
| 亚纲(Subclass)：球虫亚纲(Coccidiasina) | | 囊等孢球虫亚科 Cystoisosporinae | 弓形虫亚科 Toxoplasmatinae | | | 肉孢子虫亚科 Sarcocystinae | |
| | 等孢球虫属 *Isospoara* | 囊等孢球虫 *Cystoisospora* | 弓形虫 *Toxoplasma* | 哈蒙属 *Hammondia* | 贝诺孢子虫 *Besnoitia* | 肉孢子虫 *Sarcocystis* | 弗伦克虫 *Frenkelia* |
| 终宿主 | 特异性 | 特异性 | 特异性 | 特异性 | 肉食 | 多种 | 多种 |
| 肠内增殖期 | 有 | 有 | 有 | 有 | 有 | 无 | 无 |
| 有性生殖 | 肠上皮细胞 | 肠上皮细胞 | 肠上皮细胞 | 肠上皮细胞 | 肠上皮细胞 | 固有层细胞 | 固有层细胞 |
| 排出卵囊 | 无孢子期 | 无孢子期 | 无孢子期 | 无孢子期 | 无孢子期 | 含孢子囊 | 含孢子囊 |
| 潜伏期 | 数日 | 数日 | 数日 | 数日 | 数日 | 数周或数月 | 数周或数月 |
| 中间宿主 | 无 | 多种 | 多种 | 多种 | 多种 | 宿主特异性 | 多种 |
| 组织包囊 | 无 | 单个滋养体 | 多滋养体 | 多滋养体 | 多滋养体 | 多滋养体 | 多滋养体 |
| 包囊内虫体 | 无 | 缓殖子 | 缓殖子 | 缓殖子 | 缓殖子 | 缓殖子 | 缓殖子 |
| 包囊部位 | 无 | 淋巴，肌肉 | 多种细胞 | 横纹肌 | 多种组织 | 横纹肌 | 神经元 |
| 囊壁 | 无 | 薄，细胞内 | 薄，细胞内 | 薄，细胞内 | 厚，围绕细胞 | 薄或厚，有棘 | 薄，细 |
| 宿主胞核内 | 无 | 有时 | 有时 | 有时 | 变大，增生 | 有时 | 增大 |
| 卵囊感染终宿主 | 有 | 有 | 有 | 无 | 无 | 无 | 无 |
| 卵囊感染中间宿主 | 无 | 有 | 有 | 有 | 有 | 有 | 有 |
| 包囊感染终宿主 | 无 | 有 | 有 | 有 | 有 | 有 | 有 |

注：编译自，Frenkel J 等，Parasitol Today，1987，3：250-251.

## 第三节 弓形虫病的传播

世界范围内，弓形虫感染具有较高的流行性，与其独特的传播途径有关。弓形虫的传播包括先天性传播(又称垂直传播)和获得性传播(又称水平传播)。前者是指弓形虫由宿主亲代传至子代，包括在妊娠期经胎盘传播、产后经哺乳传播，甚至经精液传播；后者是指出生后的个体由外界获得的感染，包括经消化道传播、经损伤的皮肤黏膜传播、经媒介生物的机械性传播、经输血或器官移植传播等。弓形虫的自然传播途径中，获得性传播占有较高的比例。

## 一、先天性传播

人、绵羊、山羊、猪和啮齿动物，有较多的关于弓形虫的先天性感染的病例报道。

**1. 经精液传播**　弓形虫急性感染期，速殖子可经各器官的分泌导管进入乳汁、唾液和精液。已从包括人类在内的多种动物的精液和生殖系统组织中分离出弓形虫。弓形虫速殖子可经精液垂直传播给下一代，并已在犬，绵羊和山羊中的研究得到证实。但弓形虫经人类精液成功传染给胎儿的病例，还未见报道。

**2. 经胎盘传播**　经胎盘传播包括两个途径：外源性弓形虫感染途径和内源性弓形虫包囊活化途径（Dubey，2009）。妊娠期母体感染弓形虫后，不仅在宿主细胞内生长、繁殖，还会经血液进入胎盘，导致早产、流产、死胎、胚胎神经系统发育异常、胎儿视网膜脉络膜炎、脑积水、颅内钙化和间质性肺炎等，而且可致母体增加妊娠合并症，是影响人和动物生育质量的一个重要感染性疾病。

母体孕期初次感染弓形虫后引发急性感染，虫体可通过胎盘感染胚胎。据统计，这种先天性传播的发生占孕妇弓形虫急性感染期的 1.5%～6.0%，甚至高达 46%；占绵羊弓形虫总感染率的 4.0%；母鼠在怀孕后初次感染弓形虫，约 50% 的子代可感染弓形虫。弓形虫可突破胎盘屏障，感染滋养层巨细胞（trophoblast giant cells）。但关于弓形虫引起生殖障碍的机制还不清楚，可能与母体的虫血症、弓形虫在胎盘和胎儿增殖引起胎盘和胎儿损伤，诱发胎儿缺氧的直接影响，也可能是弓形虫感染后引起母体激素或免疫应答异常而间接引起胎儿发育停止或流产等因素有关（Wang 等，2018）。

弓形虫经胎盘传播的发生取决于母体感染时的妊娠期。妊娠早期感染最易发生垂直传播，在妊娠晚期最低。对绵羊的研究发现，弓形虫对妊娠早期胚胎的危害最大，常引起停止发育、胚胎死亡或吸收、母体不育等。母羊妊娠中期感染弓形虫，87% 的母羊出现流产或分娩死胎，引起胎羊的神经病理损伤，且损伤程度重于妊娠后期。绵羊妊娠后 70 天，胎羊感染弓形虫后可稳定产生抗弓形虫 IgM 和 IgG 抗体，具有一定程度的抗弓形虫作用；而在怀孕后期感染弓形虫，母羊通常会产出健康的羔羊或弓形虫阳性的活胎。孕妇弓形虫感染发生越早，胎儿受累的程度就越严重，因此临床早期诊断和治疗十分重要。

慢性弓形虫感染者，当妊娠时机体免疫平衡发生变化，弓形虫包囊活化，缓殖子转换为速殖子，随血液循环感染胎儿。弓形虫慢性感染期的孕妇也可发生弓形虫包囊活化，导致垂直传播。弓形虫慢性感染小鼠可发生高比例的先天性弓形虫感染，而弓形虫慢性感染大鼠仅发生低比例的先天性弓形虫感染。弓形虫慢性感染期虫体的激活可能与怀孕期间的细胞免疫反应的变化有关。慢性弓形虫感染状态下，宿主 $CD8^{+}$T 细胞出现功能障碍，具体表现为程序性死亡分子高表达，T 细胞凋亡增多，效能降低，可促进弓形虫缓殖子向速殖子转化。弓形虫（ME49 株）慢性感染的暮鼠（*Calomys callosus*）孕期再感染 RH 虫株，在胎盘组织中可检测到弓形虫（活虫或弓形虫 DNA），但胚胎未受感染，说明慢性弓形虫感染对先天性弓形虫传播有一定的保护力，但胎盘感染的弓形虫尚不能确定是重新激活的 ME49，还是再感染的 RH 虫株。进一步的研究证实，ME49 虫株慢性感染的暮鼠孕期再感染巴西来源的虫株 TgChBrUD1 或 TgChBrUD2，不仅可以引起 ME49 虫株感染的重新激活，也可以再感染 TgChBrUD1 或 TgChBrUD2 株，并引起不孕、胎儿发育异常和先天性弓形虫病（Franco 等，2015）。弓形虫慢性感染者是否会发生胎儿先天感染弓形虫，可能与宿主种类和虫株毒力有关系，关于这方面的研究尚需更多的证据，以推测其对人类的风险。

**3. 经乳汁传播**　弓形虫急性感染期，速殖子可经乳腺分泌导管进入乳汁。已从自然感染的牛乳、骆驼奶中发现弓形虫（da Costa 等，2020）；实验感染猫、犬、山羊、绵羊、家兔和豚鼠时，可从其乳汁中分离出弓形虫；幼鼠吸食实验感染弓形虫小鼠的乳汁，亦可获得感染。

## 二、获得性传播

多数人和动物弓形虫的感染是在出生后，经获得性途径感染弓形虫。

### (一) 经消化道传播

本病的主要传播途径是恒温动物经摄入受弓形虫卵囊污染的水果、蔬菜或水；摄入含速殖子的奶和奶酪；食用未煮熟的含有弓形虫包囊的肉食品经消化道进入血液和淋巴液，扩散到全身。

**1. 经包囊传播** 当动物和人耐受过了弓形虫的急性感染后，一般在感染后第 7 天即可在宿主体内见到包囊，并可长期存在甚至持续终生。动物的弓形虫慢性感染可成为重要的传染源。弓形虫包囊多分布于脑、视网膜、横纹肌、肺脏、肝脏等器官组织，其中大脑和横纹肌的包囊比例最高。据报道，感染自虎体分离的 TgTigerCHn1 弓形虫的小鼠，其脑内包囊数量可达 10 700 个；感染袋鼠来源的 TgRooCHn1 弓形虫的小鼠，大脑包囊直径可达 100μm，约含 10 万个缓殖子；感染猫源的 TgCatCHn4 弓形虫的小鼠可存活 726 天（小鼠平均寿命 2～3 年）。因此包囊阶段是动物间或人类获得性弓形虫感染的主要来源之一。

世界各地大量的研究证明，摄入未煮熟的肉类（羊肉、猪肉或野生动物肉类）是弓形虫感染的主要风险来源。已从猪肉、羊肉、鸡肉、袋鼠肉等动物产品分离到活的弓形虫。我国学者从多种无症状动物组织中经小鼠传代或猫喂饲分离到了弓形虫，说明弓形虫宿主范围广泛，包囊分布密度较高。这些动物包括：猫、绵羊、猪、鸡、老虎、小熊猫、袋鼠、薮猫、黑冠松鼠猴和田鼠等。据不完全统计，在 1967—2018 年人类感染弓形虫病的临床病例中，因食用未充分煮熟的肉而感染的比例占 47.1%，多是食用了羊肉、牛肉、鹿肉、野猪肉、犰狳肉，以及其他野味（Pinto-Ferreira 等，2019）。

弓形虫包囊具有较强的抵抗能力。4～6℃的温度下可存活 2 个月，包囊在死亡乌鸦腐败的尸体中（部分被蛆摄入，但从大脑分离到活虫）还可以存活数天。但包囊对热敏感，当组织的内部温度达到 60℃持续 4 分钟；或 50℃持续 10 分钟时，可灭活包囊内缓殖子的感染力。此外，微波、腌制、卤制、冷冻可杀死组织内的弓形虫包囊。

**2. 经卵囊传播** 家猫和其他猫科动物是弓形虫的终末宿主，摄入速殖子、包囊和卵囊后均会随粪便排出卵囊，但摄入包囊后的排虫效率最高（Dubey，2010）。卵囊在弓形虫病的流行病学中占据重要的位置。研究表明它是造成某些地区人类弓形虫感染率较高的主要原因；卵囊污染的土壤、水、食物是人类感染急性弓形虫的传染源，是导致非食肉动物和鸟类感染的最为常见的传染源，亦是产肉动物（绵羊、山羊、猪等）感染率较高的原因。

家猫是弓形虫最为常见的终末宿主。弓形虫在猫体内经过无性生殖和有性生殖形成大量卵囊，随粪便排出，污染水源、土壤和食物，且卵囊对环境有较强的抵抗力，存活时间较长。研究显示，世界上弓形虫病的多次暴发流行均由卵囊引起。饲养猫、接触猫以及接触卵囊污染的水、土壤和食物是人类及动物感染弓形虫的重要危险因素。

近年有报道猫科动物作为弓形虫终宿主与猫的肠道缺乏 Δ-6- 去饱和酶（参与亚油酸代谢的关键酶）有关。据估算，猫感染弓形虫后，每次可排出约 10 亿个卵囊，卵囊在适宜温度与湿度中 24 小时以上，发生孢子化（sporulation）形成两个孢子囊（每个孢子囊含有四个子孢子）才具备感染能力。成熟的卵囊在常温和常湿下感染力可维持一年以上。虽然感染过弓形虫的猫可以对再次排泄卵囊有一定的保护力，但这种保护力随时间延长逐渐下降，且与虫株的基因型有关。家猫可以重复排泄弓形虫卵囊（第一次 100%；第二次 10%；第三次 71%），慢性感染弓形虫的猫再次吞食包囊，卵囊会再次随粪便排出。

弓形虫卵囊壁共五层，结构复杂，首先是一个疏松外膜（1～3 层）。该膜由雌配子成熟时的膜形成小体融合而成；随后成熟的雌配子分泌壁形成小体 1（wall forming body type 1，WFB1）形成卵囊壁的外层（第 4 层），经聚合形成了一个厚度为 30～70nm 的电子致密层；最后壁形成小体 2（WFB2）形成了卵囊壁的电子致密度低的内层（第 5 层）。弓形虫卵囊壁具有结构性和化学性的保护作用。外层膜富含蛋白质和糖类，内层膜含有较多的脂质，以抵抗环境不利因素。有猫活动的场所均可能存在含有弓形虫卵囊的猫粪便，如养殖场、街道、人行道、公园、草地、饲料和沙堆等。此外，卵囊可以被蚊蝇、蟑螂、蚯蚓、蜗牛、鸟类等生物机械性携带，也可被风雨等气候因素带到地表、河流、游泳池以及海洋，污染土壤、河水、海水、蔬菜和水果。研究发现，因犬与猫生活环境接近，犬可作为弓形虫卵囊的机械性携带者而传播本病。因此，人类和其他恒温动物接触弓形虫感染的猫，接触被猫粪便污染的物品，或食入被卵囊污染的食物或饮水，都可感染。流行病学调查发现，弓形虫感染与低海拔、温暖、潮湿等环境因素密切相关。卵囊感染多与食用卵囊污染的水、蔬菜、儿童接触到卵囊污染的沙子或土壤有关（Pinto-Ferreira 等，2019）。

卵囊对消毒剂有很强的抵抗性，但对热和缺氧敏感。未孢子化的卵囊比孢子化的卵囊对热更为敏感，一般 37℃持续 24 小时或 60℃持续 5 分钟即可杀灭。因此，及时清理猫的排泄物并进行焚烧、开水烫杀、高温或高压是灭活卵囊的有效方法。防止猫的粪便排入小区草坪、丢入厕所、冲水马桶或垃圾桶，这些处理方式均存在弓形虫病传播的风险。

**3. 经速殖子传播**　感染弓形虫的畜禽未熟的肉、乳、蛋等食品，其内的弓形虫速殖子未被杀灭，人们食用时往往会引起感染。在牧区或喜食半生不熟鸡蛋的人，均存在感染风险。据统计 1967—2018 年人类感染弓形虫病的临床病例，因食用生乳而感染的比例占 8.8%，多是食用山羊奶引起的（Pinto-Ferreira 等，2019）。巴氏灭菌可有效灭活牛奶中弓形虫的感染性。关于哺乳期妇女乳汁携带弓形虫的情况罕有报道。实验条件下，感染弓形虫的鸡生下的蛋，也可分离到弓形虫，但比例很低（0.3%，1/327）（Dubey，2010）。尚未发现自然感染的鸡生下的蛋含有弓形虫的报道。目前，不能排除母体乳汁和禽蛋有携带弓形虫的可能。这种“乳 / 蛋 - 人”的感染途径，尽管临床发生比例较低，但不能忽视。

### （二）经损伤的皮肤及黏膜传播

弓形虫急性感染动物的气管液、痰液、泪液和唾液可检出弓形虫。弓形虫感染引起流产的羔羊、胎盘、羊水、血液及其污染物也可能含有弓形虫。实验室人员不慎损伤皮肤，接触含弓形虫的生物材料，或溅入口腔、鼻腔和眼睛均可能引起弓形虫感染。

### （三）经生物媒介机械性传播

弓形虫卵囊在昆虫和节肢动物体内不能繁殖，但可在其体表、消化道存活一段时间，使其成为机械性携带者，把病原带到食物、饲料或水源而传播弓形虫病。已有在蟑螂、蚊蝇、蚯蚓、蜗牛、臭虫等动物体内分离到弓形虫的报道（Chinchilla 等，1994）。

### （四）经输血或器官移植传播

弓形虫急性感染动物和人可出现弓形虫血症，虫体亦可散布到各器官组织。有健康供血者存在弓形虫虫血症的报道。因此输血或器官移植可能成为弓形虫传播的途径。器官移植术后使用免疫抑制剂时，因受体处于免疫抑制状态，体内的慢性弓形虫感染被激活，或供体器官内的弓形虫包囊被激活，可发生致死性的弓形虫病。已报道的有心脏移植、肺移植患者、输血患者发生弓形虫感染病例（Castagnini 等，2007）。

近年欧美发达国家随着对弓形虫病的了解及相关知识的普及，人们明显减少了食用未熟肉类的习惯，并提高了食品上架前的安全处理水平，弓形虫感染率明显降低。流行病学结果显示，人群中暴发的急性弓形虫病多与环境中的卵囊污染有关。因此，未来对弓形虫病的流行病学研究应考虑环境卵囊作为人类潜在感染源的作用，并建立监测感染的新方法。

## 第四节　宿主种类及其感染特征

弓形虫宿主范围十分广泛，其中间宿主包括哺乳类和鸟类，猫科动物是弓形虫的中间宿主和终末宿主。但不同种类宿主对弓形虫的易感性明显不同。猫科动物、人和易感动物（啮齿动物、有袋动物、小反刍动物、新世界猴）和不易感动物（大反刍动物、大鼠、鸟类）各有特点。弓形虫宿主种类及其感染情况详见第十三章。

## 一、猫科动物弓形虫感染特征

猫科动物对弓形虫易感。卵囊、速殖子及组织包囊（缓殖子）均可感染，但包囊（含缓殖子）感染效率最高。摄食组织包囊后，几乎 100% 的猫都会随粪便排出卵囊，其完整的小肠上皮细胞内发育繁殖阶段可在摄食包囊后 3～10 天内完成，并开始排出卵囊，且大多发生在断奶不久刚开始捕食的幼猫体内。但猫科动物摄食孢子化的卵囊后，18 天以后才可能形成卵囊，80% 摄食卵囊的猫并未排泄卵囊，这与摄食卵囊的数量无关，其机制尚不清楚。推测猫摄食卵囊后，子孢子转变为速殖子，速殖子再转变为缓殖子，当组织包囊破裂时，一些缓殖子黏附到肠上皮细胞并开始侵染宿主细胞。猫摄食速殖子至少 18 天后才可能排泄卵囊，但也有一些猫摄食了速殖子之后，会在 11～17 天排泄卵囊，这可能是由于摄食的弓形虫处于速殖子与缓殖子转化阶段。有人用速殖子灌胃感染 31 只猫，结果有 17 只感染弓形虫。提示速殖子具备一定的抵抗胃酸消化的能力，一些速殖子还会黏附到猫的咽颊黏膜进而感染。

卵囊对猫的感染效率和致病性均低于其他动物。猪或小鼠摄入一个弓形虫卵囊即可感染，而猫摄入 100 个卵囊才可感染。实验条件下，小鼠和新大陆猴（阔鼻猴亚目）摄入少量卵囊即可诱发致死性弓形虫病，而大剂量的卵囊感染猫，临床却未见明显异常表现。猫感染弓形虫后多转为慢性感染，其骨骼肌内的弓形虫数量高于其他组织器官，包括大脑。

关于猫的自然病例调查发现，任何年龄、品系和性别的猫均可因急性弓形虫感染而死亡。临床症状主要表现为发热、厌食、呼吸困难、黄疸，腹部触诊有疼痛感，一般判断为肝炎或胰腺炎；听诊呼吸系统有啰音；有的表现神经症状（低体温症、单侧或双侧失明、行为敏感、恍惚、运动不协调、异常鸣叫、耳朵抽动、转圈、斜颈、瞳孔大小不一和痉挛等）。根据对 100 例已证实患弓形虫病的猫的调查结果发现，36 例表现为全身性感染，36 例表现为肺炎，16 例腹部不适，12 例肝炎，7 例神经系统障碍，4 例眼病，2 例皮肤炎，1 例胰腺炎和 1 例心肌炎。

猫科动物在弓形虫的发育及疾病传播过程中起着非常重要的作用，特别是宠物猫、圈养和生活在人类社区附近的猫科动物。目前已验证的弓形虫终末宿主种类见表 1-3。猫科动物的感染率是评价环境中弓形虫卵囊含量的参考依据。近年来，随着我国居民生活水平的提高、城市化进程的快速推进，宠物猫饲养量日益增多，流浪猫的数量也在不断地增加。据统计，在 1995—2016 年间我国不同地区猫的血清阳性率平均为 24.5%。流浪猫的弓形虫感染率显著高于有主人的猫，而且随着猫年龄的增加，其感染率也在升高（Ding 等，2017; Dubey 等，2020）。一项关于动物园老虎和狮子的调查结果显示，其弓形虫血清阳性率 88.9%（8/9），并从动物园的老虎、小熊猫、袋鼠、薮猫等动物的组织分离出活的弓形虫（Yang 等，2019a，2019b），推测这些弓形虫阳性的动物园饲养的猫科动物和家猫曾排泄卵囊到环境中，对人类和其他动物健康存在潜在威胁。

表 1-3 已知的弓形虫终末宿主猫科动物种类

| 验证时间 | 动物分类 | 宿主 | 排泄卵囊 |
|---|---|---|---|
| 1970 | 猫亚科 - 猫属 | 家猫（*Felis catus*） | 实验性感染 |
| 1979 | | 非洲野猫（*Felis lybica*） | 实验性感染 |
| 1978 | | 黑斑猫（*Oncifelis geoffroyi*） | 实验性感染 |
| 1972 | 猫亚科 - 细腰猫属 | 细腰猫（*Felis yagouaroundi*） | 实验性感染 |

续表

| 验证时间 | 动物分类 | 宿主 | 排泄卵囊 |
|---|---|---|---|
| 1998 | 猫亚科 - 豹猫属 | 豹猫（*Felis euptilura*） | 自然感染 |
| 1972 | | 亚洲豹猫（*Felis bengalensis*） | 实验性感染 |
| 1987 | | 西表猫（*Felis iriomotensis*） | 自然感染 |
| 1972<br>1986 | | 豹猫（*Felis pardalis*） | 自然感染，<br>实验性感染 |
| 1976 | 猫亚科 - 猞猁属 | 短尾猫（*Lynx rufus*） | 自然感染 |
| 1979<br>1988 | 猫亚科 - 兔狲属 | 兔狲（*Felis manul*） | 自然感染，<br>实验性感染 |
| 1978 | 猫亚科 - 虎猫属 | 南美草原虎猫（*Leopardus colocolo*） | 自然感染 |
| 1976 | 猎豹亚科 - 猎豹属 | 猎豹（*Acinonyx jubatus*） | 自然感染 |
| 1976 | 豹亚科 - 豹属 | 美洲狮（*Felis concolor*） | 自然感染 |
| 1979<br>1989 | | 狮子（*Panthera leo*） | 自然感染，<br>实验性感染 |
| 1989 | | 东北虎（*Panthera tigris altaica*） | 自然感染 |

注：参考 Dubey，2009；Jewell 等，1972；Frenkel 等，1970.

## 二、人类弓形虫感染特征

人类对弓形虫普遍易感。胎儿和婴幼儿对弓形虫的先天易感性较高，高龄和肿瘤患者及应用免疫抑制剂者易罹患获得性弓形虫病，主要与其免疫系统发育未成熟或免疫功能缺陷有关。据统计，全球每年约有 19 万人患先天性弓形虫病。某些职业，如兽医、屠宰人员、饲养员等为弓形虫感染危险人群；弓形虫感染也与饮食习惯和较差的卫生状况有关。

人体感染弓形虫后，大多数呈隐性感染（latent infection）而不显示明显的临床症状，呈无症状带虫状态，或仅表现为局部淋巴结肿大，或在血清学检查时发现弓形虫抗体。但在免疫抑制或免疫缺陷患者中，如器官移植、恶性肿瘤或获得性免疫缺陷综合征时，弓形虫作为一种机会性感染因子，是导致患者死亡的病原之一。弓形虫病已成为人类 HIV 感染者 /AIDS 患者死亡的重要原因之一。

在免疫力低下的人群，尤其长期使用免疫抑制剂、慢性消耗性疾病和各类肿瘤患者，极易激活原先处于隐性感染的弓形虫，从而引起中枢神经系统损害和全身性感染。据报道，有 5%～10% 艾滋病患者发生弓形虫病，至少有 30% 的弓形虫抗体阳性者发生隐性感染的活化。潜伏感染的活化与患者的 $CD4^+$ 淋巴细胞计数下降有密切关系。免疫缺陷患者并发弓形虫脑炎的病死率达 90% 以上。除了巴西常有报道，免疫力正常者亦罹患弓形虫病外，人类严重的弓形虫病主要是在免疫功能低下或严重抑制的状态下发生的，大多是慢性感染的激活而非初次感染。

## 三、其他动物弓形虫感染特征

弓形虫具有宿主易感性的差异。在自然感染中，猫、狗、猪、羊、袋鼠、新大陆猴、海洋哺乳动物、小鼠均较易感；牛、马、骆驼、鸡、大鼠对弓形虫不易感（Dubey，2010）。牛虽易感犬新孢子虫，但却是弓形虫的不良宿主。与绵羊弓形虫感染比较，牛感染弓形虫后仅产生短暂的抗弓形虫抗体，牛的免疫系统可清除弓形虫。但是，为什么牛对弓形虫有天然的抗性，这一点，至今仍没有相关的详细研究报道。

对于中间宿主，弓形虫卵囊比速殖子和缓殖子的致病性更明显。人和动物易感性一般无性别的差异，可随接触机会增多而呈上升的趋势。目前已发现的弓形虫中间宿主种类见表 1-4。

表 1-4　已发现的弓形虫中间宿主种类（1908—2020 年）

| 动物分类 | | | 宿主 | 发现证据 |
|---|---|---|---|---|
| 哺乳纲 - 真兽亚纲 | 灵长目 - 类人猿亚目 | 狭鼻猴亚目 - 人科 | 人（*Homo sapiens*） | 1 月龄女孩死亡，大脑压片发现弓形虫速殖子，接种给兔和小鼠出现脑炎症状，并观察到病原 |
| | | 狭鼻猴亚目 - 猕猴科 - 猕猴属 | 猕猴（*Macaca mulatta*） | 实验感染弓形虫，血液分离到病原 |
| | | 阔鼻猴亚目 - 长尾猴科 - 侏狨属 | 绒猴（*Cebuella pygmaea*） | 实验感染弓形虫卵囊，大脑、脾脏、肝脏、肺脏等分离到病原 |
| | | 阔鼻猴亚目 - 卷尾猴科 - 松鼠猴属 | 黑冠松鼠猴（*Saimiri vanzolinii*） | 自然感染病例，心脏、舌肌、骨骼肌分离到病原 |
| | 兔形目 | 兔科 - 兔属 | 兔（*Leporidae*） | 实验感染弓形虫卵囊，脾脏、肝脏、肺脏、肾上腺、肠系膜淋巴结分离到病原 |
| | 啮齿目 - 鼠形亚目 | 鼠科 - 大家鼠属 | 大鼠（*Rattus norvegicus*） | 实验感染弓形虫卵囊，大脑和肾上腺分离到病原 |
| | | 鼠科 - 小鼠属 | 小鼠（*Mus musculus*） | 实验感染弓形虫，小鼠急性死亡，大脑、腹腔、皮下观察到病原 |
| | | 仓鼠科 - 仓鼠属 | 仓鼠（*Cricetinae*） | 实验感染弓形虫卵囊，仓鼠急性死亡，组织中观察到病原 |
| | | 梳趾鼠科 - 梳趾鼠属 | 刚地梳趾鼠（*Ctenodactylus gundii*） | 梳趾鼠肝脾发现弓形虫 |
| | 啮齿目 - 豪猪亚目 | 豚鼠科 - 豚鼠属 | 豚鼠（*Cavia porcellus*） | 实验感染弓形虫卵囊，脾脏、肝脏、肺脏、心脏等分离到病原 |
| | 食肉目 - 猫科 - 猫亚科 | - 猫属 | 家猫（*Felis catus*） | 自然感染病例，大脑、心脏、舌肌等分离到病原 |
| | | - 薮猫属 | 薮猫（*Leptailurus serval*） | 自然感染病例，心脏、舌肌、骨骼肌分离到病原 |
| | | - 豹属 | 虎（*Panthera tigris*） | 自然感染病例，心脏、舌肌、骨骼肌分离到病原 |
| | 食肉目 - 犬科 | 犬属 | 家犬（*Canis lupus familiaris*） | 实验感染弓形虫卵囊，脾脏、肝脏、肺脏分离到病原 |
| | | 犬属 | 狼（*Canis latrans*） | 自然病例，心脏分离到弓形虫活虫株 |
| | | 狐属 | 狐狸（*Urocyon cinereoargenteus*） | 自然病例，心脏分离到弓形虫活虫株 |
| | 食肉目 | 熊科 - 熊属 | 熊（*Ursus americanus*） | 自然病例，心脏分离到弓形虫活虫株 |
| | | 浣熊科 - 浣熊属 | 浣熊（*Procyon lotor*） | 自然病例，心脏分离到弓形虫活虫株 |
| | | 浣熊科 - 小熊猫属 | 小熊猫（*Ailurus fulgens*） | 自然病例，心脏、骨骼肌分离到弓形虫活虫株 |
| | | 鼬科 - 臭鼬属 | 臭鼬（*Mephitis mephitis mephitis*） | 自然病例，心脏分离到弓形虫活虫株 |
| | | 鼬科 - 貂属 | 貂（*Martes*） | 自然病例，大脑分离到弓形虫活虫株 |
| | | 鼬科 - 海獭属 | 海獭（*Enhydra lutris*） | 自然病例，大脑和心脏分离到弓形虫活虫株 |
| | 鲸目 - 齿鲸亚目 | 海豚科 - 宽吻海豚属 | 宽吻海豚（*Tursiops truncatus*） | 自然病例，大脑、心脏和骨骼肌分离到弓形虫活虫株 |

续表

| 动物分类 | | | 宿主 | 发现证据 |
|---|---|---|---|---|
| 哺乳纲 - 真兽亚纲 | 偶蹄目 | 猪科 - 猪属 | 家猪（*Sus scrofa domesticus*） | 屠宰车间的猪，心脏分离到弓形虫活虫株 |
| | | 牛科 - 牛属 | 牛（bovine） | 自然病例，奶牛的肠道组织分离到弓形虫活虫株（CT-1） |
| | | 牛科 - 骆驼属 | 骆驼（*Camelus dromedarius*） | 自然病例，单峰驼的食道和舌肌组织分离到弓形虫活虫株 |
| | | 牛科 - 绵羊属 | 绵羊（*Ovis aries*） | 屠宰车间的绵羊，心脏分离到弓形虫活虫株 |
| | | 牛科 - 山羊属 | 山羊（*Capra hircus*） | 自然病例，大脑、心脏、膈肌、咬肌分离到弓形虫活虫株 |
| | | 鹿科 - 白尾鹿亚属 | 白尾鹿（*Odocoileus virginianus*） | 自然病例，心脏分离到弓形虫活虫株。 |
| 鸟纲 | 突胸总目 | 鸡形目 - 雉科 - 原鸡属 | 家鸡（*Gallus gallus domesticus*） | 实验感染弓形虫卵囊，大脑、心脏分离到病原 |
| | | 鸽形目 - 鸠鸽科 - 鸽属 | 鸽子（*Columba* sp.） | 实验感染弓形虫卵囊，肺脏、心脏、骨骼肌分离到病原 |
| | 平胸总目 | 鸵鸟目 - 鸵鸟科 - 鸵鸟属 | 鸵鸟（*Struthio camelus*） | 自然病例，大脑分离到弓形虫活虫株 |

注：参考 Miller NL 等，1972；Dubey JP 等，2004；2010；YangYR 等，2019 a，b.

（沈继龙　杨玉荣）

## 参考文献


[1] 沈继龙. 弓形虫病的若干术语释义及实验室诊断的解读与处置策略[J]. 中国寄生虫学与寄生虫病杂志，2017，35(3)：1-6.

[2] 谢天华. 人类弓浆虫病一例报告[J]. 江西医药，1964，4(2)：121.

[3] 许隆祺，余森海，徐淑惠. 中国人体寄生虫分布于危害[M]. 北京：人民卫生出版社，2000.

[4] 衣凤芸，等.《中国寄生虫学与寄生虫病杂志》创刊以来的高被引论文分析[J]. 中国寄生虫学与寄生虫病杂志，2019，37(5)：593-597.

[5] 于恩庶，甘绍伯，陈观今，等. 中国弓形虫病[M]. 香港：亚洲医药出版社，2000.

[6] AN R，TANG YW，CHEN LJ，et al. Encephalitis is mediated by ROP18 of *Toxoplasma gondii*，a severe pathogen in AIDS patients[J]. PNAS，2018，115(23)：E5344-5352.

[7] BANDO H，LEE YG，SAKAGUCHI NO，et al. Inducible nitric oxide synthase is a key host factor for *Toxoplasma* GRA15-dependent disruption of the gamma interferon-induced antiparasitic human response[J]. mBio，2018，9(5)：e01738-18.

[8] CASTAGNINI M，BERNAZZALI S，GINANNESCHI C，et al. Fatal disseminated toxoplasmosis in a cardiac transplantation with seropositive match for *Toxoplasma*：should prophylaxis be extended[J]? Transpl Immunol，2007，18(2)：193-197.

[9] CHEN ZW，GAO JM，HUO XX，et al. Genotyping of *Toxoplasma gondii* isolates from cats in different geographic regions of China[J]. Veterinary Parasitology，2011，183：166-170.

[10] CHENG WS，WANG C，XU T，et al. Genotyping of polymorphic effectors of *Toxoplasma gondii* isolates from China[J]. Parasites Vectors，2017，10：580.

[11] CHINCHILLA M，GUERRERO OM，CASTRO A，et al. Cockroaches as transport hosts of the protozoan *Toxoplasma gondii*[J]. Rev Biol Trop，1994，42(1-2)：329-331.

[12] HUNTER CA AND SIBLEY LD. Modulation of innate immunity by *Toxoplasma gondii* virulence effectors[J]. Nat Rev

Microbiol, 2012, 10( 11 ): 766–778.

[13] DA COSTA MA, PINTO-FERREIRA F, DE ALMEIDA RPA, et al. Artisan fresh cheese from raw cow's milk as a possible route of transmission in a toxoplasmosis outbreak, in Brazil[ J ]. Zoonoses Public Health. 2020, 67( 2 ): 122–129.

[14] DE ML, BAHIA-OLIVEIRA LM, WADA MY, et al. Waterborne toxoplasmosis, Brazil, from field to gene[ J ]. Emerg Infect Dis, 2006, 12( 2 ): 326–329.

[15] DESMONTS G AND COUVREUR J. Congenital toxoplasmosis. A prospective study of 378 pregnancies[ J ]. N Engl J Med, 1974, 290( 20 ): 1110–1116.

[16] Di GENOVA BMD, WILSON SK, DUBEY JP, et al. Intestinal delta-6-desaturase activity determines host range for *Toxoplasma* sexual reproduction[ J ]. PLoS Biol, 2019, 17( 8 ): e3000364.

[17] DING H, GAO YM, DENG Y, et al. A systematic review and meta-analysis of the seroprevalence of *Toxoplasma gondii* in cats in mainland China[ J ]. Parasit Vectors, 2017, 10( 1 ): 27.

[18] DUBEY JP. History of the discovery of the life cycle of *Toxoplasma gondii*[ J ]. Int J Parasitol, 2009, 39( 8 ): 877–882.

[19] DUBEY JP AND FRENKEL JK. Feline toxoplasmosis from acutely infected mice and the development of *Toxoplasma* cysts[ J ]. J Protozool, 1976, 23( 4 ): 537–546.

[20] DUBEY JP. Toxoplasmosis of Animals and Humans[ M ]. Second edition. Boca Raton, Florida, USA. CRC Press, Taylor & Francis Group, 2010, 1–313.

[21] DUBEY JP, GRAHAM DH, DE YOUNG RW, et al. Molecular and biologic characteristics of *Toxoplasma gondii* isolates from wildlife in the United States[ J ]. J Parasitol, 2004, 90( 1 ): 67–71.

[22] DUBEY JP, CERQUEIRA-CÉZARA CK, MURATA FHA, et al. All about toxoplasmosis in cats: the last decade[ J ]. Veterinary Parasitology, 2020, 283: 109145.

[23] Dubey JP, Miller NL, Frenkel JK. The *Toxoplasma gondii* oocyst from cat feces[ J ]. J Exp Med, 1970, 132, 636e662.

[24] DUBEY JP, ROLLOR EA, SMITH K, et al. Low seroprevalence of *Toxoplasma gondii* in feral pigs from a remote island lacking cats[ J ]. J Parasitol, 1997, 83( 5 ): 839–841.

[25] FRANCO PS, DA SILVA NM, BELLISA DFB, et al. *Calomys callosus* chronically infected by *Toxoplasma gondii* clonal type II strain and reinfected by Brazilian strains is not able to prevent vertical transmission[ J ]. Front Microbiol, 2015, 6: 181.

[26] FRENKEL JK. *Toxoplasma* in and around us[ J ]. BioScience, 1973, 23: 343.

[27] FRENKEL JK, DUBEY JP, AND MILLER NL. *Toxoplasma gondii* in cats: fecal stages identified as coccidian oocysts[ J ]. Science, 1970, 167( 3919 ): 893–896.

[28] DONG H, SU RJ, LU YY, et al. Prevalence, risk factors, and genotypes of *Toxoplasma gondii* in food animals and humans( 2000～2017 )from China[ J ]. Front Microbiol, 2018, 9: 2108.

[29] HUTCHISON WM, DUNACHIE JF, SIIM JC, et al. Life cycle of *Toxoplasma gondii*[ J ]. Br Med J, 1969, 4( 5686 ): 806.

[30] INNES EA, HAMILTON CLARE, GARCIA JL, et al. A one health approach to vaccines against *Toxoplasma gondii*[ J ]. Food and Waterborne Parasitology, 2019, 12 e00053.

[31] JEWELL ML, FRENKEL JK, JOHNSON KM, et al. Development of *Toxoplasma* oocysts in neotropical Felidae[ J ]. Am J Trop Med Hyg, 1972, 21( 5 ): 512–517.

[32] JONES JL, KRUSZON-MORAN D, SANDERS-LEWIS K, et al. *Toxoplasma gondii* infection in the United States, 1999～2004, decline from the prior decade[ J ]. Am J Trop Med Hyg, 2007, 77( 3 ): 405–410.

[33] MILLER NL, FRENKEL JK, DUBEY JP. Oral infections with *Toxoplasma* cysts and oocysts in felines, other mammals, and in birds[ J ]. J Parasitol, 1972, 58( 5 ): 928–937.

[34] MING PAN, CONGCONG LYU, AND JUNLONG ZHAO et al. Sixty years( 1957～2017 )of research on toxoplasmosis in Chin-An overview[ J ]. Front Microbiol, 2017, 8: 1825.

[35] PINTO-FERREIRA F, CALDART ET, PASQUALI AKS, et al. Patterns of transmission and sources of infection in outbreaks of human toxoplasmosis[ J ]. Emerg Infect Dis, 2019, 25( 12 ): 2177–2182.

[36] TORRY EF, BARTKO JJ, LUN ZR, YOLKEN RH. Antibodies to *Toxoplasma gondii* in patients with schizophrenia: a

meta-analysis[J]. Schizophr Bull, 2007, 33(3): 729-736.
[37] WALDMAN BS, DOMINIC S, MARC H, et al. Identification of a master regulator of differentiation in *Toxoplasma*[J]. Cell, 2020, 180: 359-372.
[38] WANG C, CHENG WS, YU Q, et al. *Toxoplasma* Chinese 1 strain of Wh3Δrop16I/III/gra15II genetic background contributes to abnormal pregnant outcomes in murine model[J]. Front Immunol, 2018, 9: 1222.
[39] WANG J, LI T, ELSHEIKHA HM, et al. Functional characterization of rhoptry kinome in the virulent *Toxoplasma gondii* RH strain[J]. Front Microbiol, 2017, 8: 84.
[40] XIE Y, WEN H, YAN K, et al. *Toxoplasma gondii* $GRA15_{II}$ effector-induced M1 cells ameliorate liver fibrosis in mice infected with *Schistosomiasis japonica*[J]. Cell Mole Immunol, 2018, 15, 120-134.
[41] YANG YR, DONG H, SU RJ, et al. Direct evidence of an extra-intestinal cycle of *Toxoplasma gondii* in tigers(*Panthera tigris*)by isolation of viable strains[J]. Emerg Microbes Infect, 2019b, 8(1): 1550-1552.
[42] YANG YR, DONG H, SU RJ, et al. Evidence of red panda as an intermediate host of *Toxoplasma gondii* and *Sarcocystis species*[J]. Inter J Parasitol Parasites Wildl, 2019a, 8: 188-191.
[43] ZHANG X, ZHANG H, FU Y, et al. Effects of estradiol and progesterone-induced intracellular calcium fluxes on *Toxoplasma gondii* gliding, microneme secretion, and egress[J]. Front Microbiol, 2018; 9: 1266.

# 第二章 | 弓形虫的形态结构与生活史

弓形虫是一种呈全球性分布的严格的胞内寄生原虫，可寄生在包括人类在内的几乎所有温血动物的有核细胞内，是目前已知的宿主范围最广的寄生性原虫。目前，学界普遍认为猫科动物是弓形虫在自然界的唯一终末宿主。弓形虫的生活史具有典型的顶复门寄生原虫的特性，如裂体生殖（schizogony），配子生殖（gamogony）和孢子生殖（sporogony）。弓形虫病（toxoplasmosis）遍及世界各地，估计全球人群约 30% 的个体感染弓形虫。通常情况下，人和其他温血动物感染弓形虫一般无明显的临床表现，而是以隐性形式（包囊）存在于宿主体内。但是，人或其他雌性哺乳动物在怀孕前几周或怀孕初期感染弓形虫可发生垂直传播，导致不良妊娠结局，或引起婴幼儿或幼崽先天性弓形虫病。免疫系统缺陷的患者（如艾滋病患者、癌症患者的长期化疗、接受器官移植后长期的免疫抑制剂的使用等）感染弓形虫后，可由于隐性感染的活化引起弓形虫病，甚至导致患者死亡。由于弓形虫独特的生物学特性，包括广泛的宿主群体、全球分布、复杂的生活史、高感染率以及机会致病性等，学者们已将其作为一种重要的模式生物广泛用于研究寄生虫与宿主之间的相互关系、演化、基因功能、疫苗开发和药物的筛选等。

## 第一节 弓形虫的形态结构

弓形虫的完整生活史是由 Frenkel 等在 1970 年首次阐述（Frenkel 等，1970），主要包括两个阶段，即在中间宿主体内的无性增殖以及在终末宿主猫科动物体内的有性生殖阶段。弓形虫的中间宿主十分广泛，除人外，家畜特别是猪、羊和牛等家养动物和许多野生温血动物都是常见的中间宿主。鸟类和某些海洋哺乳动物也被发现有弓形虫感染。弓形虫在中间宿主以及猫科动物的小肠上皮细胞外的众多类型的有核细胞中只进行无性生殖。实验条件下，只要温度在 30～37℃环境，甚至变温动物如斑马鱼，或鱼的体细胞均可感染弓形虫，并正常繁殖。虽然弓形虫只在猫科动物的小肠绒毛上皮细胞内进行有性生殖，但也可以像在其他哺乳动物体内一样在有核细胞内进行无性生殖。因此猫科动物既是弓形虫的中间宿主也是其终末宿主。弓形虫生活史非常复杂，繁殖方式多样，包括裂体生殖（schizogony），配子生殖（gamogony）和孢子生殖（sporogony），而且整个发育过程存在多种形态，即无性生殖阶段的速殖子（tachyzoite）和包囊（cyst）以及有性生殖阶段的裂殖体（schizont）、裂殖子（merozoite）、配子体（gamatocyte）和卵囊（oocyst）等。

### 一、速殖子

弓形虫速殖子由 Frenkel 于 1973 年命名（Frenkel，1973），用来描述弓形虫在其终末宿主非肠道上皮细胞及中间宿主有核体细胞内的快速增殖阶段的虫体。速殖子呈新月形，前端较尖，后端钝圆，一边扁平，一边突出，大小为（4～7）μm×（2～4）μm，平均为 1.5μm×5.0μm；细胞核位于虫体的中央偏后。速殖子常见于急性感染期，主要寄生在血液、脑脊液以及炎性细胞内（图 2-1）。作为单细胞结构的原虫，

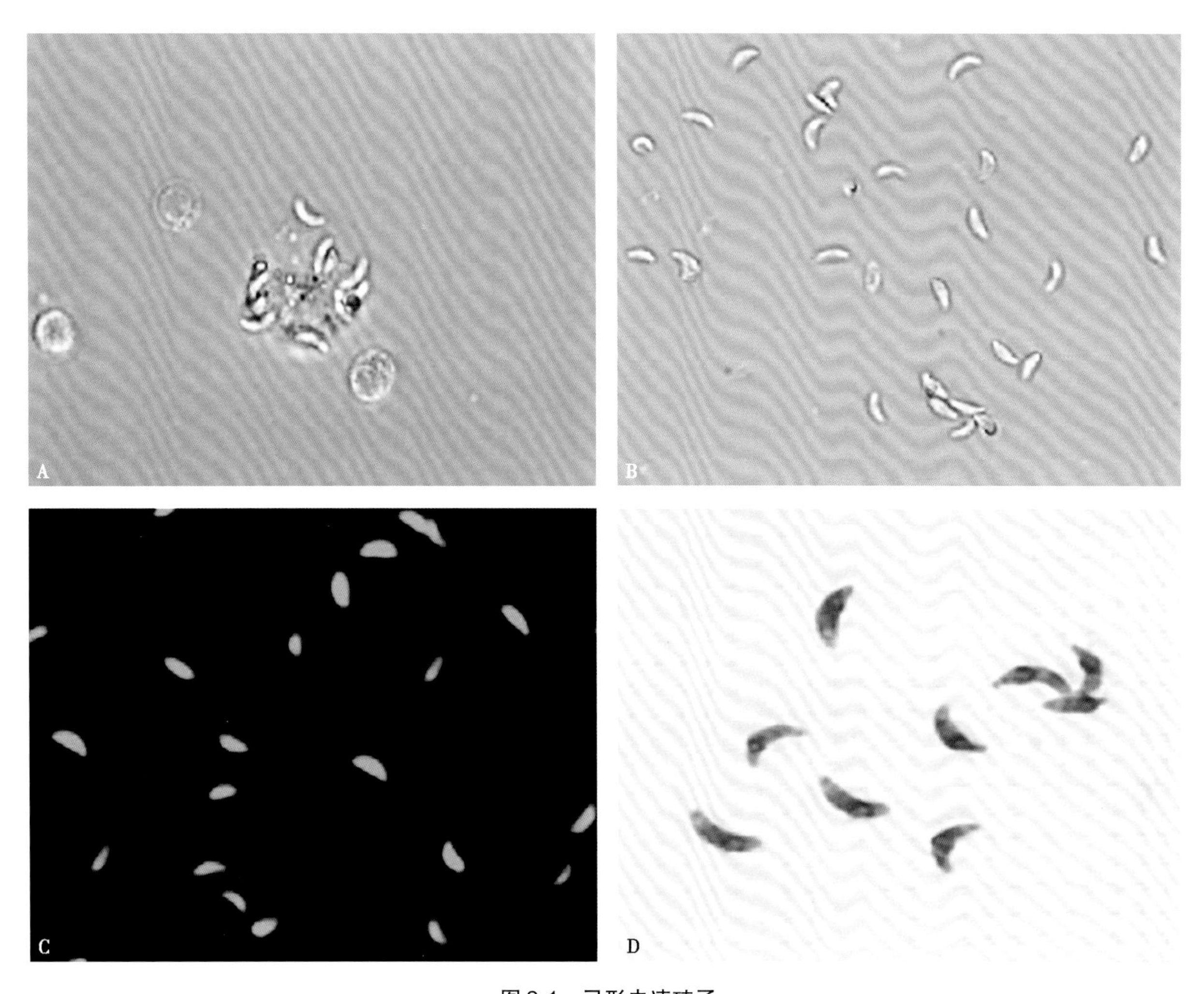


图 2-1　弓形虫速殖子

A. 小鼠腹腔巨噬细胞内（未染色）；B. 游离的速殖子；C. 游离速殖子（绿色荧光素转基因）；D. 游离的速殖子（吉姆萨染色）

弓形虫速殖子内部细胞器可分为真核生物所共有的细胞核（nucleus）、内质网（endoplasmic reticulum，ER）、高尔基体（Golgi apparatus）、核糖体（ribosome）；特有的分泌器官如棒状体（rhoptry），微线体（microneme）和致密颗粒（dense granule）；内共生来源的细胞器包括线粒体（mitochondrion）和顶质体（apicoplast）以及特有的结构——钙酸体（acidocalcisome）和植物样泡（plant-like vacuole）。速殖子外部包裹结构称为表膜（pellicle），其细胞骨架包括位于顶端细胞膜下的两个顶环（apical ring）、锥体（conoid）、环绕锥体顶部的两个极环（polar ring）以及内膜复合体（inner membrane complex，IMC）和膜下微管（subpellicular microtubule）（图 2-2A、图 2-2B）。

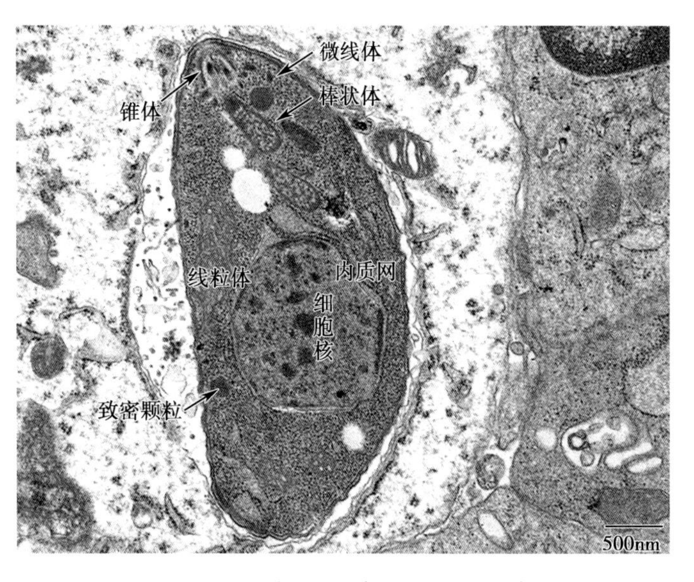


图 2-2A　弓形虫速殖子超微结构（透射电镜）

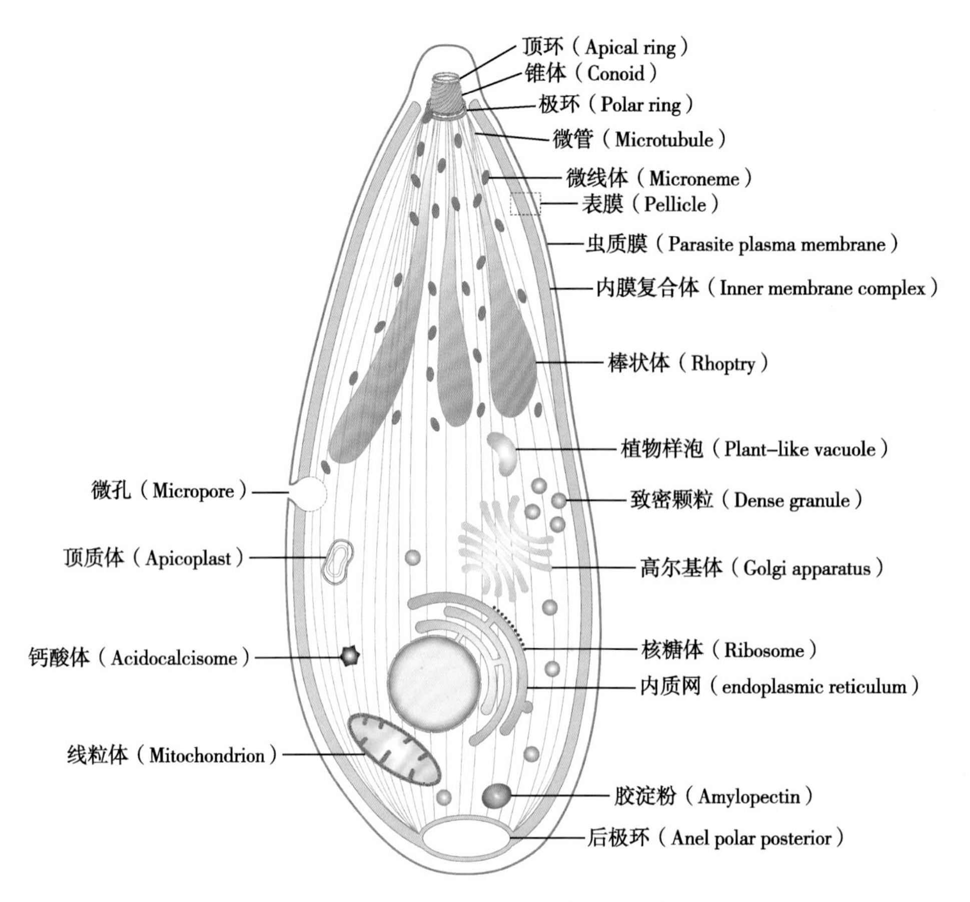


图 2-2B 弓形虫速殖子亚细胞结构示意图

## 二、缓殖子和包囊

缓殖子由 Frenkel 于 1973 年命名，用以描述包囊内的弓形虫发育特点（Frenkel，1973），即虫体增殖速度缓慢，甚至处于相对静止状态。包囊是弓形虫感染宿主后受到宿主免疫压力等因素影响在组织内形成的，其外层是由虫体和宿主分泌的物质形成的坚韧囊壁。包囊多为圆形或椭圆形，直径通常在 5～100μm，但因感染时间长短有很大差异（图 2-3）。包囊内部的虫体称为缓殖子（bradyzoite）。每个包囊可包含数十到数千个缓殖子，个别甚至达上万个缓殖子。包囊内的缓殖子比速殖子细长，平均大小为 1.5μm×7.0μm，细胞核偏向末端，并有累积的可被过碘酸希夫反应液染色的淀粉颗粒，棒状体的电子密度以及微线体的数量增加等。

包囊壁具弹性和嗜银性。囊壁为双层结构，外部的致密层和内部的松散层，厚度可达 240nm。包囊壁的厚度和特征随虫体进入宿主细胞的时间而变化。包囊壁外层膜可能来自于宿主和虫体，内部分布粒状物质。包囊内有直径 30～50nm 之间的小管状膜网络结构连接各个缓殖子，也含有一些丝状物质以及囊泡群。囊泡群有两种，小的直径在 50～140nm，表面覆盖有一层致密的膜，大的直径在 250～700nm，存在于包囊的基质内，其表面光滑。囊腔内的颗粒和密度与包囊壁的相似，内含糖复合物和不饱和脂肪酸。研究发现这些糖复合物和不饱和脂肪酸是从缓殖子的细胞膜表面生成，并且从缓殖子向包囊壁转运的包囊壁组分。电子显微镜观察发现，弓形虫包囊壁上存在 30～40nm 的圆形开口，可允许不超过 40kD 的分子通过。研究发现，从感染弓形虫时间较长的小鼠脑组织分离的包囊中常出现一些退化的缓殖子。类似的现象在感染弓形虫时间较短的小鼠脑分离的包囊中没有观察到。这可能与包囊受宿主的免疫压力时间长短、囊内空间和营养条件有密切的关系。

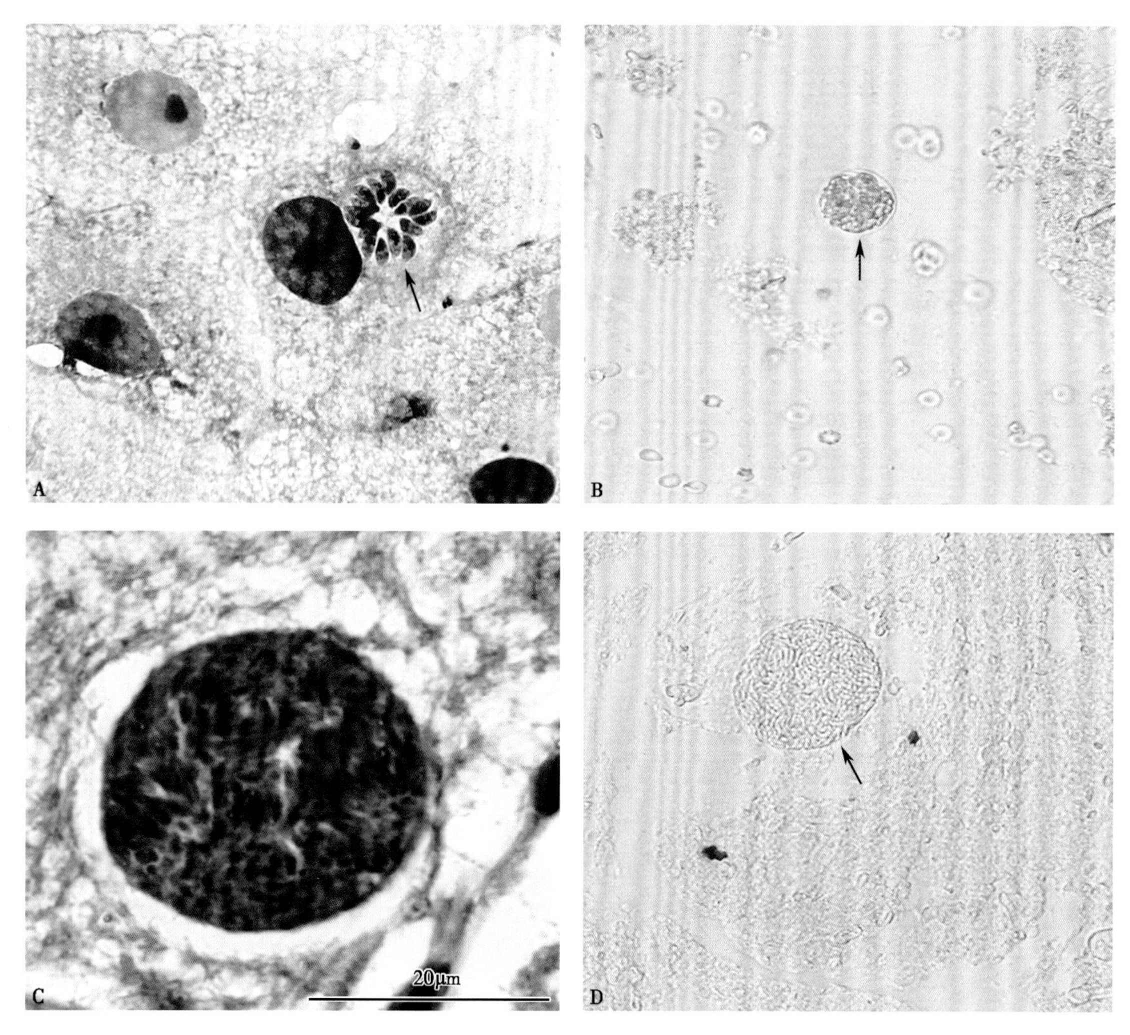


图 2-3　弓形虫速殖子和包囊

A. 速殖子在巨噬细胞内增殖形成假包囊；B. 小鼠脑组织压片（示包囊壁）；C. 组织包囊（示缓殖子，吉姆萨染色）；D. 组织包囊（未染色）

## 三、裂殖体和裂殖子

裂殖体和裂殖子出现在终末宿主的肠上皮细胞内。成熟的裂殖体呈长椭圆形，直径为 12～15μm，内含 4～29 个裂殖子，大多数含 10～15 个。裂殖子形如新月状，呈扇形排列，较速殖子小。裂殖体破裂后释放裂殖子，可再次入侵细胞进行裂体生殖（schizogony），或转化为配子体进行有性生殖。

## 四、配子体

终末宿主肠上皮细胞的弓形虫经过裂体生殖后，部分裂殖子会分别发育为大、小配子体，进入有性增殖阶段。雌配子体亦称大配子体（macrogametocyte），呈圆形，继续发育为成熟的大配子（macrogamete），大小可达 10～20μm，经吉姆萨染色核呈深红色，较大，胞质呈深蓝色；雄配子体亦称小配子体（microgametocyte），较小，呈卵圆形，直径为 4～6μm，成熟后发育为 15～30 个小配子（microgamete）。每个小配子具有两根鞭毛，一个线粒体以及一个细胞核。雌雄配子受精后发育为合子（zygote），最终发育为卵囊（oocyst）。

## 五、卵囊

自然条件下，弓形虫卵囊形成于猫科动物肠上皮细胞。刚排出的卵囊尚未孢子化（sporulation），呈圆形或者椭圆形，大小为 10～12μm，具有两层光滑透明的壁，内部充满小颗粒。未孢子化（未成熟）的卵囊对宿主无感染性。在温暖、湿润并且氧气充足的环境中，未孢子化的卵囊经 1～5 天可发育成孢子化卵囊（感染性卵囊）。感染性卵囊含有 2 个孢子囊（sporocyst），每个孢子囊内有 4 个子孢子（sporozoite）组成。只有感染性卵囊才具感染宿主的能力。

## 第二节 弓形虫的生活史

### 一、弓形虫在中间宿主体内的发育

哺乳类动物以及鸟类通过捕食感染弓形虫的动物，食入含有弓形虫包囊的肉，或食入受弓形虫卵囊污染的食物，饮用含有卵囊的水都可以感染弓形虫。弓形虫速殖子、缓殖子或子孢子在宿主肠内逸出后侵染肠细胞，通过血液或淋巴液移行至其他组织。弓形虫感染宿主后的两周左右，通常以速殖子的形式反复感染单核巨噬细胞并在细胞内增殖，此期称为急性感染（acute infection）。急性期的长短在不同宿主和不同虫株之间有很大差异。当宿主机体免疫力正常的情况下，弓形虫受到足够的免疫压力时，会在肌肉、脑、舌以及眼等部位转化为增殖缓慢的缓殖子，并逐渐形成囊壁，最终形成独立于细胞外的包囊。弓形虫包囊可在宿主组织中存活数月、数年甚至终生。但是，在宿主免疫力下降，例如长期使用免疫抑制剂时，包囊因免疫压力的降低（例如 $CD4^+$ 细胞减少，IFN-γ 分泌下降等）而破裂释放缓殖子，并迅速侵入其他细胞重复以上增殖过程。在免疫力低下的动物或人、早孕期的母体、艾滋病、恶性肿瘤、接受器官移植的患者等，潜伏的慢性感染者会活化成急性感染，引起全身性弓形虫病（systematic toxoplasmosis），甚至导致死亡。

弓形虫在中间宿主体内只进行无性生殖，其整个发育过程包括急性期的速殖子增殖、速殖子转化为缓殖子、包囊的形成以及包囊破裂再次转化为速殖子。弓形虫在入侵宿主细胞后进行一种特殊的增殖方式称为孢内二芽增殖。孢内增殖是指子代在母体寄生虫内装配并分裂为两个子细胞，整个过程母细胞不会分裂，直到内部的两个子代装配完成，母细胞表膜才会分解。其增殖过程见本章第二节的细胞骨架部分。

**1. 速殖子的发育** 弓形虫速殖子在宿主体内是快速增殖的阶段。在受到足够的宿主免疫压力之前，速殖子在胞内不断增殖和逸出，继而感染其他细胞和组织，该过程循环不断。这对免疫力低下的人和动物会造成全身器官感染甚至死亡。目前公认弓形虫只有一个种，但其不同虫株的毒力相差显著。传统上，学者们依据虫株对小鼠的致死程度和基因分型，将流行北美和欧洲的弓形虫分为Ⅰ型、Ⅱ型和Ⅲ型。Ⅰ型虫株对小鼠的毒性极强（强毒株），1 个速殖子感染即能致死小鼠（$LD_{100}=1$），例如 RH 株；Ⅱ型虫株毒力稍弱（弱毒株），需要 $10^3$ 以上速殖子感染才能致死小鼠（$LD_{50}=10^3～10^5$），例如 ME49 和 PRU 株；Ⅲ型虫株毒力极弱（无毒株），小鼠感染基本不致死（Sibley and Boothroyd，1992），例如 VEG 株。与其他真核细胞一样，弓形虫细胞周期有 G1 期、S 期和 M 期，但缺少典型的 G2 期。不同基因型的弓形虫其细胞周期长短有明显差别。Ⅰ型、Ⅱ型和Ⅲ型虫株整个细胞周期需时大约分别为 5 小时、9 小时和 7 小时；其中 G1 期分别约 2.9 小时、5.8 小时和 4.1 小时；S 期分别约 1.7 小时、2.5 小时和 2.1 小时（Radke 等，2001）。在体内，由于孢内生殖的不同步，大多数速殖子是随机排列的，然而有时也会同步分裂呈现花瓣状排列。在体外培养的细胞内增殖时，由于环境稳定，大多数细胞内的速殖子呈花瓣状排列（图 2-3A、图 2-4）。

**2. 缓殖子和包囊的发育** 为了有效躲避宿主免疫的攻击，弓形虫选择了快速进入宿主的免疫细胞，特别是巨噬细胞和树状突细胞，并在感染的细胞中以速殖子形式快速增殖。正常情况下，速殖子在经受宿主的免疫压力作用后会逐渐转化为缓殖子，并最终形成包囊。不同弓形虫虫株的速殖子与缓殖子之

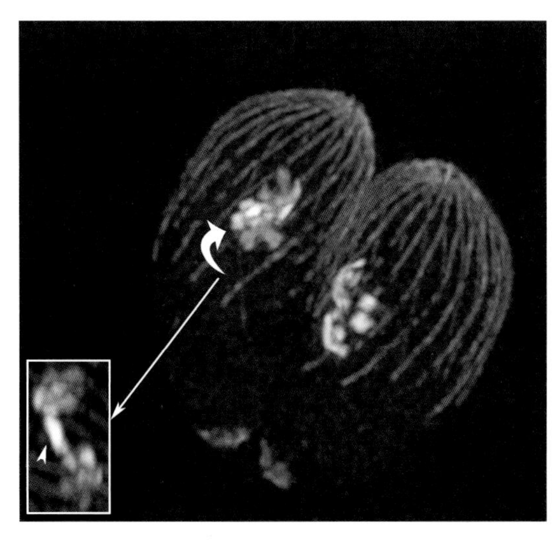
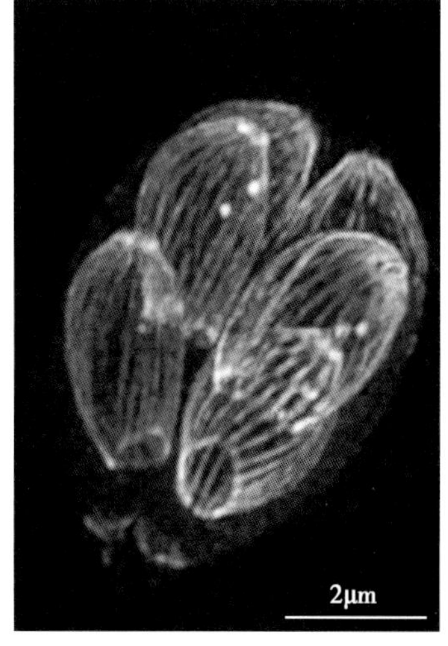


**图2-4 分裂中的滋养体(光镜观察)**

左：分裂早期的速殖子；右：分裂晚期的速殖子

（Liu J 等供稿，2016）

间，其转化能力有很大的差别。Ⅰ型强毒株，典型的如RH虫株，尽管其在体外诱导的情况下能够表达缓殖子特异蛋白，但目前该虫株已经不能在小鼠和大鼠体内形成包囊。相信RH株在20世纪初从患者分离的时候，应该可以形成包囊，只是后来长期在体内（小鼠）和体外培养的条件下快速传代，从而使其失去了成囊的能力。否则，我们很难解释自然界中为何存在Ⅰ型虫株。弓形虫这种失去形成包囊和产生卵囊能力的现象是一种脱分化的体现，第一次被提出原生动物也存在恶性化现象（Lun 等，2015）。与Ⅰ型虫株不同，Ⅱ型和Ⅲ型虫株如ME49和VEG等则在体内极易形成包囊。弓形虫这种特性被认为与不同虫株自身的棒状体分泌有关。研究发现，与弱毒株相比，强毒株如RH虫株，其棒状体表达更多的毒力蛋白如ROP18蛋白，这些蛋白可以削弱宿主的固有免疫以及细胞免疫过程，从而使其保持速殖子不断增殖的状态。

有关弓形虫在宿主体内形成包囊过程的研究主要是利用小鼠模型进行的，而且以美国农业部寄生虫研究室，美国国家科学院院士 JP Dubey 及其同事的贡献最大。宿主经口感染弓形虫包囊或卵囊后，缓殖子或子孢子在宿主小肠逸出转化为速殖子，入侵肠上皮细胞和巨噬细胞，并通过血液和淋巴液转移至全身器官。在小鼠体内，弓形虫常见在脑组织中发育为包囊。小鼠感染弓形虫后一周即可在其脑部找到包囊。由于此时仍在急性感染阶段，仅有小部分速殖子转化为早期包囊。在之后的3周内，弓形虫会继续增殖。通常在感染28天后，弓形虫可形成成熟的包囊，之后增殖速度变缓，3个月后基本上见不到增殖的虫体。弓形虫在小鼠脑内通常可以形成上万个包囊，而在大鼠和其他温血动物则相对较少。这种现象提示，自然条件下弓形虫通过感染小鼠可大大增加其成功感染终末宿主猫的概率。弓形虫从“猫-鼠游戏”中，完成了其世代的赓续。

通常认为弓形虫包囊可分布在宿主全身器官和组织中。然而，大量研究结果显示，包囊的分布对神经和肌肉组织有明显的趋向性。在宿主体内，包囊常见于脑、眼、骨骼肌和心肌中。在中枢神经系统中的神经元、星形胶质细胞和小胶质细胞也发现有包囊的形成；而在肌肉组织中，弓形虫更易在骨骼肌细胞中分化成囊。当然，弓形虫感染不同的物种其包囊的分布也具有一定的差异。猫、犬和猪体内的包囊常见于肌肉中，而小鼠和大鼠体内的包囊常见于脑组织。

弓形虫在体内由速殖子转化成缓殖子的过程称为期转换（stage convertion），其原因比较复杂。一般认为宿主的免疫反应、温度、营养缺失以及弓形虫的虫株类型、胞内环境的改变如miRNA、细胞转录和细胞周期的变化等，均可影响弓形虫的期转换（Ferreira da Silva Mda 等，2008）。尽管宿主细胞介导的 $CD4^+$ 和 $CD8^+$ 细胞可以影响弓形虫在体内的发育并诱导其转化，但弓形虫强毒株RH虫株则会通过大量分泌棒状体蛋白ROP18来抑制 $CD8^+$ 介导的免疫。小鼠体内细胞因子IFN-γ对控制弓形虫在宿主体内的发育至关重要。它可以刺激下游许多固有免疫，包括提高诱导型一氧化氮合酶（inducible nitric oxide synthase，iNOS）表达，合成高浓度的一氧化氮（NO）。而 NO 则被认为是诱导分化的关键因子之一。在人细胞如人包皮成纤维细胞（human foreskin fibroblast，HFF）中，弓形虫感染会诱导 IFN-γ 激活下游吲哚胺 2，3- 双加氧酶 1 和 2（indoleamine 2，3-dioxygenase，IDO1，2）的表达上调，从而造成宿主细胞色氨酸缺少。由于弓形虫自身不能合成色氨酸，最终在营养缺陷的情况下弓形虫会分化并形成包囊。宿主细胞自身产生的因子同样会引起弓形虫转化，如人细胞分裂自身抗原 1（human cell division autoantigen 1，CDA-1）的表达会抑制弓形虫的增殖，并抑制弓形虫的细胞周期从而诱导其转化。此外，宿主细胞内低水平的二氧化碳含量、发热引起的宿主体内温度升高等因素均可诱导弓形虫的转化。在细胞培养的条件下，碱性 pH（8.0～8.2）、寄生虫特异的蛋白酶 G（PKG）抑制剂 Compound 1 和由硝普钠（SNP）产生的 NO 等，也可诱导弓形虫的转化。此外，速殖子向缓殖子转化过程伴随着特异表面蛋白的转变，如速殖子特异蛋白 SAG1 表达量减少，而缓殖子特异蛋白 BAG1 表达量升高；代谢酶类如乳酸脱氢酶 1（lactic dehydrogenase 1，LDH1）表达降低和 LDH2 的表达升高。这些蛋白已经被作为速殖子或缓殖子的标志蛋白用于研究弓形虫的期转换。也有研究发现一些转录因子和蛋白参与调控弓形虫的转化，如弓形虫的 AP2 转录因子 AP2Ⅸ-9 和 AP2Ⅺ-4 作为转化抑制因子，维持弓形虫的速殖子状态；而 AP2Ⅳ-3 以及 AP2Ⅸ-4 则控制缓殖子蛋白的表达，从而促进弓形虫的转化。弓形虫的组蛋白乙酰转移酶（histone acetyltransferase）GCN5-A 也参与调控弓形虫缓殖子和包囊特异蛋白的表达。最近的研究还发现了一种关键的转录因子 BFD1 主导调控弓形虫的期转换。BFD1 的缺失可以完全阻止弓形虫的包囊形成（Waldman 等，2020）。以上研究表明，弓形虫存在一套复杂的感应外界环境调控分化的机制，从而使其能有效逃避宿主免疫以及不适合生存的环境，达到其自身存活的目的。当然，可以肯定的是，有关弓形虫期转换过程及其影响因素是一个异常复杂的过程，仍有许多问题有待研究。

在弓形虫由速殖子向缓殖子的转变过程中，其增殖速度变缓，G1 期延长。与速殖子成倍增殖的特性不同，缓殖子在纳虫泡内会进行不均等分裂。在缓殖子分化初期，一些包囊壁蛋白如 CST1 即开始合成。包囊壁是由缓殖子分泌的蛋白逐渐修饰纳虫泡膜而形成的，薄（<0.5μm）而具有弹性。包囊壁的糖蛋白 CST1 可与双花扁豆凝集素（dolichos bifows agglutinin，DBA）结合，因此可作为包囊形成的分子标志。包囊成熟后，其内的缓殖子不再增殖而停留在 G0 期。包囊作为弓形虫生活史中的一个休眠时期，形成了一个物理屏障应对宿主的免疫压力以及恶劣的生长条件，从而保证自身的存活并一直生存在宿主体内。当宿主免疫力下降或免疫缺陷时，体内的包囊会感知危险的消除，启动相关的机制使包囊破裂并转变为快速增殖的速殖子（图 2-5），引起严重的炎症反应。HIV 感染者体内 $CD4^+$ 细胞减少以及长期感染弓形虫的小鼠体内 $CD8^+$ 和 $CD4^+$ 细胞的移除，均会导致弓形虫包囊的重新激活。IFN-γ 对包囊的维持至关重要。体内外抑制 IFN-γ 的产生会造成包囊的破裂以及隐性感染活化。关于弓形虫如何感应宿主的免疫变化并重新转化的过程仍未明了。因为即使在健康的小鼠中，也存在包囊破裂逸出缓殖子并感染新细胞的现象。

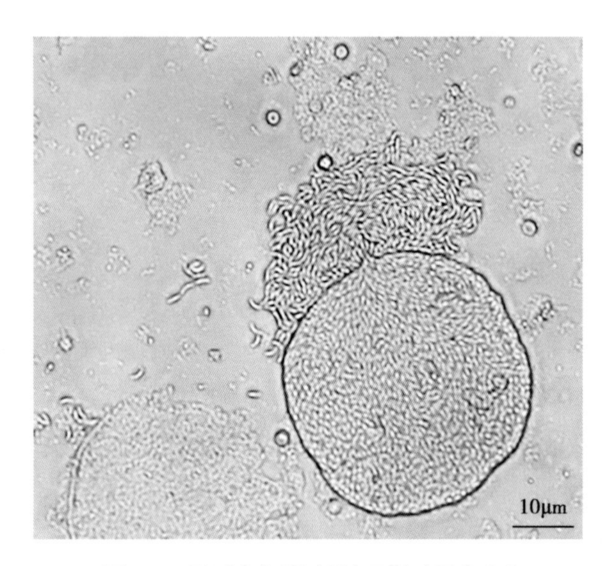

图 2-5 弓形虫包囊破裂（示缓殖子逸出）

弓形虫包囊壁由虫体分化过程中不断修饰纳虫泡膜形成，位于纳虫泡膜（PVM）下的增强层，保护虫体不受或减少宿主免疫压力的影响。包囊壁由几丁质或类似多糖和糖蛋白组成。CST1、缓殖子蛋白激酶 BPK1、MCP4、MAG1、致密颗粒蛋白 GRA2、GRA3 和 GRA5 等均位于包囊壁上。任何一种包囊壁成分的缺失都会影响包囊的正常发育。例如，分子量在 120kD 的糖蛋白 CST1 对维持包囊壁的稳定性至关重要。敲除 CST1 会影响包囊壁的强度和在小鼠体内的成囊数量。BPK1 的缺失则会影响缓殖子在胃肠道内的逸出。此外，新近的蛋白质组学研究还发现了一些新的 GRAs 蛋白位于包囊壁上，包括 CST2/GRA47、CST3/GRA48、CST4、CST5/GRA49 和 CST6/GRA50 等。敲除 CST2 后可导致弓形虫毒力降低和丧失在小鼠体内成囊的能力（Tu 等，2019）。

## 二、弓形虫在终末宿主体内的发育

前已述及，猫科动物（Felidae），包括虎、狮、豹、家猫等，既是弓形虫的终末宿主也是中间宿主。猫科动物同样可通过捕食感染弓形虫的鼠、鸟等小型动物，食入含包囊的肉或受卵囊污染的食物，饮用含有卵囊污染的水而感染。弓形虫进入宿主肠道后可通过淋巴液或血液移行至全身各组织（图 2-6）。而只有在入侵猫科动物的小肠上皮细胞后方可进行有性生殖。弓形虫在猫科动物的小肠上皮细胞首先发育形成裂殖体，裂殖体成熟破裂后释放出裂殖子，后者再入侵新的小肠上皮细胞发育形成裂殖体。这个反复增殖的过程称作裂体生殖（schizogony）。经过数代裂体增殖，部分裂殖子发育为配子体，形成雌、雄配子。雌雄配子受精后形成合子，最终发育成卵囊并随粪便排出体外。猫科动物感染弓形虫的速殖子、缓殖子和孢子化卵囊的任一阶段虫体都会最终排出卵囊。当然，终末宿主感染弓形虫后卵囊的排出时间和数量因宿主种类、感染时间的长短而异。通常情况下，猫食入组织包囊后 3～10 天即可排出卵囊，而食入速殖子或卵囊后通常要 18 天以上才能排出卵囊。速殖子感染则根据摄入数量，排出

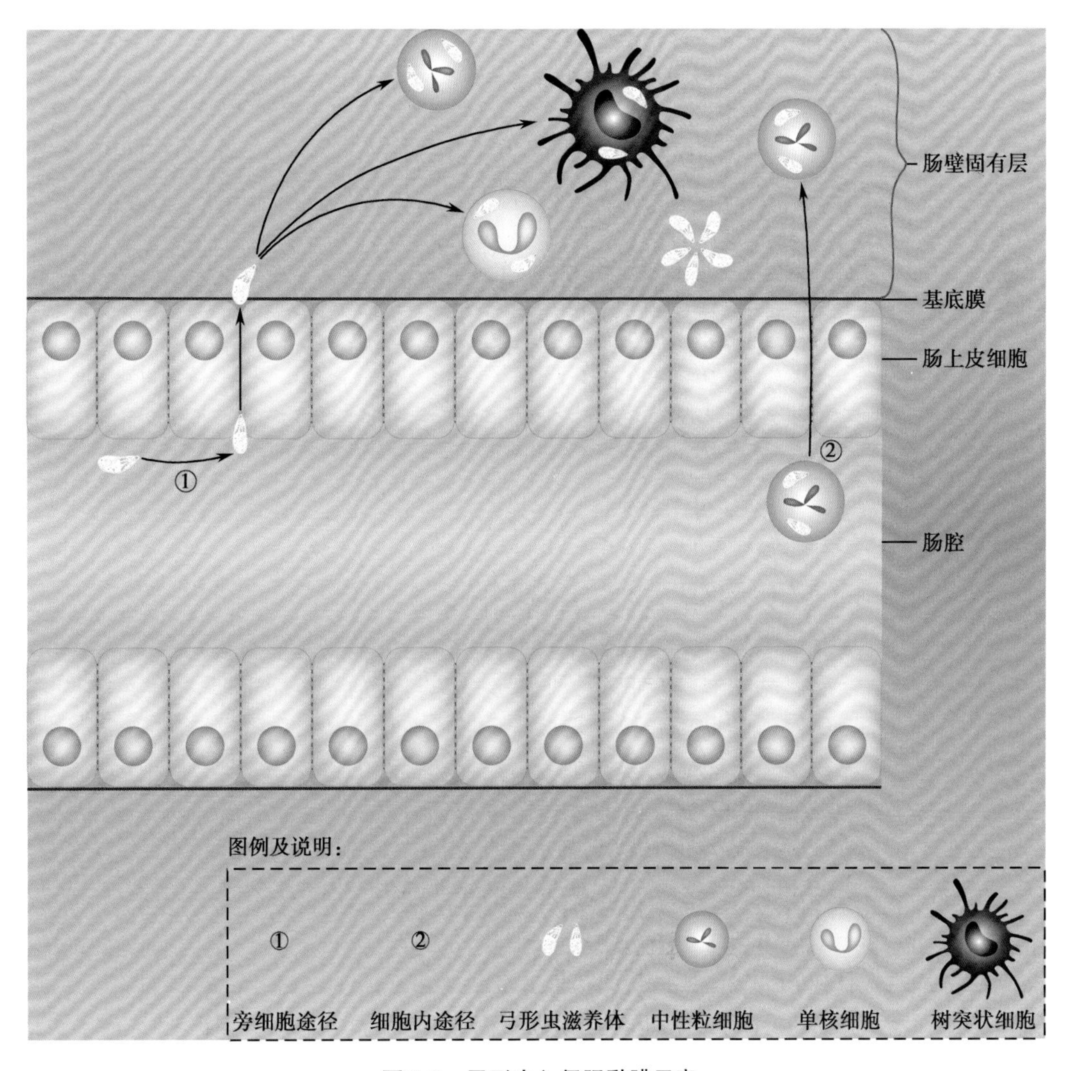


图 2-6 弓形虫入侵肠黏膜示意

卵囊所需时间长短有明显差异。有趣的是，用速殖子和卵囊感染的猫，只有不到 50% 的猫会排出卵囊；但用组织包囊感染的猫几乎全部都会排出卵囊。这种现象提示，在自然界中，弓形虫在猫科动物群体中可能主要通过捕食猎物传播，所以包囊对猫的感染性更强；而在非猫科动物包括人群中，通过卵囊传播的效率更高，所以猫科动物会排出大量的卵囊以便获得最大限度的宿主感染（图 2-7）。

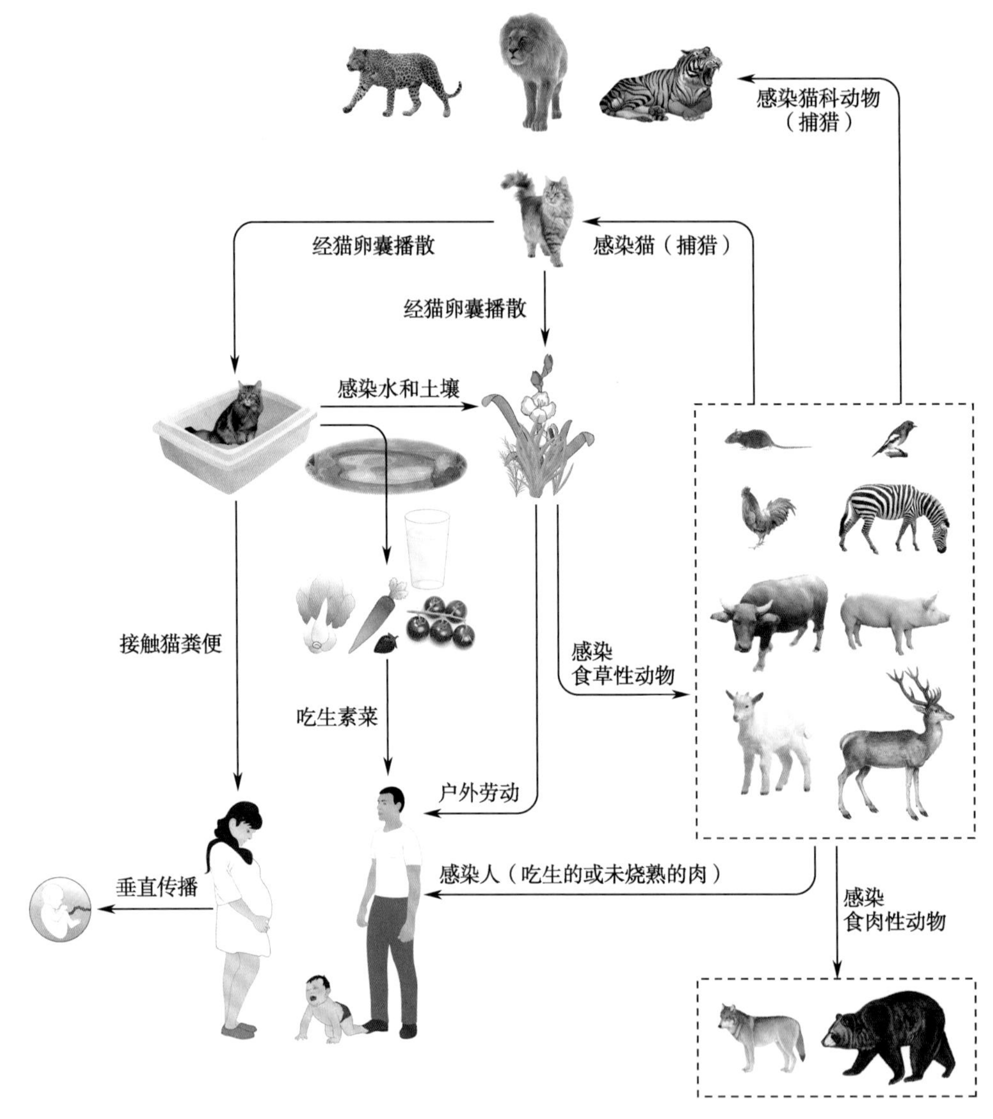


图 2-7 弓形虫的生活史

最近的研究发现，弓形虫只在猫科动物进行有性生殖的秘密，与动物肠道存在高浓度的亚油酸（linoleic acid）有关。猫科动物是目前已知的唯一一类肠道中缺少 Δ6- 去饱和酶的哺乳动物。由于猫不能分解食物中的亚油酸而导致大量亚油酸积累在小肠组织和细胞中，从而促进弓形虫的有性生殖。在小鼠中，如果抑制 Δ6- 去饱和酶活性，或在饮食中添加大量亚油酸，均可使弓形虫在小鼠中完成有性生殖（Martorelli Di Genova 等，2019）。但是，该结果仍需大量的研究予以支持。

**1. 裂体生殖** 猫摄入包囊或卵囊后，包囊壁或卵囊壁被胃和小肠的蛋白水解酶溶解，释放出的缓殖子或子孢子感染小肠上皮细胞，进行裂体增殖。裂殖子的分裂方式与无性生殖阶段速殖子和缓殖子不同，称作胞内多芽增殖。这种分裂方式与速殖子的内芽殖最显著的差别是其增殖阶段先于子代细胞的形成，亦即细胞核先分裂到一定个数，然后再组装形成子代细胞。弓形虫在猫体内的裂体增殖通常发生在入侵后的 4～15 天内，这个过程的显著特征包括虫体的增长和细胞核的多分裂，线粒体的增大以及多态型的顶质体。而核分裂的最终个数决定了最终裂殖子的形成个数。Dubey 等对该过程作了详细研究(Speer 和 Dubey，2005)，并按入侵后的发育顺序将其分为五种类型，即 A-E 型(types A-E)。弓形虫包囊感染猫科动物后，A 型裂殖子可在感染 12～18 小时后的猫肠道上皮细胞中找到，呈卵圆形，虫体比速殖子略小，一个纳虫泡内有 2～3 个虫体，以孢内二芽殖的形式增殖；B 型裂殖子可见于感染后的 12～54 小时，一个纳虫泡内有 2～48 个虫体，以孢内二芽殖形式增殖，外部有一层薄的纳虫泡膜包裹(图 2-8A)；C 型裂殖子，可见猫感染后 24～54 小时，行孢内多芽增殖，C 型裂殖子内可见糖原颗粒以及支链淀粉颗粒；D 型裂殖子见于猫感染弓形虫后 40 小时到 15 天内，同样营孢内多芽增殖，这类型的纳虫泡膜变厚，支链淀粉颗粒丢失，新的颗粒泡出现；E 型裂殖子与 D 型裂殖子类似，但虫体变大和一些颗粒体代替颗粒泡。B 和 C 型裂殖子的纳虫泡膜是单层膜，D 和 E 型裂殖子的纳虫泡膜则有 2～4 层电子致密的膜。与早期的 A 和 B 型不同，C、D 和 E 型已经进行裂体增殖。最终裂殖体内会增殖到 50～80 个裂殖子(图 2-8B)。裂殖子可再次入侵细胞进行裂体增殖，或转化为雌雄配子(即大、小配子)进行有性生殖。

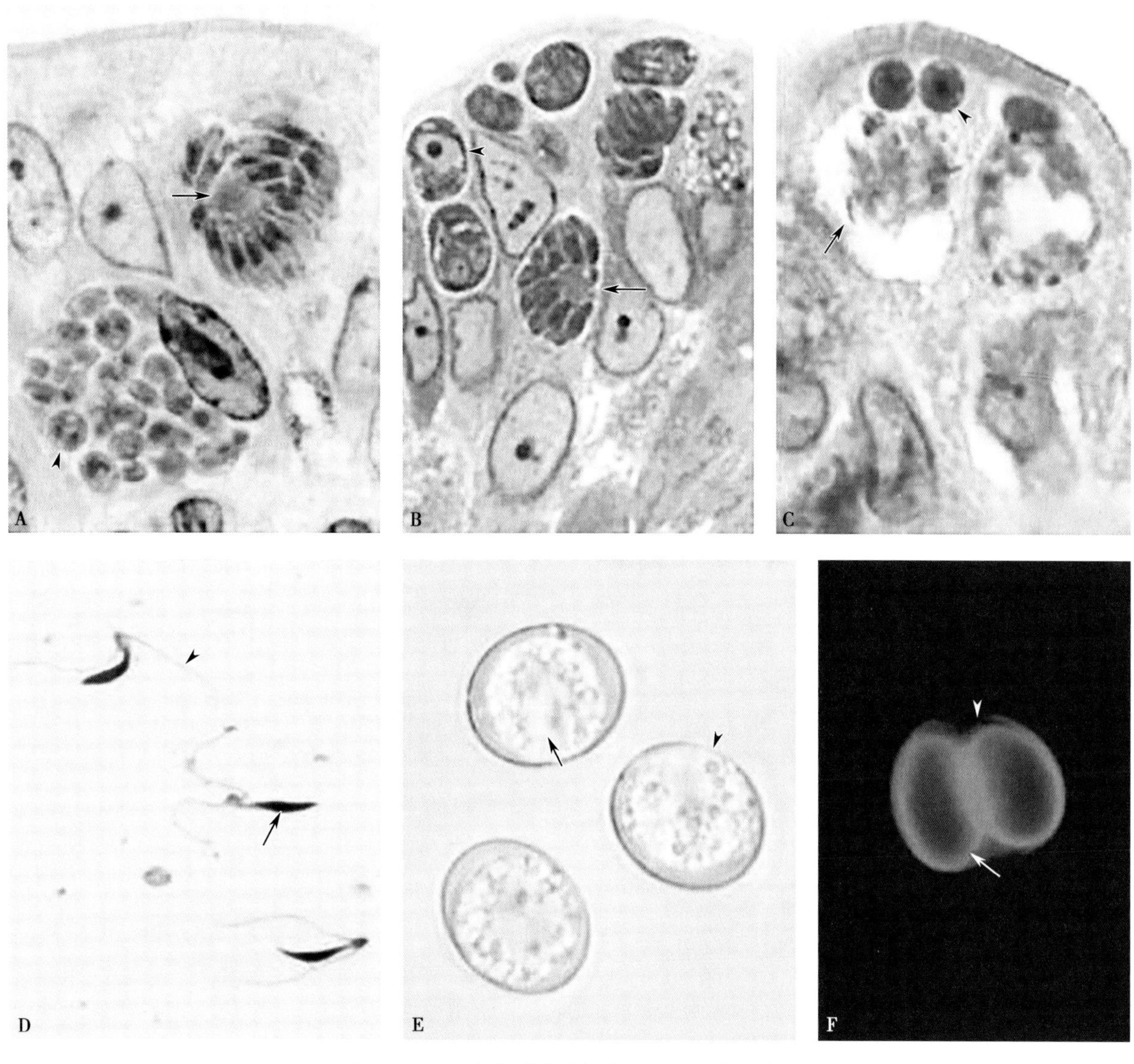


**图 2-8 弓形虫在猫科动物小肠上皮细胞的增殖**

A. 猫感染弓形虫包囊后 52 小时后的小肠切片，上方箭头指示 Type C 裂殖体以及其中的分裂余体，下方箭头指示 Type B 裂殖体；B. 猫感染包囊 7 天后的小肠上皮细胞切片，上方箭头指示正在发育中的配子体，下方箭头指示成熟的裂殖体；C. 感染 5 天后，箭头指示两个雄配子体内上方形成的两个雄配子；D. 感染 5 天后小肠内发现的 3 个具有双鞭毛的雄配子；E. 猫粪便中 3 个未孢子化的卵囊；F. 紫外线下自发荧光的孢子化卵囊(Dubey 供稿，2010)

裂殖体内裂殖子的形成是从顶端的锥体结构开始，并向后端组装微管蛋白和细胞骨架的过程。透射电镜观察到，这个过程与速殖子的孢内二芽殖分裂过程类似。由于裂殖体内大量的裂殖子是同时形成，所以需要一个非常协调的过程去准确地在每个裂殖体内形成完整的细胞器。在子代个体形成的过程中，随着内膜复合物的不断组装，首先包裹在膜内的结构是核、顶质体和线粒体，同时在顶端也出现一些新生的棒状体和微线体结构。随着通向锥体的微管逐渐组装，棒状体发育逐渐成熟，其余的细胞器也逐渐形成。当子代细胞在母体细胞的细胞质内完成所有的细胞器以及细胞骨架组装后，母体细胞膜内陷，并从子代的前端开始，逐渐向后端包裹形成子代细胞的外膜，同时在细胞核前端的表膜上形成微孔（micropore），最后完成分裂。

**2. 有性生殖** 弓形虫以裂体生殖方式进行数代无性繁殖后，部分裂殖子向配子体转化，进入有性生殖，产生雌配子体或雄配子体。但是，由于特殊原因，如终末宿主猫科动物的限制使用等，弓形虫有性生殖过程仍有很多问题尚未阐明。例如，有关弓形虫如何启动有性生殖的机制以及决定裂殖子发育为雌、雄配子的机制至今仍无直接的证据。早期的研究认为，弓形虫有性生殖过程中，从裂殖子向雄配子的分化是由于细胞核染色质的分布不同导致的。

（1）配子体发育：雄配子体（或称小配子体，microgametocyte）的增殖过程和裂殖子类似。在雄配子中，细胞核移至细胞边缘，而两个中心粒和一个致密斑块（精子顶体）位于核与细胞质膜之间（图 2-8C）。中心粒变为基体结构，鞭毛从基体生成后穿过虫体表膜开始胞外延伸生长（可达 10μm）。与其他真核生物的鞭毛一样，弓形虫雄配子鞭毛结构也是典型的 9+2 结构（外部 9 组二联微管，内部 2 个中央微管）。随着鞭毛的生长，染色质被压缩到细胞核内靠近中心粒的一侧，鞭毛生长成熟后，包含有染色质部分的细胞核、线粒体以及基体的虫体前端会突出并与配子体分离，发育为雄配子（图 2-8D）。发育成熟的雄配子在其顶部有一个顶复门种类特有的顶体（apicle）、从基体延伸出的两条朝向后面的鞭毛、单个线粒体、细胞核和内膜复合体以及相关的大约 12 条微管。

雌配子体（或称大配子体，macrogametocyte）在发育的过程中核不断增大，染色质分散，外围的线粒体和中间的顶质体体积增大，许多高尔基体分布于细胞质中。此外，在雌配子体的发育过程中还会出现一种聚集于粗面内质网膨胀物的絮状物称为Ⅱ型囊壁形成体（wall-forming body type 2，WFB2）的独特的结构，而高尔基体通常与围绕着 WFB2 的内质网膜相连。随着雌配子体的不断发育，WFB2 的大小和数量增多，同时一些不同大小的称作Ⅰ型囊壁形成体（WFB1）的具膜包围的颗粒开始从高尔基体分泌的囊泡中形成。通过免疫电镜可以确定有两种不同类型的涉及外部遮蔽层（veil）形成的具膜包围的颗粒，称作遮蔽层壁形成体（veil wall-forming body，VFB），从而与 WFB1 区分。伴随着 VFBs 和 WFB1 的形成，一些多糖颗粒和脂滴也随之合成。随着体积的不断增大，雌配子体逐渐发育成雌配子或称大配子，大小为 15～20μm。每个雌配子拥有一个核、顶质体、线粒体、内质网、高尔基体以及一些 WFB1 和 WFB2，支链淀粉颗粒和脂质体。

（2）受精：受精（fertilization）过程是生物演化和生物多样性出现的重要环节。由于弓形虫具有广泛分布和众多宿主的特点，目前已知弓形虫种群存在复杂的遗传多样性。毫无疑问，这种复杂性与其有性生殖（受精过程）有着密切的关系。然而，遗憾的是，有关弓形虫受精的详细过程仍知之甚少。目前有关其受精过程有两种不同的观点。一是认为，弓形虫成熟的雌配子和雄配子逸出细胞后在猫科动物的肠腔内受精，该过程与疟原虫在媒介按蚊内进行的受精过程相似。但是，有研究结果显示，卵囊壁是在雌配子未逸出细胞时已开始形成，因此弓形虫雄配子如何穿破卵囊壁从而完成受精过程目前没有相关证据。事实上，目前也没有发现在卵囊上有能让雄配子进入雌配子的孔道。据此有学者认为，雌、雄配子在终末宿主肠道发生受精的可能性极低。第二种观点认为，成熟的雄配子能识别并穿过细胞膜进入拥有雌配子的宿主细胞，在胞内与雌配子完成受精，然后发育到未孢子化的卵囊，并随粪便排出体外。由于该过程目前被认为是其他球虫受精过程的常见现象，因此弓形虫也不例外。当然，这个过程目前也无直接和间接的证据，只是基于其他球虫生活史特性的一种推测。希望有关弓形虫神秘的受精过程能被我国学者予以阐明。

（3）卵囊的发育：雌、雄配子在完成受精后会发育为卵囊。卵囊从猫科动物肠道随粪便排出时，是未孢子化卵囊（unsporulated oocyst），直径为10μm×12μm（图2-8E、图2-8F、图2-9A），在其内部有一个未分化的初级孢子母细胞（primary sporoblast）。在20～25℃，温暖、湿润并且氧气充足的环境中，卵囊通常在7天内发育完成。首先细胞核经过两轮分裂形成4个核，随后细胞质被延伸，并形成另外两层膜包裹细胞质，随后胞质分裂开始，将初级孢子母细胞分裂为2个次级孢子母细胞（secondary sporoblast）。每个次级孢子母细胞包括两个细胞核。子孢子的形成过程与先前描述的孢内多芽殖类似，孢子囊两端的两个细胞核分裂，随后子孢子内膜复合物形成并组装，包裹重要细胞器如核、顶质体和线粒体等，而细胞质膜的形成与胞内多芽殖不同，它是随内膜复合物的延伸内陷形成的，最终每个孢子囊内各形成4个子孢子（图2-9B）。这个过程进展快速，大约24小时即发育完成。成熟的孢子囊壁分为两层，外层较薄，电子密度大，内层较厚，电子密度中等，有四个弯板（curved plates）结构（图2-9C）。子孢子细长，大小为2μm×（6～8）μm，前端有丰富的微线体、棒状体和支链淀粉颗粒。孢子化的卵囊呈圆形或椭圆形，直径11～13μm，每个卵囊含有两个孢子囊（sporocyst），大小为6～8μm。孢子化的卵囊壁共3层，一个电子致密的外层，一个电子透明的中间层以及一个电子欠致密的内层（图2-9D）。卵囊壁能够抵抗外部恶劣的物理化学环境，从而在卵囊随粪便排出体外后最大限度保证卵囊内的虫体存活，并能感染下一个宿主。雌配子仍在宿主细胞内发育时卵囊壁即开始合成。卵囊壁可分为3个区域，第一个区域是由3层膜组成的外表层（layers 1-3），通过VBFs与雌配子细胞质膜以及其释放的组分融合而成；第二个区域是由成熟雌配子自发地向外分泌WFB1聚合形成一个30～70nm厚的结构，作为卵囊壁的外层（layer 4），第三个区域是WFB2的内容物向外释放聚合而成的电子透明的包囊壁内层（layer 5）。

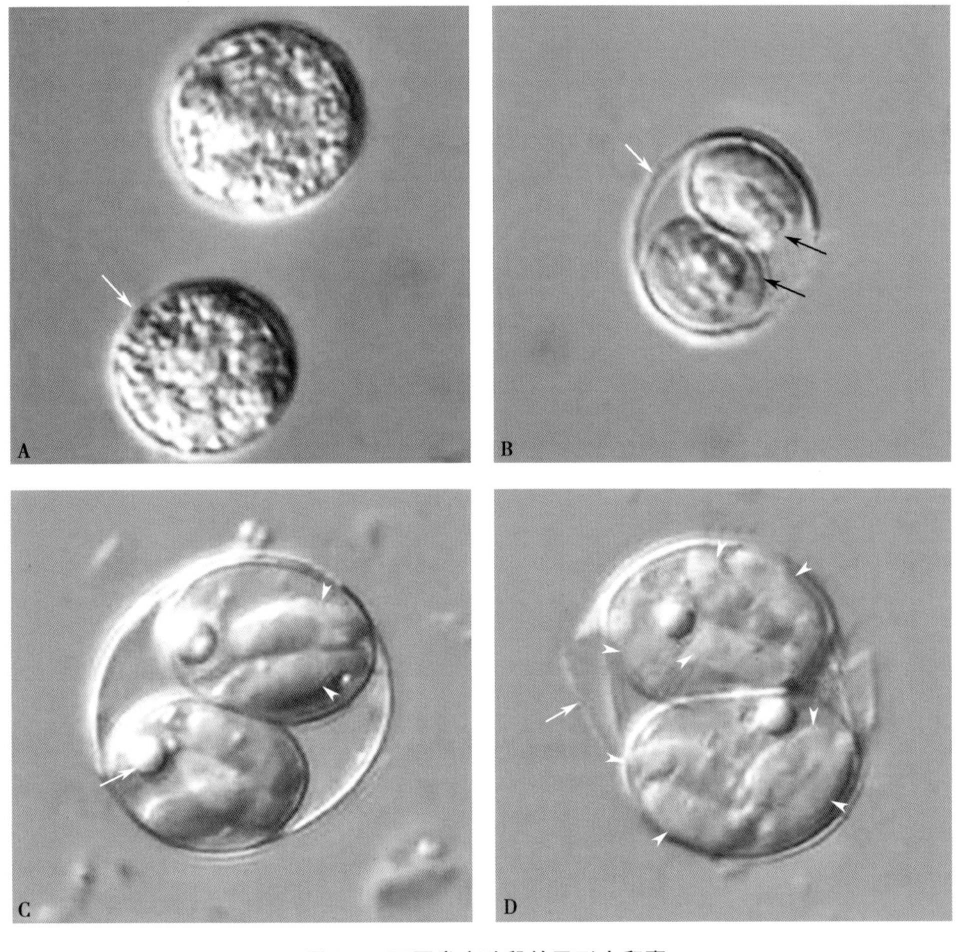


图2-9 不同发育阶段的弓形虫卵囊

随着卵囊壁的形成，胞质内的 WFBs 逐渐减少。有学者认为，卵囊发育中最早形成的外遮蔽层（outer veil）会随卵囊与粪便一道排出而丢失。所以，卵囊壁可被认为是一种双层的结构，其外层主要是由蛋白质和碳水化合物组成，提供结构强度，而内层则具有极高的脂肪含量以及疏水特性，以保护自身不受化学损害。卵囊壁有一个随机分布的微孔，是一个直径 350nm 的凹陷。虽然微孔的功能尚不清楚，但它可能是卵囊壁的一个可渗透位点，易受二氧化碳和各种酶的作用，胆盐和胰蛋白酶可能通过该微孔进入卵囊，刺激子孢子从卵囊逸出。

卵囊在外界环境中具有很强的抗逆性，对弓形虫的传播至关重要。排出体外的卵囊能在低温条件下（4～11℃）缓慢发育，在 -6℃能存活 7 天，只有在 -21℃以及高温 60℃以上时才会迅速死亡。与其他球虫一样，弓形虫的卵囊对各种物理和化学压力如杀菌消毒剂、紫外线、臭氧和氯基产品等具有很强的抵抗力。这种特性与弓形虫的卵囊壁的结构有密切关系。弓形虫卵囊的外层壁（厚度约 20nm）90%以上的蛋白由富含半胱氨酸的卵囊壁蛋白（oocyst wall protein，OWP）家族蛋白和富含酪氨酸的蛋白组成。这些蛋白可以通过二硫化物形成坚固的聚合结构或双酪氨酸交联结构。后者被认为是造成卵囊和囊壁在紫外光的激发下自然产生蓝色荧光的原因（图 2-8F）。此外，弓形虫卵囊壁上存在的 PAN 位点蛋白也可以通过二硫键的连接作用，促进卵囊外层壁结构的稳定，而抗酸性脂质包覆着卵囊表面，使卵囊壁几乎不能被水溶分子渗透。与外层壁不同，弓形虫卵囊的内层壁（厚度为 30～70nm）主要由富含酪氨酸的蛋白和 β-1，3- 葡聚糖分子交联组成。孢子囊壁作为弓形虫的第二层保护，其外层壁（厚度为 15～20nm）在结构和分子组成上与卵囊外层壁相似，但缺乏 OWP 蛋白，内层壁（厚度为 40～50nm）是由四个弯曲的板结构通过厚缝线连接在一起，这种独特的内层壁结构可提供额外的机械阻力。相比于卵囊壁，孢子囊壁富含酪氨酸蛋白而缺少 β-1，3- 葡聚糖。除提供保护外，弓形虫卵囊壁还可与环境因素一起介导卵囊在土壤和水中的滞留或移动。由于弓形虫卵囊表面亲水，弱黏着性，在低离子强度溶液中带负电荷，这些都表明卵囊可在大雨后随土壤移动，然后进入水体中。有趣的是，在模拟河口或海水的高离子强度的溶液中，卵囊表面电荷接近中性，表明弓形虫卵囊可与沿海地区海洋生物膜和藻类相互作用，这一过程可导致其卵囊进入到海洋食物链中，从而感染动物甚至人。海洋哺乳动物血清中弓形虫抗体阳性可以反映出这种现象的确存在。卵囊壁的这种特性促进了弓形虫在陆地、海洋等不同环境中的传播。

## 第三节　亚细胞结构与骨架结构

与其他真核生物一样，弓形虫有着复杂的亚细胞和骨架结构。这些亚细胞结构大多是基于电子显微镜对弓形虫不同发育阶段的观察所得结果予以描述。通过对这些亚细胞结构和骨架结构的了解，可以从超微结构水平了解弓形虫细胞器的精细结构，从而有助于理解其功能。

### 一、细胞骨架：表膜（内膜复合体）、锥体和顶环

弓形虫细胞骨架包括虫体前端顶复体（apical complex）中的锥体和极环、以及其作为微管组织中心向虫体外周发散产生 22 条长度约虫体三分之二的外周微管纤维为核心，与内膜复合体、质膜和基底复合体共同构成。虫体内膜复合体（inner membrane complex，IMC）在虫体里面与微管纤维紧密结合，形成扁平的囊泡膜结构，该结构紧贴极环起始，向虫体后端有规律地排列，在后端与基底复合体（basal complex）相邻。在内膜复合体外侧是虫体的质膜，由于电镜通常能看见三层膜结构，因此，这三层膜结构也合称为表膜（pellicle）。

**1. 表膜**　弓形虫表膜由 3 层膜构成，包括外层的细胞质膜，以及其内两层形如囊泡的扁平膜构成，囊泡状的扁平膜结构称为内膜复合体（inner membrane complex，IMC），该膜结构是动态的，并由多个

独立的囊泡膜区块缝合，而在虫体外周形成一个完整的囊泡膜结构。IMC 两层扁平囊泡膜内间隙约 15nm，IMC 囊泡内部和膜上存在大量蛋白质，而靠近质膜侧包含肌动蛋白 - 肌球蛋白为基础构成滑移运动复合体的锚定位点，为虫体提供结构支撑和动力来源。而在 IMC 囊泡细胞质侧存在一个膜下蛋白质网络，称为膜下网络（subpellicular network，SPN）。IMC 囊泡环绕整个虫体，并在虫体的前端和后端各有一个开口，分别与极环和基底复合物相邻（图 2-10）。冷冻电镜观察发现，内膜复合体两侧的表面被大小一致的内膜颗粒（inner membranes particle，IMP）所覆盖，IMP 在膜表面被组织成 22 行高度规则的二维晶格化颗粒蛋白，每行由两个相距一小段距离且平行的 IMP 组成。这些高度规则的 IMP 从 IMC 的顶端区域向外辐射，与 22 条膜下微管相对应。除顶端区域之外，在 IMC 上排列的 IMP 之间还分布有单行的 IMP，而且两行 IMP 之间的距离会在向后延伸时随弓形虫的直径变宽而增加，并且其中间的单行 IMPs 的数量也会增加以维持两行之间增加的空间大小不变，IMP 在 IMC 上的排列一直延伸到虫体的后端。在弓形虫内膜复合体细胞质侧分布着膜下微管，膜下微管覆盖着厚度约 32nm 微管相关蛋白（microtubule-associated protein，MAP）。事实上，IMC 上每行 IMP 也都是以 32nm 的间距均匀地分布在内膜复合体上。这些精细的结构表明，MAP 通过 IMP 的相互作用协调了膜下微管与 IMC 的组织。

弓形虫表膜上有一个位于细胞顶端和中部之间，通常在细胞核位置之前向内凹陷的圆形微孔（micropore）。微孔是在顶复门原虫中某些种类质膜上发现的微小杯状结构，由质膜向内凹陷而成，可能参与寄生虫对营养物质的摄取。Garnham 等先后在疟原虫的裂殖子及弓形虫的缓殖子和速殖子阶段观察到微孔结构。微孔通常位于弓形虫的前部，数量为 1～3 个不等。Nichols 等在对弓形虫微孔的超微结构研究中，用辣根过氧化物酶与弓形虫速殖子共同孵育，观察到被辣根过氧化物酶标记的微孔下方形成的出芽和内吞现象。随着弓形虫内溶酶体样细胞器的发现，并观察到宿主细胞质中表达的 GFP 可被摄入并累积在内溶酶体样细胞器中，间接表明了弓形虫存在内吞作用，以摄取宿主源大分子蛋白的可能性。典型的细胞内吞过程常由网格蛋白、接头蛋白、ENTH 结构域蛋白等蛋白质参与。然而，在弓形虫微孔中并没有发现这些蛋白质的定位，但在电镜中观察到了纤维样包被，说明在微孔结构中存在结构性和功能性的蛋白质。但是，微孔是否具有内吞作用，目前仍需进一步研究（图 2-10）。

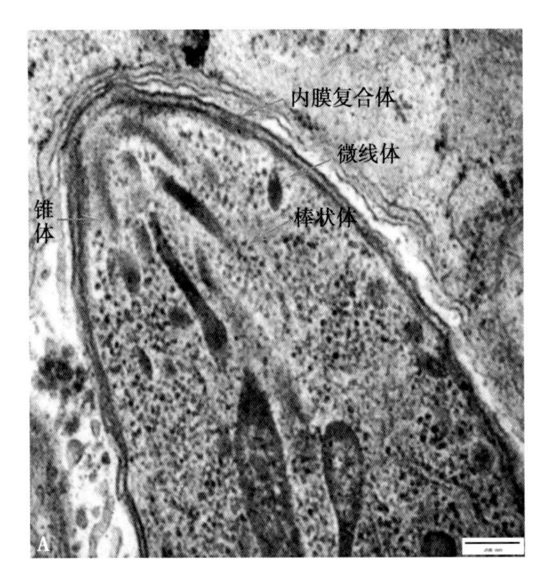

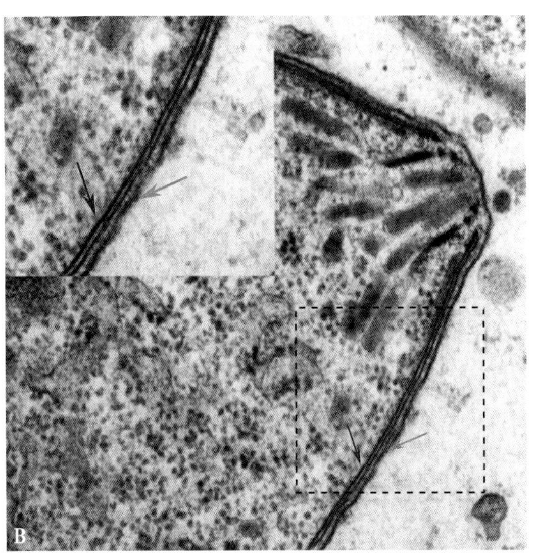


图 2-10 弓形虫顶端和表膜的超微结构

A. 弓形虫顶端结构，可见顶端的锥体、微线体和棒状体；B. 弓形虫的表膜，红色指向内膜复合体，而蓝色指向质膜，左上角为虚线框内放大图

**2. 顶复体** 顶复体（apical complex）是顶复门原虫特有的，位于极性前端的亚细胞结构，狭义上，顶复体是该门原虫分类的重要依据。然而，其结构相对较为复杂，在球虫亚纲和隐孢子虫亚纲中顶复体结构完整，包含顶极环（apical polar ring，APR）、锥体（conoid）、锥体前环（pre-conoid ring）、以及类内锥体微管（intraconoid microtubule）。顶极环在锥体下方，中空并绕虫体成圈排列，与 IMC 囊泡相邻。锥体呈篮球圈吊篮状，中空半圆锥体样。锥体前环位于锥体最前端，呈环状结构。内锥体微管是中空锥体内部的纤维结构。

这些结构最基本的构成是微管，特别是顶极环和锥体，在电镜下可以观察到致密的排列有序的纤维结构，其基本成分是微管纤维。因此，顶复体是虫体内细胞骨架的核心构成部分。事实上，顶极环和锥体是虫体微管组织中心（microtubule organizing center，MTOC）。虫体的外周微管从顶极环向虫体外周表膜下方延伸，在弓形虫虫体中形成了 22 根表膜微管，这 22 根微管表膜微管连同顶极环和类锥体构成了弓形虫的细胞骨架。

顶极环与锥体前环合并称为极环（polar ring），锥体前环有时称前极环（anterior polar ring），而顶极环有时则称为后极环（posterior polar ring），不同文献表述会有差异。顶复体中各亚结构的相对位置会移动；而顶极环则相对稳定，而当虫体寄生在宿主细胞内的生长阶段，锥体和锥体前环处于虫体内，即顶极环下方。然而，当虫体受到钙信号刺激后，比如钙通道载体 A23187 处理，可诱使锥体和锥体前环延伸向前突出，使其出现在顶极环的外侧，该状态常称为类锥体凸起（conoid protrusion）。锥体凸起被认为是虫体内微线体分泌的前提条件，因此锥体凸起是虫体逸出、滑移运动和侵入宿主细胞所必需的，其原因目前尚未知晓，可能与微线体分泌位点有关系，但也有人认为锥体凸起与微线体分泌无直接关系。在锥体凸起状态时，内膜复合体的边界与顶极环相接；而顶环的钝性突起支撑表膜微管与顶极环的横向结合，使表膜微管的基部在周围的轮状突起之间均匀分布，因此其结合部分在横切面上呈现齿轮状（Weiss and Kim，2013）。

锥体凸起状态时，微管纤维清晰可见，呈吊篮形状，大小在 250～400nm 之间。显微研究发现其由 14 根微管纤维从顶极环螺旋，完成约半周螺旋后与锥体前环交汇，其螺旋纤维与顶极环呈 35°～50°角。此外，锥体的微管纤维在结构上与顶极环完全不一样，锥体微管纤维由 9 根原纤维构成，排列呈开环逗号左螺旋形态。因此，这种原纤维的排列方式及微管纤维以螺旋方式构成锥体必然在结构上存在物理性张力，是一种不稳定的状态。可以推测该结构将存在多种结构性和功能性的蛋白，以稳定和执行其功能。

**3. 基底复合体** 弓形虫的基底末端存在一个独特的细胞骨架装配结构称为基底复合体（basal complex）。其功能相当于一个真核细胞复制到最终阶段完成胞质分裂所需要的收缩环，在子代细胞发育成熟后将子代细胞分割开。与其他生物细胞分裂完成后收缩环会解体消失相反，弓形虫体内成熟的基底复合体是一种永久性的细胞骨架结构，位于速殖子的后部，持续在维持内膜复合体的闭合中发挥作用（图 2-11）。

**4. 分裂余体** 弓形虫速殖子在入侵细胞后进行第一代增殖后会在细胞后端形成一种称作残体（residual body，RB）的结构。纳虫泡内每个子代细胞的后端均与分裂余体连接。分裂余体膜是来自母体细胞膜的一部分。分裂余体是由速殖子后端内陷分泌形成的，呈球形，直径大约 1μm，无序分布在纳虫泡内。纳虫泡内的速殖子增殖过程中，其大小无明显变化。透射电镜和扫描电镜均显示速殖子外膜与分裂余体膜相接。分裂余体内容物包括来自母体内质网膜、线粒体等器官的残留物。分裂余体的形成需要肌动蛋白（actin）的参与，缺乏肌动蛋白的弓形虫不产生分裂余体。分裂余体的作用和 IVN 类似，被认为有助于组织虫体的花瓣状形状，有利于弓形虫有效地利用空间以及维持细胞分裂同步进行。分裂余体内也发现存在一定数量的钙酸体（acidocalcisome），而且这些钙酸体会进行融合，最终将其内容物释放到纳虫泡空间内。钙酸体内存在的大量钙离子以及磷聚合物也同样在分裂余体内检测到。钙酸体内容物的释放可能有助于速殖子逸出时的分离。肌球蛋白 TgMyoI 也主要位于分裂余体中心，

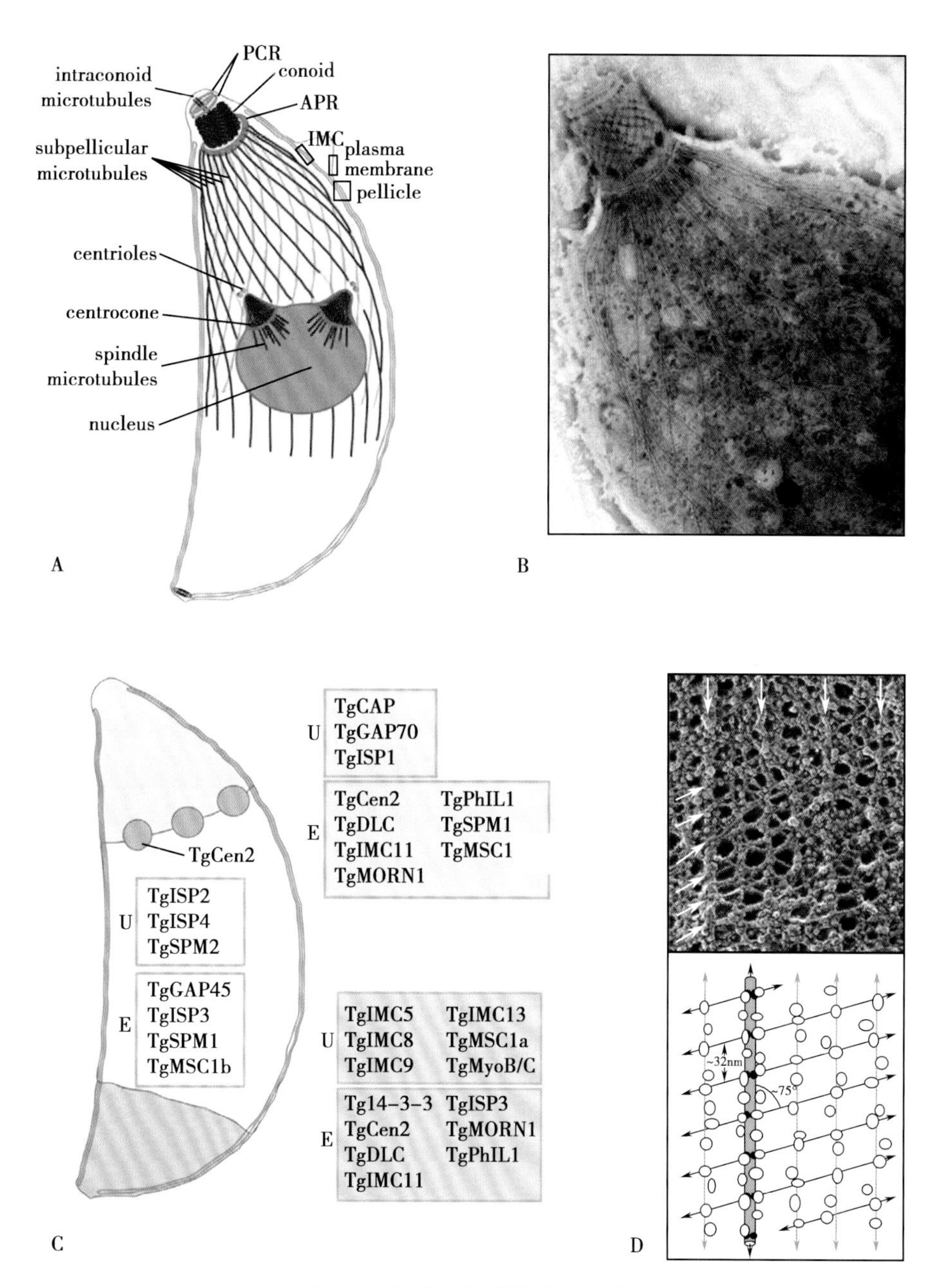


图 2-11 弓形虫速殖子的骨架结构

而 TgMyoJ 则定位在每个速殖子的底部周围。抑制 TgMyoI 和 TgMyoJ 的表达会导致 $Ca^{2+}$ 依赖蛋白激酶 TgCDPK2 的失活，从而导致弓形虫底部复合物不能收缩，子代细胞不能完成胞质分裂和逸出，同时也失去了细胞分裂的同步性，细胞不能附着在分裂余体，而且在分裂余体内发现大量堆积的支链淀粉颗粒。

**5. 膜下微管** 弓形虫的微管位于内膜复合体下，共 22 条缠绕虫体约三分之二的长度，呈螺旋状排列，单条微管有明显的横纹，这些微管是传统的直径 22nm 的中空微管，由 13 个微管蛋白制成的纤维组成。

**6. 细胞骨架元件**

（1）微管组织中心：弓形虫共有 4 个微管组织中心，位于顶部的极环和锥体，以及一个非典型的中心体以及细胞分裂时出现的中心锥体（centrocone）结构。在成熟的虫体内，弓形虫内的膜下微管的负端锚定在顶端的微管组织中心极环上，从虫体的顶部末端向后端延伸，而正末端游离，处于解聚的状态。

（2）α 和 β 微管蛋白：α 和 β 微管是由 α 和 β 微管蛋白异质二聚体亚基聚合而成。弓形虫基因组存在编码三种 α 微管蛋白亚型和三种 β 微管蛋白亚型的基因。α1 微管蛋白基因（TGME49_316400B）在速殖子和卵囊内表达丰富；α2 微管蛋白基因（TGME49_231770）在速殖子中低表达，在卵囊中高表达；α3- 微管蛋白基因（TGME49_231400A）在速殖子和卵囊中表达。这 3 种不同亚型的 a- 微管蛋白具有明显不同的氨基酸序列（同源性为 40%～70%）。β1 微管蛋白基因（TGME49_266960）、β2 微管蛋白基因（TGME49_221620）和 β3 微管蛋白基因（TGME49_212240）在速殖子和卵囊内均表达且序列非常相似（同源性约为 98%）。

二硝基苯胺可以选择性地与植物或原生动物的微管蛋白结合，但不与脊椎动物的微管蛋白结合，从而抑制弓形虫微管的聚合。实验证明弓形虫 α1 微管蛋白的单点突变可以使自身产生对二硝基苯胺处理的抗性，说明弓形虫内的微管主要由 α1 微管蛋白组成。微管蛋白二聚体存在大量的翻译后修饰，并且细胞内不同器官的微管亚群的修饰各有不同。纺锤体微管、中心体和鞭毛丝上的 α1- 和 β1- 微管蛋白通常是谷氨酰胺化的，α- 微管蛋白亚基 K40 位点可以被乙酰化，其 C 末端可以进行去酪氨酸化的可逆修饰以及删除最后两个残基（D2）的不可逆修饰。α- 和 β- 微管蛋白的 C 末端都可以进行谷氨酰胺化或糖基化的可逆化修饰。而在速殖子中，微管蛋白存在其他生物体中未发现的微管蛋白修饰，如 α1- 和 β1- 微管蛋白的羧基末端可以甲基化，α1- 微管蛋白的最后 5 个氨基酸（YGDEY）可以被截断。弓形虫微管的这些不寻常的微管蛋白修饰，可能与特殊的微管蛋白结构（如锥体和鞭毛丝）的作用有关。虽然翻译后修饰可能直接影响微管的稳定性，但大多数证据表明翻译后修饰改变了微管与相关蛋白的相互作用，进而影响了微管对药物的相对敏感性，这些修饰可能也解释了弓形虫微管在高压、低温和解聚处理下的稳定性。

（3）微管相关蛋白（microtubule associated protein，MAP）：弓形虫至少有 5 种含有微管蛋白的结构：纺锤体、膜下微管、锥体内微管、中心粒和锥体。但是它们都可能包含独特的微管相关蛋白。质谱检测发现顶端极环、锥体和膜下微管中存在许多可能与弓形虫速殖子膜骨架相互作用的多肽，其中一些被认为与微管相关，包括 TgICMAP1、内膜复合体蛋白 TgIMC4、TgSPM1、TgSPM2、中心体蛋白 TgCen2 和 TgCen3 以及一个动力蛋白轻链 TgDLC1。TgICMAP1（TGME49_239300）是一个 135kD 大小的蛋白，定位于锥体内微管。它包含一个 SMC- 样结构域位点，该位点的突变实验表明其参与锥体内微管的定位，体外实验和哺乳动物细胞的异位表达都表明 TgICMAP1 直接与微管结合。TgSPM1（膜下微管 1，TGME49_263520）定位于整个膜下微管而不定位于其他结构，TgSPM1 的缺失会降低弓形虫的稳定性。与正常虫株相比，敲除虫株的膜下微管增加了对去垢剂的敏感性。TgSPM2（膜下微管 2，TGME49_286590）定位于膜下微管的中部区域，该蛋白是非必需蛋白，它的缺失不影响弓形虫速殖子的增殖以及其在体外的整体适应性。TgEB1（TGME49_227650）在子代细胞复制早期分散于细胞质中，在中心粒复制时会出现在中心粒之间，但不与复制的中心粒重合而与有丝分裂微管末端共定位。随着子代细胞的继续生长，TgEB1 位于复制的中心粒附近，并扩散到生长的子代的细胞质中。

（4）微管马达（microtubule motor）：微管马达是多亚基复合物，利用 ATP 水解释放的能量沿微管移动。驱动蛋白（kinesin）一般向微管正端移动，而动力蛋白（dynein）则向微管负端移动。弓形虫基因组有许多编码驱动蛋白和动力蛋白亚基的基因，但除了已知动力蛋白轻链 TgDLC1 定位于速殖子纺锤体、中心粒、基底复合物和锥体外，其余蛋白的定位和功能均未知。

（5）中心体定位蛋白：在弓形虫中已鉴定出三种中心体蛋白的亚型，其中 TgCen1（TGME49_247230）和 TgCen3（TGME49_260670）具有中心体中心蛋白（赖氨酸和精氨酸残基的规则分布以及 N 末端 20 个残基中的疏水性氨基酸）的典型特征，而 TgCen2（TGME49_250340）则缺少这些特征。在速殖子中，TgCen1 只定位于中心粒 / 中心体，而 TgCen3 主要存在于中心体中，在锥体中少量存在。而 TgCen2 定位在中心粒、顶帽结构最下端的环、顶端和基底末端。

条纹纤维次晶蛋白（striated fibre assemblin，SFA）是条纹微管相关纤维的主要成分，这是一种不可收缩的纤维，在绿藻中与基体和微管结合，参与鞭毛的形成。弓形虫基因组中存在编码在速殖子中表达的 TgSFA2 和 TgSFA3 以及三个 SFA 的同源物（TGME49_307840，TGME49_205670 和 TGME49_218880）的基因。弓形虫速殖子中，用 SFA 抗体标记发现弓形虫 SFA 与中心粒的中心体蛋白共定位，信号出现在中心粒复制后不久并在细胞周期后期逐渐降解，并在分裂间期信号消失。SFA 纤维从中心粒中伸出，将中心粒与子代细胞顶端的极环和锥体系在一起。SFA2 或 SFA3 的缺失都会抑制顶极环的生成，从而抑制子代细胞的产生，由于核分裂不受影响，所以会出现多核的现象。这些结果表明，虽然弓形虫的无性阶段没有建立鞭毛结构，但它们保留了 SFAs 作为一种手段来确保复杂细胞器的可靠遗传。

SAS-6 是一种普遍存在的中心体定位蛋白，在许多生物中心粒的早期发生过程中，SAS-6 被证明参与了中心粒的侧翻。弓形虫仅有一个 SAS-6 同源基因（TGME49_306430），在细胞复制过程中定位于中心粒和细胞质内。

内膜复合体蛋白 IMC15（TGME49_275670）的定位在中心粒与 IMC 之间周期出现。在细胞周期开始时，它首先与复制的中心粒结合，随着复制的进行重新定位到新生子代细胞的 IMC 中。这一现象表明，IMC15 可能起着调节子代细胞数量的作用，并确保它们在正确的时间开始发育。

Tg14-3-3（TGME49_263090）是弓形虫基因组中四种 14-3-3 蛋白之一，它在弓形虫中定位于子代细胞的基底复合物和中心粒。14-3-3 蛋白家族是一组保守的调控分子，与多种信号蛋白如激酶和磷酸酶结合，类似于它们在其他真核生物细胞周期调控中的作用，可能调控子代细胞的发育。

（6）锥体蛋白：弓形虫含有一个类似于 SAS-6 的相关蛋白（SAS6L），定位于锥体前环上的区域。SAS6L 的缺失会导致弓形虫速殖子的适应能力降低，而通过标记 YFP 证明 SAS6L 的表达升高则会显著导致胞质内纤维形成，表明其可能与纤维组装相关。同时 TgDLC1 和 TgCen3 也定位于锥体。

（7）极环蛋白：TgRNG1（TGME49_243545）是一种小的、低复杂性的、洗涤剂不溶性的蛋白质。该蛋白定位于弓形虫极环，是极环发育后期，仅在核分裂完成和子代细胞相当成熟后才出现的蛋白。

（8）内膜复合体蛋白：内膜复合体上分布着一系列的蛋白。首先是内膜复合体（IMC）蛋白，它们是定位于 IMC 膜下网络上的蛋白，这些蛋白可能增加弓形虫拉伸的强度，类似多细胞生物中的丝蛋白的功能。已知 IMC 蛋白至少包括 15 种，即 IMC1-15。IMC1（TGME49_231640）是第一个被发现的 IMC 蛋白，可增加子代细胞 IMC 膜下网络的稳定性。不同的 IMC 蛋白在母代和子代的细胞骨架上表现出独特的定位模式和表达水平，TgIMC1 和 TgIMC4（TGME49_231630）在母代和发育中的子代细胞中表达水平相当。相比之下，TgIMC3（TGME49_216000）、TgIMC6（TGME49_220270）和 TgIMC10（TGME49_230210）的分布则向发育中的子代细胞倾斜，随着子代细胞的出现和成熟，这些蛋白的浓度逐渐降低。除了 TgIMC7（TGME49_222220）、TgIMC12（TGME49_248700）和 TgIMC14（TGME49_260540）外，弓形虫的其余 IMCs 基因均在子代出芽时表达达到最高峰。TgIMC14 在出芽后 1 小时达到最高峰，而 TgIMC7 和 TgIMC12 在 G1 和 S 期之间表达量最高。TgIMC7、TgIMC12 和 TgIMC14 在 G1 期仅在母体的细胞骨架上出现，由于此时子代细胞骨架已完全形成，这些蛋白可能起着将母代细胞骨架与成熟的子细胞骨架区分开的作用，以便在后期发育过程中选择性地解体母体细胞骨架。TgIMC5（TGME49_224530）、TgIMC8（TGME49_224520）、TgIMC9（TGME49_226220）和 TgIMC13（TGME49_253470）在弓形虫分裂期间定位会发生改变，在子代细胞刚出芽时，它们沿着整个子代细胞分布，但随着时间的推移，它们会转移到成熟的子代细胞基底复合体中。单个 IMC 蛋白在基底复合体的定位也存在差异，基底复合体最大的区域由 TgIMC9，TgIMC13 和 TgIMC15（TGME49_275670）以及 MORN1 占据，TgIMC5 和 TgIMC8 则环绕一个小的区域，基底最后端由 TgCen2 分隔。TgIMC5、TgIMC8、TgIMC9 和 TgIMC13 从出芽子代到基底复合体的移动与 TgCen2 在基底复合体上的装配是同时进行的，说明它们可能与 TgCen2 和其他基底复合体组分相互作用来形成细胞骨架的基底端。有趣的是，TgIMC15 最先定位于复制的中心粒上，随后才向出芽子代细胞骨架转移，TgIMC15 与复制中心粒的联系可能协调其他关键因子的募集从而起动子代细胞的装配。目前，利用 CRISPR/Cas9 等基因编辑技术可以详细了解这些蛋白的功能。但是，我们必须清晰地认识到，生物系统是个极为复杂多变的网络系统，只有通过多方面的严谨分析才能真正了解其本质。

IMC 亚间隔蛋白（IMC subcompartment protein，ISP）是弓形虫分裂过程中出现在 IMC 的不同区域的蛋白。TgISP1（TGME49_260820）定位于弓形虫的顶部，是子代细胞开始构建时最先看到的蛋白标志之一。TgISP2（TGME49_237820）和 TgISP4（TGME49_205480）定位于 IMC 的中部，而 TgISP3（TGME49_316540）则定位于基底。ISPs 不属于 IMC 细胞骨架网络的一部分，因为他们很容易在温和的洗涤剂条件下提取。相反，它们可以通过在蛋白末端的肉豆蔻酰化和棕榈酰化来固定在 IMC 的囊泡膜上。敲除弓形虫 ISP1 后，尽管其并未出现异常表型，但 ISP2/3 被错误定位到顶帽区域，说明 ISP1 可能是阻止其他家族蛋白进入顶帽的作用。ISP2/3 的错误顶端定位也可能为了补回 ISP1 敲除所导致的功能缺失。敲除 ISP3 也没有发生明显的变化，但敲除 TgISP2 则会导致弓形虫的复制紊乱，在一个虫体内复制多个子代细胞，说明 TgISP2 对弓形虫的正常分裂起到关键的作用。

最近，通过亲源性生物素标记（BioID）技术也发现一些新的定位在 IMC 的蛋白（Chen 等，2015），并根据其在 IMC 上的排列命名为呈横向和纵向排列的 IMC 缝合组分（IMC sutures components，ISC）以及只横向排列的横向缝合组分（IMC transverse sutures components，TSC）。除了 ISC3（TgME49_220930）与胆碱转运蛋白相似，对 ISC1（TGME49_235340）、ISC2（TgME49_219170）、ISC4（TgME49_305930）、ISC5（TgME49_202930）和 ISC6（TgME49_267620）的同源比对发现，它们没有任何明显的功能位点。ISC 1/4 似乎嵌入在 IMC 细胞骨架中，但通过预测，它们也具有将自己附着在细胞膜上棕榈酰化的位点。ISC2 是可溶的，尽管它缺乏预测的跨膜结构域或酰化位点，但它可能间接地附着在 IMC 膜或与细胞骨架相互作用。ISC3 包含 8 个预测的跨膜结构域，是一个跨膜蛋白。ISC5 完全耐洗涤剂提取，并与细胞骨架标记物 IMC1 共定位，表明它嵌入在 IMC 的细胞骨架网络中。ISC6 似乎与 IMC 膜有关，因为它在去垢剂的作用下是几乎完全溶解的，这与预测的蛋白质 C 端三个跨膜结构域的存在是一致的。在子代发育过程中，每个 ISC 都可以在子代的 IMC 上检测到。与其他 ISC 相比，在出芽的子代细胞中 ISC3 表达量最为显著。敲除 ISC3 蛋白，发现弓形虫出现形态以及体外适应性缺陷，并且对小鼠的毒力丧失。定位在横向结构的 TSCs 共有 6 个，CBAP/SIP/TSC1（TGME49_267500）、TSC2（TgME49_239800）、TSC3（TgME49_230850）、TSC4（TgME49_272520）、TSC5（TgME49_232260）和 TSC6（TgME49_294340）。去垢剂提取分析表明，与 ISCs 一样，TSCs 含有与 IMC 的细胞骨架（TSC2/3/4）或膜（TSC5/6）相关的蛋白。

除了上述的蛋白外，还有一些其他蛋白定位于内膜复合体，如弓形虫 IMC 定位蛋白 1（TgILP1，TGME49_313380）和 TgPhIL1（TGME49_258410）。TgILP1 是一种不溶于去垢剂，在顶复门中高度保守的 IMC 定位蛋白。TgILP1 在母代和子代细胞上均有定位，过表达 TgILP1-YFP 导致弓形虫出现畸形的细胞骨架和不规则的细胞核。TgPhIL1 定位于速殖子的表膜，集中在虫体的顶部和基底部，在速殖子复制过程中，TgPhIL1 定位于子代细胞顶端的 IMC 并随子代细胞的组装向后延伸（表 2-1）。

表 2-1 弓形虫内膜复合体定位蛋白

| 基因 ID | 基因名 | 定位 |
|---|---|---|
| TGME49_231640 | *IMC1* | IMC 膜下网络 |
| TGME49_228170 | *IMC2A/GRA44* | IMC 膜下网络 |
| TGME49_216000 | *IMC3* | IMC 膜下网络 |
| TGME49_231630 | *IMC4* | IMC 膜下网络 |
| TGME49_224530 | *IMC5* | IMC 膜下网络 |
| TGME49_220270 | *IMC6* | IMC 膜下网络 |

续表

| 基因 ID | 基因名 | 定位 |
| --- | --- | --- |
| TGME49_222220 | *IMC7* | IMC 膜下网络 |
| TGME49_224520 | *IMC8* | IMC 膜下网络 |
| TGME49_226220 | *IMC9* | IMC 膜下网络 |
| TGME49_230210 | *IMC10* | IMC 膜下网络 |
| TGME49_239770 | *IMC11* | IMC 膜下网络 |
| TGME49_253470 | *IMC13* | IMC 膜下网络 |
| TGGT1_248700 | *IMC12* | IMC 膜下网络 |
| TGME49_260540 | *IMC14* | IMC 膜下网络 |
| TGME49_275670 | *IMC15* | IMC 膜下网络 |
| TGME49_286580 | *IMC17* | IMC 膜下网络 |
| TGME49_295360 | *IMC18* | IMC 膜下网络 |
| TGME49_217510 | *IMC19* | IMC 膜下网络 |
| TGME49_271930 | *IMC20* | IMC 膜下网络 |
| TGME49_232030 | *IMC21* | IMC 膜下网络 |
| TGME49_316340 | *IMC22* | IMC 膜下网络 |
| TGME49_304670 | *IMC23* | IMC 膜下网络 |
| TGME49_258470 | *IMC24* | IMC 膜下网络 |
| TGME49_315750 | *IMC26* | IMC 膜下网络 |
| TGME49_259630 | *IMC27* | IMC 膜下网络 |
| TGME49_239400 | *IMC28* | IMC 膜下网络 |
| TGME49_243200 | *IMC29* | IMC 膜下网络 |
| TGME49_235340 | *ISC1* | IMC 连接 |
| TGME49_260820 | *ISP1* | IMC sub-compartment protein |
| TGME49_237820 | *ISP2* | IMC sub-compartment protein |
| TGME49_316540 | *ISP3* | IMC sub-compartment protein |
| TGME49_205480 | *ISP4* | IMC sub-compartment protein |
| TGME49_263090 | 14-3-3 protein | 中心体，子代 IMC 和基底 |
| TGME49_311480 | *AC1* | IMC 顶帽区域 |
| TGME49_250820 | *AC2* | IMC 顶帽区域 |
| TGME49_308860 | *AC3* | IMC 顶帽区域 |
| TGME49_214880 | *AC4* | IMC 顶帽区域 |
| TGME49_235380 | *AC5* | IMC 顶帽区域 |
| TGME49_251850 | 丝 / 苏氨酸蛋白磷酸酶 *PP7/AC6* | IMC 顶帽区域 |
| TGME49_225690 | *AC7* | IMC 顶帽区域 |
| TGME49_229640 | *AC8* | IMC 顶帽区域 |
| TGME49_246950 | *AC9* | IMC 顶帽区域 |
| TGGT1_289910 | *HAD2a* | 基底复合物 |
| TGME49_246110 | *HAD2b* | IMC 顶部 |
| TGME49_283510 | *IAP1* | IMC 相关蛋白，定位于基底环招募 MyoC-glideosome 复合物 |
| TGME49_313380 | *ILP1* | IMC 定位蛋白 1 |
| TGME49_219170 | *ISC2* | IMC 横纹和纵纹（Sutures Component） |
| TGME49_220930 | *ISC3* | IMC 横纹和纵纹（Sutures Component） |

续表

| 基因 ID | 基因名 | 定位 |
| --- | --- | --- |
| TGME49_305930 | *ISC4* | IMC 横纹和纵纹(Sutures Component) |
| TGME49_202930 | *ISC5* | IMC 横纹和纵纹(Sutures Component) |
| TGME49_267620 | *ISC6* | IMC 横纹和纵纹(Sutures Component) |
| TGME49_222400 | *ISC7* | IMC 横纹和纵纹(Sutures Component) |
| TGME49_239800 | *TSC2* | IMC 横纹(Transverse Sutures Component) |
| TGME49_230850 | *TSC3* | IMC 横纹(Transverse Sutures Component) |
| TGME49_272520 | *TSC4* | IMC 横纹(Transverse Sutures Component) |
| TGME49_232260 | *TSC5* | IMC 横纹(Transverse Sutures Component) |

(9) TgMORN: MORN 是 23 个氨基酸长度的保守位点,在细菌和真核生物蛋白中均有发现。真核细胞的 MORN 蛋白协调膜与膜或细胞骨架的相互作用。弓形虫有 2 个 MORN-repeat 蛋白,TgMORN1(TGME49_310440)和 TgMORN2(TGME49_292120)。TgMORN1 在顶复门中高度保守,而 TgMORN2 在其他顶复门寄生原虫中没有明确的同源基因。TgMORN1 的定位会在复制速殖子内的几个亚细胞位置动态地变化。它首先定位于核膜的一个特殊区域中心锥体(centrocone)和两个代表子芽出现的环中,随着染色体的复制,TgMORN1 伸长并一分为二,与有丝分裂纺锤体的两极共定位。两个子代环的尺寸增大,每个环又分裂为一个顶环和一个后环,这些环决定了新生的两个子代 IMC 的顶端和后端。后端的 TgMORN1 环限定在延长 IMC 结构的前端,并在内出芽过程中延伸并形成“U 形”包围核的两个臂,最终挤压分裂细胞核后继续向后延伸到虫体后端。弓形虫在猫的小肠上皮细胞进行多内出芽增殖时,在母代细胞的胞质内可以观察到多个含有 MORN1 的环,与在速殖子中的功能类似,当复制进行的时侯可限定子代新生 IMC 的组装。TgMORN1 的条件性缺失会抑制基底复合体的组装,导致复制异常。TgMORN1 的相互作用蛋白已被纯化和质谱鉴定出来,包括 TgMSC1a、Tg14-3-3 和 TgILP1。TgMSC1a(TGME49_216650)与定位在后环的 TgIMC5 和 TgIMC8 共定位,与基底的 TgMORN1 信号基本不重叠。值得注意的是,TgMSC1a 是成熟基底的第一个独特标记蛋白,因为它没有标记在发育中的子代细胞的基底复合体,它在弓形虫有一个同源基因 TgMSC1b(TGME49_202390),而且它们之间具有 36% 的序列相似性。TgMSC1b 定位在成熟细胞的表膜,只能在成熟细胞骨架中检测到。

通过酵母双杂交实验鉴定出两个与 MORN1 共定位的蛋白 HAD2a(TGME49_289910)和 HAD2b(TGME49_246110),它们都包含一个卤酸脱卤素酶(haloacid dehalogenase,HAD)位点。HAD2a 和 b 在体外都被证明具有酶活性。HAD2a 定位于新生的子芽,在基底复合体收缩时与 MORN1 共定位到其上。条件性敲除 HAD2a 会干扰基底复合体的装配,导致不完全的胞质分裂,子代细胞不能分离,最终破坏弓形虫的正常增殖,而 HAD2b 则可以与 MORN1 结合并定位到 IMC 的顶端与锥体相接处。

(10) 肌动蛋白、肌动蛋白样蛋白和肌动蛋白结合蛋白:弓形虫基因组有一个单独的肌动蛋白亚型(TgACT1,TGME49_209030)基因,以及许多肌动蛋白样蛋白(ALP)和肌动蛋白相关的蛋白(Arp)。同源比对也发现弓形虫基因组编码一些保守的肌动蛋白调控蛋白如成丝蛋白(formin)、组装抑制蛋白(profilin)、丝切蛋白(ADF/cofilin)、成帽(capping)蛋白、环化酶相关蛋白和冠状蛋白(coronin)。

肌动蛋白是真核细胞中最丰富的蛋白质之一,它以单分子球状肌动蛋白(G-actin)形式存在。球状肌动蛋白通常通过缓慢成核时期和一个快速的延伸时期聚集成丝状称为丝状肌动蛋白(F-actin)。肌动蛋白丝对弓形虫的运动十分重要,弓形虫基因组含有一个单独的肌动蛋白基因 TgACT1,条件性敲除 TgACT1 会严重影响弓形虫的运动、入侵和逸出,但弓形虫仍然可以繁殖数天,说明可能存在不依赖肌动蛋白的运动方式。

系统演化分析结果表明,弓形虫至少有 10 组不同的肌动蛋白包含保守的肌动蛋白结构域。一些蛋白质是 Arp 的同源物,其他的(如 ALP)则是顶复门寄生原虫所特有的。Arp 在真核细胞中高度保守并调节细胞骨架和染色质重构，典型的真核生物肌动蛋白相关蛋白与肌动蛋白的整体序列相似，它们的功能包括调节微管马达的激活（Arp1、Arp10 和 Arp11），肌动蛋白聚合（Arp2 和 Arp3），染色质重塑（Arp4、Arp5、Arp6、Arp7、Arp8、Arp9）。值得注意的是，虽然传统的真核生物使用保守的 Arp2/3 复合物来调节肌动蛋白骨架，但弓形虫缺乏 Arp2 和 Arp3 蛋白以及编码其复合物的 p34、p21 和 p16 亚基的基因。弓形虫这 10 种不同的肌动蛋白相关蛋白中，有 3 种是 Arp1、Arp4 和 Arp6 的同源基因。Arp1 是激活微管马达中动力蛋白的激活蛋白复合物的保守组分，并协调微管马达与货物的相互作用。弓形虫基因组还包含一个 Arp6 基因和两个 Arp4 同源基因：Arp4a、Arp4b、Arp4 和 Arp6 都是保守的核蛋白，Arp4 是染色质重组和组蛋白乙酰转移酶复合物的组成部分，TgArp4a 中的 I621T 突变会导致 Arp4a 蛋白的不稳定和错误定位，进而导致核分裂时染色体丢失，速殖子生长停滞。肌动蛋白相关的 10 个蛋白群剩余 7 个是顶复门特有的肌动蛋白样蛋白（ALP），包括 ALP1、ALP2a、ALP3b、ALP8 和 ALP9 的两种形式：ALP9a 和 ALP9b。TgALP1 与传统的肌动蛋白关系最为密切，在子代弓形虫的细胞分裂过程中可能参与子代细胞膜的形成，TgALP1 可以在分散和聚合的形式之间相互转换，定位到核膜的一个离散区域、转运囊泡和子代虫体早期的 IMC 上。过表达 ALP1 会干扰子代虫体 IMC 的形成并导致核和顶质体分离出现缺陷。

虽然真核生物通常使用 Arp2/3 复合物来启动肌动蛋白聚合，但在弓形虫中，F-actin 聚合是由 3 种成蛋白（formin）介导的。TgFRM1 和 TgFRM2 独立促进肌动蛋白聚合，FRM1 定位于弓形虫的顶端，它可能是在弓形虫的顶端产生 F-actin 以起始运动。内源性蛋白标记发现 FRM2 定位于顶端近核区，而 FRM3 则出现在于基底和分裂余体内。FRM2 负责在顶部近核区域产生 F-actin，并参与顶质体的遗传，而 FRM3 在分裂余体中产生 F-actin，通过维持细胞间的通讯来确保分裂的同步性。FRM1 的作用是产生仅在细胞外的弓形虫中出现的肌动蛋白丝，使其能够滑动、入侵和逸出。

其他真核生物中，抑制蛋白（profilin）在调节肌动蛋白聚合中起着复杂的作用，虽然它们能隔离肌动蛋白单体以促进解聚，但它们也能增强核苷酸交换以增加 ATP- 肌动蛋白的量以促进聚合。与其他真核生物不同，弓形虫的抑制蛋白（TgPRF，TGME49_293690）有其独特的特性。由于 TgPRF 只微弱地抑制核苷酸的交换以及在 TgFRM1 和 TgFRM2 上的 FH1 和 FH2 位点刺激 TgACT1 聚合的作用，说明其主要作为一个单体隔离蛋白起作用。条件性敲除 PRF 可影响弓形虫的运动性和入侵，完全敲除 PRF 的弓形虫对小鼠毒性减弱，而且弓形虫在入侵后不再诱导免疫细胞产生 IL-12。

ADF/cofilin 家族蛋白调节许多真核生物的肌动蛋白驱动过程（例如极性、迁移和解聚）。弓形虫内存在单一的 ADF 同源物，和其他真核生物的 ADFs 同源比对表明，其参与球形肌动蛋白（G-actin）结合的残基大部分是保留的，而与纤维状肌动蛋白（F-actin）相互作用所需的氨基酸则缺失。重组的 TgADF（TGME49_220400）对 ADP- 肌动蛋白具有较高的亲和力，切断微丝的能力有限，而且与其他 ADF 不同的是，它不会与抑制切断活性的磷脂酰肌醇二磷酸（PIP2）相互作用。虽然 TgADF 与微丝没有显著的协同作用，但它能够诱导纤维状肌动蛋白以剂量依赖的方式解聚。TgADF 条件性敲除会导致纤维状肌动蛋白的积累以及导致弓形虫出现缓慢的、不活跃的蛇形运动和摇摆。由于肌动蛋白丝的不稳定，速殖子的运动、入侵和逸出均受到抑制。在弓形虫的缓殖子中，TgADF 的活性可能是通过与脱氧核糖磷酸醛糖样蛋白（TgDPA）的相互作用来调节的，因为重组 TgDPA 增强了 TgADF 解聚微丝的能力。

纤维状肌动蛋白中的成帽蛋白是由 α 和 β 两个亚基组成的保守的异质二聚体，与肌动蛋白丝的正端结合，阻断该位点的亚基交换。弓形虫基因组包含一个与 β 亚基具有明显同源性的基因 TGME49_219290 和一个较不保守的 α 亚基假定同源基因 TGME49_208390。顶帽蛋白在敲除 β 亚基基因的伯氏疟原虫（*Plasmodium berghei*）中证明，虽然疟原虫可在红细胞内正常发育，但雌配子体活力降低，导致其在媒介按蚊体内卵囊和子孢子数量明显减少，从而降低疟原虫的传播概率。

环化酶相关蛋白（cyclase-associated protein，CAP）是一类保守的肌动蛋白结合蛋白，它们包含一段保守的 C 端肌动蛋白结合位点以调节肌动蛋白对细胞信号的反应。CAP 与球状肌动蛋白（G-actin）结合以控制单体肌动蛋白的可用性。弓形虫的CAP同源蛋白与酵母和脊椎动物中的同源蛋白相比，体积要小得多，并且缺少腺苷酸环化酶结合域。TgCAP（TGME49_310030）C端融合标记YFP，发现其定位在表膜的顶端内侧。子代细胞在发育后期逸出母体之前，TgCAP被整合到子代细胞的顶端区，这种现象与顶极环的标志蛋白TgRNG1相似。TgCAP的定位取决于所在环境，在细胞内的速殖子中，TgCAP与顶帽区标记物TgISP1共定位；但在胞外，TgCAP的定位则向速殖子的细胞质移动。这表明，在细胞内TgCAP可能被隔离以防止细胞内寄生虫的运动；但在细胞外，TgCAP被释放到细胞质中，可能起调节肌动蛋白相关的运动作用。

冠状蛋白（coronin）是一种广泛存在于真核生物，含有WD-repeat位点的肌动蛋白结合蛋白。相对于其他的冠状蛋白，弓形虫的冠状蛋白（TGME49_216970）具有C末端延伸，其中含有SMC结构域和潜在的微管结合域。不过，目前有关弓形虫冠状蛋白的亚细胞分布和功能还不清楚。

（11）肌球蛋白（myosin）：肌球蛋白是移动F-actin聚合物的分子马达，由驱动运动的重链和起调节作用的轻链的组成，功能主要是参与细胞分裂、囊泡运输、吞噬和细胞器运动。肌球蛋白重链通常包含头部、颈部和尾部结构域。头部区域负责协调肌动蛋白结合、ATP酶活性和运动的产生，颈部区域通常与调节运动的肌球蛋白轻链相互作用，而可变的尾部区域与运输的分子结合以保证运动的特异性。真核生物肌球蛋白重链按其头部结构分为18个系统演化类群，而弓形虫基因组包含11个肌球蛋白（TgMyoA至TgMyoK），其中许多属于第XIV类群。系统演化分析将XIV类群内再分为四个亚群，TgMyoA（TGME49_235470）和TgMyoD（TGME49_263180）分为XIVa、TgMyoB/C（TGME49_255190）和TgMyoE（TGME49_239560）分为XIVb、TgMyoH（TGME49_243250）属于XIVc，有些纤毛虫的肌球蛋白则被分为XIVd。XIVa-b组肌球蛋白缺少尾部结构域，XIVc具有一个可能作为鸟嘌呤核苷酸交换因子的ATS1位点。TgMyoH有6～8个IQ位点，这个位点可以在缺少钙离子的情况下结合钙调蛋白，TgMyoF（TGME49_278870，类群XXII）有3～6个IQ位点和一个WD40域，TgMyoG（TGME49_314780，类群XXIII）有一个MyTH4结构域，带有MyTH4和FERM结构域的肌球蛋白可以与微管结合。TgMyoI（TGME49_230980，类群XIV）和TgMyoK（TGME49_206415，类群VI）肌球蛋白的特征是两个IQ序列和螺旋结构域，TgMyoJ（TGME49_257470，类群VI）则缺乏上述特征。TgMyoB、TgMyoC和TgMyoD在弓形虫缓殖子中的表达量比在速殖子更为丰富。

弓形虫肌球蛋白TgMyoA位于质膜和IMC之间，对速殖子运动至关重要。它是一种快速的单头肌球蛋白，以单一的步骤向肌动蛋白丝的正端移动，具有与快速的骨骼肌肌球蛋白相似的生化特性。MyoA的头部与F-actin结合依赖于ATP的产生，而其C端则可以与表膜充分地结合。该区域内的两个精氨酸残基（R814和R815）对MyoA的定位至关重要，用丙氨酸取代精氨酸会使TgMyoA定位出错，从而从膜定位转移到细胞质。TgMyoA已被证明有两个相关轻链：TgMLC1（TGME49_311260）和TgELC1（TGME49_269442）。TgMyoA缺少转运货物的尾部分子马达区域，该功能由TgMLC1以N端扩展的部分执行。TgMyoA中一个退化的C-端IQ基序可以与TgMLC1中的一个钙调蛋白样结构域结合，而TgMLC1的N端与TgGAP45的C端结合来定位分子马达到IMC上。TgMyoA与TgELC1的结合可能直接受$Ca^{2+}$的介导并通过磷酸化来行使作用。条件敲除TgMyoA的弓形虫，其运动力降低，入侵和逸出比例减少，在体外培养条件下不能形成噬斑。TgMyoD是第二个XIVa肌球蛋白，较小，但与TgMyoA关系密切。尽管TgMyoD具有与TgMyoA相似的体外生化特性，但其主要在缓殖子阶段表达，表明它在包囊阶段可能执行特殊的功能。TgMyoD及其特异性相关轻链TgMLC2（TGME49_297470）定位于速殖子表膜。与TgMLC1类似，TgMLC2具有N端扩展，这对肌球蛋白MyoD的膜定位是必需的。然而，与TgMLC1不同的是，它没有与其他的蛋白如GAP蛋白相互作用，似乎是通过TgMLC2的直接棕榈酰化作用与细胞膜结合。TgMyoD的条件性敲除结果表明，它对体外速殖子的生长、滑动和对小鼠的毒力都不是必需的。TgMyoD敲除后，TgMLC2蛋白也会消失。弓形虫的MyoB和C定位于寄生虫的基底部，MyoB过表达会导致分裂余体增大。

TgUNC 是弓形虫肌球蛋白的折叠、组装和发挥功能的分子伴侣。TgUNC 的条件敲除会导致肌球蛋白功能的缺失，导致弓形虫分裂过程出现异常，说明肌球蛋白在弓形虫基底复合体收缩和同步分裂过程中具有重要作用（Weiss 和 Kim，2013）。

**7. 速殖子细胞周期中的细胞骨架动态变化** 速殖子是弓形虫在体内大量增殖的阶段，因此精确了解其整个生命周期的生物学特性对预防弓形虫的急性感染至关重要。速殖子的整个增殖过程可分为 5 个阶段：黏附（attachment），入侵（invasion），纳虫泡形成（vacuole formation），增殖（replication）和逸出（egress）（图 2-12）。整个过程涉及多种分泌器官的蛋白分泌，细胞骨架的变化以及钙离子信号途径参与的调控（Blader 等，2015）。

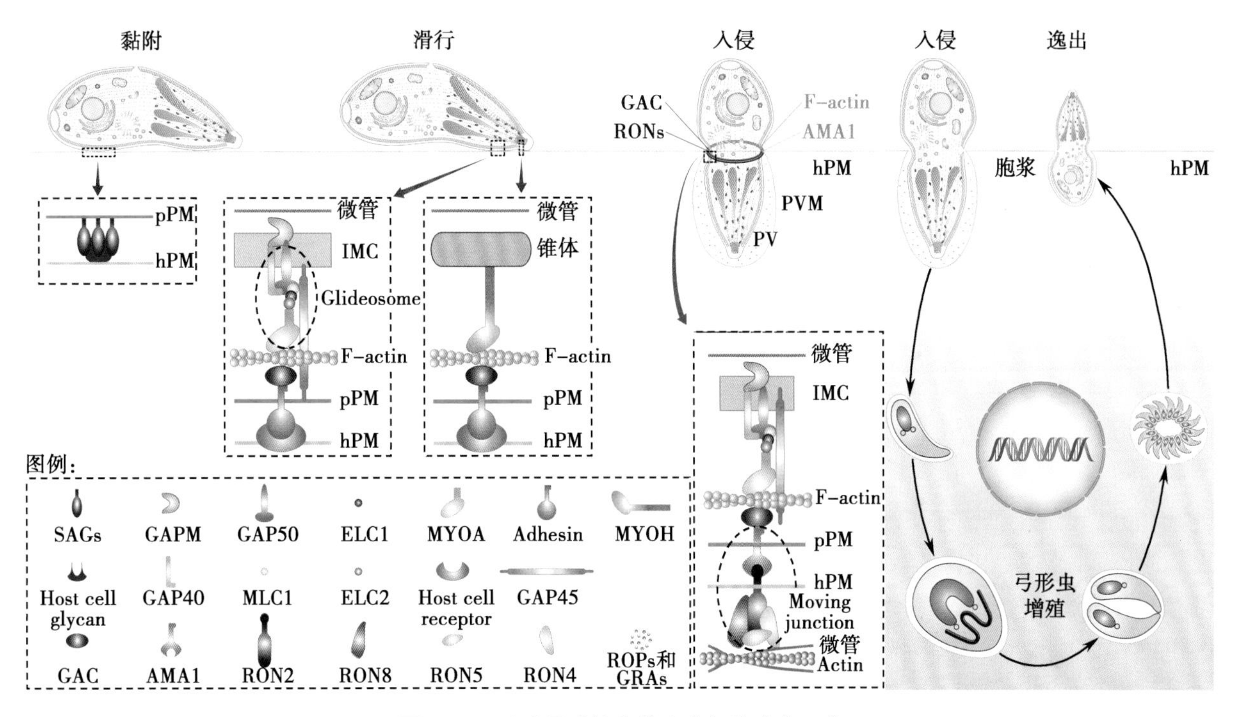


图 2-12 速殖子感染和从宿主细胞逸出示意

（1）黏附：弓形虫入侵宿主细胞是一个极其快速的过程，因此很难观察到其黏附的全过程。但现在可以确定的是，弓形虫的黏附和入侵是两个不相关的过程，因为通过药物如细胞松弛素 D 处理弓形虫速殖子，破坏其肌动蛋白，虽然可以阻断弓形虫的运动和入侵，但其仍然可以黏附在宿主细胞表面。弓形虫黏附在宿主细胞表面是其进行入侵的第一步，其中包括弓形虫表面蛋白与宿主细胞膜的结合，滑行运动（gliding motility）复合物的组装等过程。

首先，弓形虫在与宿主细胞接触后，通过由糖基磷脂酰肌醇（GPIs）锚定在其细胞膜表面的一类跨膜蛋白 SAGs 来识别宿主细胞膜，从而使弓形虫与宿主接触。例如，SAG1 可以识别宿主细胞表面的硫酸蛋白聚糖（sulfate proteoglycan）从而使弓形虫黏附在其表面。在识别宿主细胞后，弓形虫会在宿主细胞表面迅速组装“运动复合物”来进行入侵。速殖子的运动对于虫体入侵新的细胞至关重要。尽管弓形虫能够滑动，弯曲，扭动和旋转，但是弓形虫速殖子并没有传统的运动结构如纤毛、鞭毛、伪足等，而是拥有一种特殊的运动方式称为滑行运动。滑行运动是顶复门寄生原虫以肌动蛋白为基础的在组织迁移和入侵宿主细胞过程中依赖黏附运动的一种方式。弓形虫速殖子有 3 种不同的滑行运动方式：①圆形滑动，弓形虫顺着其虫体拱起的方向逆时针转动；②垂直旋转，弓形虫后端黏附在底部并顺时针旋转；③螺旋旋转，弓形虫水平旋转向前运动。弓形虫只有进行螺旋旋转时才会进行长距离运动。

弓形虫黏附后的滑行运动需要首先在细胞表面形成滑行小体（glideosome）复合物。滑行小体复合物是弓形虫在细胞表面的黏附和滑行运动所需的一种分子复合物，在虫体细胞膜和内膜复合体之间形成并与宿主细胞的表面受体结合为弓形虫的滑行运动提供动力。弓形虫这种运动复合物由非典型肌球蛋白 MyoA，轻链 MLC1，MyoA 必需的轻链 ELC，滑行体相关蛋白 GAP40（TGME49_301540）、GAP45（TGME49_278320）、GAP50（TGME49_314490）和 GAP70（TGME49_233030）组成并定位于成熟弓形虫的表膜。MyoA 是一种小的肌球蛋白，在弓形虫中也被认为是一个快速的分子马达。MyoA 的头部区域可以将 ATP 水解释放的化学能转化为 F-actin 的定向运动从而推动弓形虫运动，MLC1 会结合 MyoA 颈部区域的 IQ 序列，并作为一个杠杆将能量转化为动能。ELC 是一种类似钙调蛋白的蛋白质，通过结合 $Ca^{2+}$ 直接介导马达蛋白的激活和运动。弓形虫敲除 MyoA 后尽管其生活周期受到严重影响，但仍能在细胞内增殖。一种可能的解释是，第二种定位于弓形虫基底端的肌球蛋白 MyoC 的存在带来了功能冗余并可能代替 MyoA 的功能。另一种肌球蛋白，MyoH 最近被认为是 MyoA 和 MyoC 上游不可缺少的分子马达。MyoH 位于弓形虫的顶端，在锥体向前突出的同时启动滑行运动。GAP40 和 GAP50 是整合在 IMC 上的蛋白，稳定地将运动复合体锚定在 IMC 上，而 GAP45 和 GAP70 则通过它们 N 端的酰化位点锚定于弓形虫细胞膜上。GAP40 是一种跨越 IMC 9 次的膜蛋白，分子量为 37kD。GAP45 预测包含一个 N 端卷曲螺旋结构域和一个 C 端球形结构域，其 N 和 C 端可以被酰化并通过丝氨酸磷酸化调控成熟滑行小体结构的定位和装配，而且 GAP45 的 C 端可以与 MLC1 的 N 端结构域相互作用。MLC1 则通过保守的氨基酸延伸与 MyoA 结合从而将其定位到表膜，并通过 GAP45 将其锚定在 IMC 上，从而在表膜中形成一个 GAP45-MLC1-MyoA 的桥来确保在运动过程中膜的完整性，同时维持 IMC 与质膜之间的最适间距。敲除 GAP45 可导致 MLC1 被错误定位到细胞质中，破坏细胞膜与 IMC 的联系，使速殖子的运动、入侵和逸出能力明显降低。GAP70 是一种与 GAP45 功能相似的蛋白，有一个保守的 N 端酰化位点、一个延伸的卷曲螺旋结构域和一个保守的 C 末端。相对于 GAP45 在后端表膜的定位，GAP70 定位于顶部表膜的区域，通过 N 端酰基锚定在细胞膜上，而 C 端结构域则锚定在顶端。GAP70 不是弓形虫必需的蛋白，敲除后速殖子没有明显的缺陷。GAP70 的过表达可以部分补偿 GAP45 的缺失所造成的影响，推测 GAP70 可能具有促进 IMC 和质膜在顶端区域的解聚和内聚，从而允许锥体的扩张和收缩所需的更大的膜弹性。GAP50 在氨基酸序列两端都有跨膜结构域，N 末端的 50 个氨基酸是内质网靶向所必需的信号肽，在成熟和定位到 IMC 时被剪切，而 C 末端的跨膜螺旋将其固定在 IMC 中。最后 IMC 上的跨多层膜的滑行小体相关蛋白可以与 GAP50 和 IMC 膜泡结合从而连接运动复合物到 IMC 网络和膜下微管。

弓形虫的滑行运动需要信号分子、细胞骨架成分、分泌蛋白和菱形蛋白酶的协同作用。内膜复合体可以作为子代个体组装的支架以及滑行小体介导运动的支持结构，对弓形虫的运动、入侵和增殖至关重要。在形成滑行小体复合物后，滑行运动首先需要在弓形虫细胞膜和 IMC 外膜之间聚合形成肌动蛋白丝（F-actin），随后肌球蛋白 MyoA 和 MyoH 沿着聚合的 F-actin 轨道移动。滑行小体黏附在宿主细胞表面也需要与宿主细胞膜上的受体相互作用，以推动弓形虫向前运动，而行使此功能是黏附素（adhesin）。黏附素主要由微线体（microneme）分泌的蛋白组成，在弓形虫细胞表面与宿主受体结合。弓形虫的微线体至少分泌 3 种黏附素复合物，MIC6-MIC1-MIC4、MIC2-M2AP 和 MIC8-MIC3。MIC1 结合宿主细胞表面的唾液酸，是入侵的主要决定因素。关于滑行小体和黏附素的连接前期的研究一直存在争论。在过去的数十年间，同型四聚糖酵解醛缩酶（aldolase，ALD，TGME49_269700）由于其 F-actin 结合活性，一直被认为具有行使这个关键的连接作用。的确，体外的实验证明，一些黏附素如的 MIC2、TRAP 和 AMA1 的胞质结构域均可以与 ALD 结合，同时，弓形虫 ALD 的缺失会导致其运动和入侵能力的缺陷。但是，在没有葡萄糖的实验条件下证明 ALD 与弓形虫滑行无关。随后，滑行小体相关连接蛋白（GAC）被发现可以结合 F-actin 以及 MIC2 的胞质结构域，起着连接滑行小体和黏附素的作用，在运动和入侵过程中沿着虫体移位。GAC 定位于弓形虫速殖子的胞质、质膜下方和顶复体，其可以连接 F-actin 和 MIC2 黏附素，并通过 PH 结构域与磷脂酸（phosphatidic acid，PA）结合，在运动和入侵过程介导质膜表面黏附素与 actin 的连接，让锚定在内膜复合体的肌球蛋白 MyoA 在沿着 F-actin 移动的时候，将动力传递到质膜黏附素 MICs，使 MICs 从顶复体分泌出来后，从顶复体沿着质膜向虫体后端移动，从而提供虫体沿着介质进行滑移运动。微线体分泌的黏附素如 MIC2 通过其短胞质尾部与 GAC 相互作用形成肌动蛋白 -GAC- 黏连蛋白复合物，在锥体部分，肌球蛋白 MyoH 直接通过其尾部结构域插入锥体并驱动锥体运动；而在锥体后端的 IMC 上滑行小体复合物开始组装，并通过 MyoA 的连续动作驱动弓形虫向后移位（Frenal 等，2017）。IMC 外膜骨架和相关的膜下微管对弓形的滑动同样至关重要，肌球蛋白马达复合物牢固地锚定在 IMC 外膜并在 IMC 和质膜的狭窄空间中起作用。

肌动蛋白聚合的调控是激活滑行运动的关键（Tosetti 等，2019）。在弓形虫速殖子中，单体 G-actin 的浓度较高，而聚合的 F-actin 则不容易被检测到。目前的研究结果认为 F-actin 的聚合是瞬时过程，聚合的时空变化控制着运动的方向性和时间。肌动蛋白聚合的高度动态性在很大程度上是由其结合和水解 ATP 的能力来调节的。弓形虫内单体 G-actin 装载着 ATP，以便容易地组装成 F-actin 丝。形成微丝后，ATP 水解成 ADP。弓形虫的微丝极不稳定，需要肌动蛋白结合蛋白的调节作用以保持微丝的稳定以及快速的聚集。弓形虫的肌动蛋白结合蛋白对 ATP-actin 和 ADP-actin 具有不同的偏好性，可以对核苷酸的转换和聚合起额外的调节作用。传统真核生物有多种蛋白质与 G-actin 结合，形成易于聚合的单体，这是快速形成肌动蛋白聚合物的先决条件，比如抑制蛋白（profilin）将 G-actin 隔离在预期聚合的位置，通过与脂质结合将其传递到聚合位点。然而，与哺乳动物的抑制蛋白促进 F-actin 组装不同，体外实验结果显示弓形虫的抑制蛋白 TgPRF 则是通过隔离 G-actin 来阻止 F-actin 的形成。环化酶相关蛋白（CAP）是另一种主要与 G-actin 结合的蛋白，在细胞内的速殖子中，CAP 定位于顶端区域，而在细胞外的速殖子中，CAP 则会快速地转换位置到胞质内。因此，当运动被激活时，CAP 似乎被隔离在最初需要肌动蛋白聚合的顶端位置。从上述的结果来看，弓形虫的 F-actin 本质上是不稳定的，因此，弓形虫应该存在一些未知的微丝稳定蛋白调控微丝的装配和稳定性。

弓形虫的滑行运动过程中肌球蛋白和肌动蛋白聚合均需要 ATP，然而关于这些能量的来源至今仍未清楚。先前的研究发现编码葡萄糖转运蛋白的基因被敲除后会影响弓形虫在缺乏谷氨酰胺的特定培养基中的持续滑动运动，但这种影响可以用弓形虫速殖子从谷氨酰胺分解和糖酵解中获得能量的能力来解释。此外，阿托伐醌（atovaquone）或氰化物处理对线粒体氧化磷酸化的破坏不会导致虫体滑行运动的缺陷，说明运动所需的能量不是来自氧化磷酸化。后续的研究发现，当弓形虫速殖子从宿主细胞逸出时，它们的糖酵解酶从分散的胞质位置转移到 IMC 上，这个过程在逸出后的几分钟内开始并在 1 小时后达到最大值，而且大多数定位于虫体外围。己糖激酶（HK），甘油醛 -3- 磷酸脱氢酶 1（glyceraldehyde-3-phosphate dehydrogenase 1，GAPDH1）、丙酮酸激酶 1（pyruvate kinase 1，PK1）和乳酸脱氢酶 1（lactate dehydrogenase 1，LDH1）均具有这种特性，但它们的转运和外周定位机制尚不清楚。关于这些糖酵解酶是否是为滑行运动提供能量，以及相关能量的运输过程仍需作更多的研究。

弓形虫在进入宿主细胞的过程中会逐渐脱落一些表面黏附素。黏附素的脱落有助速殖子重新定向，使其顶端朝向细胞内，这是入侵的必要步骤。弓形虫菱形蛋白家族中的菱形样蛋白酶 4（TgROM4）会在跨膜位点裂解黏附素，可导致宿主受体 - 寄生虫配体相互作用的分离。TgROM4 的敲除并不影响弓形虫的存活也不被其他菱形样蛋白酶补偿，但会导致未分离的黏附素和受体复合物向后方移位，并在速殖子的后端堆积，表现出原地旋转而不是向前的螺旋运动。未分离的黏附素在虫体的表面积累，可导致附着蛋白的增加和顶端重新定位的缺陷。

（2）虫体入侵和纳虫泡的形成：弓形虫的入侵是一个快速的过程，通常在 20 秒左右完成并且不需要宿主细胞的参与，是一个主动侵入的过程。弓形虫的入侵除了需要激活滑行运动所需的肌球蛋白马达、肌动蛋白的聚合、和微线体的分泌外，还需要锥体的伸出和棒状体的分泌。

锥体突出（extrusion）是可逆的 $Ca^{2+}$ 介导的过程。蛋白激酶抑制剂会抑制锥体的突出，CDPKs 可能在这个过程中起作用。锥体突出也需要肌动蛋白和肌球蛋白的作用（Long 等，2017）。用细胞松弛素抑制 F-actin 的形成或抑制肌球蛋白都可以抑制锥体的突出，但抑制锥体的突出不影响微线体的分泌，而抑制微线体的分泌也不影响锥体的突出。所以锥体突出的过程是由 $Ca^{2+}$ 介导但与微线体的分泌互不影响，不过也需激活肌动肌球蛋白分子马达。

锥体突出后，细胞与伸展的锥体之间的紧密接触区域内凹，并在宿主细胞膜的凹陷处形成移动连接（moving junction）结构。移动连接结构是指宿主和弓形虫入侵界面的蛋白复合物，是微线体蛋白顶膜抗原 1（apical membrane antigen 1，AMA1）和棒状体颈部蛋白（RON protein）之间的协同结构。弓形虫速殖子入侵过程中，在移动连接部位的宿主细胞中可以观察到 F-actin、ARP2/3 和表层蛋白的环状复合体。这种表层肌动蛋白细胞骨架的重建被认为对弓形虫锚定到宿主细胞并在入侵时启动宿主细胞膜的变形是极其重要的。弓形虫与宿主细胞膜建立移动连接结构后，弓形虫会通过这个结构向前移动并逐渐陷入宿主细胞膜内，移动连接结构也会随着虫体的入侵扩张并在虫体完全进入细胞后关闭。弓形虫入侵完成后，宿主的细胞膜会包裹着虫体，移动连接结构会在入侵的过程中筛选掉宿主细胞膜的跨膜蛋白以及脂筏蛋白，并且分泌一些蛋白来修饰包裹虫体的细胞膜最终形成纳虫泡膜（parasitophorous vacuole membrane，PVM）。弓形虫入侵过程完成后，宿主细胞的线粒体和内质网会被招募至纳虫泡周围，维持其在胞内的发育。

（3）增殖：弓形虫在无性繁殖阶段会出现两种增殖模式，即在速殖子繁殖时常见的孢内芽殖（endodyogeny），和在裂体生殖阶段出现的孢内多芽增殖。孢内芽殖每次只进行一次核分裂形成两个子代细胞，而孢内多芽增殖中，细胞核则会多次分裂形成一个多核母细胞后再组装子代细胞。两种增殖方式在有丝分裂过程中均会保持完整的核膜并且染色体不压缩，这就意味着染色体的复制和分裂是在核膜内完成，并且都是在母体细胞内组装子代的胞器并形成完整的虫体。

弓形虫细胞起始复制的第一个标志发生在 G1 期的高尔基体的扩大和复制以及顶质体的分裂，随后在 S 期早期中心体复制为 2 个。在 S 期，子代细胞开始进行出芽，细胞骨架成分开始在顶端组装到新复制的中心体，两个子代细胞的内膜复合体的前端、膜下微管和锥体在顶端形成呈穹顶状结构，弓形虫的细胞核变成马蹄形，细胞核的末端移动到发育中子代的穹顶状结构前端。内膜复合体和膜下微管从顶端继续向后延伸，包裹一半的高尔基体，顶质体和细胞核，最终将细胞核挤压成两个，随后包裹的是内质网，最后是分裂的线粒体。弓形虫的分泌胞器是重新合成的，需要一个囊泡特异的动力相关蛋白 DrpB，运输从高尔基体产生的囊泡合成顶端的棒状体和微线体。子代在母细胞内继续生长直到细胞骨架组装完成，然后母体细胞的内膜复合物消失，其外层细胞膜成为子代细胞的细胞膜。

弓形虫在核分裂的过程中，为了要保持核膜完成以及染色体在不压缩的情况下正确分离，纺锤体的两极（spindle poles）会以一种特殊的方式插入到核膜内，形成一个电子致密的膜内陷结构，称为中心锥体（centrocone）。纺锤体的复制发生在核膜内，然后可能通过纺锤体之间产生的微管向外迁移，在核膜内形成一个加宽的中心锥体隧道（centrocone-tunnel）结构，在跨越核膜的中心锥体隧道结构牵引下，微管穿过核膜延伸并汇集于细胞质一侧与中心体相连。在整个细胞周期的过程中，纺锤体微管和相关结构会锚定染色体着丝粒上的着丝点（kinetochore）在核膜上的中心锥体区域，以保证染色体分离。

1）弓形虫中心体：典型哺乳动物细胞内中心粒是 9+2 的三联管结构，成对存在，在复制后垂直排列。中心体是由包含 g- 微管蛋白、中心体蛋白和中心粒周物质（pericentriolar material，PCM）包围的中心粒对组成。纺锤体微管通过着丝点与染色体的着丝粒连接，并在有丝分裂过程分离染色体。典型的中心体具有四个基本性质：①成核 / 锚定 / 组织微管的能力；②每个细胞周期复制一次；③与细胞核的物理联系（并非在所有生物体中存在）；④无膜包裹。然而弓形虫的中心粒（直径 150nm）是一个非典型的结构，由一条中心小管和 9 条单个短管（长 100nm）组成的 9+1 单微管结构，而虫体的中心体则由两个平行的中心粒组成，缺少中心体周围基质。中心体位于细胞质中与中心锥体内的纺锤体紧密相连，包含两个功能区域：组织有丝分裂的近端区域以及与起始胞质分裂有关的远端区域。在 G1/S 期分界点，细胞核底部的中心体复制，然后在 S 期迁移到核的顶端，S 期 DNA 开始复制，并在复制到大约 1.8 倍 DNA 含量时暂停，纺锤体和纺锤丝开始装配，随后纺锤体移到细胞顶部开始进行有丝分裂，第一个子代细胞骨架开始在已经复制的中心体上积累。中心体在有丝分裂和胞质分裂中的功能分离，从而使有丝分裂周期与细胞分裂周期分开。

弓形虫的中心体的分裂可能由基因组中存在的多种激酶，如Arks（aurora相关激酶）、NIMA相关激酶、CDPK7（钙依赖蛋白激酶7）和MAPK-L1（丝裂原活化蛋白激酶样）协调进行。弓形虫Ark1存在于细胞核中，是有丝分裂所必需的酶，Ark2与有丝分裂纺锤体相关，Ark3与中心体外核和子代细胞骨架有关，是内出芽增殖和复制所必需。NIMA相关激酶NeK1调控中心体的复制，NeK1的突变会导致中心体的复制停滞并阻断细胞分裂。MAPK样的非典型激酶（MAPK-L1）和精氨酸甲基转移酶1（PRMT1）定位于中心体周围基质，功能分析显示，正常的子细胞出芽和有丝分裂需要MAPK-L1，而PRMT1则参与出芽过程和中心体组分的维持，最后，CDPK7参与中心体的定位和完整性。

2）子代细胞分裂中细胞骨架蛋白的变化：子代细胞形成的过程中细胞骨架会进行一系列有序的变化。许多细胞骨架成分如GAP40、GAP50、微管、SPM1、TgSPM2和IMC1、3～6、8～11、13和15是在发育中的子代细胞中出现并发挥作用的，而一些细胞骨架蛋白如MyoA、MLC1、GAP45、GAP70、MSC1b、RNG1和TGME49_201950/RNG2直到子代个体在形成成熟的表膜时才开始出现。在子代个体的发育过程中，首先是IMC15定位在新复制的中心粒上和ALP1在新生子代细胞上的定位，接着MORN1首先定位在中心锥体，随后定位在决定了早期IMC的顶端和后端环中。随着两个子代IMC的伸长，各自包围着变为马蹄形的核的一半，膜下微管和相关蛋白（SPM1和SPM2）以及IMC1、3～6、8～11、13和15沿着生长的子代IMC结构延伸。一旦子代细胞成熟，母体的顶端复合体被分解，子代个体从母代体内萌发，母体的IMC和顶端胞器的残余物沉积在新生个体后部的结构中，称为分裂余体。弓形虫发育完成时，两个子代弓形虫被新生的IMC与顶极环、膜下微管和IMC相关蛋白细胞骨架包围，每个子代个体都会包含一套完整的顶复器以及一个线粒体、高尔基体、顶质体和细胞核。根据子代发育的程度可以将弓形虫的整个发育阶段分为出芽起始、出芽早期、出芽中期和出芽后期4个阶段（Francia和Striepen，2014）。

①出芽起始：弓形虫分裂起始时，中心体最先复制并引导子代细胞的装配，而中心体的动态变化可以由三种已鉴定的中心体蛋白TgCentrin1、2、3来监测。中心体复制时，IMC15和Rab11B共定位在中心体的顶端，标志着子代细胞骨架装配的开始。IMC15是从复制的中心体聚集到新形成的IMC上最早的蛋白，而Rab11B的作用是将囊泡转移到IMC上形成外层的膜，保证IMC的蛋白与膜组分的同时装配。除了Rab11B，肌动蛋白样蛋白ALP1也参与IMC膜的产生，在出芽时ALP1先于IMC家族的其他成员出现，表明其在早期的子代形成过程中起作用。MORN1蛋白的出现则标志着出芽起始阶段的结束。膜下微管结构同样在起始阶段形成，在中心体复制后不久，膜下微管和锥体开始装配。微管结合蛋白、2个锥体内微管和TgICMAP1也同时出现。IMC和膜下微管纤维一起构成子芽形成的基础。

②出芽早期：MORN1蛋白被招募后，ISP1-3蛋白开始出现。在DNA复制到1.8N左右时，IMC3和IMC1随ISP蛋白进入子代细胞。目前的研究结果认为，在子代发育过程中其他的如IMC蛋白IMC4、6和10出现在子代细胞的时间与IMC1和3相同。在出芽早期阶段，滑行小体的组成部分GAP50和GAP40也开始出现。随着所有早期组件的就位，形成的子代细胞骨架开始生长。微管装配的过程可能为IMC延伸提供动力，但IMC纤维在一定程度上也能自主组装。由MORN1蛋白构成的环的出现标志着早期细胞骨架的生长已经到达后端。不过，MORN1同时也定位在早期锥体，主要出现在子代细胞的顶端。一旦延伸的细胞骨架到达顶帽（apical cap）的边缘，TgCentrin2蛋白会出现并标记在顶帽的周边。当细胞骨架通过顶帽区继续生长时，ISP1会滞留在该区内。

③出芽中期：出芽中期，子代细胞骨架开始通过顶帽区向基底处延伸。在中心体复制大约1.5小时后，PhIL1出现在顶帽区，而TgCAM1、TgCAM2和TgDLC则出现并定位在锥体的膜下微管区域，后端的IMC蛋白会重新定位，IMC5、8、9和13从子代细胞的边缘定位到MORN1所在的生长基底末端。$Ca^{2+}$依赖的微丝和收缩蛋白TgCentrin2被认为是驱动基底复合体收缩的蛋白，TgCentrin2在IMC5、8、

9、13 向基底复合体移位的同时开始在基底复合体上组装。在基底复合体开始收缩后不久，热休克蛋白20（Hsp20）出现并定位在 IMC 的外膜。基于疟原虫的研究结果表明，Hsp20 对细胞分裂不是必需的，但其控制子孢子不同的滑动运动模式。

④出芽后期：弓形虫出芽后期，子代细胞的细胞骨架成熟，母体的细胞骨架开始被解聚。母体细胞骨架开始分解之前，RNG1 出现并定位于顶极环，标志着这个阶段的开始。子代细胞包裹整套细胞器后，需要一系列协调过程来替代母体的 IMC 形成子代的 IMC、分离子代细胞的细胞膜以及将子代细胞的后部与母体细胞的残余部分分离等。子代虫体内膜复合体的膜组分由来自内质网 - 高尔基体系统的扁平囊泡拼凑而成，IMC 蛋白的转运则是通过内质网 - 高尔基体 - 内体样泡（ELC）途径转运的，小 GTP 酶 Rab11a 和 Rab11b 介导其囊泡的转运过程，融合蛋白 6（syntaxin 6，Stx6）则介导从 ECL 到高尔基体的逆向转运并与维持高尔基体的组织有关。实验结果表明，位点失活的 Rab11a 和 Rab11b 由于破坏了 IMC 的装配，因此扰乱囊泡运输、细胞器分离和胞质分裂。在出芽的后期，Rab11b 对 IMC 的形成是必需的，而过表达缺陷的 Rab11b 蛋白会导致子代细胞的 IMC 的紊乱，导致子代虫体不能存活。肌动蛋白样蛋白 ALP1 同样涉及 IMC 的装配，起着与 Rab11b 类似的功能。MORN1 对弓形虫 IMC 的形成同样重要，细胞分裂过程中它被迅速招募到新形成的 IMC 上，可能参与 IMC 与微管的相互作用。条件性敲除 MORN1 可导致基底复合物装配缺陷，导致弓形虫形态残缺。而过表达 Stx6 则会破坏子细胞组装后期蛋白向 IMC 的囊泡运输。出芽分裂最后出现的是 TgMSC1a，它是成熟基底复合体的特异性标记蛋白。

滑行小体也是在出芽后期开始在细胞膜和 MIC 之间装配，GAP45 与 MLC 和 MyoA 一起被招募到 GAP50 上。除了顶帽区外，GAP45 将细胞膜锚定在 IMC 外膜上。在顶帽处，GAP70 将质膜和 IMC 之间连接。在成熟的基底复合物形成后，其后端仍与母体细胞的残余物结合，直至成熟的基体复合体收缩，子代细胞后端使其与残余物分离才完成胞质分裂。此时，MORN1、Cen2、MyoB/C、肌动蛋白、去酪氨酸化的微管蛋白和 DLC1 均定位于新生子细胞的后端，在核分裂完成后 IMC5、IMC8、IMC9 和 IMC13 也从 IMC 移至基底复合体。最后，母体细胞骨架解聚从顶端开始，而其细胞膜则通过 Rab11a 的作用被整合到子代细胞膜中，通过成熟的基底复合物收缩将成熟的子代与母体细胞分离。

3）虫体的细胞周期调控：在哺乳动物细胞中，细胞周期及其各检测点是由蛋白磷酸化和蛋白降解的调控网络控制的，其中最重要的组成部分是细胞周期蛋白依赖性激酶（cyclindependent kinase，CDK）及其调节因子细胞周期蛋白（cyclin）。在弓形虫中存在一些细胞周期蛋白、激酶和细胞周期特异性转录因子，如许多同源的 CDKs 和 A-B 家族细胞周期蛋白，可以在细胞周期突变的酵母中恢复其细胞周期。弓形虫的细胞周期转录主要在两个阶段大量表达，其中 G1 期大量转录增殖管家基因，而进入 S 期，则转录编码组装子代细胞和入侵宿主细胞所需的蛋白。这些基因表达被认为是由一系列的 Apetala2（AP2）转录因子所驱动的。ApiAp2s 已被证明可以与多个调控基因的启动子元件结合，对这些基因的转录起到促进和抑制作用。除了转录因子外，其他因子如弓形虫的 RNA 识别位点 1（TgRrm1）也被证明在细胞周期过程中起关键作用。

（4）逸出：弓形虫从胞内逸出存在两种情况，受到足够的宿主免疫压力或在宿主细胞发育成熟后的逸出（Caldas 和 de Souza，2018）。弓形虫入侵宿主后，宿主强烈的免疫反应会引起弓形虫的逸出，主要的途径是由穿孔素和死亡受体（Fas/FasL）介导的宿主细胞的损伤并导致胞内的钾离子浓度下降从而引起的逸出。当宿主没有足够免疫压力的时候，弓形虫会在宿主细胞内发育成熟并逸出，包括几种不同的途径。首先是弓形虫在宿主细胞复制的过程中顶质体会不断产生脱落酸（abscisic acid，ABA）。当脱落酸上升到一定的浓度时，弓形虫会逸出。另外，弓形虫的复制也会导致纳虫泡内 pH 的酸化，低 pH 的环境会导致胞内钾离子浓度下降从而抑制微线体的分泌进而引起弓形虫逸出。关于脱落酸以及酸化如何导致弓形虫逸出的具体机制尚不清楚，仍待后续研究。另一种诱导逸出的途径涉及弓形虫分泌到纳虫泡内的三磷酸核酸酶（triphosphate nuclease，NTPases），这种酶会降解宿主细胞的 ATP 导致钠钾 ATP 酶泵（$Na^+/K^+$-ATPase pumps）活性下降，从而造成胞内钾离子浓度下降，诱导胞内储藏的 $Ca^{2+}$ 释放，最终导致弓形虫逸出。

弓形虫逸出的过程是由微线体穿孔样蛋白 TgPLP1 和宿主钙蛋白酶 1（calpain1）辅助的。TgPLP1 可以在纳虫泡膜和宿主细胞膜上穿孔，calpain1 是一种半胱氨酸蛋白酶，可以重塑宿主细胞骨架。同时速殖子的运动也会施加一种机械力，确保纳虫泡膜和宿主细胞膜的破裂。

总结速殖子的整个生命过程，可分为 5 个阶段：黏附（attachment），入侵（invasion），纳虫泡的形成（vacuole formation），增殖（replication）和逸出（egress）。

1）速殖子起始黏附：首先通过表面的 SAG 蛋白识别宿主，随后分泌黏附素（MIC 蛋白）与宿主细胞受体结合，同时弓形虫在细胞表面组装形成滑动体（glideosome），该滑动体由非典型肌球蛋白 MyoA、轻链 MLC1、MyoA 必要轻链 ECL、滑行体相关蛋白 GAP40、GAP45、GAP50 和 GAP70 组成。其通过肌动蛋白（actin）和滑动体相关连接蛋白（GAC）相互作用，并连接黏附素。而 IMC 上跨膜的滑动体相关蛋白（GAPM）则连接滑动体到弓形虫 IMC 网络和膜下微管。

2）在形成滑动体后，弓形虫细胞膜和 IMC 外膜之间会聚合形成 F-actin，在锥体部分肌球蛋白为 MyoH 末端直接插入锥体，前端则通过 GAC 与黏附素连接，锥体后端的 IMC 上则由滑动体和 GAC 连接 MyoA、IMC、F-actin 和黏附素，随后肌球蛋白 MyoA 和 MyoH 沿着聚合的 F-actin 轨道移动推动弓形虫运动。

3）弓形虫入侵过程中，锥体伸出，细胞与伸展的锥体之间的紧密接触区域内凹，形成移动连接（moving junction）结构。移动连接结构是微线体蛋白顶膜抗原 1（AMA1）和棒状体颈部蛋白（RON protein）之间的协同结构。弓形虫会通过这个结构向前移动并逐渐陷入宿主细胞膜内，移动连接结构也会随着虫体的入侵扩张并在虫体完全进入细胞后关闭，其在弓形虫入侵的过程中会筛选掉宿主细胞膜的跨膜蛋白以及脂筏蛋白，同时弓形虫会分泌棒状体蛋白（ROP）和致密颗粒蛋白（GRA）来修饰包裹虫体的细胞膜，最终形成纳虫泡膜（PVM）。

4）弓形虫速殖子在环境适宜时进行孢内芽殖（endodyogeny），此时中心体复制为 2 个，弓形虫的细胞核变成马蹄形，细胞骨架成分开始在顶端组装到最近复制的中心体，两个子代细胞的内膜复合体的前端、膜下微管和锥体在顶端形成并呈穹顶状结构，细胞核的末端移动到发育中的子代的穹顶状结构前端，向后延伸最终在一个母代细胞内形成两个子代细胞。

5）当速殖子受到足够的宿主免疫压力或在宿主细胞发育成熟后会在纳虫泡膜和宿主细胞膜上穿孔从而破裂细胞逸出再次感染新的细胞。

综上所述，基于目前对弓形虫的认识，人们一般认为速殖子入侵宿主细胞首先是通过其表面的 SAG 蛋白识别宿主，随后分泌黏附素（MIC 蛋白）与宿主细胞受体结合，同时弓形虫在细胞表面组装形成滑动体。该滑动体由非典型肌球蛋白 MyoA、轻链 MLC1、MyoA 必要轻链 ECL 和滑行体相关蛋白 GAP40、GAP45、GAP50 和 GAP70 组成。滑行体复合物通过肌动蛋白丝（F-actin）和 GAC 相互作用从而连接到黏附素。在 IMC 上的跨膜滑行体相关蛋白（GAPM）则连接滑动体到弓形虫 IMC 网络和膜下微管。随后，肌球蛋白 MyoA 和 MyoH 沿着聚合的 F-actin 轨道移动，推动弓形虫运动。在弓形虫的入侵过程中，其锥体伸出，引起细胞与伸出锥体之间紧密接触的区域内凹，形成移动连接（moving junction）结构。如前所述，移动连接结构是微线体蛋白顶膜抗原 1（AMA1）和棒状体颈部蛋白之间的协同结构。弓形虫会通过这个结构向前移动并逐渐陷入宿主细胞膜内。动态连接结构也会随着虫体的不断入侵而扩张，并在虫体完全进入细胞后关闭。在入侵的同时弓形虫会分泌棒状体蛋白（ROP）和致密颗粒蛋白（dense granule protein，GRA）来修饰包裹虫体的细胞膜最终形成纳虫泡膜（PVM）。弓形虫速殖子在环境适宜的时候会进行孢内芽殖。此时，中心体复制为 2 个，细胞核变成马蹄形，细胞骨架成分开始在顶端组装到新复制的中心体，两个子代细胞的内膜复合体的前端、膜下微管和锥体在顶端形成呈穹顶状结构，细胞核的末端移动到发育中的子代的穹顶状结构前端，向后延伸，最终在一个母代细胞内形成两个子代细胞。如果条件许可，此过程可以不断重复。当速殖子受到足够的宿主免疫压力或在宿主细胞发育成熟后会在纳虫泡膜和宿主细胞膜上穿孔从而破裂细胞逸出再次感染新的细胞。

## 二、纳虫泡和纳虫泡膜

**1. 纳虫泡结构** 纳虫泡（parasitophorous vacuole，PV）是弓形虫在入侵宿主细胞后外部包裹虫体的一个泡状结构，其外层膜称为纳虫泡膜（parasitophorous vacuole membrane，PVM）。纳虫泡膜是宿主细胞的膜结构和弓形虫分泌蛋白修饰而成。PVM 具有孔隙结构，允许高达 1 300 道尔顿（Dalton）的带电分子在纳虫泡和宿主细胞质之间进出。早期形成的 PVM 内表面光滑，长 100nm，宽 60nm 的微细结构均匀分散在 PVM 内表面，膜上有一些大小和分布不规则的开口，最小的开口是孔状圆形的，直径小于 10nm，但是也存在宽 100～200nm 的其他开口。新形成的纳虫泡会有许多突起物，小孔不但数量非常少而且直径也很小（10nm 或更小）。随着发育的不断进行，开口逐渐增大变多，突起物逐渐减少。这些开口所起的作用仍然未知，而 PVM 的外表面也发现可以与宿主细胞质的物质接触相连，推测这些开口可能是营养物质从宿主细胞进入纳虫泡的通道。

纳虫泡内并不是一个空泡，在弓形虫入侵宿主细胞后，会在纳虫泡内分泌物质并在纳虫泡内形成复杂的结构，至今至少发现有 4 种不同的结构，包括纳虫泡内泡网络（intravacuolar network，IVN）、连接泡内空间的连接小管、囊状的封闭膜结构以及分裂余体（Clough 和 Frickel，2017）（图 2-13）。IVN 是纳虫泡内复杂的膜状小管网状结构，其小管具有相对统一的大小和直径，平均直径为 30～35nm，每单位膜的厚度平均约 8nm。纳虫泡内虫体与纳虫泡膜之间，每个虫体之间以及虫与分裂余体之间均会形成 IVN，这些小管连接每个虫体并使虫体后端与分裂余体相连，并且有一些分支以加强连接作用。IVN 是由直径 5nm 和长度超过 100nm 的 F-actin 丝在直径 50～60nm 的纳米管中组装而成，这些 F-actin 丝被证明可以调节 IVN 的结构、分裂余体的形成、纳虫泡内弓形虫的排列以及虫体之间囊泡的运输。IVN 的功能主要是使虫体在纳虫泡内保持紧密的状态以节省空间，它能组织虫体在纳虫泡的位置，形成花瓣状的结构。通常纳虫泡体积增大 8 倍，其内的虫量会扩大 32 倍。IVN 使弓形虫充分利用纳虫泡内的空间以利增殖，每个新的子代个体都会形成新的 IVN 小管以彼此连接，直至弓形虫破裂逸出侵染新的细胞。泡内的连接小管是由大量的丝状物构成，这些丝状物不均匀，单个丝状物的厚度从 2nm 到 10nm 不等，它们将 IVN 小管、速殖子和纳虫泡膜的内表面相互连接。

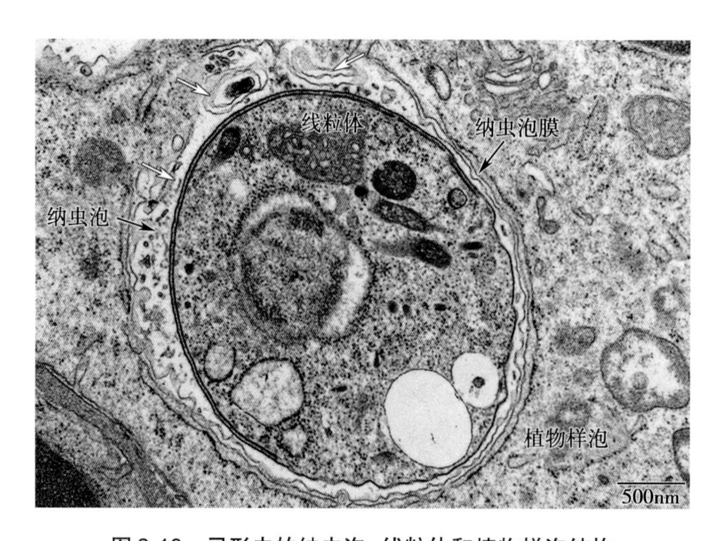


**图 2-13 弓形虫的纳虫泡、线粒体和植物样泡结构**

注：纳虫泡为弓形虫外部包裹虫体的一个泡状结构，图中白色箭头指示其内分布的纳虫泡管状网络（IVN）、连接泡内空间的连接小管以及囊状的封闭膜结构。弓形虫速殖子线粒体可见典型的嵴状结构。植物样泡在电镜下呈白色的单层空泡状结构。

**2. 纳虫泡膜的蛋白修饰** 致密颗粒蛋白对于纳虫泡膜以及纳虫泡内物质的形成至关重要。至今已经鉴定多种致密颗粒蛋白与纳虫泡相关。例如GRA3、GRA5、GRA7、GRA8、GRA14、和GRA15均定位在纳虫泡膜。GRA3是Ⅰ型PVM相关的跨膜蛋白，GRA7与ROP2和ROP4结合，并与ROP18蛋白复合物协同作用抵抗干扰素激活的宿主免疫。GRA8在PVM中的作用目前尚不清楚，但最近发现该蛋白在组织膜下细胞骨架和运动中发挥着作用。GRA14定位于PVM的延伸部位（PV extension，PVE），可以通过PVE在不同的纳虫泡内交换。GRA15会激活宿主细胞的NF-κB途径从而激活下游免疫通路。GRA2、GRA4、GRA6、GRA9和GRA12则与IVN膜相关。GRA2和GRA6是构建具有膜状特征的PV的IVN纳米小管的关键分子。敲除GRA6的弓形虫，其IVN形态由原先的膜状纳米小管变成不相连的小泡。GRA2定位于泡内网络IVN上，敲除GRA2会导致泡内小管网络IVN组装失败以及在虫体后端内陷处形成突出的多片状小泡簇。体外实验证明，GRA2和GRA6可以通过结合脂质在体外将大的单囊泡重塑为纳米管膜。敲除GRA12会影响弓形虫对宿主免疫作用的抵抗能力。GRA2、GRA3、GRA4和GRA12的缺失均会影响弓形虫对小鼠的致病力，并且影响其在小鼠体内包囊的形成。

弓形虫PVM上也存在许多棒状体蛋白的修饰，包括棒状体蛋白ROP2、ROP3、ROP4和ROP7。最近的研究也发现了一类特殊的棒状体蛋白激酶家族包括ROP33、ROP34和ROP35，它们缺少在典型激酶中核苷酸结合所需的富含甘氨酸的位点，命名为With-No-Gly-loop（WNG）（Beraki等，2019）。弓形虫会将这些保守的激酶分泌到纳虫泡中。研究结果显示，该类激酶中至少有一个家族成员，WNG1/ROP35具有磷酸化的活性。一些与IVN膜和PVM相关的蛋白是依赖WNG1进行磷酸化的，例如参与IVN形成的GRA2和GRA6。这些磷酸化位点的缺失导致纳虫泡超微结构异常，比如驱动IVN小管组装的膜结合蛋白质的丢失，说明WNG激酶家族蛋白调节IVN的组装和维持，对纳虫泡的稳定至关重要。

**3. 纳虫泡的功能** 弓形虫的PVM是一个非融合的膜结构，不参与内吞、外排等膜转运过程，并且不与溶酶体融合。弓形虫需要许多外源的营养来维持其正常的生长，包括色氨酸、胆固醇和铁等，所以PVM一个重要的功能就是作为营养交换的通道。研究发现，定位于PVM的GRA17和GRA23对于营养物质和小分子在PVM中的双向扩散至关重要。弓形虫内的一些分泌蛋白同样需要穿过PVM进入宿主细胞，如GRA16和GRA24可以进入宿主细胞核影响宿主的基因转录过程。纳虫泡也会摄取宿主膜以提供寄生虫所需要的脂质，这些宿主脂质被动态地整合到IVN膜中。由于弓形虫这些蛋白修饰使纳虫泡内产生一个稳定适宜的环境利于弓形虫的增殖。

PVM形成之后会招募宿主细胞内的线粒体、微管组织中心和内质网与其相接，这种膜与器官相接结构是非常稳定的。宿主细胞的中间丝和微管会在PVM周围重新排序，可能参与使纳虫泡接近宿主细胞核的过程。同时宿主细胞的微管组织中心也从核膜定位于PVM，溶酶体也迁移至虫体周围，其功能可能是促进弓形虫对胆固醇的吸收。早期的研究结果认为，弓形虫对宿主线粒体的招募是由棒状体蛋白ROP2引起的，但是敲除ROP2并不影响弓形虫对宿主线粒体的招募。由于线粒体的招募现象只在Ⅰ型和Ⅲ型株的弓形虫中发现，人们通过与不能招募线粒体的Ⅱ型株进行比较后发现，Ⅱ型虫株不能招募线粒体的原因是由于缺失了MAF1b蛋白（Kelly等，2017），而弓形虫Ⅰ型和Ⅲ型株中存在MAF1蛋白并可以进入宿主线粒体参与线粒体的招募。此外，敲除ASP5蛋白导致的MAF1错误定位也显著减少线粒体的招募。这些结果有力地证明，MAF1对宿主线粒体招募的功能。线粒体的功能可能是给弓形虫提供其合成不足的硫辛酸。

## 三、分泌器官：棒状体、微线体和致密颗粒

如前所述，弓形虫共有3个分泌器官，即位于细胞顶部的微线体（microneme）和棒状体（rhoptry）以及分布于胞质中的致密颗粒（dense granule）。这些胞器在弓形虫生活史过程中会分泌大量的蛋白。根据分泌胞器的不同分别将它们命名为微线体蛋白（MIC）、棒状体蛋白（ROP）以及致密颗粒蛋白

(GRA)。棒状体蛋白又分为定位于茎部的棒状体蛋白(ROP)和定位颈部的棒状体颈部蛋白(RON)。这些分泌蛋白对于弓形虫的黏附、入侵、纳虫泡的形成和成熟以及增殖和存活至关重要。

### (一) 微线体

微线体大小 250nm×50nm,呈杆状,速殖子中有 50～100 个微线体,位于弓形虫锥体之后的顶部区域(图 2-10)。微线体在亚群和成熟程度方面表现出多样性,超分辨显微镜观察到弓形虫内存在两个微线体亚群,位于顶端(集中在锥体下方)的微线体和边缘 / 外侧(外围和沿虫体下方)的微线体。这两个亚群呈现出不同的运输方式、独特的定位和蛋白质组成。首先是一种称作融膜蛋白(parafusin)的蛋白质的定位差别,这种蛋白只与顶端的微线体共定位;其次敲除核内体分选复合物(endosomal tethering complexes,CORVET/HOPS complexes)的特定组分只会导致位于边缘的微线体内容物的丢失。这些差别说明微线体两个亚群可能分泌不同的蛋白从而行使不同的功能。

**微线体蛋白(microneme protein,MIC)** 微线体会分泌一大类蛋白,它们参与弓形虫的逸出、黏附、运动、棒状体分泌和宿主细胞入侵等重要生理功能。至今已鉴定出弓形虫分泌的众多微线体蛋白。在基因组测序时代之前,利用单克隆抗体鉴定出了 MIC1、MIC2 和 MIC3。随着基因组测序技术的发展,根据弓形虫基因组进行同源比对和分析,越来越多的 MICs 以及 MICs 相关蛋白被鉴定出来(表 2-1)。

(1) 黏附素:黏附素是一类特殊的、占主导地位的、由微线体蛋白组成的复合物。这些蛋白可以根据其黏附结构域进行分类,而黏附结构域可与多种宿主细胞表面抗原包括蛋白质和碳水化合物,如胶原蛋白和唾液酸结合。黏附素的主要作用是参与弓形虫对宿主细胞的附着、运动和入侵。

黏附素复合物在分泌过程的早期组装,可协调某些可溶性亚基的正确定位。黏附素复合物分布在虫体表面并通过蛋白的跨膜域锚定在弓形虫的细胞膜,这些蛋白的 C 末端与滑行小体复合物相互作用并逐步被转移到虫体的后部。这种复合物向后的移动产生了向前的运动,对虫体的滑动、转移和入侵至关重要。这些复合物有两个功能,一是它们对一些分泌蛋白的正常运输很重要,二是它们可以协同结合,以增强细胞识别和弓形虫入侵细胞的能力。目前在弓形虫中已鉴定出 3 种黏附素复合物,它们分别是 MIC1、MIC4 和 MIC6。可溶性的 MIC1 和 MIC4 的正确定位需要与膜结合蛋白 MIC6 相互作用,例如 MIC1 的半乳糖凝集素位点与 MIC6 结合通过适当的折叠确保复合物定位到微线体。MIC1 的敲除会导致 MIC4 和 6 在微线体的靶向缺陷,使弓形虫入侵能力降低。弓形虫敲除 MIC6 则会引起 MIC1 和 MIC4 的错误定位,并导致入侵细胞能力降低大约 50%。其次是 MIC2/M2AP 黏附素复合物。可溶性蛋白 M2AP 可以与 MIC2 形成稳定的复合物并确保其正确定位到微线体。缺失 M2AP 时,MIC2 不能有效地靶向微线体,最终会被降解,导致弓形虫入侵细胞能力下降。已有的研究表明,MIC2 的多聚化可以增加与宿主细胞受体的相互作用,从而形成一种多价黏附蛋白。条件性敲除 MIC2 会影响弓形虫的滑行运动和黏附,导致入侵能力下降以及失去感染小鼠的能力。MIC2 可以结合宿主细胞的 ICAM-1,促进弓形虫在上皮细胞的迁移。最后一个是 MIC3/MIC8 复合物。与其他已证实的 MIC 复合物不同,MIC3 和 MIC8 对微线体的靶向并不相互依赖,任何一种蛋白的敲除都不会改变另一种蛋白的定位。MIC8 与弓形虫棒状体的分泌相关。条件性敲除弓形虫的 MIC8,尽管没有影响其滑动和顶端黏附能力,但可导致弓形虫棒状体分泌受阻从而影响其对细胞的入侵。MIC3 和 MIC8 在弓形虫入侵时形成的复合物组装在移动连接(moving junction)结构上可促进棒状体的分泌。

(2) 穿孔素样蛋白 1(perforin-like protein 1,PLP1):PLP1 也是由微线体分泌,其作用是在弓形虫逸出时裂解纳虫泡膜。敲除 PLP1 不但会导致弓形虫逸出细胞的延迟和造成一部分弓形虫不能逸出细胞,而且严重降低其对小鼠的感染力。同样的,微线体分泌的另一种类穿孔蛋白的作用也是破坏纳虫泡和宿主细胞膜的完整性,从而使弓形虫得以顺利逸出。类穿孔蛋白是微线体中独特的孔隙形成蛋白,在顶复门原虫的微线体和微线体样细胞器中具有保守性。这些蛋白分泌后形成复合物来行使它们的功能。

（3）其他微线体蛋白：AMA1 是一种整合的膜蛋白，在虫体黏附宿主细胞时先与 RON2 相互作用，最终形成包含 RON2、RON4、RON5 和 RON8 的移动连接结构，帮助弓形虫进入宿主细胞。条件性敲除弓形虫 AMA1 的研究结果表明，AMA1 不参与虫体的滑动运动以及黏附的初始阶段，也不参与微线体的分泌，但敲除 AMA1 后由于弓形虫不能与宿主细胞紧密结合，可导致入侵能力下降。MIC3、MIC6、MIC8 和 SPATR 在速殖子和缓殖子中均有表达，而 MIC7 和 MIC9 主要在缓殖子阶段表达，它们的功能可能与 MIC6 和 MIC8 的功能相似，即作为其他 MIC 蛋白的分子伴侣。SPATR 是一种可溶性蛋白，经微线体分泌并定位于细胞外速殖子的表面，SPATR 的敲除会导致弓形虫入侵能力缺陷和降低对小鼠的感染力。MIC10 是在入侵过程中分泌的，速殖子中的表达量高于缓殖子。与其他 MICs 不同的是，MIC10 在分泌后既不与弓形虫细胞膜结合，也不与宿主细胞结合，其作用仍待确定。MIC13/MCP2 在弓形虫的各个时期均有表达，但在缓殖子和子孢子中的表达量更高。与 MIC1 类似，MIC13 可以与唾液酸低聚糖结合，可能也起着黏附作用。

某些蛋白酶也是微线体分泌蛋白。微线体中至少发现了 3 种蛋白酶 SUB1、ROM1 和 TLN4。SUB1 是一种枯草杆菌蛋白酶类型的丝氨酸蛋白酶。SUB1 在弓形虫速殖子入侵过程中对虫体表面的其他 MIC 蛋白进行修饰，调节它们的黏附活性。SUB1 的活性则是由 MIC5 来调节的。MIC5 可以通过其 C 端肽来抑制 SUB1 的活性，以阻止 SUB1 对特定底物的过度处理或对其他表面或分泌蛋白的不当处理。MIC5 的敲除会导致表面 MICs 的水解。ROM1 属于菱形的丝氨酸蛋白酶家族，条件性敲除 ROM1 可导致弓形虫的入侵和细胞内增殖能力的降低。TLN4 是一种胰岛素酶家族的金属蛋白酶。尽管 ROM1 和 TLN4 的底物未知，但这些蛋白酶可能在细胞器分泌前后的 MICs 处理过程中发挥作用。

### （二）棒状体

弓形虫的棒状体是呈长棒状的细胞器，有 8～10 个，位于虫体的前部，从锥体向细胞核方向延伸。棒状体有一个长 2.5μm 的狭窄的棒状体颈部（rhoptry neck）和一个位于后端的大小 0.25μm×1μm 的囊泡状的棒状体球茎部（rhoptry bulb）。棒状体在弓形虫入侵早期分泌大量参与入侵、纳虫泡的修饰以及影响宿主基因表达的相关蛋白，以保证弓形虫入侵和存活。根据分泌蛋白在棒状体的定位，棒状体分泌的棒状体蛋白（rhoptry protein，ROP）和棒状体颈部蛋白（rhoptry neck protein，RON）大部分具有激酶活性，又称作棒状体激酶或假激酶（表 2-1）。

**1. ROP2 家族 / 棒状体激酶（ROPK）** 这些蛋白具有一些共同的特征，即存在 C 末端的蛋白激酶位点以及一个小的氨基酸丰富的 N 末端区域。目前已经鉴定出 21 个 ROPK，其中 19 个在棒状体，包括 ROP2、ROP4、ROP5、ROP6、ROP8、ROP11、ROP16、ROP17、ROP18、ROP19、ROP20、ROP23、ROP24、ROP25、ROP26、ROP31、ROP38、ROP39 和 ROP40；两个（即 ROP21 和 22）定位在顶端但不与棒状体共定位。虽然 ROPK 家族形成了一个不同于上述所描述的激酶家族的单独分支，但系统发生分析在 ROPK 内存在两个主要的分支，其中一个包含 ROP2、ROP4、ROP5、ROP7、ROP8 和 ROP18 等，这个分支一半以上的蛋白是假激酶，只有 ROP18 是具有活性的激酶。第二个分支包含大多数具有活性的激酶，包括 ROP16 和 ROP38。近年来，这些激酶和假激酶的作用已被广泛研究，主要是调节宿主环境以促进弓形虫自身的生长发育，有的与虫株毒力密切有关。

棒状体在弓形虫入侵细胞早期会分泌棒状体蛋白（ROPs）并参与纳虫泡的形成（Hakimi 等，2017）。ROP2、ROP4、ROP5、ROP7、ROP8、ROP17 和 ROP18 均在纳虫泡膜（PVM）上发现，其中一部分棒状体蛋白也可以穿过纳虫泡膜（PVM）进入宿主细胞内。ROP2 定位于 PVM，敲除 ROP2 会影响棒状体的生成和胞质分裂，也会影响弓形虫的入侵和增殖能力以及降低对小鼠的毒力。ROP4 在弓形虫入侵时分泌到 PVM，并且被磷酸化，其作用是维持 PVM 的功能并可能参与宿主细胞基因表达调控。ROP18、ROP17 和 ROP5 会在 PVM 表面形成复合物，而 ROP5 则已被证明是免疫相关 GTP 酶的变构抑制剂，其作用机制很大程度上是通过与 Irga6 形成复合物，阻止 IRGs 的装配并激活 ROP18 激酶活性。ROP17

则可以与 IRG 寡聚物结合，以增加它们的组装失误。有趣的是，敲除 ROP17 会导致 ROP18 的丢失。而苏氨酸激酶 ROP18 则可以磷酸化 IRGs，从而阻止其招募至 PVM。ROP18 也可以磷酸化宿主内质网定位的转录因子 ATF6β，因为 ROP18 的 N 端延伸与 ATF6β 结合并磷酸化 ATF6β 并传递蛋白降解的信号，从而导致 CD8 T 细胞介导的免疫反应下调。ROP18/ROP17/ROP5 复合物也可以与 GRA7 结合共同阻止 IRGs 在 PVM 上的组装。此外，ROP5 和 ROP18 在小鼠体内也能抵抗 GBP 的作用，与假激酶 ROP45 有类似的作用。ROP16 可以激活宿主细胞 STAT3 和 STAT6，进而促进白细胞介素 -4（IL-4）的产生，抑制促炎因子 IL-12 的生成。ROP38 则会影响众多宿主细胞基因的表达，如下调宿主 MAPK 信号途径相关基因。值得注意的是，这些棒状体分泌的蛋白同样对Ⅱ型株包囊的形成至关重要。例如 ROP5、ROP17 和 ROP18 可以通过间接促进弓形虫的存活，而 ROP35、ROP38、ROP29 和 ROP19 则可以通过增加弓形虫的成囊水平来调节小鼠内包囊的形成。

**2. 棒状体颈部蛋白（RON）** 这类蛋白会形成重要复合物参与弓形虫的入侵过程。例如 RON2、RON4、RON5 和 RON8 从棒状体分泌后会形成移动连接结构（moving junction）的 RON 复合物（Besteiro 等，2011），参与入侵过程。生物信息学分析预测，RON4、RON5 和 RON8 是可溶性蛋白。RON2 预测存在 2 个膜定位序列，在弓形虫中有两个同源物，另外一个是子孢子特异的 SporoRON2/RON2L2。RON4、RON5、RON8 与 RON2 结合并插入到宿主细胞膜中，其中跨膜蛋白 RON2 在跨越宿主细胞膜后锚定该 RONs 复合物。此外，RON2 也可直接与微线体分泌蛋白 AMA1 结合共同形成移动连接复合物。

RON9 和 RON10 也会形成稳定的复合物，但不定位在移动连接复合物中。基因敲除 RON9 和 RON10 都会导致整个复合物的消失，但不影响弓形虫在体外的增殖以及对小鼠的毒力。RON11 和 RON12 是最近发现的棒状体颈部蛋白，RON11 敲除后不影响弓形虫的入侵和增殖。

**3. 其他棒状体蛋白** ROP1 是弓形虫内被第一个鉴定的棒状体蛋白，它是一个可溶性蛋白，在入侵宿主细胞后定位到纳虫泡膜并在 24 小时内降解。ROP1 敲除不影响弓形虫的增殖、入侵和毒力，但会改变棒状体的超微结构，可能与棒状体结构的稳定有关。ROP6 分泌后表现出蛋白酶活性和宿主细胞结合的特征。ROP9 是一个速殖子的可溶性蛋白，其功能未知。ROP21 和 ROP27 定位在纳虫泡和包囊基质内，而 ROP21、ROP27、ROP28 和 ROP30 分别和共同敲除均不影响弓形虫的增殖和包囊形成。但当共同敲除 ROP21 和 ROP17 后，小鼠体内形成的包囊数可减少 50%。ROP33，ROP34 和 ROP35 可以被分泌到纳虫泡中，ROP35 是具有催化活性的，它可以磷酸化 GRA2 和 GRA6，调节 IVN 的组装和维持其正常运作。ROP47 分泌后会被转移到宿主细胞核，敲除 ROP47 和 48 对弓形虫毒力和增殖没有明显影响。ROP54 在入侵时分泌并定位到 PVM 的胞质面，敲除弓形虫 PRU 虫株的 ROP54 并不影响其在体外的增殖，但会降低其对小鼠的毒性。研究发现 ROP54 可以修饰 GBP2 从而促进弓形虫感染。

棒状体内也存在一些其他蛋白酶，如枯草杆菌样蛋白酶 SUB2，它被预测为具有保守催化结构域的膜结合蛋白，可以与 ROP1、ROP2 和 ROP4 免疫共沉淀。基于与真核生物半胱氨酸蛋白酶的同源性分析，在弓形虫棒状体中发现一种组织蛋白酶 B 样蛋白，并被命名为 toxopin-1 或组织蛋白酶 B（CPB）。CPB 同时也定位在弓形虫内体样泡（endosome-like compartment）内，用蛋白酶抑制剂抑制 CPB 的活性会延迟 ROP2 家族蛋白的加工，导致棒状体生成异常和虫体入侵能力下降。此外，在棒状体中还发现一个胰岛素溶酶样蛋白（toxolysin-1，TLN-1），但其对弓形虫不是必需的，功能尚不清楚。

棒状体上存在一种钠 / 氢交换酶 NHE2。棒状体在成熟的过程中 pH 值会由酸性（pH 3.5～5.5）变化为中性（pH 5.0～7.0）。NHE2 的功能可能涉及在棒状体成熟过程中 pH 的调节。

Toxofilin 是一种 27kD 的蛋白质，已被证明可以与哺乳动物的 G- 肌动蛋白结合，是一种肌动蛋白隔离蛋白，覆盖着肌动蛋白丝。弓形虫 toxofilin 最初被认为存在于弓形虫顶端的胞浆中，并参与速殖子入侵和运动过程中肌动蛋白的聚合。后续的研究还发现，toxofilin 定位在棒状体并分泌到宿主细胞内改变宿主肌动蛋白细胞骨架，促进弓形虫入侵。

缓殖子特异的棒状体蛋白 BRP1 在缓殖子发育时期呈高表达，在裂殖子内也有表达。但是，敲除 BRP1 后对缓殖子发育和包囊形成过程无显著影响。

### （三）致密颗粒与致密颗粒蛋白

**1. 致密颗粒（dense granule）** 弓形虫的致密颗粒为呈球形的电子致密体，直径约 0.3μm，单层膜包裹，主要分布在虫体的后端（图 2-14）。致密颗粒可以从虫体顶端、侧面及后部分泌免疫活性蛋白进入纳虫空泡内。这些蛋白称作致密颗粒蛋白（dense granule protein，GRA），是虫体在宿主细胞内存活的关键蛋白和重要分泌抗原之一。弓形虫生活不同时期的虫体，其内部的致密颗粒数量存在差异，速殖子和子孢子中大约有 15 个，缓殖子中有 8～10 个，而在裂殖子内则仅有 3～6 个致密颗粒。这些特征可能与不同时期虫体 GRA 的表达量和纳虫泡形成的类型有关。

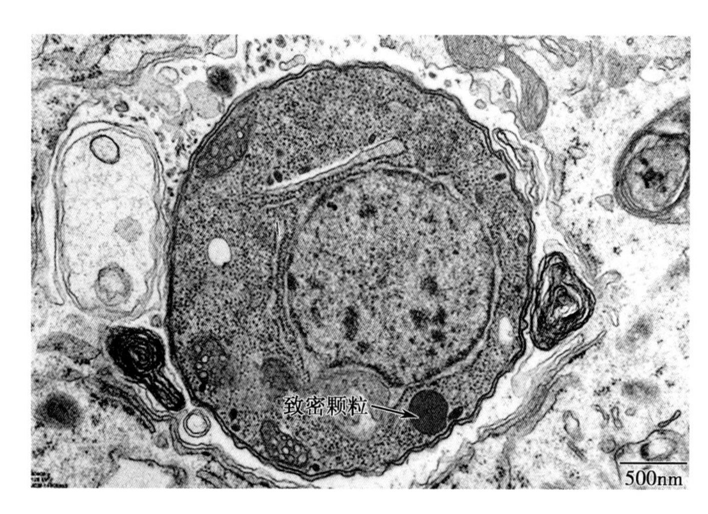


图 2-14 弓形虫速殖子的致密颗粒（透射电镜下呈球状的电子致密颗粒状）

**2. 致密颗粒蛋白（GRA）** 致密颗粒在弓形虫入侵后期会分泌 GRAs，这些蛋白广泛分布于虫体、纳虫泡膜、纳虫泡膜与虫体间隙、纳虫泡膜以及宿主细胞内（表 2-1）。它们的主要作用有：①参与纳虫泡膜的形成与成熟；②参与包囊壁的形成；③分泌到纳虫泡膜外表面和进入宿主细胞核，影响宿主细胞基因的表达；④参与宿主与纳虫泡内的小分子转运（Mercier 和 Cesbron-Delauw，2015）。

致密颗粒在成熟后会被分泌到不同的区域，其中 GRA1、GRA8 定位在纳虫泡空间区域；GRA2、GRA4、GRA6、GRA9 和 GRA12 与 IVN 结合；GRA3、GRA5、GRA7、GRA8、GRA14、GRA19、GRA20、GRA21、GRA23 和 GRA10、GRA15、GRA22、GRA24、GRA25 定位于纳虫泡膜（PVM）；GRA15、GRA16、GRA18、GRA24 和 TgIST 则可以分泌出纳虫泡进入宿主细胞核内。虽然这些蛋白并没有同源性的结构，但它们仍然具有一些相似的特征，包括都是分子量相对较低的单体蛋白（20～75kD）；都具有 N 端疏水信号肽；分泌到纳虫泡膜的 GRAs 通常通过单个疏水性 α- 螺旋结构域连接到膜上。

GRA1 是第一个被鉴定的 GRA 蛋白，它在纳虫泡内是可溶性蛋白。GRA 会被分泌到宿主细胞的吞噬泡内，并具有钙离子结合能力，可能参与弓形虫的入侵。在弓形虫 RH 虫株中敲除 GRA2 和 GRA6 后证明，它们与纳虫泡内 IVN 的形成有关。GRA2 通过它的两性 α 螺旋，诱导弓形虫入侵后纳虫泡内后端的 IVN 小管的形成，而 GRA6 则进一步稳定这些预先形成的膜质小管。GRA2 和 GRA6 的敲除均不影响弓形虫在体外的增殖，但降低对小鼠的毒力。GRA6 也可以激活宿主的转录因子 NFAT4（活化 T 细胞 4 的核因子），促进趋化因子 Cxcl2 和 Ccl2 的合成。GRA3 定位在纳虫泡内网络和纳虫泡膜上，GRA3 基因在弓形虫Ⅱ型虫株中被同源重组替换后，发现其既不影响弓形虫的增殖或分化，也不影响其他 GRA 的定位，只降低其对小鼠的毒力。GRA7 与 ROP17 功能类似，它被组装在 ROP18/ROP17/ROP5 复合物中，直接与宿主细胞的 IRGs 结合并破坏其功能。GRA8 在弓形虫入侵期间和入侵后不久被释放到纳虫泡中，并定位在纳虫泡膜周围，但其功能暂不清楚。GRA9 与 GRA2、GRA4 和 GRA6 一样，定位在管状膜网络 IVN 中，它从虫体前端分泌到纳虫泡内但不转移到虫体后端 IVN 形成的后端内陷处，说明它不参与 IVN 的形成和扮演有用的角色。GRA10 可以被分泌到宿主细胞核仁并与 TAF1B 相互作用，可能参与调控宿主细胞 rRNA 的合成。GRA11A 和 GRA11B 在裂殖子中特异表达，定位在纳虫泡内以及纳虫泡膜上。GRA12 与 GRA2 和 GRA6 的定位相似，它在弓形虫入侵宿主细胞后不久便从弓形虫前端分泌到纳虫泡内，随后转移到 IVN 小管最初形成的地方，即弓形虫的后端内陷处，并保留在纳虫泡内与 IVN 结合。在缺失 GRA2 的情况下，GRA12 不能在弓形虫的后端定位，推测 GRA12 可能与 GRA2 和 6 一样参与 IVN 的功能。GRA14 也定位于 IVN 中，其 C 端面向宿主细胞质，N 端面向纳虫泡腔。实验结果表明，敲除 GRA14 的虫株与野生虫株之间可以交换 GRA14，说明它可以被分泌到外界环境中并转运。GRA15 定位在纳虫泡膜表面并激活宿主的 P50/P65 NF-κb，从而促进炎症分子 IL-12 的分泌。GRA16 会被分泌到宿主细胞核，与高分子量的复合物（包括 PP2A-B55 和 HAUSP）结合，以控制 p53 的水平。GRA17 和 GRA23 位于纳虫泡膜，它们负责宿主细胞质和纳虫泡之间的小分子运输。GRA18 被分泌到宿主细胞质形成复合物与 GSK3/PP2A-B56 结合，诱导 β- 连环蛋白（β-catenin）的上调表达并影响下游的宿主细胞基因表达。GRA18 可以诱导一系列与抗炎反应相关的特定基因的表达，其中包括趋化因子 CCL17 和 CCL22。GRA22 在 N 端有一个信号肽，负责其在致密颗粒和纳虫泡的定位。GRA22 敲除弓形虫生长速度正常，但会提前逸出，说明 GRA22 可能涉及调控弓形虫的逸出过程。GRA24 与 GRA16 一样具有到达宿主细胞核和调节基因表达的能力。GRA24 作为一种弓形虫衍生的激动剂，可以绕过经典的丝裂原激活蛋白激酶（MAPK）磷酸化级联反应并诱导持续 p38α 的自磷酸化，形成能够激活转录的复合物，如 EGR1 或 c-Fos。GRA25 是一种磷蛋白，被分泌到纳虫泡内，敲除 GRA25 的弓形虫Ⅱ型虫株在体外感染巨噬细胞后，与野生型虫株感染相比，巨噬细胞会分泌更少的 CCL2 和 CXCL1。在感染了弓形虫的小鼠发现，敲除 GRA25 的弓形虫其对小鼠的致死率比野生型虫株要低，说明敲除 GRA25 会导致弓形虫毒力下降。GRA28 可以被分泌到宿主细胞核，但其功能未知。敲除 GRA38 和 40 没有明显的表型，但敲除 GRA39 会导致弓形虫增殖速度下降以及纳虫泡内明显的脂质积累。缺失 GRA39 的弓形虫在体内表现出明显的毒性降低，包囊形成数较少。GRA35、42、43 定位到纳虫泡膜参与激活 LEWIS 大鼠细胞的细胞焦亡途径（pyroptosis pathway），敲除这些蛋白不会激活细胞的 NLRP1 细胞焦亡途径，因此弓形虫在体外培养的 LEWIS 大鼠巨噬细胞内能够增殖，但在体内，这些敲除虫株没有明显的表型。GRA54 定位到纳虫泡内，与 GRA7 共定位。TgIST 通过将 Mi-2/NuRD 抑制因子复合物招募到干扰素应答基因启动子区域的 STAT1 结合位点处，从而阻止干扰素基因应答基因的表达。

最新的蛋白质组学研究发现位于包囊壁上一些新的 GRA 蛋白（Tu 等 . 2019），包括 CST2/GRA47、CST3/GRA48、CST4、CST5/GRA49、CST6/GRA50，敲除 CST2 后可导致弓形虫毒力降低，且不能在小鼠体内形成包囊。

**（四）微线体、棒状体和致密颗粒的成熟及蛋白转运**

分泌器官微线体、棒状体和致密颗粒都是通过囊泡出芽、运输和融合机制形成的。一些经典的内吞转运调节因子已被证明参与了分泌器官的形成，包括 Sortilin 受体（sortilin）、动力蛋白相关蛋白 B（DrpB）、Rab5A/C、RAB7、空泡蛋白分选相关蛋白（VSP），网格适配器蛋白 1（TgAP1）、BEACH 结构域蛋白、N- 乙基马来酰亚胺敏感融合因子（N-ethylmaleimide-sensitive fusion factor，NSF factor）和 SNARE 蛋白等（Morlon-Guyot 等，2015；Venugopal 和 Marion，2018）。

Sortilin 是一种真核生物保守的跨膜高尔基体受体，介导高尔基体、内体、溶酶体和质膜之间的蛋白质和囊泡运输。条件性敲除弓形虫 Sortilin 会对棒状体和微线体的成熟造成严重的影响。有趣的是，最近的一项研究发现，PfSortilin 除了在恶性疟原虫顶端分泌胞器发生中发挥作用外，还参与了内膜复合体（inner membrane complex，IMC）的形成。弓形虫的 DrpB 定位于高尔基体和内体样结构附近，参与棒状体和微线体的形成，而弓形虫的 TgDrpB 基因突变会导致分泌蛋白错误地分泌到纳虫泡中。Rab5A 和 C 定位于早期的内体样泡，过表达位点突变的 TgRab5A 后，MIC3、MIC8 和 MIC11 都会错误定位到纳虫泡内，然而一些其他的 MIC 蛋白 MIC2、AMA1 和 M2AP 能够正确地定位，说明 MIC 蛋白存在不同的运输和分选途径。TgRab7 定位于后期的内体样泡中，同样涉及微线体的形成。

哺乳动物的内体系统包含产生内体和溶酶体所需的两个重要的同源聚合物 CORVET 和 HOPS。CORVET 主要与早期内体有关，而 HOPS 主要与晚期内体、溶酶体有关，HOPS 和 CORVET 蛋白复合物包括一个相同的 4 个亚基组成的核心和两个额外的囊泡特异亚基。它们的核心亚基被命名为 Class C Vps 蛋白，包括 Vps11、Vps16、Vps18 和 Vps33。CORVET 包含额外的 Vps3 和 Vps8 亚基，控制晚期核内体的运输并与 Rab5 / Vps21-GTP 相互作用。HOPS 包含额外的 Vps39 和 Vps41 亚基，在溶酶体泡中起作用，控制着晚期内体向溶酶体泡的转运过程，并与 Rab7/Ypt7-GTP 相互作用。比较基因组分析表明弓形虫内存在同源的核心亚基 Vps11、Vps16、Vps18 和 Vps33 以及 HOPS 上的额外亚基 Vps39 和 Vps41，但没有在 CORVET 上鉴定出 Vps3 和 Vps8 亚基，只发现有 Rab5 和 Vps9 的同源物。TgVps11 是 HOPS 和 CORVET 装配的支架蛋白，对 HOPS 和 CORVET 复合物的稳定至关重要。TgVps11 定位在弓形虫的高尔基体、内体囊泡以及未成熟的顶端分泌胞器内，诱导敲降 Vps 会引起 TgRab7 在内体样泡中的错误定位，并破坏微线体、棒状体和致密颗粒的生物发生，导致弓形虫无法入侵宿主细胞。对微线体而言，在 Vps 敲降的虫株，AMA1 的定位受到部分影响而 MIC2 的定位则完全未受影响，相反，MIC3 和 MIC8 蛋白的定位则完全改变。单独敲除 TgVPS8、9、11、18 和网格适配蛋器白 1（TgAP1）都只会影响一个微线体蛋白亚群（MIC2、MIC6 和顶部膜抗原 1）的分泌，使这些蛋白只能滞留在微线体内，而其他的微线体蛋白则被错误地分泌到到囊泡中。这些结果进一步支持了两类微线体的存在，而且它们执行不同的蛋白转运途径。TgAP1μ 亚基的条件性敲除会影响众多微线体蛋白的定位，例如可溶性的 MIC3 和 MIC4 会错误定位到纳虫泡内，跨膜的 MIC8 主要滞留在反面高尔基网（trans Golgi network，TGN）中，在细胞膜处定位减少，MIC2 和 M2AP 聚集在一小群顶端定位的微线体内但不会定位于高尔基体也不会被分泌出去。同样的，跨膜的 MIC6 和 AMA1 也在顶端的微线体中积累。这些发现表明 TgAP1 可能不影响 MIC2 和 M2AP 从高尔基体向微线体的运输，但对 MIC3/MIC8 和 MIC1/MIC4/MIC6 复合物在内质网上的稳定具有重要作用。敲除定位在高尔基体的网格蛋白重链 1（CHC1）会导致高尔基体的变形，进而引起微线体、棒状体以及表膜的形成受阻。

弓形虫 sortilin-like 受体 TgSORTLR 是一个必要的受体用以新合成的 ROP 和 MIC 蛋白在高尔基体和内体间的转运。TgSORTLR 定位在高尔基体和 TgRab5 和有 TgRab7 标记内体附近的囊泡上。条件性敲除 TgSORTLR 会破坏弓形虫棒状体和微线体的生成，MIC 和 ROP 蛋白加工受影响，生成的 MIC 和 ROP 蛋白被滞留在分选囊泡、细胞质和细胞膜上，进而影响弓形虫的入侵和逸出过程以及毒性。这些结果说明 TgSORTLR 在 MIC 和 ROP 蛋白成熟前就起作用。TgSORTLR 的胞质尾部结构域被证明参与蛋白质正向和逆向的转运，包括 AP1 衔接蛋白（β，γ 和 μ1）和 Vsp26、Vps29 和 Vps35 的转运。有推测模型解释，在子代细胞分裂时，TgSORTLR 与微线体、棒状体以及胞质内的货物运输蛋白 TgAP1 在高尔基体结合形成一个分选复合物，随后从高尔基体移出到早期和晚期内体，运输完成后 TgSORTLR 会再次返回高尔基体。

可溶性 N- 乙基马来酰亚胺敏感因子附着蛋白受体（soluble n-ethylmaleimide-sensitive-factor attachment receptor，SNARE）是真核生物中广泛保守的蛋白，介导囊泡融合，在弓形虫中也参与微线体的分泌。SNAREs 的功能是通过与待融合膜上的跨膜 SNARE 蛋白相互作用完成的。在相互识别后，辅助因子会被招募到 SNAREs 上形成一个功能融合复合体，这种复合体产生的力使膜弯曲，导致脂质的积聚从而产生足够的力使膜融合。在弓形虫中已经鉴定出 23 个 SNARE 样蛋白，但至今只有 syntaxin 6 被阐明参与致密颗粒的形成。

**1. 微线体蛋白的成熟** 微线体蛋白分泌是由一个复杂信号通路介导，涉及钾和环核苷酸浓度水平变化以及胞内钙离子水平升高的过程。微线体蛋白的分泌是由鸟苷环化酶催化产生环状单磷酸鸟苷(cGMP)并激活蛋白激酶G开始的(Bullen等,2016)。蛋白激酶G会激活磷脂酰肌醇4-激酶从而将磷酸酰肌醇磷酸化为磷脂酰肌醇4-磷酸,通过磷脂酰肌醇4,5-二磷酸激酶的作用进一步转化为磷脂酰肌醇4,5-二磷酸($PIP_2$)。弓形虫的磷脂酶C位于弓形虫的外围,其作用是裂解磷脂酰肌醇4,5-二磷酸以产生三磷酸肌醇($IP_3$)和二酰基甘油(DAG)。三磷酸肌醇可以刺激细胞内的钙离子释放,从而激活钙依赖性蛋白激酶(calcium-dependent protein kinases,CDPK)。CDPK可能参与某些微线体分泌和肌动球蛋白系统激活的蛋白磷酸化。条件性敲除CDPK1会影响弓形虫微线体的分泌,入侵和增殖。CDPK激活后,微线体的分泌是一个依赖SNARE-样蛋白DOC2.1参与的融合过程。DOC2包含一个可以与钙离子结合的串联C2结构域并涉及钙离子介导的胞外分泌,促进分泌囊泡与细胞膜融合。同时DAG通过二酰基甘油激酶1(DGK1)的作用在弓形虫质膜内转化为磷脂酸,TgDGK1基因的条件敲除不仅导致微线体分泌出现缺陷,而且由于二酰基甘油(DAG)的积累和磷脂酸(PA)的耗竭,还会导致细胞膜完整性的严重丧失。除了TgDGK1,弓形虫中还有另外两个DGK即DGK2和DGK3,它们在虫体内表现出不同的定位,TgDGK2定位于致密颗粒,并在纳虫泡中积累,而TgDGK3则定位于微线体,但是有关DGK2和DGK3的功能至今未明。根据定位人们预测它们对信号的转导以及弓形虫的分泌具有重要作用。磷脂酸(phosphatidic acid,PA)对弓形虫的运动、入侵和逸出具有重要作用,如滑动体(glideosome)相关连接蛋白可以通过其C端的结构域与磷脂酸发生特异性的相互作用。因此,磷脂酸作为一种脂质介质,可以通过与GAC相互作用来释放黏附素与肌动球蛋白系统的结合,从而促进弓形虫的滑行运动。顶复门内一种新型的保守磷脂酸感受蛋白APH可以通过其N端的磷脂结合域结合磷脂酸。TgAPH通过N-端肉豆蔻酰化和棕榈酰化作用锚定在微粒体表面,并被募集到富含磷脂酸(PA)的膜上,最终通过未知的途径介导微线体的分泌。TgAPH对弓形虫的存活是必需的,敲除会导致弓形虫死亡。TgRNG2是一种顶极环蛋白,以前有报道称该蛋白有助微线体的分泌,但不影响微线体的结构完整性,TgRNG2敲除导致的微线体分泌缺陷仅发生在速殖子受到磷酸二酯酶抑制剂Zaprinast的刺激时发生,而在钙离子载体A23187补充钙离子后分泌正常。目前人们还不清楚TgRNG2在微线体分泌过程的具体作用。葡萄糖磷酸异构酶旁系同源基因的隔膜蛋白(parafusin)涉及钙离子介导的途径,弓形虫有两个Parafusin,即parafusin相关蛋白1(TgPRP1)和葡萄糖磷酸异构酶2(TgPGM2)。目前,人们只知道TgPRP1定位于顶端的微线体。TgPRP1和TgPGM2的单敲除和双敲除,证明其对弓形虫的存活没有可见的影响,但会破坏钙离子诱导的微线体分泌过程。以前有研究认为TgCEN2参与底部复合物的收缩,但最近的研究发现TgCEN2的敲除也会导致微线体分泌的缺陷,对弓形虫的黏附、运动、入侵和逸出产生严重的影响。这些发现表明,除传统的分泌途径外,微线体也可能具有其他的分泌途径。

**2. 微线体蛋白转运** 微线体蛋白(MIC)是在细胞核合成并经内质网-高尔基体-内体样泡过程逐渐加工成熟和转运的,其中除了上述的一些因子外,一些特异的蛋白也会参与微线体蛋白的转运。

跨膜的微线体蛋白MIC6被证明参与两个可溶性的黏附素MIC1和MIC4的运输,MIC6胞质位点的缺失会导致这些蛋白滞留在高尔基体和内质网而不能转移到表面。同样,跨膜的MIC2与可溶性的M2AP形成多聚体复合物,从内质网和线粒体开始,M2AP的前肽作为一个分选位点,帮助复合物通过早期和晚期的内体最终进入微线体。敲除M2AP的前肽后,M2AP不能与黏附蛋白MIC2稳定结合,尽管其复合物可以成功地通过内质网、高尔基体和早期内体样泡,但不能被运输到晚期的内体样泡中,最终导致两种蛋白都不能正常分泌。与M2AP前肽相比,MIC5前肽似乎在分泌系统的早期阶段就行使功能,因为在敲除MIC5前肽后,蛋白运输到早期内体即出现缺陷。早期的研究结果认为,跨膜蛋白MIC8直接或间接地与MIC3相互作用并协助可溶性黏附素MIC3分选到微粒体中。然而,新近的研究表明,MIC3在敲除MIC8的虫体中可正确定位在微线体,说明MIC3向微线体的转运并不依赖于MIC8。这些结果表明,尽管微线体的前肽定位在不同的位置,但它们对分泌蛋白的转运具有重要的作用。

转运蛋白家族蛋白(transporter family protein,TFP)被认为是一种重要的转运蛋白。TFP1定位于微线体和内体样泡，TFP2 和 TFP3 定位于棒状体，而 TFP4 则定位在高尔基体。TFP1 对弓形虫的适应和生存起着至关重要的作用，而这个家族的其他成员是非必需的。TFP1 的条件性敲降会破坏微线体的生成，使微线体数量明显减少，形态出现严重改变，从典型的杆状结构变为较大的卵圆形结构，导致分泌功能完全丧失，阻碍细胞的运动、附着、入侵和逸出。基于形态发生的研究结果表明，TFP1 参与了微线体的压缩。TFP2 的缺失可导致棒状体从棒状型变成细长型，但不影响其蛋白的丰度、加工和分泌。目前，TFP1 与定位在棒状体上的 TFP2 和 TFP3 以及高尔基体上的 TFP4 的作用底物尚不清楚。

弓形虫的微线体与膜下微管相邻，有些蛋白被鉴定出可以通过膜下微管定位和运输微线体。动力蛋白轻链 8a（TgDLC8a）是微管运动复合体的关键组成部分，被证明是可以将微线体运输到分泌部位。TgDLC8a 定位于顶端、纺锤体极、中心粒和基底端。TgDLC8a 的条件性敲除可导致微线体分泌功能出现明显缺陷，入侵受到严重影响，但虫体的逸出、运动和附着正常。此外，TgDLC8a 似乎也参与微线体蛋白向顶端的持续运输过程，以维持微线体的连续分泌。

许多 MIC 最初被合成为前体蛋白，在运输到微粒体的过程中经历蛋白水解过程而成熟。其中，内体的组织蛋白酶 L（cathepsin L，CPL）被认为是促进 MIC 成熟的蛋白酶之一。CPL 定位在内体样泡以及植物样泡内，在弓形虫分泌过程中处理微线体前体蛋白。敲除 CPL 会导致 M2AP 和 MIC3 的成熟延迟，而 MIC6 和 AMA1 则没受影响，所以极有可能 CPL 只对某些 MIC 蛋白进行处理。重组的 CPL 在体外能够剪切重组的 M2AP，证实其对微线体蛋白的作用。MIC 蛋白在分泌到弓形虫表面后也会被加工。这些分泌后处理的现象可能是将 MIC 复合物进行水解以及在弓形虫入侵过程结束时解离虫体与宿主相互作用的蛋白。行使这些功能的是菱形的丝氨酸蛋白酶家族。弓形虫菱形样蛋白酶 1（ROM1）定位在微线体，ROM4 和 ROM5 定位在细胞膜表面。ROM4 沿弓形虫细胞膜表面均匀分布，而 ROM5 则定位在弓形虫后端。ROM4 和 ROM5 的作用是水解固定在虫体膜表面的 MIC 蛋白的 C 末端。研究结果表明，ROM4 参与 MIC2 的剪切，敲除 ROM4 会导致弓形虫 MIC2 的脱落明显减少，使 MIC2 在弓形虫表面积累增加，造成对宿主细胞的黏附增强，运动力下降，最终降低其对宿主细胞的入侵力。

**3. 棒状体的成熟和蛋白转运**　棒状体的生物发生是由高尔基体中新合成的蛋白质囊泡出芽驱动的。成熟的棒状体由不成熟的前体胞器（称为前棒状体）发育而来，前棒状体通常是位于分裂的弓形虫高尔基体和顶端区域之间的囊泡，随着分裂的进行，前棒状体通过压缩和颈部区域向锥体伸长而发育成棒状体。

棒状体蛋白的分选机制与 MICs 蛋白类似。ROP2 和 ROP4，分别含有一个双亮氨酸位点和一个基于酪氨酸的分选序列（YXXΦ 位点），这两个位点均能被 TgAP1 所识别。TgAPμ1 定位于高尔基体、高尔基体反面网络、高尔基体相关的囊泡和棒状体，识别棒状体上的 YXXΦ 位点帮助棒状体从前期内体转移到前棒状体中。过表达位点失活的 TgAPμ1 会影响其与 ROP2 YXXΦ 位点结合，导致 ROP2 的分选过程出错和棒状体的生成缺陷。研究表明 ROP2 前肽在成熟的棒状体内可被组织蛋白酶 B 和 toxopain-1 剪切，说明相对于微线体蛋白，有些棒状体的成熟可能发生在分泌途径的后期。TgRab5A 和 TgRab5C 也参与调控棒状体的生物发生，TgRab5A 与 TgAPμ1 的功能相似，调节早期内体棒状体蛋白的转运。过表达位点失活的 TgRab5A 和 TgRab5C 都会抑制棒状体的形成，导致棒状体蛋白被滞留在运输泡内，相反 TgRab7 的位点失活不影响棒状体的生成，说明棒状体蛋白的加工和转运不需要后期内体的参与。这些发现说明蛋白质向棒状体的转运是通过内部囊泡途径进行的，特别是前期内体，并可能是通过衔接蛋白的活性介导。尽管基于酪氨酸的分选基序可能解释跨膜 ROP 蛋白的靶向性，但不能解释可溶性棒状体蛋白的分选机制，通过研究，发现可溶性 ROP1 蛋白的前肽和中心肽涉及其分选。

棒状体蛋白的分泌可能与 Ferlin 蛋白有关。Ferlin 属于一个含有多个 C2 结构域的蛋白质家族。弓形虫有三个假定的 Ferlin。Ferlin 2（TgFER2）定位于顶端（富集于锥体）和底部，敲除 TgFER2 导致弓形虫棒状体蛋白分泌异常但不影响微线体蛋白的分泌。TgFER1 和 3 功能还有待确定，推测 TgFER3 可能参与微线体蛋白的分泌。

弓形虫棒状体膜上有一种保守的称作弓形虫犰狳重复蛋白（armadillo repeats only protein，TgARO）的酰化蛋白。条件性敲除 TgARO 会导致棒状体在胞质随机分布以及弓形虫入侵功能的严重缺陷，但对弓形虫胞内生长和逸出没有影响。TgARO 的酰化 / 棕榈酰化是由定位于棒状体的弓形虫 TgDHHC7 蛋白（a member of the Asp-His-His-Cys cysteine-rich domain/DHHC-CRD family protein acyl transferases/PATs）介导的。敲低 TgDHHC7 也会造成棒状体分散在细胞质内。免疫共沉淀实验发现，ARO 可以与肌球蛋白 F（TgMyoF）、一种棒状体颈部定位的 ARO 相互作用蛋白（AIP）以及腺苷酸环化酶 β（TgACβ）相互作用，敲除 TgMyoF 会导致顶部的棒状体脱落并在分裂余体上堆积，说明棒状体的顶端定位是一个以肌动球蛋白为基础的过程。基因敲除 TgAIP 表明 TgACβ 需要 TgAIP 的作用来定位于棒状体。

**4. 致密颗粒的成熟和蛋白转运** 致密颗粒的成熟同样需要 DrpB、TgStx6 和 HOPS 复合物的参与，通过这些蛋白的作用将从高尔基体产生的囊泡向致密颗粒运输。致密颗粒与微线体和棒状体不同的是，其在胞质内并不是静止的，其内蛋白的分泌需要致密颗粒自身的运动（Heaslip 等，2016）。致密颗粒主要表现为定向运动或随机的扩散样运动，只有一小部分颗粒是固定不动的。致密颗粒的运动依赖肌动蛋白丝的参与，解聚或肌动蛋白敲除会导致致密颗粒的运动几乎消失。TgMyoF 的缺失与肌动蛋白类似，也会导致致密颗粒运动的显著减少，这些结果说明致密颗粒的运动是依赖肌球蛋白的方式来转运的。

致密颗粒蛋白的分泌具有与常规分泌通路共同的特征：①在电子致密小泡内包装；②小泡与膜融合；③不受钙信号调节。致密颗粒的分泌与棒状体蛋白的分泌不同的是，致密颗粒蛋白（GRA）不直接分泌到宿主细胞质中，而是先分泌到纳虫泡空间中，然后再重新定位。一些 GRA 蛋白参与 PVM 内 IVN 的形成，其他的则被整合到 PVM 上或分泌到细胞外，介导多种功能。定位于弓形虫高尔基体的天冬氨酸蛋白酶 5（ASP5）会处理和转运多数包含有 PEXEL-like 位点的致密颗粒蛋白如 GRA16 以及部分不带有 PEXEL-like 位点的致密颗粒蛋白如 GRA24。GRA16 预测有 5 个核定位信号和 2 个内部重复序列，其中一个含有“RRL”TEXEL（弓形虫转运元件）序列。弓形虫 ASP5 对 TEXEL 序列的剪切对 GRA16 从 PVM 中的运出至关重要。GRA24 包含一个内部双向核定位序列和两个内部重复序列，它没有 TEXEL 基序，但仍需依赖 ASP5 进行转运。敲除 ASP5 在体外并不影响弓形虫的增殖，但会严重影响弓形虫对小鼠的毒力。敲除依赖 ASP5 进行转运的 GRA14 会出现同样的表型，说明 ASP5 参与的转运对弓形虫毒力的重要性。致密颗粒蛋白的向外转运也需要 PVM 上的 3 种 Myc 调控蛋白 MYR1、MYR2 和 MYR3 的参与。MYR1 可以被 ASP5 裂解成两个片段并可以和 MYR3 在 PVM 上通过 N 和 C 末端片段的二硫化物连接形成稳定的复合物。MYR2 则位于 PVM 的外围，但尚未发现它与另外两种 MYR 蛋白有关联。三个 MYR 基因中任何一个的缺失都会导致 GRAs 转运的缺失，如 GRA16 和 GRA24。敲除 MYR1 后，弓形虫对宿主基因转录的影响降低，对小鼠的毒性也显著减弱。基因筛检也发现棒状体蛋白 ROP17 是大多数 GRA 蛋白从 PVM 向外转移所必需的。ROP17 敲除会导致 GRAs 转运的缺陷，但通过感染同一宿主细胞的野生型速殖子传递的 ROP17，可以回复敲除虫株的 GRA 转运。这说明 ROP17 在调节 GRAs 转位中的作用是在 PVM 的宿主细胞质中，而不是在虫体内或纳虫泡内进行的。以上结果揭示了一个 GRA 蛋白向外转运的重要途径：即 GRA 蛋白首先经 ASP5 处理，然后运输到 PVM，随后经 MYR 和 ROP17 的作用再运输到纳虫泡之外。

## 四、内共生细胞器：顶质体和线粒体

### （一）顶质体

顶质体（apicoplast）也即顶复门原虫的质体（plastid），是顶复门原虫中除隐孢子虫外所独有的、不可或缺的细胞器，与植物及藻类的叶绿体同源。弓形虫速殖子的顶质体位于细胞核和高尔基体的上部，具有 4 层膜结构（图 2-15A、B）。每个虫体仅有一个顶质体。包囊内缓殖子的顶质体同样位于细胞核的附近。值得注意的是，在体外对包囊和缓殖子的研究发现，部分（大约 10%～20%）缓殖子丢失顶质体，这些缓殖子不能再进行增殖和转化为速殖子，而只能在包囊内存活，但在体内并没有发现这种现象，这有力地说明体内和体外培养弓形虫的差异。有性生殖阶段的雄雌配子体和雌配子的顶质体呈压缩的球状，而雄配子则丢失顶质体。

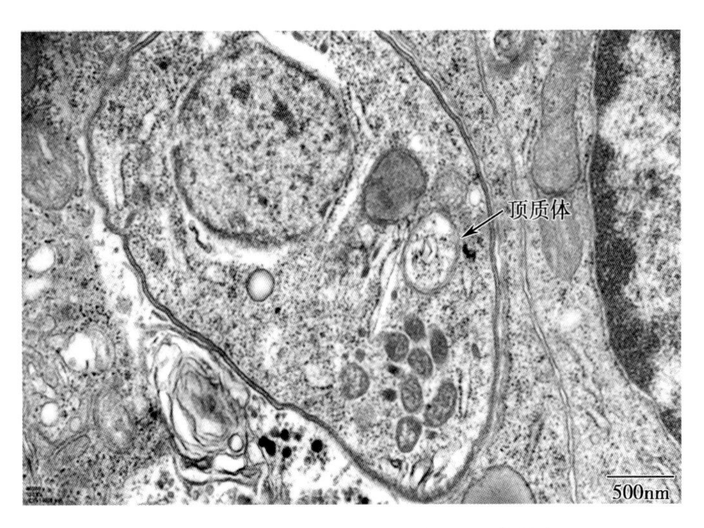


图 2-15A 弓形虫的顶质体(透射电镜)

顶质体定位于细胞核和高尔基体上方

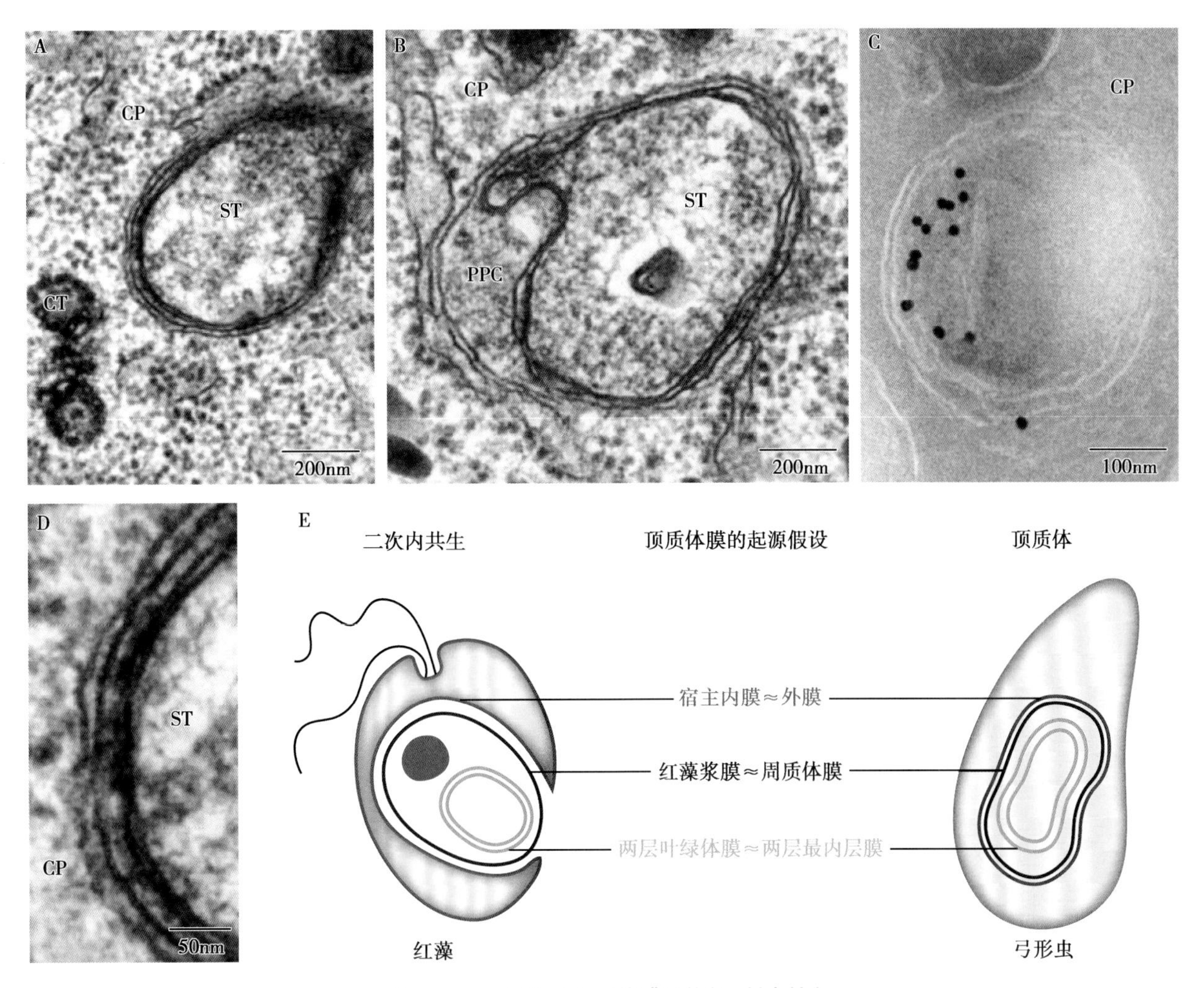


图 2-15B 弓形虫顶质体膜结构(透射电镜)

注：显示顶质体的四层膜结构。顶质体第三层膜与内两层膜之间的间隙称为顶质体膜间隙(periplastid compartment，PPC)，包含大量蛋白。

**1. 顶质体的起源和发现** 顶复门寄生虫的顶质体来源于内共生过程，这个过程包括异养的真核生物摄取自养的藻类，随后藻类细胞器减少，基因从藻类核基因组转移到异养真核生物的基因组，最终导致了藻类整合为一个细胞器。顶质体是一个由多层膜包裹的胞器：最内两层膜起源于藻类的叶绿体，中间一层来源于藻类的细胞膜，最外一层源于宿主内膜。顶质体首先在恶性疟原虫（*Plasmodium falciparum*）中发现。从疟原虫的基因组测序中，人们发现有一个大小 35kb 的环形基因组，起初该基因组被认为是来源于线粒体，但其编码的基因显然不是传统的线粒体基因，而是与叶绿体编码基因类似，最终确认这个基因组既不是来自细胞核也不是来自线粒体，而是从光合祖先叶绿体残留下来的。对弓形虫顶质体的基因组测序后发现，其与疟原虫类似。20 世纪 90 年代中期，通过电子显微镜原位杂交发现，这段 35kb DNA 定位于弓形虫内的一个 4 层膜腔室内，这个胞器最终被命名为顶质体。顶质体基因组编码 30 个蛋白质，2 个 rRNAs 和 25 个 tRNAs。

**2. 顶质体的发生** 在电镜下可以明显观察到顶质体有四层膜结构。普遍认为顶质体是由次级内共生（sencondary endosymbiosis）产生（van Dooren 和 Striepen，2013）。第一次内共生过程是由异养真核生物吞噬蓝细菌而形成一级质体，随后含一级质体的红藻被原生生物吞噬而形成二级质体，通过二次共内生过程产生了囊泡藻界（Chromealvelata）。囊泡藻界包括硅藻类（diatoms）、甲藻类（dinoflagellates）和顶复门原虫（Apicomplexans）。然后，随着演化，顶复门原虫成为寄生性生物，随后失去了一级质体具有的光合作用功能，并随动物扩展和多样化而转移到陆生动物。而现存的褐藻（*Chromera velia*）被认为是由该内共生过程产生，但保留了其光合作用功能。因此，顶质体的产生过程体现了其在虫体内的意义。就其膜结构的来源，其内部的两层膜结构源自于一级质体，演化上与现今的叶绿体同源，最外面一层与原始的原生生物的内膜系统存在同源，而第三层膜则与红藻质膜具有同源性。由于其膜结构的复杂性，顶质体蛋白的转运途径一直是研究的难点。

核编码的顶质体蛋白从内质网腔到最外层膜的运输途径仍有争议。最初，弓形虫和恶性疟原虫（*P. falciparum*）的实验证据均表明，从内质网到顶质体的转运独立于高尔基体，因为使用转运抑制剂布雷菲德菌素（brefeldin）处理或在蛋白上添加内质网回收信号均不影响顶质体蛋白的转运。然而，在恶性疟原虫的另一项研究中发现，将内质网回收信号添加到核编码的顶质体蛋白中，可以减少蛋白的转运和转运肽的处理，这表明高尔基体可能也在转运中发挥作用。这些矛盾的结果说明，顶质体蛋白的转运可能存在两种不同的途径。最近的研究结果发现，弓形虫的硫氧化还原蛋白（TgATrx）控制着顶质体的形成、蛋白转运以及基因表达（Biddau 等，2018）。TgATrx1 定位于顶质体的周围以及细胞质的转运泡内，参与蛋白从内质网到顶质体最外层膜的转运，推测其作用可能是促进顶质体蛋白从内质网组装到转运泡内。TgATrx1 的缺失会导致顶质体蛋白的减少，而且完全敲除对弓形虫是致命的。TgATrx2 也定位在顶质体周围，TgATrx2 的缺失则导致顶质体转录水平以及基因组拷贝数的降低，说明其控制着顶质体的基因表达。ATrx2 蛋白共沉淀实验也发现 ATrx2 可能与基因表达中起作用的蛋白结合，并发现其通过与翻译和转录蛋白的二硫化物交换介导基因表达。

蛋白穿过顶质体外膜的机制是在顶复门其他物种中首先发现的（Mallo 等，2018）。隐孢子虫的次生质体具有染色质，保留了原始残留的内共生细胞核。对其内共生核进行测序表明，它编码内质网相关降解（endoplasmic reticulum related degradation，ERAD）途径的同源物。这些 ERAD 成分在包括弓形虫在内的多个演化相关生物的核基因组中都存在。ERAD 蛋白通常参与分泌途径中错误折叠蛋白的识别，以及将错误折叠蛋白通过 ER 膜运送到细胞质中降解。事实上，在顶复门寄生虫中，大家普遍认为它参与蛋白穿越顶质体外膜的过程。在弓形虫顶质体中的确存在 ERAD 通路中心成分的同源物 Derlin1（Der1AP），并被证明是蛋白转运到顶质体的关键组分。弓形虫顶质体的 CDC48 同源物，是经典的 ERAD 系统中将蛋白跨膜转运的 ATP 酶。CDC48 的辅因子 Ufd1 同源物，也在顶质体外周的腔室中发现。CDC48 的条件缺失证明其对于顶质体的生物发生和转运至关重要。

顶质体最里面的两层膜是由原始共生体的两层膜演化而来。传统的原生质体利用内、外叶绿体膜(TIC/TOC)蛋白复合物的转座子，分别在最内层和最外层膜上转运蛋白。同样地，弓形虫采用还原性 TIC 和 TOC 蛋白复合物，使蛋白质通过顶质体内层膜。弓形虫中属于 TIC 转座子的植物 Tic20 和 Tic22 的同源蛋白定位于顶质体。在植物的原生质体中，Tic20 作为孔隙复合体的整合膜蛋白，而 Tic22 作为伴侣蛋白，这两种蛋白都被证明是顶质体蛋白转运所必需的。尽管与植物 Toc75 在序列上有较大的差异，但在弓形虫染色质中也发现了植物 TOC 复合物的主要孔隙组分 Toc75 的同源物，并定位在顶质体上。进一步的实验证明，TgToc75 在顶质体的生物发生和蛋白转运中起着重要的作用。TgToc75 突变会导致顶质体基质蛋白的转运丢失，但位于顶质体边缘的蛋白上没有明显的转运缺陷，这一证据说明 Toc75 介导顶质体蛋白穿过顶质体内层膜进入基质内。

**3. 顶质体的分裂** 在电镜下观察，发现弓形虫分裂中的顶质体总是与中心体相联系，并在其拖拽作用下分裂，然后平均分配到每一个子代个体中。顶质体复制和子代遗传基本模型见图 2-16，即顶质体的分裂通过与中心体的复制相联系的模型。中心体位于核的上方且靠近顶质体。在子代虫体形成之前，中心体的复制体和两个子中心体附着在顶质体上。随后中心体分开，顶质体的末端也跟着分开，而顶质体 DNA 定位在其细胞器的拟核中。当顶质体在分裂前延长成哑铃状时，可以观察到顶质体分裂而形成的两个拟核在两端并靠近中心体。虫体核被重新定位到胞质的基底，并向中心体的方向分裂形成新的核。在子代虫体分裂过程中，中心体始终附着在分裂的顶质体上直至分裂结束，从而确保顶质体的稳定和正确分裂和分离。据报道，Actin、MyoF 和 FRM2 与中心体和顶质体定位和遗传稳定性直接相关，单独敲低任何一种蛋白质，都会导致顶质体的分裂和分离出现缺陷和障碍。此外，定位在顶质体外膜的 3- 磷酸肌醇和自噬相关蛋白 ATG8 参与弓形虫顶质体的形成，而 DrpA，ATG4、PROP2(又称 ATG18)同样对顶质体的分离及维持顶质体的完整性和弓形虫的生存至关重要。

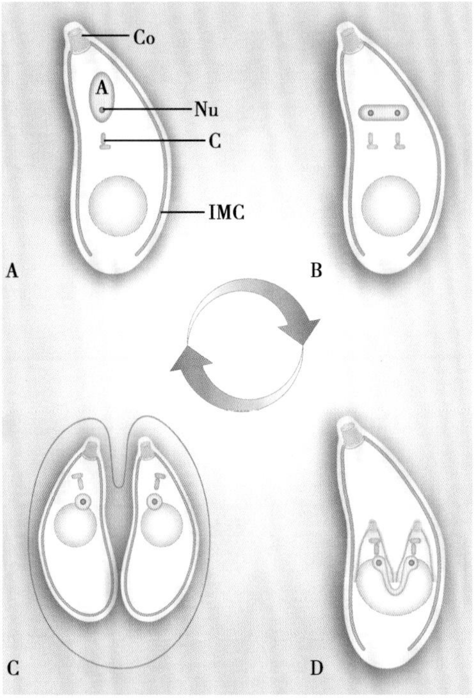

图 2-16 弓形虫顶质体的分裂模式图

A. 未分裂的虫体，A: Apicoplast，顶质体；C: centrosome，中心体；Co: conoid，锥体；IMC: inner membrane complex- 内膜复合体；N: nucleus，核；Nu: apicoplast nucleoid，顶质体拟核；B. 顶质体由于顶质体拟核和中心体的复制后向外移动而被拉长；C. 随着新的锥体和 IMC 形成，细胞核和顶质体拟核也开始向新形成的子代虫体移动而成 U 形，但是由于中心体和顶质体的位置发生变化而呈颠倒状；D. 子代虫体分裂完成，顶质体分离后与图 A 分布一致

**4. 顶质体的代谢途径** 大部分顶质体蛋白由核编码，这些蛋白翻译后会进入内质网并从内质网运输到最外层的顶质体膜，最终定位于顶质体内各个区域。尽管弓形虫顶质体已经失去了光合作用的功能，但仍参与许多代谢途径，包括脂肪酸、血红素和异戊二烯前体的合成等(Botté 和 Yamaryo-Botté，2018)，并且对虫体的存活是必需的。

(1) 血红素合成途径(与线粒体共同作用)：人类血红素(heme)的合成是在线粒体内完成的，而弓形虫体内血红素的生物合成是通过顶质体、细胞质和线粒体之间的代谢合作完成的。血红素是许多蛋白质的重要辅基，由四吡咯分子组成，其结构中含有螯合离子，即 $Fe^{2+}$ 或 $Mg^{2+}$。血红素允许蛋白可逆地结合不同的小分子或电子。重要的例子就是血红蛋白，它可以与氧结合并允许其在红细胞中运输。该途径可在三个不同的区域中进行：它始于线粒体，随后进入顶质体中，然后转移到细胞质中，最终在线粒体中结束。

血红素合成的第一步是由线粒体 δ- 氨基乙酰丙酸合酶催化甘氨酸和琥珀酰辅酶 A 合成 δ- 氨基乙

酰丙酸（ALA）。ALA 随后通过未知的途径转运到顶质体基质，通过基质内的 PBG 合酶（PBGS）、PBG 脱氨酶（PBGD）和六氢尿卟啉脱氨酶（UrpD）依次转化为卟啉原（PBG）、羟甲基胆素、六氢尿卟啉Ⅲ（Uro）和粪卟啉原Ⅲ（CPⅢ）。随后 CPⅢ转运到胞质内，被粪卟啉原氧化酶（CPOX）氧化成原卟啉原Ⅸ（PP）。PP 随后转运到线粒体内膜区间通过 PP 氧化酶的作用转化为原卟啉Ⅸ。亚铁螯合酶（FeCHl）最终在四吡咯结构的中心加入亚铁形成血红素 b。

（2）铁硫（Fe-S）簇合成：顶质体中也有一条合成簇的途径。簇是一个活性中心，也称铁硫中心。它是由铁和硫原子通过半胱氨酸残基附着在其蛋白上形成的，在某些酶中起着不可或缺的辅基功能。铁硫簇的作用是接受来自供体的电子并将其转移到受体上，因此具有很强的氧化还原电位。辅基通常在翻译后添加到 apo 蛋白的肽序列上，从而激活蛋白。

在弓形虫的顶质体中，铁硫簇合成是由 SufC 和 SufE 的双重作用起始的。SufC 是一种半胱氨酸脱硫酶，催化从半胱氨酸中清除硫化物基团，释放丙氨酸。硫化物基团随后由 SufE 转移，SufE 携带该基团并激活 SufC。铁离子很可能来自血红蛋白，然后被添加到硫化物上组成一个前铁硫（Fe-S）簇。这个前铁硫簇被转移到由 SufB、C 和 D 形成的支架载体复合物上，形成一个非整合的 ABC 转运蛋白，能够携带前铁硫簇、转移电子激活铁硫簇以及转移该簇到下一个由 ATP 水解提供能量的支架复合体。铁硫簇随后被转移到另一个支架 NFU 上，最终在 SufA 的催化下转移到目标 apo 蛋白上。基于研究结果，有人推测有 7 个蛋白参与顶质体铁硫簇的装配，其中有一个是由顶质体基因组（SufB）编码的，5 个（SufC、SufD、SufE、SufS 和 NFU）带有预测 N 端转运信号，但只有 SufC 和 NFU 已被实验证实是顶质体内蛋白。

（3）脂肪酸代谢：顶质体参与弓形虫Ⅱ型脂肪酸合成。Ⅱ型脂肪酸合成是典型的细菌和藻类脂肪酸合成途径，由一系列酶介导。酰基载体蛋白 ACP 作为Ⅱ型脂肪酸合成途径的酶类首先被发现定位于顶质体内。脂肪酸的合成需要乙酰辅酶 A，该辅酶由糖酵解产物丙酮酸经过丙酮酸脱氢酶（PDH）催化产生。弓形虫顶质体的 PDH 由核编码，它的激活需要 E2 亚基被硫辛酸转录后修饰。事实上，顶质体内存在合成硫辛酸的两个酶，即 LIPA 和 LIPB。脂肪酸合成的第一步是乙酰辅酶 A 被乙酰辅酶 A 羧化酶羧化，弓形虫共有两个乙酰辅酶 A 羧化酶，生物素标记羧化酶发现，其中一个和顶质体已知的蛋白共定位，另一个则位于细胞质。这些参与脂肪酸代谢的酶类和分子在顶质体内出现证明了顶质体能够参与脂肪酸的代谢。

（4）类异戊二烯的合成：类异戊二烯的合成是顶质体的另一个重要的生物功能。异戊二烯类化合物是一类重要的天然化合物，在信号传递和蛋白质修饰过程中起重要作用并参与合成辅助因子泛醌（辅酶 Q）以及 tRNA 的修饰。弓形虫顶质体通过由 7 个酶组成的非甲羟戊酸酯途径（DOXP 途径）合成类异戊二烯，最终产生两个异构产物，异戊二烯基二磷酸（IPP）和二甲基丙烯基二磷酸（DMAPP）。

**（二）线粒体**

弓形虫速殖子只有一个线粒体（mitochondrion），位于细胞的前部，其分支延伸至后部，形成套索状，且具典型的嵴状结构。与哺乳动物细胞存在多个线粒体且其数量随着细胞周期改变而改变不同的是，弓形虫个体中的单个线粒体只有在细胞分裂时才会分离。

**1. 线粒体的发生** 与所有其他真核细胞一样，弓形虫线粒体也由内外两层膜包裹，将线粒体划分为两个不同的隔间，即膜间隙和基质。到目前为止，大多数研究过的线粒体蛋白都含有特定的转运信号，引导它们沿着正确的途径运输到细胞器。在酵母中，线粒体蛋白的转运主要存在 6 个转运信号（van Dooren 等，2016），包括①N 端前序列可以导向蛋白到线粒体基质并在基质内被剪切；②含有内部靶向信号的非裂解的多跨膜内膜蛋白的前体；③带有半胱氨酸靶向信号的膜间隙蛋白；④α 螺旋跨膜域；⑤β-barrel 蛋白和⑥带有 C 末端的膜锚定蛋白。有关顶复门寄生原虫线粒体蛋白转运信号仅有少数被详细研究过。例如，在弓形虫超氧化物歧化酶 B2（TgSOD B2）蛋白的两亲螺旋结构中，发现了其 N 端前序列，也在弓形虫内发现线粒体靶向膜锚定蛋白（Type 6），如赖氨酸乙酰转移酶 TgELp3。

线粒体外膜蛋白转位酶（TOM）是线粒体蛋白转运的第一个通路。酵母的 TOM 包含一个必要亚基 Tom40 通道和其他 6 个亚基：受体 Tom20、Tom22 和 Tom70 以及小亚基 Tom5、Tom6 和 Tom7。然而，弓形虫中只有三种 TOM 成分，即 TgTom7、TgTom22 和 TgTom40。其中 TgTom7 和 TgTom22 对 TOM 复合体的组装至关重要，每一种都是弓形虫生存所必需的，任何一种的缺失都会导致线粒体基质蛋白无法正常成熟。经过 TOM 复合体的前体蛋白会先滞留在膜间隙等待分选。弓形虫有 3 类膜间隙蛋白。第一类是会转位到内膜的蛋白，第二类型是与内膜或外膜的膜间隙面结合位点结合的蛋白质，第三类是那些由具半胱氨酸的蛋白形成二硫键结合在氧化的膜间隙环境中的蛋白。这些蛋白是由线粒体膜间隙导入和组装（MIA）机制转运的。MIA 机制中有两个主要的组成部分，一个是 Mia40 和氧化还原酶，它们在这些蛋白前体中识别并形成二硫键，导致其在膜间隙中折叠和保留下来；第二种成分是 Erv1，它是一种巯基氧化酶，可以将 Mia40 再次氧化，从而将其循环利用，进行另一轮前体折叠。虽然顶复门寄生原虫拥有已知 MIA 底物的同源物，但在它们的基因组中没有发现 Mia40 同源物，只有 Erv1 同源物。

线粒体内膜使用一组转运复合载体来控制分子的通过。TIM23 是转运复合体的一部分，介导含有靶向序列的基质蛋白转入基质。在酵母中，Tim23 是复合体的孔隙，它以动态的方式发挥作用，在不同阶段与不同的蛋白相互作用，Tim17、Tim21、Tim50 和 Mgr2 参与了 TIM23-TOM 复合物在易位早期的相互作用；Tim44 和前体序列转位酶相关马达（precursor sequence translocatase-associated motor，PAM）组成马达复合体，在前体蛋白转位到基质的晚期起作用。在弓形虫基因组中已经鉴定出 Tim23、Tim50 和 PAM 亚基 Pam18 的同源物，并证明它们定位于弓形虫的线粒体。此外，还鉴定了 Tim17、Mgr2 和 PAM 的所有组分，说明弓形虫依靠这些途径将蛋白转运到线粒体基质。

**2. 线粒体分裂** 在子代细胞的发育过程中，线粒体在弓形虫胞内分裂时会显著扩张和分支延伸，最终围绕正在生长的子代细胞，线粒体分支在细胞分裂的最后一刻才进入发育中的子细胞，沿着细胞骨架移动，少量的线粒体腔室留在分裂余体内。弓形虫线粒体的分裂机制直到最近才被部分阐述（Voleman 和 Doležal，2019）。弓形虫编码 3 个动力相关蛋白 DRPA、B 和 C。TgDrpA 和 TgDrpB 分别参与顶质体、微线体和棒状体的形成。而 TgDrpC 则与线粒体有关，它在细胞质中呈点状分布，部分邻近线粒体膜，在分裂过程中则会分布到子代细胞的生长边缘。TgDrpC 的结构会影响线粒体的功能，导致其形态延长以及其他缺陷。弓形虫从宿主细胞逸出后线粒体的形态也会发生变化，在该过程中，套索状的线粒体会从细胞边缘集中并呈“浓缩”的形态。最近的研究则表明 TgDrpC 具有相当多的功能，与囊泡转运、胞器的稳定和弓形虫分裂都有关。在敲除 TgDrpC 的细胞中，高尔基体、顶质体和内膜复合体（IMC）等的形态也发生变化。

**3. 线粒体的代谢** 弓形虫线粒体的代谢与我们所熟知的类似，包括三羧酸循环（tricarboxylic acid cycle）和将葡萄糖分解为 ATP 产生能量的电子传递。但是，与传统真核生物不同的是，弓形虫主要依赖糖酵解来产生能量（Xia 等，2019）。不同生活史阶段的虫体产生能量的酶也会出现显著的变化。缓殖子糖酵解途径中磷酸果糖激酶的表达量比速殖子要低 2～3 倍，而葡萄糖 -6- 磷酸异构酶和烯醇化酶 2 在缓殖子中则表达明显上升。糖酵解产物丙酮酸会通过乳酸脱氢酶转化为乳酸。在弓形虫生活史中，有两个阶段特异表达乳酸脱氢酶，LDH1 在速殖子中表达，而 LDH2 则在缓殖子表达。缓殖子中的 LDH 活性大约是速殖子的 3 倍，说明缓殖子需要 LDH 来分解包囊中丰富的支链淀粉产生能量。丙酮酸需要丙酮酸脱氢酶产生乙酰辅酶 A 从而进入三羧酸循环，而前面提到弓形虫的丙酮酸脱氢酶并不在线粒体，而是位于顶质体。因此，有人推测，含有四个亚基的支链酮酸脱氢酶复合物（BCKDH）可能在线粒体中代替丙酮酸脱氢酶催化丙酮酸产生乙酰辅酶 A。

## 五、细胞核、内质网和高尔基体

### （一）形态

速殖子的细胞核位于虫体中部，而在缓殖子中细胞核则向后端移动并靠向虫体底部，核仁位于细胞核中部，核膜具有核孔。高尔基体位于细胞核上端，除了上端高尔基体所在区域，其他区域核孔的外部均被核糖体覆盖。高尔基体主要参与细胞的囊泡和蛋白的转运。

弓形虫内质网在细胞核周围，结构与传统真核细胞内质网的类似，包括粗面内质网和滑面内质网，参与囊泡的转运、蛋白的转运和加工以及钙离子的储藏等功能（图 2-17）。

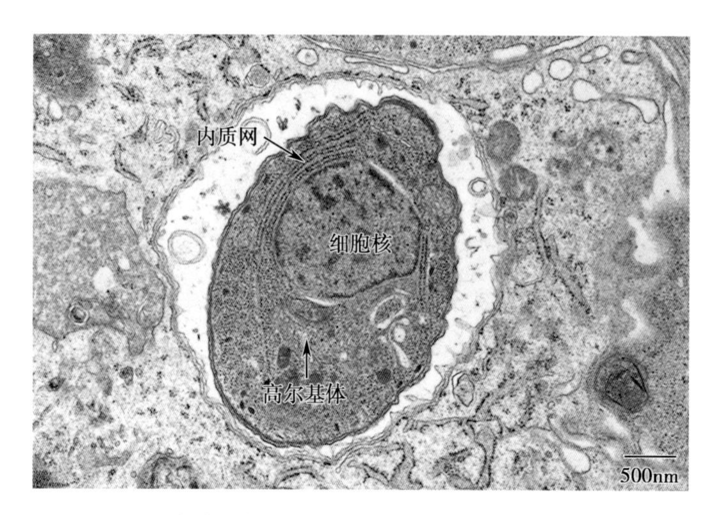


**图 2-17　弓形虫的细胞核、内质网和高尔基体超微结构（透射电镜）**

注：细胞核位于虫体中部，内质网在细胞核周围，高尔基体位于细胞核上端。

### （二）功能

弓形虫许多蛋白，包括分泌蛋白（MIC、ROP、GRA）以及顶质体和线粒体蛋白都是在细胞核表达转录后从粗面内质网的管腔进入高尔基体，并通过标准的内质网 - 高尔基通路转运至细胞其他位置或者细胞外，而顶质体大部分蛋白主要通过高尔基体非依赖和依赖转运途径进行蛋白转运，也即大部分蛋白在内质网核糖体合成后直接转运至顶质体，而顶体体和线粒体双向定位的蛋白则需经过高尔基体转运。弓形虫中所有由高尔基体分泌的蛋白均通过同一途径从腔的顺面转运至反面，随后才被分类转运。GRAs 通过蛋白聚集进行分类，与质膜的融合则通过 NSF/SNAP/SNARE/Rabs 机制介导，MICs 和 ROPs 是按照酪氨酸基序 / 结合蛋白 / 网格蛋白途径来分类的，相关途径详见分泌蛋白部分。

## 六、钙酸体和植物样泡

### （一）钙酸体

钙酸体（acidocalcisome）是一类大小约 200nm 的囊泡状结构，电子显微镜下可在其内观察到具有一到多个电子致密的液滴或晶体，位于核的周围或虫体后端（图 2-18）。这一特殊的结构首先在布氏锥虫（*Trypanosoma brucei*）中发现。钙酸体的特点是内部环境呈酸性，电子密度高，高浓度的磷以磷酸盐、焦磷酸盐和多磷酸盐的形式存在（Miranda 等，2008）。X 射线显微分析完整的虫体发现，钙酸体中含有大量的氧、钠、镁、磷、氯、钾、钙和锌。钙酸体元素分析检测发现钙酸体内硫的含量较低，表明钙酸体内的蛋白质含量较低。

钙酸体是弓形虫内最大的钙离子库，其表面具有参与 $Ca^{2+}$ 摄取的细胞膜型的 $Ca^{2+}$-ATP 酶（PMCA）以及两个质子泵：液泡型的 $H^{+}$-ATP 酶（V-$H^{+}$-ATPase）TgVATPase 和 $H^{+}$- 焦磷酸酶（V-$H^{+}$-PPase）TgVP1，这两种酶都有助钙酸体的酸化。钙酸体的碱化以及磷聚合物的分解会导致其内 $Ca^{2+}$ 的释放。钙酸体的 $Ca^{2+}$-ATP 酶由 TgA1 基因编码，缺失 TgA1 的弓形虫突变体对宿主细胞的入侵能力下降，从而导致其在体内外的毒力下降，速殖子中磷聚合物含量急剧消耗，虫体底部 $Ca^{2+}$ 水平升高但不稳定，微线体分泌也受到影响。补回 TgA1 可恢复其大部分缺陷，表明 $Ca^{2+}$-ATP 酶对弓形虫生存的重要性。

弓形虫钙酸体内存在高含量的以无机焦磷酸盐（PPi）和聚磷酸盐（poly P）形式存在的磷。Poly P 是由几个到几百个高能磷酸氢键连接的磷酸盐基的聚合物，而 PPi 对糖酵解有调节作用。弓形虫中只有三种反应使用无机焦磷酸盐，一种是由磷酸果糖激酶催化的，另一种是由 TgVP1 催化储存的无机焦磷酸盐产生能量将 $H^+$ 泵入钙酸体以维持其酸化，第三种是由无机焦磷酸酶催化。所有这些酶都是胞质酶，因此存在未知的转运蛋白将 PPi 从钙酸体转移到胞质。

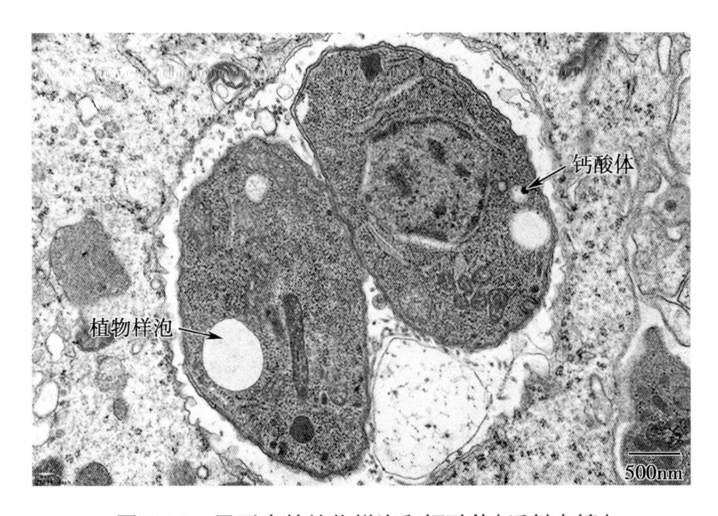


图 2-18　弓形虫的植物样泡和钙酸体（透射电镜）

注：超微结构观察显示，核周围可见一个电子致密的晶体钙酸体，而植物样泡内的电子致密物质则较少，在电镜下呈白色的空泡状。

### （二）植物样泡

植物样泡（plant-like vacuole）是虫体内的不同大小的单层泡状结构，相对于细胞质，其内的电子致密物质较少，在电镜下呈白色的空泡状（Miranda 等，2010）（图 2-18）。弓形虫在胞外以及胞内增殖过程中，植物样泡是一个动态变化的过程。当速殖子在胞外时，植物样泡占据虫体的大部分空间且呈多泡状，而在胞内其体积会明显缩小。植物样泡的作用被认为可以保护弓形虫免受离子和渗透胁迫。

植物样泡膜上也包含液泡型的 $H^+$-ATP 酶（V-$H^+$-ATPase）TgVATPase 和 $H^+$- 焦磷酸酶（V-$H^+$-PPase）TgVP1 以及一些组织蛋白酶如 TgCPL 和 TgCPB、一种水通道蛋白 TgAQP1、一个 $Na^+$/$H^+$ 泵以及一个 $Ca^{2+}$/$H^+$ 泵。植物样泡参与调节胞内离子水平和作为将分泌蛋白分选到高尔基体后的微线体、棒状体和钙酸体的分选室。在弓形虫的胞外阶段，植物样泡不仅在抵抗环境压力方面起着中心作用，而且在随后的入侵宿主细胞方面也起着关键作用。

植物样泡的组织蛋白酶 L（CPL）涉及微线体蛋白的加工和成熟，而其自身的成熟则是通过自我加工完成的。研究发现，只有在 TgVP1 缺失以及 TgVATPase 被巴弗洛霉素 A1（bafilomycin A1）抑制时，组织蛋白酶 L 的功能才会缺失，表明 TgVP1 和 TgVATPase 都能支持组织蛋白酶 L 加工和成熟。植物样泡上的水通道蛋白 TgAQP1 的主要功能是运输水或其他能帮助弓形虫应对环境压力的渗透物质。

**1. V 型 ATP 酶（V-ATPase）** TgVATPase 最初在弓形虫体内被检测到，是由于它对巴弗洛霉素的敏感性。巴弗洛霉素在低浓度时是 TgVATPase 的特异性抑制剂，可导致钙酸体释放钙离子。TgVATPase 定位于钙酸体、植物样泡和细胞膜。V-ATPase 是一种进化上保守的质子泵，它通过水解 ATP 释放能量，将 $H^+$ 跨膜转运至囊泡内。这个蛋白复合物由至少 14 个不同的亚基组成，它们组成膜锚定的 $V_0$（a、c、c′、c″、d 和 e 亚基）和外围的 V1 域（A 至 H 亚基）。抑制其 a1 亚基的表达，会导致弓形虫生命周期中所有主要的步骤都出现严重缺陷和表型变化，包括微线体的成熟和分泌、虫体的入侵、运动和逸出。V-ATPase 活性的降低同样会影响微线体蛋白 MIC3 和 M2AP 的成熟，导致 M2AP、MIC3、前体 M2AP、MIC2 的定位发生改变，微线体胞器出现定位错误。V-ATPase 的酸化作用也与 SUB2 和 ASP3 的有效成熟有关，TgSUB2 的催化裂解发生在低 pH 条件下的未成熟棒状体中，未成熟棒状体的酸化将影响 TgSUB2 的成熟。定位于内体样泡（ELC）的天冬氨酸蛋白酶 3（ASP3）对弓形虫的入侵和逸出至关重要。而在 V-ATPase 活性降低时，ASP3 的成熟和活性将受到影响。这些结果说明 V-ATPase 在棒状体和微线体蛋白正确运输到相应细胞器过程中的重要作用。V-ATPase 在弓形虫速殖子的质膜中也起作用，将 $H^+$ 泵出虫体，维持胞内 pH 稳定。

**2. $H^+$- 焦磷酸酶（VP1）（Liu 等，2014）** TgVP1 定位于钙酸体以及植物样泡中，其主要特点是它能够在压力或低氧条件下工作，因为它们不需要 ATP。TgVP1 的缺失将导致弓形虫一系列的缺陷。首先是黏附和入侵能力的下降，TgVP1 缺失的虫株其微线体蛋白 MIC2 和 M2AP 定位改变，在敲除虫株中有较高比例个体表现出囊泡分布异常，说明 TgVP1 缺失可能会导致微线体的合成或蛋白转运异常，从而影响弓形虫的黏附和入侵。TgVP1 缺失也会导致弓形虫对细胞外环境更敏感，对小鼠的毒性降低。在低渗透胁迫下，弓形虫速殖子具有调节体积减小的能力，而这种能力在 TgVP1 敲除虫株中受损，说明 TgVP1 也参与了渗透以及弓形虫体积调节过程（Stasic 等，2019）。

（伦照荣　龙少军　于少猛）

## 参考文献


[1] BERAKI T, HU X, BRONCEL M, et al. Divergent kinase regulates membrane ultrastructure of the *Toxoplasma* parasitophorous vacuole[ J ]. Proc Nat Acad Sci, USA, 2019, 116( 13 ): 6361-6370.

[2] BESTEIRO S, DUBREMETZ JF, LEBRUN M. The moving junction of apicomplexan parasites: a key structure for invasion[ J ]. Cell Microbiol, 2011, 13( 6 ): 797-805.

[3] BIDDAU M, BOUCHUT A, MAJOR J, et al. Two essential thioredoxins mediate apicoplast biogenesis, protein import, and gene expression in *Toxoplasma gondii*[ J ]. PLoS Pathog, 2018; 14( 2 ): e1006836.

[4] BLADER IJ, COLEMAN BI, CHEN CT, et al. Lytic cycle of *Toxoplasma gondii*: 15 years later[ J ]. Annu Rev Microbiol, 2015, 69: 463-485.

[5] BOTTÉ CY, YAMARYO-BOTTÉ Y. Complex endosymbioses II: The nonphotosynthetic plastid of Apicomplexa parasites( The Apicoplast )and its integrated metabolism. Plastids[ M ]. Methods Mol Biol, 2018: 37-54.

[6] BULLEN HE, JIA Y, YAMARYO-BOTTÉ Y, et al. Phosphatidic acid-mediated signaling regulates microneme secretion in *Toxoplasma*[ J ]. Cell Host Microbe, 2016, 19( 3 ): 349-360.

[7] CALDAS LA, DE SOUZA W. A window to *Toxoplasma gondii* egress[ J ]. Pathogens, 2018, 7( 3 ): 69.

[8] CHEN AL, KIM EW, TOH JY, et al. Novel components of the *Toxoplasma* inner membrane complex revealed by BioID [ J ]. mBio, 2015, 6( 1 ): e02357-e02414.

[9] CIOUGH B, FRICKEL EM. The *Toxoplasma* parasitophorous vacuole: An evolving host-parasite frontier[ J ]. Trends Parasitol, 2017, 33( 6 ): 473-88.

[10] DUBEY JP. Toxoplasmosis of Animals and Humans[ M ]. Second Edition. United States: CRC Press, 2010: 336.

[11] FERREIRA DA SILVA MDA F, BARBOSA HS, GROSS U, et al. Stress-related and spontaneous stage differentiation of *Toxoplasma gondii*[ J ]. Molecular bioSystems, 2008, 4( 8 ): 824-834.

[12] FRANCIA ME, STRIEPEN B. Cell division in apicomplexan parasites[ J ]. Nat Rev Microbiol, 2014, 12( 2 ): 125-136.

[13] FRENAL K, DUBREMETZ JF, LEBRUN M, et al. Gliding motility powers invasion and egress in Apicomplexa[ J ]. Nat Rev Microbiol, 2017, 15( 11 ): 645-660.

[14] FRENKEL JK, DUBEY JP, MILLER NL. *Toxoplasma gondii* in cats: fecal stages identified as coccidian oocysts[ J ]. Science, 1970, 167( 3919 ): 893-6.

[15] FRENKEL JK. *Toxoplasma* in and around Us[ J ]. BioScienc, 1973, 23( 6 ): 343-352.

[16] HAKIMI MA, OLIAS P, SIBLEY LD. *Toxoplasma* effectors targeting host signaling and transcription[ J ]. Clin Microbiol Re, 2017, 30( 3 ): 615-645.

[17] HEASLIP AT, NELSON SR, WARSHAW DM. Dense granule trafficking in *Toxoplasma gondii* requires a unique class 27 myosin and actin filaments[ J ]. Mol Biol Cell, 2016, 27( 13 ): 2080-2089.

[18] KELLY FD, WEI BM, CYGAN AM, et al. *Toxoplasma gondii* MAF1b binds the host cell MIB complex to mediate mitochondrial association[ J ]. mSphere, 2017, 2( 3 ): e00183.

[19] LIU J, HE Y D, BENMERZOUGA I, et al. An ensemble of specifically targeted proteins stabilizes cortical microtubules in the human parasite *Toxoplasma gondii*[ J ]. MBoC, 2016, 27: 549-571.

[20] LIU J, PACE D, DOU Z, et al. A vacuolar-H( + )-pyrophosphatase( TgVP1 )is required for microneme secretion, host cell invasion, and extracellular survival of *Toxoplasma gondii*[ J ]. Mol Microbiol, 2014, 93( 4 ): 698-712.

[21] LUN Z-R, LAI D-H, WEN Y-Z, et al. Cancer in the parasitic protozoans *Trypanosoma brucei* and *Toxoplasma gondii*[ J ]. Pro Nat Acad Sci. USA, 2015, 112( 29 ): 8835-8842.

[22] MALLO N, FELLOWS J, JOHNSON C, et al. Protein import into the endosymbiotic organelles of apicomplexan parasites[ J ]. Genes, 2018, 9( 8 ): 412.

[23] MARTORELLI DI GENOVA B, WILSON SK, DUBEY JP, et al. Intestinal delta-6-desaturase activity determines host range for *Toxoplasma* sexual reproduction[ J ]. PLoS Biol, 2019, 17( 8 ): e3000364.

[24] MERCIER C, CESBRON-DELAUW MF. *Toxoplasma* secretory granules: one population or more[ J ]? Trends Parasitol, 2015, 31( 11 ): 604.

[25] MIRANDA K, PACE DA, CINTRON R, et al. Characterization of a novel organelle in *Toxoplasma gondii* with similar composition and function to the plant vacuole[ J ]. Mol Microbiol, 2010, 76( 6 ): 1358-1375.

[26] MIRANDA K, SOUZA WD, PLATTNER H, et al. Acidocalcisomes in apicomplexan parasites[ J ]. Experimental Parasitology, 2008, 118( 1 ): 2-9.

[27] MORLON-GUYOT J, PASTORE S, BERRY L, et al. *Toxoplasma gondii* Vps11, a subunit of HOPS and CORVET tethering complexes, is essential for the biogenesis of secretory organelles[ J ]. Cellular Microbiology, 2015, 17( 8 ): 1157-1178.

[28] RADKE JR, STRIEPEN B, GUERINI MN, et al. Defining the cell cycle for the tachyzoite stage of *Toxoplasma gondii*[ J ]. Mol Biochem Parasitol, 2001, 115( 2 ): 165-175.

[29] SIBLEY LD, BOOTHROYD JC. Virulent strains of *Toxoplasma gondii* comprise a single clonal lineage[ J ]. Nature, 1992, 359( 6390 ): 82-85.

[30] SPEER CA, DUBEY JP. Ultrastructural differentiation of *Toxoplasma gondii* schizonts( types B to E )and gamonts in the intestines of cats fed bradyzoites[ J ]. Int J Parasitol, 2005, 35( 2 ): 193-206.

[31] STASIC AJ, CHASEN NM, DYKES EJ, et al. The *Toxoplasma* Vacuolar H( + )-ATPase regulates intracellular pH and impacts the maturation of essential secretory proteins[ J ]. Cell Rep, 2019, 27( 7 ): 2132-2146.

[32] TOSETTI N, DOS SANTOS PACHECO N, SOLDATI-FAVRE D, et al. Three F-actin assembly centers regulate organelle inheritance, cell-cell communication and motility in *Toxoplasma gondii*[ J ]. eLife, 2019: 8.

[33] TU V, MAYORAL J, SUGI T, et al. Enrichment and proteomic characterization of the cyst wall from in vitro *Toxoplasma gondii* cysts[ J ]. mBio, 2019, 10( 2 ): e00469.

[34] VAN DOOREN GG, STRIEPEN B. The algal past and parasite present of the apicoplast[ J ]. Annu Rev Microbiol, 2013, 67: 271-289.

[35] VAN DOOREN GG, YEOH LM, STRIEPEN B, et al. The import of proteins into the mitochondrion of *Toxoplasma gondii*[ J ]. J Biol Chem, 2016, 291( 37 ): 19335-19350.

[36] VENUGOPAL K, MARION S. Secretory organelle trafficking in *Toxoplasma gondii*: A long story for a short travel. International journal of medical microbiology[ J ]. IJMM, 2018, 308( 7 ): 751-760.

[37] VOLEMAN L, DOLEŽAL P. Mitochondrial dynamics in parasitic protists[ J ]. PLoS Pathog, 2019, 15( 11 ): e1008008.

[38] WALDMAN BS, SCHWARZ D, WADSWORTH MH, et al. Identification of a master regulator of differentiation in

*Toxoplasma*[ J ]. Cell, 2020, 180( 2 ): 359-372.

[39] WEISS LM, KIM K. *Toxoplasma Gondii*: The Model Apicomplexan-Perspectives and Methods[ M ]. Second Edition. Elsevier Ltd, 2013: 1085.

[40] XIA N, YE S, LIANG X, et al. Pyruvate homeostasis as a determinant of parasite growth and metabolic plasticity in *Toxoplasma gondii*[ J ]. mBio, 2019, 10( 3 ): e00898.

# 第三章 | 弓形虫的基因结构与基因分型

弓形虫是顶复门中最为成功的一种原生动物寄生虫，由于其易于进行细胞、生化、分子和基因操作，已经成为这一重要寄生虫类群生物学研究的模型。深入开展弓形虫基因组的组成和多样性特征的研究，对于揭示顶复门原虫不同的传播、宿主范围和致病性特征具有重要意义。弓形虫属（*Toxoplasma*）下仅刚地弓形虫（*T. gondii*）一个虫种，其特征是世界范围内流行，可感染包括人类在内的众多温血动物。在小鼠模型中，不同的弓形虫虫株之间的毒力存在显著差异。有些虫株无毒或弱毒，可导致无症状的慢性感染。但另一些虫株具有很强的毒力，导致致命的弓形虫病。在南美洲，非典型基因型虫株能在人类患者中引起严重急性播散性弓形虫病。弓形虫的生物学和流行病学的多样性，是由其遗传多样性决定的。因此，了解弓形虫的遗传多样性和演化史，对于确定弓形虫在不同宿主间传播方式具有重要意义。近几十年来，大量的遗传标记得以鉴定，用于区分不同地理区域的虫株，为弓形虫的分子流行病学、遗传多样性和种群结构研究提供了重要的手段。

## 第一节 弓形虫基因组特征

弓形虫基因组大小约 65Mb，由线粒体基因组、顶质体基因组和染色体基因组组成。线粒体基因组是一个 6～7kb 的多拷贝元件，编码呼吸链的三种蛋白和广泛片段化的核糖体 RNA（Feagin，2000）。这三种蛋白分别是细胞色素 b（cytochrome b，Cob）、细胞色素 c 氧化酶Ⅰ（cytochrome c oxidase Ⅰ，Cox1）和细胞色素 c 氧化酶Ⅲ（cytochrome c oxidase Ⅲ，Cox3）。顶质体基因组是一个约 35kb 的环状 DNA 分子，每个单倍体基因组约有 22～25 个拷贝（Matsuzaki 等，2001；Reiff 等，2012）。顶质体基因组与已知的线粒体基因组无显著的相似性，但与藻类的叶绿体基因组类似，含有核糖体 RNA 基因的反向重复序列和通常在叶绿体中存在的基因，如 rpoB/C、tufA 和 clpC（图 3-1）（Weiss 等，2019）。

除合子（zygote）外，弓形虫生活史中的其他时期个体的染色体均为单倍体，共 14 条，分别命名为Ⅰa，Ⅰb，Ⅱ，Ⅲ，Ⅳ，Ⅴ，Ⅵ，Ⅶa，Ⅶb，Ⅷ，Ⅸ，Ⅹ，Ⅺ和Ⅻ号染色体，大小在 2～7Mb，GC 含量为 52.2%。14 条染色体的遗传连锁图谱（genetic linkage map）见图 3-2（Khan，2005）。弓形虫基因组规模的数据，如表达序列标签（expressed sequence tags，EST）、细菌人工染色体（bacterial artificial chromosome，BAC）克隆测序和全基因组鸟枪测序，从 2001 年开始首次通过 ToxoDB 提供（www.toxodb.org）。此后，又出现了其他基因组规模的数据库，包括大规模群体测序项目的基因组序列和转录组数据。弓形虫的亲缘物种哈氏哈蒙球虫（*Hammondia hammondi*）和犬新孢子虫（*Neospora caninum*）的基因组大小分别为 65Mb 和 62Mb，均包含 14 条染色体（表 3-1）。神经肉孢子虫（*Sarcocystis neurona*）的基因组几乎是先前所描述的两倍，约 130Mb，但它们的 GC 含量相近。弓形虫与哈蒙球虫和犬新孢子虫之间有高度的基因共线性关系，而与神经肉孢子虫的基因共线性关系不高（Lorenzi 等，2016）。

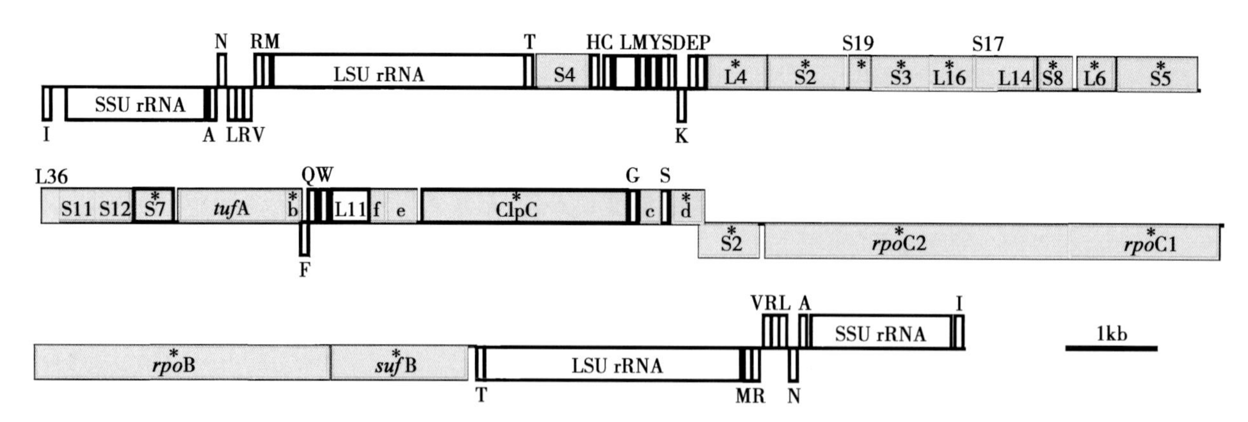


图 3-1 弓形虫顶质体基因组示意图(Weiss 等,2019)

注：根据转录方向的不同，基因被分别标记在线的上方或下方。在线的上方，表明转录方向是从左到右；反之，则在线的下方。编码蛋白的基因用灰色表示；带星号的基因表明含有内部 TGA 密码子。未知功能的 ORF 用一个小写字母来标识。大、小亚单位核糖体蛋白基因（*rpl* 和 *rps*）被命名为 L 和 S。非编码 RNA 基因用白色表示；tRNA 基因由其位置上下的单字母代码识别。LSU-rRNA 和 SSU-rRNA 分别是大、小亚单位 rRNA。数据来源于 GenBank 参考序列 NC_001799。

关于弓形虫基因表达的调控机制近年不断明晰，其中植物相关的 AP2 转录因子家族成员在调控核心启动子活性方面发挥重要作用，尤其是在弓形虫的发育过程中。此外，通过系列的组蛋白修饰引起的染色质重塑亦参与基因的表达调控。

目前，针对弓形虫，已开发出强大的正向和反向遗传工具，如目的基因和报告基因的诱导表达、条件性基因敲入 / 敲除、化学和插入突变结合基因组测序，以及在终末宿主猫体内进行的遗传杂交。这些工具的运用，结合多个虫株的高质量基因组序列，使弓形虫成为其他遗传上不易操作的顶复门原虫的最常用的模式生物。

表 3-1 刚地弓形虫和代表性顶复门原虫的基因组特征

| 特征 | 刚地弓形虫 *T. gondii* ME49[a] | 神经肉孢子虫 *S. neurona*[b] | 犬新孢子虫 *N. caninum*[c] | 哈蒙球虫 *H. hammondi*[d] |
|---|---|---|---|---|
| 基因组大小 | 65Mb 以下 | 127Mb 以下 | 62Mb 以下 | 65Mb 以下 |
| 无测序间隙的组装长度 | 65 464 221 | 117 871 271 | 57 524 119 | 67 460 985 |
| Scaffolds 数量[e] | 47 | 116 | NA[f] | 99 |
| Scaffolds N50（bp） | 6 301 488 | 2 890 735 | NA | 1 494 935 |
| Contigs 数量[g] | 410 | 8，903 | 241 | 1，337 |
| Contigs N50（bp） | 1 219 553 | 20 915 | 405 161 | 84 429 |
| 测序深度 | 26.5 | 375× | 8× | 66× |
| 染色体数目 | 14 | NA | 14 | 14 |
| 蛋白编码基因数 | 8 322 | 7 093 | 6 936[h] | 8 004 |
| GC 含量 | 52.2% | 51.5% | 54.8% | 52.5% |
| 蛋白编码序列所占百分比[i] | 60.5% | 50.9% | 59% | 57.3% |
| 蛋白编码基因的平均长度[j] | 4 778 | 9 121 | 4 892 | 4 868 |
| 每个蛋白编码基因的平均外显子数 | 11.5 | 5.5 | 12 | 11.7 |

注：NA：未确定；[a] GenBank Assembly ID GCA_000006565.2；[b]NCBI accession：SUB554996，参考文献：MBio.2015，6，02445-14；[c] 参考文献：PLoS Pathog. 2012，8，e1002567；[d]GenBank Assembly ID GCA_000258005.2；[e]Scaffolds > 10，000 bp；[f]960 Scaffolds，any size；[g]Contigs >2000bp；[h]GenBank Assembly ID GCA_000208865.2；[i] 外显子和内含子，不包括 UTRs；[j] 不包括 UTRs。

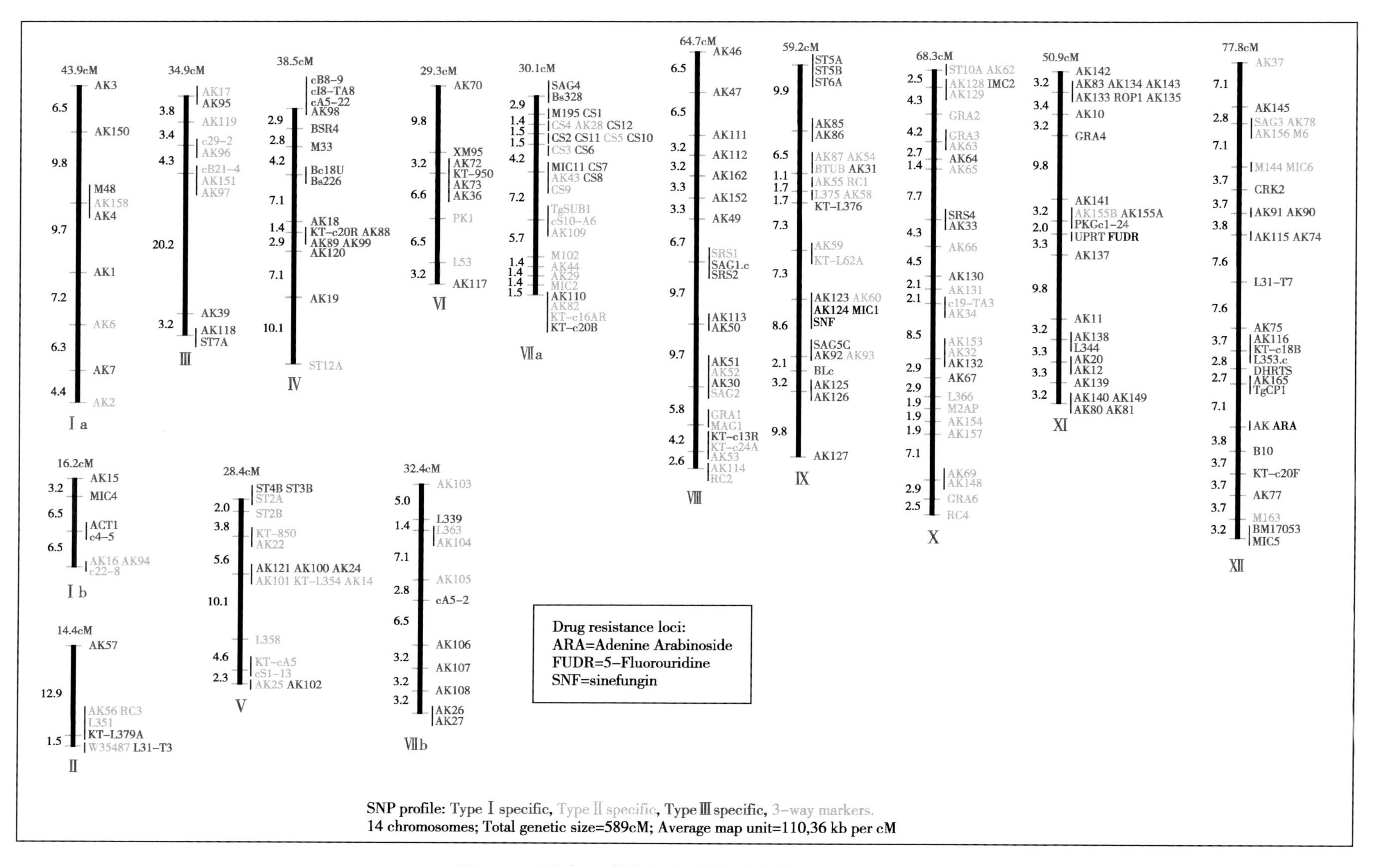


图 3-2 弓形虫 14 条染色体遗传连锁图谱（Khan，2005）

# 第二节 基因分型

弓形虫是一种全球性分布的人兽共患的寄生原虫。近年，通过分子和种群遗传学研究显示，该虫具有高度的遗传多样性和复杂的种群结构特征。人们对弓形虫基因型的研究最早始于20世纪90年代，主要采用多位点酶电泳技术（multi locus enzyme electrophoresis，MLEE）和聚合酶链反应-限制性片段长度多态性分析（polymerase chain reaction-restriction fragment length polymorphism，PCR-RFLP），并据此提出弓形虫种群结构主要为基因Ⅰ型、Ⅱ型和Ⅲ型的经典基因型分类法，亦称为原型谱系（archetypal lineage）或标准型。这在弓形虫基因分型领域一度成为研究者的参考标准，标准基因型参考虫株也由此确立。早期的研究中，学者大多采用单个遗传标记进行弓形虫基因型分析。单位点扩增在基因分型鉴别中存在较大误差，许多稀有的、非典型基因型不能与标准型进行区分。同时由于不同的研究选取的遗传标记不同，不同实验室得出的结果和结论也不同。随着寄生虫分子遗传学的发展，以核酸扩增技术为基础的多位点基因分型方法的广泛应用，来自全球不同地域和宿主（包括人源和兽源）的弓形虫虫株的逐渐增多，基因分型遗传标记的不断开发以及虫株全基因组测序的完成，为人们理解弓形虫基因型及其全球种群结构特征提供了一个新的维度。

对弓形虫基因型的分析，可为群体生物学、流行病学和基因型相关致病机制的研究等提供重要依据，从而进一步揭示基因型和疾病模式之间潜在的相关性。文献中用于弓形虫基因分型的方法较多，主要为MLEE、可移动遗传元件聚合酶链反应（mobile genetic elements PCR，MGE-PCR）、随机扩增多态性DNA聚合酶链反应（random amplified polymorphic DNA PCR，RAPD-PCR）、PCR-RFLP、微卫星（microsatellite，MS）分型、多位点DNA测序（multilocus DNA sequencing，MLST）以及血清学分型等。其中，以PCR-RFLP方法最为常用（Su等，2006），其次为MS分型（Ajzenberg等，2010），这为我们了解弓形虫遗传多样性和群体遗传学提供了重要手段。这些方法依赖于内切酶识别核苷酸序列中的单核苷酸多态性（single nucleotide polymorphism，SNP）。虽然弓形虫基因组中SNP突变率较低（为$10^{-9}$～$10^{-10}$），但由于这些方法操作简便经济，在实验室得到广泛应用，我国也大多采用此类方法进行弓形虫基因型研究。血清学分型是人工合成弓形虫抗原的肽类，如致密颗粒蛋白GRA6和GRA7，由于这些肽类是由弓形虫中的多态性位点所编码，所以仅需宿主的血清就可以对弓形虫的遗传学进行鉴定（Kong等，2003）。然而，由于可用的血清学分型标记非常有限，这种方法目前在弓形虫群体遗传学研究中应用并不广泛。

## 一、MLEE

MLEE分析是先通过电泳技术把酶蛋白分子分离，再用免疫组织化学方法进行特异性染色，从而将酶的位置和活性直接在染色区带以酶谱的形式展示出来。该法在早期被广泛应用于利什曼原虫、锥虫等的遗传学研究，也是对弓形虫分离株进行遗传多样性研究的方法之一。MLEE分析大多选择弓形虫天冬氨酸氨基转移酶（aspartate aminotransferase，AST）、谷胱甘肽还原酶（glutathione reductase，GSR）、淀粉酶（amylase，AMY）、磷酸葡萄糖异构酶（glucose phosphate isomerase，GPI）、酸性磷酸酶（acid phosphatase，ACP）和丙酰脂酶（propiobyl esterase，PE）等6个酶分子作为遗传标记。通过对83个弓形虫分离株进行MLEE分析发现，每一种酶有2～3个亚型，总共产生了12个酶谱型（zymodeme，Z），大部分虫株属于Z1、Z2（Z4和Z2型非常相似）和Z3型。后期发现，Z1，Z2和Z3酶谱型恰与弓形虫原型谱系（基因Ⅰ型、Ⅱ型和Ⅲ型）相一致；而Z5-Z12型与非典型虫株一致。在弓形虫遗传学研究中，MLEE分辨率相对较低，同时因分型费时费力，需预先培养并纯化足够量的弓形虫速殖子，因此目前已很少使用。MLEE可为研究弓形虫遗传多样性及其与疾病表型之间的联系提供线索。

## 二、PCR-RFLP

RFLP是用限制性内切酶降解目的基因，当酶切位点存在DNA多态性或位点之间存在改变DNA片段长度的更大突变时，就可以用该方法检测出不同物种间的差异。PCR-RFLP是将PCR技术与RFLP相结合而形成的一种DNA检测方法，是对传统RFLP的一种改进。其本质是检测DNA序列内单核苷酸多态性，但是只检测内切酶识别位点内的SNP。该过程首先利用PCR扩增目的基因，然后用限制性内切酶酶切所扩增到的目的基因片段，再将酶切产物经琼脂糖凝胶电泳，基于片段长度的电泳速度的差异来判读比对不同来源基因序列的差异性。该方法需要样品量少，样品纯度要求不高，适合快速和大量的样品分析。

早期最常用于弓形虫基因分型的特异性遗传标记是SAG2基因，主要是通过对该基因的两个限制性酶切位点进行PCR-RFLP分析。但仅用SAG2单个基因进行基因分型的敏感性有限，特别是对于重组型或非典型基因型弓形虫虫株敏感性就更低。因此，人们开发了多位点PCR-RFLP基因分型方法。

多位点PCR-RFLP分析是选择多个含SNP的遗传标记进行PCR-RFLP分型。该方法后来被广泛应用于世界各地的弓形虫虫株基因多态性分析等分子流行病学研究，并且随着研究的深入，不断地发展和完善。Howe和Sibley（1995）运用6个PCR-RFLP标记对来自北美和欧洲的106个弓形虫虫株进行分型，结果显示这些虫株主要分为3个克隆谱系，分别是基因Ⅰ型、基因Ⅱ型和基因Ⅲ型。只有4个分离株表现为基因Ⅰ型和Ⅲ型，或Ⅱ型和Ⅲ型的重组。由此推断北美和欧洲地域流行弓形虫主要为原型谱系的种群结构。由于不同实验室选用的基因位点不尽一致，因此基因分型结果很难进行标准化。另外，用于基因分型的遗传位点多为单拷贝基因，故当样品量少，DNA含量低，特别是对临床和实验组织样品，该方法的敏感性就大为降低。为此，针对弓形虫10个遗传标记的多重多位点巢式PCR-RFLP方法（Mn-PCR-RFLP）应运而生（Su等，2006）。这10个遗传标记包括SAG1、SAG2[alt. SAG2，(3′+5′)SAG2]、SAG3、BTUB、GRA6、c22-8、c29-2、L358、PK1和Apico。该方法首先利用外部引物通过多重PCR扩增目片段，最后通过酶切、电泳对图谱进行比对分析。与传统的PCR-RFLP相比，该法的敏感性显著提高，检测下限为10个虫体，另外也简便快速。目前，Mn-PCR-RFLP分型已经成为各实验室通用的弓形虫基因分型技术（Shwab等，2014）。

## 三、MS分型

MS序列，又称短核苷酸串联重复序列（short nucleotide tandem repeats，STR），是一段均匀分布于真核生物基因组中的简单串联重复序列，其核心序列呈串联重复排列，侧翼DNA序列位于核心序列的两端，为保守的特异单拷贝序列。它们的多态性是基于等位基因的不同重复数量。在弓形虫中，这种重复序列一般比较简单，重复单位最少是2个核苷酸，重复次数为2～20次。一般认为，真核生物中MS序列的进化速度较快，在每次复制中每个位点的突变率为$10^{-2}$～$10^{-5}$。Costa等（1997）通过对弓形虫原型谱系的大量分离株的研究发现，弓形虫的MS序列进化速度较慢。虽然对弓形虫SNP和MS序列精确的突变率尚不清楚，但是MS序列的突变率比SNP高，用于多态性分析优于SNP，在遗传学鉴定方面具有更高的分辨率。对MS序列的分析是通过PCR扩增和测序完成的。主要原理是根据重复序列两端的保守序列设计特异性荧光引物，扩增每个位点的MS序列，比较扩增产物的长短变化，其结果可显示不同基因型的个体在每个MS位点的多态性。该法已广泛应用于锥虫、利什曼原虫、疟原虫、隐孢子虫和弓形虫的基因分型研究。到目前为止，包含15个MS标记的多重PCR方法已被广泛应用于弓形虫基因分型研究，这些分型标记主要包括TUB2、W35、TGM-A、B18、B17、M33、MIV.1、MXI.1、M48、M102、N60、N82、AA、N61和N83，它们分布于已知基因的内含子内（如编码β-微管蛋白的TUB2基因）或表达序列标签内等。以$[TG/AC]_n$或$[TC/AG]_n$为重复序列的8个MS标记（TUB2、W35、TGM-A、B18、B17、M33、IV.1和XI.1）具有较低的突变性，能够区分原型系与非典型基因型虫株；而具有$[TA/AT]_n$重复序列的7个MS标记（M48、M102、N60、N82、AA、N61和N83）则具有较高的突变性，可用来区分亲缘关系相近或同一基因型内部弓形虫种群结构（Ajzenberg等，2010）。MS分型分辨率高，准确性好，当样品量比较充足并对成本要求不高时，该方法应是合理的选择。

## 四、DNA 序列分析

DNA 序列分析是研究弓形虫基因多态性的一种高分辨率方法，在寄生虫鉴定与分子遗传学研究中已得到广泛应用。20 世纪 90 年代，DNA 测序只是作为辅助手段，大部分研究只选取 1～2 个弓形虫目的基因进行分析。但随着 PCR 技术的发展及测序成本的降低，全自动 DNA 测序仪的使用，MLST（基于内含子或管家基因）开始逐步大规模应用于弓形虫基因型鉴定及种群遗传学研究中，特别是非典型基因型弓形虫株的遗传多样性研究。目前 DNA 序列分析应用于弓形虫基因分型领域主要为 MLST 和内含子测序分析法。

MLST 通过对目的基因进行测序来检测基因序列内的 SNP。SNP 是指基因组 DNA 序列中由于单个核苷酸（A、G、C、T）突变而引起的多态性，可用于群体遗传学中关于生物起源、演化和迁移等方面的研究。在基因组 DNA 中，任何碱基均有可能发生变异，因此 SNP 既有可能在基因编码序列内，也有可能在基因以外的非编码序列上。DNA 序列分型标记 SAG1、SAG2、SAG3、SAG4、BTUB、c22-8、c29-2、L358、PK1、Apico、GRA6、GRA7 和 B1 基因等，已被广泛用于弓形虫遗传多样性研究，并且对研究毒力效应分子具有重要意义。该方法具有很高的分辨率和准确性，可在脑脊液或泪液中检测低至 5～10 个弓形虫。但是大量的扩增和测序需要有充足的样本，耗时并且成本相对较高。

内含子测序分析法是对内含子进行扩增测序，检测内含子序列内的单核苷酸多态性。大量分子演化研究发现，内含子对研究种内遗传进化方面具有重要意义。Khan 等（2005b）发现 PCR-RFLP 分型并不能精确区分弓形虫等位基因之间的多态性，而内含子可用于进行种内系统发育的比较。对分离自免疫缺陷患者的 10 株弓形虫先进行多位点 PCR-RFLP 分析，发现它们仅是重组基因型，再进一步对其进行内含子测序，结果显示出不同于原型谱系的新的多态性，这对进一步分析弓形虫虫株的起源具有重要意义。Su 等通过同时采用 Mn-PCR-RFLP 分析和内含子测序分析（UPRT1、UPRT7、GRA6、GRA7、EF1 和 HP2）将 138 个 PCR-RFLP 基因型分成 15 个单体型和 6 个主要演化支（Su 等，2010；2012）。这对研究弓形虫遗传进化，区分克隆系、非典型基因型及新基因型提供了非常有力的依据，也为不同实验室间分型结果的比较分析奠定了基础。

## 五、基因型命名

目前对弓形虫的基因分型命名还没有一个统一的标准。由于在既往的研究中不同实验室采用不同的方法用于不同虫株的分型研究，每种分型方法均有其各自的分类命名的方法，从而导致弓形虫基因分型命名的混乱。表 3-2 总结比较了常用分型命名方法。传统的基因型命名是基于三个优势谱系的克隆种群结构，即基因Ⅰ型、Ⅱ型和Ⅲ型（type 1，type 2 和 type 3）。所有其他基因型均被称之为非典型基因型（atypical genotype）或外来基因型（exotic genotype）。弓形虫 PCR-RFLP 数据库基因型命名系统（ToxoDB PCR-RFLP genotype naming system）是基于前述的 10 个 PCR-RFLP 标记物的检测结果，将每个基因型分别赋予一个编号，依次记录为 ToxoDB#1，ToxoDB#2，ToxoDB#3……，迄今已发现近 300 个基因型，表 3-3）。上述标记物可区分基因Ⅱ型和Ⅱ型变异型（type Ⅱ variant）。Ⅱ型的原型在 Apico 位点为经典Ⅱ型等位基因（PTG 株和 ME49 株），而Ⅱ型变异型在 Apico 位点为经典Ⅰ型等位基因（PRU 株）。弓形虫 BRC 编码命名系统则是基于 15 个微卫星标记（TUB2、W35、TGM-A、B18、B17、M33、MIV.1、MXI.1、M48、M102、N60、N82、AA、N61 和 N83），与原型谱系相一致，通常指其他克隆谱系地理起源，如非洲 1 型和加勒比海 1 型等（Ajzenberg 等，2010）。单倍群（haplogroup）命名系统是基于 5 个内含子（UPRT、MIC、BTUB、HP 和 EF）的 DNA 测序结果，通过基因分型和聚类分析将全球弓形虫株分为 16 个单倍群（types 1～16）。此外，基于基因组 SNP 演化树分析可将各地弓形虫分离株分属 6 个演化支（Clades A～F）（Su 等，2012；Khan 等，2007；Behnke 等，2016）。流行欧洲和北美的原型谱系弓形虫虫株，其中基因Ⅰ型 RFLP 分型为 ToxoDB#10，属于单倍群 type 1 和 Clade A 进化支；基因Ⅱ型和Ⅱ型变异型 RFLP 分型为 ToxoDB#1 和 #3，属于 type 2 单倍群和 Clade D 演化支；基因Ⅲ型 RFLP

分型为ToxoDB#2，属于type 3单倍群和Clade C进化支。我国弓形虫分离株经PCR-RFLP分型发现，ToxoDB#9型为优势基因型，命名为Chinese 1型，属于type 13单倍群和Clade D进化支。

表3-2　基于弓形虫不同基因分型方法的命名比较

| PCR-RFLP 基因型（ToxoDB #） | 单倍群（Haplogroup） | 代表性虫株的BRC编码 | 传统命名 | 代表性虫株 | 备注 |
|---|---|---|---|---|---|
| 1 | 2 | TgA00001 | Type Ⅱ，type 2 | PTG | type 2原型（type 2 clonal） |
| 2 | 3 | TgH00005 | Type Ⅲ，type 3 | VEG | |
| 3 | 2 | TgH00001 | Type Ⅱ，type 2 | PRU | type 2变异型（type 2 variant） |
| 4 | 12 | N/A | Type 12，atypical，exotic | B41 | |
| 5 | 12 | N/A | Type 12，atypical，exotic | ARI | |
| 6 | 6 | TgH00007 | Type BrI，atypical，exotic | FOU | 等同于*Africa 1* |
| 7 | 3 | N/A | atypical，exotic | G622M | |
| 8 | 9 | TgA00005 | Type BrⅢ，Atypical，exotic | P89（TgPgUs15） | |
| 9 | 13 | N/A | Chinese 1，atypical，exotic | TgCtPRC04<br>TgCtwh3 | |
| 10 | 1 | TgA00004 | Type I，type 1 | GT1 | |
| 11 | 4 | N/A | Type BrⅡ，atypical，exotic | TgCatBr01 | |
| 12 | 3 | N/A | atypical，exotic | TgCkGy02 | |
| 13 | 3 | N/A | atypical，exotic | TgCatStk07a | |
| 14 | 9 | N/A | atypical，exotic | TgCatBr15 | |
| 15 | 4 | N/A | atypical，exotic | CASTELLS | |
| 16 | N/A | N/A | atypical，exotic | TgCkNi01 | |
| 17 | 4 | TgH00006 | Type BrIV，atypical，exotic | MAS | |
| 18 | N/A | N/A | atypical，exotic | TgCatPRC1 | |
| 19 | 8 | TgA00007 | atypical，exotic | TgCatBr05 | |
| 20 | N/A | N/A | atypical，exotic | TgDgSL4 | |
| 28 | 7 | TgH00008 | atypical，exotic | CAST | |
| 60 | 5 | TgH18002 | atypical，exotic | GUY-KOE | |
| 60 | 10 | TgH00009 | atypical，exotic | GUY-VAND | |
| 66 | 11 | N/A | Cougar，atypical，exotic | TgCgCa01 | |
| 111 | 15 | N/A | atypical，exotic | TgCatBr64 | |
| 203 | 14 | TgA15004 | atypical，exotic | GAB2-2007-GAL-DOM2 | 等同于Africa 3 |

N/A，未命名

表3-3　全球弓形虫PCR-RFLP遗传标记与基因分型

| 基因型ToxoDB | PCR-RFLP遗传标记 | | | | | | | | | | |
|---|---|---|---|---|---|---|---|---|---|---|---|
| | SAG1 | 3′5′SAG2 | alt.SAG2 | SAG3 | BTUB | GRA6 | C22-8 | C29-2 | L358 | PK1 | APICO |
| #1（Ⅱ型） | Ⅱ/Ⅲ | Ⅱ | Ⅱ | Ⅱ | Ⅱ | Ⅱ | Ⅱ | Ⅱ | Ⅱ | Ⅱ | Ⅱ |
| #2（Ⅲ型） | Ⅱ/Ⅲ | Ⅲ | Ⅲ | Ⅲ | Ⅲ | Ⅲ | Ⅲ | Ⅲ | Ⅲ | Ⅲ | Ⅲ |
| #3（Ⅱ型变异） | Ⅱ/Ⅲ | Ⅱ | Ⅱ | Ⅱ | Ⅱ | Ⅱ | Ⅱ | Ⅱ | Ⅱ | Ⅱ | Ⅰ |
| #4（12型） | Ⅱ/Ⅲ | Ⅱ | Ⅱ | Ⅱ | Ⅱ | Ⅱ | Ⅱ | Ⅱ | Ⅰ | Ⅱ | Ⅰ |
| #5（12型） | u-1 | Ⅱ | Ⅱ | Ⅱ | Ⅱ | Ⅱ | Ⅱ | Ⅱ | Ⅰ | Ⅱ | Ⅰ |
| #6（BrⅠ型/Africa 1型） | Ⅰ | Ⅰ | Ⅰ | Ⅲ | Ⅰ | Ⅱ | u-1 | Ⅰ | Ⅰ | Ⅰ | Ⅰ |

续表

| 基因型 ToxoDB | PCR-RFLP 遗传标记 | | | | | | | | | | |
|---|---|---|---|---|---|---|---|---|---|---|---|
| | SAG1 | 3′5′SAG2 | alt.SAG2 | SAG3 | BTUB | GRA6 | C22-8 | C29-2 | L358 | PK1 | APICO |
| #7 | Ⅰ | Ⅲ | Ⅲ | Ⅲ | Ⅲ | Ⅲ | Ⅲ | Ⅲ | Ⅲ | Ⅲ | Ⅰ |
| #8（BrⅢ型） | Ⅰ | Ⅲ | Ⅲ | Ⅲ | Ⅲ | Ⅲ | Ⅱ | Ⅲ | Ⅲ | Ⅲ | Ⅲ |
| #9（Chinese 1 型） | u-1 | Ⅱ | Ⅱ | Ⅲ | Ⅲ | Ⅱ | Ⅱ | Ⅲ | Ⅱ | Ⅱ | Ⅰ |
| #10（Ⅰ型） | Ⅰ | Ⅰ | Ⅰ | Ⅰ | Ⅰ | Ⅰ | Ⅰ | Ⅰ | Ⅰ | Ⅰ | Ⅰ |
| #11（BrⅡ型） | Ⅰ | Ⅰ | Ⅱ | Ⅲ | Ⅲ | Ⅲ | Ⅰ | Ⅲ | Ⅰ | Ⅱ | Ⅲ |
| #12 | Ⅰ | Ⅲ | Ⅲ | Ⅰ | Ⅰ | Ⅲ | Ⅱ | Ⅲ | Ⅲ | Ⅰ | Ⅲ |
| #13 | Ⅰ | Ⅰ | Ⅰ | Ⅰ | Ⅰ | Ⅲ | Ⅱ | Ⅲ | Ⅲ | Ⅰ | Ⅲ |
| #14 | Ⅰ | Ⅲ | Ⅲ | Ⅲ | Ⅲ | Ⅲ | Ⅲ | Ⅰ | Ⅲ | Ⅲ | Ⅲ |
| #15 | u-1 | Ⅰ | Ⅱ | Ⅲ | Ⅲ | Ⅲ | Ⅲ | Ⅰ | Ⅰ | Ⅲ | Ⅰ |
| #16 | Ⅰ | Ⅰ | Ⅱ | Ⅲ | Ⅲ | Ⅰ | Ⅲ | Ⅰ | Ⅲ | Ⅲ | Ⅰ |
| #17（BrⅣ型） | u-1 | Ⅰ | Ⅱ | Ⅲ | Ⅲ | Ⅲ | u-1 | Ⅰ | Ⅰ | Ⅲ | Ⅰ |
| #18 | Ⅰ | Ⅰ | Ⅰ | Ⅲ | Ⅰ | Ⅲ | Ⅱ | Ⅰ | Ⅲ | Ⅲ | Ⅰ |
| #19 | Ⅰ | Ⅲ | Ⅲ | Ⅲ | Ⅲ | Ⅲ | Ⅰ | Ⅰ | Ⅰ | u-1 | Ⅰ |
| #20 | u-1 | Ⅱ | Ⅱ | Ⅲ | Ⅲ | Ⅱ | Ⅱ | Ⅲ | Ⅱ | u-2 | Ⅰ |
| #21 | Ⅰ | Ⅲ | Ⅲ | Ⅲ | Ⅲ | Ⅲ | Ⅰ | Ⅰ | Ⅰ | Ⅲ | Ⅲ |
| #22 | u-1 | Ⅰ | Ⅱ | Ⅲ | Ⅲ | Ⅲ | u-1 | Ⅰ | Ⅲ | Ⅲ | Ⅲ |
| #23 | Ⅰ | Ⅰ | Ⅱ | Ⅲ | Ⅰ | Ⅲ | Ⅱ | Ⅰ | Ⅲ | u-1 | Ⅰ |
| #24 | Ⅰ | Ⅰ | Ⅰ | Ⅰ | Ⅲ | Ⅰ | Ⅰ | Ⅰ | Ⅰ | Ⅰ | Ⅲ |
| #25 | Ⅰ | Ⅲ | Ⅲ | Ⅰ | Ⅲ | Ⅲ | Ⅲ | Ⅲ | Ⅲ | Ⅰ | Ⅰ |
| #26 | Ⅱ/Ⅲ | Ⅲ | Ⅲ | Ⅲ | Ⅲ | Ⅲ | Ⅰ | Ⅲ | Ⅲ | Ⅰ | Ⅲ |
| #27 | Ⅰ | Ⅰ | Ⅰ | Ⅰ | Ⅰ | Ⅰ | Ⅰ | Ⅲ | Ⅰ | Ⅰ | Ⅰ |
| #28 | Ⅰ | Ⅰ | Ⅰ | Ⅰ | Ⅰ | Ⅰ | Ⅱ | Ⅰ | Ⅲ | Ⅰ | Ⅲ |
| #29 | Ⅰ | Ⅰ | Ⅱ | Ⅲ | Ⅰ | Ⅲ | Ⅱ | Ⅰ | Ⅲ | Ⅲ | Ⅰ |
| #30 | Ⅰ | Ⅲ | Ⅲ | Ⅰ | Ⅲ | Ⅲ | Ⅲ | Ⅲ | Ⅲ | Ⅰ | Ⅲ |
| #31 | Ⅰ | Ⅲ | Ⅲ | Ⅲ | Ⅰ | Ⅲ | Ⅲ | Ⅲ | Ⅲ | Ⅰ | Ⅲ |
| #32 | Ⅰ | Ⅲ | Ⅲ | Ⅲ | Ⅲ | Ⅱ | Ⅰ | Ⅰ | Ⅰ | Ⅰ | Ⅰ |
| #33 | u-1 | Ⅰ | Ⅱ | Ⅲ | Ⅰ | Ⅲ | u-1 | Ⅰ | Ⅰ | Ⅰ | Ⅰ |
| #34 | u-1 | Ⅰ | Ⅱ | Ⅲ | Ⅲ | Ⅲ | Ⅱ | Ⅰ | Ⅰ | u-1 | Ⅰ |
| #35 | Ⅰ | Ⅰ | Ⅰ | Ⅰ | Ⅰ | Ⅰ | Ⅰ | Ⅲ | Ⅰ | Ⅰ | Ⅲ |
| #36 | Ⅰ | Ⅰ | Ⅰ | Ⅲ | Ⅰ | Ⅲ | Ⅱ | Ⅰ | Ⅲ | Ⅰ | Ⅲ |
| #37 | Ⅰ | Ⅱ | Ⅱ | Ⅲ | Ⅲ | Ⅲ | u-1 | Ⅰ | Ⅰ | Ⅲ | Ⅰ |
| #38 | Ⅰ | Ⅲ | Ⅲ | Ⅲ | Ⅰ | Ⅰ | Ⅰ | Ⅲ | Ⅰ | Ⅰ | Ⅲ |
| #39 | Ⅱ/Ⅲ | Ⅱ | Ⅱ | Ⅱ | Ⅱ | Ⅱ | Ⅱ | Ⅱ | Ⅰ | Ⅱ | Ⅱ |
| #40 | u-1 | Ⅰ | Ⅱ | Ⅲ | Ⅲ | Ⅲ | Ⅲ | Ⅲ | Ⅰ | Ⅲ | Ⅰ |
| #41 | Ⅰ | Ⅰ | Ⅰ | Ⅲ | Ⅰ | Ⅱ | Ⅰ | Ⅰ | Ⅰ | Ⅰ | Ⅰ |
| #42 | Ⅰ | Ⅰ | Ⅰ | Ⅲ | Ⅲ | Ⅱ | Ⅰ | Ⅰ | Ⅰ | u-1 | Ⅰ |
| #43 | Ⅰ | Ⅰ | Ⅱ | Ⅰ | Ⅱ | Ⅰ | Ⅰ | Ⅰ | Ⅰ | u-1 | Ⅰ |
| #44 | Ⅰ | Ⅰ | Ⅱ | Ⅲ | Ⅰ | Ⅲ | Ⅱ | Ⅰ | Ⅰ | u-3 | Ⅰ |
| #45 | Ⅰ | Ⅲ | Ⅲ | Ⅲ | Ⅰ | Ⅱ | Ⅱ | Ⅲ | Ⅰ | Ⅰ | Ⅲ |
| #46 | Ⅰ | Ⅲ | Ⅲ | Ⅲ | Ⅰ | Ⅲ | Ⅱ | Ⅰ | Ⅲ | Ⅲ | Ⅰ |
| #47 | Ⅰ | Ⅲ | Ⅲ | Ⅲ | Ⅲ | Ⅱ | u-1 | Ⅰ | Ⅰ | Ⅱ | Ⅰ |
| #48 | Ⅰ | Ⅲ | Ⅲ | Ⅲ | Ⅲ | Ⅲ | Ⅲ | Ⅲ | Ⅲ | Ⅲ | Ⅲ |
| #49 | Ⅱ/Ⅲ | Ⅱ | Ⅱ | Ⅰ | Ⅱ | Ⅱ | Ⅱ | Ⅱ | Ⅲ | Ⅱ | nd |
| #50 | Ⅱ/Ⅲ | Ⅲ | Ⅲ | Ⅰ | Ⅲ | Ⅰ | Ⅲ | Ⅲ | Ⅲ | Ⅲ | Ⅲ |
| #51 | u-1 | Ⅰ | Ⅱ | Ⅲ | Ⅰ | Ⅲ | Ⅱ | Ⅰ | Ⅰ | Ⅰ | Ⅰ |
| #52 | u-1 | Ⅰ | Ⅱ | Ⅲ | Ⅰ | Ⅲ | u-2 | Ⅰ | Ⅰ | Ⅲ | Ⅰ |

续表

| 基因型 ToxoDB | PCR-RFLP 遗传标记 | | | | | | | | | | |
|---|---|---|---|---|---|---|---|---|---|---|---|
| | SAG1 | 3′5′SAG2 | alt.SAG2 | SAG3 | BTUB | GRA6 | C22-8 | C29-2 | L358 | PK1 | APICO |
| #53 | u-1 | Ⅰ | Ⅱ | Ⅲ | Ⅲ | Ⅲ | Ⅱ | Ⅰ | Ⅰ | Ⅲ | Ⅰ |
| #54 | Ⅱ/Ⅲ | Ⅱ | Ⅱ | Ⅲ | Ⅲ | Ⅲ | Ⅲ | Ⅲ | Ⅲ | Ⅲ | Ⅱ |
| #55 | Ⅰ | Ⅰ | Ⅰ | Ⅰ | Ⅲ | Ⅰ | u-1 | Ⅰ | Ⅰ | Ⅰ | Ⅰ |
| #56 | Ⅰ | Ⅰ | Ⅰ | Ⅲ | Ⅰ | Ⅱ | u-1 | Ⅰ | Ⅲ | Ⅰ | Ⅰ |
| #57 | Ⅰ | Ⅰ | Ⅰ | Ⅲ | Ⅰ | Ⅱ | u-1 | Ⅰ | Ⅲ | Ⅱ | Ⅲ |
| #58 | Ⅰ | Ⅰ | Ⅰ | Ⅲ | Ⅰ | Ⅲ | u-1 | Ⅲ | Ⅲ | Ⅰ | Ⅰ |
| #59 | Ⅰ | Ⅰ | Ⅰ | Ⅲ | Ⅲ | Ⅱ | u-1 | Ⅰ | Ⅰ | Ⅰ | Ⅰ |
| #60 | Ⅰ | Ⅰ | Ⅱ | Ⅰ | Ⅲ | Ⅲ | Ⅲ | Ⅰ | Ⅲ | Ⅲ | Ⅰ |
| #61 | Ⅰ | Ⅰ | Ⅱ | Ⅲ | Ⅰ | Ⅲ | Ⅱ | Ⅲ | Ⅰ | u-2 | Ⅰ |
| #62 | Ⅰ | Ⅰ | Ⅱ | Ⅲ | Ⅰ | Ⅲ | Ⅱ | Ⅲ | Ⅲ | Ⅲ | Ⅰ |
| #63 | Ⅰ | Ⅰ | Ⅱ | Ⅲ | Ⅲ | Ⅲ | Ⅰ | Ⅲ | Ⅰ | Ⅱ | Ⅰ |
| #64 | Ⅰ | Ⅰ | Ⅱ | Ⅲ | Ⅲ | Ⅲ | u-1 | Ⅰ | Ⅰ | u-2 | Ⅰ |
| #65 | Ⅰ | Ⅰ | Ⅱ | Ⅲ | Ⅲ | Ⅲ | u-1 | Ⅰ | Ⅰ | Ⅲ | Ⅰ |
| #66 | Ⅰ | Ⅱ | Ⅱ | Ⅲ | Ⅱ | Ⅱ | Ⅱ | u-1 | Ⅰ | u-2 | Ⅰ |
| #67 | Ⅰ | Ⅲ | Ⅲ | Ⅲ | Ⅰ | Ⅲ | Ⅰ | Ⅲ | Ⅲ | u-1 | Ⅲ |
| #68 | Ⅰ | Ⅲ | Ⅲ | Ⅲ | Ⅰ | Ⅲ | Ⅲ | Ⅲ | Ⅲ | Ⅲ | Ⅲ |
| #69 | Ⅰ | Ⅲ | Ⅲ | Ⅲ | Ⅲ | Ⅱ | Ⅰ | Ⅲ | Ⅰ | Ⅱ | Ⅰ |
| #70 | Ⅰ | Ⅲ | Ⅲ | Ⅲ | Ⅲ | Ⅱ | u-1 | Ⅰ | Ⅰ | Ⅰ | Ⅲ |
| #71 | Ⅰ | Ⅲ | Ⅲ | Ⅲ | Ⅲ | Ⅲ | Ⅱ | Ⅰ | Ⅲ | Ⅲ | Ⅰ |
| #72 | Ⅰ | Ⅲ | Ⅲ | Ⅲ | Ⅲ | Ⅲ | Ⅲ | Ⅲ | Ⅲ | u-2 | Ⅲ |
| #73 | Ⅱ/Ⅲ | Ⅲ | Ⅲ | Ⅰ | Ⅰ | Ⅰ | Ⅲ | Ⅲ | Ⅲ | Ⅰ | Ⅰ |
| #74 | Ⅱ/Ⅲ | Ⅲ | Ⅲ | Ⅲ | Ⅱ | Ⅱ | Ⅱ | Ⅲ | Ⅱ | Ⅱ | Ⅰ |
| #75 | u-1 | Ⅰ | Ⅱ | Ⅲ | Ⅲ | Ⅲ | Ⅱ | Ⅰ | Ⅰ | Ⅲ | Ⅲ |
| #76 | u-1 | Ⅲ | Ⅲ | Ⅲ | Ⅲ | Ⅲ | u-1 | Ⅰ | Ⅰ | Ⅲ | Ⅰ |
| #77 | Ⅰ | Ⅰ | Ⅰ | Ⅰ | Ⅰ | Ⅰ | u-1 | Ⅰ | Ⅰ | Ⅲ | Ⅲ |
| #78 | Ⅰ | Ⅰ | Ⅰ | Ⅰ | Ⅰ | Ⅲ | Ⅱ | Ⅰ | Ⅲ | Ⅰ | Ⅲ |
| #79 | Ⅰ | Ⅰ | Ⅰ | Ⅰ | Ⅲ | Ⅰ | Ⅰ | Ⅲ | Ⅲ | Ⅰ | Ⅲ |
| #80 | Ⅰ | Ⅰ | Ⅰ | Ⅲ | Ⅰ | Ⅱ | Ⅰ | Ⅰ | Ⅰ | u-1 | Ⅰ |
| #81 | Ⅰ | Ⅰ | Ⅰ | Ⅲ | Ⅰ | Ⅱ | u-1 | Ⅰ | Ⅰ | Ⅲ | Ⅲ |
| #82 | Ⅰ | Ⅰ | Ⅰ | Ⅲ | Ⅰ | Ⅲ | Ⅱ | Ⅰ | Ⅰ | Ⅰ | Ⅲ |
| #83 | Ⅰ | Ⅰ | Ⅰ | Ⅲ | Ⅰ | Ⅲ | Ⅱ | Ⅲ | Ⅲ | Ⅰ | Ⅲ |
| #84 | Ⅰ | Ⅰ | Ⅰ | Ⅲ | Ⅰ | Ⅲ | u-1 | Ⅰ | Ⅰ | Ⅲ | Ⅰ |
| #85 | Ⅰ | Ⅰ | Ⅰ | Ⅲ | Ⅲ | Ⅱ | u-1 | Ⅰ | Ⅰ | Ⅱ | Ⅰ |
| #86 | Ⅰ | Ⅰ | Ⅰ | Ⅲ | Ⅲ | Ⅱ | u-1 | Ⅰ | Ⅰ | Ⅲ | Ⅰ |
| #87 | Ⅰ | Ⅰ | Ⅰ | Ⅲ | Ⅲ | Ⅲ | Ⅰ | Ⅰ | Ⅲ | Ⅰ | Ⅲ |
| #88 | Ⅰ | Ⅰ | Ⅰ | Ⅲ | Ⅲ | Ⅲ | Ⅱ | Ⅰ | Ⅲ | Ⅰ | Ⅲ |
| #89 | Ⅰ | Ⅰ | Ⅰ | Ⅲ | Ⅲ | Ⅲ | Ⅱ | Ⅲ | Ⅲ | Ⅲ | Ⅲ |
| #90 | Ⅰ | Ⅰ | Ⅰ | Ⅲ | Ⅲ | Ⅲ | Ⅲ | Ⅲ | Ⅲ | Ⅰ | Ⅲ |
| #91 | Ⅰ | Ⅰ | Ⅱ | Ⅰ | Ⅰ | Ⅰ | Ⅱ | Ⅰ | Ⅰ | Ⅰ | Ⅰ |
| #92 | Ⅰ | Ⅰ | Ⅱ | Ⅰ | Ⅲ | Ⅱ | Ⅱ | Ⅰ | Ⅰ | Ⅱ | Ⅰ |
| #93 | Ⅰ | Ⅰ | Ⅱ | Ⅰ | Ⅲ | Ⅱ | u-1 | Ⅰ | Ⅰ | Ⅲ | Ⅰ |
| #94 | Ⅰ | Ⅰ | Ⅱ | Ⅰ | Ⅲ | Ⅲ | Ⅰ | Ⅰ | Ⅰ | Ⅱ | Ⅰ |
| #95 | Ⅰ | Ⅰ | Ⅱ | Ⅰ | Ⅲ | Ⅲ | Ⅱ | Ⅰ | Ⅰ | Ⅲ | Ⅰ |
| #96 | Ⅰ | Ⅰ | Ⅱ | Ⅰ | Ⅲ | Ⅲ | Ⅱ | Ⅲ | Ⅰ | Ⅲ | Ⅲ |

续表

| 基因型 ToxoDB | PCR-RFLP 遗传标记 | | | | | | | | | | |
|---|---|---|---|---|---|---|---|---|---|---|---|
| | SAG1 | 3′5′SAG2 | alt.SAG2 | SAG3 | BTUB | GRA6 | C22-8 | C29-2 | L358 | PK1 | APICO |
| #97 | Ⅰ | Ⅰ | Ⅱ | Ⅰ | Ⅲ | Ⅲ | Ⅱ | Ⅲ | Ⅰ | Ⅲ | Ⅰ |
| #98 | Ⅰ | Ⅰ | Ⅱ | Ⅰ | Ⅲ | Ⅲ | Ⅲ | Ⅲ | Ⅰ | Ⅲ | Ⅲ |
| #99 | Ⅰ | Ⅰ | Ⅱ | Ⅰ | Ⅲ | Ⅲ | u-1 | Ⅰ | Ⅰ | Ⅲ | Ⅰ |
| #100 | Ⅰ | Ⅰ | Ⅱ | Ⅰ | Ⅲ | Ⅲ | u-1 | Ⅰ | Ⅲ | Ⅲ | Ⅰ |
| #101 | Ⅰ | Ⅰ | Ⅱ | Ⅲ | Ⅰ | Ⅲ | Ⅱ | Ⅰ | Ⅰ | u-2 | Ⅰ |
| #102 | Ⅰ | Ⅰ | Ⅱ | Ⅲ | Ⅰ | Ⅲ | Ⅱ | Ⅰ | Ⅲ | u-1 | Ⅲ |
| #104 | Ⅰ | Ⅰ | Ⅱ | Ⅲ | Ⅰ | Ⅲ | u-1 | Ⅰ | Ⅰ | Ⅲ | Ⅰ |
| #105 | Ⅰ | Ⅰ | Ⅱ | Ⅲ | Ⅲ | Ⅱ | u-1 | Ⅲ | Ⅲ | Ⅲ | Ⅰ |
| #106 | Ⅰ | Ⅰ | Ⅱ | Ⅲ | Ⅲ | Ⅱ | u-1 | Ⅰ | Ⅰ | Ⅱ | Ⅰ |
| #107 | Ⅰ | Ⅰ | Ⅱ | Ⅲ | Ⅲ | Ⅱ | u-1 | Ⅰ | Ⅰ | Ⅲ | Ⅰ |
| #108 | Ⅰ | Ⅰ | Ⅱ | Ⅲ | Ⅲ | Ⅲ | Ⅱ | Ⅰ | Ⅰ | Ⅲ | Ⅰ |
| #109 | Ⅰ | Ⅰ | Ⅱ | Ⅲ | Ⅲ | Ⅲ | Ⅲ | Ⅰ | Ⅲ | Ⅲ | Ⅲ |
| #110 | Ⅰ | Ⅰ | Ⅱ | Ⅲ | Ⅲ | Ⅲ | u-1 | Ⅲ | Ⅰ | Ⅲ | Ⅰ |
| #111 | Ⅰ | Ⅰ | u-1 | Ⅲ | Ⅲ | Ⅲ | u-1 | Ⅰ | Ⅲ | Ⅲ | Ⅰ |
| #112 | Ⅰ | Ⅱ | Ⅱ | Ⅰ | Ⅰ | Ⅰ | Ⅲ | Ⅱ | Ⅲ | Ⅰ | nd |
| #113 | Ⅰ | Ⅱ | Ⅱ | Ⅲ | Ⅱ | Ⅱ | Ⅱ | nd | Ⅲ | Ⅱ | nd |
| #114 | Ⅰ | Ⅲ | Ⅲ | Ⅰ | Ⅲ | Ⅲ | Ⅲ | Ⅰ | Ⅲ | Ⅰ | Ⅰ |
| #115 | Ⅰ | Ⅲ | Ⅲ | Ⅰ | Ⅲ | Ⅲ | Ⅲ | Ⅲ | Ⅲ | Ⅲ | Ⅰ |
| #116 | Ⅰ | Ⅲ | Ⅲ | Ⅲ | Ⅰ | Ⅲ | Ⅱ | Ⅲ | Ⅲ | Ⅲ | Ⅲ |
| #117 | Ⅰ | Ⅲ | Ⅲ | Ⅲ | Ⅰ | Ⅲ | u-1 | Ⅰ | Ⅰ | u-1 | Ⅲ |
| #118 | Ⅰ | Ⅲ | Ⅲ | Ⅲ | Ⅲ | Ⅰ | Ⅰ | Ⅲ | Ⅲ | Ⅰ | nd |
| #119 | Ⅰ | Ⅲ | Ⅲ | Ⅲ | Ⅲ | Ⅱ | u-1 | Ⅰ | Ⅰ | u-1 | Ⅰ |
| #120 | Ⅰ | Ⅲ | Ⅲ | Ⅲ | Ⅲ | Ⅲ | Ⅰ | Ⅰ | Ⅲ | Ⅲ | Ⅲ |
| #121 | Ⅰ | Ⅲ | Ⅲ | Ⅲ | Ⅲ | Ⅲ | Ⅰ | Ⅲ | Ⅰ | Ⅲ | Ⅲ |
| #122 | Ⅰ | Ⅲ | Ⅲ | Ⅲ | Ⅲ | Ⅲ | Ⅰ | Ⅲ | Ⅲ | Ⅰ | Ⅲ |
| #123 | Ⅰ | Ⅲ | Ⅲ | Ⅲ | Ⅲ | Ⅲ | Ⅰ | Ⅲ | Ⅲ | Ⅲ | Ⅲ |
| #124 | Ⅰ | Ⅲ | Ⅲ | Ⅲ | Ⅲ | Ⅲ | Ⅱ | Ⅲ | Ⅰ | u-1 | Ⅰ |
| #125 | Ⅰ | Ⅲ | Ⅲ | Ⅲ | Ⅲ | Ⅲ | Ⅱ | Ⅲ | Ⅲ | u-2 | Ⅲ |
| #126 | Ⅰ | Ⅰ | Ⅰ | Ⅲ | Ⅲ | Ⅱ | u-1 | Ⅰ | Ⅰ | u-1 | Ⅰ |
| #127 | Ⅱ/Ⅲ | Ⅱ | Ⅱ | Ⅱ | Ⅱ | Ⅱ | Ⅱ | Ⅱ | Ⅲ | Ⅲ | Ⅲ |
| #128 | Ⅱ/Ⅲ | Ⅱ | Ⅱ | Ⅱ | Ⅱ | Ⅱ | Ⅱ | Ⅲ | Ⅱ | Ⅱ | Ⅰ |
| #129 | Ⅱ/Ⅲ | Ⅱ | Ⅱ | Ⅱ | Ⅲ | Ⅱ | Ⅱ | Ⅱ | Ⅱ | Ⅱ | Ⅱ |
| #130 | Ⅱ/Ⅲ | Ⅲ | Ⅲ | Ⅰ | Ⅲ | Ⅲ | Ⅱ | Ⅰ | Ⅲ | Ⅲ | Ⅲ |
| #131 | Ⅱ/Ⅲ | Ⅲ | Ⅲ | Ⅱ | Ⅱ | Ⅰ | Ⅲ | Ⅲ | Ⅱ | Ⅱ | Ⅰ |
| #132 | Ⅱ/Ⅲ | Ⅲ | Ⅲ | Ⅲ | Ⅱ | Ⅱ | Ⅱ | Ⅲ | Ⅲ | Ⅱ | Ⅲ |
| #133 | Ⅱ/Ⅲ | Ⅲ | Ⅲ | Ⅲ | Ⅲ | Ⅰ | Ⅲ | Ⅲ | Ⅲ | Ⅲ | Ⅲ |
| #134 | u-1 | Ⅰ | Ⅱ | Ⅲ | Ⅰ | Ⅲ | Ⅱ | Ⅲ | Ⅲ | Ⅰ | Ⅲ |
| #135 | u-1 | Ⅰ | Ⅱ | Ⅲ | Ⅲ | Ⅲ | Ⅱ | Ⅰ | Ⅲ | Ⅲ | Ⅰ |
| #136 | u-1 | Ⅰ | u-1 | Ⅲ | Ⅲ | Ⅲ | Ⅱ | Ⅰ | Ⅰ | Ⅲ | Ⅰ |
| #137 | u-1 | Ⅱ | Ⅱ | Ⅲ | Ⅲ | Ⅱ | Ⅱ | Ⅲ | Ⅱ | Ⅲ | Ⅰ |
| #138 | u-1 | Ⅲ | Ⅲ | Ⅲ | Ⅲ | Ⅲ | Ⅲ | Ⅰ | Ⅲ | Ⅲ | Ⅲ |
| #139 | Ⅱ/Ⅲ | Ⅱ | Ⅱ | Ⅲ | Ⅲ | Ⅲ | Ⅱ | Ⅱ | Ⅲ | Ⅲ | Ⅰ |
| #140 | Ⅱ/Ⅲ | Ⅲ | Ⅲ | Ⅲ | Ⅲ | Ⅲ | Ⅱ | Ⅲ | Ⅲ | Ⅰ | Ⅲ |
| #141 | Ⅱ/Ⅲ | Ⅲ | Ⅲ | Ⅲ | Ⅲ | Ⅲ | Ⅲ | Ⅲ | Ⅲ | Ⅰ | Ⅲ |

续表

| 基因型 ToxoDB | PCR-RFLP 遗传标记 | | | | | | | | | | |
|---|---|---|---|---|---|---|---|---|---|---|---|
| | SAG1 | 3′5′SAG2 | alt.SAG2 | SAG3 | BTUB | GRA6 | C22-8 | C29-2 | L358 | PK1 | APICO |
| #142 | Ⅰ | Ⅰ | Ⅰ | Ⅰ | Ⅰ | Ⅱ | Ⅱ | Ⅱ | Ⅱ | Ⅰ | Ⅰ |
| #143 | Ⅰ | Ⅰ | Ⅰ | Ⅲ | Ⅰ | Ⅲ | Ⅲ | Ⅰ | Ⅲ | Ⅰ | Ⅲ |
| #144 | Ⅰ | Ⅰ | Ⅰ | Ⅲ | Ⅰ | Ⅲ | u-1 | Ⅲ | Ⅰ | Ⅰ | Ⅰ |
| #145 | Ⅰ | Ⅰ | Ⅰ | Ⅲ | Ⅰ | Ⅱ | Ⅰ | Ⅰ | Ⅰ | Ⅰ | Ⅲ |
| #146 | Ⅰ | Ⅰ | Ⅰ | Ⅲ | Ⅱ | Ⅱ | Ⅰ | Ⅲ | Ⅲ | Ⅱ | Ⅲ |
| #147 | Ⅰ | Ⅰ | Ⅱ | Ⅰ | Ⅲ | Ⅲ | Ⅰ | Ⅰ | Ⅰ | Ⅲ | Ⅰ |
| #148 | Ⅰ | Ⅰ | Ⅱ | Ⅲ | Ⅰ | Ⅲ | Ⅱ | Ⅰ | Ⅰ | Ⅲ | Ⅰ |
| #149 | Ⅰ | Ⅰ | Ⅱ | Ⅲ | Ⅲ | Ⅱ | Ⅱ | Ⅰ | Ⅰ | Ⅰ | Ⅰ |
| #150 | Ⅰ | Ⅰ | Ⅱ | Ⅲ | Ⅲ | Ⅱ | u-1 | Ⅲ | Ⅰ | Ⅰ | Ⅰ |
| #152 | Ⅰ | Ⅰ | u-1 | Ⅲ | Ⅲ | Ⅲ | Ⅱ | Ⅰ | Ⅰ | Ⅲ | Ⅰ |
| #153 | Ⅰ | Ⅱ | Ⅰ | Ⅲ | Ⅰ | Ⅲ | Ⅰ | Ⅲ | Ⅲ | Ⅱ | Ⅲ |
| #154 | Ⅰ | Ⅱ | Ⅱ | Ⅲ | Ⅱ | Ⅱ | Ⅱ | u-1 | Ⅲ | Ⅱ | Ⅰ |
| #155 | Ⅰ | Ⅲ | Ⅲ | Ⅰ | Ⅰ | Ⅲ | Ⅰ | Ⅲ | Ⅲ | Ⅰ | nd |
| #156 | Ⅰ | Ⅲ | Ⅲ | Ⅲ | Ⅰ | Ⅰ | Ⅲ | Ⅲ | Ⅲ | Ⅰ | Ⅲ |
| #157 | Ⅰ | Ⅲ | Ⅲ | Ⅲ | Ⅰ | Ⅲ | Ⅰ | Ⅲ | Ⅲ | Ⅲ | Ⅲ |
| #158 | Ⅰ | Ⅲ | Ⅲ | Ⅲ | Ⅰ | Ⅲ | u-1 | Ⅲ | Ⅲ | Ⅲ | Ⅰ |
| #159 | Ⅰ | Ⅲ | Ⅲ | Ⅲ | Ⅲ | Ⅰ | Ⅰ | Ⅲ | Ⅰ | Ⅲ | Ⅲ |
| #160 | Ⅰ | Ⅲ | Ⅲ | Ⅲ | Ⅲ | Ⅲ | Ⅰ | Ⅲ | Ⅲ | u-1 | Ⅲ |
| #161 | Ⅰ | Ⅲ | Ⅲ | Ⅲ | Ⅲ | Ⅲ | Ⅰ | Ⅰ | Ⅲ | Ⅲ | Ⅰ |
| #162 | Ⅰ | Ⅲ | Ⅲ | Ⅲ | Ⅲ | Ⅲ | Ⅱ | Ⅰ | Ⅰ | Ⅲ | Ⅰ |
| #163 | Ⅰ | Ⅲ | Ⅲ | Ⅲ | Ⅲ | Ⅲ | Ⅱ | Ⅰ | Ⅲ | Ⅲ | Ⅲ |
| #164 | Ⅰ | Ⅲ | Ⅲ | Ⅲ | Ⅲ | Ⅲ | Ⅲ | Ⅰ | Ⅰ | Ⅲ | Ⅰ |
| #165 | Ⅰ | Ⅲ | Ⅲ | Ⅲ | Ⅲ | Ⅲ | u-1 | Ⅰ | Ⅰ | Ⅲ | Ⅲ |
| #166 | Ⅰ | Ⅲ | Ⅲ | Ⅲ | Ⅲ | Ⅲ | u-1 | Ⅰ | Ⅲ | Ⅲ | Ⅲ |
| #167 | Ⅱ/Ⅲ | Ⅰ | Ⅰ | Ⅰ | Ⅰ | Ⅰ | Ⅰ | Ⅲ | Ⅲ | Ⅲ | Ⅲ |
| #168 | Ⅱ/Ⅲ | Ⅱ | Ⅱ | Ⅱ | Ⅲ | Ⅱ | Ⅱ | Ⅱ | Ⅲ | Ⅱ | Ⅰ |
| #169 | Ⅱ/Ⅲ | Ⅱ | Ⅱ | Ⅲ | Ⅲ | Ⅲ | Ⅲ | Ⅲ | Ⅱ | Ⅱ | Ⅲ |
| #170 | Ⅱ/Ⅲ | Ⅲ | Ⅲ | Ⅲ | Ⅰ | Ⅲ | Ⅲ | Ⅲ | Ⅲ | Ⅲ | Ⅲ |
| #171 | u-1 | Ⅰ | Ⅰ | Ⅲ | Ⅲ | Ⅰ | u-1 | Ⅲ | Ⅲ | Ⅰ | Ⅲ |
| #172 | u-1 | Ⅰ | Ⅱ | Ⅰ | Ⅲ | Ⅱ | u-1 | Ⅲ | Ⅲ | Ⅲ | Ⅰ |
| #173 | u-1 | Ⅰ | Ⅱ | Ⅲ | Ⅲ | Ⅱ | u-1 | Ⅰ | Ⅰ | Ⅲ | Ⅰ |
| #174 | u-1 | Ⅰ | Ⅱ | Ⅲ | Ⅲ | Ⅱ | u-1 | Ⅲ | Ⅰ | Ⅲ | Ⅰ |
| #175 | u-1 | Ⅰ | Ⅱ | Ⅲ | Ⅲ | Ⅲ | Ⅲ | Ⅰ | Ⅰ | u-1 | Ⅰ |
| #176 | u-1 | Ⅱ | Ⅱ | Ⅱ | Ⅱ | Ⅱ | Ⅱ | Ⅲ | Ⅱ | Ⅲ | Ⅰ |
| #177 | Ⅰ | Ⅰ | Ⅰ | Ⅰ | Ⅰ | Ⅰ | Ⅰ | Ⅲ | Ⅲ | Ⅰ | Ⅲ |
| #178 | Ⅰ | Ⅰ | Ⅰ | Ⅲ | Ⅰ | Ⅲ | Ⅱ | Ⅰ | Ⅰ | Ⅲ | Ⅰ |
| #179 | Ⅰ | Ⅰ | Ⅱ | Ⅲ | Ⅰ | Ⅲ | Ⅰ | Ⅲ | Ⅲ | Ⅲ | Ⅲ |
| #180 | Ⅰ | Ⅲ | Ⅲ | Ⅰ | Ⅰ | Ⅰ | Ⅱ | Ⅲ | Ⅲ | Ⅰ | Ⅰ |
| #181 | Ⅰ | Ⅲ | Ⅲ | Ⅲ | Ⅰ | Ⅲ | u-1 | Ⅰ | Ⅰ | u-1 | Ⅰ |
| #182 | Ⅰ | Ⅲ | Ⅲ | Ⅲ | Ⅲ | Ⅲ | Ⅲ | Ⅰ | Ⅰ | Ⅰ | Ⅲ |
| #183 | Ⅰ | Ⅲ | Ⅲ | Ⅲ | Ⅲ | Ⅲ | Ⅲ | Ⅰ | Ⅰ | Ⅰ | Ⅲ |
| #184 | Ⅰ | Ⅲ | Ⅲ | Ⅲ | Ⅲ | Ⅲ | u-1 | Ⅰ | Ⅲ | Ⅲ | Ⅰ |
| #185 | Ⅱ/Ⅲ | Ⅱ | Ⅱ | Ⅲ | Ⅲ | Ⅱ | Ⅲ | Ⅲ | Ⅲ | u-2 | Ⅲ |
| #186 | Ⅱ/Ⅲ | Ⅲ | Ⅲ | Ⅲ | Ⅲ | Ⅰ | Ⅰ | Ⅰ | Ⅲ | Ⅰ | Ⅲ |

续表

| 基因型 ToxoDB | PCR-RFLP 遗传标记 | | | | | | | | | | |
|---|---|---|---|---|---|---|---|---|---|---|---|
| | SAG1 | 3′5′SAG2 | alt.SAG2 | SAG3 | BTUB | GRA6 | C22-8 | C29-2 | L358 | PK1 | APICO |
| #187 | Ⅱ/Ⅲ | Ⅲ | Ⅲ | Ⅲ | Ⅲ | Ⅲ | Ⅱ | Ⅲ | Ⅲ | Ⅲ | Ⅲ |
| #188 | Ⅱ/Ⅲ | Ⅲ | Ⅲ | Ⅲ | Ⅲ | Ⅲ | Ⅲ | Ⅲ | Ⅰ | Ⅰ | Ⅲ |
| #189 | u-1 | Ⅰ | Ⅱ | Ⅰ | Ⅰ | Ⅰ | Ⅰ | Ⅰ | Ⅰ | Ⅲ | Ⅰ |
| #190 | Ⅰ | Ⅲ | Ⅲ | Ⅲ | Ⅰ | Ⅰ | Ⅱ | Ⅲ | Ⅲ | Ⅰ | Ⅲ |
| #191 | Ⅰ | Ⅰ | Ⅰ | Ⅰ | Ⅰ | Ⅰ | Ⅱ | Ⅲ | Ⅲ | Ⅰ | Ⅲ |
| #192 | Ⅰ | Ⅰ | Ⅰ | Ⅲ | Ⅲ | Ⅲ | Ⅱ | Ⅲ | Ⅲ | Ⅰ | Ⅰ |
| #193 | Ⅰ | Ⅰ | Ⅱ | Ⅰ | Ⅲ | Ⅲ | Ⅰ | Ⅲ | Ⅰ | Ⅲ | Ⅲ |
| #194 | Ⅰ | Ⅰ | Ⅱ | Ⅰ | Ⅲ | Ⅲ | Ⅱ | Ⅰ | Ⅱ | Ⅲ | Ⅲ |
| #195 | Ⅰ | Ⅰ | Ⅱ | Ⅰ | Ⅲ | Ⅲ | Ⅱ | Ⅰ | Ⅲ | Ⅲ | Ⅲ |
| #196 | Ⅰ | Ⅰ | Ⅱ | Ⅰ | Ⅲ | Ⅲ | Ⅱ | Ⅲ | Ⅲ | u-2 | Ⅰ |
| #197 | Ⅰ | Ⅱ | Ⅱ | Ⅱ | Ⅱ | Ⅱ | Ⅱ | Ⅱ | Ⅰ | Ⅱ | Ⅰ |
| #198 | Ⅰ | Ⅱ | Ⅱ | Ⅲ | Ⅲ | Ⅲ | Ⅱ | Ⅱ | Ⅲ | Ⅲ | Ⅱ |
| #199 | Ⅱ/Ⅲ | Ⅱ | Ⅱ | Ⅲ | Ⅱ | Ⅱ | Ⅱ | Ⅲ | Ⅱ | Ⅱ | Ⅰ |
| #200 | Ⅱ/Ⅲ | Ⅱ | Ⅱ | Ⅲ | Ⅲ | Ⅲ | Ⅲ | Ⅱ | Ⅲ | Ⅲ | Ⅲ |
| #201 | Ⅱ/Ⅲ | Ⅲ | Ⅲ | Ⅲ | Ⅲ | Ⅱ | u-1 | Ⅲ | Ⅰ | Ⅰ | Ⅲ |
| #202 | u-1 | Ⅰ | Ⅱ | Ⅲ | Ⅲ | Ⅱ | Ⅲ | Ⅰ | Ⅰ | Ⅲ | Ⅰ |
| #203（Africa 3） | Ⅰ | Ⅰ | Ⅰ | Ⅲ | Ⅰ | Ⅱ | Ⅱ | Ⅲ | Ⅲ | Ⅰ | Ⅲ |
| #204 | u-2 | Ⅱ | Ⅱ | Ⅱ | Ⅱ | Ⅱ | Ⅱ | Ⅱ | Ⅱ | Ⅱ | Ⅱ |
| #205 | Ⅱ/Ⅲ | Ⅱ | Ⅱ | Ⅰ | Ⅱ | Ⅱ | Ⅱ | Ⅱ | Ⅰ | Ⅱ | Ⅱ |
| #206 | u-1 | Ⅰ | Ⅱ | Ⅲ | Ⅲ | Ⅲ | Ⅱ | Ⅲ | Ⅰ | Ⅲ | Ⅰ |
| #207 | Ⅰ | Ⅰ | u-1 | Ⅲ | Ⅰ | Ⅱ | Ⅱ | Ⅰ | Ⅰ | Ⅰ | Ⅰ |
| #208 | Ⅰ | Ⅰ | Ⅱ | Ⅲ | Ⅲ | Ⅲ | Ⅲ | Ⅰ | Ⅰ | Ⅲ | Ⅰ |
| #209 | u-1 | Ⅰ | Ⅱ | Ⅰ | Ⅲ | Ⅱ | Ⅰ | Ⅰ | Ⅰ | Ⅰ | Ⅲ |
| #210 | u-1 | Ⅰ | Ⅱ | Ⅲ | Ⅲ | Ⅲ | Ⅱ | Ⅲ | Ⅰ | Ⅲ | Ⅲ |
| #211 | Ⅰ | Ⅰ | Ⅰ | Ⅲ | Ⅰ | Ⅲ | Ⅰ | Ⅲ | Ⅲ | Ⅰ | Ⅲ |
| #212 | Ⅰ | Ⅰ | Ⅰ | Ⅲ | Ⅲ | Ⅲ | Ⅰ | Ⅲ | Ⅰ | Ⅱ | Ⅲ |
| #213 | Ⅰ | Ⅰ | Ⅱ | Ⅲ | Ⅲ | Ⅲ | u-1 | Ⅲ | Ⅰ | Ⅲ | Ⅲ |
| #214 | u-1 | Ⅰ | Ⅰ | Ⅲ | Ⅰ | Ⅱ | Ⅱ | Ⅰ | Ⅰ | Ⅰ | Ⅰ |
| #215 | u-1 | Ⅰ | Ⅱ | u-1 | Ⅲ | Ⅲ | Ⅱ | Ⅰ | Ⅰ | Ⅲ | Ⅰ |
| #216 | Ⅰ | Ⅰ | Ⅰ | Ⅲ | Ⅲ | Ⅰ | Ⅲ | Ⅲ | Ⅲ | Ⅰ | Ⅲ |
| #217 | Ⅰ | Ⅲ | Ⅲ | Ⅲ | Ⅰ | Ⅲ | Ⅰ | Ⅰ | Ⅲ | Ⅲ | Ⅰ |
| #218 | Ⅰ | Ⅲ | Ⅲ | Ⅲ | Ⅰ | Ⅲ | Ⅰ | Ⅰ | Ⅲ | Ⅱ | Ⅲ |
| #219 | Ⅱ/Ⅲ | Ⅲ | Ⅲ | Ⅲ | Ⅲ | Ⅲ | Ⅲ | Ⅲ | Ⅲ | Ⅲ | Ⅰ |
| #220 | Ⅱ/Ⅲ | Ⅱ | Ⅱ | Ⅲ | Ⅱ | Ⅱ | Ⅲ | Ⅲ | Ⅲ | Ⅲ | Ⅰ |
| #221 | u-1 | Ⅱ | Ⅱ | Ⅱ | Ⅱ | Ⅱ | Ⅱ | Ⅱ | Ⅰ | Ⅱ | Ⅱ |
| #222 | Ⅰ | Ⅱ | Ⅱ | Ⅱ | Ⅱ | Ⅱ | Ⅱ | u-1 | Ⅰ | Ⅱ | Ⅰ |
| #223 | Ⅰ | Ⅲ | Ⅲ | Ⅲ | Ⅱ | Ⅲ | Ⅱ | Ⅱ | Ⅱ | Ⅲ | Ⅱ |
| #224 | Ⅱ/Ⅲ | Ⅲ | Ⅲ | Ⅲ | Ⅰ | Ⅲ | Ⅱ | Ⅲ | Ⅲ | Ⅲ | Ⅲ |
| #225 | Ⅰ | Ⅰ | Ⅰ | Ⅲ | Ⅰ | Ⅰ | Ⅰ | Ⅰ | Ⅰ | Ⅰ | Ⅰ |
| #226 | Ⅰ | Ⅰ | u-1 | Ⅲ | Ⅲ | Ⅲ | Ⅱ | Ⅰ | Ⅲ | Ⅲ | Ⅰ |
| #227 | Ⅰ | Ⅰ | Ⅱ | Ⅲ | Ⅲ | Ⅲ | u-1 | Ⅰ | Ⅲ | Ⅲ | Ⅰ |
| #228 | Ⅰ | Ⅲ | Ⅲ | Ⅲ | Ⅲ | Ⅲ | u-1 | Ⅰ | Ⅰ | Ⅲ | Ⅰ |
| #229 | Ⅰ | Ⅰ | Ⅱ | Ⅲ | Ⅲ | Ⅱ | Ⅰ | Ⅰ | Ⅰ | Ⅱ | Ⅰ |
| #230 | Ⅰ | Ⅱ | Ⅱ | Ⅲ | Ⅱ | Ⅱ | Ⅲ | Ⅲ | Ⅲ | Ⅲ | Ⅰ |
| #231 | Ⅰ | Ⅰ | Ⅱ | Ⅰ | Ⅲ | Ⅱ | Ⅱ | Ⅲ | Ⅰ | Ⅲ | Ⅰ |
| #232 | Ⅰ | Ⅰ | Ⅱ | Ⅰ | Ⅲ | Ⅲ | Ⅱ | Ⅰ | Ⅲ | u-1 | Ⅲ |

续表

| 基因型 ToxoDB | PCR-RFLP 遗传标记 | | | | | | | | | | |
|---|---|---|---|---|---|---|---|---|---|---|---|
| | SAG1 | 3′5′SAG2 | alt.SAG2 | SAG3 | BTUB | GRA6 | C22-8 | C29-2 | L358 | PK1 | APICO |
| #233 | Ⅰ | Ⅰ | Ⅱ | Ⅰ | Ⅲ | Ⅲ | Ⅲ | Ⅰ | Ⅲ | Ⅲ | Ⅲ |
| #234 | Ⅰ | Ⅰ | Ⅱ | Ⅰ | Ⅲ | Ⅲ | Ⅱ | Ⅰ | Ⅲ | Ⅲ | Ⅰ |
| #235 | Ⅰ | Ⅲ | Ⅲ | Ⅲ | Ⅰ | Ⅲ | u-1 | Ⅰ | Ⅰ | Ⅰ | Ⅲ |
| #236 | u-1 | Ⅰ | Ⅱ | Ⅲ | Ⅲ | Ⅲ | Ⅲ | Ⅰ | Ⅰ | Ⅲ | Ⅲ |
| #237 | Ⅰ | Ⅲ | Ⅲ | Ⅲ | Ⅲ | Ⅲ | Ⅰ | Ⅲ | Ⅰ | u-1 | Ⅲ |
| #238 | Ⅰ | Ⅰ | Ⅱ | Ⅰ | Ⅲ | Ⅲ | Ⅰ | Ⅰ | Ⅲ | Ⅲ | Ⅰ |
| #239 | Ⅰ | Ⅰ | Ⅰ | Ⅲ | Ⅰ | Ⅱ | Ⅰ | Ⅲ | Ⅰ | Ⅱ | Ⅲ |
| #240 | Ⅰ | Ⅰ | Ⅱ | Ⅰ | Ⅲ | Ⅲ | Ⅱ | Ⅰ | Ⅰ | u-2 | Ⅰ |
| #241 | Ⅰ | Ⅰ | Ⅱ | Ⅲ | Ⅲ | Ⅲ | u-1 | Ⅰ | Ⅰ | Ⅲ | Ⅲ |
| #242 | Ⅰ | Ⅰ | u-1 | Ⅲ | Ⅲ | Ⅲ | u-1 | Ⅰ | Ⅰ | Ⅲ | Ⅰ |
| #243 | Ⅱ/Ⅲ | Ⅲ | Ⅲ | Ⅲ | Ⅲ | Ⅲ | Ⅰ | Ⅲ | Ⅲ | u-1 | Ⅲ |
| #244 | Ⅰ | Ⅰ | Ⅱ | Ⅲ | Ⅰ | Ⅱ | u-1 | Ⅰ | Ⅰ | u-1 | Ⅰ |
| #245 | Ⅰ | Ⅲ | Ⅲ | Ⅲ | Ⅲ | Ⅲ | Ⅲ | Ⅲ | Ⅰ | Ⅱ | Ⅲ |
| #246 | u-1 | Ⅰ | Ⅱ | Ⅲ | Ⅲ | Ⅱ | Ⅱ | Ⅰ | Ⅰ | Ⅲ | Ⅰ |
| #247 | u-1 | Ⅰ | Ⅱ | Ⅲ | Ⅲ | Ⅲ | u-1 | Ⅰ | Ⅰ | Ⅲ | Ⅲ |
| #248 | Ⅰ | Ⅲ | Ⅲ | Ⅲ | Ⅲ | Ⅲ | u-1 | Ⅰ | Ⅲ | u-2 | Ⅲ |
| #249 | Ⅰ | Ⅲ | Ⅲ | Ⅱ | Ⅰ | Ⅱ | Ⅱ | Ⅱ | Ⅲ | Ⅱ | Ⅲ |
| #250 | Ⅱ/Ⅲ | Ⅲ | Ⅲ | Ⅲ | Ⅲ | Ⅰ | Ⅲ | Ⅲ | Ⅰ | Ⅰ | Ⅲ |
| #251 | Ⅰ | Ⅰ | u-1 | Ⅰ | Ⅲ | Ⅲ | Ⅱ | Ⅰ | Ⅰ | Ⅲ | Ⅰ |
| #252 | Ⅰ | Ⅰ | Ⅰ | Ⅲ | Ⅰ | Ⅲ | Ⅰ | Ⅰ | Ⅰ | Ⅰ | Ⅲ |
| #253 | Ⅰ | Ⅰ | u-1 | Ⅲ | Ⅲ | Ⅱ | u-1 | Ⅲ | Ⅲ | Ⅲ | Ⅰ |
| #254 | Ⅱ/Ⅲ | Ⅲ | Ⅲ | Ⅲ | Ⅱ | Ⅲ | Ⅱ | Ⅲ | Ⅱ | Ⅲ | Ⅰ |
| #255 | u-1 | Ⅰ | Ⅱ | Ⅲ | Ⅲ | Ⅱ | Ⅱ | Ⅰ | Ⅰ | Ⅰ | Ⅰ |
| #256 | u-1 | Ⅰ | Ⅱ | Ⅲ | Ⅱ | Ⅲ | u-1 | Ⅰ | Ⅰ | Ⅲ | Ⅰ |
| #257 | Ⅰ | Ⅰ | Ⅰ | Ⅰ | Ⅲ | Ⅲ | Ⅰ | Ⅲ | Ⅲ | u-1 | Ⅰ |
| #258 | Ⅰ | Ⅰ | Ⅱ | Ⅰ | Ⅰ | Ⅲ | Ⅱ | Ⅲ | Ⅰ | Ⅲ | Ⅰ |
| #259 | Ⅱ/Ⅲ | Ⅲ | Ⅲ | Ⅲ | Ⅰ | Ⅲ | Ⅱ | Ⅲ | Ⅲ | Ⅲ | Ⅲ |
| #260 | Ⅰ | Ⅰ | Ⅰ | Ⅰ | Ⅲ | Ⅲ | Ⅰ | Ⅲ | Ⅲ | Ⅰ | nd |
| #261 | Ⅰ | Ⅰ | Ⅰ | Ⅲ | Ⅰ | Ⅰ | Ⅱ | Ⅲ | Ⅲ | Ⅰ | nd |
| #262 | Ⅰ | Ⅲ | Ⅲ | Ⅲ | Ⅰ | Ⅲ | Ⅱ | Ⅲ | Ⅲ | u-2 | nd |
| #263 | Ⅰ | Ⅰ | Ⅰ | Ⅰ | Ⅰ | Ⅰ | Ⅲ | Ⅰ | Ⅲ | Ⅰ | Ⅲ |
| #264 | Ⅱ/Ⅲ | Ⅱ | Ⅱ | Ⅱ | Ⅲ | Ⅰ | Ⅱ | Ⅰ | Ⅰ | Ⅱ | Ⅰ |
| #265 | Ⅱ/Ⅲ | Ⅱ | Ⅱ | Ⅲ | Ⅱ | Ⅱ | Ⅱ | Ⅲ | Ⅲ | Ⅱ | Ⅲ |
| #266 | Ⅱ/Ⅲ | Ⅲ | Ⅲ | Ⅲ | Ⅲ | Ⅰ | Ⅲ | Ⅲ | Ⅰ | Ⅰ | Ⅲ |
| #267 | Ⅰ | Ⅰ | Ⅰ | Ⅲ | Ⅲ | Ⅲ | Ⅱ | Ⅰ | Ⅲ | Ⅲ | Ⅲ |
| #269 | Ⅰ | Ⅲ | Ⅲ | Ⅰ | Ⅰ | Ⅲ | Ⅱ | Ⅰ | Ⅰ | Ⅲ | Ⅲ |
| #270 | u-1 | Ⅰ | u-1 | Ⅲ | Ⅲ | Ⅱ | u-1 | Ⅰ | Ⅰ | u-2 | Ⅰ |
| #271 | Ⅰ | Ⅰ | Ⅰ | Ⅲ | Ⅰ | Ⅰ | Ⅱ | Ⅲ | Ⅲ | Ⅰ | Ⅲ |
| #272 | Ⅰ | Ⅰ | Ⅰ | Ⅲ | Ⅲ | Ⅱ | Ⅱ | Ⅰ | Ⅲ | Ⅲ | Ⅲ |
| #273 | Ⅰ | Ⅰ | Ⅰ | Ⅲ | Ⅰ | Ⅱ | u-1 | Ⅲ | Ⅲ | Ⅰ | Ⅲ |
| #274 | Ⅰ | Ⅲ | Ⅲ | Ⅲ | Ⅰ | Ⅲ | Ⅱ | Ⅰ | Ⅲ | Ⅲ | Ⅲ |
| #275 | Ⅰ | Ⅲ | Ⅲ | Ⅰ | Ⅲ | Ⅲ | Ⅰ | Ⅲ | Ⅲ | Ⅰ | Ⅲ |
| #276 | Ⅰ | Ⅲ | Ⅲ | Ⅲ | Ⅰ | Ⅲ | u-1 | Ⅰ | Ⅲ | Ⅲ | Ⅰ |
| #277 | Ⅰ | Ⅲ | Ⅲ | Ⅰ | Ⅲ | Ⅲ | Ⅱ | Ⅲ | Ⅲ | Ⅰ | Ⅲ |

续表

| 基因型 ToxoDB | PCR-RFLP 遗传标记 | | | | | | | | | | |
|---|---|---|---|---|---|---|---|---|---|---|---|
| | SAG1 | 3′5′SAG2 | alt.SAG2 | SAG3 | BTUB | GRA6 | C22-8 | C29-2 | L358 | PK1 | APICO |
| #278 | Ⅰ | Ⅰ | Ⅰ | Ⅲ | Ⅲ | Ⅲ | Ⅲ | Ⅲ | Ⅰ | Ⅰ | Ⅰ |
| #280 | Ⅰ | Ⅰ | Ⅰ | Ⅰ | Ⅲ | Ⅲ | Ⅱ | Ⅲ | Ⅲ | Ⅰ | Ⅲ |
| #281 | Ⅰ | Ⅰ | Ⅰ | Ⅲ | Ⅰ | Ⅱ | Ⅲ | Ⅲ | Ⅰ | Ⅱ | Ⅲ |
| #282 | Ⅰ | Ⅰ | Ⅰ | Ⅲ | Ⅲ | Ⅲ | Ⅱ | Ⅲ | Ⅲ | Ⅰ | Ⅲ |
| #283 | u-1 | Ⅰ | Ⅱ | Ⅲ | Ⅲ | Ⅱ | Ⅰ | Ⅰ | Ⅲ | Ⅰ | Ⅰ |
| #284 | Ⅰ | Ⅲ | Ⅲ | Ⅲ | Ⅱ | Ⅲ | Ⅲ | Ⅲ | Ⅰ | Ⅲ | Ⅲ |
| #285 | u-1 | Ⅰ | Ⅱ | Ⅱ | Ⅱ | Ⅱ | Ⅱ | Ⅱ | Ⅱ | Ⅱ | Ⅱ |
| #286 | u-1 | nd | Ⅱ | Ⅲ | Ⅲ | Ⅲ | Ⅰ | Ⅰ | Ⅲ | Ⅲ | Ⅲ |
| #287 | u-1 | nd | Ⅲ | Ⅲ | Ⅲ | Ⅲ | Ⅲ | Ⅲ | Ⅲ | Ⅲ | Ⅰ |
| #288 | u-1 | Ⅰ | Ⅰ | Ⅲ | Ⅲ | Ⅱ | Ⅱ | Ⅲ | Ⅱ | Ⅱ | Ⅰ |
| #289 | u-1 | Ⅰ | Ⅱ | Ⅰ | Ⅱ | Ⅰ | Ⅱ | Ⅲ | Ⅰ | u-1 | Ⅰ |
| #290 | Ⅰ | Ⅰ | Ⅱ | Ⅲ | Ⅲ | Ⅲ | Ⅱ | Ⅲ | Ⅰ | Ⅲ | Ⅰ |
| #291 | Ⅰ | Ⅲ | Ⅲ | Ⅲ | Ⅲ | Ⅱ | Ⅰ | Ⅰ | Ⅲ | Ⅲ | Ⅲ |
| #292 | u-1 | Ⅱ | Ⅱ | Ⅲ | Ⅲ | Ⅲ | Ⅲ | Ⅲ | Ⅲ | Ⅲ | Ⅲ |
| #293 | u-1 | Ⅰ | Ⅱ | Ⅲ | Ⅰ | Ⅰ | Ⅲ | Ⅰ | Ⅰ | Ⅰ | Ⅰ |
| #294 | u-1 | Ⅰ | Ⅱ | Ⅲ | Ⅲ | Ⅱ | Ⅲ | Ⅰ | Ⅰ | Ⅰ | Ⅰ |
| #295 | u-1 | Ⅰ | Ⅱ | Ⅲ | Ⅲ | Ⅰ | Ⅲ | Ⅰ | Ⅰ | Ⅰ | Ⅰ |
| #296 | Ⅰ | Ⅰ | Ⅰ | Ⅲ | Ⅰ | Ⅰ | Ⅱ | Ⅲ | Ⅰ | Ⅰ | Ⅲ |
| #297 | Ⅰ | Ⅰ | Ⅰ | Ⅲ | Ⅲ | Ⅲ | Ⅲ | Ⅰ | Ⅰ | Ⅰ | Ⅲ |
| #298 | Ⅰ | Ⅲ | Ⅲ | Ⅲ | Ⅰ | Ⅲ | Ⅱ | Ⅰ | Ⅰ | u-2 | Ⅲ |
| #299* | Ⅱ/Ⅲ | Ⅱ | Ⅰ | Ⅱ | Ⅱ | Ⅱ | Ⅲ | Ⅱ | Ⅱ | Ⅱ | nd |

注：nd：无数据；u-1/u-2/u-3：特异的 RFLP 基因型。

* 编号 #103，#151，#268，#279 的基因型与其他基因型重复，故删除。目前共发现 295 个基因型。

## 第三节　弓形虫基因型的全球分布

如前所述，弓形虫属内只有弓形虫一个种，但基于 MLEE、RFLP-PCR、MS 分析以及 MLST 等方法，可将其分为不同基因型。流行于世界不同地区的弓形虫基因型存在差异，而且不同基因型间毒力和致病性显著不同。研究世界各地区流行的弓形虫基因型，对了解弓形虫对各种宿主，尤其是人类健康的威胁和畜牧业的危害至关重要。弓形虫有性重组是导致新的基因型虫株产生并引起虫株生物学特性改变（如毒力等）的关键因素，因此对某区域弓形虫终末宿主（猫及猫科动物）中流行的弓形虫基因型进行分析，能很好地反映该地区弓形虫的流行情况。目前至少使用 5 个基因位点（多数为 9～12 个位点）作为基因型确定标准。

### 一、欧洲与非洲

弓形虫在欧洲与非洲地区的流行情况较为相似，以Ⅱ型和Ⅲ型弓形虫的流行较为普遍，其中Ⅱ型虫株占优势。

欧洲的法国、德国、葡萄牙和瑞士共报道了 114 株猫来源的弓形虫分离株或 DNA 样品（表 3-4）。Ⅱ型虫株在欧洲地区流行最广泛，流行率高达 87%。然而，在欧洲地区并没有检测到Ⅰ型虫株。此外，Ⅲ型虫株和非典型性虫株有少量分布，流行率分别为 1.8% 和 2.6%。欧洲流行的基因型包括Ⅱ型及Ⅱ型变异型，以及Ⅲ型等。

欧洲各国以德国各地区猫来源的弓形虫分离株数量最多，共 94 株，可以较好地反映该地区流行的弓形虫基因型情况。其中确定的Ⅱ型变异型 56 株（59.6%）、Ⅱ型 3 株（3.2%）以及Ⅲ型 1 株（1.1%）。总体上，基因Ⅱ型弓形虫是德国乃至欧洲的主要流行的基因型。

Vilares 曾于 2014 年报道了葡萄牙猫源弓形虫 17 株，几乎全部为Ⅱ型虫株（16 株，94.1%）；另 1 株基因型不确定。

法国各地区猫源弓形虫基因型相关报道很少，仅 Dardé 于 1992 年报道了 1 株弓形虫，为Ⅲ型虫株。早年，法国部分城市人群弓形虫血清学阳性率高达 95% 左右（Fromont 等，2009）。Dumètre 等于 2006 年对该地区的羔羊和母羊进行弓形虫抗体检测，血清学阳性率分别为 22.0% 和 65.6%；从阳性个体中分离的 8 株弓形虫，经基因分型证实均为Ⅱ型虫株。2010 年，Halos 等调查成年羊群的弓形虫阳性率（89.0%）远高于羔羊（17.7%），分离的 46 株弓形虫中，有 45 株为Ⅱ型虫株，另 1 株为Ⅲ型虫株。2009 年 Richomme 在野猪中分离的 21 株弓形虫，经分析均为Ⅱ型。另外，在对该地区免疫力低下人群、先天性弓形虫患者群以及眼弓形虫患者群的调查也发现，Ⅱ型虫株为主要感染虫株。综上可见，从法国各地的不同宿主中分离的弓形虫，Ⅱ型虫株最为普遍，也是当地优势基因型。

Berger-Schoch 等和 Spycher 等（2011）对瑞士的 2 个猫源分离株进行鉴定，结果为Ⅱ型变异株；2008 年 Dubey 对分离自意大利散养鸡的 3 株弓形虫进行分型鉴定，全部是Ⅱ型虫株；在波兰，Nowakowska 等对患有先天性弓形虫病的患者进行检测，发现 9 例患者所感染的全部是Ⅱ型弓形虫。

总体而言，Ⅱ型或Ⅱ型变异型弓形虫虫株是欧洲国家和地区的优势虫株，少数为非典型基因型虫株。

对非洲地区的弓形虫基因型的研究报道较少，研究相对较多的是埃及和埃塞俄比亚；除此之外，在布基纳法索、加纳、乌干达和阿尔及利亚等国家也有少量报道。但针对终末宿主猫科动物中弓形虫流行情况和基因型特征的研究结果主要来源于埃及、埃塞俄比亚和阿尔及利亚（表 3-4）。在 170 个猫源弓形虫虫株中，Ⅱ型（ToxoDB#1）虫株占 54.1%（n=92）。此外，Ⅲ型和Ⅱ型变异虫株，以及 ToxoDB #20 基因型的弓形虫在该区域猫中也有流行，Ⅱ型变异型虫株相对较多。

2010 年，Al-Kappany 等基于基因分型证实来自埃及的 115 个猫源弓形虫虫株主要为Ⅱ型虫株，包括Ⅱ型变异型 59 株（占 51.3%）；Ⅱ型原型 2 株（占 1.7%），其次是Ⅲ型虫株，42 株（占 36.5%），其余均为非典型虫株或杂合株，如 ToxoDB#20 等。在该流行区的流浪狗中分离到 22 株弓形虫，其中Ⅱ型变异型 11 株，Ⅲ型 4 株，ToxoDB#20 基因型 6 株，还有一个混合感染。总体上，Ⅲ型和Ⅱ型变异型为埃及的优势弓形虫基因型。

埃塞俄比亚共报道了分离自猫的弓形虫虫株 33 株，包括Ⅱ型、Ⅱ型变异型、Ⅲ型和非典型（ToxoDB#20）弓形虫虫株（Dubey 等，2013）。各种基因型虫株流行率和数量分别为：Ⅱ型（27.3%，9 株）、Ⅲ型（15.1%，5 株）、Ⅱ型变异型（30.3%，10 株）及 ToxoDB#20（27.3%，9 株）。在埃塞俄比亚，Ⅱ型弓形虫虫株为主要流行基因型，总流行率接近 60%。此外，ToxoDB#20 基因型虫株在埃塞俄比亚也有较高的流行率。

与埃及和埃塞俄比亚情况类似，流行阿尔及利亚的弓形虫虫株主要是Ⅱ型虫株。Yekkour 等曾于 2017 年共报道了 22 株猫源的弓形虫虫株，Ⅱ型为 11 株，占 50%；Ⅱ型变异型 1 株，占 4.5%。其余 10 株基因型不确定。

Velmurugan 等（2008）对从非洲六个国家（埃及、肯尼亚、尼日利亚、刚果、马里和布基纳法索）鸡样品中分离的 19 个弓形虫分离株进行基因分型，共鉴定Ⅰ型虫株 13 株，Ⅱ型虫株 5 株。另有来自乌干达的 20 株鸡源性弓形虫虫株，包括 6 株Ⅰ型虫株，8 株Ⅱ型虫株，1 株Ⅲ型虫株。

## 二、中国及其他亚洲地区

据统计，亚洲地区共报道猫源弓形虫分离株有 186 株，其中中国大陆报道弓形虫分离株数量最多，共 148 株；其余包括伊朗 2 株、卡塔尔 1 株、泰国 8 株、土耳其 22 株和阿拉伯联合酋长国 3 株（表 3-5）（Amouei 等，2020）。然而，亚洲地区流行的弓形虫虫株，其基因型与欧美国家大不相同：81.7%（152 株）的虫株为非典型虫株，而Ⅰ型占 1.6%，Ⅱ型占 13.5%，Ⅲ型占 2.7%。这些虫株基因型种类多样，除了Ⅰ型、Ⅱ型和Ⅲ型外，还包括Ⅱ型变异型、ToxoDB #6（Africa 1 型）、Chinese 1（ToxoDB#9）、#17、#20、#89、

#205、#225和Ⅰ型变异型等，其中Chinese 1基因型是亚洲地区的优势基因型。

近年来，亚洲地区有关弓形虫流行及基因型分析的研究增多，尤其是中国。已报道的来自中国猫源弓形虫分离株多达148株，各地区流行的弓形虫基因型丰富多样，已确定基因型10多种，其中Chinese 1型为优势基因型。其余包括Ⅰ型及其变异型、Ⅱ型及其变异型、Ⅲ型、#17、#20、#89、#225等（Amouei等，2020）。

除中国外，其他亚洲国家也有有关猫源弓形虫分离株的报道。Can H等于2014年报道来自土耳其的猫源弓形虫分离株22株，主要是Ⅱ型虫株，占86.3%；此外还包括2株Ⅲ型（9%）和1株非典型虫株ToxoDB#6（Africa 1，4.5%）。Chemoh等于2018年报道了8株泰国猫源分离株，鉴定基因型包括Ⅰ型、Ⅲ型和非典型等。此外，伊朗、卡塔尔和阿拉伯联合酋长国也有少量猫分离弓形虫虫株报道，分别为Ⅱ型及Ⅱ型变异型及非典型株（Zia-Ali等，2007；Dubey等，2010）。

此外，也有亚洲部分国家对从其他中间宿主分离的弓形虫虫株进行过有关的调查。2008年，韩国Quan等报道了Ⅰ型人源性弓形虫分离株；同年，Dubey等报道了来自印尼的#89型鸡源弓形虫分离株。而2013年Puvanesuaran等报道，从马来西亚野猪以及鸭中分离的弓形虫虫株全部属Ⅰ型虫株。从缅甸的蝙蝠样品中扩增到19份弓形虫DNA，分析发现其中4份是Ⅰ型，另外15份均为非典型性弓形虫（Sun等，2013）。来自越南流浪狗的8株弓形虫分离株，4株是Chinese 1型，4株是#18型（Dubey等，2007a）。已确定流行斯里兰卡的弓形虫基因型种类相对较多，从街头流浪狗中分离到的24株弓形虫虫株，有Ⅲ型、Chinese 1型和#20型，还有其他非典型基因型（Dubey等，2007b）。但对从伊朗多种宿主分离的弓形虫进行分型研究，发现几乎全部是典型Ⅱ型和Ⅲ型虫株（Zia-Ali等，2007）；而流行亚洲其他国家的非典型虫株（如Chinese 1）并未发现。这些弓形虫虫株包括分离自鸭的Ⅲ型；分离自患者的Ⅱ型和Ⅲ型；分离自羊的Ⅱ型和Ⅲ型虫株；以及分离自散养鸡的Ⅲ型虫株。

## 三、北美洲

北美地区包括美国、加拿大、墨西哥、波多黎各以及西印度群岛等均有不同基因型弓形虫虫株流行的报道。据新近的统计，北美洲地区共报道了138例猫源弓形虫分离株或DNA样品（表3-6）（Amouei等，2020）。其中Ⅰ型和Ⅰ型变异株占14.5%；Ⅱ型虫株占13.8%；Ⅲ型虫株仅有2株，占1.45%；另外Ⅱ或Ⅲ型不确定虫株7株。然而，非典型虫株多达90株，占65.9%，处于优势。北美洲地区弓形虫虫株基因型丰富多样，已鉴定的基因型近20种，包括Ⅱ型、Ⅲ型、Ⅱ型变异型、#4、#5、Chinese 1型、Ⅰ型、#13、#24、#28、#74、#130、#141、#155、#164、#182、#216、#222和#225等。

美国各地区采集猫源弓形虫分离株或DNA样品85份，其中Ⅰ型虫株占5.9%；Ⅱ型虫株占14.1%；Ⅱ型变异株3株，约3.5%；Ⅲ型株仅占1.2%；ToxoDB#5（12型）虫株占25.9%；非典型虫株相对较多，占35.3%（Amouei等，2020）。已确定流行美国的弓形虫虫株基因型包括Ⅰ型、Ⅱ型及其变异型、Ⅲ型、#4、#5、#24和#216型。Ⅰ、Ⅱ、Ⅲ型或其变异型的总流行率约27.1%，但并未见明显的优势基因型。比较而言，12型弓形虫在美国流行率较高，占相对优势。

流行加拿大的弓形虫基因型的相关数据较少，仅有两份猫源的弓形虫样品，均是非典型性虫株（Dubey等，2008）。分离自浣熊、黄鼠狼、黑熊和美洲狮的弓形虫亦为非典型虫株；鹅组织中鉴定出5种基因型，包括Ⅱ型、Ⅲ型、#4、#266和#267等。与之前报道的Ⅰ、Ⅱ和Ⅲ型虫株在北美和欧洲地区较为流行的情况不同，在加拿大这三种基因型虫株流行并不普遍。

墨西哥各地区共分离32株弓形虫虫株，Ⅰ型仅占3.1%；Ⅱ型变异型占3.1%；Ⅲ型占3.1%。其余90.6%的虫株均为非典型虫株。已确定基因型包括Ⅱ型变异型、Chinese1、Ⅰ型、#28、#74、#155、#222、#225、#164和#182等（Amouei等，2020）。

流行于波多黎各和西印度群岛的弓形虫基因型研究较少。对12株的分析结果显示，Ⅰ型虫株占41.7%；非典型虫株占58.3%（Dubey等，2007）。来自西印度群岛的弓形虫虫株多数属于Ⅱ型和Ⅲ型杂合型（71.4%）；另外为非典型虫株，分别是#13和#141（Dubey等，2009）。

## 四、中南美洲

人们最先在欧洲和北美地区发现弓形虫的种群结构，曾推测在世界其他地方弓形虫基因型结构相类似。然而，之后的多项研究却证实，流行于中南美洲的弓形虫具有丰富的遗传多样性，而且次大陆间其种群结构并不均一。采用 PCR-RFLP 分型技术对来自 3 个中美洲国家（危地马拉、尼加拉瓜、哥斯达黎加）、加勒比海的格林纳达以及南美洲北部和西部地区 5 个国家（委内瑞拉、哥伦比亚、秘鲁、智利和阿根廷）的 164 个分离株进行基因分型，发现弓形虫多样性较低。证实Ⅱ型和Ⅲ型虫株在中南美洲流行分布，其中Ⅲ型虫株流行率较高（Amouei 等，2020）。

然而，流行于巴西的弓形虫虫株多样性极其丰富。巴西各地区共报道猫源性弓形虫分离株 17 株，大多数为非典型性虫株，占 88.0%；Ⅰ型虫株和Ⅱ型变异株各占 5.9%。已确定流行于猫的基因型包括Ⅱ型变异型、Ⅰ型、#67、#146、#166、#235、#255 和 #256 等。此外，在巴西地区的其他弓形虫宿主，如散养鸡、犬、鸟类、猪以及羊等，发现多种非典型虫株，包括 ToxoDB #6（BrI）、#07、#8（BrⅢ）、#11（BrⅡ）、#13、#17（BrⅣ）、#19、#21、#105、#108、#109、#111、#152、#175、#206、#270、#271、#272、#273、#274、#275、#276 和 #277 等。可见流行于巴西的弓形虫基因型种类多样性非常丰富，而且多数是非典型虫株，其中 BrⅠ、BrⅡ、BrⅢ和 BrⅣ型虫株比较多见（Rocha 等，2018）。

哥伦比亚地区共报道弓形虫分离株 33 株，其中Ⅰ型虫株 3 株（9.1%）、Ⅰ型变异株 2 株（6.1%）、Ⅱ型虫株占 3.0%、Ⅰ型和Ⅲ型杂合株占 33.3%；Ⅰ、Ⅱ、Ⅲ型虫株及其杂合株等共计 17 株。此外，其他非典型基因型占 42.4%，包括 ToxoDB#14、#18、#28、#38、#40、#61、#62、#101 和 #128 等。哥伦比亚流行的弓形虫基因型种类多样，但并无优势基因型流行（Amouei 等，2020）（表 3-7）。

## 五、大洋洲

有关大洋洲各个国家和地区流行的弓形虫及其基因型的研究报道不多。对来自澳大利亚的 17 只猫进行了弓形虫感染性检测及虫株分离（表 3-8），共分离到 8 个弓形虫虫株，经基因分型检测，发现它们主要是Ⅱ型变异株，占 87.5%（Brennan 等，2016）。

在采集自澳大利亚的犬脑组织中检测到的弓形虫，经分型确定是Ⅱ型虫株（Al-Qassab 等，2009）。另外，对该地区的 46 只袋鼠进行弓形虫检测，12 只袋鼠为弓形虫阳性，其中 9 只袋鼠可能感染弓形虫Ⅱ型突变体（Parameswaran 等，2010）。但是，此研究只选取了三个基因位点进行基因分型，因此，结果并不可靠。从该地区 8 只袋熊体内检测到两株弓形虫，基因型分别是Ⅱ型和Ⅱ型变异型（Donahoe 等，2015）。另有研究证实在澳大利亚新南威尔士州的新西兰海犬中，也有Ⅱ型弓形虫虫株流行（Donahoe 等，2014）。综上可见，同欧洲一样，Ⅱ型弓形虫虫株在大洋洲尤其是澳大利亚占优势，是该地区的主要流行基因型。

表 3-4　欧洲与非洲地区猫科动物弓形虫分离株鉴定类型和基因型特征

| 地区 | 国家 | 宿主 | DNA 或分离虫株数 | 基因型：基因型占比（%） | Toxo DB（阳性例数） |
|---|---|---|---|---|---|
| 欧洲 | 法国 | 猫 | 1 | Ⅲ：1（100） | |
| | 德国 | 家猫 | 68 | Ⅱ型变异：54（79.4），克隆Ⅱ型：3（4.5），克隆Ⅲ型：1（1.5），非典型和混合型：3（4.5），未全部分型：7（10.3） | #1（3），#2（1），#3（54）， |
| | | 野猫 | 4 | Ⅱ型变异：2（50），9 个位点分型：Ⅱ型 | #3（2） |
| | | 家猫 | 22 | Ⅱ：22（100） | |
| | 合计 | | 94 | Ⅱ：22（23.4），Ⅱ型变异：56（59.6），克隆Ⅱ型：3（3.2），克隆 Ⅲ型：1（1.1），非典型和混合型：3（3.2），9 个位点分型：Ⅱ | #1（3），#2（1），#3（56） |

续表

| 地区 | 国家 | 宿主 | DNA 或分离虫株数 | 基因型：基因型占比（%） | Toxo DB（阳性例数） |
|---|---|---|---|---|---|
| 欧洲 | 葡萄牙 | 流浪猫 | 17 | 微卫星分型，Ⅱ：16（94.1），非典型：1（5.9） | |
| | 瑞士 | 家猫 | 1 | Ⅱ型变异：1（100） | #3（1） |
| | | 家猫 | 1 | Ⅱ型变异：1（100） | #3（1） |
| | 合计 | | 2 | Ⅱ型变异：2（100） | #3（2） |
| 非洲 | 阿尔及利亚 | 流浪猫 | 22 | 克隆Ⅱ型：11（50），Ⅱ型变异：1（4.5）， | #1（11），#3（1） |
| | 埃及 | 流浪猫 | 115 | Ⅱ型变异：59（51.3），克隆Ⅱ型：2（1.7），克隆Ⅲ型：42（36.5），非典型：8（7），混合型：4（3.5） | #1（2），#2（42），#3（59），#20（4） |
| | 埃塞俄比亚 | 流浪猫 | 33 | 克隆Ⅱ型：9（27.3），Ⅲ：5（15.1），Ⅱ型变异：10（30.3），非典型：9（27.3） | #1（9），#2（5），#3（10）），#20（9） |

**表 3-5 中国及其他亚洲地区猫科动物弓形虫分离株鉴定类型和基因型特征**

| 地区 | 国家 | 宿主 | DNA 或分离虫株数 | 基因型：基因型占比（%） | Toxo DB（阳性例数） |
|---|---|---|---|---|---|
| 亚洲 | 中国 | 猫 | 17 | 非典型：17（100） | |
| | | 猫 | 8 | 非典型：8（100） | #9；Chinese1（8） |
| | | 流浪猫 | 14 | 非典型：14（100） | #9；Chinese 1（14）， |
| | | 流浪猫 | 11 | 非典型：11（100） | #9；Chinese 1（11） |
| | | 流浪猫 | 19 | 克隆Ⅰ 型：1（5.3），非典型：18（94.7） | #9；Chinese 1（14），#10（1），#205（4） |
| | | 流浪猫 | 2 | 非典型：2（100） | #9；Chinese 1（2） |
| | | 流浪猫、宠物猫 | 8 | 非典型：7（87.5），克隆Ⅱ 型：1（12.5） | #1（1），#9；Chinese 1（7） |
| | | 家猫 | 1 | 非典型：1（100） | #9；Chinese 1（1） |
| | | 流浪猫 | 9 | 非典型：9（100） | #9；Chinese 1（4），#205（5） |
| | | 流浪猫 | 27 | 非典型：27（100） | #9；Chinese 1（27） |
| | | 流浪猫 | 16 | Ⅰ型变异：1（6.25），Ⅱ 型变异：1（6.25），非典型：14（87.5） | #3（1），#9；Chinese1（11），#20（1），#225（2），Ⅰ型变异（1） |
| | | 流浪猫 | 9 | 克隆Ⅱ型：1（11.1），Ⅲ：1（11.1），非典型：7（77.8） | #1（1），#2（1），#9；Chinese1（6），#17（1） |
| | | 流浪猫 | 7 | 非典型：7（100） | #9；Chinese 1（5），#89（1） |
| | 合计 | | 148 | 非典型：144（97.3），克隆Ⅰ型：1（0.68），克隆Ⅱ型：2（1.35），Ⅰ型变异：1（0.68），Ⅱ型变异：1（0.68），克隆Ⅱ型：1（0.68），Ⅲ：1（0.68） | #Ⅰ型变异（1），#9（Chinese1）（110），#1（2），#2（1），#3（1），#10（1），#17（1），#20（1），#89（1），#205（9），#225（2） |
| | 伊朗 | 流浪猫 | 2 | Ⅱ：2（100） | |
| | 卡塔尔 | 沙猫 | 1 | Ⅱ型变异：1（100） | #3（1） |
| | 泰国 | 家猫 | 8 | Ⅰ（1），Ⅲ（2），Ⅱ or Ⅲ（1），非典型（2），非典型（2） | |
| | 土耳其 | 流浪猫 | 22 | Ⅱ：19（86.3），Ⅲ：2（9），非典型：1（4.5） | #6；Africa 1（1） |
| | 阿联酋 | 沙猫 | 3 | 非典型：3（100） | #20（2），非典型（1） |

表 3-6　北美洲猫科动物弓形虫分离株鉴定类型和基因型特征

| 地区 | 国家 | 宿主 | DNA 或分离株数 | 基因型：基因型占比(%) | Toxo DB(阳性例数) |
|---|---|---|---|---|---|
| 北美 | 加拿大 | 流浪猫 | 2 | 非典型：2(100) | #5：12 型(1)，#130(1) |
| | 墨西哥 | 猫(*Felis catus*) | 6 | 非典型：6(100) | #9 Chinese1(4)，#74(1)，#155(1) |
| | | 美洲狮 | 1 | 非典型：1(100) | #222(1) |
| | | 流浪猫 | 2 | Ⅲ：仅在 SAG3 位点 1(50)，非典型：1(50) | #28(1) |
| | | 流浪猫 | 23 | Ⅱ变异型：1(4.35)，克隆Ⅰ型：1(4.35)，非典型：21(91.3) | #3(1)，#10(1)，#225(1)，#164 or #182(2) |
| | 合计 | | 32 | 非典型：29(90.6)，克隆Ⅰ型：1(3.1)，Ⅱ变异型：1(3.1)，Ⅲ：仅在 SAG3 位点 1(3.1) | #3(1)，#9(4)，#10(1)，#28(1)，#74(1)，#155(1)，#222(1)，#225(1)，#164 or #182(2) |
| | 波多黎各 | 流浪猫 | 12 | 克隆Ⅰ型：5(41.7)，非典型：7(58.3) | |
| | 美国 | 家猫 | 1 | 非典型：1(100) | #4(1) |
| | | 山猫(*Lynx rufus*) | 11 | X：6(54.5)，Unique1：2(18.2)，Ⅰ：1(9.1)，Ⅱ：2(18.2) | |
| | | 家猫 | 2 | 克隆Ⅱ：2(100) | #1(2) |
| | | 山猫 | 2 | 克隆Ⅱ：1(50)，非典型：1(50) | #1 or #3(Type Ⅱ)(1)，#5；Type(1) |
| | | 流浪猫 | 2 | 非典型：2(100) | #216(2) |
| | | 山猫 | 21 | 克隆Ⅲ：1(4.8)，非典型：20(95.2) | #2(1)，#5；Type 12(18)，#24(2) |
| | | 山猫 | 2 | 非典型：2(100) | #5：Type 12(2) |
| | | 家猫 | 34 | X：8(23.5)，Unique1：7(20.6)，Unique2：2(5.9)，非典型：2(5.9)，I：3(8.8)，Ⅱ：10(29.4)，Ⅱ or Ⅲ：2(5.9) | |
| | | 山狮(puma concolor) | 10 | X：8(80)，Unique2：1(10)，I：1(10) | |
| | 合计 | | 85 | 非典型：28(32.9)，X：22(25.88)，Ⅱ：12(14.12)，Unique 1：9(10.59)，I：5(5.88)，克隆Ⅱ：3(3.53)，Unique 2：3(3.53)，Ⅱ or Ⅲ：2(2.35)，克隆Ⅲ：1(1.18) | #1(2)，#2(1)，#1 or #3 #2(1)，#4(1)，#5-Type 12(21)，#24(2)，#216(2) |
| | 西印度群岛 | 流浪猫 | 7 | Ⅱ和Ⅲ：5(71.4)，非典型：2(28.6) | #13(1)，#141(1) |

表 3-7　中南美洲猫科动物弓形虫分离株鉴定类型和基因型特征

| 地区 | 国家 | 宿主 | DNA 或分离虫株数 | 基因型：基因型占比(%) | Toxo DB(阳性例数) |
|---|---|---|---|---|---|
| 中南美洲 | 巴西 | 小新热带野猫 | 11 | 非典型：11(100) | #67(1)，非典型重组(Ⅰ型，u-1，Ⅲ)，#255(1)，#256(1) |
| | | 美洲山猫 | 1 | 非典型：1(100) | #166(1) |
| | | 小斑虎猫 | 1 | 非典型：1(100) | #235(1) |
| | | 家猫 | 1 | 克隆Ⅰ型：1(100) | #10(1)/Ⅰ型变异 |
| | | 家猫 | 1 | Ⅱ型变异：1(100) | #3(1) |
| | | 流浪猫 | 2 | 非典型：2(100) | #146(2) |

续表

| 地区 | 国家 | 宿主 | DNA 或分离虫株数 | 基因型：基因型占比(%) | Toxo DB(阳性例数) |
|---|---|---|---|---|---|
| 中南美洲 | 合计 | | 17 | 非典型：15(88)，克隆Ⅰ型：1(5.9)，Ⅱ型变异：1(5.9) | #3(1)，#10(1)/Ⅰ型变异，#67(1)，#146(2)，#166(1)，#235(1)，#255(1)，#256(1)，非典型重组(Ⅰ型，u-1，Ⅲ) |
| | 哥伦比亚 | 流浪猫 | 15 | Ⅰ：3(20)，Ⅱ：1(6.7)，Ⅰ和Ⅲ：11(73.3) | |
| | | 家猫 | 16 | 克隆Ⅰ型：2(12.5)，非典型：14(87.5) | #10(2)，#14(1)，#18(2)，#28(1)，#38(3)，#40(1)，#61(2)，#62(2)，#101(1)，#128(1) |
| | 合计 | | 33 | Ⅰ：3(9.1)，Ⅱ：1(3)，Ⅰ和Ⅲ：11(33.3)，克隆Ⅰ型：2(6.1)，非典型：14(42.4) | |

表 3-8　大洋洲猫科动物弓形虫分离株鉴定类型和基因型特征

| 地区 | 国家 | 宿主 | DNA 或分离虫株数 | 基因型：基因型占比(%) | Toxo DB(阳性例数) |
|---|---|---|---|---|---|
| 大洋洲 | 澳大利亚 | 猫 | 8 | Ⅱ型变异：7(87.5) | #3(7)，可能是 ToxoDB#1，#3，#128 或 #129(1) |

# 第四节　弓形虫遗传多样性及种群结构

早在 30 年前，基于 MLEE 和 PCR-RFLP 分析开始了有关弓形虫遗传多样性的研究。然而，由于当时分离到的弓形虫虫株数量有限，地理来源较单一，在很长一段时间都认为弓形虫为无性系克隆种群，将其简单地分为 3 种克隆谱系，依次命名为Ⅰ型、Ⅱ型和Ⅲ型。因此，曾一度提议只需检测弓形虫的一个基因位点就足以将其分型。然而，即使在早期弓形虫虫株来源单一的情况下，也有一些弓形虫虫株经检测后发现其遗传基因型并不符合上述 3 种标准克隆谱系。这些弓形虫虫株主要来自于北美或南美洲的野生动物，表明在欧洲和美国以外的其他地区可能存在不同的种群结构(Howe 和 Sibley，1995；Dardé，1996)。

此后，人们在弓形虫病患者体内分离到一些非克隆株系，发现能够引起严重的弓形虫病，提出弓形虫基因型决定其临床致病性的假设。因此，迫切需要一种全新的、较为完善的基因分型方法(如多位点分型法)，能够对来自世界不同大陆、不同生物群体(野生或驯养)以及不同种类宿主的弓形虫虫株进行有效的基因分型。全基因组测序(whole genome sequencing，WGS)技术的应用，促使人们从全新的角度深入认识弓形虫的遗传结构以及全球种群结构。

有性重组过程能够改变某一物种种群的遗传结构和特性。就寄生虫而言，其寄生的环境因素、寄生宿主的生物学特征和行为以及因人类活动引起的频繁交流均可促使有性重组过程的发生。因此，较为丰富的弓形虫基因型才能更为真实地反映出弓形虫的种群结构。

基于小鼠模型实验，人们对不同弓形虫虫株的毒力特性有了较为全面的了解。然而，由于从人体内分离虫株较难，临床数据有限，因此基于人体实验真实反映弓形虫与宿主之间的相互作用是不现实的。所以，目前对弓形虫基因结构与人类弓形虫病的关系尚不清楚。

## 一、弓形虫遗传多样性

如前所述，目前相关研究多使用 PCR-RFLP、微卫星多位点标记和 MLST 等技术用于弓形虫遗传多样性研究。但是在任何情况下，基因分型方法都必须依赖于多位点标记才能很好地捕获遗传多样性和遗传重组的信息。基于单基因位点分析的基因分型目前已很少用。目前，人们一致认为至少要选择五个基因标记，且每个标记分别位于不同的染色体。近十年来，由于大规模平行DNA测序技术或二代测序技术在弓形虫基因分型中的应用，促进了人们对弓形虫种群遗传学到种群基因组学的转变。虽然基于微卫星或RFLP技术的标准分型标记被广泛应用，但全基因组测序技术深化了人们对弓形虫遗传结构的认知。

利用比较基因组分析，对存储在NCBI序列阅读档案（sequence read archive，SRA）(https://www.ncbi.nlm.nih.gov/sra)的100多条弓形虫全基因组序列进行分析，证实这些序列归属于16个不同的弓形虫单倍群。

2012年，Su等用PCR-RFLP方法分析了全球956个弓形虫DNA样本，鉴别出138个独特基因型。用PCR-RFLP和4个内含子MLST测序分析可将这138个基因型分为A、B、C、D、E和F等6个进化支（Clade）和15个不同的单倍群（图3-3），显示了全球弓形虫群体遗传学的多样性。2016年，Lorenzi等从包含这6个组群中15个不同的单倍群中选出62株弓形虫，并以ME49（Ⅱ型）为参考株，进行全基因组测序分析，共鉴定出802 764个SNPs。基于邻域网络（neighbor-net network）、外接物（admixture）和主坐标分析法（principle coordinate analysis）与低分辨率的PCR-RFLP和内含子测序分析，同样显示出类似的遗传结构和单倍群模式。该结果表明，尽管多位点PCR-RFLP和内含子测序分析的分辨率有限，但仍然可以捕捉到主要的遗传多样性信息。

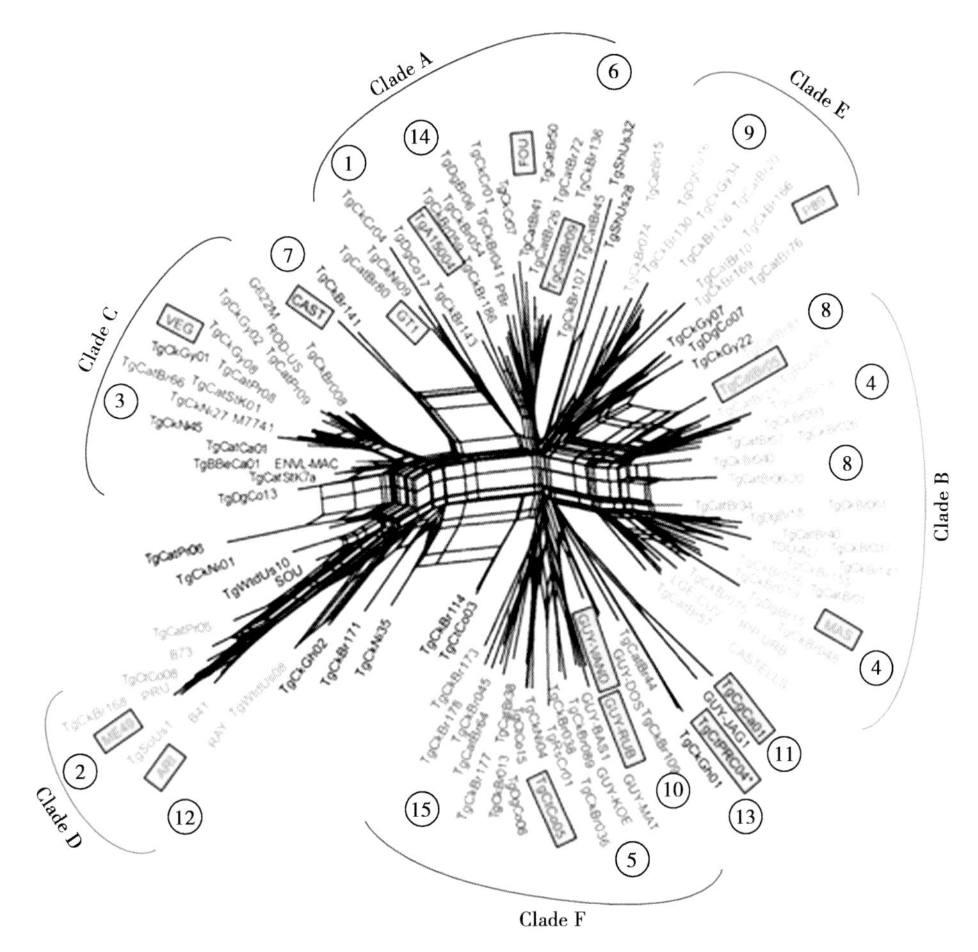


图3-3 PCR-RFLP及内含子MLST对全球138个弓形虫独特基因型的邻域网络分析（Su等，2012）

## 二、弓形虫种群结构

弓形虫种群包含了丰富的、多种代表性的克隆基因型，然而这些基因型是经遗传杂交形成的。弓形虫的分布具有明显的地理隔离性，其中克隆基因型广泛分布在北半球，非洲和亚洲等地（ToxoDB #1、#2、#3、#4、#5、#9），而南美洲地区弓形虫基因型呈丰富的多样性（图3-4）。

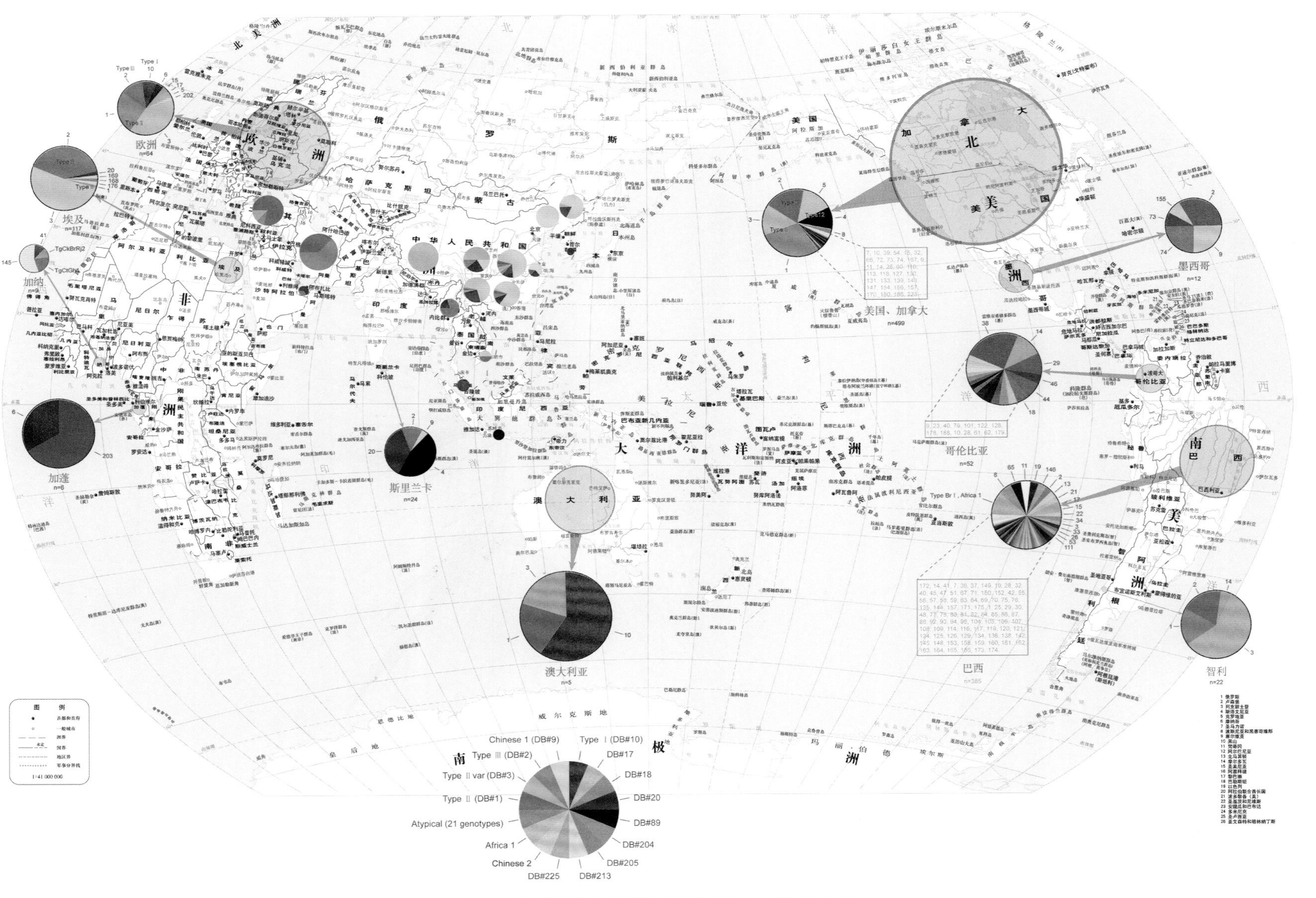


图 3-4　全球弓形虫种群结构(仿 Shwab 等，2014)

### （一）北美和欧洲的种群结构

弓形虫生活史包含了有性生殖阶段。不同地区的种群结构显示出的克隆谱系可能是由于虫株之间缺少杂交的机会，而主要以自交有性增殖方式扩散。早期基于多位点同工酶分析法对来自欧洲的弓形虫虫株进行分型检测，证实该地区流行弓形虫虫株多样性较低。之后利用 RFLP-PCR 法对来自北美和欧洲地区更多的弓形虫分离株分型检测，发现一个非常明显的克隆种群结构。从北美和欧洲地区的弓形虫感染患者以及慢性感染动物中分离获得更多的虫株，证实主要是Ⅰ型、Ⅱ型和Ⅲ型克隆谱系。在北美和欧洲地区，Ⅱ型占绝对优势，偶尔发现这三种克隆谱系的重组虫株。此外，个别分离株与三种克隆谱系差别很大，也因此被称为“非典型虫株”。已经证实弓形虫在终末宿主猫体内完成有性增殖，产生许多重组体。然而在欧洲和北美地区，弓形虫克隆谱系能够很好地维持其种群结构。这可能由以下原因所致：①有性增殖并不是弓形虫传播的必要条件，也可以通过摄入肉类或杂食性喂养摄入弓形虫的无性生殖阶段获得感染；②猫同时感染多种基因型弓形虫的可能性很小，因此弓形虫通常会经过自交而产生相同基因型的卵囊；③在猫体内一个弓形虫的单倍体即可增殖完成生活史；④一旦在某一地区形成有限的遗传结构的差异，该种群结构将可能被长期保持（Ajzenberg 等，2004）。

### （二）南美洲种群结构

2007 年，Khan 等基于弓形虫的多个内含子序列将来自南美洲地区包括巴西和圭亚那的弓形虫与北美洲地区已鉴定的标准虫株进行分型比较，证实北美和南美洲地区的弓形虫种群是生殖孤立的，并且在缺乏遗传交换的情况下进化出不同的双等位基因多态性。Khan 等基于内含子序列构建系统发育树，发现流行于该地区的弓形虫虫株聚类成 11 个不同的单倍群，为该地区主要的代表谱系（图 3-5）（Khan 等，2007）。当然，流行于北美和欧洲地区的 3 个克隆种群（Ⅰ型、Ⅱ型和Ⅲ型）同样在南美洲有流行分布。此外，ToxoDB#4、#5、#8 以及 #9（Chinese 1）在南美洲也有流行。通过系统发育树对北美及欧

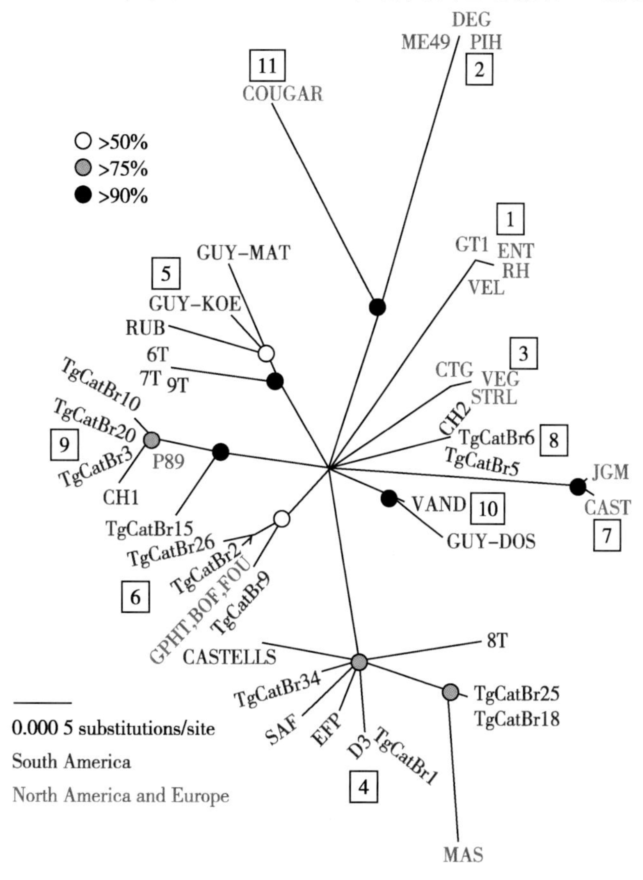


图 3-5　基于内含子序列对南美洲弓形虫虫株构建系统发育树

（Khan 等，2007）

洲地区和南美洲地区弓形虫的种群结构进行比较，可以推测分布于南美洲地区的 11 个弓形虫单倍群，经过很少的遗传杂交即可经 4 个祖先谱系重建（Sibley 等，2009）。Boyle 等曾预测北美地区的 3 个克隆株系只需经过少量的基因杂交即可产生（Boyle 等，2006）。因此，在很长一段时间内，偶然的重组极大地改变了弓形虫的种群结构。尽管流行于北美洲和南美洲的弓形虫虫株各自拥有相对独立的等位基因多态性，但实际上他们拥有共同的祖先。

### （三）亚洲种群结构

与北美和欧洲地区情况相似，流行于亚洲地区的弓形虫其种群结构较单一，以 ToxoDB#9（Chinese 1）株为主要流行谱系。当然主要流行于欧洲和北美地区的克隆株（如Ⅰ型、Ⅱ型和Ⅲ型）在亚洲地区也有分布，但是以 Chinese 1 基因型虫株为该地区的优势虫株。近年来，中国学者多使用多位点 RFLP-PCR 分型技术对流行中国地区的弓形虫虫株分型，证实该地区大部分流行株为 Chinese 1 基因型。但是，同样属于 Chinese 1 型的不同虫株对小鼠毒力差异很大。因此，可推测 RFLP 并不能捕获该地区弓形虫虫株的所有变异特性。之后，高江梅等基于 MLST 分型技术对流行于中国的多个弓形虫虫株重新进行分型，发现 RFLP 分型后属于同一个单倍群的虫株不再是同一单倍群，有一些和Ⅰ型典型株聚类，有的和Ⅲ型标准株聚类，但多数虫株还是和Ⅱ型标准株聚类。与南美洲情况相似，该地区的弓形虫单倍型同样经遗传杂交由祖先谱系形成。

### （四）弓形虫起源及传播

目前，对弓形虫的遗传多样性的驱动因素仍知之甚少，对弓形虫谱系的起源亦有不同观点。早期对北美及欧洲地区和南美洲地区弓形虫的种群结构比较显示，弓形虫虫株各自拥有相对独立的等位基因多态性。由于两地弓形虫长期的地理隔离，漫长的进化过程中经随机突变和基因飘移逐渐累积了各具特色的单核苷酸多态性。通过计算流行于各地理区域弓形虫虫株的等位基因（以 ChrIa 例）多样性的程度，推测这种地理隔离大约发生在 100 万年前。其中一种可能是伴随着 300 万年前巴拿马地壳上升并连接了南北美大陆之后，弓形虫跟随其宿主猫一起迁移到了南美洲。推测弓形虫最初源于北半球（Khan 等，2007）。在 1 万～3 万年前，曾有人类迁徙到南美，导致一些植物和动物引入南美洲后的多样性变化。类似的人类活动事件可能是促进南美洲地区弓形虫遗传多样性复杂化的基础。

如果弓形虫起源于北半球，然后随着猫科动物的扩散而进入南半球，那么北半球的弓形虫有更长的进化时间，应该有更多的遗传多样性。有一个可能的解释是，大约一万年前源于中东地区和稍后在中国东部的农业革命彻底改变了人们的生活和自然环境，大大降低了物种的多样性，同时导致家鼠和家猫的数量增加，因此形成了一个新的弓形虫的繁殖传播途径，即家畜循环链（Shwab 等，2018）。在之后的数千年里，随着农业生产的大面积扩散以及人口的增长和迁徙，弓形虫家畜循环链也随之扩散。这个新的传播方式所带来的遗传选择压力导致少数弓形虫克隆谱系快速扩增，最终取代了原有的遗传谱系。这个推论可以解释北半球弓形虫的克隆型群体遗传结构。由于家畜循环链在南美洲的影响时间较短，规模也相对较小，再加上热带雨林地区动物种类的高多样性，使得弓形虫的遗传多样性仍然得以保持（Shwab 等，2018）。

然而，最近有学者推测当下流行的弓形虫虫株可能起源于南美洲的哥伦比亚（Bertranpetit 等，2017）。Bertranpetit 等在全球范围内收集了来自 13 个种群的 168 株弓形虫分离株，对其 5 个基因片段（GRA6、GRA7、SAG3、UPRT1 和 UPRT7）进行了测序。运用基于最大似然法的系统进化估算最新共同祖先时间（time to the most recent common ancestor，TMRCA），以统计学方法对弓形虫的起源进行了研究。结果显示，现存的弓形虫虫株很可能是从 150 万年前的南美祖先进化而来，并引起了弓形虫随后在世界范围内的传播。弓形虫在不同宿主之间的传播使一些基因型迁移到北美洲，然后通过白令海峡迁移到亚洲和欧洲，最后通过两条不同的迁徙路线进入非洲（图 3-6）。在非洲、亚洲和欧洲，弓形虫的种群结构以少数克隆株为主，这可能与家猫数量大量增加有关，它们大量扩增了预先适应的基因型。弓形虫祖先谱系的出现推测大约发生在 1 100 万年前，随着猫科动物来到南美洲之后出现的。据此推测弓形虫的一个祖先谱系很可能与猫科动物一起抵达南美洲，并且通过食肉动物经口感染和该地区猫科动物的播散，从而进一步进化，使得某个新的虫株能够超越祖先谱系，并引起大范围的播散。

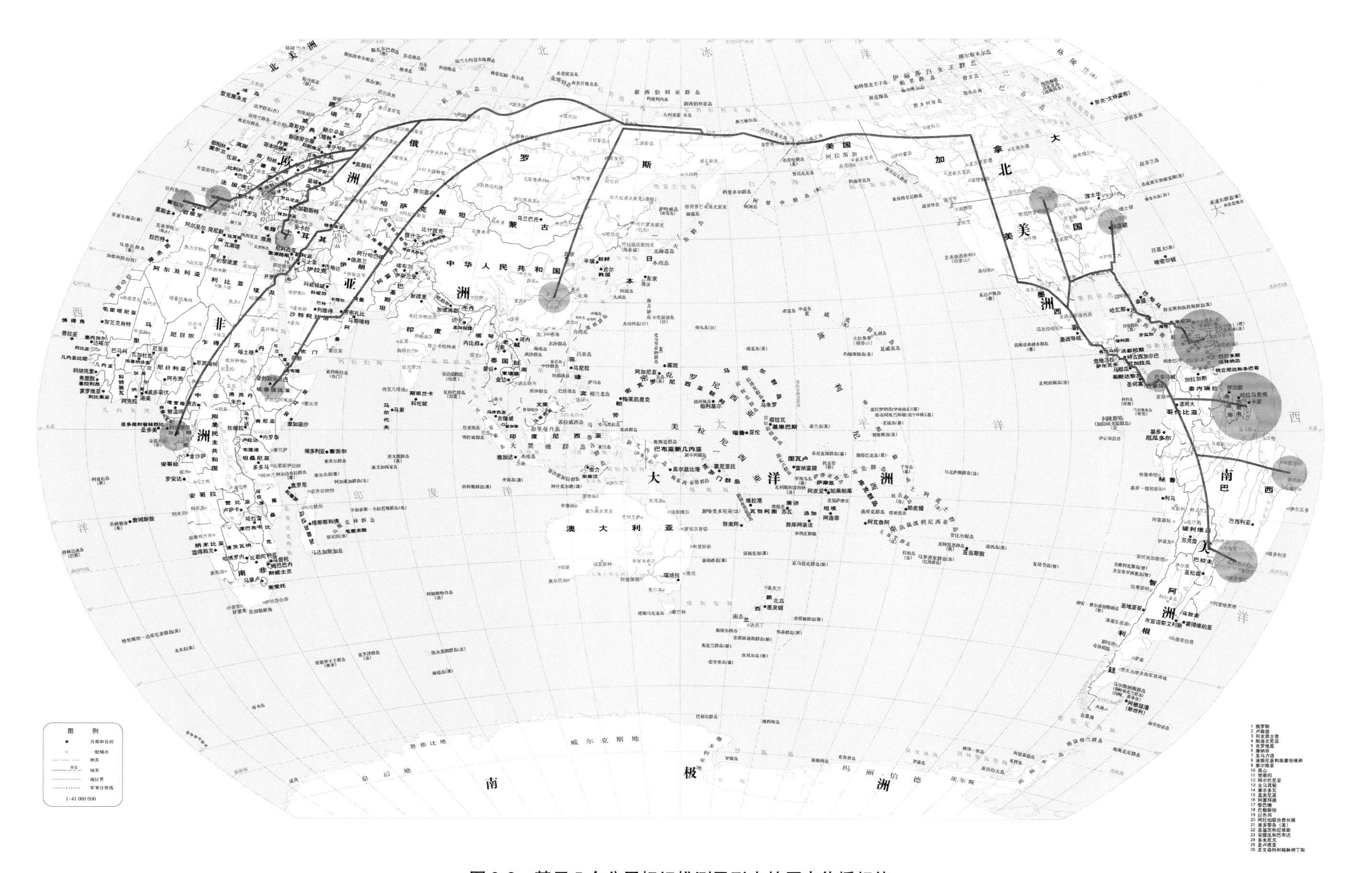

图 3-6 基于 5 个分子标记推测弓形虫的历史传播规律
（仿 Bertranpetit 等，2017）

# 第五节　弓形虫的基因型与毒力

## 一、基因型与毒力关系

前已述及，世界范围内弓形虫株具有丰富的遗传多样性及其地域分布特征。其中，北美和欧洲流行的弓形虫以原型克隆谱系为主，而南美弓形虫株则表现为高度的遗传多样性。此外，南美弓形虫株（type 4-10 单体型）对小鼠的急性毒力强于原型克隆谱系；同时，人类严重急性播散性弓形虫感染通常与这些基因型有关，显示弓形虫基因型和毒力密切相关（Weilhammer 和 Rasley，2011）。一般而言，弓形虫毒力的强弱取决于其对宿主细胞的侵袭力、胞内增殖速率以及能否在宿主体内成囊及对宿主的致病性和致死性等。弓形虫原型克隆谱系中，基因Ⅰ型虫株为强毒株，对小鼠的致死剂量为 1，即小鼠感染 1 个速殖子即可致死，并产生重度虫血症，主要代表虫株为 RH 株和 GT1 株；基因Ⅱ型、Ⅲ型以及 Chinese 1 型的弱毒株（例如 Wh6 株）等为弱毒株，对小鼠的致死剂量大于或等于 1 000 个速殖子，易在宿主脑、骨骼肌、心肌等组织中形成包囊，代表虫株为 PRU 株、ME49 株、Wh6 株，以及 VEG 和 CTG 株。在细胞培养中，基因Ⅰ型虫株比基因Ⅱ型或Ⅲ型弓形虫增殖更快，并且从速殖子到缓殖子转化速度慢于基因Ⅱ型虫株。据报道，欧洲的人体感染弓形虫多为基因Ⅱ型虫株，从先天性弓形虫病患者病理组织中分离的虫株亦多为基因Ⅱ型虫株，其次为基因Ⅰ型虫株，基因Ⅲ型虫株多见于动物感染（Ajzenberg 等，2002）。但是最近我国也发现严重播散性弓形虫病患者（接受心脏移植）体内分离出Ⅲ型虫株，并导致患者死亡。南美洲先天性弓形虫感染多为非典型基因型虫株。值得指出的是，尽管基因型与虫株毒力在某些情况下存在相关性，但也未必尽然。RH 株和 GT1 株同为基因Ⅰ型弓形虫株，两者对小鼠的急性毒力亦有不同，其差异与毒力效应分子激酶样棒状体蛋白 18（ROP18）等的多态性有关。作为自然感染途径的经口传播，基因Ⅱ型虫株能够引起更为严重的回肠炎（Liesenfeld，2002）。

我国弓形虫基因分型及毒力研究起步较晚。迄今国内各课题组从不同地域和宿主体内共分离得到 305 份人兽分离株样本（或弓形虫基因组 DNA），基因分型结果共发现 12 个基因型，其中 Chinese 1 型占所有分离株的 74.0%，为我国优势基因型。动物接种和细胞培养结果显示，Chinese 1 型弓形虫分离株 Wh3 和 Wh6，同样也存在着毒力的显著差异：前者毒力较强，1 000 个速殖子感染昆明小鼠 30 天内死亡率达 92.9%；后者毒力较弱，感染同期小鼠死亡率低于 45%。PRU 株死亡率仅为 16.7%。Wh6 和 PRU 株均可在小鼠体内成囊（Li 等，2014；Wang 等，2013a，2013b）。鉴于同一基因型虫株存在着不同毒力株，提示 PCR-RFLP 分型并不能区分我国 Chinese 1 型虫株的毒力特征。为进一步揭示 Chinese 1 基因型弓形虫的毒力相关分子，宜采用组学技术及基因编辑技术进行深入研究。有趣的是，无论是欧洲或北美的弓形虫原型克隆谱系还是南美的非典型虫株，ROP16 被认为是一种重要的毒力效应分子（Alvarez 等，2015）。但是我国 Chinese 1 型虫株兼具 ROP16$_{\text{Ⅰ/Ⅲ}}$和 GRA15$_{\text{Ⅱ}}$两个调控宿主免疫应答的关键效应分子，并且敲除 ROP16 的 Wh3 虫株并未见到毒力减弱（Cheng 等，2015；Wang 等，2018）。这些结果提示我国的 Chinese 1 优势基因型弓形虫株具有迥异的宿主免疫应答特点和毒力特征。

## 二、遗传作图及其在毒力相关基因鉴定中的应用

在模式动物中，可以采用性状决定基因来进行连锁分析，通过人为设计的实验性遗传杂交分析后代不同表型的比例，计算基因间的遗传距离，并据此绘制遗传图谱。弓形虫遗传图谱绘制是通过能够区分不同单倍体型虫株的 RFLP 标记结合脉冲场凝胶电泳技术（pulsed-field gel electrophoresis，PFGE）分离染色体，并通过 Southern 杂交将与多态位点互补的核酸探针定位到凝胶所分离条带，并通过放射自显影技术在膜上显现出来，从而生成遗传连锁图谱。随着研究的深入，弓形虫遗传作图方法也在不

断革新，主要基于技术效率、成本及可用性。使用基于PCR的方法来扩增包含定义RFLP的位点，可以实现更高效率的基因分型。弓形虫Affymetrix基因芯片的建立为基于EST差异的单特征多态性和基于PCR-RFLP遗传标记进行基因分型提供了一种替代手段。前已述及，随着测序成本的降低，全基因组测序也广泛应用于弓形虫基因分型。弓形虫原型克隆谱系代表性虫株全基因组序列的完成和基因组数据库的建立（www.ToxoDB.org）为数量性状基因定位提供了框架。基因组的组装与连锁图谱的产生密切相关，连锁图谱被用来识别属于单个染色体的重叠群和支架。值得注意的是，不管标记的密度如何，遗传作图的限制性条件是杂交的频率，因此作图精度受可用后代数量的限制。

弓形虫遗传连锁图谱的构建经历了几个阶段。利用Southern杂交从Ⅱ型虫株单倍体型和Ⅲ型虫株单倍体型遗传杂交中鉴定出64个可识别RFLP的遗传标记，在19个重组后代中解离，得到了第一代遗传连锁图谱。在这一阶段，共识别出11条染色体，总遗传图谱距离小于150cM。随后，通过Ⅰ型虫株单倍体型和Ⅲ型单倍体型虫株杂交，在基于PCR分型的基础上利用112个遗传标记从两个平行杂交组合中得到遗传连锁图谱。染色体数目虽保持不变，但连锁谱图扩大到400cM。最后，利用250个基于PCR-RFLP遗传标记对Ⅱ型和Ⅲ型杂交及Ⅰ型和Ⅲ型虫株杂交的71个后代进行分析，使用MapMaker EXP 3.0软件生成连锁图谱。综合上述两个平行杂交组合的结果，发现弓形虫遗传连锁图谱由14个连锁群组成，总长度为590cM。弓形虫的交叉率平均约为100kb/cM，但在Ia染色体上的最低交叉率为42kb/cM，在ⅦbA染色体上的交叉率最高为150kb/cM。弓形虫的平均交叉概率明显低于恶性疟原虫（17kb/cM），这使得精细定位弓形虫遗传性状更加困难。根据遗传标记的位置和连锁图谱，以及插入文库中BAC末端和粘粒末端序列，将支架组装并排序成假定的染色体。弓形虫基因组中（65Mb）超过95%是通过这一策略组装，从而为遗传图谱和鉴定目的基因提供基础。

细胞学研究证实，弓形虫生活史中大多阶段为单倍体，但通过配子生殖形成的卵囊为二倍体，卵囊的减数分裂是导致单倍体子孢子形成的主要原因。弓形虫在减数分裂期间的有性重组产生了含有双亲本基因型的子代，对于某些二元性状，可利用连锁关联定位靶基因。但许多表型性状，如增殖和毒力，受多个基因位点调控，数量性状遗传位点分析就成为对复杂性状定位靶基因的一种有效的统计学方法。Lanser和Botstein研究表明，基于遗传标记的区间定位可以可靠定位QTL。进行QTL分析需具备2个基本特征：能够绘制足够详细的遗传图谱和亲本之间存在表型差异。QTL分析不仅评估了不同位点的贡献，还提供了统计方法来解释出现在大数据集上的假阳性关联的可能性。这通常表示为似然比，该似然比将给定关联是真实的概率与它可能偶然发生的概率相关联。这些计算的结果称为对数似然比，即LOD（logarithm of odds）分数。当所有位点的LOD按照染色体位置排序并绘制成图表时，具有显著LOD峰值的位点即被识别。这些数量性状遗传位点包含表型遗传的遗传基础，其数量和效应大小取决于关联的强度。

弓形虫可自然感染各种啮齿动物，并具有在中间宿主及猫科动物终宿主肠上皮内分别进行无性生殖和有性生殖的复杂异种生活史过程。针对这一事实，Pfefferkorn及其同事开发出了在猫体内的经典的遗传杂交实验。遗传杂交分析是由化学诱变研究促进的，其以培育具有抗性基因的突变体虫株为前提，如抗氟脱氧尿嘧啶核苷（fluorodeoxyuridine，FUDR）和抗西奈芬净（sinefungin，SNF）弓形虫株，将两株独立耐药突变体虫株同时平行感染同一只猫，可导致亲本虫株异型杂交而获得双重耐药重组后代弓形虫株。这些研究证实了弓形虫遗传杂交实验遵循孟德尔遗传定律，即亲本等位基因的独立分离，为弓形虫遗传连锁图谱的建立及利用遗传杂交研究表型的遗传基础创造了条件。

QTL最初被用来评估弓形虫在小鼠模型中的急性毒力，使用强毒的Ⅰ型虫株GT1与无毒的Ⅲ型CTG虫株之间的遗传杂交（表3-9），杂交后代通过近交系小鼠分析毒力表型，并通过不同剂量速殖子感染的累积死亡率来确定急性毒力，并对子代进行基因分型，以确定急性死亡率与特异性标志物的分离情况（Taylor等，2006）。重组后代的表型分析揭示了从强毒到无毒的一系列表型，甚至包括在双亲本虫株中都没有的中间毒力水平。当急性死亡率被认为是单基因模型时，将其定位在染色体Ⅶa中心区的单个 QTL 上。这一发现证实了正向遗传学在分析毒力分子基础方面的应用。完成Ⅱ型虫株 ME49 的基因组序列和使用遗传图谱组装基因组，使得将性状映射到确定的基因组区间和鉴定控制重要生物表型的基因成为可能。通过 QTL 对表型特征分析表明，软琼脂迁移、跨越极化上皮细胞迁移、急性毒力和存活小鼠的血清反应都定位在Ⅶa 染色体上的一个单峰。最初，急性毒力和迁移表型 QTL 的分辨率受到遗传标记密度的限制，其只允许定位到大约 1.5～2Mbp。这些性状的精细定位是通过在Ⅶa 染色体的中心区域加入额外遗传标记，并通过鉴定在该区域有交叉的额外重组后代来实现。这导致了不同的 QTL 的解析，一个 QTL 与跨越极化上皮迁移和从感染病灶迁移有关，另一个 QTL 则与急性死亡率和血清反应有关。因为弓形虫基因组结构由遗传图谱构建，因此有可能将这些区域直接固定在基因组上，从而识别候选基因。包含毒力表型的 QTL 区域有 140kb 且含有 21 个预测基因，通过微阵列杂交对其表达谱进行分析，发现该区域末端一个称为 ROP18 的基因表达水平截然不同，这是根据蛋白质组学研究或功能分析中所描述的棒状体蛋白的顺序编号而命名的。对预测的开放阅读框架研究发现：①ROP18 含有一个信号序列，预测为一种分泌型蛋白；②其含有一个保守的前结构域和加工位点，为典型的 ROP2 蛋白家族；③氨基末端区域含有一个由三个低复杂性区域组成的簇，以两亲性 α- 螺旋区为代表；④含有一个预测具有催化活性的丝氨酸 / 苏氨酸（S/T）激酶结构域。用Ⅰ型虫株的 $ROP18_{Ⅰ}$等位基因转染Ⅲ型虫株，将导致弓形虫在纳虫泡内的增殖效率急剧增加，对小鼠模型的致死率提高 4～5 个数量级，证实了该激酶在弓形虫致病中的作用。

表 3-9 弓形虫克隆谱系之间遗传杂交概述

| 遗传杂交 | 亲本虫株 | 表型 | 数量性状位点 | 鉴定基因 | 靶点 |
|---|---|---|---|---|---|
| type 1×type 2 | GT1，ME49 | 急性毒力 | Ⅻ | ROP5 | 激活 ROP18<br>结合 Irga6 |
| type 2×type 3 | ME49，CTG | 急性毒力<br>基因表达<br>IL-12 诱导 | Ⅶa，Ⅶb，Ⅻ<br>Ⅶb<br>Ⅹ | ROP18，ROP5<br>ROP16<br>GRA15 | IRGs<br>STAT3/6<br>NFκB |
| type 1×type 3 | GT1，CTG | 急性毒力<br>增殖<br>迁移 | Ⅶa，Ⅰa<br>Ⅶa，Ⅺ，Ⅻ，Ⅰa<br>Ⅶa | ROP18 | IRGs，<br>ATF6β |
| type 2×type 10 | ME49，VAND | 急性毒力 | Ⅻ | ROP5 | 激活 ROP18<br>结合 Irga6 |

通过Ⅱ型和Ⅲ型杂交后代的初步研究表明，基因重组可导致比双亲本虫株更高的毒力水平（Saeij 等，2006）。对该杂交后代的进一步分析可用于鉴定多个性状的遗传位点，如不同剂量感染后的死亡时间，以及在任何剂量下存在死亡率或无死亡率的二元性状。在第一次 QTL 扫描中，位于Ⅻ染色体 SAG3 遗传标记附近的一个名为 VIR1 的基因位点被发现。对比其他性状，如多态性程度，表达水平差异，被分泌可能性及与宿主相互作用，导致 ROP18 作为Ⅶa 染色体上 VIR3 候选基因被鉴定。Ⅰ型和Ⅱ型等位基因具有高度多态性，它们之间存在 28 个氨基酸差异，这种高多态性伴随着高 dN/dS 比率和在该位点的强阳性选择。除了 ROP18 之外，利用Ⅱ×Ⅲ型遗传杂交鉴定了另外四个毒力 QTL。VIR1 是 LOD 得分最高的毒力 QTL，被证明其提升毒力是由Ⅰ型和Ⅲ型虫株 ROP5 位点所驱动。VIR2 位于 X 染色体左臂，存在两个候选基因，分别为 TGME49_226380 和 TGME49_225160。VIR4 是由于 ROP16 调节宿主细胞中 STAT3/STAT6 活性而发挥作用。VIR5 尚未被证实，但普遍认为是由于腺苷激酶在Ⅲ型亲本背景中发生突变。在Ⅱ型虫株中引入 $ROP16_{Ⅰ}$/$ROP16_{Ⅲ}$等位基因将导致Ⅱ型虫株毒力减弱，与 QTL 预测相一致。

在Ⅰ型和Ⅱ型虫株之间进行遗传杂交，确定了编码多态性假激酶的 ROP5 位点，虽然 ROP5 含有激酶结构域并结合三磷酸腺苷，但其通过构象改变并不催化磷酸转移。ROP5 为拷贝数变异基因，在基因

Ⅰ型、Ⅱ型和Ⅲ型虫株中分别为4、10和6个拷贝，这些拷贝中每个毒力株至少含有3个不同的等位基因，其中基因Ⅰ型和Ⅲ型弓形虫等位基因相似，暗示存在正向选择的证据。此外，将南美的type 10单倍体型VAND虫株与type 2单倍体型ME49虫株进行杂交分析，亦证实ROP5为毒力差异的主要决定因素。Behnke等（2016）使用CRISPR/Cas9技术敲除ROP18或ROP5位点，证实上述位点与属于Clade B进化支的南美弓形虫株TgCtBr5和TgCtBr18的急性毒力直接相关。总而言之，ROP18和ROP5等位基因在所有四个弓形虫遗传杂交中都证实与急性毒力表型相关，并在Clade A、B、C、D、F 5个进化支的代表性虫株中显现功能（图3-3）。有趣的是，通过ROP18和ROP5位点并不能预测同属Clade C进化支的type 9单倍体型和type 3单倍体型虫株毒力表型，两者均含有无毒的ROP18等位基因和有毒的ROP5等位基因，但type 9单倍体型虫株如P89对小鼠表现出急性毒力，而type 3单倍体型虫株如VEG或CTG对小鼠无毒，这表明可能存在其他因子介导毒力表型。最后，不同地域的优势虫株如中国的type 13单倍体型，非洲type 14单倍体型，欧洲type 16单倍体型，北美type 11单倍体型的毒力表型的QTL分析还未经过杂交验证，有待进一步研究。

（苏春雷　余　莉　王　林　高江梅）

## 参考文献


[1] AJZENBERG D, BANULS AL, SU C, et al. Genetic diversity, clonality and sexuality in *Toxoplasma gondii*[J]. Int J Parasitol, 2004, 34(10): 1185-1196.

[2] AJZENBERG D, COLLINET F, MERCIER A, et al. Genotyping of *Toxoplasma gondii* isolates with 15 microsatellite markers in a single multiplex PCR assay[J]. J Clin Microbiol, 2010, 48(12): 4641-4645.

[3] AL-KAPPANY Y, RAJENDRAN C, ABU-ELWAFA S, et al. Genetic diversity of *Toxoplasma gondii* isolates in Egyptian feral cats reveals new genotypes[J]. J Parasitol, 2010, 96(6): 1112-1114.

[4] AL-QASSAB S, REICHEL MP, SU C, et al. Isolation of *Toxoplasma gondii* from the brain of a dog in Australia and its biological and molecular characterization[J]. Vet Parasitol, 2009, 164(2-4): 335-339.

[5] AMOUEI A, SARVI S, SHARIF M, et al. A systematic review of *Toxoplasma gondii* genotypes and feline: Geographical distribution trends[J]. Transbound Emerg Dis, 2020, 67(1): 46-64.

[6] BEHNKE MS, DUBEY JP, SIBLEY LD. Genetic mapping of pathogenesis determinants in *Toxoplasma gondii*[J]. Annu Rev Microbiol, 2016, 70: 63-81.

[7] BERTRANPETIT E, JOMBART T, PARADIS E, et al. Phylogeography of *Toxoplasma gondii* points to a South American origin[J]. Infect Genet Evol, 2017, 48: 150-155.

[8] BOYLE JP, RAJASEKAR B, SAEIJ JPJ, et al. Just one cross appears capable ofdramatically altering the population biology of a eukaryotic pathogen like *Toxoplasma gondii*[J]. Proc Natl Acad Sci USA, 2006, 103(27): 10514-10519.

[9] BRENNAN A, DONAHOE SL, BEATTY JA, et al. Comparison of genotypes of *Toxoplasma gondii* in domestic cats from Australia with latent infection or clinical toxoplasmosis[J]. Vet Parasitol, 2016, 228: 13-16.

[10] DARDÉ ML. Biodiversity in *Toxoplasma gondii*[J]. Curr Top Microbiol Immunol, 1996, 219: 27-41.

[11] DONAHOE SL, ROSE K, SLAPETA J. Multisystemic toxoplasmosis associated with a type II-like *Toxoplasma gondii* strain in a New Zealand fur seal(Arctocephalus forsteri)from New South Wales, Australia[J]. Vet Parasitol, 2014, 205(1-2): 347-53.

[12] DONAHOE SL, ŠLAPETA J, KNOWLES G, et al. Clinical and pathological features of toxoplasmosis in free-ranging common wombats(Vombatus ursinus)with multilocus genotyping of *Toxoplasma gondii* type II-like strains[J]. Parasitol Int, 2015, 64(2): 148-153.

[13] DUBEY, JP, CHOUDHARY S, TILAHUN G, et al. Genetic diversity of *Toxoplasma gondii* isolates from Ethiopian feral cats[J]. Vet Parasitol, 2013, 196(1-2): 206-208.

[14] DUBEY JP, LÓPEZ-TORRES, HY, SUNDAR N, et al. Mouse-virulent *Toxoplasma gondii* isolated from feral cats on

Mona Island, Puerto Rico[ J ]. J Parasitol, 2007, 93( 6 ): 1365-1369.

[15] DUBEY JP, PAS AN RAJENDRAN C, et al. Toxoplasmosis in sand cats( Felis margarita )and other animals in the breeding centre for endangered Arabian wildlife in the United Arab Emirates and Al Wabra wildlife preservation, the State of Qatar[ J ]. Vet Parasitol, 2010, 172( 3-4 ): 195-203.

[16] DUBEYJP, QUIRKT, PITTT JA, et al. Isolation and genetic characterization of *Toxoplasma gondii* from raccoons ( Procyon lotor ), cats( Felis domesticus ), striped skunk( Mephitis mephitis ), black bear( Ursus americanus ), and cougar( Puma concolor )from Canada[ J ]. J Parasitol, 2008, 94: 42-45.

[17] DUBEY JP, HUONG LTT, SUNDAR N, et al. Genetic characterization of *Toxoplasma gondii* isolates in dogs from Vietnam suggests their South American origin[ J ]. Vet Parasitol, 2007, 146: 347-351.

[18] DUBEY JP, RAJAPAKSE RPVJ, WIJESUNDERA, RRMKK, et al. Prevalence of *Toxoplasma gondii* in dogs from Sri Lanka and genetic characterization of the parasite isolates[ J ]. Vet Parasitol, 2007b, 146: 341-346.

[19] FALUSH D, STEPHENS M, PRITCHARD JK. Inference of population structure using multilocus genotype data: linked loci and correlated allele frequencies[ J ]. Genetics, 2003, 164: 1567-1587.

[20] FEAGIN JE. Mitochondrial genome diversity in parasites[ J ]. Int J Parasitol, 2000, 30( 4 ): 371-390.

[21] FROMONT EG, RICHE B, RABILLOUD M. *Toxoplasma* seroprevalence in a rural population in France: detection of a household effect[ J ]. BMC Infect Dis, 2009, 9: 76.

[22] HERRMANN D, WIBBELT G, GOTZ M, et al. Genetic characterisation of *Toxoplasma gondii* isolates from European beavers( Castor fiber )and European wildcats( Felis silvestris silvestris )[ J ]. Vet Parasitol, 2013, 191( 1-2 ): 108-111.

[23] HOWE DK, SIBLEY LD. *Toxoplasma gondii* comprises three clonal lineages: correlation of parasite genotype with human disease[ J ]. J Infect Dis, 1995, 172: 1561-1566.

[24] KHAN A, FUX B, SU C, et al. Recent transcontinental sweep of *Toxoplasma gondii* driven by a single monomorphic chromosome[ J ]. Proc Natl Acad Sci USA, 2007, 104: 14872-14877.

[25] KHAN A, TAYLOR S, SU C, et al. Composite genome map and recombination parameters derived from three archetypal lineages of *Toxoplasma gondii*[ J ]. Nucleic Acids Res, 2005, 33: 2980-2992.

[26] KONG JT, GRIGG ME, UYETAKE L, et al. Serotyping of *Toxoplasma gondii* infections in humans using synthetic peptides[ J ]. J Infect Dis, 2003, 187: 1484-1495.

[27] LIESENFELD O. Oral infection of C57BL/6 mice with *Toxoplasma gondii*: a new model of inflammatory bowel disease [ J ]? J Infect Dis, 2002, 185( Suppl ): S96-S101.

[28] LINDSTRÖM I, SUNDAR N, LINDH J, et al. Isolation and genotyping of *Toxoplasma gondii* from Ugandan chickens reveals frequent multiple infections[ J ]. Parasitology, 2008, 135( Pt 1 ): 39-45.

[29] LORENZI H, KHAN A, BEHNKE MS, et al. Local admixture of amplified and diversified secreted pathogenesis determinants shapes mosaic *Toxoplasma gondii* genomes[ J ]. Nat Commun, 2016, 7: 10147.

[30] MATSUZAKI M, KIKUCHI T, KITA K et al. Large amounts of apicoplast nucleoid DNA and its segregation in *Toxoplasma gondii*[ J ]. Protoplasma, 2001, 218( 3-4 ): 180-191.

[31] PARAMESWARAN N, THOMPSON RC, SUNDAR N, et al. Non-archetypal Type II-like and atypical strains of *Toxoplasma gondii* infecting marsupials of Australia[ J ]. Int J Parasitol, 2010, 40( 6 ): 635-640.

[32] REIFF SB, VAISHNAVA S, STRIEPEN B. The HU protein is important for apicoplast genome maintenance and inheritance in *Toxoplasma gondii*[ J ]. Eukaryot Cell, 2012, 11( 7 ): 905-915.

[33] ROCHA DS, NILSSON MG, MACIEL BM, et al. Genetic diversity of *Toxoplasma gondii* isolates from free-range chickens in Bahia, Brazil[ J ]. J Parasitol, 2018, 104( 4 ): 377-382.

[34] SAEIJ JP, BOYLE JP, COLLER S, et al. Polymorphic secreted kinases are key virulence factors in toxoplasmosis[ J ]. Science, 2006, 314: 1780-1783.

[35] SCHARES G, VRHOVEC MG, PANTCHEV N, et al. Occurrence of *Toxoplasma gondii* and *Hammondia hammondi* oocysts in the faeces of cats from Germany and other European countries[ J ]. Vet Parasitol, 2008, 152( 1-2 ): 34-45.

[36] SHWAB EK, SARAF P, ZHU XQ, et al. Human impact on the diversity and virulence of the ubiquitous zoonotic parasite *Toxoplasma gondii*[J]. Proc Natl Acad Sci USA, 2018, 115: E6956-E6963.

[37] SHWAB EK, ZHU XQ, MAJUMDAR D, et al. Geographical patterns of *Toxoplasma gondii* genetic diversity revealed by multilocus PCR-RFLP genotyping[J]. Parasitol, 2014, 141: 453-461.

[38] SIBLEY LD, KHAN A, AJIOKA JW, et al. Genetic diversity of *Toxoplasma gondii* in animals and humans[J]. Philos Trans R Soc Lond B Biol Sci, 2009 364(1530): 2749-2761.

[39] SIBLEY LD, BOOTHROYD JC. Virulent strains of *Toxoplasma gondii* comprise a single clonal lineage[J]. Nature, 1992, 359: 82-85.

[40] SU C, KHAN A, ZHOU P, MAJUMDAR D, et al.Globally diverse *Toxoplasma gondii* isolates comprise six major clades originating from a small number of distinct ancestral lineages[J]. Proc Natl Acad Sci USA, 2012, 109(15): 5844-5849.

[41] SU C, SHWAB EK, ZHOU P, et al. Moving towards an integrated approach to molecular detection and identification of *Toxoplasma gondii*[J]. Parasitol, 2010, 137: 1-11.

[42] SU C, ZHANG X, DUBEY JP. Genotyping of *Toxoplasma gondii* by multilocus PCR-RFLP markers: a high resolution and simple method for identification of parasites[J]. Int J Parasitol, 2006, 36: 841-848.

[43] SUN H, WANG Y, ZHANG Y, et al. Prevalence and genetic characterization of *Toxoplasma gondii* in bats in Myanmar[J]. Appl Environ Microbiol, 2013, 79: 3526-3528.

[44] TAYLOR S, BARRAGAN A, SU C, et al. A secreted serine-threonine kinase determines virulence in the eukaryotic pathogen *Toxoplasma gondii*[J]. Science, 2006, 314: 1776-1780.

[45] WANG L, CHEN H, LIU D, et al. Genotypes and mouse virulence of *Toxoplasma gondii* isolates from animals and humans in China[J]. PLoS One, 2013a, 8: e53483.

[46] WANG L, CHENG HW, HUANG KQ, et al. *Toxoplasma gondii* prevalence in food animals and rodents in different regions of China: isolation, genotyping and mouse pathogenicity[J]. Parasit Vectors, 2013b, 6: 273.

[47] WEILHAMMER DR, RASLEY A. Genetic approaches for understanding virulence in *Toxoplasma gondii*[J]. Brief Funct Genomics, 2011, 10: 365-373.

[48] WEISS LM, KIM K. *Toxoplasma Gondii*: The Model Apicomplexan[M]. Perspectives and Methods(third edition), Academic Press, 2019.

[49] ZIA-ALI N, FAZAELI A, KHORAMIZADEH M, et al. Isolation and molecular characterization of *Toxoplasma gondii* strains from different hosts in Iran[J]. Parasitol Res, 2007, 101(1): 111-115.

# 第四章 | 弓形虫的基因表达调控

基因调控是生物体内控制基因表达的自然机制，其表达的主要过程包括基因转录和 mRNA 翻译。由于基因组 DNA 含量和基因总数的不同，真核生物的基因调控比原核生物更复杂。基因调控是分子遗传学和发生遗传学的重要研究领域，具有广泛的生物学意义。弓形虫需要在不同宿主中繁殖，并随宿主更换而发生期转换（stage conversion）。这就决定了虫体必须要在不同生活阶段表达不同蛋白，以应对这种复杂的生活方式。本章我们主要介绍弓形虫的基因调控、转录调控以及转录后调控。

## 第一节 基因调控

### 一、DNA 修饰

#### （一）DNA 甲基化和去甲基化

**1. DNA 甲基化** 在 DNA 序列编码基因表达时，DNA 修饰是一种调控基因表达的重要的形式，而 DNA 甲基化（DNA methylation）则是一种重要的 DNA 修饰方式。不管是在真核生物或原核生物中，都广泛存在着 DNA 甲基化的现象，并且一般都起到抑制基因表达的作用。DNA 甲基化是通过 DNA 甲基转移酶（DNA methyltransferase，DNMT），使 CpG 岛上的胞嘧啶 5′ 碳位共价键结合一个甲基基团，进而使 DNA 发生甲基化。DNA 甲基化调控基因表达的结果表现在引起 DNA 构象、DNA 稳定性、染色质结构的改变及 DNA 与蛋白质的相互作用等方式的改变，但 DNA 序列不发生改变。在 DNA 甲基化的研究中，了解得最透彻的是 5- 甲基胞嘧啶（5-methylcytosine，5mC）。这种修饰通常被认为是基因表达的一种稳定的抑制性调控因子。5mC 最初是在 CpG 岛（基因启动子区域中一段富含 CpG 二核苷酸的 DNA 片段）内被发现的。在启动子区域内，5mC 充当一种稳定的表观遗传标记的角色，并抑制基因转录。

**2. DNA 去甲基化** 在基因组中，有很多甲基化胞嘧啶都会存在 DNA 去甲基化这一过程。在 DNA 去甲基化的过程中，5mC 最终会被去除，进而转化为未修饰的胞嘧啶。目前发现，DNA 去甲基化主要存在两种方式：①DNA 被动去甲基化：核因子 NF 黏附甲基化的 DNA，而黏附点附近的 DNA 不能被完全甲基化，进而阻断 DNMT1 的作用；②DNA 主动去甲基化：在基因组中，DNA 主动去甲基化一般是具有周期性的，通常从 5mC 开始，大致过程为 5mC 先被氧化为 5- 羟基甲基胞嘧啶（5hmC），之后依次被氧化为 5- 甲酰基胞嘧啶（5fC）和 5- 羧基胞嘧啶（5caC），最后在胸腺嘧啶 DNA 糖基化酶（TDG）与碱基切除修复酶（BER）的共同作用下，在 DNA 中把 5fC 和 5caC 去除，从而转化为未修饰的胞嘧啶（Wu 等，2017）。

由于 5mC 标记在样本制备和 DNA 扩增过程中不能维持，因此 5mC 使用传统的 DNA 扩增方法难以检测。目前检测整个基因组中 5mC 的方法包括全基因组亚硫酸氢盐测序、抗体依赖性 DNA 免疫沉淀(DIP)等高分辨率方法。亚硫酸氢盐转化是使用最广泛的方法之一，其原理是基因组的DNA在用亚硫酸氢盐处理后，其中未发生甲基化的胞嘧啶会转化为尿嘧啶，而已发生甲基化的胞嘧啶则保持不变。在下游分析过程中5mC碱基会保持不变，依旧被测序检为胞嘧啶碱基。这样即可确定在基因组中含有甲基化胞嘧啶的位置(Lister等，2009)。

### (二)弓形虫的期转换与DNA甲基化

宿主的免疫水平会对弓形虫速殖子与缓殖子间的相互转化产生很大的影响，而速殖子和缓殖子间的相互转换涉及表观遗传学的领域。已有研究证明，作为表观遗传学的重要内容，DNA甲基化对速殖子与缓殖子之间的转化有着一些特定的生物学作用(Skariah等，2010)。

有研究报道在ToxoDB中发现了一个基因(TGME49_210778)，该基因编码具有半甲基化DNA结合域的蛋白质，表明弓形虫拥有发生DNA甲基化并发挥作用的必要机制(Wei等，2017)。当弓形虫处于缓殖子阶段时，其代谢水平较低，处于相对静止期。有研究将缓殖子和速殖子进行比较时发现，处于缓殖子阶段的弓形虫CDS区域的胞嘧啶甲基化表现出更为明显的基因转录上调，并且许多代谢过程是由CDS区域不同甲基化程度的基因参与调节的。这表明在CDS区域所发现的DNA甲基化可能与调节处于缓殖子阶段时的低代谢有关(Wei等，2017)。另外，速殖子和缓殖子的启动子甲基化水平亦不同，这些不同的甲基化基因可能涉及弓形虫与宿主免疫之间的适应性，与宿主免疫逃逸有关的基因转录可能与弓形虫DNA启动子甲基化有关。另外，在缓殖子DNA中已检测到更多的甲基化胞嘧啶位点，在缓殖子中发现更高的DNA甲基转移酶转录水平。因此推测，DNA甲基转移酶可能在调节速殖子和缓殖子之间的相互转换中发挥重要作用。用强效的DNA甲基转移酶抑制剂5-AzaC作用于弓形虫速殖子可使其转换成为缓殖子。而在抑制剂去除后，胞内弓形虫得到恢复，转换为速殖子。这些研究表明，弓形虫的DNA甲基化不仅存在于缓殖子阶段，在速殖子阶段也有DNA甲基化的发生。DNA甲基化可能在弓形虫各个阶段都具有重要的调节作用。

### (三)弓形虫的其他DNA修饰

目前关于弓形虫其他种类的DNA修饰，如DNA乙酰化、DNA结合蛋白等，尚未有文献发表。通常被认为只存在于RNA修饰中的某些修饰形式现已证实也可能发生在DNA中。比如N6-腺嘌呤甲基化，亦即RNA中的m6A，现在已知它也存在于DNA内(DNA的6mA)。比如，非洲爪蟾、小鼠和人类基因组中都发现了6mA的存在。

## 二、组蛋白修饰

### (一)弓形虫组蛋白结构组成

细胞的发育、分化、生长和存活离不开对与核小体组成相关的基因表达、复制和DNA修复过程的严格控制。核心组蛋白是核小体的组成构件，包括常规组蛋白和组蛋白变体两类。与其他真核生物一样，弓形虫中已鉴定出4个高度保守的核心组蛋白：TgH2A、TgH2B、TgH3和TgH4，但未见连接组蛋白TgH1。

组蛋白变体是常规组蛋白的变异体，在染色质的特定位置或特定生物学事件中代替常规组蛋白，调控染色质结构及相关生物学过程。在弓形虫中，TgH2A有TgH2A1、TgH2AZ和TgH2AX三种变体；TgH2B有TgH2Bv一种变体；TgH3有TgH3.3和TgcenH3两种变体；而TgH4与其他物种中一样，目前没有发现变体。其中，TgH2Bv主要与TgH2AZ形成二聚体。而乙酰化的TgH3可以与TgH2AX、TgH2AZ和TgH2Bv存在于同一核小体中，并可调控后两者的转录功能。这些发现表明，弓形虫核小体并非随机排列，而是存在一定规律性(Dalmasso等，2009)。

总的来说，组蛋白可以提供修饰位点，与甲基、乙酰基等多种化学基团结合，从而改变染色体的形态结构，以此调节基因的复制、转录和修复等，使组蛋白各组分稍有差异。本文主要介绍弓形虫组蛋白甲基化、乙酰化和其他组蛋白修饰(如磷酸化、泛素化、SUMO化等)。

### (二)组蛋白甲基化修饰

组蛋白甲基化是通过组蛋白甲基化转移酶(histonemethyl transferase,HMT)来完成的。甲基化一般在组蛋白的赖氨酸(lysine,K)和精氨酸(arginine,R)残基上发生,赖氨酸残基和精氨酸残基都能够发生单、双甲基化;赖氨酸残基甚至能够发生三甲基化。发生在不同位点的甲基化修饰对基因的表达有不同影响,可起到抑制或者激活作用,结果极大地增加了组蛋白修饰和调节基因表达的复杂性。组蛋白 H3 的第 4、9、27 和 36 位与 H4 的第 20 位赖氨酸残基,H3 的第 2、l7、26 位与 H4 的第 3 位精氨酸残基,均为甲基化的常见位点。组蛋白精氨酸的甲基化是一种相对动态的标记,它与基因激活有关,但发生在 H3 和 H4 的精氨酸甲基化丢失却与基因沉默有关。与精氨酸甲基化相反,赖氨酸的甲基化为较稳定的标记。弓形虫拥有 5 种蛋白质精氨酸甲基转移酶(PRMT)同系物,命名为 TgPRMT1-5。重组 TgPRMT1 能够使 H4R3 甲基化。同 TgCARM1 一样,另一种协同激活剂相关精氨酸甲基转移酶 TgPRMT4,能使 H3R17 甲基化(Saksouk 等,2005),这些与它们的人类同源物的底物特异性相似。因为缺乏 TgPRMT1 影响子代细胞数量的细胞周期表型,TgPRMT1 对组蛋白甲基化的重要性还不清楚。人类 CARM1 已经与 SWI2/SNF2 ATPases 相关,包括 Snf2 相关的 CBP 激活蛋白和 SRCAP。重组 TgCARM1 与弓形虫体外培养的 ATP 依赖性核小体破坏活性表明 TgCARM1 可能与弓形虫 SWI2/SNF2 成员相互作用,并且 SRCAP SWI2/SNF2 同源基因已在弓形虫中被鉴定,这表明 CARM1 和 SRCAP 复合物之间结合是保守的。有研究表明 TgCARM1 介导的 H3R17 的甲基化是弓形虫基因表达的另一个特征,在速殖子或缓殖子阶段,活性基因中都存在这种蛋白(Saksouk 等,2005)。有趣的是,标记为甲基化 H3R17 的基因也显示出乙酰化 H3K18 的富集,这可能是基因激活的协同特征,依赖于乙酰化和甲基转移酶复合物之间的相互干扰。

赖氨酸甲基转移酶有一个 SET(Suv(39)-E(z)-TRX)域,在弓形虫基因组中所含的预测蛋白中寻找这一区域,发现至少 19 个候选蛋白,以及该蛋白家族中惊人数量的重复和分支(Bougdour 等,2010)。正如在乙酰转移酶中观察到的,甲基转移酶新的非组蛋白底物已经于包括弓形虫在内的许多系统中被描述。甲基赖氨酸抗体经常与弓形虫的胞质或细胞骨架结构发生交叉反应。TgSET 中的在组蛋白赖氨酸甲基化方面很可能具有类似的功能,特别是因为组蛋白赖氨酸甲基化是一种常见的组蛋白翻译后修饰。虽然生物信息学研究有推断特异性,但是大多数预测还没有被实验证实。

染色质免疫共沉淀(chromatin immunoprecipitation,ChIP)研究将 KMTox(即 TgSET13)定位于与抗氧化防御、热休克蛋白 / 伴侣以及参与翻译和碳水化合物代谢的基因相关的基因。KMTox 也可以保护机体免受 $H_2O_2$ 的侵害,并且在氧化条件下被发现与 TgPrx1 有关,这支持了 KMTox 有助于弓形虫的抗氧化防御系统的观点(Sautel 等,2009)。与人类的单甲基化不同,生化和结构建模分析表明 TgSET8 能够对 H4K20 进行单甲基化、二甲基化和三甲基化。提示 TgSET8 突变状态下的速殖子能够消除 H4K20 的单甲基化,使其不能在细胞周期中正常进行,这表明单甲基 H4K20 是寄生虫分裂所必需的(Bougdour 等,2010)。TgSET8 也可能在缓殖子阶段发挥重要作用,从缓殖子 H4K20 的高水平单甲基化表明了这一点。ChIP 技术和质谱分析表明,H3K4 在弓形虫中可以发生单甲基化、二甲基化或三甲基化。更具体地说,在速殖子阶段,三甲基化的 H3K4 在速殖子启动子处富集,分化后在缓殖子启动子处富集,这是弓形虫基因激活的另一个标志。染色质免疫共沉淀技术研究已经证实,H3K9、H4 的乙酰化和 H3K4 的三甲基化发生在活化的表达基因启动子上(Gissot 等,2007)。H3K9 和 H4K20 的三甲基化发生在异染色质区域被抑制的基因上,H3K9me2/3 标记在着丝粒中富集,而 H3K4 的单甲基化与活性转录基因有关。与疟原虫不同,弓形虫不编码主要的抗原变异基因家族,这些家族的基因沉默与 H3K9me2/3 异染色质组蛋白标记的富集有关。

对于甲基的去除,弓形虫可能编码了 7 个 JmjC(Jumonji)域去甲基蛋白。同时具有 Jumonji N 和 C 端结构域的 JARID 样 H3K4 和 JMJD1 样 H3K9 去甲基化酶,可能是一种双重功能的组蛋白去甲基化酶。该家族的其他成员属于使 H3R2 和 H4R3 去甲基化的 JMJD6 家族。有研究质疑了 JmjC 区域蛋白在蛋白质脱甲基化中的排他性作用，并在RNA处理中报道了其新的功能，因此需要进一步的研究来确定这些去甲基酶的功能（Hong等，2010）。弓形虫似乎也能编码赖氨酸特异性去甲基酶的同源物，但这些蛋白的功能还没有被确定。弓形虫中去甲基化酶的这种非典型化扩展可能会抵消大量的甲基转移酶，而甲基转移酶和去甲基化酶家族的扩展是弓形虫生物学不同于疟原虫的一个方面。

### （三）组蛋白乙酰化修饰

组蛋白乙酰化修饰是研究较多、影响基因表达最显著的修饰之一。在高等真核生物中，组蛋白乙酰化修饰的主要作用是中和组蛋白N末端的正电荷，致使组蛋白和DNA之间的亲和力下降、紧缩的染色质松弛，从而增强转录活性。相反，组蛋白去乙酰化修饰则可恢复组蛋白N末端正电荷，使DNA和组蛋白的结合更加紧密，导致染色质紧缩和基因沉默。

在弓形虫TgH2Bv变体N端的四个位置（K8、K13、K14和K18）以及第107、108、113和117位赖氨酸残基上均检测到赖氨酸乙酰化修饰。相反，常规TgH2Ba/TgH2Bb的赖氨酸乙酰化修饰主要位于氨基酸序列的中心区和C末端，在N端的赖氨酸残基上并未发现乙酰化修饰的现象（Jeffers等，2012）。此外，采用抗乙酰化H2B抗体进行Western blot检测，也初步证实弓形虫H2Bv确实存在乙酰化修饰。考虑到弓形虫中H2Bv的独特特性，人们认为它的乙酰化修饰对染色质调控（主要是启动子的激活）有重要作用。

组蛋白乙酰化水平受组蛋白乙酰化酶（histone acetylase，HAT）和组蛋白去乙酰化酶（histone deacetylase，HDAC）的协同控制。此外，被乙酰化修饰的赖氨酸残基还可以被溴区结构域（bromodomain）所识别，由于一些转录因子中含有这个结构域，因此，乙酰化修饰除了削弱DNA和核小体之间的亲和力外，还可通过招募含溴区结构域的转录因子来促进组蛋白编码。

ChIP法证实，在弓形虫速、缓殖子两个阶段的虫体中，组成性表达基因的启动子都有组蛋白乙酰化修饰的现象。这些数据表明，启动子上的组蛋白乙酰化修饰模式与相应基因的表达模式之间存在相关性，这支持了“组蛋白乙酰化修饰是弓形虫基因激活的标志”这一观点（Gissot等，2007）。当然，乙酰化水平和基因激活之间并非总是呈正相关。例如：已经发现当易分化成囊虫株的速殖子传代次数较少时，*BAG1*和*LDH2*基因启动子中的核小体H3发生乙酰化，而在不易分化的虫株（如RH株）中，缓殖子期特异性基因中并没有显示H3有发生乙酰化修饰（Behnke等，2008）。这些结果表明，在易分化虫株的低传代速殖子中，这些基因可被事先激活或准备表达，但在速殖子阶段还不一定表达。

**1. 弓形虫组蛋白乙酰化酶** 根据亚细胞定位，HAT可分为两类。第一类包括一些具有相似的核定位与功能的异源酶，主要在转录过程中发挥催化作用。根据蛋白一级序列的结构同源性和乙酰基团转移的生化机制，这一类成员可以分为五个不同的家族：GNAT（GCN5 N-乙酰转移酶）、MYST（MOZ、Ybf1/Sas3、Sas2与Tip60）、p300/CBP（CREB结合蛋白）、通用转录因子HAT和核激素相关HAT。相比之下，第二类HAT（例如人类HAT1）则位于细胞质，主要负责新合成组蛋白的乙酰化修饰并将这些组蛋白运输至核内，以替换到新复制的DNA中。弓形虫拥有I类HAT的GNAT和MYST家族同源物，但没有p300/CBP家族同源物。

（1）GCN5：GCN5（general control nonderepressible 5）是最初在酵母中发现的一种高度保守的转录激活蛋白，存在于所有真核生物中。该蛋白具有赖氨酸乙酰转移酶活性，可通过组蛋白乙酰化修饰调控基因表达。大多数物种都仅含有一个GCN5分子，但哺乳动物细胞中含有第二个GCN5分子，称为PCAF（p300/CBP关联因子）。研究表明，弓形虫似乎是至今研究过的低等真核生物（包括其他顶复门原虫）中唯一含有两个GCN5分子（TgGCN5-A和-B）的物种。两个分子均定位于虫体的细胞核，并在HAT催化结构域的下游含有溴区结构域。与大多数物种不同的是，弓形虫GCN5分子含有很长的N端序列，但彼此之间几乎没有同源性。在高等真核生物中，重组GCN5在游离组蛋白混合物中对组蛋白H3有强烈的乙酰化作用，而对组蛋白H4乙酰化作用则非常微弱。乙酰化的主要位点是组蛋白H3上的K14和组蛋白H4上的K8和K16。而在弓形虫中，尽管TgGCN5-A和TgGCN5-B具有几乎相同的催化结构域，但它们在酶活性检测中却表现出不同的底物特异性。当检测单个赖氨酸残基的乙酰化修饰时，发现TgGCN5-B更像典型的GCN5，因为它可以靶向修饰H3的K9、K14和K18。而TgGCN5-A只对组蛋白H3的K18表现出不寻常的乙酰化修饰倾向（Bhatti等，2006）。在人体中，这种修饰是由p300/CBP介导。但两个GCN5分子在虫体内的底物特异性还有待进一步确认。研究表明，在速殖子阶段，TgGCN5-A可结合在速殖子期特异性基因（如*sag1*）的启动子区以促进转录，但并不与缓殖子期特异性基因的启动子结合，推测其可调控速殖子向缓殖子转化。尚不清楚弓形虫为什么有两个GCN5分子，但目前研究证实，弓形虫的增殖与毒力似乎只与TgGCN5-B有关。

在多种真核生物中，GCN5在一个称为SAGA（Spt-Ada-Gcn5乙酰基转移酶）的大型多蛋白复合体中发挥作用。酵母中的SAGA复合体总分子量约2mDa，由至少19个亚基组成。SAGA复合体具有不同的模块结构，执行不同的功能，包括：赖氨酸乙酰化修饰、染色质识别、组蛋白去泛素化以及通过TBP（TATA结合蛋白）与TFIID复合物结合。核心的赖氨酸乙酰化修饰模块由GCN5、ADA2、ADA3和SGF29组成；组蛋白去泛素化模块由USP8、SGF11、SGF73和SUS1几个亚基组成；而SPT和TAF蛋白则与TRA1/TRRAP聚集形成一个骨架，将转录因子与TFIID连接起来。SAGA复合体中的几个亚基（包括GCN5）均含有染色质"阅读器"结构域，如：溴区结构域、PHD结构域、Tudor结构域或SANT结构域。与含有两个GCN5一样，弓形虫也含有两个独立的共激活因子ADA2同源物（TgADA2-A和TgADA2-B）。ADA2是GCN5复合物中的一个亚基。大多数低等真核生物中只有一个ADA2与GCN5复合物结合，参与基因调控。TgADA2-A和TgADA2-B都具有保守的锌指、SANT和ADA3结合结构域。但酵母双杂交试验表明TgGCN5-A仅与TgADA2-B结合，而TgGCN5-B可与两个TgADA2分子结合（Bhatti等，2006）。此外，研究人员还发现，在速殖子与碱性诱导的缓殖子体内，TgGCN5-B至少可参与两种未知复合体的组成，并且还可同时与TgAP2IX-7和TgAP2XII-4两个转录因子结合（Harris等，2019）。但奇怪的是，在弓形虫中仅发现一个TRA1分子参与GCN5复合体组成。这意味着弓形虫的GCN5复合体要么结构简单，要么还有新的亚基尚未被发现。

（2）MYST：TgGCN5-A和-B并不是参与调控弓形虫基因表达的唯一组蛋白乙酰化酶。在弓形虫中已鉴定出两个与植物MYST同源物有较高相似性的MYST型组蛋白乙酰转移酶：TgMYST-A和TgMYST-B（Smith等，2005），两个TgMYST分子除了含有典型的MYST型HAT催化结构域外，均含有一个非典型的C2HC锌指结构域和一个克罗莫结构域（chromodomain）。但生物信息学分析结果显示，弓形虫编码MYST复合体组分的蛋白质数量有限，仅包括Tra1、Arp4、Yaf9、BAF53、Tip49、MLE和P400（TgSRCAP）。

TgMYST-A的mRNA长度约3.5nt，利用抗TgMYST-A多肽抗体证实该酶存在两种异构体，分别含411个氨基酸和471个氨基酸，后者多出的60个氨基酸残基位于其N端，功能未知。TgMYST-A在虫体细胞核、细胞质中均有分布，且两个异构体在速殖子期的含量均远多于缓殖子期。体外实验证实重组TgMYST-A优先对组蛋白H4进行乙酰化修饰，其修饰位点包括K5、K8、K12和K16位。ChIP实验证实这种修饰可激活介导弓形虫分化的基因；TgMYST-B的mRNA全长约1.5nt，编码蛋白分子量约60kD。TgMYST-B主要定位于虫体胞浆，但可入核并对组蛋白进行乙酰化修饰，保护因DNA损伤诱导剂对DNA造成的损伤（Vonlaufen等，2010）。TgMYST-A和TgMYST-B都无法进行基因敲除，并且除非将其中的HAT结构域突变而其失去酶活性，否则过表达TgMYST-A或TgMYST-B也会严重抑制虫体生长，这些数据表明弓形虫的两个MYST分子的表达水平需要精确的调控，否则无论过高或过低均会影响虫体增殖。

除了GCN5与MYST蛋白，弓形虫基因组中还注释有其他的HAT同源物，包括Hat1、TAF1（TAFII250）和Elp3，但其功能尚不清楚。

**2. 弓形虫组蛋白去乙酰化酶** 目前，真核生物中的HDAC已发现18种，被分为四大类。其中Ⅰ类和Ⅱ类包含具有相似催化结构域和具有$Zn^{2+}$依赖催化机制的酶。在哺乳动物中，Ⅰ类HDAC有4种，分别是 HDAC1、2、3 和 8；而Ⅱ类 HDAC 则有 6 种，主要包括 HDAC4～7、HDAC9 和 HDAC10。Ⅰ类 HDAC 的分子量通常比Ⅱ类的要小，其催化结构域周围的 N 端和 C 端结构域也相对较短；Ⅲ类 HDAC 主要为 Sir2 相关蛋白（Sirtuin，Sirt），共包含 7 个成员（Sirt1-7），它们与酵母 Sir2 具有同源性。其中，Sirt1 具有核 / 胞质双重定位，Sirt2 定位于胞质，Sirt3～5 定位于线粒体，Sirt6 和 7 则完全定位于核内。与其他已知的简单水解乙酰化赖氨酸残基的去乙酰化酶不同，Sirt 家族成员还具有单 ADP- 核糖基转移酶的活性，因此既可对乙酰化赖氨酸残基进行去乙酰化修饰，又可发挥 $NAD^+$ 水解的功能；哺乳动物 HDAC11 则属于第Ⅳ类 HDAC，这是迄今为止该类别中唯一的成员（图 4-1）。

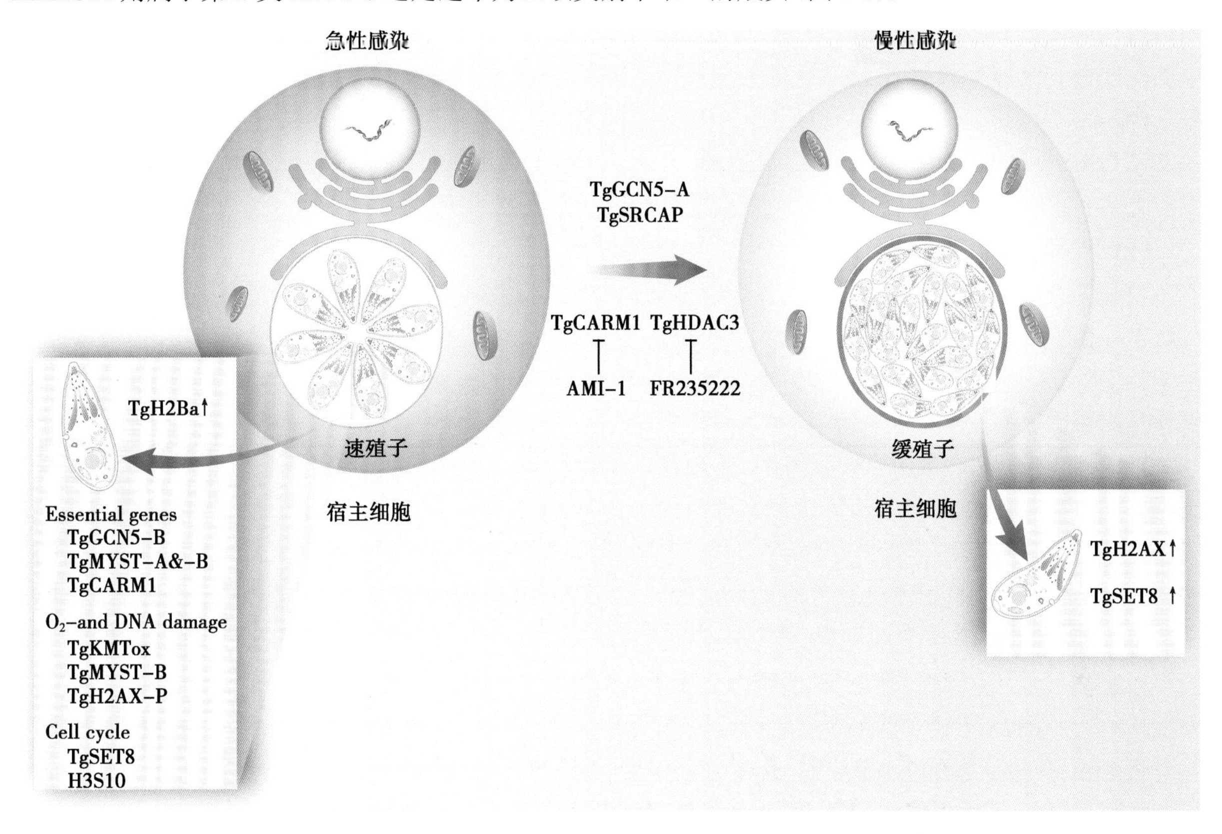


图 4-1 弓形虫速、缓殖子期组蛋白乙酰化酶与组蛋白去乙酰化酶表达

基于弓形虫基因组挖掘到的数据，目前至少已经发现存在 6 种潜在的 HDAC：包括 5 种Ⅰ类 /Ⅱ类 HDAC 同源物和一种 Sir2（Ⅲ类 HDAC）亚型同源物（Saksouk N 等，2005）。与 HAT 一样，HDAC 也是由多个蛋白分子组成的大型复合体来发挥作用。目前人们仅对弓形虫的 TgHDAC3 进行了相关研究。TgHDAC3 定位于弓形虫细胞核，是一种大型多蛋白复合体，即共抑制子复合物（TgCRC）的组成成分。该复合物包括 TgHDAC3、TgTBL1、actin、HSP70 样蛋白、TCP-1 环复合物的亚基（TgTIC）和 TgApiAP2 转录因子（Braun 等，2010）。由于 TgHDAC3 复合物中包含了人 HDAC3 复合物的同源物，推测 TgHDAC3 可对组蛋白 H4 的 K5、K8 和 K12 进行去乙酰化修饰。研究表明，TgHDAC3 可存在于缓殖子期特异性基因（如 *bag1* 和 *ldh2*）的启动子区，抑制基因转录。此外，TgHDAC3 还可以与 TgGCN5-A 协同工作，对虫体期特异性基因分别进行抑制或激活（Saksouk 等，2005）。

值得注意的是，TgHDAC3 被发现与一种与 RNAi 沉默相关的酶，即弓形虫 Argonaute 蛋白（TgAGO）有相互作用关系（Braun 等，2010）。弓形虫拥有庞大而复杂的 sRNA 谱系，包括 rdsRNA、satRNA、miRNA 和 siRNA。已知 rdsRNA 和 satRNA 可协同作用以维持异染色质的抑制状态。事实上，弓形虫卫星区域富含 H3K9met1 和 H4K20met1，这两种物质都是异染色质的标志。因此，人们推测 TgAGO-rdsRNA 和 TgAGO-satRNA 复合物通过招募 TgHDAC3 至弓形虫基因组的异染色质区域，从而导致染色质的广泛沉默。

**3. 未来的研究** 到目前为止，研究过的弓形虫 HAT/HDAC 已被证明可对组蛋白 H3 和 H4 进行靶向性乙酰化修饰调节。虽然常规 H2B 也表现出一些乙酰化修饰，但 H2Bv 的超乙酰化修饰以及它与活性染色质的结合，表明组蛋白乙酰化修饰在弓形虫生物学中的重要作用。未来的研究需要进一步揭示调节 H2Bv 组蛋白的 HAT/HDAC 种类、分析 H2Bv 的高乙酰化状态在虫体生长、分化中的生物学作用以及对重构体的鉴定。由于弓形虫不同寻常的核小体组成、独特的组蛋白变体（如 H2Bv）的表达、以及独特的 HAT/HDAC 重构体的存在，上述研究工作的完成将为新的抗弓形虫病化疗药物开辟一个有希望的新领域。此外，多种 HDAC 抑制剂已被证实可抑制弓形虫速殖子的增殖与存活，同时可使缓殖子期特异性基因的转录活性受到很大影响，提示了弓形虫组蛋白乙酰化 / 去乙酰化修饰在虫体发育过程中的重要性。之前有关 HAT 特异性抑制剂抗弓形虫的作用鲜见报道。但近期有研究证实，小分子抑制剂 L-Moses 不但可以靶向阻断 TgGCN5-B 溴区结构域与乙酰化修饰的组蛋白结合，也可显著抑制速殖子增殖（Hanquier 等，2020）。鉴于弓形虫 GCN5 和 MYST 的独特特性及在其生存中的重要作用，努力发现更多干扰 HAT 活性的小分子抑制剂也将是今后一个重要的研究方向。

### （四）其他组蛋白修饰

目前，已发现的组蛋白修饰至少有 9 种不同的类型，其中研究得较多的是乙酰化、甲基化、磷酸化和泛素化，而有些组蛋白修饰则是最近才发现的，比如 N- 乙酰葡萄糖胺糖基化、瓜氨酸化、巴豆酰化和异构化等，还有待作深入研究。这些修饰都是通过一组特定的酶将修饰基团添加到组蛋白氨基酸残基上或从组蛋白氨基酸残基上去除。

**1. 组蛋白磷酸化、ADP- 核糖体化、组蛋白泛素化和类泛素化（SUMO 化）** 组蛋白磷酸化是细胞分裂、转录调控和 DNA 损伤修复过程中染色体浓缩的关键步骤。不同于组蛋白的乙酰化和甲基化，组蛋白磷酸化建立了其他组蛋白修饰之间的相互作用，并充当效应蛋白的平台。它发生在所有核心组蛋白上，并且对每一个核心组蛋白都有不同的作用。组蛋白 H3 在丝氨酸上的磷酸化，以及组蛋白 H2A 在 T120 上的磷酸化参与了染色质浓缩以及有丝分裂过程中染色质结构和功能的调节。这些是细胞生长和发育的重要标志，在真核生物中得以保留。作为 DNA 损伤修复蛋白的招募点，S139 处 H2AX 的磷酸化（产生 γH2AX）是 DNA 双链断裂后较早发生的。正如在其他物种中观察到的，TgH2AX 的磷酸化与弓形虫的 DNA 损伤反应有关。使用 DNA 损伤剂 MMS（甲磺酸甲酯）或 $H_2O_2$ 对抗弓形虫可导致 TgH2AX 磷酸化水平升高，这可以通过单克隆抗体免疫印迹法检测到（Dalmasso 等，2009）。这些研究表明，磷酸化的 TgH2AX 可以作为 DNA 损伤的染色质生物标志物。H3S10 的磷酸化在弓形虫中也有报道，H4K20 的单甲基化在有丝分裂时达到峰值（Sautel 等，2007）。H3S10 磷酸化的功能被认为与一些原生动物染色体浓缩有关。目前对 H2B 磷酸化的研究还不够深入，但发现 H2B 磷酸化可促进凋亡相关的染色质浓缩、DNA 断裂和细胞死亡。所有组蛋白核心蛋白都可以被泛素化，但 H2A 和 H2B 是最常见的，也是细胞核中泛素化程度最高的两种蛋白。组蛋白泛素化在 DNA 损伤反应中起核心作用。在 DNA 双链断裂位点发现了组蛋白 H2A、H2B 和 H2AX 的单泛素化。最常见的形式是 H2A 上 K119 和 H2B 上 K123（酵母）/K120（脊椎动物）的单泛素化。H2A 单泛素化与基因沉默有关，而 H2B 与转录激活有关。多聚泛素化较少见，但在 DNA 修复中也很重要。H2A 和 H2AX 在 K63 上的多聚泛素化为 DNA 修复蛋白（如 RAP80）提供了一个识别位点。在弓形虫中，组蛋白磷酸化、ADP- 核糖体化和泛素化的作用研究较少。有文献报道，弓形虫拥有两个与组蛋白激酶 Snf1 非常相似的预测蛋白。弓形虫可能还拥有包含 PARP 和 PARG 结构域的蛋白质，这些结构域分别是 ADP- 核糖亚基的添加或移除所必需的（Dixon 等，2010）。该生物中也不乏泛素偶联酶，包括 Ubc9，它通过 H4 的类泛素化参与基因抑制。在弓形虫中发现了一种小的泛素类修饰物（SUMO）- 偶联系统（Braun 等，2009），并且在疟原虫 H2A 和 H2AZ 上报道了类泛素化。虽然弓形虫组蛋白的类泛素化可以通过免疫印迹检测，但确切的修饰残基尚未明确。

**2. 组蛋白的丙酰化、琥珀酰化、糖基化和巴豆酰化** 在微生物体内，丙二酰 CoA 是由乙酰 CoA 在乙酰 CoA 羧化酶（Acc）的作用下催化生成，这是脂肪酸合成的第一步。所以，丙二酰 CoA 有着沟通脂肪酸合成与糖代谢途径的重要作用。赖氨酸丙二酰化修饰受其末端羧基的影响，在生理状态下保持着电负性，这表明丙二酰化修饰和乙酰化修饰在功能上还是存在着较大的差异。在真核生物去酰基化系统中，SIRT5 负责去赖氨酸的丙二酰化修饰，这与一种酸性赖氨酸酰基化修饰，即赖氨酸琥珀酰化一致。GCN5 能够催化组蛋白的琥珀酰化修饰，它在启动子区的组蛋白 H3 上共定位后，通过催化 α- 酮戊二酸生成的琥珀酰辅酶 A 在 GCN5 处富集，从而促进在组蛋白 H3K79 位点上的琥珀酰化修饰，导致细胞增殖和肿瘤的发生。在生物体内，糖类一般并不单独存在，而是连接在蛋白质或脂类分子上分别构成糖蛋白和糖脂，其中以己糖最为多见，包括葡萄糖半乳糖和甘露糖以及它们的一些简单修饰形式，如葡萄糖的 α- 羟基被酰化氨基取代生成 N- 乙酰葡糖胺。组蛋白巴豆酰化修饰是一种新发现的酰化修饰，于基因表达具有重要意义。近些年在巴豆酰化修饰生化相关研究取得了突破性进展，尤其在其生理功能和遗传领域逐渐受到关注。许多新的组蛋白修饰包括丙酰化，糖基化和琥珀酰化等的未知功能已被报道。这些修饰也存在于弓形虫的组蛋白上，基于对其他生物的推测，这些组蛋白修饰可能提供了一种机制，通过这种机制可以感知代谢的变化，并可以影响表观遗传基因调控。

综上所述，现有研究结合完整基因组的生物信息学分析表明，弓形虫具有大多数已知的组蛋白修饰。大量染色质重塑机制提示，组蛋白修饰和表观遗传学可能在寄生虫生活史过程中起到重要作用。这些观察结果表明了真核细胞演化过程中表观遗传学的古老性，并显示这些修饰已沿着寄生虫特异性的轨迹演化。

## 第二节　转 录 调 控

弓形虫需要在不同宿主中繁殖，并随宿主更换而发生阶段转换。这就决定了虫体必须要在不同生活阶段表达不同蛋白，以应对这种复杂的生活方式。在弓形虫中，2%～5% 的编码基因被认为具有期特异性，仅在特定的发育阶段表达。此外，在虫体增殖过程中，还有一大部分基因会依序表达。这其中，有近 40% 的 mRNA 会循环表达，以达到在特定时间向子代虫体运送蛋白的目的。

弓形虫的细胞周期分为 G1、S 与 M 三个阶段，而 G2 期明显缺失，这一周期是细胞核分裂与新细胞器形成、并同步包装进入子代虫体中的高度协调过程（图 4-2）。在弓形虫期转换过程中，棒状体和微线体这两个顶复门寄生虫所特有的细胞器会分泌一些重要的蛋白分子参与虫体入侵、胞内感染和调控宿主细胞蛋白表达等。这就决定了，在虫体的寄生过程中，这两个细胞器必须在短时间内进行转录和翻译调控，才能完成从头合成到包装入子代虫体这一过程。目前研究证实，大多数棒状体和微线体蛋白的 mRNA 在 S 期和 M 期（对应于细胞器从头合成的时期）的确有一个表达高峰。这一发现表明，弓形虫可能已经适应了一种“恰到好处”的表达方式，即 mRNA 转录和蛋白翻译会在虫体需要它们的时候才产生。

生物体可以从多个方面控制基因表达，其中包括染色质介导的修饰、转录和转录后调节以及翻译后调节。目前已明确证实，在弓形虫的发育过程中，基于核心启动子复合体的顺式作用元件 - 反式作用因子调节机制参与了 ApiAP2 转录因子家族成员的调控和染色质重构体。

### 一、顺式作用元件

顺式作用元件（cis-acting element）是存在于基因旁侧并参与调控基因表达的特殊 DNA 序列，按功能特性可分为启动子、增强子、沉默子以及其他可诱导元件等。顺式作用元件本身不编码任何蛋白质，仅仅提供一个反式作用因子结合位点，通过与反式作用因子相互作用而发挥功能。在单细胞真核生物（如酿酒酵母）中，启动子结构由位于转录起始附近的核心启动子和含有序列特异性转录因子结合位点

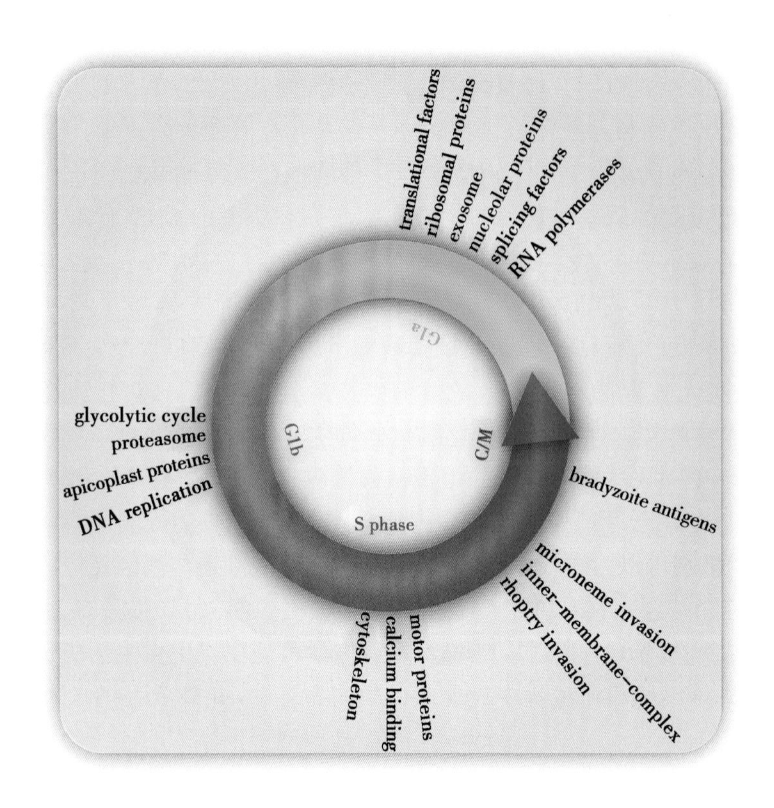


图 4-2 弓形虫细胞周期各阶段基因表达示意图

的上游激活子序列组成。而在更高等的真核生物中，还包括了增强子、沉默子等顺式作用元件，可对基因表达进行更精准的调控。

关于弓形虫如何进行基因调控目前还知之甚少。对少数特异性基因研究结果提示：弓形虫基因组中存在双重启动子结构的非经典顺式作用元件，这些元件可在下游基因表达中发挥作用。对全基因组序列分析发现，基因组中编码的已知专性转录因子很少，但在研究速殖子和缓殖子转换过程中的发育信号及不同时期优势基因表达的过程中，在期特异性表达基因的启动子区域存在顺式作用元件。因此，研究人员利用生物信息学分析对参与弓形虫糖酵解途径、核酸生物合成与补救途径的蛋白编码基因以及微线体、核糖体蛋白编码基因进行检索，共发现了 8 个潜在的顺式作用元件：GLYCA、GLYCB、NTBA、NTBB、MICA、MICB、RPA、RPB。其对应的序列分别为：GCTKCMTY、TGCASTNT、GCAAAMGRA、TTTYTCGC、GCGTCDCW、SMTGCAGY、CGGCTTATATTCG、YGCATGCR。通过点突变实验证实，除 RPA 还有待进一步确认，其余 7 个顺式作用元件均参与启动子活性调控。其中 NTBA 与 NTBB 可抑制启动子活性基因表达，而 GLYCA、GLYCB、MICA、MICB 与 RPB 则可增强启动子活性。对上述顺式作用元件在基因组中的位置进行判别，发现编码基因上游区域出现频率最高的是 RPB，其余依次为 NTBB、MICA、NTBA、GLYCB。而 GLYCA 与 RPA 在基因编码区与编码区的上游区域出现的频率相当（Mullapudi 等，2009）。

## 二、反式作用因子

反式作用因子（trans-acting factor）是参与调控基因转录效率的蛋白调节因子，包含 DNA 结合结构域和转录活化结构域两个重要的功能结构域，是其发挥转录调控功能的必需结构，可以通过直接或间接识别或者结合顺式作用元件的核心序列调控基因表达。根据反式作用因子的功能主要分为转录因子和转录调节因子两类。前者可通过识别启动子元件启动基因转录，而后者则通过识别增强子或沉默子调节基因转录的效率。介导转录调控的转录因子可以是参与基因特异性调控的序列特异性 DNA 结合蛋白，也可以是转录启动所需的 RNA 聚合酶Ⅱ组分等，其中的一些成分目前已在弓形虫体内被陆续发现并证实。

### (一) 弓形虫 ApiAP2(TgApiAP2)转录因子

通过对顶复门寄生原虫的 DNA 结合域进行生物信息学搜索，发现一个与植物转录因子 Apetala2 同源的蛋白质家族，即 Apicomplexan AP2 样因子(ApiAP2)。APiAP2 是顶复门原虫中一个保守的转录因子家族，该家族蛋白均包含一个或多个 AP2 DNA 结合域，在调控基因表达中具有重要作用。目前在弓形虫基因组中注释有 68 个潜在的 AP2 转录因子，而有 24 个 ApiAP2 转录因子会在速殖子 - 缓殖子转换过程中的不同时期呈现出不同的表达差异，提示它们可在虫体细胞周期的特定时间调控基因表达(Behnke 等，2010)。

在高温(40℃)诱导缓殖子形成的过程中，核因子 Cactin 可发生突变，从而将增殖周期阻滞在 G1 期。针对该条件下诱导的虫体进行转录组分析，发现 TgAP2Ⅹ-7、TgAP2Ⅶa-6、TgAP2Ⅻ-4 和 TgAP2Ⅷ-4 在缓殖子期特异性上调，提示这 4 个 ApiAP2 转录因子可抑制细胞周期进入 S 期(Szatanek 等，2012)。而 TgAP2Ⅺ-5 被证实可在速殖子整个细胞周期表达，并通过与靶基因的回文序列“GCTAGC”结合，在 S/M 期参与毒力基因(如棒状体和微线体)的表达调控。然而，有趣的是，TgAP2Ⅺ-5 自身的转录本和蛋白表达谱在速殖子细胞周期中并没有明显变化，而是必须与另一个 ApiAP2 转录因子，亦即 TgAP2Ⅹ-5 结合，在后者辅助下，才能结合至其调控的靶基因启动子区域。TgAP2Ⅹ-5 是 S/M 期最常见的一个转录因子，可调控多个在 S/M 期高表达的毒力基因(如棒状体和微线体)表达。敲除 TgAP2X-5 虽不会影响虫体增殖，但会在一定程度上影响虫株的入侵能力(Lesage 等，2018)。然而，TgAP2Ⅹ-5 是否可以直接与靶基因的启动子区结合，还是两个转录因子以异源二聚体形式结合至靶基因启动子区，目前尚不清楚。

与恶性疟原虫相似，TgApiAP2 也可与染色质相关因子相互作用。例如，4 个 TgApiAP2 转录因子(TgAP2Ⅸ-7、TgAP2Ⅹ-8、TgAP2Ⅺ-2 和 TgAP2Ⅻ-4)可以与组蛋白乙酰转移酶 TgGCN5-B 共沉淀(Wang 等，2014)，但目前尚不清楚这种相互作用具有何种生物学功能。

碱性诱导是调控速殖子向缓殖子转换的另一种常用策略，基于该策略，已鉴定出几种具有激活和抑制该转换过程的 TgApiAP2 转录因子。例如：TgAP2Ⅸ-9 被诱导与靶基因的“CAGTGT”基序结合。敲除 TgAP2Ⅸ-9 会促进组织包囊的形成，而过表达 TgAP2Ⅸ-9 则可抑制包囊形成，表明 TgAP2Ⅸ-9 可抑制缓殖子基因的表达(Hong 等，2017；Radke 等，2013)。同时，TgAP2Ⅳ-4 也被证实可参与抑制缓殖子基因表达，TgAP2Ⅳ-4 在速殖子晚期表达，敲除该基因虽不会影响速殖子的增殖，却会导致速殖子虫体中缓殖子期特异性基因的表达(Radke 等，2018)。与上述两个转录因子不同，转录因子 TgAP2Ⅸ-4 若被敲除，可减少组织包囊的形成，表明该转录因子具有促进缓殖子转换的作用。TgAP2Ⅸ-4 主要在速殖子和早期缓殖子中动态表达，依据转录组学结果推测，TgAP2Ⅸ-4 可能在缓殖子形成的早期通过抑制缓殖子期特异性基因发挥作用(Huang 等，2017)。

当 TgAP2Ⅸ-9 表达达到高峰后，TgAP2Ⅳ-3 的表达开始上调，这可能是对缓殖子基因表达调控的一种竞争机制，可诱导缓殖子相关基因表达(Hong 等，2017；Radke 等，2013)。而在缓殖子发育后期，则由 TgAP2Ⅺ-4 替代 TgAP2IX-9 的功能以诱导缓殖子的形成。在碱诱导条件下，TgAP2Ⅺ-4 与缓殖子发育和包囊形成有关，因为该基因敲除不影响速殖子的生长，但可以抑制包囊的形成。“CACACAC”基序是 TgAP2Ⅺ-4 的一个可能的结合位点，而两个锌指蛋白(TGME49_048330 和 TGME49_062970)可能是 TgAP2Ⅺ-4 调控的靶基因(Walker 等，2013)。

综上所述，目前研究已证实，在弓形虫不同生活时期，TgApiAP2 转录因子都在调控基因表达中发挥着激活或抑制的重要作用。而它们与染色质结合蛋白的相互作用表明它们发挥调节功能的机制之一是将染色质修饰复合物招募至靶基因启动子。然而，即便如此，仍有许多问题亟待解决，例如：TgApiAP2 转录因子如何指导转录？如何促进染色质重塑？如何通过相互作用来实现转录调控？翻译后修饰如何调节其功能？ 此外，由于 TgApiAP2 转录因子在弓形虫增殖及虫体分化中的重要性，加之在人类缺乏同源基因，使其成为非常有吸引力的药物靶点。例如：以 TgAP2Ⅺ-3 为靶点的磷二酸酯吗啉低聚物可特异性干扰其基因表达，并显著抑制体内外弓形虫的增殖（Lai 等，2012）。因此，进一步深入阐明 ApiAP2 转录因子在弓形虫增殖、分化中的调控功能将为抗弓形虫病药物研发提供更多的理论依据。

### （二）烯醇化酶

烯醇化酶（enolase，ENO），又称 2 磷酸 -D- 甘油酸水解酶，是一种糖酵解的、金属激活的金属酶，属于烯醇化酶超家族。在糖酵解和糖异生过程中，该酶可逆性催化依赖于 $Mg^{2+}$ 的 2- 磷酸 -D- 甘油酸酯脱水生成磷酸烯醇式丙酮酸。该酶十分保守，单体的分子量大小为 45～48kD，但主要以二聚体的形式发挥生物学活性。

在酵母细胞中，ENO 被证实与热休克蛋白 HSP48 一样，参与酵母的耐热性与生长调控。在弓形虫体内可差异表达两种植物样烯醇化酶：TgENO1 和 TgENO2。两者均由单拷贝基因编码，其氨基酸序列具有 73.65% 的同源性，但两者却具有不同的酶活性与抗原性。其中，TgENO1 为缓殖子期特异性蛋白，而 TgENO2 则主要在速殖子期表达（Mouveaux 等，2014）。

在哺乳动物细胞中，部分 ENO 蛋白已被证明具有转录因子的功能，可以抑制 *c-myc* 基因启动子的表达。而在没有 *c-myc* 同源物的拟南芥中，一个具有双重功能的 ENO 可通过与编码锌指蛋白 STZ/ZAT10 的基因启动子结合，调控冷反应基因的转录。对弓形虫 TgENO 的研究中，无论是速殖子期还是缓殖子期，虽然在成熟期虫体内定位于胞浆中，但在胞内增殖和发育早期，两个 ENO 蛋白均表现出很强的核定位倾向。进一步研究证实，这两个 TgENO 蛋白是弓形虫胞内增殖过程中调控基因表达的重要核因子，两者可通过结合至靶基因的启动子区来调控基因表达。ChIP-Seq 结果进一步表明，两个 TgENO 蛋白可以与 241 个基因（占弓形虫总基因数的 3%）中的潜在启动子区结合（Mouveaux 等，2014）。

然而，值得注意的是，无论是在动物细胞还是植物细胞中，ENO 蛋白必需与靶基因启动子区域的 TATA 基序结合才能转录调控。但通过对弓形虫的全基因组测序结果分析，并未在任何基因的启动子区域中发现有功能性的 TATA 和 CCAAT 盒。尽管有研究人员提出弓形虫基因启动子区的“TTTTCT”基序可能是 ENO 蛋白的结合区，但 ENO 蛋白在弓形虫基因转录调控中的详细机制仍有待进一步阐明，例如：①两个 ENO 蛋白序列中均没有核定位信号，也未发现有伴侣蛋白促进其入核，那么两个蛋白是如何入核发挥调控作用的？②调控 ENO 在胞浆与核内穿梭定位的机制是什么？

### （三）缓殖子形成缺陷因子 1

如前所述，一系列调节虫体分化的 ApiAP2 转录因子已经被发现和证实，但迄今为止尚无一个 ApiAP2 转录因子被证实能够完全独立地调控虫体分化。因此，人们普遍认为，虫体分化涉及多个转录因子的协同作用，而并非由某一个占绝对主导地位的转录因子所调控。然而，近期一项研究发现，在弓形虫体内存在一个主调控转录因子，即 TGME49_200385，命名为缓殖子形成缺陷因子 1（bradyzoite-formation deficient1，BFD1）（Waldman 等，2020）。

研究者利用 CRISPR/Cas9 筛选与单细胞 RNA 测序结合对碱性诱导前、后的 ME49 虫株速殖子和缓殖子进行差异比较，发现只有 BFD1 基因的表达在缓殖子期完全消失。BFD1 全长 2 415 个氨基酸残基，包含两个串联的、较保守的 SANT/Myb 样 DNA 结合结构域。BFD1 基因特异性敲除后，ME49 成囊株无论是在体外碱性诱导条件下，还是在慢性感染的小鼠体内，都完全丧失了分化成囊的能力。与之相反，组成性稳定表达 BFD1 蛋白的转基因虫株即便在非诱导条件下也表现出了高水平的自发成囊能力。进一步研究发现，在诱导分化期间，BFD1 可与许多缓殖子期特异性基因的启动子区域以及 AP2IX-9 启动子结合。这表明 BFD1 是调控缓殖子分化成囊所必需的转录因子；单一的 BFD1 转录因子就足够发挥转录调控功能。

确定“BFD1 是缓殖子分化的主调节因子”有几个重要的意义。例如，该研究颠覆了之前“调控弓形虫速殖子 - 缓殖子转换是多个转录因子协同作用”的观点，取而代之的是“在缓殖子分化过程中存在一个主转录调控程序”。基于这一观点，研究者认为那些并不受 BFD1 表达影响、却在碱诱导条件下上调的基因可能只是碱性诱导所致，而并非缓殖子期特异性基因。此外，BFD1 的发现可能对弓形虫病防治具有重要意义。由于 BFD1 缺陷株无法成囊，这使得它有望成为一种具有潜在应用前景的减毒活疫苗候选者，因为理论上讲，它既可以诱导宿主产生免疫应答，又不能在宿主体内长期存活。当然，如何使 BFD1 缺陷株在体内不对宿主产生临床致病是研发减毒活疫苗必须解决的问题。

但有关 BFD1 调控成囊，仍有些问题尚待解决：

（1）BFD1 敲除不影响速殖子的繁殖：虽然 BFD1 敲除株虫体内无法成囊，但目前尚不清楚这种缺失是由于虫体到达脑组织后未能成囊，还是这些虫体无法到达大脑。若是后者，则表明 BFD1 可能在体内虫体播散或速殖子繁殖中发挥作用。进一步研究发现，敲除 BFD1 后并不影响速殖子的分裂增殖。在急性感染小鼠体内，BFD1 敲除株与野生株毒力并无区别。

（2）虫体感知宿主细胞的压力：已知 BFD1 在缓殖子转化中发挥主要作用，但仍不了解弓形虫如何感知宿主细胞压力，以及随后启动 BFD1 的表达。研究发现，BFD1 的 mRNA 水平在虫体不同阶段保持不变，但 BFD1 蛋白水平却在碱性诱导条件下增加，表明翻译后调控可能在从虫体感受刺激到启动 BFD1 依赖的分化过程中发挥作用。

（3）虽然 BFD1 可能是主调控因子，但考虑到在诱导分化期间，BFD1 可与许多 ApiAP2 的启动子区域结合，提示 BFD1 和 ApiAP2 之前可能存在一定程度的协同作用。但如何分工协作来精确调控虫体仍不清楚。

综上所述，涉及 BFD1 的未来工作应包括阐明速殖子 - 缓殖子转换的主转录调控程序；识别体内驱动转化的分子机制；以及研发安全、有效的人 / 畜用弓形虫疫苗。

### （四）RNA 聚合酶Ⅱ

RNA 聚合酶Ⅱ（RNA polymerase Ⅱ，RNAPⅡ）是一个存在于真核生物细胞中的酶，可催化 RNA 转录，从而合成 mRNA 及大多数非编码 RNA（如 hnRNA 和 microRNA）的前体。涉及 RNAPⅡ的基因表达调控可发生在特定 mRNA 转录的不同阶段，如启动前、启动、启动子清除、延伸、RNA 加工和终止等。

RPB1 是 RNAPⅡ分子中的最大亚基，其羧基末端结构域（carboxy terminal domain，CTD）是这一过程中的一个关键调控元件。RPB1-CTD 由典型的“YSPTSPS”七肽重复序列组成，由一系列细胞周期蛋白依赖性激酶（cyclin-dependent kinase，CDK）对该序列中的丝氨酸（Ser）残基依次磷酸化是转录调控的中心。随着转录的进行，RPB1-CTD 的功能性七肽（主要是 Ser5 和 Ser2 残基）会在转录周期的特定阶段被特定的 CDK 磷酸化。其中，CDK7 主要介导 Ser5 磷酸化，该磷酸化事件通常发生在转录周期的早期，可调控转录启动和启动子清除，并在磷酸化同时伴随 mRNA 加帽；而 Ser2 磷酸化则主要由 CDK9 介导，该磷酸化可促进 RNAPⅡ介导的转录延伸，当 CDK9 对靶基因启动子近端的 Ser2 磷酸化时，可将 RNAPⅡ从转录起始复合物中释放出来。此外，为了促进转录终止因子和 RNA 加工因子与 mRNA 的结合，越靠近 3′ 端，Ser2 磷酸化程度越高。

弓形虫 RPB1（TgRPB1）-CTD（1631-1847aa）中包含 9 个假定的“YSPxSPx”七肽序列（其中 x 可以是任何氨基酸），虽然与经典的“YSPTSPS”序列不完全一致，但 Ser2 和 Ser5 残基却有明显的保守性（Deshmukh 等，2016）。弓形虫基因组中包括多个 CDK 相关激酶（CDK-related kinase，CRK），均具有保守的激酶结构域和细胞周期蛋白结合序列。目前已初步证实，转录调控有关的弓形虫 CRK（TgCRK）主要有 2 个：TgCRK7（Deshmukh 等，2016）和 TgCRK9（Deshmukh AS 等，2018）。TgCRK7 可通过对 TgRPB1-CTD 的 Ser5 磷酸化修饰参与调控转录起始和新生转录成熟过程。而 TgCRK9 被证实具有 CTD 激酶活性，其 T-loop 区的两个苏氨酸残基对激酶活性起关键作用。激活后的 TgCRK9 可对 TgRPB1-CDT 的 Ser2 进行磷酸化修饰，当利用特异性 CTD 激酶抑制剂（DRB 与 flavopiridol）抑制 TgCRK9 的酶活性后，多个基因（如 *PCNA1*、*BiP*、*β-Tubulin* 和 *α-Tubulin*）的 3′ 端 Ser2 磷酸化程度减少，提示 TgCRK9 可能主要在转录延伸中起调控作用。

CDK 属丝氨酸 / 苏氨酸蛋白激酶家族，其酶活性的激活需要与细胞周期蛋白（cyclin）结合并发生磷酸化。CDK 的激活主要是由一个以 CDK7 为核心的主调控复合体完成的，被称为 CDK 活化激酶（CDK activating kinase，CAK）。哺乳动物的 CAK 除了催化亚基 CDK7 外，还包括一个调节亚单位 CyclinH 和一个环指蛋白组装因子（ménage a trios 1，MAT1），形成 CDK7-CyclinH-Mat1 复合物从而激活 CDK7 的激酶活性。而在介导转录延伸过程中，CDK9 的 CTD 激酶活性需要通过与 Cyclin T 结合而被激活。弓形虫基因组中缺乏典型的 Cyclin T 同源物，但包含三个与潜在的与转录有关的 TgCyclin：TgCycH、TgCycL 和 TgCycY。体外生化实验表明，TgCRK7 的酶活性可在 TgCycH 的协同作用下被激活，从而参与调控转录启动。而 TgCRK9 的 CTD 激酶活性需要 TgCycL 存在的情况下被激活。然而有趣的是，TgCycL 被证实还可与 TgCRK1 协同作用调控有丝分裂进程和胞质分裂，而 TgCycH 被证实还可以与 TgCRK2 相互作用，提示弓形虫中 Cyclin-CDK 配对的灵活性。

## 三、RNA 成熟的调控

尽管目前已证实多个 TgApiAP2 转录因子对缓殖子的生存、包囊的形成具有十分重要的作用，但它们在弓形虫无性生殖阶段的作用仍不清楚。例如：在速殖子分裂的 S/M 期达到峰值的 TgApiAP2 因子中，近 75% 并非虫体增殖所必需的。相反，一些在细胞周期后期才出现高表达的 TgApiAP2 因子却又对虫体生长发育至关重要。解释这一矛盾的部分原因可能在转录起始的下游，比如 mRNA 的转录成熟修饰（mRNA 剪接、加帽、polyA 尾）与 mRNA 稳定（保护、降解）等。

近年来随着 RNA 深度测序技术的发展，已证实在弓形虫中存在大量的细胞周期 mRNA 级联，也确定了一些新的 RNA，如：长链非编码 RNA、反义 RNA 和大量的小 RNA 等。这为人们更全面理解虫体 RNA 调控提供了可能性，也有助于人们注释基因、确定替代的剪接位点、以及精确定位 3′UTR 和 5′UTR 末端。

通过对基因组重新组装分析，人们发现弓形虫中有 75% 的基因存在内含子（而隐孢子虫中仅 5% 的基因存在内含子）。弓形虫的内含子序列具有典型的 5′GU-AG3′ 剪接接头，且在分支点有明显的核酸变异趋势（Fox 等，2002）。同时，在弓形虫基因组中还发现了许多编码 RNA 结合蛋白的基因，例如：异质核糖核蛋白（hnRNP）和富含丝氨酸 / 精氨酸（SR）的蛋白家族。这些 RNA 结合蛋白在其他真核生物中已被证实可通过与增强子或沉默子序列结合来特异性调控剪接位点的识别，但在弓形虫体内的具体作用尚有待进一步证实。

在 mRNA 成熟过程中，需要由剪接体剔除 pre-mRNA 中的内含子序列。剪接体由五个主要的小核核糖核蛋白（snRNP）复合体组成：U1、U2、U4、U5 和 U6。通过生物信息学分析，在弓形虫中已发现这几个复合体蛋白的编码基因，并且还发现一个剪接体 U2 复合体的辅助蛋白 U2AF65，但该蛋白仅在子孢子阶段表达（Suvorova 等，2014）。

尽管如此，目前对这些剪接因子的功能以及调控机制仍然知之甚少。通过分析弓形虫细胞周期突变体，新确定了一种在速殖子 G1 期所必需的 RNA 结合蛋白 RRM1（Suvorova 等，2013）。当第 169 位酪氨酸残基突变为天门冬酰胺后，该蛋白在高温下变得不稳定，进而将细胞周期阻滞在 G1 期早期，并导致几乎所有包含内含子的基因出现错误剪接。有意思的是，这一现象在其他真核生物中没有观察到。研究证实弓形虫 RRM1 蛋白参与了 U4/U6.U5 复合体的形成，因此该蛋白的丢失可能是内含子剪接中断的原因。但目前仍然不清楚这是如何将速殖子阻滞在 G1 期的，因为虫体的整个细胞周期中，基因转录仍在活跃地发生。

在真核生物中，hnRNP 和 SR 家族的 RNA 结合蛋白还积极参与了 mRNA 的可变剪接。其调控方式主要是这些蛋白通过与外显子和内含子调控序列的直接结合以增强或抑制剪接体组装来调控剪接。在弓形虫体内，目前认为主要是含 RRM 结构域家族（占总基因的 1%）的蛋白来行使这种功能，因为含该结构域的蛋白多为保守的 hnRNP 和 SR 家族蛋白。当然，目前对这些蛋白的研究仍十分有限。

目前，人们对于弓形虫基因表达调控机制研究仍然处于早期阶段。已经确定的是稳态 mRNA 水平在调控蛋白表达的程度和时机方面的作用，但在虫体生长发育过程中 mRNA 水平变化的调控机制仍有许多问题亟待解决。之前的研究主要聚焦于启动子和发育基因的调控表达，而研究切入点都是从对 ApiAP2 转录因子和染色质重构体入手的。因此，目前仍有高达 50% 的基因表达并不清楚是如何维持组成性 mRNA 的，也不清楚在复制阶段虫体是怎样快速产生动态循环的 mRNA。对弓形虫基因组进行生物信息学分析，发现存在大量的反义 RNA 和 microRNAs，提示 RNA 转录后调控机制对虫体的基因表达有重要影响，但具体作用机制仍有待进一步阐明。同时，RNA 的加工、降解和利用（翻译）对虫体蛋白表达的影响仍然知之甚少，未来对基因表达的研究也应更多地关注转录起始下游的机制。

## 第三节　转录后调控

转录后调控（post-transcriptional modulation）是指在转录后水平（RNA）上对真核生物基因的转录产物进行的一系列修饰和加工等的调控。转录后调控主要体现在对 mRNA 前体 hnRNA 的剪接和加工、mRNA 由细胞核转至细胞质的过程及定位、mRNA 的稳定性及其降解过程等多个环节进行的调控。

### 一、真核生物的转录后调控

#### （一）hnRNA 的剪接加工

真核生物中由 DNA 直接转录出的产物称为不均一核 RNA（heterogenous nuclear RNA，hnRNA），hnRNA 在细胞核里经过一系列的加工处理后才能成为成熟的 mRNA，并被运出细胞核，用于合成蛋白质。hnRNA 的剪接加工通常需要经历以下过程：

**1. 5′ 端加帽**　真核生物 mRNA5′ 端的核苷酸通常都有一个 7- 甲基鸟嘌呤 - 三磷酸核苷（m7G-5′ppp5′-N-3′）的起始结构，称为帽子结构。帽子结构是在细胞核内产生的，当转录生成的 hnRNA 的长度达到 25～50 个核苷酸后，就会启动对 hnRNA 的加帽过程。帽子结构的作用有：①帽子结构能被核糖体小亚基识别，促使 mRNA 和核糖体的结合，确保翻译从起始密码子 AUG 开始；②帽子结构能有效地封闭 mRNA 5′ 末端，以保护 mRNA 免受 5′ 核酸外切酶的降解，从而增强 mRNA 的稳定性；③帽子结构有助于 mRNA 越过核膜，进入胞质。

**2. 3′ 端加尾**　真核生物 mRNA3′ 末端还有一段长 80～250 个核苷酸的多聚腺苷酸（polyA）尾部。它的产生不依赖于 DNA 序列，而是与转录的终止同时进行。当 RNA 聚合酶在转录过程中越过终止信号序列后就会停止转录。这个信号序列通常为 AATAAA 及其下游富含 GT 的序列，称为转录终止的修饰点序列。核酸内切酶会识别 hnRNA 上的相应序列（AAUAAA），并在其下游 10～30 的核苷酸处进行剪切，释放出游离的 hnRNA。随后，多聚腺苷酸聚合酶就会在 hnRNA 的 3′ 末端逐个加入腺苷酸，这个催化反应无需 DNA 模板。polyA 尾的作用是维持 mRNA 作为翻译模板的活性并增加其 mRNA 本身的稳定性。

**3. 剪接**　在真核生物的基因中，编码序列之间常会插入一些非编码序列。通常把基因中的编码序列称为外显子，而把非编码序列称为内含子。转录后需要将内含子去除，并连接外显子才能产生携带了正确遗传信息、能够翻译出正确蛋白质序列的 mRNA，这个过程就称为 RNA 剪接。内含子序列的 5′ 端通常以 GU 开始，并在 3′ 端以 AG-OH 结束，这样的结构称为边界序列。在剪接开始前，核小核糖核蛋白会识别边界序列并与内含子序列相结合，形成剪接体。此时内含子区段发生弯曲，外显子互相靠近，形成套索 RNA。随后通过二次转酯反应，内含子被切除而外显子则相互连接，产生成熟的 mRNA。hnRNA 在进行剪接的过程中，可以只产生一种成熟 mRNA，翻译成一种多肽；也可以通过剪接不同的位点产生不同的 mRNA，这种现象称为可变剪接（alternative splicing）。可变剪接的存在提高了基因的利用率，增加了蛋白质的多样性。

### （二）mRNA 稳定性的调控

mRNA 的寿命极短，易被核酸酶降解。为了提高稳定性，除了进行加帽加尾的加工之外，还需要与细胞内的一些蛋白（如帽结合蛋白、编码区结合蛋白、3′-UTR 结合蛋白和 polyA 结合蛋白等）相结合形成复合物才能稳定存在。有些 mRNA 的稳定性还会受自身翻译产物的调控，这是一种自主调控。如编码组蛋白的 mRNA 在 DNA 复制减慢、停止后会受到游离组蛋白的作用而迅速降解。此外，mRNA 稳定性还会受到核酸酶、病毒、胞外因素等的调控。5′-UTR 和编码区的伪尿嘧啶化对稳态 mRNA 水平有适度的影响，有研究发现弓形虫依赖性假尿苷修饰可以导致底物 mRNA 的稳态水平降低。

### （三）RNA 编辑

RNA 编辑（RNA editing）是一种转录后水平的基因表达调控，主要是在 mRNA 上通过核苷酸的缺失、插入或替换来改变遗传信息的过程。RNA 编辑最初是在布氏锥虫（*Trypanosoma brucei*）的动基体中发现的。经过编辑的 mRNA 核苷酸序列会发生改变，从而导致翻译产生的蛋白质和原基因序列并不完全匹配。RNA 编辑可以直接影响基因的表达，使得同一基因可以产生多种氨基酸序列不同、功能不同的蛋白质，扩大了遗传信息。

### （四）RNA 干扰

RNA 干扰（RNAi）也属于在转录后水平对基因表达的调控。RNAi 通过小干扰 RNA（small interfering RNA，siRNA）将目的 mRNA 特异性降解，从而使基因在转录后被沉默，无法进行表达。RNA 干扰原本是生物体内固有的一种对抗外源基因（例如病毒）侵害的自我保护现象，能够识别和清除外源导入的双链 RNA 及与其同源的单链 RNA。利用这种现象就能够抑制特定基因的表达，从而观察基因的具体功能。目前，RNA 已作为一种简单、有效的基因研究手段，被广泛用于基因组学的研究。

## 二、弓形虫相关转录后调控

### （一）弓形虫翻译和转录控制

弓形虫可以通过调控内质网稳态途径，产生对宿主细胞黏附、侵袭并逃避宿主反应的分泌蛋白，或从速殖子状态转化为缓殖子状态来提高其存活能力。因此，改变内质网内稳态对弓形虫的生存是不利的。有研究表明，未折叠蛋白质反应（UPR）在维持内质网稳态中发挥重要的调控作用，在哺乳动物细胞中，UPR 具有调控基因表达的翻译和转录作用。而真核翻译起始因子 2（eIF2）的 α 亚基的 PERK（PEK/EIF2AK3）磷酸化有迅速抑制蛋白质合成的作用，从而降低新生蛋白质向内质网的流入。eIF2α 磷酸化会导致总蛋白质产量水平下降，但关键转录因子（如哺乳动物 ATF4 和酵母 GCN4）会被优先翻译，ATF4 有促进氨基酸合成、谷胱甘肽的合成、调节细胞凋亡及细胞分化的作用，针对外部恶劣环境可以对细胞发挥保护作用。

弓形虫是一种成功的病原体，因为它可以在宿主体内从快速复制的速殖子形式转化成繁殖缓慢的缓殖子形式，从而逃避宿主的免疫反应。在内质网应激状态下，弓形虫会诱导 TgIF2α 磷酸化且向缓殖子转化，也可通过抑制 TgIF2α 的去磷酸化来诱导弓形虫缓殖子状态的包囊形成，在缓殖子阶段的 TgIF2α 磷酸化明显高于速殖子阶段，说明翻译控制在弓形虫发育过程中发挥主要作用。

在弓形虫基因组中已经鉴定出 4 种 eIF2 激酶，命名为 TgIF2K-A、TgIF2K-B、TgIF2K-C 和 TgIF2K-D。TgIF2K-A 是 PERK/PEK 样 eIF2α 激酶，该激酶定位于弓形虫内质网中，并通过与内质网分子伴侣 BiP/GRP78 的结合而受到调节。TgIF2K-B 是存在弓形虫胞质中的另一种 eIF2α 激酶，有趣的是，在其他顶复门物种之间，没有明确的 TgIF2K-B 直系同源物，提示它可能是弓形虫所特有的。

TgIF2K-C 和 TgIF2K-D 是新鉴定出的两种类似 GCN2 的 eIF2α 激酶，对营养缺乏环境中的翻译控制发挥重要作用。这些新的 eIF2 激酶的鉴定，表明翻译控制在众多单细胞寄生虫之间的应激反应中的重要作用，这可能为弓形虫病药物治疗提供新的靶标。

TgIF2α 中的一个突变点 S71A 可阻止其磷酸化。研究表明，S71A-TgIF2α 突变体弓形虫没有足够的能力来适应宿主细胞外的环境，且在细胞外环境中的生存能力降低，说明 TgIF2α 的磷酸化会促进弓形虫在细胞外的存活率。此外，在 S71A-TgIF2α 缺陷的突变体中也观察到，缺乏 TgIF2K-D 的 GCN2 样 eIF2α 激酶的弓形虫在细胞外应激时不能使 TgIF2α 磷酸化，因此，提示应激诱导的 TgIF2α 磷酸化和翻译控制对弓形虫生长发育有至关重要的意义。

### （二）mRNA 假尿苷化影响弓形虫的 RNA 代谢

RNA 包含 100 多个在转录后产生的修饰核苷酸，其中假尿苷（Ψ）是最丰富的核苷酸之一，且假尿苷修饰是丰富、普遍且高度保守的一种 RNA 修饰。广泛的假尿苷修饰作用由假尿苷合酶（或 PUSs）催化，该酶催化异构化。研究表明，假尿苷修饰可能影响 RNA 的二级结构和碱基配对、稳定 tRNA 折叠和稳定 snRNAs 的某些茎 - 环构象（Spenkuch 等，2014）。在多种生物的 rRNA 中发现了这种修饰，并且在 rRNA，tRNA 和 RNA 剪接体的多个位点高度保守。最近，随着高通量测序工具的出现，在 mRNA 中也发现了假尿苷修饰。弓形虫假尿苷合酶（TgPUS1）可区分弓形虫急性感染和慢性感染。弓形虫依赖于 TgPUS1 的假尿苷修饰来自多个发育阶段的 RNA。利用弓形虫突变体来检查假尿苷修饰对 RNA 生物学的影响，结果发现弓形虫 mRNA 的广泛假尿苷修饰不均等地分布在 5′-UTR、编码区和 3′-UTR 转录区域，且 TgPUS1 依赖性的假尿苷修饰导致底物 mRNA 的稳态水平降低。

### （三）弓形虫 miRNA 和 circRNA 调控

MicroRNA 是内源性的、短的（19～24 个核苷酸）非编码 RNA 分子，通过与触发其降解和 / 或翻译抑制的靶向 mRNA 结合，在转录后内源性地调节基因表达。microRNA 在基因表达的转录后调控中起着核心作用。一个 microRNA 分子可调控多个 mRNA，因此，microRNA 对细胞信号网络起着至关重要的作用。有研究表明，弓形虫感染可特异性增加原代 HFF 细胞中成熟 miR-17-92 衍生的 microRNA 的水平（Zeiner 等，2010）。弓形虫依赖性 miR-17-92 簇与脑肿瘤的发生密切相关，与非肿瘤性对照脑组织相比，人类原发性星形细胞胶质瘤组织标本表现出 miR-17-92 簇过表达现象（Ernst 等，2010）。研究发现 miR-17-92 的分子靶标是 CDKN1A，BCL2L11，PTEN 和 E2F1；miR-17-92 的缺失会导致 CDKN1A 和 E2F1 在 mRNA 水平的表达抑制，以及 E2F1 和 PTEN 在蛋白水平上的表达抑制（Ernst 等，2010）。已经证明弓形虫感染会激活 AKT 途径，提示弓形虫感染期间脑细胞中 miR-17-92 介导的 PTEN 水平下降，可能经激活 AKT 途径引发脑肿瘤。在动物细胞中广泛分布的 microRNA 可以与靶向 mRNA 的 3′ 非翻译区（UTR）上的互补位点结合，从而在转录后促进 mRNA 降解或翻译抑制。此外，弓形虫可以使用其自身的 microRNA 修改宿主细胞，类似于编码其 microRNA 来调节宿主细胞 microRNA 谱。microRNA 现已被广泛认为是参与神经元发育和功能的必需调节分子。microRNA 在神经系统中非常丰富。有报道提示，弓形虫相关的 microRNA 失调不仅与脑肿瘤的发生发展有关，而且在与诸如脑缺血，脑卒中和神经退行性疾病等神经系统疾病的发生和发展之间有联系。研究表明，miR-146a 和 miR-155 在弓形虫慢性感染小鼠的脑组织中高表达（Cannella 等，2014）。

另一类非编码 RNA，即环状 RNA（circRNA），是通过外显子干扰形成的。以往由于其存在数量少，且生物学功能未知而一度被人们忽略。但随着高通量测序技术的发展，已经在微生物乃至哺乳动物的众多生物体中鉴定出数千种新的 circRNA。已知 circRNA 可以通过特殊机制拮抗 microRNA 的活性，从而在转录后水平上调节基因表达。有证据表明，circRNA 在神经组织中的表达最高，并且在某些物种的大脑中有特定的模式表达。越来越多的研究表明，circRNAs 可能在神经系统疾病如癫痫病，帕金病（Parkinson disease，PD）和阿尔茨海默病（Alzheimer’s disease，AD）等的发病机制中起重要的调控作用（Granados-Riveron 等，2016）。在弓形虫急性和慢性感染阶段，有人分别鉴定出 76 个和 3 个差异表达的 circRNA，提示 circRNA 可能在弓形病的发病机制中起关键作用（Zhou 等，2020）。通常，circRNA 具有不同的 microRNA 的结合位点，意味着 circRNA 在 microRNA 靶基因表达的调控中可能发挥多种功能。

### （四）其他弓形虫转录后调控

关于弓形虫基因调控中的 RNA 加工，RNA 转运和 RNA 稳定性方面是一个尚未完全探索的领域。在弓形虫 mRNA 剪接中起重要作用的保守蛋白 TgRRM1 是一种新型的 mRNA 剪接调节剂（Suvorova 等，2013）。在其他系统中，选择性剪接和 RNA 稳定性是重要的转录后调控基因表达机制。这些调节作用可能会受到细胞代谢状态的影响。研究显示，弓形虫转录因子 TgAP2 似乎与 RNA 剪接机制密切相关（Guttman 等，2012），提示弓形虫 RNA 的剪接调控是潜在且重要的另一个研究热点。

（吴 翔 谭 峰）

## 参 考 文 献

[1] BEHNKE MS, RADKE JB, SMITH AT, et al. The transcription of bradyzoite genes in *Toxoplasma gondii* is controlled by autonomous promoter elements[J]. Mol Microbiol, 2008, 68(6): 1502-1518.

[2] BEHNKE MS, WOOTTON JC, LEHMANN MM, et al. Coordinated progression through two subtranscriptomes underlies the tachyzoite cycle of *Toxoplasma gondii*[J]. PLoS One, 2010, 5(8): e12354.

[3] BHATTI MM, LIVINGSTON M, MULLAPUDI N, et al. Pair of unusual GCN5 histone acetyltransferases and ADA2 homologues in the protozoan parasite *Toxoplasma gondii*[J]. Eukaryot Cell, 2006, 5(1): 62-76.

[4] BOUGDOUR A, BRAUN L, CANNELLA D, et al. Chromatin modifications: implications in the regulation of gene expression in *Toxoplasma gondii*[J]. Cell Microbiol, 2010, 12(4): 413-423.

[5] BRAUN L, CANNELLA D, PINHEIRO AM, et al. The small ubiquitin-like modifier(SUMO)-conjugating system of *Toxoplasma gondii*[J]. Int J Parasitol, 2009, 39(1): 81-90.

[6] BRAUN L, CANNELLA D, ORTET P, et al. A complex small RNA repertoire is generated by a plant/fungal-like machinery and effected by a metazoan-like argonaute in the single-cell human parasite *Toxoplasma gondii*[J]. PLoS Pathog, 2010, 6(5): e1000920.

[7] CANNELLA D, BRENIER-PINCHART MP, BRAUN L, et al. miR-146a and miR-155 delineate a microRNA fingerprint associated with *Toxoplasma* persistence in the host brain[J]. Cell Rep, 2014, 6(5): 928-937.

[8] DALMASSO MC, ONYANGO DO, NAGULESWARAN A, et al. *Toxoplasma* H2A variants reveal novel insights into nucleosome composition and functions for this histone family[J]. J Mol Biol, 2009, 392(1): 33-47.

[9] DESHMUKH AS, MITRA P AND MARUTHI M. Cdk7 mediates RPB1-driven mRNA synthesis in *Toxoplasma gondii*[J]. Sci Rep, 2016, 6: 35288.

[10] DESHMUKH AS, MITRA P, KOLAGANI A, et al. Cdk-related kinase 9 regulates RNA polymerase II mediated transcription in *Toxoplasma gondii*[J]. Biochim Biophys Acta Gene Regul Mech, 2018, 1861(6): 572-585.

[11] DIXON SE, STILGER KL, ELIAS EV, et al. A decade of epigenetic research in *Toxoplasma gondii*[J]. Mol Biochem Parasitol, 2010, 173(1): 1-9.

[12] ERNST A, CAMPOS B, MEIER J, et al. De-repression of CTGF *via* the miR-17-92 cluster upon differentiation of human glioblastoma spheroid cultures[J]. Oncogene, 2010, 29(23): 3411-3422.

[13] FOX BA AND BZIK DJ. De novo pyrimidine biosynthesis is required for virulence of *Toxoplasma gondii*[J]. Nature, 2002, 415(6874): 926-929.

[14] GISSOT M, KELLY KA, AJIOKA JW, et al. Epigenomic modifications predict active promoters and gene structure in *Toxoplasma gondii*[J]. PLoS Pathog, 2007, 3(6): e77.

[15] GRANADOS-RIVERON, JT AND AQUINO-JARQUIN G. The complexity of the translation ability of circRNAs[J]. Biochim Biophys Acta, 2016, 1859(10): 1245-1251.

[16] GUTTMAN M AND RINN JL. Modular regulatory principles of large non-coding RNAs[J]. Nature, 2012, 482(7385):

339-346.
[17] HANQUIER J, GIMENO T, JEFFERS V, et al. Evaluating the GCN5b bromodomain as a novel therapeutic target against the parasite *Toxoplasma gondii*[J]. Exp Parasitol, 2020, 211: 107868.
[18] HARRIS MT, JEFFERS V, MARTYNOWICZ J, et al. A novel GCN5b lysine acetyltransferase complex associates with distinct transcription factors in the protozoan parasite *Toxoplasma gondii*[J]. Mol Biochem Parasitol, 2019, 232: 111203.
[19] HONG DP, RADKE JB AND WHITE MW. Opposing transcriptional mechanisms regulate *Toxoplasma* development[J]. mSphere, 2017, 2(1): e00347.
[20] HONG X, ZANG J, WHITE J, et al. Interaction of JMJD6 with single-stranded RNA[J]. Proc Natl Acad Sci U S A, 2010, 107(33): 14568-14572.
[21] HUANG S, HOLMES MJ, RADKE JB, et al. *Toxoplasma gondii* AP2IX-4 regulates gene expression during bradyzoite development[J]. mSphere, 2017, 2(2): e00054-17.
[22] JEFFERS V AND SULLIVAN WJ. Lysine acetylation is widespread on proteins of diverse function and localization in the protozoan parasite *Toxoplasma gondii*[J]. Eukaryot Cell, 2012, 11(6): 735-742.
[23] LAI BS, WITOLA WH, EL BK, et al. Molecular target validation, antimicrobial delivery, and potential treatment of *Toxoplasma gondii* infections[J]. Proc Natl Acad Sci USA, 2012, 109(35): 14182-14187.
[24] LESAGE KM, HUOT L, MOUVEAUX T, et al. Cooperative binding of ApiAP2 transcription factors is crucial for the expression of virulence genes in *Toxoplasma gondii*[J]. Nucleic Acids Res, 2018, 46(12): 6057-6068.
[25] LISTER R, PELIZZOLA M, DOWEN RH, et al. Human DNA methylomes at base resolution show widespread epigenomic differences[J]. Nature, 2009, 462(7271): 315-322.
[26] MOUVEAUX T, ORIA G, WERKMEISTER E, et al. Nuclear glycolytic enzyme enolase of *Toxoplasma gondii* functions as a transcriptional regulator[J]. PLoS One, 2014, 9(8): e105820.
[27] MULLAPUDI N, JOSEPH SJ AND KISSINGER JC. Identification and functional characterization of cis-regulatory elements in the apicomplexan parasite *Toxoplasma gondii*[J]. Genome Biol, 2009, 10(4): R34.
[28] RADKE JB, LUCAS O, DE SILVA EK, et al. ApiAP2 transcription factor restricts development of the *Toxoplasma* tissue cyst[J]. Proc Natl Acad Sci U S A, 2013, 110(17): 6871-6876.
[29] RADKE JB, WORTH D, HONG D, et al. Transcriptional repression by ApiAP2 factors is central to chronic toxoplasmosis [J]. PLoS Pathog, 2018, 14(5): e1007035.
[30] SAKSOUK N, BHATTI MM, KIEFFER S, et al. Histone-modifying complexes regulate gene expression pertinent to the differentiation of the protozoan parasite *Toxoplasma gondii*[J]. Mol Cell Biol, 2005, 25(23): 10301-10314.
[31] SAUTEL CF, CANNELLA D, BASTIEN O, et al. SET8-mediated methylations of histone H4 lysine 20 mark silent heterochromatic domains in apicomplexan genomes[J]. Mol Cell Biol, 2007, 27(16): 5711-5724.
[32] SAUTEL CF, ORTET P, SAKSOUK N, et al. The histone methylase KMTox interacts with the redox-sensor peroxiredoxin-1 and targets genes involved in *Toxoplasma gondii* antioxidant defences[J]. Mol Microbiol, 2009, 71(1): 212-226.
[33] SKARIAH S, MCINTYRE MK AND MORDUE DG. *Toxoplasma gondii*: determinants of tachyzoite to bradyzoite conversion[J]. Parasitol Res, 2010, 107(2): 253-260.
[34] SMITH AT, TUCKER-SAMARAS SD, FAIRLAMB AH, et al. MYST family histone acetyltransferases in the protozoan parasite *Toxoplasma gondii*[J]. Eukaryot Cell, 2005, 4(12): 2057-2065.
[35] SPENKUCH F, MOTORIN Y AND HELM M. Pseudouridine: still mysterious, but never a fake(uridine)[J]. RNA Biol, 2014, 11(12): 1540-1554.
[36] SULLIVAN WJ AND JEFFERS V. Mechanisms of *Toxoplasma gondii* persistence and latency[J]. FEMS Microbiol Rev, 2012, 36(3): 717-733.
[37] SUVOROVA ES, CROKEN M, KRATZER S, et al. Discovery of a splicing regulator required for cell cycle progression[J]. PLoS Genet, 2013, 9(2): e1003305.

[38] SUVOROVA ES AND WHITE MW. Transcript maturation in apicomplexan parasites[ J ]. Curr Opin Microbiol, 2014, 20: 82-87.

[39] SZATANEK T, ANDERSON-WHITE BR, FAUGNO-FUSCI DM, et al. Cactin is essential for G1 progression in *Toxoplasma gondii*[ J ]. Mol Microbiol, 2012, 84( 3 ): 566-577.

[40] VONLAUFEN N, NAGULESWARAN A, COPPENS I, et al. MYST family lysine acetyltransferase facilitates ataxia telangiectasia mutated( ATM )kinase-mediated DNA damage response in *Toxoplasma gondii*[ J ]. J Biol Chem, 2010, 285( 15 ): 11154-11161.

[41] WALDMAN BS, SCHWARZ D, WADSWORTH MN, et al. Identification of a master regulator of differentiation in *Toxoplasma*[ J ]. Cell, 2020, 180( 2 ): 359-372.

[42] WALKER R, GISSOT M, CROKEN MM, et al. The *Toxoplasma* nuclear factor TgAP2XI-4 controls bradyzoite gene expression and cyst formation[ J ]. Mol Microbiol, 2013, 87( 3 ): 641-655.

[43] WANG J, DIXON SE, TING LM, et al. Lysine acetyltransferase GCN5b interacts with AP2 factors and is required for *Toxoplasma gondii* proliferation[ J ]. PLoS Pathog, 2014, 10( 1 ): e1003830.

[44] WEI H, JIANG S, CHEN L, et al. Characterization of cytosine methylation and the DNA methyltransferases of *Toxoplasma gondii*[ J ]. Int J Biol Sci, 2017, 13( 4 ): 458-470.

[45] WU X AND ZHANG Y. TET-mediated active DNA demethylation: Mechanism, function and beyond[ J ]. Nature Reviews Genetics, 2017, 18( 9 ): 517-534.

[46] ZEINER GM, NORMAN KL, THOMSON JM, et al. *Toxoplasma gondii* infection specifically increases the levels of key host microRNAs[ J ]. PLoS One, 2010, 5( 1 ): e8742.

[47] ZHOU CX, AI K, HUANG CQ, et al. miRNA and circRNA expression patterns in mouse brain during toxoplasmosis developmen t[ J ]. BMC Genomics, 2020, 21( 1 ): 46.

# 第五章 | 弓形虫的蛋白质组学

蛋白质对基因功能的发挥具有不可或缺的作用，几乎所有的生命活动均需要蛋白质的参与。弓形虫基因组编码 8 000 多个蛋白质，这些蛋白在弓形虫具有不同的表达模式和亚细胞定位。例如：SAG1 主要表达于速殖子、BAG1 主要表达于缓殖子、ROP18 定位于棒状体并通过棒状体分泌到宿主细胞质中等。弓形虫某些蛋白的表达量具有一定的虫株特异性，且某些蛋白的亚细胞定位也会随着发育阶段的改变而发生变化。例如，ROP18 蛋白在基因Ⅲ型弓形虫中的表达量要远远低于基因Ⅰ型弓形虫；弓形虫马铃薯糖蛋白样蛋白（patatin-like protein，TgPL1）在弓形虫速殖子中定位于细胞质；当弓形虫转化为缓殖子后，TgPL1 蛋白则主要定位于弓形虫纳虫泡和包囊壁。弓形虫这些蛋白的表达量和亚细胞定位的变化往往能影响弓形虫的表型和生物学特性。这些研究结果提示，研究弓形虫蛋白的表达模式及其亚细胞定位将有助于更好地揭示弓形虫的致病机制及其生物学特性。由于弓形虫编码蛋白众多，免疫印迹（Western blotting）等传统蛋白分析技术无法满足高通量的检测要求。随着蛋白质谱技术的发展，蛋白质组学为高通量检测蛋白的表达谱提供了一个很好的研究平台。目前，高通量蛋白质组学技术已广泛应用于弓形虫蛋白表达和细胞组分的鉴定。

## 第一节　质谱分析与蛋白质组学

蛋白质谱分析技术是一种通过测量蛋白肽段离子质荷比（质量 - 电荷比）来鉴定蛋白序列的分析方法。首先，使用胰酶等蛋白酶将蛋白质进行酶解，形成不同的肽段。质谱仪的离子源将肽段混合物进行电离化，形成具有不同质荷比的带电离子并根据质荷比对肽段进行分离。随后质谱仪的离子选择装置会对肽段离子进行二级质谱分析，通过比对蛋白质酶解后的理论质谱图对蛋白质进行鉴定。一个蛋白的鉴定通常情况下需要同时鉴定到两个特有肽段。蛋白鉴定的数量与质谱仪的分辨率有密切的关系，通常情况下一次质谱检测能检测到 2 000～5 000 个蛋白，高分辨率质谱仪则能检测到一万个左右的蛋白。

### 一、定性蛋白质组学分析技术

由于蛋白质谱技术具有通量高、成本低的特点，现已被广泛应用于蛋白表达、细胞组分的鉴定和分析。在细胞组分的分离鉴定方面，蛋白质谱技术与密度梯度离心、生物素邻近标记联合使用是比较常见的两种蛋白鉴定方法。密度梯度离心主要根据不同细胞组分、细胞器之间的密度和比重不同，通过超速离心对细胞组分和细胞器进行分离，最后通过质谱分析方法对分离到的细胞组分和细胞器进行蛋白鉴定。该方法具有蛋白分离鉴定比较全面的优点，但需要较高的理论基础和操作技术。生物素邻近标记的原理是在已知蛋白上融合一个具有生物素标记功能的酶（例如生物素连接酶或过氧化物酶），通过这些酶介导与融合蛋白相邻或互作的蛋白质发生生物素共价修饰，最后通过生物素亲和纯化和质谱技术鉴定相邻的组分或蛋白。

基于密度梯度离心的空间蛋白质组学技术以及生物素邻近标记蛋白质组学技术是最近几年开发的新技术，可以有效地对细胞组分和互作蛋白进行分离、鉴定。其中，以 HyperLOPIT 空间蛋白组技术（Mulvey 等，2017）、BioID 和 APEX 邻近蛋白标记技术为代表（Samavarchi-Tehrani 等，2020）。HyperLOPIT 是一种结合超速离心的蛋白质谱技术，能对细胞器蛋白组分进行高效、高通量的鉴定。HyperLOPIT 的基本技术原理如下：首先，对细胞进行裂解，通过超速离心对不同的细胞器组分进行分离；然后，利用不同的细胞器标记蛋白鉴定超速离心分离的组分属于什么细胞器；最后，通过质谱技术和机器学习算法对细胞器蛋白进行深入的分析和鉴定。虽然空间蛋白质组学技术能高通量地鉴定细胞器的组分，但其也存在一些缺点。例如，操作技术水平的要求比较高，无法解析蛋白之间的相互作用关系，某些与细胞器短暂互作、但不定位于细胞器的蛋白也可能会被一起鉴定到，故具有一定的假阳性率。生物素邻近标记蛋白质组学技术也同样存在一些缺陷，如用生物素邻近标记进行蛋白组分鉴定也存在鉴定组分假阳性的结果。造成假阳性的原因可能是由于在蛋白翻译、翻译后修饰以及转运过程中生物素连接酶和过氧化物酶标记的蛋白可能会对核糖体蛋白、翻译后修饰蛋白酶、转运蛋白以及某些瞬时互作蛋白进行生物素标记，造成组分鉴定的错误。因此，通过生物素邻近标记鉴定到细胞器组分需要作进一步的分析和筛选。虽然这些技术均存在一定的缺陷，但密度梯度离心和生物素标记结合质谱鉴定的方法具有通量高、成本低的特点，通过多种生物信息学算法进行综合优化、分析，能有效降低假阳性比例。目前，高通量蛋白质组学技术已被广泛应用于弓形虫等生物的细胞器组分以及互作蛋白的鉴定。

虽然定性蛋白质组学技术能有效地对蛋白进行鉴定，但是随着研究的深入和技术的发展，蛋白定性质谱检测已逐渐不能满足科研的需求。基于质谱分析技术的定量蛋白质组学应运而生。定量蛋白质组学能高通量检测生物在不同环境、发育阶段下的蛋白差异表达数据。基于定量蛋白质组学的技术原理，定量蛋白质组学技术可分为标记定量蛋白质组学技术和无标记定量蛋白质组学技术。无标记定量蛋白质组学技术其技术优势在于无需对样品进行标记、成本较低、所需蛋白量少且无样品数量限制；但其缺点是检测的稳定性和重复性较差，对仪器的要求较高。标记定量蛋白质组学技术具有较好的稳定性和重复性，但需要的蛋白量较多、试剂也较为昂贵，对不同样品进行同批次分析时其分析数量受到标记试剂盒的限制。

## 二、定量蛋白质组学分析技术

标记定量蛋白质组学技术可分为体内标记和体外标记两种。目前，使用比较广泛的蛋白质组学定量技术主要是细胞内氨基酸稳定同位素标记（stable isotope labeling by amino acids in cell culture，SILAC）技术。其主要原理是，在细胞培养基中加入同位素标记的氨基酸，经过 5～6 次传代，细胞的所有蛋白即可标记上相应的同位素。然后等比例混合不同同位素标记的细胞或者蛋白进行质谱鉴定以及相对表达量计算。体外标记定量蛋白质组学技术主要包括同位素标记相对和绝对蛋白质定量（isobaric tagging for multiplexed relative and absolute protein quantitation，iTRAQ）和串联质谱标签（tandem mass tag，TMT）等。iTRAQ 和 TMT 技术分别是由美国 AB Sciex 公司和 ThermoFisher Scientific 公司研发的体外多肽标记定量技术。它们的检测原理基本一致。iTRAQ 和 TMT 的试剂标签均包含同位素报告基团、平衡基团和肽反应基团。在质谱分析中，同位素报告基团、平衡基团和肽反应基团之间的键会发生断裂，使带有不同同位素标签的同一肽段产生不同质量的报告离子，根据报告离子的丰度便可获得不同样本间相同肽段的相对定量信息。iTRAQ 技术能同时对 8 个样品进行标记，ThermoFisher Scientific 公司的 TMTpro 16plex 标记试剂则支持同时对 16 个样品进行标记。无论是体内标记定量蛋白质组学技术还是体外标记定量蛋白质组学技术，这些技术均已被广泛应用于弓形虫领域的研究。

# 第二节　弓形虫蛋白质组学的应用

## 一、弓形虫不同发育阶段的蛋白质定性与定量研究

### （一）定性蛋白质组学

**1. 速殖子蛋白质组学**　2002 年，英国科学家 Cohen 等首次运用二维电泳对弓形虫速殖子的蛋白质组进行了研究，他们首先运用高分辨率二维电泳在 pH 4～7 和 6～11 之间分离出 1 000 多条多肽，而后，又运用窄谱二维电泳在多个单 pH 单位凝胶中共分离出 3 000 多条多肽，许多在二维电泳胶上的蛋白质斑点都能够被质谱成功鉴定出。基质辅助激光解吸 / 电离质谱（MALDI-MS）获取的肽质量指纹图谱结果表明：运用基因序列信息鉴定蛋白质的方法可靠性高于运用表达序列标签鉴定蛋白质的方法。该研究中的数个蛋白质斑点被发现由同一个基因编码，这提示弓形虫功能基因的表达也存在可变剪接和翻译后修饰。2013 年，我国学者首次报道了不同基因型弓形虫速殖子的比较蛋白质组学研究，运用二维荧光差异电泳结合质谱技术对Ⅰ型（GT1 株）、Ⅱ型（PTG 株）和Ⅲ型（CTG 株）弓形虫速殖子的蛋白质组进行了比较研究，共计鉴定出 2 321 个蛋白质斑点。Ⅰ型（GT1 株）和Ⅱ型（PTG 株）弓形虫速殖子显示出高度相似的蛋白质图谱，而Ⅲ型（CTG 株）弓形虫速殖子的蛋白质图谱则与Ⅰ型（GT1 株）和Ⅱ型（PTG 株）弓形虫速殖子的蛋白质图谱明显不同。84 个蛋白质斑点差异表达 1.5 倍以上，其中 7 个蛋白被成功注释到当时的弓形虫数据库。2014 年，Zhou 等应用二维电泳结合基质辅助激光解吸电离飞行时间质谱技术（MALDI-TOF-MS），对Ⅰ型（RH 株）、Ⅱ型（PRU 株，Tg-QHO 株）和中国Ⅰ型（TgC7 株）四个虫株速殖子的蛋白质组进行了比较研究，共筛选出 110 个差异显著的蛋白质斑点。其中，98 个蛋白质斑点对应于弓形虫数据库中的 56 个蛋白，例如表面抗原 1（SAG1）、热休克蛋白 70（HSP70）、二硫异构酶、冠蛋白、热休克蛋白 60（HSP60）、丙酮酸激酶、活化 C 激酶受体 1 和过氧化物氧还酶等。基因本体（gene ontology，GO）富集分析表明，大多数差异蛋白参与生物调控、代谢过程、应激反应、结合、抗氧化活性和转运过程。通路富集分析结果提示，一些差异蛋白参与糖酵解 / 糖异生通路（Zhou 等，2014）。

蛋白质翻译后修饰是蛋白质发挥功能的重要基础，丙二酰化修饰是近年来新发现的一种蛋白质翻译后修饰方式，它广泛存在于原核生物和真核生物中。2020 年，Nie 等报道了弓形虫速殖子丙二酰化修饰蛋白质组的研究成果，他们运用丙二酰化特异性抗体亲和富集结合液相色谱 - 质谱联用技术，对 RH 虫株速殖子丙二酰化修饰蛋白质组进行了定性研究。RH 虫株速殖子丙二酰化修饰蛋白质组三个生物学重复中分别鉴定出 294 个、345 个、352 个丙二酰化修饰位点和 203 个、236 个、230 个丙二酰化修饰蛋白，其中 138 个丙二酰化修饰蛋白在三个生物学重复中同时存在。在该研究中，鉴定出的丙二酰化修饰位点总数为 506 个，丙二酰化修饰蛋白总数为 326 个。其中，73% 的丙二酰化修饰蛋白只有一个丙二酰化修饰位点，14% 的丙二酰化修饰蛋白含有两个丙二酰化修饰位点，而 13% 的丙二酰化修饰蛋白质含有的丙二酰化修饰位点数目大于两个。基序分析结果揭示：弓形虫 RH 虫株速殖子丙二酰化修饰蛋白质组中的保守基序为 xxxxxxCxxxKxxxxxxxxxx。对 RH 虫株速殖子丙二酰化修饰蛋白质进行 GO 分析，结果显示丙二酰化修饰蛋白质定位于速殖子的各个区域；通路富集分析结果显示，丙二酰化修饰蛋白质显著富集于糖酵解 / 糖异生、固碳作用、氨基酰 -tRNA 合成和抗生素生物合成。丙二酰化修饰蛋白质相互作用网络结果显示，糖酵解 / 糖异生、核糖体、蛋白酶体、氨基酰 -tRNA 合成过程是丙二酰化修饰蛋白质相互作用最紧密的四个蛋白质亚网络，这与通路富集分析的结果基本一致（Nie 等，2020）。

**2. 包囊 / 缓殖子蛋白质组学**　2019 年，有学者报道了弓形虫包囊 / 缓殖子的定性蛋白质组学研究

成果。他们对小鼠感染弓形虫 ME49 虫株后 21 天至 150 天脑组织包囊的缓殖子蛋白质组进行了定性研究，从感染后第 21 天脑组织包囊缓殖子蛋白质组中鉴定出 462 条肽段，从感染后 28 天脑组织包囊的缓殖子蛋白质组中鉴定出 8 163 条肽段，这些肽段被注释到 1 683 个弓形虫蛋白质，感染后第 21 天脑组织包囊中鉴定到的肽段数量少的原因可能是包囊未完全发育成熟所致。在此基础上，他们选择小鼠感染后第 28 天、第 90 天和第 120 天的脑组织包囊缓殖子，分别完成了两个生物学重复的蛋白质组定性研究，结果显示：从感染后第 28 天脑组织包囊缓殖子中鉴定出 6 528 条肽段，感染后第 90 天脑组织包囊缓殖子中鉴定出 3 617 条肽段，感染后第 120 天脑组织包囊缓殖子中鉴定出 3 486 条肽段，其中 2 040 条肽段在感染后第 28 天、90 天和 120 天三个时间点被同时鉴定出。蛋白质鉴定结果为：感染后第 28 天为 870 个弓形虫蛋白，感染后第 90 天为 504 个弓形虫蛋白，感染后第 120 天为 502 个弓形虫蛋白，总共鉴定出 893 个弓形虫蛋白，其中 366 个蛋白在感染后第 28 天、90 天和 120 天三个时间点被同时鉴定出（Garfoot 等，2019）。有学者应用 Percoll 密度梯度离心法分离纯化弓形虫 PRU 虫株包囊，然后用 CST1 抗体进行免疫沉淀富集包囊壁，并应用液相色谱 - 串联质谱对包囊壁蛋白质组进行定性鉴定。结果不仅鉴定出一系列已知的包囊壁蛋白质，例如 CST1、BPK1、MCP4、MAG1、GRA2、GRA3 和 GRA5，而且发现数个新的定位于包囊壁的蛋白质，它们都是功能未知的致密颗粒蛋白。他们还运用基因敲除技术研究了 CST2 和 CST3 两个包囊壁蛋白的功能，其中 CST2 敲除的 PRU 虫株毒力显著降低，且未能在小鼠体内形成包囊。该研究新发现的数个包囊壁蛋白可能在弓形虫与宿主相互作用时发挥作用。

**3. 卵囊蛋白质组学** 弓形虫卵囊能抵御外界恶劣的理化环境，在弓形虫病流行中起到决定性的作用。卵囊是弓形虫在猫科动物小肠上皮细胞内经过有性生殖产生的。卵囊在刚生成后呈未孢子化状态且对宿主没有感染性。未孢子化卵囊随粪便排出体外后，会在适宜条件下进行需氧孢子化（aerobic sporulation）。卵囊在孢子化的过程中会经历未孢子化阶段（unsporulated），孢子母细胞阶段（sporoblast-stage）及完全孢子化阶段（fully sporulated）。未孢子化卵囊近似圆形，大小为 10μm×12μm，囊壁分为两层，母孢子（sporont）充斥于整个卵囊。孢子化卵囊呈椭圆形，大小为 11μm×13μm。成熟卵囊含有两个椭圆形的孢子囊（sporocyst），大小为 6μm×8μm。每个孢子囊内含 4 个新月形的子孢子（sporozoite），大小为 2μm×（6～8）μm，相互交错。相对于弓形虫的其他时期，对卵囊在蛋白水平的研究要少得多。直到 20 世纪 80 年代中期，Kasper 等才通过血清学及生物化学的方法证实卵囊阶段特异性蛋白的存在。后来研究人员发现卵囊的子孢子与速殖子存在很多共有的表面蛋白，但也存在很多不同的蛋白。比如，子孢子表面抗原蛋白 SRS28（sporoSAG）在速殖子表达后，虫体入侵能力得到显著提高。Possenti 等通过分析弓形虫子孢子 cDNA 文库，发现七种富含半胱氨酸的囊壁蛋白（TgOWPs），其中 TgOWP1～3 三种蛋白只在卵囊中特异表达。后来 Salman 等通过检索 EST 数据库，又证实了 TgOWP8～12 的存在（Salman 等，2017）。Hill 等利用双向差异凝胶电泳技术发现了 20 多种子孢子特有蛋白，其中的 TgERP 蛋白能特异性区别卵囊源感染和其他途径引起的感染。随着高效液相分离技术和静电场轨道阱质谱技术的发展，以液相色谱串联质谱为代表的高通量蛋白质组学技术得到了广泛的应用。有人利用液相质谱的方法对弓形虫 M4 虫株的孢子化卵囊进行了蛋白质组学分析（Fritz 等，2012），鉴定出 1 031 种蛋白，其中 10 种属于卵囊壁所特有。在鉴定到的孢子囊 / 子孢子蛋白中，包含 10 种表面抗原 -1 相关序列（surface antigen-1-related sequence，SRS）家族蛋白，分别是 SRS28、SRS57、SRS51、SRS46、SRS29B、SRS27B、SRS52A、SRS34A、SRS42 和 SRS17B。该研究还鉴定到 15 种微线体蛋白，分别是 MIC1、MIC2、M2AP（MIC2-associated protein）、MIC3、MIC4、MIC6、MIC7、MIC8、MIC10、MIC11、MIC12、MIC13、AMA1、AMA1-paralogue 和一个新预测蛋白，其中 MIC12 和 MIC13 的丰度最高。此外，该研究还鉴定到 19 种棒状体蛋白及 8 种致密颗粒蛋白（GRA1、GRA2、GRA4、GRA5、GRA6、GRA7、GRA8 和 GRA14）。在卵囊壁中，含 PAN 结构域的蛋白（TGME49_035200）丰度最高。另外，同艾美耳球虫（*Eimeria* sp.）卵囊壁一样，弓形虫卵囊壁含有多种富含酪氨酸的蛋白（TGME49_116550、TGME49_081590、TGME49_087250、TGME49_037080、TGME49_120530 和

TGME49_119890)，不过这些蛋白在孢子囊 / 子孢子中同样存在。有学者利用液相色谱技术对 VEG 虫株的卵囊（含 60% 成熟卵囊和 40% 未成熟卵囊）进行了蛋白质组学分析，经过三次生物学重复，共鉴定出 1 615 种蛋白，其中 758 种蛋白在三次重复中均可被鉴定出来（Possenti 等，2013）。通过亚细胞定位分析，发现 310 种蛋白位于胞浆中，277 种蛋白位于胞核中，180 种蛋白位于线粒体中。很多鉴定到的蛋白还参与了蛋白分泌的过程，比如鉴定到的蛋白中包含 184 种胞外蛋白、131 种质膜蛋白和 47 种顶复体蛋白。通过功能注释，该研究发现 164 种蛋白参与调控蛋白命运，140 种蛋白参与代谢活动，101 种蛋白参与蛋白合成，99 种蛋白参与细胞拯救、防御及毒力，还有 97 种蛋白参与细胞转运。与之前 Fritz 等的研究比较后，有 794 种蛋白在这两次研究中都被鉴定出来。另外，与 VEG 速殖子蛋白质组相比较，有 1 150 种蛋白在这两个时期都存在，而 154 种蛋白是卵囊特有的蛋白。通过功能分析发现，在卵囊特有的蛋白中，28 种参与代谢活动、17 种参与细胞拯救、防御及毒力、12 种参与能量产生、11 种参与蛋白命运的调控。

### （二）定量蛋白质组学

**1. 包囊和卵囊定量蛋白质组学** 随着定量蛋白质组学技术的不断发展，标记定量技术在弓形虫生活史不同发育期蛋白质组学和不同虫株速殖子蛋白质组学研究中显示出较大的优势。Wang 等首次运用标记定量蛋白质组学技术研究了Ⅱ型弓形虫（PRU 虫株）速殖子、未裂解包囊壁的包囊缓殖子、未裂解卵囊壁的孢子化卵囊子孢子三个不同发育期的比较蛋白质组。速殖子与未裂解卵囊壁的孢子化卵囊子孢子相比较，74 个蛋白显著上调表达，801 个蛋白显著下调表达；速殖子与包囊相比较，146 个蛋白显著上调表达，510 个蛋白显著下调表达；未裂解包囊壁的包囊缓殖子与未裂解卵囊壁的孢子化卵囊子孢子相比较，180 个蛋白显著上调表达，358 个蛋白显著下调表达。毒力因子表达量分析结果显示：速殖子与未裂解卵囊壁的孢子化卵囊子孢子相比较，3 个毒力因子上调表达，20 个毒力因子下调表达，未裂解包囊壁的包囊缓殖子与速殖子相比较，10 个毒力因子显著上调表达，5 个毒力因子显著下调表达；未裂解包囊壁的包囊缓殖子与未裂解卵囊壁的孢子化卵囊子孢子相比较，无毒力因子上调表达，11 个毒力因子下调表达。核糖体蛋白表达量分析结果显示：速殖子与未裂解卵囊壁的孢子化卵囊子孢子相比较，无核糖体蛋白显著上调表达，33 个核糖体蛋白质显著下调表达；未裂解包囊壁的包囊缓殖子与速殖子相比较，46 个核糖体蛋白显著上调表达，没有核糖体蛋白质显著下调表达；未裂解包囊壁的包囊缓殖子与未裂解卵囊壁的孢子化卵囊子孢子相比较，6 个核糖体蛋白显著上调表达，没有核糖体蛋白质显著下调表达。速殖子毒力因子和核糖体蛋白的表达量均显著低于未裂解包囊壁的包囊缓殖子和未裂解卵囊壁的孢子化卵囊子孢子（Wang 等，2017）。

**2. 速殖子定量蛋白质组学** 磷酸化修饰是蛋白质最常见和最广泛的翻译后修饰方式。2019 年，有学者运用二氧化钛（$TiO_2$）亲和层析富集结合 iTRAQ 定量蛋白质组学技术，报道了弓形虫不同基因型速殖子（Ⅰ型 RH 虫株、Ⅱ型 PRU 虫株、ToxoDB#9 PYS 虫株）的比较定量磷酸化修饰蛋白质组学研究成果，共鉴定出 1 441 个磷酸化修饰肽段、1 250 个磷酸化修饰位点和 759 个磷酸化修饰蛋白（Wang 等，2019a）。RH 虫株与 PRU 虫株相比，324 个磷酸化修饰蛋白显著上调表达，68 个磷酸化修饰蛋白显著下调表达，差异磷酸化修饰蛋白质包含三个保守基序（RxxS、SxxE 和 SxxxE）；PRU 虫株与 PYS 虫株相比，112 个磷酸化修饰蛋白显著上调表达，186 个磷酸化修饰蛋白显著下调表达，差异磷酸化修饰蛋白质也包含三个保守基序（RxxS，SxxE 和 SP）；PYS 虫株与 RH 虫株相比，174 个磷酸化修饰蛋白显著上调表达，262 个磷酸化修饰蛋白显著下调表达，差异磷酸化修饰蛋白质包含五个保守基序（SxxE、SP、SxE、LxRxxS 和 RxxS）。对这些差异磷酸化修饰蛋白的保守基序分析提示，一些激酶在这三个弓形虫虫株速殖子之间可能存在差异表达，例如蛋白激酶 A（PKA）、蛋白激酶 G（PKG）、酪蛋白激酶Ⅱ（CKⅡ）、NF-κB 抑制蛋白激酶（IKK）和促分裂素原活化蛋白激酶（MAPK）等。激酶相关网络分析表明，棒状体蛋白 5（ROP5）、棒状体蛋白 16（ROP16）、细胞周期相关蛋白激酶（CDK）是弓形虫速殖子激酶互作网络中相关性最高的磷酸化修饰蛋白质。运用乙酰化抗体富集结合非标记定量蛋白质组学技术，对弓形虫不同基因型速殖子（Ⅰ型 RH 虫株、Ⅱ型 PRU 虫株、ToxoDB#9 型 PYS 虫株）的乙酰化修饰蛋白质组学进行研究（Wang 等，2019b），结果发现，RH 虫株速殖子蛋白质组的乙酰化修饰程度最高（458 个乙酰化修饰蛋白），其次是 PYS 虫株速殖子蛋白质组（188 个乙酰化蛋白），而 PRU 虫株速殖子蛋白质组的乙酰化修饰程度最低（115 个乙酰化蛋白）。基序分析揭示了三个虫株弓形虫速殖子乙酰化蛋白质的保守基序数量，RH 虫株速殖子和 PYS 虫株速殖子均包含四个保守基序，而 PRU 虫株速殖子包含三个保守基序。两个模序（xxxxx KAcH xxxx 和 xxxxx KAcF xxxx）在这三个虫株中显著富集，而包含天冬酰胺的基序（xxxxx KAcN xxxx）只在 RH 虫株速殖子和 PYS 虫株速殖子中显著富集，在 PRU 虫株速殖子中不显著富集。对三个虫株速殖子共表达的乙酰化修饰蛋白质进行非标记定量比较，结果显示，RH 虫株与 PYS 虫株相比，2 个乙酰化蛋白显著上调表达，24 个乙酰化修饰蛋白显著下调表达；PYS 虫株与 PRU 虫株相比，2 个乙酰化修饰蛋白显著上调表达，仅 1 个乙酰化修饰蛋白显著下调表达；PRU 虫株与 RH 虫株相比，5 个乙酰化修饰蛋白显著上调表达，10 个乙酰化修饰蛋白显著下调表达。组蛋白乙酰转移酶和糖基 -tRNA 合成酶在 RH 虫株速殖子的表达水平高于 PRU 虫株速殖子和 PYS 虫株速殖子；这两种酶都在弓形虫的毒力、增殖和外界应激中发挥作用（Wang 等，2019）。

**3. 速殖子蛋白质组定性和定量的比较** 2019 年，Yin 等绘制了弓形虫Ⅰ型（RH 虫株）和Ⅱ型（ME49 虫株）速殖子赖氨酸巴豆酰化和 2- 羟基异丁酰化两种修饰蛋白质组图谱，从定性和定量角度全面阐述了两种不同基因型弓形虫速殖子蛋白质的赖氨酸巴豆酰化和 2- 羟基异丁酰化修饰的特征。在两个虫株速殖子中，共鉴定到 7 131 个赖氨酸巴豆酰化修饰位点和 17 594 个赖氨酸 2- 羟基异丁酰化修饰位点，分别对应 2 045 个和 3 670 个弓形虫蛋白。亚细胞定位分析显示差异蛋白质大部分位于除质膜以外的亚细胞结构上，同源蛋白簇（KOG）分析显示两个虫株的赖氨酸巴豆酰化和 2- 羟基异丁酰化修饰差异蛋白质主要集中于核糖体结构、蛋白质合成、蛋白质翻译后修饰以及分子伴侣等类别。通路富集分析结果显示，差异修饰蛋白质主要富集于细胞质和核糖体通路，可能参与调节 tRNA 氨酰化、化合物代谢和生物合成过程。他们对比了两个虫株速殖子中特异的 2- 羟基异丁酰化修饰蛋白质，发现 RH 虫株速殖子特异的 2- 羟基异丁酰化修饰蛋白质参与脂肪酸降解和过氧化物酶体的形成，而 ME49 虫株速殖子特异的 2- 羟基异丁酰化修饰蛋白质更多地参与碳固定通路。他们还分析了参与糖酵解 / 糖异生和三羧酸循环的巴豆酰化修饰和 2- 羟基异丁酰化修饰的调控酶，结果发现 17 种参与糖酵解 / 糖异生的酶和 7 种参与三羧酸循环的酶差异修饰，其中包括多种三羧酸循环的限速酶，如己糖激酶、6- 磷酸果糖激酶、丙酮酸激酶和柠檬酸合酶Ⅰ等，这些限速酶参与了一系列的能量代谢过程。这些蛋白质在 RH 虫株速殖子中的 2- 羟基异丁酰化修饰程度比较高，提示两个虫株糖代谢的差异可能与 2- 羟基异丁酰化修饰有关，从而影响了虫株速殖子的增殖速度。组蛋白翻译后修饰是表观遗传学研究主要方向之一，在调控基因转录和沉默中发挥关键作用。Yin 等发现弓形虫速殖子组蛋白上 17 个氨基酸位点发生巴豆酰化修饰，37 个氨基酸位点发生 2- 羟基异丁酰化修饰，相对于组蛋白上的其他蛋白质翻译后修饰，2- 羟基异丁酰化修饰的丰度较高，而且其中 5 个位点（H3K57、H3K80、H3K123、H4K32、H4K80）在人、小鼠、水稻中也高度保守，提示 2- 羟基异丁酰化修饰在弓形虫表观遗传调控中发挥着重要的作用。同时，H3K24、H4K32、H3K57、H2AzK10、H2AzK18、H2BaK100 和 H2BaK112 上可同时发生多种修饰类型，提示这些位点上的修饰之间存在交互作用。另外，许多组蛋白修饰酶也发生巴豆酰化修饰和 2- 羟基异丁酰化修饰，包括精氨酸甲基转移酶家族（PRMT）、组蛋白去乙酰化酶（HDAC2）和组蛋白赖氨酸乙酰转移酶（MYST-A）。在与弓形虫入侵相关的蛋白质中，在 RH 虫株和 ME49 虫株中共鉴定到 70 个巴豆酰化修饰位点和 2- 羟基异丁酰化修饰位点，这些修饰位点主要位于棒状体、微线体、致密颗粒等结构，在 RH 虫株速殖子中鉴定到 61 个（87.14%）特异性修饰位点，其中有 52 个位点（85.25%）发生了 2- 羟基异丁酰化修饰，表明 2- 羟基异丁酰化修饰可能参与弓形虫对宿主细胞的快速侵袭（Yin 等，2019）。

此外，有学者利用 iTRAQ 技术对弓形虫 PRU 虫株的孢子化卵囊和未孢子化卵囊的蛋白组进行比较分析，结果共鉴定出 2 095 种蛋白，其中 1 823 种蛋白变异系数小于 50%（Zhou 等，2016）。通过对这 1 823 种蛋白进行直系同源（cluster of orthologous group）蛋白数据库检索，发现 69% 的蛋白可以归为25类，其中“翻译、核糖体结构及生物起源”“一般功能预测”及“翻译后修饰、蛋白转换和分子伴侣”三类包含的蛋白的数量最多，分别包括212种、208种、185种蛋白。通过定量分析，该研究发现587种差异表达蛋白。值得注意的是，25种毒力因子（SPATR、POR18、ROP16、ROP5、ROP2、MIC1、MIC6、MIC3、MIC8、AMA1、GRA7、GRA4、GRA1、GRA25、GRA6、RON2、RON5、RON4，PP2C、ROM4、SIP、PhIL1和VP1等）在孢子化卵囊中都出现了上调表达，这很可能与孢子化卵囊的感染性有关。通过检索KEGG数据库，发现51种差异蛋白具有KEGG ID，并且大多与代谢活动相关。

## 二、弓形虫及其分泌排泄物中蛋白质的分析

### （一）膜蛋白质组学

弓形虫膜蛋白质组的研究对阐明弓形虫入侵宿主细胞的机制、发掘治疗弓形虫病的药物靶标及新的防治策略具有重要意义。现已有三种不同类型的蛋白质组学研究方法应用于弓形虫膜蛋白质组的研究，分别是一维凝胶液相色谱-串联质谱分析技术，生物素标记结合一维凝胶液相色谱-串联质谱分析技术和三层凝胶电泳结合多维蛋白质鉴定技术（Che等，2011）。

一维凝胶液相色谱-串联质谱分析技术运用聚丙烯酰胺凝胶电泳将弓形虫RH虫株速殖子膜蛋白质进行分离，从每个电泳泳道中切下40～45个胶条带，经过还原、烃化和酶解消化之后，应用液相色谱-串联质谱联用技术进行鉴定。在第一次实验中，膜蛋白质沉淀处理时未用高盐溶液和高碱性溶液进行冲洗，该方法在弓形虫RH虫株速殖子膜中共鉴定出1 606个蛋白，其中734个蛋白包含单个或多个跨膜结构域，这些膜蛋白被进一步聚类至266个蛋白质种类。该实验所用膜蛋白聚类方法的设计充分考虑了同一基因组区域基因的可变剪接和蛋白质翻译后修饰，如蛋白酶切割和共价修饰等，即使氨基酸序列的一致性高于90%，长度近似的不同膜蛋白质也能够被成功进行聚类分析，所以734个膜蛋白功能分类结果的可靠性很高。由于高盐溶液和高碱性溶液能够成功破坏蛋白质之间的非共价相互作用，所以在第二次实验的膜蛋白质沉淀处理步骤中，研究者应用高盐溶液和高碱性溶液对膜蛋白质沉淀物进行处理，以去除大部分与弓形虫速殖子膜蛋白质非共价结合的胞质蛋白质，而其余实验步骤则与第一次实验一致。第二次实验总共鉴定出2 938个蛋白，其中981个蛋白包含单个或多个跨膜结构域，这表明用高盐溶液和高碱性溶液处理弓形虫速殖子的膜蛋白质沉淀物显著增加了膜蛋白质的鉴定数目。在这两次实验中，521个膜蛋白被同时鉴定出来，它们被聚类至178个蛋白质种类。两次实验结果证实，不少与膜蛋白质非共价结合的胞质蛋白被高盐溶液和高碱性溶液从弓形虫速殖子膜蛋白沉淀处理物中洗脱移除，例如2C-甲基-D-赤藓糖醇、2，4-环二磷酸合成酶、细胞色素C氧化酶、糖基转移酶。众多与膜蛋白质非共价结合的胞质蛋白质的移除导致膜蛋白质沉淀物中蛋白质动态范围的下降和膜蛋白质鉴定数目的升高，许多在首次实验中未被鉴定出的膜蛋白质在第二次实验中被成功鉴定出来，例如氢离子转运无机焦磷酸酶TVP1蛋白、P型ATP转移酶、七种跨膜受体域蛋白质和一个被推测有钠-氢交换功能的膜蛋白质。

生物素标记结合一维凝胶液相色谱-串联质谱分析技术是运用生物素对弓形虫速殖子表面的质膜蛋白质进行富集，然后利用液相色谱-串联质谱鉴定弓形虫速殖子质膜整体蛋白质组。该技术成功鉴定出1 029个蛋白，这些蛋白质被聚类至304个蛋白质种类，其中329个蛋白包含跨膜区域，这些膜蛋白被聚类至118个膜蛋白质种类。这些膜蛋白中虽然包括许多功能未知的蛋白质，但是许多发挥重要功能的蛋白质也在其中，如ROP4、ROP5、ROP13、ROP14、ROP18、RON1、RON2、RON3、GRA3、GRA6、GRA7、ADP /ATP转运蛋白、钙ATP激酶SERCA样蛋白、Rab11、钙离子ATP激酶、葡萄糖转运体GT1、二氢硫辛酰胺-乙酰转移酶、ATP结合域蛋白质B亚家族成员3、氢离子转运无机焦磷酸酶TVP1蛋白、苹果酸转运蛋白、纳虫泡ATP转移酶亚基A、空泡ATP合成酶催化亚基A、草酸甲酸逆向转运体蛋白和NMDA受体谷氨酸结合链。

三层凝胶电泳结合多维蛋白质鉴定技术在膜蛋白质的鉴定中具有许多优势，该技术被应用于弓形

虫 RH 虫株细胞膜蛋白质组研究时，研究者采用了与一维凝胶液相色谱 - 串联质谱分析技术鉴定弓形虫 RH 虫株细胞膜蛋白质组同样的两种膜蛋白质沉淀物处理步骤。当未用高盐溶液和高碱性溶液处理膜蛋白质沉淀物时，该方法共鉴定出 2 938 个蛋白质，它们被聚类至 923 个蛋白质种类，其中 1 461 个蛋白包含单个或数个跨膜结构域，这些包含跨膜结构域的膜蛋白质被归类至 525 个膜蛋白质种类。当用高盐溶液和高碱性溶液处理膜蛋白质沉淀物时，共鉴定出 3 116 个蛋白，其中 1 428 个蛋白是膜蛋白质，这些膜蛋白质被归类至 546 个膜蛋白质种类。这两种不同膜蛋白质沉淀物处理方法同时鉴定出的蛋白质数目为 1 825 个，其中 893 个蛋白包含单个或数个跨膜结构域，这些膜蛋白质被归类至 312 个膜蛋白质种类。这两种不同膜蛋白质沉淀物处理方法总共鉴定出的蛋白质数目为 4 229 个，这些蛋白质被归类至 1 403 个蛋白质种类，其中 1 996 个蛋白包含单个或数个跨膜结构域，这些膜蛋白质被归类至 759 个膜蛋白质种类。与一维凝胶液相色谱 - 串联质谱分析技术相比，三层凝胶电泳结合多维蛋白质鉴定技术多鉴定出 376 个膜蛋白质种类。

对上述三种技术研究弓形虫 RH 虫株速殖子膜蛋白质组的结果进行比较，研究者发现鉴定出的膜蛋白质总数为 2 241 个，它们被归类至 841 个蛋白质种类。其中，大约 66% 的膜蛋白质被两条及两条以上 Mascot 分值高于 49 的肽段所匹配，15.4% 的膜蛋白质被一条 Mascot 分值高于 60 的肽段所匹配，18.8% 的膜蛋白质被一条 Mascot 分值介于 49 至 60 的肽段所匹配。三组实验中 96% 的肽段 Mascot 分值高于 60，而且这些肽段在三组实验中被同时成功鉴定出。近 62% 的膜蛋白质包含两个或两个以上的跨膜结构域，20.8% 的膜蛋白质包含的跨膜结构域数目等于或大于 7，其中一个腺苷酸和鸟苷环化酶催化的蛋白质包含的跨膜结构域数量高达 22 个。一维凝胶液相色谱 - 串联质谱分析技术和三层凝胶电泳结合多维蛋白质鉴定技术同时鉴定出的膜蛋白质数目为 959 个，它们被归类至 358 个蛋白质种类，分别占到两种技术鉴定出膜蛋白质总数的 48% 和 80.3%。一维凝胶液相色谱 - 串联质谱分析技术、生物素标记结合一维凝胶液相色谱 - 串联质谱分析技术和三层凝胶电泳结合多维蛋白质鉴定技术三种技术同时鉴定出的膜蛋白质数目为 285 个，它们被归类至 98 个蛋白质种类，分别占到三种技术鉴定出膜蛋白质总数的 23.9%，86.6% 和 14.3%。质膜蛋白质鉴定方面，一维凝胶液相色谱 - 串联质谱分析技术和三层凝胶电泳结合多维蛋白质鉴定技术共同鉴定出 97% 的质膜蛋白质，而生物素标记结合一维凝胶液相色谱 - 串联质谱分析技术仅鉴定出归类于 4 个蛋白质种类的 10 个膜蛋白质，其余均为质膜蛋白质，由于该方法专门用于质膜整体蛋白质组的研究，所以在疾病药物靶标发掘方面具有很大优势。

运用基因本体论对三种技术鉴定到的全部膜蛋白质进行生物信息学分析，在细胞组成基因本体分析结果中，占膜蛋白质总数 23%、21%、3% 和 3% 的膜蛋白质分别被注释至膜蛋白质、细胞膜整体、质膜蛋白质、内质网蛋白质；在生物过程基因本体分析中，占膜蛋白质总数 15%、4%、7% 和 4% 的膜蛋白质分别被注释至转运、ATP 生物合成、代谢过程、蛋白质酶解及磷酸化过程；在分子功能基因本体分析中，占膜蛋白质总数 47.89% 的膜蛋白质或者具有与 ATP、核酸、蛋白质、离子结合功能，或者具有细胞膜相关酶活性，而剩余的 52.11% 的膜蛋白质功能则是未知的。膜蛋白质锚定蛋白修饰位点预测显示，29 个膜蛋白质很可能是糖基磷脂酰肌醇样锚定蛋白质，如表面抗原 43 和糖基磷脂酰肌醇样锚定表面 BSR4 相关抗原。此外，许多蛋白质可能被糖基磷脂酰肌醇锚定，例如 SAG2E、信号识别颗粒 54kD 蛋白、子孢子特异表面抗原蛋白质等，不过它们大多数都是预测的蛋白质。值得注意的是，三种技术研究弓形虫速殖子膜蛋白质组的实验中，超过 42% 的膜蛋白是预测的蛋白质，而且超过一半的预测蛋白是弓形虫特有的蛋白质。

### （二）弓形虫内膜复合物蛋白组学

弓形虫的内膜复合体（inner membrane complex，IMC）是一种位于弓形虫外周膜下的扁平囊泡状结构，附着于弓形虫的膜下细胞骨架。弓形虫内膜复合物的合成组装依赖于 TgRab11A 和 TgRab11B 介导的囊泡运输以及 GAPM 家族蛋白（Harding 等，2016）。GAPM 家族蛋白是一种多重跨膜蛋白，可能作为一个桥梁与弓形虫外周膜相连，为弓形虫内膜复合物的合成及组装提供支撑和稳定作用。弓形虫的内膜复合物主要沿着22条膜下高密度的微管骨架分布，在弓形虫复制、移动以及入侵宿主细胞过程中发挥重要作用。首先，弓形虫内膜复合物可以作为分子马达的支点，为弓形虫的移动、入侵提供着力点，传递弓形虫入侵所需要的动力和能量。其次，弓形虫内膜复合物与弓形虫微管等细胞骨架结构相互作用，形成弓形虫分裂所需要的框架并提供能量。

在空间蛋白组学和生物素邻近标记技术没有开发以前，弓形虫内膜复合物组分的鉴定主要通过亚细胞定位、免疫共沉淀等低通量的技术来获得。Anderson-White等通过基因表达规律、同源比对、亚细胞定位等技术，鉴定到了15个内膜复合物蛋白（TgIMC1-15）。内膜复合物蛋白的表达具有一定的时间特性，这15个内膜复合物蛋白的表达峰值大部分集中在有丝分裂G1早期，但TgIMC14表达峰值出现在出芽增殖后1小时，TgIMC7和TgIMC12表达峰值出现在有丝分裂G1晚期和S期之间。不同内膜复合物蛋白的亚细胞定位也具有一定的特点。例如，TgIMC11主要定位在弓形虫的顶部和底部的内膜复合物，而TgIMC5、TgIMC8、TgIMC9和TgIMC13的定位则会随着弓形虫细胞周期的改变而有所变化（Anderson-White等，2011）。由于某些内膜复合物蛋白组分表达和定位具有一定的时空特异性，故内膜复合物蛋白组分的鉴定具有一定的难度。

随着空间蛋白组学技术和生物素邻近标记技术的开发及在弓形虫研究领域的应用，弓形虫内膜复合物的研究进入了高通量鉴定的阶段。TgISP3和TgISP4是定位于弓形虫内膜复合物的蛋白并参与弓形虫的胞内增殖调控。Chen等于2015年、2017年分别对TgISP3、TgISP4蛋白的C端进行BirA*蛋白融合标记。通过TgISP3标记BirA*蛋白，他们鉴定到9个已知的IMC相关蛋白（IMC1、IMC10，IMC14，MLC1，GAP45，GAP50，HSP20、Rab11b以及ISP1）和19个新的IMC相关蛋白（AC1、AC2、AC3、AC4、AC5、AC6、AC7、ISC1、ISC2、ISC3、ISC4、IMC17、IMC18、IMC19、IMC20、IMC21、IMC22、IMC23和IMC24）。其中，AC1-7主要定位于弓形虫顶部的内膜复合物并与弓形虫的细胞骨架互作，IMC17-24定位于弓形虫中部和底部的内膜复合物，ISC1-4主要定位于弓形虫膜上的缝合结构（suture structure）的内膜复合物（Chen等，2015）。通过TgISP4标记BirA*蛋白，2017年有学者鉴定到11个新的内膜复合物蛋白（IMC26、MIC27、IMC28、IMC29、ISC5、ISC6、TSC2、TSC3、TSC4、TSC5和TSC6）；通过亚细胞定位分析发现，TSC2、TSC3、TSC4、TSC5和TSC6均定位于缝合结构的内膜复合物（Chen等，2017）。2020年，Barylyuk等则通过空间蛋白组学技术对弓形虫速殖子细胞器的蛋白组分进行分析，结果发现约100个蛋白与内膜复合物存在密切关系，这些蛋白中包括了一些与内膜复合物互作的蛋白，例如肌球蛋白A、肌球蛋白C和COPI衣被蛋白。在这近100个蛋白中，约有50%的蛋白为全新的未知蛋白，它们的结构域、功能以及所属蛋白家族均未在其他物种被鉴定和研究（Barylyuk等，2020）。这表明弓形虫的内膜复合物是一个非常复杂、精密的细胞结构。深入研究这些未知蛋白将有利于我们更好的解析弓形虫的生物学特性。

此外，某些内膜复合物蛋白的正确定位依赖于蛋白的翻译后修饰。棕榈酰化是一种常见的蛋白翻译后修饰，其在调控蛋白的转运、亚细胞定位、功能及稳定性上具有重要的调控作用。Frénal等通过棕榈酰化蛋白组学技术，对弓形虫的棕榈酰化蛋白进行了鉴定，结果发现内膜复合物蛋白ISP1、ISP2、ISP3、ISP4、HSP20、IMC1、IMC4、IMC6、IMC9、IMC10、IMC11、IMC12、IMC13、IMC14和IMC15为棕榈酰化蛋白。弓形虫蛋白的棕榈酰化通过DHHC棕榈酰化酰基转移酶的催化进行。生物信息学分析显示弓形虫共编码了约18个DHHC棕榈酰化酰基转移酶，其中TgDHHC2和TgDHHC14定位于弓形虫内膜复合物，且均为弓形虫的必需基因（Frenal等，2014）。因此，通过蛋白组学技术进一步研究弓形虫的翻译后修饰将会加深对弓形虫蛋白的生物学功能的了解。

### （三）弓形虫顶复体蛋白质组学

顶复门原虫存在一套特有的细胞骨架，该骨架由虫体前端极性微管组织中心（microtubule organizing center，MTOC）向虫体外周发散，该微管组织中心即为顶复体（apical complex），该结构也是顶复门原虫分类的关键依据。然而，由于顶复门不同亚纲原虫中顶复体的保守性不同，导致其存在不同的形态。球虫亚纲和隐孢子虫亚纲包含完整的顶复体结构，即包括极环、类锥体、类锥体前环、类锥体下微管，而血孢子虫亚纲包含高度保守的极环，但类锥体已高度退化。因此，其类锥体有其特殊的存在方式，微管结构由 9 根原纤维以逗号状分布形成一根微管纤维，整体上由 14 根微管纤维以一定角度弯曲螺旋形成致密的结构，这与由 13 根闭环原微管纤维构成的传统微管结构存在巨大差别（Hu 等，2002）。因此，这种结构特征必然要求多种蛋白质参与，以保持其原纤维的开环状态以及 14 根微管纤维螺旋弯曲，最终形成类锥体，作为虫体微管组织中心的重要部分。

**1. 与类锥体紧密相关的顶体复合物的蛋白质组成** 在深度解析顶复体特别是类锥体的亚细胞结构特征后，Hu 等采用生化离心分离法初步分离顶复体，获得了其粗蛋白质组，发现至少 285 个候选蛋白质，进一步采用外源表达法鉴定了少数几个顶复体蛋白质（Hu 等，2006）。随后的多项研究相继发现了多个构成蛋白，包括 ICMAP1、RNG2、APR1、Kinesin A 和 DXC 等。由于顶复体结构的复杂性，这些蛋白质的定位并不都呈现一致性。TgICMAP1 是一个含有 SMC 结构域的蛋白，特异地定位于类锥体下微管；同样的，TgTrxL1、TgTrxL2 和 TgTLAP3 也发现定位于类锥体下微管（图 5-1）。而 SAS-6 是多种真核生物中心体生物合成的重要蛋白，在弓形虫中定位于中心体，而其 SAS6 样蛋白即 SAS6L 则定位于类锥体前环。

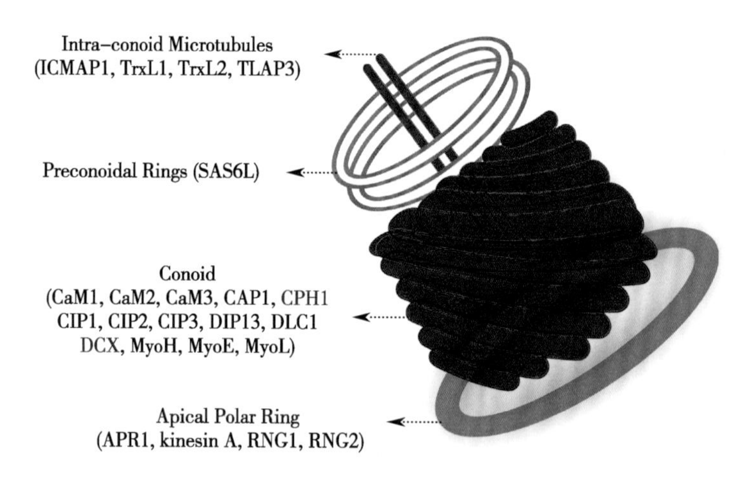


图 5-1 顶复体结构的蛋白质构成及其分布

目前已鉴定出构成顶体极环的蛋白质有 TgRNG1、TgRNG2、TgAPR1 和 TgKinesin A（图 5-1）。功能研究表明这些蛋白对 22 根虫体外周微管的稳定性以及类锥体与极环的关联具有重要意义。研究发现，极环的稳定性取决于 Kinesin A 和顶体极环蛋白 APR1，而 Kinesin A 可以标记正在分裂的子代虫体，并与 APR1 在顶体极环共定位；缺乏 Kinesin A 可导致虫体生长缓慢，Kinesin A 和 APR1 同时缺失会引发极环断裂，进而导致虫体外周微管从极环脱落，在微管阵列中出现不规则的间隙，这些结构缺陷最终导致弓形虫的运动能力、分泌和入侵能力受损，影响虫体复制增殖。RNG1 是一种定位于弓形虫顶体极环的必需蛋白，在核分裂完成后，RNG1 开始出现在虫体内，而后，顶体极环开始形成；然而核和骨架分裂相关过程在被药物抑制后导致虫体异常生长时，RNG1 也能稳定的表达，因此其可作为一个良好的虫体分裂标记蛋白。RNG2 的氨基酸残基数大于 2 400 个，其 C- 端定位于顶体极环，而其 N- 端定位于类锥体中部。然而，尚不清楚其蛋白质缺失是否会影响类锥体结构的改变，但是其蛋白质缺失会影响微线体蛋白的分泌，这或许为弓形虫微线体分泌位点的探索提供一个重要的暗示。

**2. 类锥体的蛋白质构成及其功能** 类椎体由致密的微管纤维构成。然而，由于其组成单元微管原纤维与传统的构成单元排列并不一样，每根微管纤维由 9 根原纤维形成如“逗号”状的开环结构构成。完整类椎体是由 14 根微管纤维从其基部开始围绕类椎体螺旋，呈现半周螺旋，其微管纤维与顶体极环交错，形成35°～50°角度。因而可以预料，这种螺旋形态和结构特征必将产生刚性张力。然而，其微管蛋白α和β与哺乳动物微管蛋白具有90%的同源性，推测类锥体包含大量其他结构和功能性的蛋白质（Hu等，2002）。有研究表明，微管调节蛋白质DCX可能对调节其微管刚性张力有意义，DCX包含双连接蛋白质DCX结构域和P25-alpha结构域，是常见的微管蛋白聚合物结构的调节蛋白（Nagayasu等，2017）。DCX缺失会破坏类锥体的自然结构，影响虫体的入侵和复制能力。最近的一项研究发现一个含锚蛋白重复结构域（ankyrin repeat domain）的蛋白质CPH1，其在类锥体中可作为蛋白质互作网络的中心，介导一系列蛋白质的互作，包括DCX、MyoH以及多个包含紊态结构域（disordered regions）的蛋白质，如CIP1、CIP2和CIP3等（Long等，2017a）。这些研究结果说明，微管纤维-DCX还需要众多的其他蛋白质辅助形成其结构，并执行功能。

同样的，CPH1蛋白的缺失也导致类锥体结构性的破损，包括类锥体的萎缩和微管纤维的崩塌。因此，CPH1与DCX都是微管纤维的结构性构成成分。然而，令人惊讶的是，上述研究采用生物素标记法鉴定互作网络时发现，CPH1与MyoH的蛋白质互作网络关系几乎完全重叠。基于此，有理由认为CPH1与MyoH在类椎体中存在直接互作关系，并介导该肌球蛋白MyoH锚定在微管纤维。对于弓形虫虫体的滑移运动的机制在虫体主体部分普遍认为是由滑动体（glideosome）执行。然而，虫体滑移运动机制在虫体最前端-顶复体部分一直没法进行解释。上述研究成果对理解弓形虫虫体滑移运动在虫体的最前端-顶复体结构部分的运动机制有直接意义（图5-2）。

此外，MyoH还受钙调蛋白TgCaM1、TgCaM2和TgCaM3的调节。TgCaM1和TgCaM3分布于虫体类锥体，而TgCaM2主要分布在类锥体，少量分布于胞质内。TgCaM1和TgCaM2都是弓形虫的非必需蛋白，但是两者的共同敲除会导致虫体滑移运动和入侵活性的大幅度降低。缺失蛋白的表型分析发现，上述三个钙调蛋白具有类似的功能，这与MyoH的功能作用非常类似。因此，推测它们与MyoH在类锥体中有直接的相互关系，而MyoH蛋白包含有结合钙调蛋白的IQ结构域，并且它们在类锥体存在大幅度的共定位关系，这为上述推测提供了关键证据（Long等，2017b）。

类椎体中也发现了其他的一些蛋白质，包括动力蛋白轻链1型（TgDLC1，也称为TgDLC8a）、类固醇相关蛋白1（TgCAP1）、MyoL和MyoE等，然而，这些蛋白质的功能目前还不清楚，有待进一步解析。

### （四）弓形虫顶质体蛋白组学

顶质体基因组只编码少量管家基因，但作为弓形虫脂肪酸、类异戊二烯和血红素的合成场所，顶质体是虫体必不可缺的重要细胞器。绝大多数顶质体蛋白由虫体核基因编码，经转录和翻译后进入内质网，然后经过蛋白质分选途径转运至顶质体最外层膜，并通过顶质体四层膜内的各个区室到达最终的位置。

**1. 顶质体蛋白靶向定位** 顶质体与线粒体和叶绿体一样，作为内共生细胞器，都已演化出特异机制以导入核编码蛋白质（图5-3）。对弓形虫酰基载体蛋白ACP的序列分析表明，顶质体蛋白与其他类型质体蛋白的序列特征不同，顶质体蛋白的N末端具有一段特殊的双引导序列（bipartite targeting sequence，BTS）（Waller等，1998）。BTS含有一段信号肽（signal peptide，SP）及一段转运肽（transit peptide，TP），分别引导蛋白通过顶质体的外两层膜和内两层膜。顶质体蛋白先经SP介导进入内质网，在内质网切除SP之后通过两种不同的蛋白质运输途径（高尔基体依赖途径、非高尔基体依赖途径）到达顶质体，随后进入顶质体的外两层膜。切除SP后的蛋白转换为转运肽型（t-protein），在TP介导下进入顶质体内两层膜，通过TOC和TIC复合物转运，而最终蛋白切除TP后成为成熟型（m-protein）。该蛋白的分选途径不受布雷菲德菌素（brefeldin）的干扰，而布雷菲德菌素可特异抑制蛋白质从内质网向高尔基体运输，这表明ACP以非高尔基体依赖的分选途径进行转运。Aparna等对仅定位于顶质体的ATrx1、ATrx2、Tic22、PPP1和Der1，及双定位蛋白质（线粒体和顶质体）进行蛋白质分选途径研究，证明了仅定位于顶质体的蛋白质不用通过高尔基体途径进行运输，而双定位的TgACN/IRP与TgPxr1/2需要经过高尔基体依赖性途径进行运输（Krishnan等，2020）。此外，双定位的TgSOD2含HDEL信号

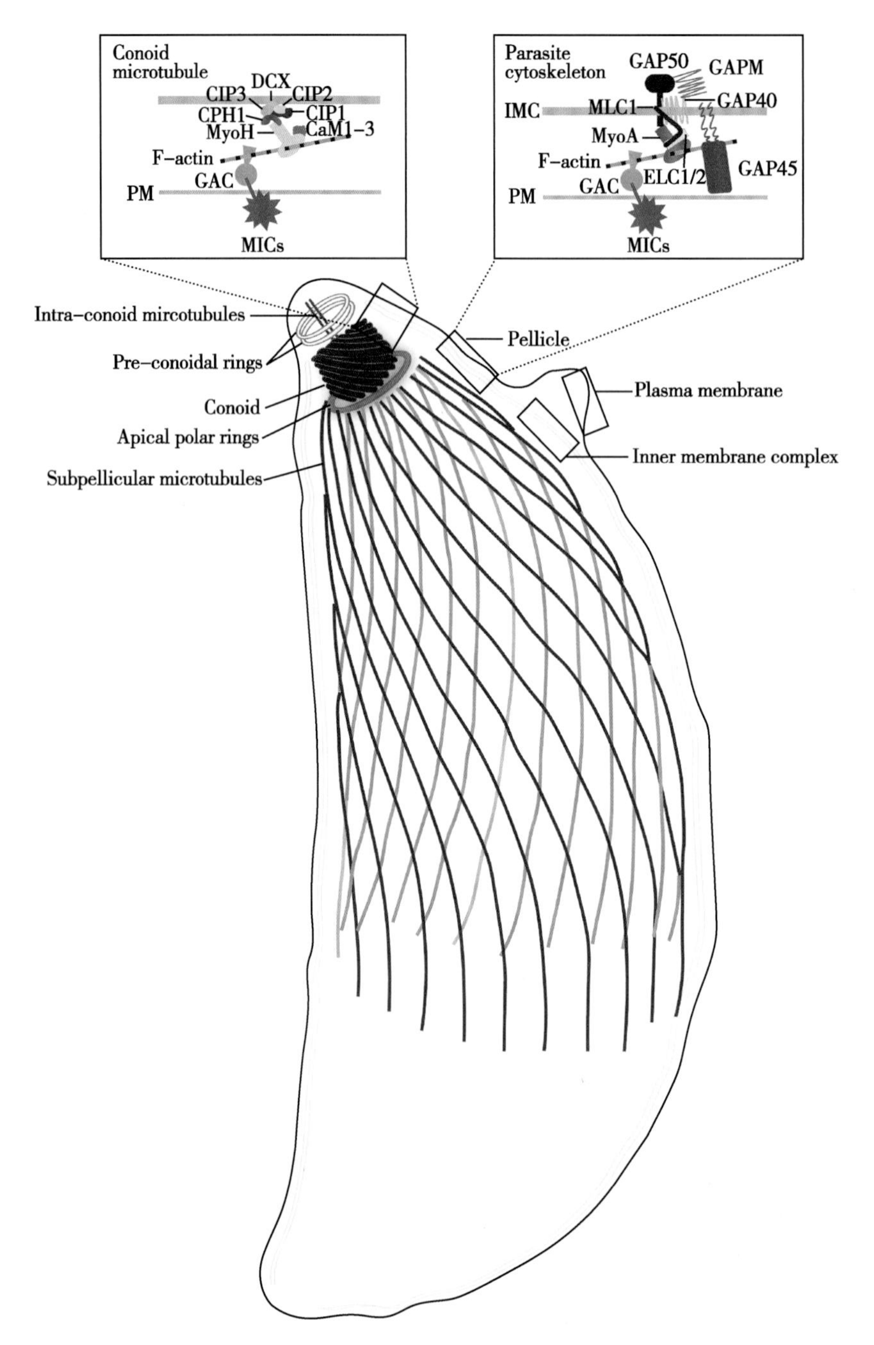


**图 5-2 类椎体和质膜中动力蛋白 Myosin 互作的模式**

注：CPH1 在类锥体作为蛋白质互作的中心，连接关键马达分子 MyoH 和类锥体结构蛋白，这对解释 MyoH 在虫体中的滑移运动机制有直接意义。而滑移运动在虫体主要结构部分的机制已经解析非常清楚。

标签时，既不定位于顶质体，也不在 ER 中滞留。关于顶质体蛋白质的转运和定位机制目前仍不清楚，需要做进一步的研究。

**2. 顶质体代谢相关蛋白质** 弓形虫顶质体参与了血红素、脂肪酸及类异戊二烯的合成代谢。其中，弓形虫从头合成血红素的途径中的 8 种血红素生物合成蛋白分别定位于线粒体、胞质和顶质体。血红素合成的起始和终末过程均发生在线粒体，而中间阶段在顶质体和胞质中进行，其中顶质体是血红素合成中间步骤的重要场所（图 5-4）。氨基乙酰丙酸从线粒体经胞质被转运到顶质体，在胆色素原合酶（TgPBGS/TgALAD）催化脱水缩合成卟胆原，其中琥珀酰丙酮可以通过靶向抑制 TgPBGS 的活性

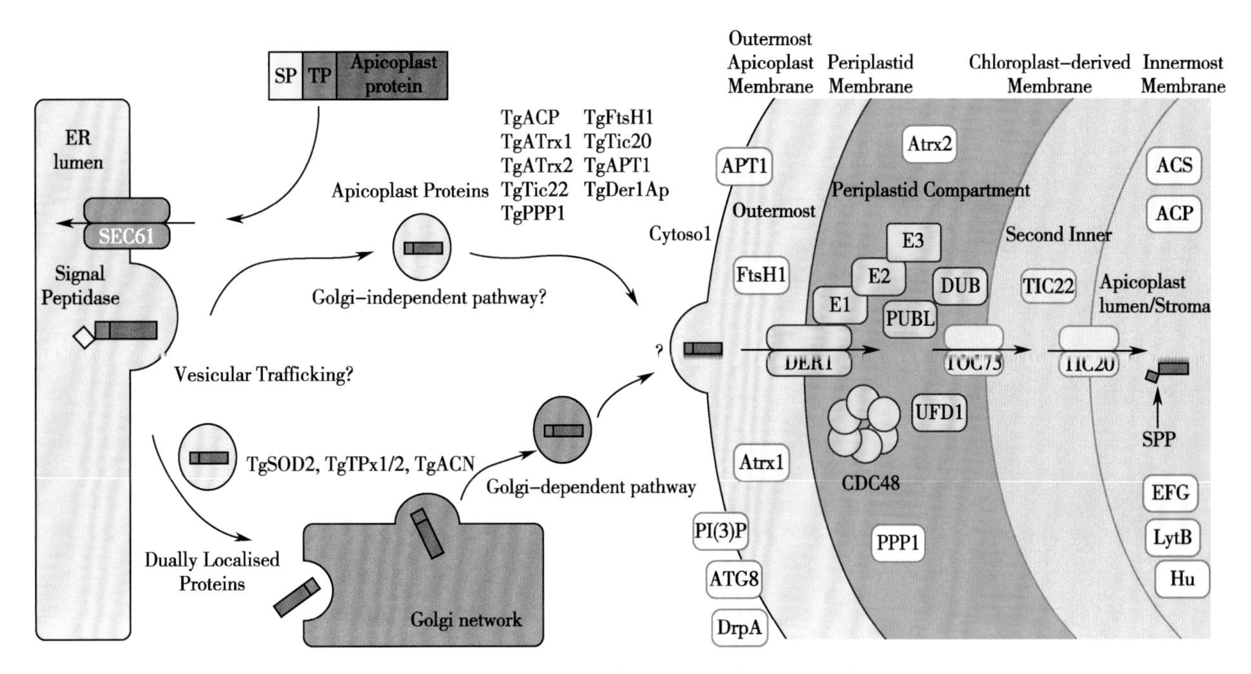


**图 5-3 顶质体蛋白质的分布、定位及运输机制**

注：顶质体由四层膜及其间隙构成，绝大多数蛋白质由核基因组编码，然后靶向不同的位点。其蛋白靶向定位机制较为复杂，目前认识尚不完全。但基本了解核编码蛋白质可以通过两种不同的途径进行转运。

或 ALA，从而造成亚铁血红素累积进而抑制新血红素的产生。卟胆原在胆色素原脱氨酶（PBGD）和尿卟啉原Ⅲ合酶（UROS）的作用下，脱氨缩合生成尿卟啉原Ⅲ。其中，TgUroD 基因敲除会抑制弓形虫增殖，降低虫体内的游离血红素水平和线粒体中含有血红素的 c 型细胞色素蛋白的丰度（Tjhin 等，2020），这也暗示着顶质体在弓形虫血红素生物合成中发挥着重要作用。

异戊烯基焦磷酯（IPP）及其异构体二甲基烯丙基二磷酸酯（DMAPP）是顶质体非甲羟戊酸途径（MEP/DOXP）途径的最终产物。其中 IPP 的合成以丙酮酸和三磷酸甘油醛为底物，合成 1- 脱氧 -D- 木酮糖 -5- 磷酸盐（DOXP），再将 DOXP 转化为 2-C- 甲基 - 赤藓糖醇 -4- 磷酸盐（MEP），中间包含 7 步催化反应，用于 IPP 的生物合成，其合成基本步骤可参见图 5-4。其中，DOXP 途径中的 LytB 是一种［Fe-S］蛋白，顶质体代谢途径其他几种酶也含［Fe-S］中心。Fe-S 簇［2Fe-2S］、［3Fe-4S］和［4Fe-4S］是生物体内最常见的结构，是铁离子与半胱氨酸（Cys）配位并通过硫桥相互连接，从而发挥电子传递或催化等作用，在生命活动中是最为古老的蛋白质活性调节因子。已有数据表明顶质体［Fe-S］中心合成采用的硫动员机制（sulfur mobilization machinery，SUF）途径，这与人类和动物细胞中仅以铁硫族组装机制（Iron sulfur cluster assembly machinery，ISC）途径完全不同。其参与蛋白质及其 CRISPR 生长适应性数值可参见图 5-2。已知和推测的参与质体［Fe-S］生物发生的蛋白（图 5-4）和目前已知的顶质体中的［Fe-S］蛋白如下：LipA（［4Fe-4S］）、LytB（［4Fe-4S］）、GcpE（［4Fe-4S］）、ptFd（［2Fe-2S］）、MiaB（［4Fe-4S］）。由此可见，［Fe-S］中心合成途径在顶质体代谢途径中具有非常重要的意义。

顶质体 FASII 途径产生的脂肪酸和磷脂对弓形虫生命周期中的增殖和分裂至关重要。顶质体内的脂肪酸从头合成途径（FASII）由多种不同的酶协同合成脂肪酸（图 5-2）。其中，Krishnan A 等报道了 β- 羟基酰 -ACP 脱水酶的敲除导致弓形虫出现明显的生长缺陷，但受到影响的 FASII 途径可以通过外源性添加脂肪酸而挽救（Krishnan 等，2020）；顶质体中的磷脂酸（Prasad 等，2020）是所有磷脂类从头合成的中心前体，其中甘油 -3- 磷酸酰基转移酶（GPAT）和顶质体酰基转移酶 1（TgATS1）先后两步酯化甘油 -3- 磷酸后分别合成溶血磷脂酸（LPA）和 PA，进而用于 PL 的大量合成。TgATS2 具有产生 PA 达到调节 LPA/PA 平衡的作用，而 TgATS2 的敲除会破坏 PA 在顶质体的合成，从而导致从宿主来源摄取

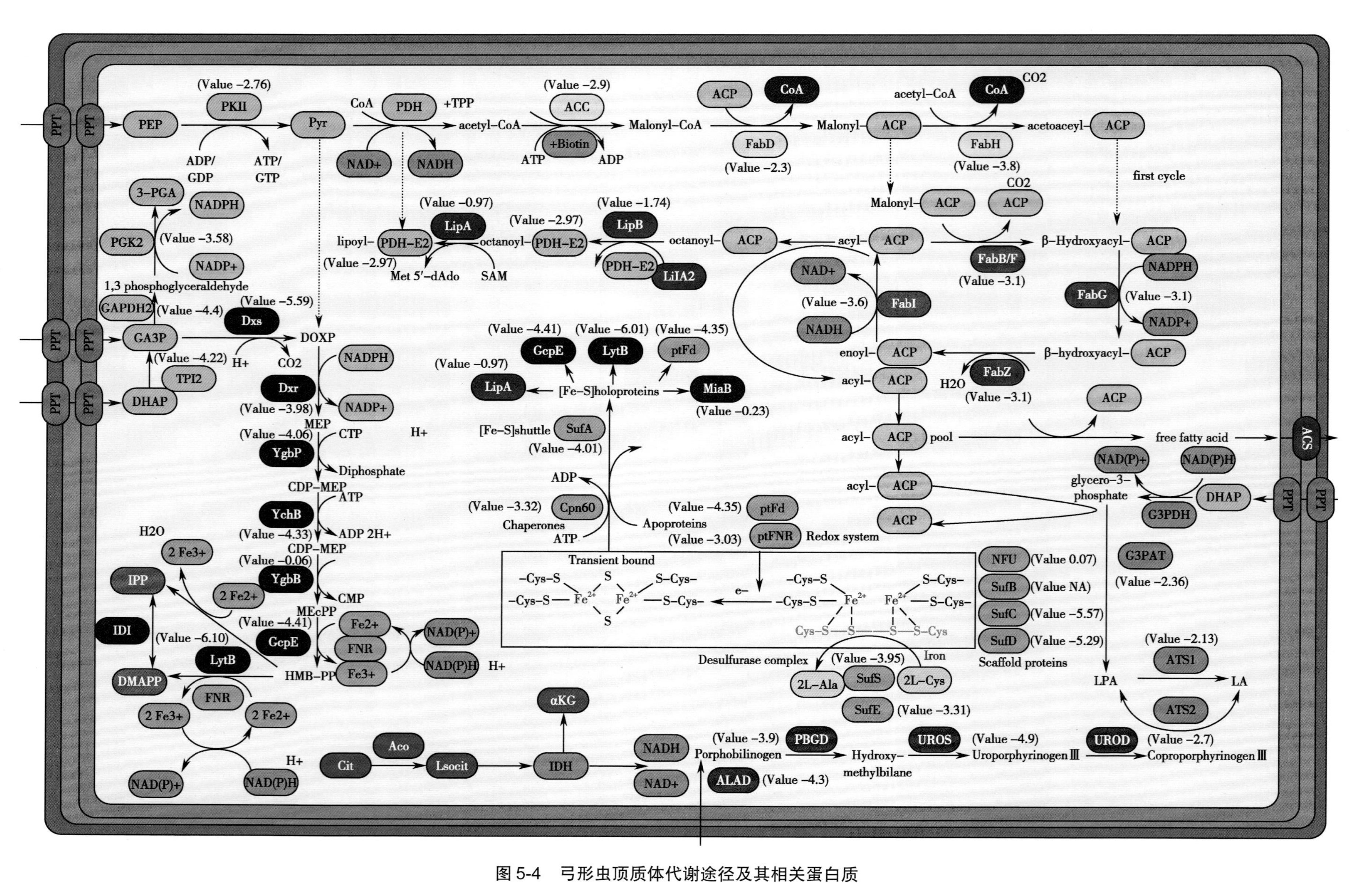


图 5-4 弓形虫顶质体代谢途径及其相关蛋白质

注：参与代谢的酶注明 CRISPR 生长适应性数值。数据来自 ToxoDB 或参考文献（Krishnan 等，2020）。

PA，以及影响动力蛋白 TgDrpC 在顶质体分离中的作用及膜曲率的异常（Amiar 等，2020）。FASⅡ途径与硫辛酸的合成密切相关，硫辛酸在顶质体的合成途径需要两个酶的催化：酰基载体蛋白 ACP-N- 辛酰转移酶（LipB）和硫辛酸合成酶（LipA）（图 5-2）。其中，丙酮酸脱氢酶复合体（PDH）是催化丙酮酸（Pyr）生成乙酰辅酶 A（AC-CoA）进行 TCA 循环的关键酶，而硫辛酸可激活 PDH 的 E2 亚基，为脂肪酸的合成提供底物。

解析弓形虫顶质体蛋白组有助挖掘有价值的抗弓形虫药物靶标。基于顶质体内代谢途径对弓形虫生长发育的重要性，而类异戊二烯和铁硫[Fe-S]中心合成途径在人类和动物细胞中是完全不同的，这使得顶质体代谢的相关蛋白具有开发抗弓形虫病药物的潜在发展前景。

### （五）弓形虫棒状体蛋白质组学

棒状体是顶复门原虫特有的细胞器，在虫体侵入宿主时其成分（蛋白等）释放到新生的纳虫泡腔和纳虫泡膜中，这些蛋白往往是虫体与宿主相互作用的前沿。因此，棒状体与虫体的侵入、纳虫泡的形成、逃逸宿主攻击以及虫体营养获取等功能密切相关。早在 2005 年和 2010 年，就有学者分别以生化分离方法和生物信息分析法获得了大量有关棒状体蛋白构成的数据。近 10 年来，随着分析技术的迅速发展和改良，对弓形虫棒状体所包含或分泌的蛋白质有了更深入的认识，目前鉴定出约 57 个棒状体蛋白：①在速殖子中鉴定的 40 个棒状体或者棒状体分泌的蛋白质（Clough 和 Frickel，2017）；②在缓殖子或包囊形成阶段鉴定的 10 个棒状体蛋白（Jones 等，2017；Fox 等，2016）；③由棒状体分泌对 IVN 具有重要意义的 3 个 WNG 蛋白（Beraki 等，2019）；④棒状体膜外周细胞质侧的 RASP1-3 和 ARO 蛋白（Suarez 等，2019；Mueller 等，2013）。分泌型棒状体蛋白成熟过程发生在转运过程或者棒状体内，通常含有信号肽，且至少含有一个跨膜结构域或 GPI 锚，棒状体与质膜的结合和锚定，也可以通过肉豆蔻酰化和棕榈酰化进行（Mueller 等，2013）。根据这些蛋白的分子和功能特征及其定位，可以大致分为激酶（ROP）、蛋白酶（protease）、磷酸酶（phosphatase）、钠离子氢离子交换蛋白（$Na^+/H^+$ exchangers，NHEs）、棒状体颈部（RON）蛋白以及棒状体外周蛋白等。下面以此分类进行描述。

**1. 激酶** ROP 蛋白源自棒状体球结构部分，这些蛋白质数量很多，通常都包含激酶结构域，有些具有活性，有些由于缺乏催化氨基酸残基而不具有激酶活性。很多 ROPs 被分泌到 PV 或 PVM 中，甚至被注入到宿主细胞质中操控宿主基因表达（如 ROP16）。因此，ROPs 通过对 PV 或 PVM 进行修饰以防御宿主免疫攻击，同时可协助从宿主摄取营养。

ROP1 是弓形虫第一个被鉴定的 ROP 蛋白，该蛋白是一个可溶性蛋白质。ROP2 家族是一个较大的蛋白激酶家族，包括 ROP2、ROP4、ROP5、ROP7、ROP8、ROP16、ROP18 等 18 个成员。该家族蛋白的前体蛋白富含脯氨酸，N 端富含精氨酸，C 端则含有跨膜结构域，主要定位于 PVM。该家族的成员都拥有激酶活性的结构域，但仅有部分蛋白能够真正发挥激酶催化特性。ROP2 家族存在高度的差异性，其 N 端的激酶结构是最保守的结构，包括活化环和底物结合位点。ROP5、ROP16 和 ROP18 为弓形虫重要的毒力决定因子，在弓形虫的致病性及对宿主细胞的调节中起着关键作用。部分 ROP 蛋白在顶复门原虫中保守，例如 ROP9，在疟原虫中也发现了其同源蛋白。此外，ROP14 也保守。

有两个实验室分别对缓殖子阶段的 ROP 进行了研究，发现了缓殖子阶段大量表达的 ROP 蛋白以及对缓殖子形成有重要意义的 ROP（Jones 等，2017；Fox 等，2016）。此外，也发现了缓殖子阶段特异的棒状体蛋白 1（bradyzoite specific rhoptry protein 1，BRP1），该基因在缓殖子分化阶段高度表达。

**2. 蛋白酶** 棒状体蛋白中包含有几种蛋白酶，包括枯草杆菌样丝氨酸蛋白酶（subtilisin-like serine protease，SUB2）、TgTLN1 和 Toxopain-1 等。TgSUB2 含有保守催化结构域的Ⅰ型跨膜蛋白，N 端暴露于膜内且能够进行自催化作用。TgSUB2 的催化位点与 ROP 蛋白的切割位点相似，有研究提出 TgSUB2 为催化 ROP 蛋白成熟的蛋白酶。TgTLN1 是棒状体另外一个蛋白酶，其活性通常依赖于二价阳离子。此外，Toxopain-1 也参与了棒状体蛋白质的成熟过程。

**3. 磷酸酶** 弓形虫 PP2C 蛋白磷酸酶家族能催化蛋白发生去磷酸化修饰。现已鉴定到一个 PP2C

蛋白定位于弓形虫棒状体，该蛋白包含一个核定位信号（nuclear localization signal，NLS）序列，可被分泌到宿主细胞中。棒状体中磷酸酶的出现，表明磷酸化和去磷酸化在棒状体细胞器以及虫体在宿主细胞的寄生中都发挥重要作用。

**4. 钠离子 / 氢离子交换蛋白** 钠离子 / 氢离子交换蛋白参与弓形虫胞内胞外的钠离子和氢离子交换，从而调节虫体内的 pH。TgNHE2 是定位于棒状体的钠离子 / 氢离子交换蛋白，可调节棒状体生成过程中 pH 变化，但其蛋白缺失对速殖子没有表现出生长缺陷。

**5. 棒状体颈部（RON）蛋白** 棒状体颈部最接近于分泌位点，其蛋白质往往在虫体侵入早期开始分泌，对虫体入侵宿主细胞具有重要意义，而且这类蛋白通常在顶复门原虫中较为保守。RON1 是含有 Sushi 结构域的蛋白，是跨膜蛋白，其缺失能影响虫体入侵细胞。TgRON2、TgRON4、TgRON5、TgRON8 蛋白已被证明可在虫体入侵宿主时与微线体蛋白相互作用，在虫体和宿主细胞质膜之间形成移动连接（moving junction，MJ）复合体，以牵引虫体完成入侵。其中 *Tg*RON4 与宿主细胞表面的磷脂酰肌醇聚糖 1（glypican 1）相互作用，并与细胞骨架蛋白 β- 微管蛋白结合，而 TgRON5 对 TgRON2 的稳定性和 TgRON4 的正确靶向必不可少。RON9 和 RON10 形成一种高度稳定的异配体复合物，RON9 包含 Sushi 结构域、锚蛋白重复基序，是典型的 PEST 序列。

**6. 棒状体胞质面蛋白** 犰狳重复序列（armadillo repeats-only，ARO）蛋白是一种顶复门原虫保守性蛋白，其定位于疟原虫或弓形虫的棒状体胞质侧。ARO 的 C 端有两个 armadillo 重复，而 N 端的前 20 个氨基酸含有酰化基序，通过 N 端的肉豆蔻酰化和棕榈酰化与长链脂肪酸共价连接（Mueller 等，2013）。TgARO 介导棒状体蛋白在弓形虫顶部的定位，与肌球蛋白 F（myosin F）相互作用，能够抑制肌动蛋白（actin）的聚合和肌球蛋白的功能，造成棒状体的弥散分布。TgARO 进行条件性敲除能够观察到弓形虫的棒状体蛋白随机分布在胞质中，并导致弓形虫的入侵能力显著减弱。

RASP1、RASP2 和 RASP3 蛋白定位于棒状体极性前段膜外，即细胞质侧，尤其是 RASP2，免疫电镜清晰显示其在细胞器外侧定位（Suarez 等，2019）。该蛋白质是棒状体分泌所必需，但是其缺失并不会导致棒状体结构失去极性定位，这与 ARO 锚定棒状体极性定位不一样。RASP2 通过 C2 结构域和 PH 结构域与磷脂酰肌醇 4，5- 二磷酸（PIP2）和磷脂酸（PA）结合，同时缺失 C2 结构域的碱性氨基酸残基和 PH 结构域导致 RASP2 失去活性。

**7. Toxofilin** Toxofilin 是弓形虫分泌的肌动蛋白结合蛋白，其在弓形虫入侵宿主细胞时释放，与侵入点的宿主细胞肌动蛋白相结合导致宿主细胞肌动蛋白网络的解聚。作用于宿主细胞的 toxofilin 上调宿主肌动蛋白的细胞骨架动力学，促进了弓形虫对宿主细胞的入侵。

### （六）弓形虫致密颗粒蛋白质组学

弓形虫的致密颗粒（dense granule）是一种具有高电子密度的球形细胞器，直径约 0.3μm，分布于弓形虫各个部位，但主要分布于虫体的后部。弓形虫速殖子和子孢子通常含有 5～12 个致密颗粒，每个缓殖子有 8～10 个致密颗粒，而弓形虫裂殖子的致密颗粒仅约 2～3 个。弓形虫致密颗粒的形成机制至今尚未被研究清楚，未成熟的致密颗粒至今也未曾被发现和鉴定到。因此，揭开致密颗粒的形成机制对研究弓形虫的生物学特性具有重要意义。致密颗粒是弓形虫的重要分泌细胞器之一。弓形虫在入侵宿主细胞、形成纳虫泡后，致密颗粒与弓形虫外周膜融合，释放致密颗粒蛋白并参与多种生物学功能。致密颗粒蛋白通常在蛋白质的 N 端会有一个疏水的信号肽，介导致密颗粒蛋白的转运以及定位到致密颗粒。致密颗粒蛋白虽然在分泌之前都定位于致密颗粒，但不同的致密颗粒蛋白在其分泌之后有着不同的亚细胞定位和功能。例如，致密颗粒蛋白可以分泌到弓形虫纳虫泡或纳虫泡膜，构建纳虫泡内部的膜纳米管道网络，修饰纳虫泡膜和包囊壁，参与纳虫泡膜和包囊壁的成熟；也可分泌到宿主细胞中调控宿主细胞的代谢、免疫以及基因表达。

大部分的致密颗粒蛋白均能分泌到纳虫泡中，参与纳虫泡、纳虫泡膜及包囊壁的成熟和修饰，例如 GRA1、GRA2、GRA6 和 GRA17。此外，弓形虫还有为数不多、但能参与宿主细胞生命活动调控的致密颗粒蛋白，例如 GRA15、GRA16 和 GRA24。研究表明，GRA15 能分泌到宿主细胞质并定位于宿主细胞的内质网，激活宿主 STING 蛋白并诱导宿主产生免疫反应。此外，GRA15 还能与宿主肿瘤坏死因子受体相关蛋白（TRAF6、TRAF2 和 TRAF3）互作，介导宿主 NF-κB 信号通路的激活。弓形虫敲除 GRA15 后，其对小鼠的毒力会被增强。GRA16 和 GRA24 则能分泌并定位于宿主细胞核中。GRA16 定位于宿主细胞核后能与宿主的去泛素化酶 HAUSP 互作，以 HAUSP 依赖的方式调节宿主 P53 的蛋白含量；GRA16 还能与宿主的 PP2A 蛋白磷酸酶互作，诱导 PP2A 进入宿主细胞核。由于 PP2A 对细胞分裂 M 期具有负调控作用，故 GRA16 可能参与对宿主细胞周期的调控。GRA24 则能与宿主的 p38αMAPK 形成稳定二聚体，延长 p38αMAPK 磷酸化状态并诱导 p38αMAPK 进入宿主细胞核，进而上调 EGR1、c-Fos、IL-12 和 CCL2 的表达，调节宿主免疫反应。虽然弓形虫速殖子的 GRA16 和 GRA24 能分泌到宿主细胞中，但弓形虫转化为缓殖子并形成包囊后，GRA16 和 GRA24 则不能继续分泌到宿主细胞中。

致密颗粒蛋白自从 1989 年被 Cesbron-Delauw 等首次研究和报道以来，至今已鉴定到约数十个致密颗粒蛋白，其中包括多个非典型的致密颗粒蛋白，例如 TgNTPase-Ⅰ、TgNTPase-Ⅱ、TgPI-1、TgPI-2、TgCPC1、TgCPC2、TgMYR1-4、TgLCAT、TgDGK2、TgHCE1 和 TgTEEGR 等。这些研究成果提示我们，弓形虫致密颗粒是一个成分复杂的细胞器，低通量的检测手段已无法满足对致密颗粒蛋白的研究。2016 年，Nadipuram 等通过生物素标记技术对 GRA13、GRA17 和 GRA25 进行 BirA* 标记，通过 BirA* 的生物素标记功能以及蛋白组学检测技术共鉴定到了 42 个蛋白与 GRA13、GRA17 和 GRA25 密切相关（Nadipuram 等，2016）。GRA1 是弓形虫表达量较高的致密颗粒蛋白。2019 年，Pan 等通过对 GRA1 的 C 端分别标记 BirA* 和 APEX 过氧化物酶，通过亲和纯化生物素标记蛋白共鉴定到了 26 个新的致密颗粒蛋白，其中 5 个新致密颗粒蛋白定位于致密颗粒（Pan 等，2019）。2020 年，Barylyuk 等通过空间蛋白组学技术，共鉴定到了 156 个蛋白与致密颗粒相关（定位于致密颗粒或者与致密颗粒蛋白互作）（Barylyuk 等，2020）。

虽然有研究显示弓形虫的致密颗粒参与弓形虫包囊壁的形成，但有关致密颗粒在包囊壁的定位研究尚少。2020 年，Tu 等通过将 BirA* 标记到 CST1、BPK1、MCP4、MAG1 和 GRA6 等包囊壁蛋白上，利用生物素邻近标记蛋白组学技术对包囊壁的组分进行鉴定，显示 GRA1、GRA2、GRA7、GRA9、GRA12、GRA34、GRA50、GRA51、GRA52、GRA53 均能定位于包囊壁（Tu 等，2020）。

### （七）弓形虫线粒体蛋白质组学

线粒体（mitochondrion）是真核细胞重要的细胞器，参与重要的代谢途径。线粒体除了为细胞提供能量，还参与了糖类代谢、脂类代谢、氨基酸代谢、钙离子平衡、应激反应、细胞凋亡和死亡等多种生命活动的调控，在真核生物的生命活动中起着重要作用。线粒体是一种具有独立遗传信息并由两层膜包被而成的细胞器，是真核生物能源物质 ATP 的重要来源。线粒体的起源一直存在争议，有共生起源和非共生起源假说两大阵营。非共生起源假说认为，线粒体起源于自身并由具有氧化磷酸化功能的膜内陷而成。在内陷的过程中，具有氧化磷酸化功能的膜包裹了部分遗传物质，最终进化形成现在的线粒体。共生起源假说认为，线粒体起源于数十亿年前的细菌的共生现象。原始真核宿主细胞吞噬了共生菌之后，随着两者之间的共生方式不断演化，共生菌从宿主细胞中获得越来越多的生存资源，同时为宿主细胞提供能量物质。根据用进废退的进化论观点，共生细菌逐渐丧失了部分基因，或将部分基因转移到宿主基因组中；宿主细胞则逐渐丢失氧化磷酸化以及呼吸链相关的基因。最终，共生细菌演化为现在的线粒体，并与宿主形成协同分裂、相互调控的共存关系。

在顶复门原虫中，线粒体被认为是一种有前景的药物（例如阿托伐醌）的靶点。在真核生物弓形虫中，每个弓形虫内只有一个线粒体，宽约 0.5μm，呈长管形状。其长度和大小可以根据亚细胞定位、细胞周期以及弓形虫的生活史而不同。目前的研究显示弓形虫线粒体基因组相对较小，碱基数约为 6kb。弓形虫线粒体基因组在进化过程中丢失了较多的基因，只编码 3 个线粒体蛋白（包括 cob、cox1 和

cox3)。虽然弓形虫线粒体基因组相对较小,但是由于弓形虫线粒体的 cob 和 cox1 基因在核基因组中散布着较多的假基因,完整的弓形虫线粒体基因组测序和鉴定需借助新的测序技术(Berná 等,2021)。虽然弓形虫线粒体基因组编码的蛋白非常少,但研究表明顶复门原虫的线粒体组分与其宿主线粒体组分存在明显不同,许多顶复门原虫线粒体蛋白在其寄生宿主中没有同源蛋白。此外,某些弓形虫线粒体蛋白具有多重亚细胞定位的特性。例如弓形虫的铁超氧化物歧化酶(FeSOD2)既能定位于线粒体,也能定位于顶质体(Pino 等,2007)。

由于弓形虫线粒体编码蛋白数量少,某些弓形虫线粒体蛋白与宿主线粒体蛋白无同源性且弓形虫线粒体蛋白具有多重定位特点,这些特性使得弓形虫线粒体蛋白的鉴定具有一定的挑战性。蛋白组学技术为解决这一难题提供了良好的研究手段。Seidi 等于 2018 年对弓形虫线粒体蛋白 HSP60 分别进行了 APEX 和 BirA* 标记,通过生物素邻近标记蛋白组学技术对弓形虫线粒体蛋白进行了研究(Seidi 等,2018)。该研究共鉴定到 421 个被 APEX 和 BirA* 共同标记的弓形虫蛋白,提示这 421 个弓形虫蛋白定位于线粒体基质的可能性比较高。在这 421 个弓形虫蛋白中,有 175 个蛋白为未知蛋白。通过代谢通路分析发现,鉴定到的蛋白显著富集于 TCA 循环、氧化磷酸化、丙酮酸盐代谢等属于线粒体的信号通路。鉴定到的线粒体基质蛋白中约有 40% 的蛋白其 N 端含有与细胞器定位相关的双亲水性 α 螺旋,而约 60% 的蛋白无明显的亚细胞定位信号;这表明某些线粒体蛋白可能会通过一些未知的通路被转运进了弓形虫线粒体。为了验证鉴定到的蛋白是否为弓形虫线粒体蛋白,研究者对 27 个蛋白进行了亚细胞定位分析。结果发现有 22 个蛋白定位到了弓形虫线粒体、3 个蛋白定位于弓形虫细胞质、1 个蛋白定位于弓形虫内质网、1 个蛋白定位于弓形虫细胞核;成功定位于线粒体的蛋白约占 80%。Seidi 等选择了一个与其他物种没有同源性、功能未被研究过的弓形虫线粒体蛋白(TgApiCox25)进行深入研究。虽然 TgApiCox25 的功能未知,但全基因组基因表型研究结果显示,TgApiCox25 是弓形虫的一个必需基因,是细胞色素 C 氧化酶的组分之一,参与了弓形虫线粒体氧化磷酸化过程(Seidi 等,2018)。2020 年,Barylyuk 等通过空间蛋白质组学技术,也鉴定到了约 443 个与线粒体密切相关的弓形虫蛋白(Barylyuk 等,2020)。通过比较分析线粒体细胞器蛋白质组学的结果,发现约有 244 个蛋白在两次蛋白组学鉴定中均被鉴定为线粒体蛋白,故这 244 个蛋白定位于弓形虫线粒体的可信度相对较高。综合使用多种蛋白质组学技术为解析弓形虫线粒体蛋白提供了通量高、成本低的解决方案。

### (八)弓形虫细胞骨架蛋白质组学

细胞骨架指的是细胞内的蛋白纤维网络结构,主要由微管、微丝以及中间纤维构成。微管是由 α 及 β 微管蛋白(tubulin)二聚体以头尾相连组成的中空管道。微丝则是由肌动蛋白(actin)构成,呈一个实心的纤维状结构。中间纤维的直径界于微管和微丝之间,其成分相对比较复杂,由多种蛋白构成,例如波形蛋白和角蛋白等。根据细胞骨架的定位,细胞骨架还可以分为细胞核骨架、细胞质骨架和细胞膜下骨架等。细胞骨架是细胞必不可少的细胞器,细胞多种生命活动、功能均依赖于细胞骨架的支持。首先,它可以维持细胞的形态、抵御外部压力,是维持细胞内部结构稳定的重要细胞器;其次,细胞骨架为细胞内物质、囊泡的高速定向运输提供支点或路径,线粒体等细胞器的运动也依赖于细胞骨架的支持;最后,细胞骨架为细胞的运动、迁移、分裂、细胞间连接等提供动力支架。

弓形虫细胞骨架参与构成了弓形虫顶部的顶环、基底部复合物、雄配子鞭毛等亚细胞结构,是弓形虫移动、入侵、逸出、复制等生命活动必不可少的细胞组分。顶环位于弓形虫的顶部,由两个环形结构的细胞骨架组成。前顶环的直径约 160nm,后顶环的直径约 220nm。沿着顶环纵向分布着 22 条约 5μm 长的膜下微管,这 22 条膜下微管覆盖了弓形虫虫体长度的三分之二。膜下微管上分布着内膜复合物,这些内膜复合物由微管相关蛋白介导内膜复合物和微管之间的连接和互作。已鉴定 10 多个微管相关蛋白,其中包括 TgMORN1、TgICMAP1、TgSPM1、TgSPM2、TgCEN2、TgCEN3 和 TgDLC1。基底部复合物位于弓形虫的后端,是内膜复合物分布的终点。虽然弓形虫细胞骨架结构已被研究得比较清楚,但是其成分复杂、蛋白种类繁多(例如:微管蛋白、微管相关蛋白、肌动蛋白、驱动蛋白、动力蛋白和动力蛋白激活蛋白等)。此外，弓形虫细胞骨架处于一个动态变化的过程，免疫共沉淀等常规研究手段已无法满足现代研究的需求。

2014 年，Gomez de León 等通过 Triton X-100 对弓形虫速殖子的细胞骨架进行了提取，并利用蛋白质组学技术对提取的弓形虫细胞骨架进行蛋白鉴定，共鉴定到 95 个细胞骨架相关蛋白，包括 18 个保守的细胞骨架蛋白(例如肌球蛋白、肌动蛋白、微管蛋白等)、10 个内膜复合物相关蛋白、5 个含有 alveolin 样重复的蛋白、25 个功能未知蛋白以及 37 个依赖于细胞骨架的其他细胞器蛋白(例如囊泡、棒状体等)(Gomez de León 等，2014)。2020 年，Barylyuk 等通过空间蛋白质组学技术对弓形虫的微管蛋白进行了分析，鉴定到 9 个已知的微管蛋白和 3 个功能未知、未被研究和报道过的蛋白(Barylyuk 等，2020)。

#### (九) 弓形虫分泌蛋白质组学

弓形虫致病机制十分复杂，为了适应不同种类的宿主和不同类型的细胞并完成其寄生生活，弓形虫通过分泌蛋白与宿主建立相互作用关系，借此调控宿主的免疫反应，维护虫体的生长发育，最终达到宿主防御与虫体生长这一复杂的平衡(Clough 和 Frickel，2017)。鉴定新的分泌蛋白仍然是弓形虫感染与致病机制研究的热点和难点之一。但由于传统的提取方法无法完全提取弓形虫的膜蛋白，因此尚不能全面地鉴定弓形虫的分泌蛋白。生物素标记和亲和素层析分离技术具有灵敏度高、特异性好、稳定性强和适用性广泛等优点，近年来被广泛地用于蛋白的标记和分离研究。

应用 LC-ESI-HDMS 质谱分析法，对弓形虫排泄分泌物、微泡、外泌体以及上清液中的蛋白质种类及含量进行鉴定和定量，其中在排泄分泌物中共鉴定到 512 个蛋白(Ramírez-Flores 等，2019)。通过对蛋白的功能分析发现，有 49 个蛋白与分泌细胞器相关，包括 10 种 MIC 蛋白、14 种 GRA 蛋白以及 25 种 ROP 蛋白；还有一些与细胞骨架相关的蛋白，例如肌动蛋白、肌球蛋白和丙氨酸，以及与泡囊运输相关的蛋白，例如 Rab 蛋白。此外，也鉴定到了蛋白酶、SAG 相关蛋白和磷酸酶。

通过对测序结果数据分析发现，MIC 蛋白、GRA 蛋白和 ROP 蛋白均存在于微泡、外泌体和上清液中，但是含量不是特别的丰富。MIC 在上清液中含量最高，部分与囊泡有关(微泡和外泌体)。在微泡、外泌体和上清液这三种组分中，功能未知蛋白的含量是最高的。尽管一些蛋白质的含量很低，例如激酶、磷酸酶和新陈代谢有关酶，但仍然被检测到。在排泄分泌物中共检测到 49 种 MIC 蛋白、ROP 蛋白和 GRA 蛋白，在微泡中共检测到 29 种蛋白，在外泌体中共检测到 30 种蛋白。16 种蛋白仅存在于排泄分泌物中，而 MIC3 只存在于微泡中，RON5 只存在于外泌体中(Ramírez-Flores 等，2019)。

上清液中所检测的蛋白质与可溶性蛋白对应。功能未知蛋白如 HSP、ROP、GRA 和 MIC 蛋白在上清液中的含量要比囊泡中多。与新陈代谢相关的酶在上清液中的含量也是最高的。MIC 蛋白可能是以可溶性蛋白质的形式释放，因为它在上清液中的含量最高；相反，GRA 和 ROP 蛋白在囊泡中的含量最高。Rab 蛋白是介导真核细胞细胞膜流动过程中，囊泡与目标质膜之间融合的分子，大量存在于囊泡中。由于弓形虫所释放的小泡有自组装形成管状结构的特性，在微泡和外泌体中发现了大量的 Rab 蛋白；然而在排泄分泌物中 Rab 蛋白含量较少。此外，在上清液中仅发现了 GTPase Rab7(Ramírez-Flores 等，2019)。

### 三、宿主抗感染免疫的蛋白质组学

#### (一) 弓形虫感染成纤维细胞的蛋白质组学

利用传统的二维电泳、差异凝胶电泳和质谱技术，Nelson 等对弓形虫 RH 株感染后 6、12、16 和 24 小时的成纤维细胞进行蛋白质组学分析，共发现 157 个差异表达的蛋白，差异表达蛋白的数量随着感染时间的延长而增加。对检测到的差异表达蛋白进行功能研究发现，代谢和结构蛋白占非常大的比例，然而超过三分之一的差异表达蛋白与线粒体功能有关，表明线粒体蛋白在感染过程中被过度调节，显示了宿主细胞器在弓形虫感染反应中的重要性(Nelson 等，2008)。宿主细胞的线粒体和内质网与弓形虫感染有着密切的关系，可能为纳虫泡内的弓形虫提供脂类及代谢中间产物等营养物质。另外，与新陈代谢功能相关的差异表达蛋白有 30 个，提示宿主代谢的调节是细胞对感染反应的内在机制

（Coppens 等，2000）。新陈代谢不仅与细胞内的合成代谢和分解代谢过程有关，还与能量、细胞周期和细胞死亡密切相关。弓形虫先天性缺失从头合成嘌呤的能力，它依赖于捕获、转运和补救机制从宿主细胞窃取嘌呤，以满足自身的需求。弓形虫感染所致宿主细胞腺苷酸激酶 2 的上调可能是弓形虫腺嘌呤修复对宿主细胞的需求所致。

弓形虫可以从头合成脂质，并能从细胞外环境、脂质体和线粒体中清除特定的脂质和固醇。在受弓形虫感染的细胞中，直接参与脂质和固醇代谢的羰基还原酶 1（carbonyl reductase 1）、警醒素（vigilin）、货物选择蛋白 TIP47（cargo selection protein TIP47）和脂蛋白受体相关蛋白（lipoprotein receptor-related protein）均下调表达（Nelson 等，2008）。参与糖酵解、氨基酸代谢和脂质合成中心等中间代谢的其他方面的一些蛋白质也显示出显著的变化，表明增加脂质合成和修饰所需的原料供应似乎能够维持弓形虫的生长。

在感染过程中，宿主细胞糖酵解水平表现出相当大的改变，有 7 种酶表现出差异表达的迹象，其中 6 种表现为上调表达，分别是醛缩酶 A 和 B（aldolase A and B）、烯醇化酶（enolase）、甘油醛 3 磷酸脱氢酶（glyceraldehyde 3 phosphate dehydrogenase）、磷酸甘油酸激酶（phosphoglycerate kinase）和丙酮酸激酶（pyruvate kinase，PYK），而只有磷酸丙糖异构酶（triose phosphate isomerase）表达下降。这些数据提供了弓形虫入侵导致宿主细胞糖酵解上调的证据。

弓形虫感染可以抵抗宿主细胞通过内源性线粒体依赖途径和外源性死亡受体途径上发生凋亡。热休克蛋白 27（HSP27）和 70（HSP70）均在受感染的宿主细胞中差异表达。这些蛋白可以抑制凋亡通路的关键效应分子，并在蛋白酶体介导的凋亡调节蛋白降解中发挥作用（Garrido 等，2003）。HSP27 可以阻止凋亡小体的形成和随后半胱天冬酶的激活（Bruey 等，2000），而 HSP70 可以保护细胞免受应激诱导的半胱天冬酶依赖性凋亡，包括凋亡相关线粒体行为的上游和下游（Garrido 等，2003）。

在受感染细胞中，6 种转录蛋白和 2 种翻译蛋白延伸因子 1 α（elongation factor 1 alpha）和泛素（ubiquitin）A-52 呈现出上调表达（Nelson 等，2008）。除此之外，在感染细胞中，HSPs 发生差异表达的现象可能是由于转录和翻译的增加引起的，表明 HSPs 在蛋白质加工中占据非常重要的地位。

微管蛋白 α（TUBA1）在受感染细胞中呈现差异表达的现象。微管在提供细胞结构功能的同时，对细胞内各种细胞器的运输和分布起着至关重要的作用。弓形虫感染后，宿主细胞的线粒体、内质网、溶酶体和胞内外途径成分在纳虫泡周围和胞质中重新分布。特定分子在脂膜上的转运是所有细胞的基本特征，参与此转运过程的最主要的基因家族是 ATP 结合盒转运子超家族。在受感染细胞中，ATP 结合盒转运蛋白（ATP binding cassette transporter）A13 呈现上调表达，这种阴离子转运蛋白主要负责细胞内胆固醇的转运，在感染期间上调，可能是弓形虫清除宿主细胞脂质的机制之一。

在弓形虫感染过程中，宿主细胞中一些参与氧化应激的蛋白质也呈现差异表达，包括超氧化物歧化酶、HSP27、蛋白质二硫异构酶（PDI）相关蛋白和抗氧化酶过氧化物酶（PRDX）的六个亚型等，表明其与细胞对感染的反应密切相关（Nelson 等，2008）。

### （二）弓形虫感染免疫细胞的蛋白质组学分析

巨噬细胞是机体重要的免疫细胞，构成了机体抗病原体免疫防御的第一线。弓形虫感染机体后，巨噬细胞产生的 NO 在抗弓形虫免疫中起到关键作用。Zhou 等于 2011 年应用双向电泳（2-DE）技术结合 MALDI-TOF MS/MS 串联质谱技术，对感染弓形虫 RH 株速殖子 24 小时后的小鼠巨噬细胞蛋白质组进行了研究。与未感染组相比，感染组的巨噬细胞其显著差异表达蛋白点有 108 个。对其中 60 个显著上调或下调的差异表达蛋白点进一步进行质谱鉴定，最后成功鉴定出 52 个蛋白点，它们属于 38 种特定蛋白，包括肌动蛋白、膜联蛋白、波形蛋白、烯醇化酶、精氨酸酶、组织蛋白酶 S、氨基酰化酶 1 和 β- 葡糖醛酸苷酶等。利用 Uniprot 数据库（Swiss-Prot/TrEMBL）和 GO 数据库对鉴定的蛋白质从生物学过程、细胞组分和分子功能三方面进行了细胞定位和功能分析，这些结果为深入了解弓形虫和宿主巨噬细胞之间的相互关系提供了有价值的信息（Zhou 等，2011）。

蜕膜组织浸润大量免疫细胞，其中70%为NK细胞，20%为巨噬细胞，10%左右的NKT细胞、T细胞、树突状细胞及少量B细胞。蜕膜免疫微环境在诱导母胎免疫耐受中起关键作用。Zhang等采用TMT标记定量蛋白质组学技术，自人蜕膜免疫细胞中筛选出181种弓形虫感染所致显著差异表达的蛋白。其中，IL-1β、微小染色体维持缺陷蛋白结合蛋白、环氧化物水解酶2、核帽结合蛋白2（NCBP2-A）、HMGN2、细胞间黏附分子-1（又称CD54）、转录因子CCAAT增强子结合蛋白β（C/EBPβ）、人颗粒酶A和人纤溶酶原激活物抑制因子2等111种蛋白的表达水平显著下调；70kD热休克蛋白6、酰基辅酶A硫酯酶13、线粒体ATP合酶抑制因子、核糖体蛋白L23、肌动蛋白相关蛋白3和MP68等70种蛋白的表达水平显著上调。这些差异表达蛋白参与了生物调节、代谢、应激反应、信号传导和免疫应答等生物学过程；并发现某些蛋白质与妊娠的生理过程密切相关，包括滋养细胞侵袭、子宫螺旋动脉重塑、蜕膜化、胚胎植入和胎儿宫内发育等（Zhang等，2018）。这些蛋白质的鉴定和功能分析将有助于更好地了解弓形虫感染导致的异常妊娠结局发生的相关机制。

### （三）弓形虫感染小鼠肝脏的蛋白质组学分析

弓形虫感染能引起感染宿主血液里的丙氨酸转移酶和天冬氨酸转移酶的含量发生改变，这表明弓形虫感染能影响宿主的肝功能指标。多种肝脏病变（例如肝大、肝炎、肝硬化、肝坏死、肝星状细胞增多以及肝脏代谢能力的改变）与弓形虫感染也存在一定的相关性，但具体的机制有待阐明。通过蛋白组学检测，我们可以获得弓形虫感染后肝脏的蛋白表达数据，深入分析弓形虫感染引起的肝脏差异表达蛋白将为解析弓形虫的致病机制奠定基础。

He等通过研究弓形虫感染后小鼠肝脏的蛋白组学发现，弓形虫感染小鼠肝脏后约有300个蛋白的表达水平发生显著改变，其中有73个蛋白显著下调，228个蛋白显著上调。表达上调的蛋白显著富集于囊泡、细胞核核仁、高尔基体、溶酶体、内质网、肌动蛋白细胞骨架等细胞组分以及免疫、蛋白折叠等生命活动进程。免疫相关GTP酶和GBP蛋白在小鼠抗弓形虫感染中具有重要的免疫调节作用，通过蛋白组学研究发现，小鼠肝脏感染弓形虫后共有5个免疫相关GTP酶和5个免疫相关GBP发生差异表达，且均在弓形虫感染中显著上调。而下调的蛋白显著富集于线粒体、微体等细胞器以及代谢相关的生命进程（例如呼吸链信号通路、脂肪酸代谢、药物代谢等）。通过对上调和下调蛋白使用的转录因子进行分析发现，上调蛋白使用最多的转录因子有Stat2、Stat1、Irf2、Irf1、Sp2、Egr1、Stat3、Klf4、Elf1和Gabpa，这些转录因子调控的蛋白主要参与了免疫反应；而下调蛋白使用最多的转录因子为Hnf4A、Ewsr1、Fli1、Hnf4g、Nr2f1、Pparg、Rxra、Hnf1A、Foxa1和Foxo1，这些转录因子大部分参与了对代谢相关基因的调控。这些结果提示，弓形虫感染可能通过调节这些转录因子参与的信号通路来影响感染宿主的肝功能（He等，2016）。

### （四）弓形虫感染脑组织的蛋白质组学分析

弓形虫感染大多数为包囊隐性感染，包囊长期甚至终身存在于脑等组织。Zhou等曾对弓形虫PRU株包囊感染昆明鼠后第7天、14天和21天的脑蛋白组进行研究。运用双向电泳技术对蛋白样品进行蛋白质组分离，扫描凝胶图像，利用ImageMasterTM 2D Platinum 5.0软件进行分析，选择表达水平相差在1.5倍以上的蛋白点为显著差异表达蛋白点，共选择60个显著上调或下调的差异蛋白点用MALDI-TOF MS/MS串联质谱进行鉴定和分析。这60个差异表达蛋白点中有56个蛋白点被成功鉴定，属于46种蛋白，包括核纤层蛋白B1、丝氨酸蛋白酶抑制剂、细胞色素b5、抑制素蛋白、内质蛋白、钙网蛋白、载脂蛋白E、α-微管蛋白和β-微管蛋白等，并利用Uniprot Knowledgebase和Gene Ontology database对鉴定成功的蛋白质进行了功能预测（Zhou等，2013），这些结果有助于了解弓形虫包囊感染的不同时间对宿主脑组织的影响。

有学者应用iTRAQ技术分析比较了感染弓形虫和未感染的蒙古沙鼠脑组织蛋白质组，共检测到4 935种蛋白，其中110种蛋白的表达具有显著差异；蛋白酪氨酸激酶、蛋白谷氨酰胺γ谷氨酰转移酶、Rho因子鸟苷酸解离抑制蛋白、氨基肽酶、色氨酸-tRNA连接酶和膜突蛋白等48种蛋白显著上调表达，而电压依赖性阴离子选择通道蛋白2、囊泡抑制性氨基酸转运体、V型质子ATP酶亚基C1、丝氨酸/苏氨酸蛋白磷酸酶5、电压依赖性阴离子选择通道蛋白1和非特异性丝氨酸/苏氨酸蛋白激酶等62种蛋白显著下调表达。通路分析和GO注释表明这些差异表达蛋白与免疫应答、代谢和神经系统过程（例如神经元生长和神经递质运输）等通路的失控有关。这些结果有助于鉴定参与弓形虫脑炎发病机制的关键蛋白，更好地研究弓形虫慢性感染中宿主与弓形虫互作的关系（Lv等，2017）。

对确诊有HIV-1感染的5例弓形虫病患者的脑组织，和5例未感染弓形虫的患者脑组织，应用iTRAQ技术分析比较他们蛋白质组的差异。结果共检测到3 496种蛋白质，其中表达差异显著的蛋白有607种；主要组织相容性复合体I类、髓过氧化物酶、α-1-抗胰蛋白酶、C-反应蛋白、胞间黏附分子1、谷氨酸受体3亚型1、电压依赖性钙通道γ-2亚单位、突触结合蛋白-1、突触融合蛋白结合蛋白和突触前膜蛋白1等293种蛋白显著上调表达，而天冬氨酸酰基转移酶、髓鞘脂蛋白、Rho相关GTP结合蛋白G、羰基还原酶1、3-磷酸甘油脱氢酶、突触囊泡膜蛋白VAT-1、Ras相关蛋白Rap-1A和热休克相关70蛋白2等314种蛋白则显著下调表达。通路分析表明，差异表达蛋白主要涉及抗原加工、免疫应答、神经元生长、神经递质转运和能量代谢等通路（Sahu等，2014）。

### （五）弓形虫感染猪的多器官蛋白质组学分析

猪既是一种重要的经济动物，也是弓形虫传播过程中的重要中间宿主。家猪对弓形虫卵囊非常敏感，1个孢子化卵囊即可使猪感染弓形虫。我国流行的弓形虫基因型主要为Chinese 1（即Toxo DB#9），家猪的弓形虫感染率在10%～45%之间，给养猪业造成巨大的经济损失。对猪感染弓形虫后不同组织的蛋白组研究发现，在感染后的第6天，脑、肝、肺、肠系膜淋巴结以及脾分别有156个、391个、170个、292个、200个蛋白的表达发生显著差异；在感染后第18天，脑、肝、肺、肠系膜淋巴结以及脾分别有339个、351个、483个、388个、303个蛋白的表达发生显著差异（He等，2020）。通过对差异表达蛋白的功能、通路进行富集分析发现，表达上调的蛋白显著富集于免疫相关的通路（其中包括抗原递呈通路以及补体相关的通路）。这表明猪各组织在感染弓形虫后，免疫反应均受到上调。此外，通过蛋白组学分析还发现，虽然猪肝脏的免疫相关通路在弓形虫感染中上调，但是肝脏代谢相关的通路在弓形虫急性感染期（感染后第6天）却被显著下调。这与小鼠弓形虫急性感染期的肝脏蛋白组学检测数据一致，提示弓形虫急性感染期引起的肝代谢能力下调可能是一个普遍的现象。在猪感染弓形虫后的多器官蛋白组学检测中，虽然在不同组织器官、不同感染时期共鉴定到数百个差异表达蛋白，但是却没有发现共同的差异表达蛋白。影响这一结局的因素很多，其中不同组织器官在不同感染阶段对弓形虫感染的反应及反应强度可能有密切的关系。采用其他分析方法例如软阈值的方法来分析宿主应对弓形虫感染的共同反应可能会获得更理想的结果。

加权基因共表达网络分析（weighted gene co-expression network analysis，WGCNA）是一种软阈值共表达算法，其与一般的聚类算法不同。首先，WGCNA会将基因表达的相关系数进行处理，使得相关系数分布符合无尺度网络分析要求、让数据更符合生物学规则。然后通过软阈值和权重网络计算基因与样品表型之间的联系，并对与样品表型相关的关键基因进行鉴定。通过将均一化后的蛋白表达量进行WGCNA分析，发现猪在感染弓形虫后共有25个基因共表达模块。其中一个模块（共有301个蛋白）与弓形虫的感染呈显著相关性。根据蛋白表达量的变化，这301个蛋白又分为上调（含163个蛋白）和下调（含138个蛋白）两大类。通常情况下，宿主会在感染病原后通过上调抗感染相关的基因表达来控制病原感染。为了验证这一假设，通过对上调和下调的蛋白分别进行功能、通路富集分析发现，上调的蛋白显著富集于免疫、感染相关的通路，故这163个鉴定到的蛋白可能是家猪抗弓形虫感染的相关基因。根据感染相关系数的显著性，前30个与弓形虫感染显著相关的蛋白分别是：HSP90AA1、PLCH1、SERPINA3-3、HSPA4、GBP1、HSPCB、STIP1、TRIM21、HYOU1、HSPA5、ITGAL、PZP、GVIN1、PDIA3、ERAP1、C3、SLA-DRA、LOC100513619、C4、GP91-PHOX、HSPH1、PLG、GBP7、STAT3、CASP1、HSP90B1、HSPA8、PPIB、TAP1和HSP70.2。通过受试者工作曲线（receiver operator characteristic curve，ROC）分析发现，这30个蛋白在响应弓形虫感染方面均具有很高的敏感性和特异性，可能是家猪抗弓形虫感染的关键基因。通过在猪肺泡巨噬细胞（3D4/21细胞系）中过表达HSP70.2和PDIA3蛋白，结果发现猪巨噬细胞在过表达HSP70.2和PDIA3蛋白后其细胞内的弓形虫含量相对较低，表明通过WGCNA鉴定到的基因确实属于猪抗弓形虫感染的关键基因（He等，2020）。

## 四、弓形虫蛋白质组学分析常用数据库

生物信息学是一种利用生物学知识、计算机科学和信息技术对生物学数据进行存储、检索和分析的技术，是高通量组学数据分析的重要手段。生物信息学分析往往离不开对各种数据库的使用，随着高通量组学技术的发展，生物信息学数据库如雨后春笋般的快速发展。目前，收录弓形虫蛋白质组学数据的数据库主要有ToxoDB（https://toxodb.org/toxo/）和Experimental ProteomICs DataBase for *Toxoplasma gondii* and *Cryptosporidium parvum*（http://toro.fiserlab.org/cgi-bin/biodefense/main.cgi，EPICDB）。

ToxoDB数据库是弓形虫研究领域使用频率最高的数据库，该数据库收录了关于弓形虫各个方面的信息，是一个专门的弓形虫分子生物学数据库。在蛋白分析方面，ToxoDB数据库整合了基因的蛋白序列、文献数据、结构域、信号肽、亚细胞定位、基因表达量、基因敲除表型、免疫多肽、互作蛋白、蛋白功能与通路预测、代谢分析以及质谱数据分析等多方面的分析结果。ToxoDB数据库目前收录了多种弓形虫蛋白组学检测数据，涵括了弓形虫卵囊、速殖子、缓殖子、分泌蛋白组、乙酰化蛋白组、泛素化蛋白组、磷酸化蛋白组、甲基化蛋白组、细胞器等蛋白组学数据。这些数据为进一步解析、探索弓形虫的生物学特性以及药物开发提供了数据支持（详见第十七章）。

EPICDB是一个收录弓形虫和隐孢子虫蛋白组学数据的数据库。目前，EPICDB数据库收录的弓形虫蛋白组学数据有膜蛋白组学数据、胞质蛋白组学数据以及糖蛋白组学数据。该数据库不仅支持对弓形虫蛋白信息进行查询，还能通过关联外部数据库对弓形虫蛋白的功能进行预测。目前支持分析功能包括蛋白的Pfam结构域预测、基因本体论注释、跨膜结构域预测、信号肽预测以及GPI锚定蛋白预测。与ToxoDB数据库不同，在比较基因组学分析选项里，EPICDB数据库除了支持顶复门原虫的比较，还支持与其他已知物种的比较，能分析该蛋白是否为物种特有蛋白。为了便于分析，EPICDB还对弓形虫的转录因子进行了预测和分类。目前，EPICDB数据库将弓形虫的转录因子分为5组，根据弓形虫蛋白表达数据，EPICDB数据库对弓形虫转录因子的特有靶基因和共同靶基因进行了预测和分析。此外，还有一些网站可为弓形虫蛋白质组学研究提供研究思路和参考。例如，Barylyuk等于2020年通过空间蛋白组学技术对弓形虫微线体、致密颗粒、棒状体、线粒体等亚细胞结构的蛋白进行了分析、鉴定，并将数据公布于网站https://proteome.shinyapps.io/toxolopittzex/，相关的亚细胞定位数据也被整合进了ToxoDB数据库。

虽然目前针对弓形虫的蛋白组数据库比较少，但其他非弓形虫蛋白数据库的利用也为弓形虫与宿主互作的蛋白组学研究提供了有力的支持。例如，与信号通路、蛋白功能有关的KEGG、GO、COG和Pfam等数据库；与转录调控有关的DP-Bind、ENCODE、TRRUST、JASPAR、DBTSS、The Interactome和cisRED等数据库；与蛋白互作相关的STRING、BioGRID、Reactome、BIND、HPRD和PIPs等数据库；与代谢相关的LAMP、ToxoNet1、ENZYME和BRENDA等数据库；与免疫相关的InnateDB、immuneXpresso、IEDB和ImmuneDB等数据库。在研究弓形虫与宿主互作蛋白组时如能综合使用这些数据库进行数据分析，将有利于我们深度挖掘弓形虫与宿主互作的蛋白组学数据，为研究宿主抵抗弓形虫感染、弓形虫逃避宿主免疫清除等互作机制提供有力的支持。有关弓形虫相关的数据库使用，详见第十七章。

（朱兴全　龙少军　贺君君　王泽祥　周春雪　丛　伟　周东辉）

# 参 考 文 献


[1] AMIAR S, KATRIS NJ, BERRY L, et al. Division and adaptation to host environment of apicomplexan parasites depend on apicoplast lipid metabolic plasticity and host organelle remodeling[ J ]. Cell Rep, 2020, 30( 11 ): 3778-3792.

[2] ANDERSON-WHITE BR, IVEY FD, CHENG K, et al. A family of intermediate filament-like proteins is sequentially assembled into the cytoskeleton of *Toxoplasma gondii*[ J ]. Cell Microbiol, 2011, 13( 1 ): 18-31.

[3] BARYLYUK K, KORENY L, KE H, et al. A comprehensive subcellular atlas of the *Toxoplasma* proteome via hyperLOPIT provides spatial context for protein functions[ J ]. Cell Host Microbe, 2020, 28( 5 ): 752-766.

[4] BERAKI T, HU X, BRONCEL M, et al. Divergent kinase regulates membrane ultrastructure of the *Toxoplasma* parasitophorous vacuole[ J ]. Proc Natl Acad Sci U S A, 2019, 116( 13 ): 6361-6370.

[5] BERNÁ L, REGO N AND FRANCIA ME. The Elusive Mitochondrial Genomes of Apicomplexa: Where Are We Now? Front Microbiol, 2021, 12: 751775.

[6] BRUEY JM, DUCASSE C, BONNIAUD P, et al. Hsp27 negatively regulates cell death by interacting with cytochrome C [ J ]. Nat Cell Biol, 2000, 2( 9 ): 645-652.

[7] CHE FY, MADRID-ALISTE C, BURD B, et al. Comprehensive proteomic analysis of membrane proteins in *Toxoplasma gondii*[ J ]. Mol Cell Proteomics, 2011, 10( 1 ): M110.000745.

[8] CHEN AL, KIM EW, TOH JY, et al. Novel components of the *Toxoplasma* inner membrane complex revealed by BioID [ J ]. mBio, 2015, 6( 1 ): e02357-e02414.

[9] CHEN AL, MOON AS, BELL HN, et al. Novel insights into the composition and function of the *Toxoplasma* IMC sutures[ J ]. Cell Microbiol, 2017, 19( 4 ): 10.1111/cmi.12678.

[10] CLOUGH B, FRICKEL EM. The *Toxoplasma* parasitophorous vacuole: An evolving host-parasite frontier[ J ]. Trends Parasitol, 2017, 33( 6 ): 473-488.

[11] COPPENS I, SINAI AP, JOINER KA. *Toxoplasma gondii* exploits host low-density lipoprotein receptor-mediated endocytosis for cholesterol acquisition[ J ]. J Cell Biol, 2000, 149( 1 ): 167-180.

[12] FOX BA, ROMMEREIM LM, GUEVARA RB, et al. The *Toxoplasma gondii* rhoptry kinome is essential for chronic infection[ J ]. mBio, 2016, 7( 3 ): e00193-e00216.

[13] FRENAL K, KEMP LE, SOLDATI-FAVRE D. Emerging roles for protein S-palmitoylation in *Toxoplasma* biology[ J ]. Int J Parasitol, 2014, 44( 2 ): 121-131.

[14] FRITZ HM, BOWYER PW, BOGYO M, et al. Proteomic analysis of fractionated *Toxoplasma* oocysts reveals clues to their environmental resistance[ J ]. PLoS One, 2012, 7( 1 ): e29955.

[15] GARRIDO C, SCHMITT E, CANDÉ C, et al. HSP27 and HSP70: potentially oncogenic apoptosis inhibitors[ J ]. Cell Cycle, 2003, 2( 6 ): 579-584.

[16] GARFOOT AL, WILSON GM, COON JJ, et al. Proteomic and transcriptomic analyses of early and late-chronic *Toxoplasma gondii* infection shows novel and stage specific transcripts[ J ]. BMC Genomics, 2019, 20: 859.

[17] GOMEZ DE LEÓN CT, DIAZ MARTIN RD, MENDOZA HERNANDEZ G, et al. Proteomic characterization of the subpellicular cytoskeleton of *Toxoplasma gondii* tachyzoites[ J ]. J Proteomics, 2014, 111: 86-99.

[18] HARDING CR, EGARTER S, GOW M, et al. Gliding associated proteins play essential roles during the formation of the inner membrane complex of *Toxoplasma gondii*[ J ]. PLoS Pathog, 2016, 12( 2 ): e1005403.

[19] HE JJ, MA J, ELSHEIKHA HM, et al. Proteomic profiling of mouse liver following acute *Toxoplasma gondii* infection[ J ]. PLoS One, 2016, 11( 3 ): e0152022.

[20] HE JJ, MA J, WANG JL, et al. iTRAQ-based quantitative proteomics analysis identifies host pathways modulated during *Toxoplasma gondii* infection in swine[ J ]. Microorganisms, 2020, 8( 4 ): 518.

[21] HU K, ROOS DS, MURRAY JM. A novel polymer of tubulin forms the conoid of *Toxoplasma gondii*[ J ]. J Cell Biol, 2002, 156( 6 ): 1039-1050.

[22] HU K, JOHNSON J, FLORENS L, et al. Cytoskeletal components of an invasion machine--the apical complex of

*Toxoplasma gondii*[ J ]. PLoS Pathog, 2006, 2( 2 ): e13.

[23] JONES NG, WANG Q, SIBLEY LD. Secreted protein kinases regulate cyst burden during chronic toxoplasmosis[ J ]. Cell Microbiol, 2017, 19( 2 ): 10.1111/cmi.12651.

[24] KRISHNAN A, KLOEHN J, LUNGHI M, et al. Functional and computational genomics reveal unprecedented flexibility in stage-specific *Toxoplasma* metabolism[ J ]. Cell Host Microbe, 2020, 27( 2 ): 290–306.

[25] LONG S, ANTHONY B, DREWRY L, et al. A conserved ankyrin repeat-containing protein regulates conoid stability, motility and cell invasion in *Toxoplasma gondii*[ J ]. Nat Commun, 2017a, 8: 2236.

[26] LONG S, BROWN K, DREWRY L, et al. Calmodulin-like proteins localized to the conoid regulate motility and cell invasion by *Toxoplasma gondii*[ J ]. PLoS Pathog, 2017b, 13( 5 ): e1006379.

[27] LV L, WANG Y, FENG W, et al. iTRAQ-based differential proteomic analysis in *Mongolian gerbil* brains chronically infected with *Toxoplasma gondii*[ J ]. J Proteomics, 2017, 160: 74–83.

[28] MUELLER C, KLAGES N, JACOT D, et al. The *Toxoplasma* protein ARO mediates the apical positioning of rhoptry organelles, a prerequisite for host cell invasion[ J ]. Cell Host Microbe, 2013, 13( 3 ): 289–301.

[29] MULVEY CM, BRECKELS LM, GELADAKI A, et al. Using hyperLOPIT to perform high-resolution mapping of the spatial proteome[ J ]. Nat Protoc, 2017, 12( 6 ): 1110–1135.

[30] NADIPURAM SM, KIM EW, VASHISHT AA, et al. *In vivo* biotinylation of the *Toxoplasma* parasitophorous vacuole reveals novel dense granule proteins important for parasite growth and pathogenesis[ J ]. mBio, 2016, 7( 4 ): e00808–e00816.

[31] NAGAYASU E, HWANG YC, LIU J, et al. Loss of a doublecortin( DCX )-domain protein causes structural defects in a tubulin-based organelle of *Toxoplasma gondii* and impairs host-cell invasion[ J ]. Mol Biol Cell, 2017, 28( 3 ): 411–428.

[32] NELSON MM, JONES AR, CARMEN JC, et al. Modulation of the host cell proteome by the intracellular apicomplexan parasite *Toxoplasma gondi i*[ J ]. Infect Immun, 2008, 76( 2 ): 828–844.

[33] NIE LB, LIANG QL, DU R, et al. Global proteomic analysis of lysine malonylation in *Toxoplasma gondii*[ J ]. Front Microbiol, 2020, 11: 776.

[34] PAN M, LI M, LI L, et al. Identification of novel dense-granule proteins in *Toxoplasma gondii* by two proximity-based biotinylation approaches[ J ]. J Proteome Res, 2019, 18( 1 ): 319–330.

[35] PINO P, FOTH BJ, KWOK LY, et al. Dual targeting of antioxidant and metabolic enzymes to the mitochondrion and the apicoplast of *Toxoplasma gondii*[ J ]. PLoS Pathog, 2007, 3( 8 ): e115.

[36] POSSENTI A, CHERCHI S, BERTUCCINI L, et al. Molecular characterisation of a novel family of cysteine-rich proteins of *Toxoplasma gondii* and ultrastructural evidence of oocyst wall localization[ J ]. Int J Parasitol, 2010, 40( 14 ): 1639–1649.

[37] PRASAD A, MASTUD P, PATANKAR S. Dually localized proteins found in both the apicoplast and mitochondrion utilize the Golgi-dependent pathway for apicoplast targeting in *Toxoplasma gondii*[ J ]. Biol Cell, 2021, 113( 1 ): 58–78.

[38] RAMÍREZ-FLORES CJ, CRUZ-MIRÓN R, MONDRAGÓN-CASTELÁN ME, et al. Proteomic and structural characterization of self-assembled vesicles from excretion/secretion products of *Toxoplasma gondii*[ J ]. J Proteomics, 2019, 208: 103490.

[39] SAHU A, KUMAR S, SREENIVASAMURTHY SK, et al. Host response profile of human brain proteome in *Toxoplasma* encephalitis co-infected with HIV[ J ]. Clin Proteomics, 2014, 11: 39.

[40] SALMAN D, OKUDA LH, UENO A, et al. Evaluation of novel oocyst wall protein candidates of *Toxoplasma gondii*[ J ]. Parasitol Int, 2017, 66( 5 ): 643–651.

[41] SAMAVARCHI-TEHRANI P, SAMSON R, GINGRAS AC. Proximity dependent biotinylation: Key enzymes and adaptation to proteomics approaches[ J ]. Mol Cell Proteomics, 2020, 19( 5 ): 757–773.

[42] SEIDI A, MUELLNER-WONG LS, RAJENDRAN E, et al. Elucidating the mitochondrial proteome of *Toxoplasma gondii*

reveals the presence of a divergent cytochrome C oxidase[ J ]. eLife, 2018, 7: e38131.

[43] SUAREZ C, LENTINI G, RAMASWAMY R, et al. A lipid-binding protein mediates rhoptry discharge and invasion in *Plasmodium falciparum* and *Toxoplasma gondii* parasites[ J ]. Nat Commun, 2019, 10: 4041.

[44] TJHIN ET, HAYWARD JA, MCFADDEN GI, et al. Characterization of the apicoplast-localized enzyme TgUroD in *Toxoplasma gondii* reveals a key role of the apicoplast in heme biosynthesis[ J ]. J Biol Chem, 2020, 295( 6 ): 1539-1550.

[45] WALLER RF, KEELING PJ, DONALD RG, et al. Nuclear-encoded proteins target to the plastid in *Toxoplasma gondii* and *Plasmodium falciparum*[ J ]. Proc Natl Acad Sci U S A, 1998, 95( 21 ): 12352-12357.

[46] WANG ZX, ZHOU CX, ELSHEIKHA HM, et al. Proteomic differences between developmental stages of *Toxoplasma gondii* revealed by iTRAQ-based quantitative proteomics[ J ]. Front Microbiol, 2017, 8: 985.

[47] WANG ZX, ZHOU CX, CALDERÓN-MANTILLA G, et al. iTRAQ-based global phosphoproteomics reveals novel molecular differences between *Toxoplasma gondii* strains of different genotypes[ J ]. Front Cell Infect Microbiol, 2019a, 9: 307.

[48] WANG ZX, HU RS, ZHOU CX, et al. Label-free quantitative acetylome analysis reveals *Toxoplasma gondii* genotype-specific acetylomic signatures[ J ]. Microorganisms, 2019b, 7( 11 ): 510.

[49] YIN D, JIANG N, ZHANG Y, et al. Global lysine crotonylation and 2-hydroxyisobutyrylation in phenotypically different *Toxoplasma gond* parasites[ J ]. Mol Cell Proteomics, 2019, 18( 11 ): 2207-2224.

[50] ZHANG D, SUN X, REN L, et al. Proteomic profiling of human decidual immune proteins during *Toxoplasma gondii* infection[ J ]. J Proteomics, 2018, 186: 28-37.

[51] ZHOU CX, ZHU XQ, ELSHEIKHA HM, et al. Global iTRAQ-based proteomic profiling of *Toxoplasma gondii* oocysts during sporulation[ J ]. J Proteomics, 2016, 148: 12-19.

[52] ZHOU DH, YUAN ZG, ZHAO FR, et al. Modulation of mouse macrophage proteome induced by *Toxoplasma gondii* tachyzoites *in vivo*[ J ]. Parasitol Res, 2011, 109( 6 ): 1637-1646.

[53] ZHOU DH, ZHAO FR, NISBET AJ, et al. Comparative proteomic analysis of different *Toxoplasma gondii* genotypes by two-dimensional fluorescence difference gel electrophoresis combined with mass spectrometry[ J ]. Electrophoresis, 2014, 35( 4 ): 533-545.

[54] ZHOU H, ZHAO Q, DAS SINGLA L, et al. Differential proteomic profiles from distinct *Toxoplasma gondii* strains revealed by 2D-difference gel electrophoresis[ J ]. Exp Parasitol, 2013, 133( 4 ): 376-382.

# 第六章 | 弓形虫的生化代谢

弓形虫与其他顶复门寄生原虫一样，是专性的胞内寄生虫，其繁殖复制只能在宿主细胞内进行。一般认为，宿主细胞为弓形虫提供了特殊的营养和环境，使得虫体能够在胞内增殖。因此，揭示弓形虫的物质能量代谢需求、途径和机制是理解其寄生生活方式的关键。作为真核生物，弓形虫除了具有许多真核细胞中保守的代谢路径，同时为了完成复杂的生活史和适应寄生生活，其本身也进化出与其宿主和其他真核细胞不一样的代谢机制，这些区别于宿主的代谢途径也为抗弓形虫药物和疫苗设计提供了潜在的靶标。事实上，当前用于弓形虫病治疗的药物，如乙胺嘧啶和磺胺嘧啶等，都是靶向虫体的关键代谢通路，分子生物学研究中构建转基因虫株时常用的筛选标记（如抗乙胺嘧啶的 DHFR-TS、抗 5-氟脱氧尿苷的 UPRT 等）也是基于虫体的代谢酶或代谢途径。近年来，随着弓形虫基因组序列和注解信息的完善、分子遗传学技术的成熟以及系统生物学与代谢组学方法的进步，人们对虫体的生化代谢有了更深入的认识。本章将主要讨论弓形虫中糖、脂、蛋白与核酸的代谢过程以及虫体与宿主间的代谢互作及其生物学意义。

## 第一节 弓形虫的糖代谢

糖代谢，尤其是葡萄糖的分解代谢（糖酵解与三羧酸循环）是所有细胞中最古老、最保守、最重要的代谢途径之一。葡萄糖经糖酵解的 10 步反应生成丙酮酸，产生少量 ATP 和还原力（1 分子葡萄糖降解净产生 2 分子 ATP 和 2 分子 NADH），该过程不需要氧气。糖酵解的意义不只是为细胞提供能量，许多中间物还是其他代谢途径（脂肪酸合成等）关键的底物和原料。糖酵解产生的丙酮酸大多由乳酸脱氢酶（lactate dehydrogenase，LDH）催化转变成乳酸（lactic acid），一小部分进入三羧酸循环完全降解成二氧化碳和水，并产生大量能量。糖酵解一直以来被认为是虫体中能量生成最主要的途径。$^{13}C$ 标记的葡萄糖示踪实验表明，体外培养的弓形虫速殖子将 80% 的葡萄糖都转化成了乳酸。然而，近年来的研究表明，三羧酸循环也扮演了关键角色。

### 一、能量代谢的历史疑惑

真核细胞通常有多个能量供给途径，包括糖酵解、氧化磷酸化、脂肪酸 β 氧化、糖原或淀粉的利用、支链氨基酸（亮氨酸、缬氨酸和异亮氨酸）降解等。弓形虫基因组编码上述这些代谢途径所需的几乎所有的酶，但在速殖子阶段，虫体主要通过糖酵解与氧化磷酸化提供能量。在缓殖子、卵囊与子孢子阶段，淀粉降解可能也是一个供能途径，但其生理意义尚需更多的实验来验证。虽然弓形虫编码了脂肪酸 β 氧化途径的相关基因，但这些基因在速殖子中的表达量非常低，而且缺乏一个线粒体定位的酰基肉毒碱 / 肉毒碱载体蛋白（acylcarnitine/carnitine carrier）。因此脂肪酸 β 氧化对速殖子的能量供应很可能没有明显贡献。弓形虫也具备合成和分解支链淀粉的能力，但正常情况下，淀粉只累积于缓殖子和卵囊中，在速殖子中很少见，所以淀粉也不是速殖子的主要能量来源。支链氨基酸可以通过降解产生乙酰辅酶A，从而进入三羧酸循环为细胞提供能量。然而，以 $^{13}C$ 标记的亮氨酸、缬氨酸和异亮氨酸培养虫体并追踪这些物质的代谢流向时，几乎检测不到有 $^{13}C$ 标记的三羧酸循环中间产物积累。此外，敲除支链氨基酸降解途径中的第一个酶——支链氨基转移酶（branch chain aminotransferase，BCAT）对虫体的生长亦无显著影响。这些结果提示，支链氨基酸对速殖子的能量供应也十分有限（Limenitakis 等，2013）。

上述分析和研究表明，弓形虫主要依靠糖酵解与氧化磷酸化来提供能量，但关于这两个途径的具体贡献和生理意义曾经有过很大的疑惑。早期的研究认为，糖酵解是弓形虫中主要的产能途径，而线粒体中的三羧酸循环和氧化磷酸化贡献较少。比如，速殖子中高能耗的过程为滑行运动，主要依靠葡萄糖的酵解提供能量。只要糖酵解能顺利进行，抑制氧化磷酸化对虫体的运动影响不大；条件性抑制三羧酸循环中琥珀酰辅酶A合成酶（succinyl-CoA synthetase）的表达仅导致速殖子30%的生长减缓，并且不影响线粒体的膜电位（Fleige 等，2008）。除此以外，认为三羧酸循环功能有限的最主要原因是，弓形虫和疟原虫等许多顶复门原虫中普遍缺乏线粒体定位的丙酮酸脱氢酶（pyruvate dehydrogenase，PDH）。弓形虫基因组编码一个丙酮酸脱氢酶复合物，但是它所有的亚基全部定位于顶质体，而不是在线粒体中。大多数真核生物中，PDH 催化丙酮酸（糖酵解的终产物）生成乙酰辅酶A，乙酰辅酶A进入线粒体中参与三羧酸循环，因此 PDH 是连接胞质中的糖酵解与三羧酸循环的桥梁，是保证三羧酸循环顺利进行的关键酶。由于缺乏线粒体定位的 PDH，弓形虫中到底有没有功能性的三羧酸循环，曾经困扰了学术界几十年。这个疑问随着研究的深入最近才有具体的答案：首先，用 $^{13}C$ 标记的葡萄糖进行代谢示踪发现葡萄糖来源的碳骨架可以进入三羧酸循环（MacRae 等，2012）。更重要的是，研究发现弓形虫线粒体中的支链酮酸脱氢酶（branched chain ketoacid dehydrogenase，BCKDH）具有 PDH 的活性，能够催化丙酮酸转化为乙酰辅酶A。缺失 BCKDH-E1α 亚基会使丙酮酸无法转化为乙酰辅酶A，三羧酸循环受阻，导致虫体毒力降低和生长显著减缓（Oppenheim 等，2014）。这些结果表明，弓形虫中存在完整的三羧酸循环，而且它的正常运转对虫体的生长繁殖十分重要，而 BCKDH 在线粒体中行使经典的 PDH 功能，是维持糖酵解与三羧酸循环间的关键联系。

## 二、糖酵解与三羧酸循环

糖酵解与三羧酸循环是碳代谢的中心，它们不仅为细胞提供能量，还与其他代谢途径紧密相连，为它们提供原料与底物。如上所述，早期研究认为糖酵解是弓形虫中重要的能量来源，在标准培养条件下敲低果糖二磷酸醛缩酶（fructose-bisphosphate aldolase，ALD）的表达导致虫体胞内 ATP 水平下降、运动和入侵宿主细胞能力降低（Starnes 等，2009）。过去相当一段时间里，人们认为 ALD 不仅是一个催化糖酵解的代谢酶，还作为一个结构蛋白在驱动虫体滑行运动中扮演关键角色。有结果表明，ALD 形成一个四聚体并同时与虫体的肌动蛋白（actin）和表面跨膜黏附素（adhesin）相互作用，从而将虫体膜下动力系统产生的力传导到表面以驱动虫体运动。然而，进一步的研究发现，尽管 ALD 确实有结合肌动蛋白和黏性素的活性，但它并不直接参与驱动虫体运动。ALD 的缺失会使葡萄糖降解受阻，有毒的中间产物果糖二磷酸积累，从而导致虫体死亡。如果将培养基中的葡萄糖移除，那么 ALD 缺失虫株的生长和运动以及入侵都与野生虫株类似，表明 ALD 并不是连接肌动蛋白和表面黏性素的桥梁（Shen 等，2014）。后来的研究发现滑行体相关接头蛋白（glideosome-associated connector，GAC）可能起到连接它们之间的桥梁作用（Jacot 等，2016）。ALD 缺失虫株在无葡萄糖条件下的正常生长意味着完整的糖酵解途径对弓形虫的生长并非是必需的，这个结论也被其他的研究所证实：敲除虫体胞膜上主要的葡萄糖转运蛋白 GT1 后，弓形虫几乎不能从宿主细胞获取葡萄糖，但其生长只有轻微的减缓，对小鼠的致病力也与野生虫株不相上下（Blume 等，2009）；同样，敲除糖酵解中的第一个酶即己糖激酶（hexokinase，HK）后，虫体的表型与 GT1 缺失虫株非常类似。有趣的是，缺失 HK 的Ⅱ型虫株感染宿主时在宿主体内形成包囊的能力显著下降，表明虫体对宿主葡萄糖的利用对慢性感染的形成十分重要（Shukla 等，2018）。

上述这些结果提示，GT1、HK 和 ALD 的非必需性并不意味着整个糖酵解途径都是可有可无的。糖酵解的最后一个反应是丙酮酸激酶（pyruvate kinase，PYK）催化磷酸烯醇式丙酮酸产生丙酮酸和 ATP，而抑制虫体胞质中 PYK1 的表达导致碳代谢紊乱、虫体内 ATP 水平下降和支链淀粉的大量积累，进而造成严重的生长缺陷。尽管弓形虫表现出很好的代谢灵活性（见下文），能以葡萄糖或谷氨酰胺作为主要碳源支持虫体生长，而这两个碳源的有效利用都需要 PYK1。因此 PYK1 催化产生丙酮酸对速殖子的生长繁殖是十分重要的（Xia 等，2019）。糖酵解产生的丙酮酸大多由乳酸脱氢酶（lactate dehydrogenase，LDH）转变成了乳酸，弓形虫基因组编码两个 LDH 基因，其中 LDH1 在速殖子阶段表达。敲除 LDH1 对虫体在正常培养条件下的生长没有影响，但会严重抑制虫体在低氧或体内条件下的繁殖，显著降低虫体感染宿主时的毒力。这可能是由于在体外培养条件下氧气浓度高（21%），氧化磷酸化能有效进行从而为虫体生长提供足够的能量。但是在宿主体内，氧气浓度低（<3%），氧化磷酸化不能满足虫体的能量需求，因此需要乳酸发酵作为补充（Xia 等，2018）。值得注意的是，LDH1 催化丙酮酸生成乳酸这个反应本身并不产生 ATP，但是能够将 NADH 转化成 $NAD^+$，从而补充糖酵解中 GAPDH 对 $NAD^+$ 的消耗，保证糖酵解顺利进行，这种 $NAD^+$ 循环利用机制对细胞在低氧条件下 NADH 不能通过呼吸链氧化时是非常重要的。鉴于 LDH1 缺失虫株在体内外生长的显著差异和感染宿主时毒力的缺陷，以及能够对二次感染提供良好的免疫保护，可以作为很好的候选减毒活疫苗。

参与弓形虫糖酵解的酶，除了催化第一个反应的 HK 与第二个反应的 6- 磷酸葡萄糖异构酶（glucose-6-phosphate isomerase，GPI）以外，其他所有的酶都有两个或多个亚型。对这些酶的不同亚型进行蛋白定位研究发现，大部分都定位于细胞质，但也有一些定位到虫体其他细胞器中，其中有 4 个定位到顶质体，分别是：TPI2、GAPDH2、PGK2 与 PYK2。然而，巧合的是，它们都位于糖酵解的下游。此外，弓形虫中唯一的 PDH 也定位于顶质体中。这些酶在顶质体中有什么生物学功能尚不完全清楚。代谢模型预测他们可能为顶质体中的代谢途径提供原料，因为顶质体中的Ⅱ型脂肪酸合成途径（FASⅡ）和类异戊二烯前体合成途径（MEP）都需要糖酵解中间物作为底物。顶质体膜上有一个磷酸转运蛋白（apicoplast phosphate translocator）可以将磷酸化的三碳化合物如磷酸烯醇式丙酮酸（PEP）、磷酸丙糖（triose phosphate）、3- 磷酸甘油酸（3-PGA）等运入或运出顶质体（Brooks 等，2010）。PEP 进入顶质体后可以在 PYK2 的作用下生成丙酮酸与 ATP（或 GTP），而丙酮酸在 PDH 催化下产生的乙酰辅酶 A 可以为顶质体中的 FASⅡ提供起始底物；另一方面，APT 转运的磷酸丙糖可以在 TPI2 作用下转换成 3- 磷酸甘油醛（glyceraldehyde 3-phosphate，G3P），G3P 与丙酮酸都是 MEP 途径的底物，由于 MEP 途径的关键作用，它们也被认为是顶质体中必需的代谢分子。此外，G3P 还可以在 GAPDH2 催化下生成 1，3- 二磷酸甘油酸并产生还原力 NADH，1，3- 二磷酸甘油酸再在 PGK2 作用下生成 3-PGA 和 ATP。PYK2 和 PGK2 产生的 ATP（或 GTP）可以为顶质体代谢提供能量，而磷酸甘油醛脱氢酶（GAPDH2）产生的 NADH 可以为 FASⅡ等提供还原力。当然，这些都只是代谢模型的预测，实际上这些反应是否发生以及它们有什么生理功能还需进一步验证。已有的研究结果表明，APT 对虫体的存活至关重要，而 PYK2 与 PGK2 的缺失对虫体没有明显影响。因此，顶质体中的丙酮酸与能量是如何供应的仍然是一个谜。

线粒体中的三羧酸循环和氧化磷酸化在不同顶复门原虫中扮演的角色不完全相同。隐孢子虫（*Cryptosporidium* sp.）的线粒体代谢功能极度简化，没有三羧酸循环功能。疟原虫（*Plasmodium* sp.）具有完整的三羧酸循环途径，但它似乎对红内期的虫体没有太重要的作用，因为虫体可以忍受 6 个三羧酸循环酶的缺失，但这些突变体在有性生殖或蚊体内的发育受阻（Ke 等，2015），表明三羧酸循环对疟原虫完成生活史的发育有关键作用。弓形虫的三羧酸循环对速殖子的生长意义重大，呼吸链或 ATP 合酶的抑制剂，如寡霉素 A（oligomycin A），可以显著抑制速殖子的增殖；Ⅱ型 NADH 脱氢酶（NDH2）的抑制剂1-羟基-2-十二烷基-4(1H)喹诺酮(1-hydroxy-2-dodecyl-4(1H)quinolone)可在纳摩尔级的浓度显著降低ATP的合成，抑制弓形虫速殖子的复制并诱导虫体转化为缓殖子。另外，使用NaFAc抑制三羧酸循环中顺乌头酸酶活性也能有效地抑制弓形虫速殖子的体外生长。这些化学遗传学结果均提示线粒体代谢对弓形虫快速增殖的促进作用。分子遗传学上，敲除BCKDH的E1α亚基阻断丙酮酸向乙酰辅酶A的转化显著抑制弓形虫速殖子的生长和毒力；敲除2个Ⅱ型NADH脱氢酶的任意一个都会导致线粒体膜电位下降和虫体增殖减缓。尽管很多结果说明三羧酸循环和氧化磷酸化对弓形虫速殖子的能量供应至关重要，线粒体中ATP合酶(ATP synthase)的分子本质还不十分清楚。ATP合酶是一个由多个蛋白组成的复合物，其核心组件是非常保守的，因此通过同源比对就能发现弓形虫中的ATP合酶的α、β等亚基，但是其他组分(尽管对ATP合酶的功能也是必需的)由于保守性差就很难通过序列分析来找到。近期有学者通过生物化学和分子遗传学方法发现了弓形虫ATP合酶潜在的20余个亚基(表6-1)，并证明了其中两个对虫体线粒体形态和功能的影响(Huet等，2018；Salunke等，2018)，而其余的亚基仍有待进一步验证。

表6-1 弓形虫线粒体ATP合酶潜在的亚基

| Gene ID | 注释 | Salunke报道 | Huet报道 | 表型指数 |
|---|---|---|---|---|
| TgME49_204400 | F1-α亚基 | 是 | 是 | −3.84 |
| TgME49_261950 | F1-β亚基 | 是 | 是 | −4.84 |
| TgME49_231910 | F1-γ亚基 | 是 | 是 | −3.94 |
| TgME49_226000 | F1-δ亚基 | 是 | 是 | −4.57 |
| TgME49_314820 | F1-ε亚基 | 是 | 是 | −3.21 |
| TgME49_284540 | $F_0$-OSCP亚基 | 是 | 是 | −3.94 |
| TgME49_249720 | C亚基 | 否 | 是 | −2.98 |
| TgME49_231410 | ICAP2 | 是 | 是 | −5.37 |
| TgME49_268830 | ICAP18 | 是 | 是 | 无数据 |
| TgME49_260180 | ICAP6 | 是 | 是 | −4.07 |
| TgME49_215610 | ICAP11 | 是 | 是 | −3.55 |
| TgME49_218940 | ICAP8 | 是 | 是 | −3.92 |
| TgME49_223040 | 假定蛋白 | 是 | 是 | −4.49 |
| TgME49_258060 | 假定蛋白 | 否 | 是 | −4.07 |
| TgME49_282180 | ICAP15 | 是 | 是 | −2.46 |
| TgME49_285510 | 假定蛋白 | 是 | 是 | −1.87 |
| TgME49_310360 | 假定蛋白 | 是 | 是 | −4.49 |
| TgME49_247410 | ICAP9 | 是 | 是 | −3.9 |
| TgME49_215350 | 假定蛋白 | 否 | 是 | 1.82 |
| TgME49_290030 | 假定蛋白 | 是 | 否 | −3.88 |
| TgME49_310180 | 假定蛋白 | 是 | 否 | −3.4 |
| TgME49_214930 | 假定蛋白 | 是 | 否 | −1.37 |
| TgME49_245450 | 假定蛋白 | 是 | 否 | −2.95 |
| TgME49_208440 | 假定蛋白 | 是 | 否 | −3.54 |
| TgME49_201800 | 假定蛋白 | 是 | 否 | −4.01 |
| TgME49_225730 | 假定蛋白 | 是 | 否 | −3.65 |
| TgME49_263080 | 假定蛋白 | 是 | 否 | −3.1 |
| TgME49_263990 | 假定蛋白 | 是 | 否 | 0.22 |
| TgME49_270360 | 假定蛋白 | 是 | 否 | 0.32 |

## 三、糖酵解酶在不同发育时期的表达差异

弓形虫中许多代谢酶在其生活史的不同阶段呈现明显的表达差异，而糖酵解酶是其中的典型代表。如上所述，除 HK 和 GPI 外，其他所有糖酵解酶在弓形虫中都有两个甚至更多的亚型，且它们在从卵囊到缓殖子的不同发育阶段有显著的表达丰度变化，其中一些甚至是阶段特异性表达的，比如烯醇酶 1（ENO1）和乳酸脱氢酶 2（LDH2）只在缓殖子表达，而烯醇酶 2（ENO2）和乳酸脱氢酶 1（LDH1）则只在速殖子中表达。这种差异表达是转录调控和转录后调控共同作用的结果，多个 AP2 家族的转录因子参与了这些时期差异表达基因的调控，而 LDH、ENO 等基因中的内含子、UTR 也会影响他们转录后的蛋白表达，因此转录水平与蛋白表达量不完全严格对应。

尽管发现弓形虫多个糖酵解酶有两个或以上的亚型且它们呈现期的差异表达已经有几十年的历史，但它们的生物学意义到目前也不完全清楚。已发表的工作多集中在 ENO 和 LDH 这两对酶上。ENO1 与 ENO2 具有 73% 的氨基酸序列一致性，在胞质和细胞核中均有定位。ENO1 仅在缓殖子中转录和表达，而 ENO2 只在速殖子表达。敲除 ENO1 显著降低小鼠感染时包囊的数量，表明 ENO1 对缓殖子的形成有重要作用；无法在速殖子中直接敲除 ENO2，提示它可能在速殖子生长中扮演关键角色。此外，ENO1 和 ENO2 还能够进入虫体细胞核调控其他基因的表达（Mouveaux 等，2014）。与 ENO 类似，弓形虫中两个 LDH 蛋白具有超过 70% 的序列一致性，都是具有催化活性的酶。如上所述，LDH1 对体外正常条件下虫体的生长无明显影响，但对虫体在宿主体内的繁殖复制很重要。然而，尽管 LDH2 在缓殖子特异表达，它的缺失既不影响速殖子的生长也不影响包囊的形成（Xia 等，2018），因此 LDH2 的生物学作用仍是个谜。

## 四、碳代谢的灵活性

弓形虫的宿主范围极为广泛，能够感染众多温血动物并入侵宿主各种有核细胞（鸟红细胞除外）。此外，弓形虫生活史十分复杂，包括速殖子、包囊、配子、卵囊、子孢子等不同的形态和发育时期。不同时期虫体生活的环境千差万别，它们如何在复杂多样的环境条件下寄生并满足其生长发育的物质能量需求是代谢领域的一个重要课题。近年来的研究发现，弓形虫在不同的发育阶段具有不同的代谢特征和代谢能力。同时，虫体也有很好的代谢灵活性，根据环境变化选择不同的营养和代谢途径来满足其生长繁殖的需要。如前面提到，弓形虫在缓殖子和卵囊时期积累大量的支链淀粉颗粒，而这在速殖子期很少见，因此淀粉以及对淀粉的利用可能在虫体传播过程起重要作用。此外，参与代谢的酶在虫体不同的发育阶段有不同的表达特征，几乎每个时期都有特异性表达的代谢酶，它们所参与的代谢途径可能在虫体特定的发育阶段扮演关键角色。这些结果均表明，弓形虫能够通过调节自身的新陈代谢以适应不同的寄生环境。

弓形虫代谢灵活性最生动的体现是其对碳源的选择。原先多数人认为葡萄糖是虫体从宿主获取的最重要的能量来源。然而，Blume 等对虫体葡萄糖转运蛋白进行了研究，发现葡萄糖的吸收利用对弓形虫速殖子的生长繁殖并非是必需的，这与疟原虫等其他顶复门原虫截然不同。弓形虫基因组编码 4 个潜在的糖转运蛋白，其中 GT1 是最主要的葡萄糖转运蛋白，ST2 定位于虫体质膜上，可能也参与葡萄糖的吸收，ST1 与 ST3 位于虫体内部，参与虫体对宿主葡萄糖吸收的可能性较小。遗传学结果表明，敲除 GT1 可以使虫体对宿主葡萄糖的利用能力下降 80%，而敲除 ST2 则没有太大的影响。然而在表型上，GT1 的缺失只导致虫体繁殖速度降低 30% 左右，且不影响虫株的毒力，而 ST2 的缺失对虫体生长没有明显影响，同时敲除 GT1 与 ST2 与单缺失 GT1 的表型相似（Blume 等，2009）。这些结果表明，葡萄糖的利用对虫体并非是绝对必需的，这个结论被己糖激酶（hexokinase，HK）缺失虫株所证实，敲除 HK 后虫体的生长繁殖表型与 GT1 缺失株非常类似（Shukla 等，2018）。GT1 或 HK 的缺失没有导致强烈的生长缺陷，提示虫体应该有其他的碳源和能量来源支持其生长。进一步研究发现敲除 GT1 后，

虫体摄取谷氨酰胺的量大幅上升，且谷氨酰胺的补充能够拯救 GT1 缺失株的滑行运动缺陷，提示谷氨酰胺是虫体另一个重要的能量来源。$^{13}$C 标记谷氨酰胺的代谢示踪实验表明，谷氨酰胺能够进入三羧酸循环为虫体提供能量。谷氨酰胺进入虫体后转变成谷氨酸，然后转变成 α- 酮戊二酸直接进入三羧酸循环；或者经谷氨酸脱羧酶（glutamate decarboxylase，GAD）生成 γ- 氨基丁酸（γ-aminobutyric acid，GABA），然后通过 GABA 穿梭转变为琥珀酸后进入三羧酸循环。与葡萄糖转运蛋白 GT1 一样，正常条件下 GAD 的缺失也不会显著影响虫体的生长，但是在营养限制或葡萄糖代谢受阻时，谷氨酰胺经由 GABA 穿梭产生的能量对虫体运动和入侵非常重要（MacRae 等，2012）。除了作为能量来源的补充，谷氨酰胺还能转变成糖酵解的中间产物为其他合成代谢提供原料。进入三羧酸循环后，谷氨酰胺产生的草酰乙酸通过线粒体中的磷酸烯醇丙酮酸羧激酶（PEPCKmt）催化生成磷酸烯醇式丙酮酸（PEP），进而通过糖异生作用生成糖酵解中间体参与生物大分子合成（Nitzsche 等，2017）。GABA 穿梭的发现还解决了以往关于三羧酸循环重要性的争议：敲低琥珀酰辅酶 A 合成酶（succinyl-CoA synthetase，催化琥珀酰辅酶 A 生成琥珀酸）仅减缓虫体 30% 的生长，且不影响线粒体的膜电位，据此推测三羧酸循环对速殖子生长并非是必需的。这个结果显然与上面讨论的关于三羧酸循环重要性的其他研究结果不符，其中一个可能的解释就是，谷氨酰胺可以通过 GABA 穿梭从琥珀酸进入三羧酸循环，从而补偿琥珀酰辅酶 A 合成酶缺失所造成的琥珀酰供应缺陷。

弓形虫的代谢灵活性不只是表现在碳源的利用上。最近，Krishnan 等结合多组学数据以及酶动力学和底物的可获取性构建了虫体的代谢网络，预测了每个酶对虫体生长的重要性。这项研究更新了人们对代谢灵活性的认识，他们预测了虫体中 26 对合成致死（synthetic lethal）的酶，每一对中的两个酶代表生成某个特定代谢物的两条通路，说明了这些代谢物获取的灵活性。此外，由于其专性的胞内寄生生活，虫体还可以通过从宿主摄取一些营养来满足生长的需要，这使虫体内的氨基酸、脂肪酸、维生素 B6 等的生物合成变得不是绝对必须，进一步说明了弓形虫代谢的灵活性（Krishnan 等，2020）。所有这些结果表明，弓形虫具有很好的代谢灵活性，这有助于虫体适应不断变化的环境，比如不同的宿主细胞类型以及胞内外的环境等。

虽然弓形虫具有良好的代谢灵活性，能以多种途径和方式满足某些特定的代谢需求，但是也有一些代谢过程对虫体的存活是非常关键的。比如上述 Krishnan 等构建的代谢模型中，预测虫体有 185 个代谢基因在速殖子中扮演重要角色。此外，虽然虫体可以利用葡萄糖或谷氨酰胺作为主要的碳源，但这两个碳源的有效利用都需要丙酮酸激酶 1（PYK1），抑制 PYK1 的表达会造成虫体碳代谢紊乱和严重的生长缺陷。此外，同一代谢途径在不同的条件下其重要性也可能完全不同。例如，LDH1 介导的乳酸发酵在体外标准的培养条件下对虫体生长没有明显作用，但对虫体在宿主体内的繁殖复制是必需的。维生素 B6 的合成途径同样如此，因此它们都是减毒活疫苗设计比较好的靶标。此外，Blume 等发现弓形虫糖异生中的酶果糖 -1，6- 二磷酸酶 2（fructose 1，6-bisphosphatase 2，FBP2）对虫体的生长非常关键，即便是在葡萄糖充沛的条件下也是如此。这个结果有些出乎意料，因为一般情况下糖异生只有在葡萄糖供应不足的时候才体现其重要性。弓形虫编码两个 FBP（FBP1 和 FBP2），而且它们都具有对应的酶活性。基因缺失研究表明，FBP1 对虫体的生长繁殖没有明显作用，但 FBP2 却至关重要。抑制 FBP2 的表达可导致虫体内碳代谢的紊乱，糖酵解活性增加，但是三羧酸循环、脂肪酸合成、支链淀粉生成以及糖基磷脂酰肌醇（glycosylphosphatidylinositol，GPI）合成等活性下降，最终导致虫体死亡。目前 FBP2 的缺失为什么会导致这样的代谢缺陷尚不完全清楚。Blume 等提出了无效循环（futile cycling）的模型，认为 FBP2 与磷酸果糖激酶（phosphofructokinase，PFK）一起作用使得糖酵解和糖异生在果糖 -6- 磷酸和果糖 -1，6- 二磷酸酶之间循环，但这种无效循环到底给虫体提供了什么关键的因子使它对虫体生长如此关键，现在还不清楚（Blume 等，2015）。另一方面，FBP2 这样的酶代表了虫体代谢脆弱的一面，为抗寄生虫药物设计提供了潜在的靶标。

# 第二节　弓形虫的淀粉代谢

许多成囊的球虫括弓形虫、艾美耳球虫、隐孢子虫等在其生活史的某些阶段都以支链淀粉形式大量积累多聚糖。淀粉是葡萄糖单元通过糖苷键聚合而成的碳水化合物，是细胞储存能量的一种方式，在植物中非常普遍。动物组织中也存在多聚糖，但由于其结构和生物学特征都与植物淀粉不完全相同，在动物中它被称为糖原。虽然糖原和淀粉都是由 α-1，4 糖苷键连接的葡萄糖链以及 α-1，6 糖苷键连接的支链组成，但它们分支的程度不同。糖原分支程度高，易溶于水，而淀粉相对分支程度较低，多形成不溶于水的半晶体状颗粒。淀粉又分为支链淀粉和直链淀粉，主要区别是直链淀粉无分支。顶复门寄生原虫中的多聚糖物质最早由 Edgar 等于 1944 年报道，他们用碘染色法检测到柔嫩艾美耳球虫（*Eimeria tenella*）中类似动物糖原的多聚糖物质。用传统的多聚糖检测方法过碘酸希夫染色（periodic acid-Schiff staining，PAS）也发现了球虫中的聚糖颗粒。通过分离纯化和酶解的方法分析弓形虫淀粉的结构发现它主要是 α-1，4 葡萄糖链，α-1，6 分支链较少（1%～4%），这更接近于植物的支链淀粉而与动物糖原差别较大。

## 一、淀粉在弓形虫生活史不同阶段的差异积累

弓形虫在其复杂生活史不同的阶段具有不同的特征，支链淀粉颗粒就是其中标志性的结构之一。淀粉在急性感染期的速殖子中很少见，而慢性感染期的缓殖子和有性生殖的产物卵囊和子孢子中淀粉积累就非常明显。速殖子由于其旺盛的生命活动和快速的增殖需要大量消耗能量，从宿主细胞和环境中获取的葡萄糖和谷氨酰胺大多迅速降解，来产生能量和其他生物大分子合成所需的底物，因此很少有多余的葡萄糖用来生成淀粉。速殖子在应激条件下也可能积累淀粉，比如酸性（pH 6.8）和碱性（pH 8.2）培养基的刺激、在无宿主细胞的条件下培养等均可以导致淀粉的积累，所以速殖子虽然具备合成支链淀粉的能力，但其积累量通常非常低。另一方面，缓殖子和其他缓慢增殖阶段如卵囊、子孢子的细胞质中含有大量的支链淀粉颗粒。在这些时期淀粉对虫体的具体生物学作用尚不完全清楚，但推测缓殖子与卵囊、子孢子以支链淀粉形式储存能量，而淀粉可能是缓殖子向速殖子活化、卵囊孢子化、子孢子向速殖子转化过程中重要的能量来源。相对来说，缓殖子、卵囊、子孢子的代谢活动并非最旺盛，但它们分化发育到下一阶段（速殖子、裂殖子、子孢子）时虫体的代谢活动增强，能量需求增加。因此推测储存的淀粉能为这些过程提供能量是合理的。对于卵囊和子孢子可能尤其如此。由于它们需要在外部环境中生存很长时间，无法通过宿主获取物质能量，因此以某种形式作物质上的储备似乎是必需的。在艾美耳球虫中，淀粉颗粒的消失会伴随卵囊感染性的下降。缓殖子也可能有类似的需求，缓殖子被较厚的包囊壁包含在组织包囊中，所以从宿主细胞获取资源可能比速殖子困难，此外，缓殖子在中间宿主死亡后还能在其组织器官中存活较长的时间，而这时候就更依赖自身储备的物质能量以保持活性。需要指出的是，尽管学者们对弓形虫不同时期储存的支链淀粉以及它的生物学意义有很多猜想，但是目前还缺乏有力的实验证据支持，相关机制也有待进一步研究解析。

## 二、支链淀粉代谢途径及相关酶的表达特征

以植物、藻类和动物中已知的参与淀粉或糖原代谢的蛋白对弓形虫基因组进行同源搜索可以大致预测弓形虫中的淀粉代谢的酶学途径。如图 6-1 所示，生物信息学预测参与弓形虫淀粉合成的基因包括：葡萄糖磷酸变位酶（phosphoglucomutase，TGME49_285980，TGME49_318580），催化葡萄糖 -6- 磷酸转变为葡萄糖 -1- 磷酸，是淀粉合成的第一步；UDP- 葡萄糖焦磷酸化酶（UDP-glucose pyrophosphorylase，TGME49_218200），将 UTP 中的尿苷转移到葡萄糖 -1- 磷酸，生成 UDP- 葡萄糖，使

葡萄糖活化成可以作为淀粉合成的底物；糖原蛋白(glycogenin，TGME49_310400)，以 UDP- 葡萄糖为原料合成最初的短链葡聚糖作为后续糖链延长的引物；淀粉合酶(starch synthase，TGME49_222800)，在短链葡聚糖基础上以 α-1，4 糖苷键添加葡萄糖单元以延长糖链；分支酶(branching enzyme，TGME49_209960，TGME49_316520)，α-1，6 糖苷键形式将一个糖链连接到另一个糖链上，形成分支的多聚糖。预测参与支链淀粉分解的酶包括：α- 葡聚糖水合二激酶(α-glucan water dikinase，TGME49_214260)，磷酸化聚糖链上的葡萄糖，使淀粉变得可以被淀粉酶等降解；淀粉酶(amylase，TGME49_283490，TGME49_246690)，水解淀粉分子链中的 α-1，4- 葡萄糖苷键，将淀粉链切断成为短链糊精、寡糖、麦芽糖和葡萄糖；脱支酶(debranching enzyme，TGME49_226910，TGME49_271210)，降解分支糖链，改造糖链的结构使之易于分解；糖原磷酸化酶(glycogen phosphorylase，TGME49_310670)，催化糖链末端的 α-1，4- 葡萄糖苷键水解，释放葡萄糖 -1- 磷酸，是聚糖降解的限速反应。需要注意的是，这些酶都只是通过蛋白序列预测得到的，它们真实的生化活性和生理功能可能跟预测有差别，还有一些蛋白，也许它们参与了虫体的淀粉代谢，但基于序列的同源性没能被发现。比如，TGME49_310400 编码的蛋白被预测具有糖原蛋白功能，能以 UDP- 葡萄糖为原料合成短链葡聚糖作为淀粉合成的引物，但最近的研究发现，虫体中 TGME49_310400 蛋白(现被命名为 GAT1)催化半乳糖 α1，3 葡萄糖苷键的形成(而不是淀粉合成中的葡萄糖 α1，4 葡萄糖)，从而参与 E3 泛素连接酶 Skp1 的糖基化修饰，该基因的缺失也不影响虫体中淀粉的生成，因此它有可能不在淀粉合成中扮演糖原蛋白的角色(Mandalasi 等，2020)。至于虫体中是否有其他蛋白行使糖原蛋白的功能，或者弓形虫的淀粉合成是否需要糖原蛋白，这些问题都需要深入研究。

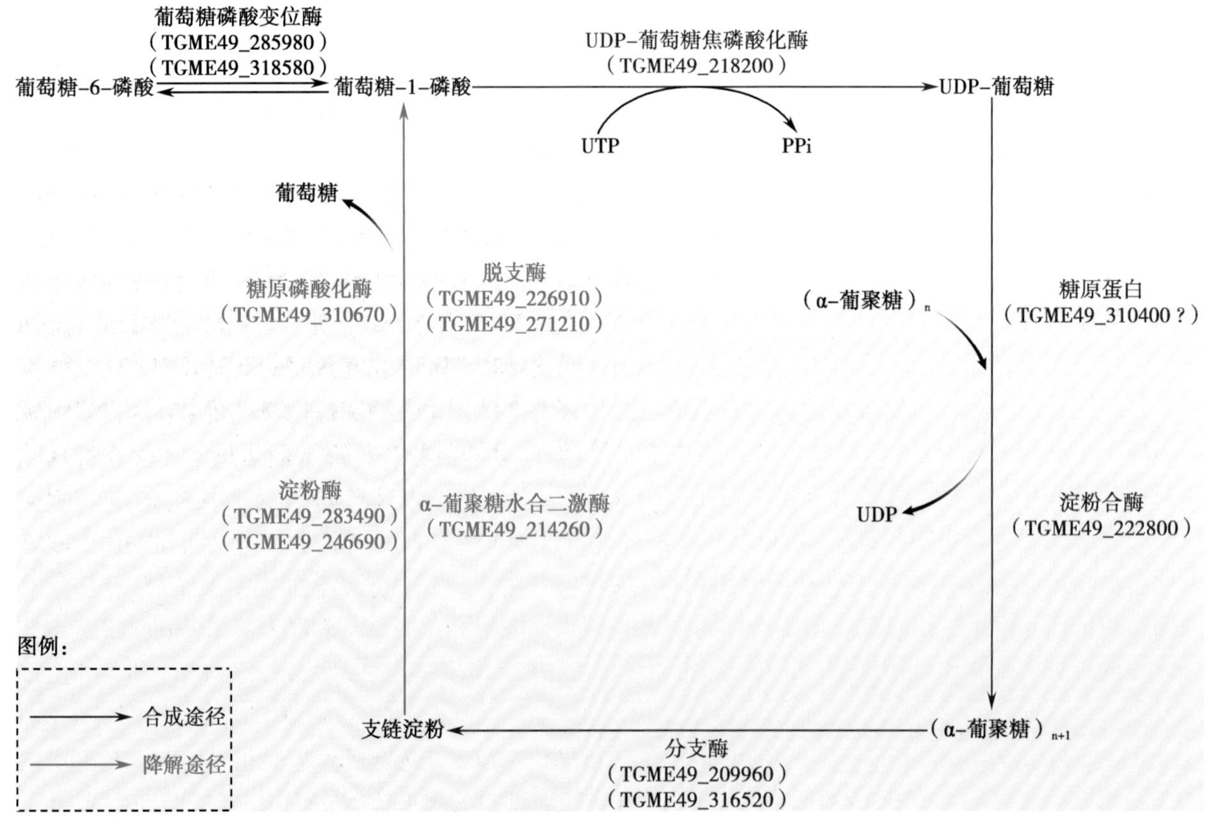


图 6-1　预测的弓形虫淀粉代谢途径

从淀粉糖链的分支程度看弓形虫淀粉与植物淀粉更接近而与动物糖原差别较大。但是从代谢途径来看，弓形虫支链淀粉代谢与植物的淀粉代谢有明显的差别。弓形虫淀粉的合成以 UDP- 葡萄糖为底物，虫体只表达 UDP- 葡萄糖焦磷酸化酶以及以 UDP- 葡萄糖为底物的糖原蛋白与淀粉合酶等聚糖合成相关酶，而陆生植物、绿藻、原核细胞多以 ADP- 葡萄糖作为聚糖合成的底物。因此这些生物中对应的都是能利用 ADP- 葡萄糖相关的酶。从淀粉的结构及其代谢的酶学途径看，弓形虫与红藻中的淀粉非常类似，这也从另一方面说明了弓形虫与红藻的亲缘关系。植物的淀粉是在叶绿体中合成，弓形虫等顶复门原虫也含有一个质体结构（顶质体），但是它失去了光合作用的功能，因此也不合成淀粉。遗传演化分析推断顶复门原虫的顶质体是从吞并一个红藻（或绿藻）的二次内共生事件中获得的，因此弓形虫与红藻具有相似的淀粉结构和代谢途径。虽然弓形虫中的淀粉代谢途径与植物有很大差别，但虫体中有些淀粉代谢的酶与植物亲缘关系较近而与动物较远，这其中最典型的是 α- 葡聚糖水合二激酶，它与植物中的酶有较高的相似性，而哺乳动物中没有这个酶。另一方面，参与弓形虫淀粉分解的糖原磷酸化酶（glycogen phosphorylase，GP）与真菌、动物细胞中的 GPs 具有更近的亲缘关系。因此，弓形虫淀粉代谢途径中既有与动物代谢相似的酶，也有与植物亲缘关系高的酶。

早期研究通过 RT-PCR 的方法比较了弓形虫淀粉代谢相关酶在不同时期的表达差异，发现参与淀粉分解的酶如 α- 淀粉酶、α- 葡聚糖水合二激酶、脱支酶在缓殖子阶段有更高的表达，而处于淀粉合成途径上的酶如淀粉合酶、分支酶、糖原蛋白则在速殖子时期表达量更高。这些酶的期表达特征或许与弓形虫淀粉代谢的生理功能有关，它提示淀粉可能在弓形虫速殖子与缓殖子互相转变过程中发挥重要作用，但这仍需更多的实验结果来验证。

### 三、淀粉代谢的生理作用与调控机制

淀粉代谢在虫体中的生理作用目前知之甚少。因为弓形虫在缓殖子和卵囊与子孢子时期才大量积累淀粉，人们推测淀粉可能参与缓殖子的形成，或者为缓殖子活化成快速增殖的速殖子提供能量；此外，由于完全脱离宿主细胞，卵囊与子孢子生存条件恶劣，淀粉或许是它们生存所必需的能量来源，但这些假说目前均缺乏有力的实验证据。另一方面，已有研究发现艾美耳球虫卵囊的活力和感染力与其中的支链淀粉水平相关，当支链淀粉减少时，卵囊活力和感染力会显著降低。

最近研究发现，弓形虫的 $Ca^{2+}$- 依赖蛋白激酶 2（$Ca^{2+}$-dependent protein kinase 2，CDPK2）对虫体淀粉代谢有十分重要的调控作用，它的缺失导致淀粉的急剧增加。CDPK2 的 N 端有一个碳水化合物结合域 20（CBM20），它可以结合淀粉等糖的聚合物，正常情况下 CDPK2 以聚集的小点分布在虫体胞质内，缺失 CBM20 结构域后，CDPK2 呈现弥散状均匀充满整个胞质，说明 CBM20 结构域促进了 CDPK2 与淀粉的结合并对其正确定位有重要影响。一般来说弓形虫速殖子中的淀粉较少，敲除 CDPK2 后速殖子中大量积累淀粉，并且这个现象在Ⅱ型虫株中更加明显。在碱性培养基诱导缓殖子分化的条件下，*Δcdpk2* 虫株积累的淀粉量进一步急剧增加，充满虫体胞质和纳虫泡空间，最终可导致缓殖子的死亡。在 CDPK2 敲除虫株及野生型虫株中用 $^{13}C$ 标记的葡萄糖示踪其代谢流向，发现 CDPK2 缺失株支链淀粉中 $^{13}C$ 的含量是野生虫株的 8 倍，并且在随后的细胞饥饿实验中极少分解，说明 CDPK 可能同时调控淀粉的合成与降解。通过对 CDPK2 缺失株进行遗传回补发现，与淀粉结合的 CBM20 结构域、与 $Ca^{2+}$ 结合的 EF-hand 结构域以及激酶活性都对 CDPK2 的功能十分关键，缺失任何一个都会造成淀粉的积累。CDPK2 的缺失对速殖子的生长没有显著影响，也不明显影响急性感染期虫体在宿主中的繁殖，但是会轻微降低虫体的毒力，更重要的是 CDPK2 缺失株在体内完全失去了形成包囊的能力，这很可能是在分化成包囊缓殖子过程中虫体积累过多的淀粉，导致形态异常、正常的细胞结构功能破坏，从而对虫体致死（Uboldi 等，2015）。

为了揭示 CDPK2 影响淀粉代谢的机制，Uboldi 等比较了 CDPK2 缺失株与野生型虫株中蛋白磷酸化的差异，发现了多个参与淀粉代谢的酶其磷酸化状态在 CDPK2 敲除后有明显改变，包括：糖原磷酸化酶、α- 葡聚糖水合二激酶、淀粉酶、分支酶等。后续的研究进一步证明糖原磷酸化酶（glycogen phosphorylase，GP）的磷酸化状态会显著影响其降解淀粉的能力，GP 的第 25 位丝氨酸能被磷酸化（是

否被 CDPK2 直接磷酸化尚不清楚)，当把 Ser25 突变成终止子、丙氨酸(Ala)或谷氨酸(Glu)，分别起到终止表达、去磷酸化以及模拟磷酸化的作用时，发现终止 GP 表达或沉默其磷酸化后，Ⅱ型虫株 PRU 中出现大量淀粉积累(即 GP 失去活性)；相反，如果让 GP 一直处于磷酸化状态，虫体几乎不积累淀粉，并且模拟磷酸化的 GP 还能大幅降低由 CDPK2 缺失引起的过量淀粉积累。这些结果表明 GP 第 25 位丝氨酸的磷酸化是调节支链淀粉降解的关键(Sugi 等，2017)。淀粉合酶是虫体内支链淀粉合成的关键酶，它的缺失使得弓形虫无论速殖子还是缓殖子都不能合成淀粉；在缺失 CDPK2 的虫株中敲除淀粉合酶，CDPK2 缺失引起的淀粉积累也完全消失，并且小鼠体内脑包囊形成能力也得到恢复，这些结果说明 CDPK2 缺失引起的包囊形成缺陷确实是由淀粉的过度积累导致的。

## 第三节　弓形虫的糖基化修饰

### 一、蛋白质糖基化

许多蛋白质在翻译之后需要进一步加工修饰才能发挥生物学功能，该过程称为蛋白质翻译后修饰(post-translational modification，PTM)，包括甲基化(methylation)、乙酰化(acetylation)、豆蔻酰化(myristoylation)、棕榈酰化(palmitoylation)、磷酸化(phosphorylation)、泛素化(ubiquitination)、糖基化(glycosylation)等，其中糖基化修饰是最常见的 PTM 之一，对蛋白的结构和功能具有重要影响。蛋白糖基化是指在糖基转移酶作用下将糖分子转移并以共价键形式结合至蛋白质特定氨基酸残基上的过程，多在内质网和高尔基体中完成。这些寡糖修饰对蛋白质的正确折叠、内质网输出、亚细胞定位等均具有重要意义。机体内存在的单糖种类繁多，但是参与蛋白质糖基化的主要为己糖及其衍生物，包括 D- 葡萄糖、D- 甘露糖及 D- 半乳糖等。蛋白糖基化可根据连接方式不同分为 N- 连接糖基化(N-linked glycosylation)、O- 连接糖基化(O-linked glycosylation)、C- 连接糖基化(C-linked glycosylation)和糖基磷脂酰肌醇锚(glycosyl-phosphatidyl inositol anchor)等。尽管糖基化修饰是一个普遍存在和保守的过程，但不同细胞中蛋白糖基化的程度和类型以及糖链的组成不完全一样，比如恶性疟原虫(*Plasmodium falciparum*)很可能没有黏蛋白型的 O- 连接糖基化，因为它似乎缺乏 O- 连接糖基化的供体底物 UDP-N- 乙酰半乳糖胺(UDP-N-acetylgalactosamine，UDP-GalNAc)。弓形虫中的蛋白糖基化修饰类型丰富。最近 Gas-Pascual 等利用生物信息学手段对弓形虫基因组进行了分析，发现了 67 个潜在参与糖基化修饰或糖链合成的基因，它们要么为糖基化修饰提供活化的单糖(或其衍生物)作为供体，或者直接作为糖基转移酶催化不同类型的修饰。随后他们通过遗传学和生物化学技术研究了其中部分基因的功能和糖链的结构，提出了弓形虫不同类型的糖基化修饰潜在的过程和方式(Gas-Pascual 等，2019)，虽然具体细节仍有待进一步验证，但这工作为理解弓形虫糖基化修饰的全貌提供了很好的基础。

N- 连接糖基化是指糖链与多肽中特定天冬酰胺(ASN-X-Ser/Thr，X 代表脯氨酸外的任何一种氨基酸)的 -NH2 基连接从而添加到新生蛋白中的过程。N- 糖基化途径在大多数真核生物中高度保守，主要发生在内质网中，在蛋白翻译和向内质网移动过程中，N- 糖基化前体(寡糖磷酸多萜醇，glycan-2PP-Dol)通过寡糖转移酶的作用被整体转移到 ASN 的 -NH2 基团上。事实上，几乎所有的糖基转移酶都依赖于糖核苷酸或 Dol-P- 糖作为供体将糖基转移到受体分子上。糖蛋白组学分析发现，弓形虫中多个参与滑行运动和宿主细胞入侵的蛋白(AMA1、RON2 等)均被 N- 糖基化修饰，且糖基化抑制剂衣霉素(tunicamycin)持续处理会极大地削弱虫体对宿主细胞的入侵能力，少部分成功入侵的弓形虫复制能力也会受到影响，且细胞器形态会发生改变，表明 N- 糖基化对弓形虫的运动、入侵以及虫体与宿主细胞的互作很重要。对弓形虫蛋白糖基化的 N- 聚糖结构进行分析发现它似乎只有三种主要的糖链：

$Glc_2Man_6GlcNAc_2$、$Glc_1Man_6GlcNAc_2$ 和 $Man_6GlcNAc_2$。这些聚糖结构的形成是在天冬酰胺连接的糖基化（asparagine-linked glycosylation，ALG）催化下一个一个将单糖分子加上去的。弓形虫编码多个 ALG 基因，通过基因敲除发现，有些 ALG 对虫体生长不十分重要，但有些非常关键。这些结果表明，合成 $Man_6GlcNAc_2$ 这个 N- 聚糖前体对虫体是很关键的。

O- 连接糖基化修饰是指糖链经 N- 乙酰半乳糖胺（GalNAc）与蛋白特定的丝氨酸（Ser）或苏氨酸（Thr）残基上的羟基相结合，它以 UDP-GalNAc 作为供体，由 UDP-GalNAc: polypeptide N-acetylgalactosaminyl transferases（pp-GalNAcT）催化 GalNAc 与蛋白的结合而起始，这种类型的修饰也称为黏蛋白型的 O- 连接糖基化，因为黏蛋白在多个位点被 O- 糖基化修饰，也是最经典的 O- 糖基化修饰蛋白。弓形虫编码 5 个潜在的 pp-GalNAcT，也有多个蛋白被 O- 糖基化，其中最为人熟悉的是包囊壁蛋白 CST1。我们常用荧光素标记的二花扁豆凝集素（dolichos biflorus agglutinin，DBA）对包囊进行染色，利用的就是 CST1 的 O- 糖基化可被 DBA 特异性识别。敲除 CST1 或者 pp-GalNAcT2、pp-GalNAcT3 均导致包囊壁不能被 DBA 染色，并且包囊变得更加脆弱，对机械破坏的承受力减弱。对虫体的 O- 聚糖结构进行分析，发现弓形虫速殖子只有一个主要的黏蛋白型 O- 聚糖，且仅包含两个 N-乙酰氨基己糖（N-acetylhexosamines）。弓形虫中还存在第二种 O- 糖基化——TSR 型 O- 糖基化，以 Glucose-β1，3-fucose-1α 形式连接到 MIC2 等蛋白，例如血小板反应蛋白（thrombospondin repeat，TSR）结构域的丝氨酸 / 苏氨酸残基上（O- 岩藻糖基化，O-fucosylation）。除此之外，弓形虫与疟原虫的 TSR 结构域蛋白（TRAP、MIC2 等）还可能存在 C- 连接糖基化，在相对保守的酶（DPY19）催化下在特定色氨酸残基的侧链碳原子上连接甘露糖，弓形虫中对应的蛋白（TgME49_280400）也具有相应的酶活性，但是该修饰的生物学意义仍有待进一步研究。

糖基化修饰不仅发生在分泌蛋白和表面蛋白上，细胞质甚至核蛋白都有可能被糖基化，弓形虫也不例外。细胞质中的蛋白糖基化修饰研究得最多的是 E3 泛素连接酶 SCF（Skp1/Cullin1/F-box）的 Skp1 亚基。在弓形虫中，Skp1 的第 154 位脯氨酸首先被脯氨酸羟化酶（proline hydroxylase，phyA）羟基化，随后在 4 个糖基转移酶的催化下依次添加 5 个单糖分子，形成一个 5 糖链，其结构被认为是半乳糖 α1，3 葡萄糖 α1，3 岩藻糖 α1，2 半乳糖 β1，3N 乙酰葡萄糖胺 α1-O。该过程之所以仅需 4 个糖基转移酶是因为其中一个酶 PgtA（TgME49_260650）是双功能酶，同时具有 β1，3- 半乳糖苷转移酶和 α1，2- 岩藻糖基转移酶活性，因此可以添加第二和第三个糖分子。在其他物种中 Skp1 的糖基化修饰是细胞感受环境氧气浓度的手段，但在弓形虫中的具体作用还有待确认，敲除介导羟基化的 phyA 和几个糖基转移酶都能导致虫体生长减慢。另一方面，利用能识别岩藻糖的橙黄网孢盘菌凝集素（*Aleuria aurantia* lectin，AAL），发现弓形虫多个核蛋白被 O- 岩藻糖基化修饰。O- 岩藻糖基化需要 GDP- 岩藻糖作为供体，而弓形虫 GDP- 岩藻糖由 GDP- 甘露糖脱氢酶 GDP-mannose dehydratase（GMD，TGGT1_238940）催化 GDP- 甘露糖转变而来。敲除 GMD 后核蛋白的 O- 岩藻糖化显著减少，并且虫体的生长受到极大抑制，说明该修饰的关键作用。被 O- 岩藻糖化的核蛋白功能广泛，从进出核的转运，到 mRNA 的处理，再到信号传导、蛋白互作等，但是哪些蛋白在哪些位点的岩藻糖化分别起到什么作用目前还不清楚，有待进一步研究。

## 二、糖基磷脂酰肌醇锚定（GPI anchor）

糖基磷脂酰肌醇（glycosylphosphatidylinositol，GPI）是一种广泛存在于真核细胞表面的糖脂分子。GPI 最常见的功能是通过其特殊的结构将表面蛋白（尤其是不具有跨膜结构域的表面蛋白）锚定在细胞膜上。GPI 主要在内质网中合成，然后共价连接到那些碳端含有 GPI 结合信号序列的蛋白上，通过其磷脂酰肌醇中的脂肪酸链将蛋白锚定到细胞膜上。GPI 的结构与 N- 糖基化修饰和 O- 糖基化修饰相比更加复杂，其核心结构包括乙醇胺磷酸酯、3 个甘露糖苷、葡糖胺以及磷脂酰肌醇。除了共价修饰将蛋白锚定到细胞表面外，GPI 还扮演其他重要的功能，比如介导信号转导与免疫反应等等。GPI 结构在疟原虫与弓形虫等寄生原虫表面尤其丰富，而且它们有两种主要存在形式：与蛋白共价结合以及以游离形式镶嵌在细胞膜上。在疟原虫感染中，与蛋白结合的或者游离的 GPI 是导致重症疟疾的主要毒素分子。因此 GPI 特异的抗体被认为具有抗毒素效应，能够降低疟原虫感染时的炎症反应，减少病理变化。虽然 GPI 抗体对重症疟疾的保护作用尚存在一定的争议，但在体外，GPI 抗体确实可以调节宿主细胞的免疫反应，减轻疟原虫引起的炎症反应对免疫细胞的伤害。此外，在小鼠感染伯氏疟原虫（*P. berghei*）的模型中，GPI 免疫可以大幅减缓疟原虫对小鼠的致死作用，提高存活率，但这种免疫保护作用并不能降低感染小鼠的虫血症，提示它并不是直接杀灭疟原虫，而是通过中和 GPI 的毒素作用来保护宿主。流行病学研究也发现，在临床上，对疟疾有抵抗力的成年人均含有高水平的抗 GPI 抗体，而易感儿童则缺乏这类抗体或者含量很低，这表明抗 GPI 抗体水平与人对疟疾的易感性具有一定的关联性。与疟原虫类似，弓形虫中的 GPI（无论蛋白是结合的还是游离的形式）可以结合宿主细胞表面的半乳糖凝集素 3（galectin 3），并通过 Toll 样受体 TLR2 和 TLR4 诱导巨噬细胞产生肿瘤坏死因子（TNF），从而引起强烈的炎症反应，加剧虫体感染引起的病变。而抗弓形虫 GPI 的抗体也能够降低炎症反应、减轻病症，GPI 或许也能作为潜在的疫苗在一定程度上预防急性弓形虫病。

弓形虫中的 GPI 非常丰富。有研究估计每个虫体中含有 $10^5$ 个以上的 GPI 分子，虫体表面的许多蛋白都是通过 GPI 锚定到细胞膜上，包括速殖子表面抗原 1（SAG1）这样高表达的蛋白。早期，有学者用 $^3H$ 标记的氨基葡萄糖、甘露糖、棕榈酸、肉豆蔻酸、氨基乙醇等标记虫体，再用磷脂酰肌醇磷脂酶 C（phosphatidylinositol phospholipase C，PI-PLC）处理的方法，发现了 GPI 对速殖子包含 SAG1 在内的主要表面抗原的修饰。真核细胞中的 GPI 具有保守的核心结构：磷酸乙醇胺 -6 甘露糖 α1-2 甘露糖 α1-6 甘露糖 α1-4 氨基葡萄糖 α1-6 磷脂酰肌醇。末端的磷酸乙醇胺通过肽键连接到蛋白的碳末端，从而形成 GPI 锚定，在 GPI 对蛋白的修饰中，事先合成的 GPI 前体通过酰胺转移酶反应切除目标蛋白 GPI 锚定信号序列从而整体转移到目标蛋白的末端。在不同的物种中，GPI 保守的核心结构还可以被糖、乙醇胺等进一步修饰形成多样的结构，此外，GPI 的脂基团也呈现高度的多样性，不同物种 GPI 的脂基团可以有明显差异。对游离的 GPI 结构进行细致的分析，发现弓形虫游离 GPI 的聚糖部分有 2 种结构：第一个是在上述核心结构基础上在第一位的甘露糖侧链进行 N- 乙酰半乳糖胺修饰，形成磷酸乙醇胺 -6 甘露糖 α1-2 甘露糖 α1-6（乙酰半乳糖胺 β1-4）甘露糖 α1-4 氨基葡萄糖 α1-6 磷脂酰肌醇；第二个是在第一个基础上对 N- 乙酰半乳糖胺侧链的进一步修饰，加上一个葡萄糖分子，形成磷酸乙醇胺 -6 甘露糖 α1-2 甘露糖 α1-6（葡萄糖 α1-4 乙酰半乳糖胺 β1-4）甘露糖 α1-4 氨基葡萄糖 α1-6 磷脂酰肌醇。含有葡萄糖 - 乙酰半乳糖胺侧链修饰的 GPI 分子（上述第二种结构）在人体内有较强的免疫原性，可引起感染早期的 IgM 反应。

GPI 的合成是从将 UDP-N- 乙酰葡萄糖胺来源的 N- 乙酰葡萄糖胺转移到磷脂酰肌醇开始的，该反应由一个蛋白复合物中的 N- 乙酰葡萄糖胺转移酶催化，而该酶活性被认为存在于 PI-glycan class A（PIGA）蛋白中，PIGA 的缺失会导致 GPI 合成丧失，进而造成细胞表面蛋白 GPI 锚定的生成缺陷。弓形虫中的 PIGA 蛋白定位于内质网中，对其编码基因进行遗传改造发现它不能敲除，提示 PIGA 在弓形虫速殖子中扮演关键角色，也说明 GPI 合成对虫体的生长繁殖十分重要。PIGA 生成的乙酰葡萄糖胺 - 磷脂酰肌醇经去乙酰化形成葡萄糖胺 - 磷脂酰肌醇，然后经过甘露糖基化添加 3 个甘露糖分子，最后以磷脂酰乙醇胺为供体将磷酸乙醇胺转移到第 3 个甘露糖上。研究发现，丝氨酸蛋白酶抑制剂苯甲磺酰氟（phenylmethylsulfonyl fluoride，PMSF）和二异丙基磷酰氟（dⅡsopropyl fluorophosphate，DFP）能显著影响 GPI 的合成，结合同位素标记和这些抑制剂发现了 GPI 合成中的中间产物，对理解 GPI 的合成过程有重要意义。比如，葡萄糖胺 - 磷脂酰肌醇在甘露糖基化之前有一个肌醇酰化的中间物，并且肌醇的酰化对后续的甘露糖基化非常重要。该酰化过程由一个肌醇酰基转移酶催化，而这个酶能够被 PMSF 抑制，PMSF 处理后葡萄糖胺 - 磷脂酰肌醇不能被酰化，进而抑制后续的甘露糖基化，影响 GPI 的产生。另一方面，甘露糖基化完成后，酰化的肌醇需要去酰化才能使 GPI 进一步成熟，包括侧链的修饰等，PMSF 或 DFP 均能抑制这个去酰化过程，留下同时酰化和完全甘露糖基化的 GPI 中间物，这种结构一般是很难被检测到的，因此这些抑制剂能帮助我们更好地认识 GPI 的合成过程（Smith 等，2007）。

## 第四节　弓形虫的脂质代谢

脂质的代谢对所有细胞都十分重要，脂质分子不仅是细胞的基本组成成分，也是重要的能量储存形式、信号传递分子和蛋白修饰因子等，在细胞的各项生命活动中扮演关键角色。不同生物和细胞因其生活环境不同可能包含不同的脂质分子和脂代谢途径，弓形虫等寄生原虫的脂代谢方式与它们的哺乳动物宿主有着明显的差异，是抗寄生虫药物设计潜在的靶标。弓形虫不仅可以合成脂类分子，同时也具有从宿主细胞中摄取一些脂类的能力，这些复杂的脂代谢网络与机制能够帮助虫体在多样的寄生环境中满足脂质的需要，保障虫体存活与繁殖。

### 一、脂肪酸代谢

脂肪酸是最简单的脂质分子，是储存能量的重要形式，也是复杂脂的组成成分。弓形虫具有三个潜在的脂肪酸生物合成途径，分别是顶质体中的Ⅱ型脂肪酸合成途径（type Ⅱ fatty acid synthesis，FAS Ⅱ），位于内质网中的脂肪酸延伸途径（fatty acid elongation，FAE）和细胞质中的Ⅰ型脂肪酸合成途径（type Ⅰ fatty acid synthesis，FAS Ⅰ）。不同的脂肪酸生物合成途径由不同的酶催化完成，但是它们的化学反应本质非常类似，都是通过缩合、还原、脱水、再还原的循环反应每次将一个二碳单元加到酰基链（acyl chain）上。催化 FAS Ⅰ途径各个反应的酶通常融合在一起形成一个巨型的多功能蛋白，而催化 FAS Ⅱ与 FAE 各步反应的酶均是独立的蛋白。FAS Ⅰ途径主要存在于真核生物中，比如酵母与人等，个别细菌也利用 FAS Ⅰ合成脂肪酸；而 FAS Ⅱ则是大多数细菌的主要脂肪酸合成途径，它也存在于植物叶绿体和部分顶复门原虫的顶质体中。丙二酰辅酶 A（malonyl-CoA）是脂肪酸生物合成中二碳单元的供体，它是由乙酰辅酶 A 经乙酰辅酶 A 羧化酶（acetyl CoA carboxylase，ACC）催化形成。与弓形虫具有多个脂肪酸生物合成途径相对应，虫体也具有两个 ACC，分别位于顶质体（ACC1）与细胞质（ACC2）中。

#### （一）Ⅱ型脂肪酸合成途径（FAS Ⅱ）

包括弓形虫与疟原虫在内的很多顶复门原虫（但不是所有的顶复门原虫都有，比如隐孢子虫、梨形虫等就没有 FAS Ⅱ）都编码 FAS Ⅱ途径，并且参与该途径的酶都定位于顶质体中，与植物类似。FAS Ⅱ在疟原虫中研究得比较多，1998 年发现该途径以后，它被认为是很有潜力的抗寄生虫药物靶标，因为该途径在哺乳动物宿主中不存在，因此其特异的抑制剂对宿主的影响会比较小。在这个研究过程中，三氯生（triclosan）等多个抗生素被发现有较好的抗疟效果，而三氯生被认为是 FAS Ⅱ途径中 Enoyl-ACP 还原酶（Fab Ⅰ）的抑制剂。进一步的研究发现三氯生能够结合并抑制疟原虫的 Fab Ⅰ，甚至与 Fab Ⅰ共结晶。弓形虫中 Fab Ⅰ和三氯生的研究得到了类似的结果，所以很长一段时间里大家认为 Fab Ⅰ是 FAS Ⅱ途径中最理想的药物靶标，而三氯生就是代表性的药物分子。但是，后来更多的研究发现对 Fab Ⅰ的抑制作用并不是三氯生抑制细菌和虫体生长的主要原因：巴贝斯虫、泰勒虫等梨形虫不含有 Fab Ⅰ蛋白，但是三氯生也可以抑制它们的生长。在恶性疟原虫（*P. falciparum*）或伯氏疟原虫（*P. berghei*）中敲除 Fab Ⅰ后，虫体在红内期的生长并不受影响，但在肝期的发育受到抑制。表明 FAS Ⅱ途径对红内期的虫体并没有决定性的作用，而且三氯生还能抑制 Fab Ⅰ敲除虫株的生长，这些结果清楚地说明三氯生的真正抗虫靶标不是 Fab Ⅰ（Yu 等，2008）。Fab Ⅰ在不同时期有不同的贡献说明虫体在不同环境下获取脂肪酸的途径不完全相同。

弓形虫与疟原虫中的 FAS Ⅱ途径以乙酰辅酶 A 为起始底物，而顶质体中的乙酰辅酶 A 被认为是丙酮酸脱氢酶（pyruvate dehydrogenase，PDH）催化而来。顶质体膜上有一个磷酸转运蛋白（apicoplast phosphate translocator，APT），能够将部分糖酵解中间物如磷酸烯醇丙酮酸转运到顶质体中，然后在丙酮酸激酶（pyruvate kinase，PYK）作用下生成丙酮酸，最后在 PDH 催化下转变成乙酰辅酶 A。在大多数真核细胞中，PDH 定位于线粒体膜上将糖酵解产生的丙酮酸转变成乙酰辅酶 A 以进入三羧酸循环，但是弓形虫、疟原虫等顶复门原虫只有一个定位于顶质体的 PDH，因此代谢模型预测其主要功能是在顶质体中产生乙酰辅酶 A 以驱动 FAS Ⅱ途径。一旦获得乙酰辅酶 A，它就能在 ACC 催化下产生丙二酰辅酶 A 作为脂肪酸合成的碳供体。弓形虫中有两个 ACC，其中定位于顶质体的 ACC1（ACC2 定位于细胞质）催化产生丙二酰辅酶 A 后，再依次在 Malonyl-CoA：ACP transacylase（FabD）、Acyl carrier protein（ACP）、Acyl carrier protein synthase（ACPS）、β-ketoacyl-ACP synthase Ⅲ（FabH）、β-ketoacyl-ACP synthase Ⅰ/Ⅱ（FabB/F）、β-ketoacyl-ACP reductase（FabG）、β-hydroxyacyl-ACP dehydratase（FabZ）、Enoyl-ACP reductase（FabI）的催化和循环作用下生成不同长度的脂肪酸链。

对弓形虫中 FAS Ⅱ途径的生理意义研究不如疟原虫多。早期对酰基载体蛋白 ACP 的研究提示 FAS Ⅱ对弓形虫速殖子的生长和毒力非常重要，条件性降低 ACP 的表达显著减慢速殖子在体外的生长速度，导致顶质体丢失，感染小鼠时虫株毒力下降。进一步的代谢标记试验说明 ACP 的缺失引起硫辛酸（lipoic acid）和中长链饱和脂肪酸（C14：0，C16：0 等）合成缺陷，这些结果表明 FAS Ⅱ主要参与弓形虫中长链脂肪酸的从头合成，并且对速殖子在体内外的生长繁殖十分重要（Mazumdar 等，2006）。但是，最新的研究发现，与 ACP 不同，弓形虫中的 PDH、Fab D 和 Fab Z 都可以被敲除，说明 FAS Ⅱ在速殖子期并不是绝对必需的，尽管突变虫体均表现出显著的生长缺陷。PDH 缺失的虫体中长链脂肪酸（C14：0、C16：0）合成能力明显下降，但虫体感染小鼠时的毒力与野生虫株并没有明显差异，说明 FASⅡ对速殖子的体内生长也不是必需的（Liang 等，2020）。这些新的结果提示：与疟原虫的红内期类似，FAS Ⅱ在速殖子中也没有原来预想的那么重要，很可能也不是理想的药物靶标。有趣的是，PDH、Fab Z 和 ACP 缺失虫株的生长缺陷都可以通过添加外源脂肪酸（C14：0、C16：0 等）得到一定程度的恢复，说明虫体也具有利用外源脂肪酸的能力（Krishnan 等，2020）。最近，还有研究发现弓形虫能够诱导宿主细胞脂噬（lipophagy）从而利用宿主的脂肪酸，而宿主会通过线粒体融合来限制虫体从宿主获取脂肪酸（Pernas 等，2018）。这些结果说明虫体具有多个途径来满足自身脂肪酸的需求，尽管有些途径的分子机制仍不完全清楚。这也说明了虫体代谢的灵活性，能根据寄生环境的营养状态通过不同的途径获取所需的营养。从这个角度看，尽管 FAS Ⅱ在速殖子时期可能不是必需的，但在弓形虫生活史其他阶段可能有重要的作用，尤其是卵囊阶段，因为虫体经历孢子化过程需要大量的脂肪酸合成膜系统，但由于它在体外环境中没法从宿主细胞中获取。因此，仍需更多研究来探究 FAS Ⅱ在弓形虫生活史其他阶段中的生理作用。

### （二）Ⅰ型脂肪酸合成途径（FAS Ⅰ）

基因组学研究表明弓形虫、隐孢子虫、球虫等多个顶复门原虫编码 FAS Ⅰ途径，由一个多功能的大型蛋白合酶（megasynthase）完成。目前 FAS Ⅰ途径的研究多集中于隐孢子虫，因为它没有顶质体，所以 FAS Ⅰ很可能是最重要的脂肪酸合成途径。虽然顶复门原虫的Ⅰ型脂肪酸合成酶与其他真核细胞有相似性，但生物信息学分析发现，它与哺乳动物中的酶还是有差异的。哺乳动物细胞中，FAS Ⅰ合成酶是由 7 个不同催化结构域组成的单模块蛋白，每一个模块含有一个功能域、催化脂肪酸合成中的一个反应，因此 7 个不同结构域依次催化一个脂肪酸合成延伸循环中的反应以完成整个过程。但是隐孢子虫中的 FAS Ⅰ合成酶似乎是一个多模块蛋白，每一个模块含有多个催化功能域。这个不同寻常的结构模式暗示虫体中 FAS Ⅰ的催化机制可能与哺乳动物中的 FAS Ⅰ不同。弓形虫的 FAS Ⅰ与隐孢子虫中的 FAS Ⅰ高度相似性，但目前尚没有其功能的具体研究，它是否具有脂肪酸合成活性，在虫体中有什么生理意义还不清楚，需要进一步研究验证。

### （三）脂肪酸延伸途径（FAE）

FAS Ⅱ是弓形虫中主要的脂肪酸从头合成途径，经其产生的中长链脂肪酸多转运出顶质体被进一步修饰利用，其中之一就是进入内质网在延伸途径作用下产生长链和超长脂肪酸。几乎所有真核细胞都含有 FAE 途径且对细胞的生长发育有重要意义。FAE 途径通过延伸酶（elongase，ELO）、酮脂酰辅酶 A 还原酶（ketoacyl-CoA reductase，KCR）、酰基辅酶 A 脱水酶（acyl-CoA dehydratase，DEH）、烯酰辅酶 A 还原酶（enoyl-CoA reductase，ECR）的循环作用每次将丙二酰辅酶 A 来源的一个二碳单元添加到脂酰链中。动物和植物编码多个 ELO，一般认为它们作用于不同酰基链长度的底物并将它们延长。到目前为止，在隐孢子虫中只发现 1 个 ELO，而且它定位于虫体的纳虫泡膜上而不是经典的内质网中，有猜测认为它或许作用于宿主来源的脂肪酸，但目前尚缺乏确切的实验证据。此外，也不清楚隐孢子虫中 FAE 途径的其他成分是否也定位于纳虫泡膜上。弓形虫与疟原虫均编码 3 个 ELO（ELO-A、ELO-B 和 ELO-C），弓形虫的 FAE 以顶质体 FASⅡ合成的 C16：0 和宿主来源的脂肪酸为主要底物，当用碳 -13 标记的葡萄糖来示踪虫体脂肪酸的合成时，发现 ELO-A 的缺失导致 16-18 碳饱和与不饱和脂肪酸的合成下降，C16：1 合成的上升；ELO-B 的缺失引起 C20：1、C22：1、C24：1 和 C26：1 等单不饱和脂肪酸的合成受阻，C18：1 的合成上升；ELO-C 的缺失导致 C26：1 合成的选择性下降，C22：1 的增加，因此当前的模型认为 ELO-A 主要将 C16：0 延伸为 C18：0，它的失活导致 C16：0 向 C16：1 方向转变；ELO-B 主要将 C18：1/C20：1 延长为 C22：1；而 ELO-C 主要将 C22：1 延伸为 C26：1。在功能方面，这些 ELO 单基因突变虫株在体外生长较野生型相比均没有明显缺陷，提示这些酶可能存在功能上的冗余，或者虫体可以从宿主细胞获取脂肪酸以弥补对应的合成缺陷。进一步的研究发现，弓形虫 FAE 途径中的 DEH 和 ECR 对虫体的生长至关重要，关闭它们的表达可导致虫体严重的生长缺陷，而代谢标记实验表明 DEH 的缺失可导致长链及超长链脂肪酸（C20：0、C24：0 和 C18：1、C20：1、C22：1、C24：1、C26：1 等）合成的下降和部分含长链与超长链脂肪酸的磷脂分子（磷脂酰肌醇、磷脂酰乙醇胺）生成降低（Ramakrishnan 等，2012）。有趣的是，DEH 突变虫株的生长缺陷可在一定程度上被外源添加的长链 / 超长链单不饱和脂肪酸恢复，但长链 / 超长链饱和脂肪酸作用不明显。这说明 DEH 缺失株的生长缺陷主要是由于长链 / 超长链不饱和脂肪酸合成不足所导致，也说明虫体可以从外界环境部分获取这些脂肪酸。

### （四）不饱和脂肪酸合成

脂肪酸链的脱饱和可赋予其新的理化性质，生物膜中不饱和脂肪酸链含量的变化也会导致膜流动性的改变，且不同生物膜系统中饱和与不饱和脂肪酸链的组成各不相同。不饱和脂肪酸链可分为单不饱和脂肪酸（monounsaturated fatty acid，MUFA）和多不饱和脂肪酸（polyunsaturated fatty acid，PUFA）。MUFAs 通常在硬脂酰辅酶 A 去饱和酶（stearoyl-CoA desaturase，SCD）的催化下，在饱和脂肪酸中产生不饱和键得来。顶复门原虫中 SCD 研究较少，疟原虫中的 SCD 可能在红内期发挥作用并对虫子生长有重要作用。以恶性疟原虫的 SCD 序列做比对分析，发现了弓形虫中的 SCD。该蛋白定位于内质网中。敲除弓形虫的 SCD 对速殖子的生长没有明显影响，但它的过表达会导致虫体生长变慢，C18：1 含量增多，最后导致虫株毒力下降。目前还没有发现顶复门原虫中存在产生 MUFAs 的去饱和酶。但另一方面，在弓形虫、隐孢子虫和艾美耳球虫等确实存在 PUFAs。这些 PUFAs 的产生途径仍不清楚。此外，Di Genova 等发现，在培养基或者小鼠的饮食中添加亚油酸（linoleic acid）能促进弓形虫的有性生殖。亚油酸似乎是决定弓形虫终末宿主范围的关键因子。这暗示虫体可以从宿主和外部环境获取这些 PUFAs（Di Genova 等，2019）。

综上所述，弓形虫不仅可以自身合成脂肪酸，也具有从外界环境中获取脂肪酸的能力，具有较好的灵活性，使得虫体可以在复杂多变的寄生环境中满足生长繁殖所需的脂肪酸。此外，上述讨论也说明虫体多个亚细胞器参与了脂肪酸的代谢。顶质体和内质网分别是脂肪酸从头合成和延长的场所，细胞质中可能存在 FAS Ⅰ，并且从宿主和环境中获取的脂肪酸很可能先进入细胞质再到其他部分被加工利用。但是，目前还不清楚不同的细胞器是如何协作以确保不同种类的脂肪酸顺利合成。最近，Fu 等报道了两个在细胞质中定位的潜在酰基辅酶 A 结合蛋白 1（acyl-CoA binding protein 1，ACBP1）与固醇载体蛋白 2（sterol carrier protein 2，SCP2），它们协同作用在长链和超长链脂肪酸合成中扮演重要角色。单独缺失这两个基因中的一个不会对虫体生长带来明显影响，但双缺失则显著降低虫体的生长速度和体内毒力。它们的缺失主要导致虫体 C18：0、C22：1、C24：1 等的合成下降，从而影响磷脂和甘油酯的生成，推测 ACBP1 和 SCP2 可能将宿主来源的脂肪酸或者是虫体从头合成的脂肪酸转运到内质网等部位，进而进行延长、修饰、利用（Fu 等，2019）。

## 二、甘油酯代谢

作为生物膜组成中的最主要成分，磷脂对细胞生长增殖至关重要。磷脂主要由脂肪酸链和非脂成分（磷酸、碱基等）组成，根据分子中醇的不同，可将磷脂分为甘油磷脂和鞘氨醇磷脂两大类。其中由甘油组成的磷脂被称为甘油磷脂，作为最常见的磷脂，甘油磷脂以甘油为碳骨架，两个羟基与两分子脂肪酸结合形成酯，另外一个羟基被磷酸酯化并连接上不同的极性基团从而将甘油磷脂分为磷脂酰胆碱（phosphatidylcholine，PC），磷脂酰乙醇胺（phosphatidylethanolamine，PE），磷脂酰肌醇（phosphatidylinositol，PI），磷脂酰丝氨酸（phosphatidylserine，PS）以及磷脂酰甘油（phosphatidylglycerol，PG）和心磷脂（cardiolipin，CL）等。除了作为细胞膜的成分，磷脂在蛋白翻译后修饰和细胞信号转导等多个方面都有关键作用。

### （一）磷脂酰胆碱（PC）合成途径

在绝大多数生物膜中，磷脂酰胆碱是最主要的磷脂成分，其含量可以占到 60%（按脂质中的磷酸计算）。疟原虫中 PC 占总磷脂的 40%～50%；弓形虫速殖子中占 60% 以上。与其他真核细胞类似，弓形虫中也具有肯尼迪途径（Kennedy pathway）合成 PC。在该途径中，胆碱首先在胆碱激酶（choline kinase，CK）的作用下磷酸化，再经磷酸胆碱胞苷酰转移酶（choline-phosphate cytidylyltransferase，CT）的作用将磷酸化的胆碱与 CTP 缩合形成 CDP- 胆碱，之后再在胆碱磷酸转移酶（choline phosphotransferase，CPT）的催化下将 CDP- 胆碱转移到二酰甘油（diacyl glycerol）上形成 PC。弓形虫编码一个 CK，通过同源重组将其启动子替换成可被四环素调控的启动子，发现添加四环素可以关闭全长 CK 的表达，但是虫体 CK 的酶活性只降低了 35%，PC 的含量也只降低了 35%，且虫体的生长没有明显变化。进一步研究发现 CK 基因的第一个外显子中含有启动子活性，可以转录一个截断但有酶活性的 CK，这可能是四环素关闭全长 CK 但虫体尚保留一部分酶活性的原因。另一方面，胆碱类似物二甲基乙醇胺（N，N-dimethylethanolamine，DME）能特异性抑制 CK 的酶活性，且可以显著抑制虫体的生长而不影响宿主细胞的繁殖，说明 CK 在虫体中有关键作用。

除肯尼迪途径之外，PC 还可以通过以下途径产生：在磷脂酰乙醇胺甲基转移酶（PE N-methyltransferase，PEMT）的催化下，将 PE 甲基化生成 PC；或者在磷酸乙醇胺 N- 甲基转移酶（phosphoethanolamine N-methyltransferase，PMT）的催化下，将磷酸乙醇胺转化成磷酸胆碱，再通过肯尼迪途径中的 CT 和 CPT 产生 PC。但是，弓形虫中似乎没有 PEMT 与 PMT。因此，这两个途径很可能不存在，而肯尼迪途径是虫体 PC 最重要的来源，这也解释了 DME 对虫体几乎完全的抑制作用。

### （二）磷脂酰乙醇胺（PE）的合成

磷脂酰乙醇胺（phosphatidyl ethanolamine，PE）是弓形虫中含量仅次于磷脂酰胆碱的甘油磷脂。与 PC 合成相似，PE 也可以通过肯尼迪途径经乙醇胺激酶（ethanolamine kinase，EK）、磷酸乙醇胺胞苷酰转移酶（ethanolamine-phosphate cytidylyltransferase，ECT）、乙醇胺磷酸转移酶（ethanolamine phosphotransferase，EPT）的作用来合成。这些酶作用的底物分别是乙醇胺、磷酸乙醇胺和 CDP- 乙醇胺。PE 和 PC 这两条合成途径共同组成了肯尼迪途径，由于它们的相似性，参与其中的酶可能不局限于某一个通路而呈现多功能性，比如有些物种中的 CK 同样也具有 EK 的酶活性。CPT 很多时候也可能具有 EPT 活性而作为一个双功能酶，称为 CEPT，EPT 同样如此。生物信息学分析发现，弓形虫基因组编码两个 EPT，且它们均位于内质网中，但它们具有 CPT 或 EPT 还是 CEPT 的活性目前尚不清楚，有待进一步研究。

除肯尼迪途径之外，弓形虫中的 PE 还可以在磷脂酰丝氨酸脱羧酶（phosphatidylserine decarboxylase，PSD）的作用下由 PS 脱羧产生。与疟原虫中位于内质网中的 PSD 不同，弓形虫有两个 PSD，分别位于线粒体（PSDmt）与纳虫泡内（PSDpv）。PSDmt 的缺失导致弓形虫 45% 左右的生长抑制，但并不改变虫体 PE 的含量。这可能是由于肯尼迪途径的代偿作用，因为 PSDmt 的缺失导致虫体对乙醇胺利用的增加。但是，PSDpv 突变虫株则没有明显生长缺陷，因此 PSDpv 的生理功能尚不明确。作为一个分泌到纳虫泡的酶，它或许能把从宿主中摄取的 PS 转化为 PE 供虫体利用（Gupta 等，2012），但这需要进一步研究来证明。

### （三）磷脂酰肌醇（PI）的合成

磷脂酰肌醇（phosphatidylinositol，PI）由二酰甘油和肌醇（myo-inositol）组成，在其他真核细胞中，3- 磷酸肌醇合酶（inositol-3-phosphate synthase）能够以 6- 磷酸葡萄糖为底物产生 3- 磷酸肌醇，再在 3- 磷酸肌醇单磷酸酶（inositol-3-phosphate monophosphatase）的作用下去磷酸化生成肌醇。但弓形虫基因组似乎没有编码这些酶的基因，因此不能合成肌醇，而主要从外界环境或宿主细胞中获取。得到肌醇后，它可以在磷脂酰肌醇合酶（phosphatidylinositol synthase，PIS）的催化下与 CDP-DAG 结合生成 PI。弓形虫编码一个定位于高尔基体的 PIS，条件性抑制它的表达导致虫体运动、复制等的缺陷，进而抑制虫体生长。但是 PIS 的下调并不影响虫体中 PI 的总含量，而是影响个别 PI 种类含量的变化，这背后的原因还不是十分清楚。

### （四）磷脂酰丝氨酸（PS）的合成

磷脂酰丝氨酸（phosphatidylserine，PS）可以通过磷脂酰丝氨酸合酶（PS synthase，PSS）的催化产生。弓形虫有两个蛋白具有磷脂酰丝氨酸合酶活性：PSS 和 PTS（见下文）。PSS 位于虫体内质网和线粒体中，在大肠杆菌中表达弓形虫 PSS，在有丝氨酸存在情况下能合成 PS。目前尚无虫体中有关 PSS 功能的报道。

### （五）磷脂酰苏氨酸（PT）的合成

除了上述几种常见的甘油磷脂外，弓形虫中还存在一类特殊的甘油磷脂，即磷脂酰苏氨酸（phosphatidylthreonine，PT）。Ruben 等在 2015 年首次通过脂质组学鉴定到了这种脂的存在，同时发现了它的合成途径。PT 的合成与 PS 相似，在磷脂酰苏氨酸合酶（phosphatidylthreonine synthase，PTS）的催化下产生。弓形虫 PTS 位于内质网中，将其在大肠杆菌中表达发现 PTS 既能生成 PS 又能生成 PT。弓形虫 PTS 的缺失虽不致死，但是它导致 PT 合成的完全受阻和虫体入侵、逸出和滑行运动能力的降低，从而引起严重的生长缺陷，也显著降低虫株对小鼠的致病力（Arroyo-Olarte 等，2015）。另一方面，PTS 的缺失会引起 $Ca^{2+}$ 从内质网中释放的滞后，这也解释了为什么 PTS 缺失的入侵、逸出能力降低，但 PTS 怎么能影响 $Ca^{2+}$ 的释放还有待进一步的研究。

### （六）磷脂酰甘油（PG）与心磷脂（CL）合成

磷脂酰甘油（phosphatidylglycerol，PG）和心磷脂（cardiolipin，CL）在原核生物中广泛存在，但在真核细胞中主要分布在线粒体内膜上。它们均以磷脂酸（phosphatidic acid，PA）为起始底物合成，目前尚无有关弓形虫 PG 与 CL 合成相关的研究，但基因组学预测它们的合成与哺乳动物和酵母相似。

## 三、鞘磷脂代谢

以鞘氨醇为骨架合成的磷脂称为鞘磷脂，是鞘脂（sphingolipid）的一种，包含鞘氨醇（最主要的是神经鞘氨醇，sphingosine）、连接到鞘氨醇氨基上的脂肪酸以及含磷酸的极性基团。鞘磷脂也是生物膜结构的重要组成成分，其含量的变化可以显著影响膜的理化性质。除此之外，鞘磷脂的代谢产物如神经酰胺(ceramide)等也是细胞中参与各项生理活动调控的重要信号分子。细胞中的鞘磷脂主要包括神经鞘磷脂(sphingomyelin，SM)(也称神经酰胺磷酸胆碱)、神经酰胺磷酸肌醇(inositol phosphorylceramide，IPC)和神经酰胺磷酸乙醇胺(ethanolamine phosphorylceramide，EPC)。不同鞘磷脂的基本碳骨架都是神经酰胺，其不同主要体现在极性基团的差异。鞘磷脂的合成主要在内质网和高尔基体中进行，棕榈酰辅酶A(palmitoyl-CoA)与丝氨酸在丝氨酸棕榈酰转移酶(serine palmitoyltransferase，SPT)的催化下，缩合成3-酮二氢神经鞘氨醇(3-ketosphinganine)，再在3-酮二氢神经鞘氨醇还原酶(3-ketosphinganine reductase，3KSR)的作用下还原形成二氢鞘氨醇(dihydrosphingosine)，然后经二氢神经酰胺合成酶(dihydroceramide synthase，DHCS)催化，加上脂肪酸链形成二氢神经酰胺(dihydroceramide)，再由二氢神经酰胺去饱和酶(dihydroceramide desaturase，DHCD)的催化，生成神经酰胺(ceremide)。神经酰胺在高尔基体中又会在多种鞘脂合成酶(sphingolipid synthase，SLS，包括SM synthase、IPC synthase和EPC synthase等)的催化下，与从甘油磷脂分解得来的极性基团(PC来源的磷酸胆碱、PI来源的磷酸肌醇与PE来源的磷酸乙醇胺等)结合形成不同的鞘磷脂(SM、IPC和EPC等)。

有关顶复门原虫中鞘磷脂合成途径的研究较少。通过$^{3}$H-serine标记试验发现弓形虫中存在神经酰胺和SM等的从头合成。此外，Ruth等也通过质谱技术发现弓形虫的EPC含量大约占总极性脂的2%。生物信息学预测弓形虫中可能存在3个SLS，其中一个(TGME49_246490)在酵母中可以合成IPC而表现出IPCS的活性。另一方面，真菌中IPCS的抑制剂(不影响宿主细胞)金担子素A(aureobasidin A)能够显著抑制弓形虫的复制、导致虫体形态结构的改变和鞘磷脂合成缺陷，这些结果表明鞘磷脂合成途径或许在虫体生长繁殖中扮演重要角色，是潜在的药物设计靶标。但总体而言，目前对弓形虫鞘磷脂合成的了解还非常有限，需要进一步研究来阐明其过程与意义。

## 四、类异戊二烯前体物质的合成

类异戊二烯类物质(isoprenoids)是自然界中广泛存在、种类繁多的脂类化合物，所有细胞都能合成，功能极其多样并且十分重要。所有自然生成的类异戊二烯类物质都来自于两个互为异构体的五碳前体化合物，即异戊烯焦磷酸(isopentenyl diphosphate，IPP)和二甲基烯丙基二磷酸(dimethylallyl diphosphate，DMAPP)。因此IPP与DMAPP的合成对类异戊二烯类物质的生成至关重要。生物体内有2条合成IPP与DMAPP的途径：以乙酰辅酶A为起始原料的甲羟戊酸途径(mevalonate pathway，MVA)，存在于人和哺乳动物、真菌、古细菌和植物细胞质中；以丙酮酸和3-磷酸甘油醛为起始原料的甲基赤藓糖醇4-磷酸(methylerythritol 4-phosphate，MEP)途径(亦称非甲羟戊酸途径或者DOXP途径)，主要存在于细菌、植物叶绿体和顶复门寄生原虫中。这两条途径由截然不同的酶催化。由于弓形虫等顶复门原虫使用与其动物宿主不同的途径合成IPP与DMAPP，而且它们的合成对虫体是必需的，因此MEP途径是抗寄生虫药物设计比较理想的靶标，其特异性抑制剂膦胺霉素(fosmidomycin)表现出强抗疟效果便是很好的证明。

与植物叶绿体中的MEP途径类似，顶复门原虫MEP途径也定位于虫体的顶质体中，不同生物中参与MEP途径的蛋白保守性也很高。MEP途径从两个糖酵解中间物(丙酮酸和3-磷酸甘油醛)的结合开始，经过7步反应最终生成IPP与DMAPP(图6-2)。第一步由脱氧木酮糖-5-磷酸合酶(deoxyxylulose-5-phosphate synthase，DXS)催化丙酮酸和3-磷酸甘油醛的缩合产生脱氧木酮糖-5-磷酸(1-deoxy-D-xylulose-5-phosphate，DOXP)，由于DOXP是该途径第一步的产物，所以有时也把该途径称为DOXP途径。紧接着DOXP在双功能酶DOXP还原异构酶(DOXP reductoisomerase，DOXPRI)作用下被还原，异构为甲基赤藓糖醇4-磷酸。DOXPRI也称作IspC/DXR，因为它同时具有催化DOXP异构化和NADPH依赖的还原反应活性。然后IspD催化MEP与三磷酸胞苷(CTP)结合产生CDP-ME，再被IspE磷酸化转变为CDP-MEP，经IspF环化产生2-C-methyl-D-erythritol-2，4-cyclodiphosphate(MEcPP)。IspG再将焦磷酸环打开，同时催化第三位碳上的还原性脱水，最后生成4-hydroxy-3-

methyl-butenyl 1-diphosphate（HMBPP）。最后一步由 IspH（即 LytB）催化 HMBPP 还原同时产生 IPP 与 DMAPP（Nair 等，2011）。

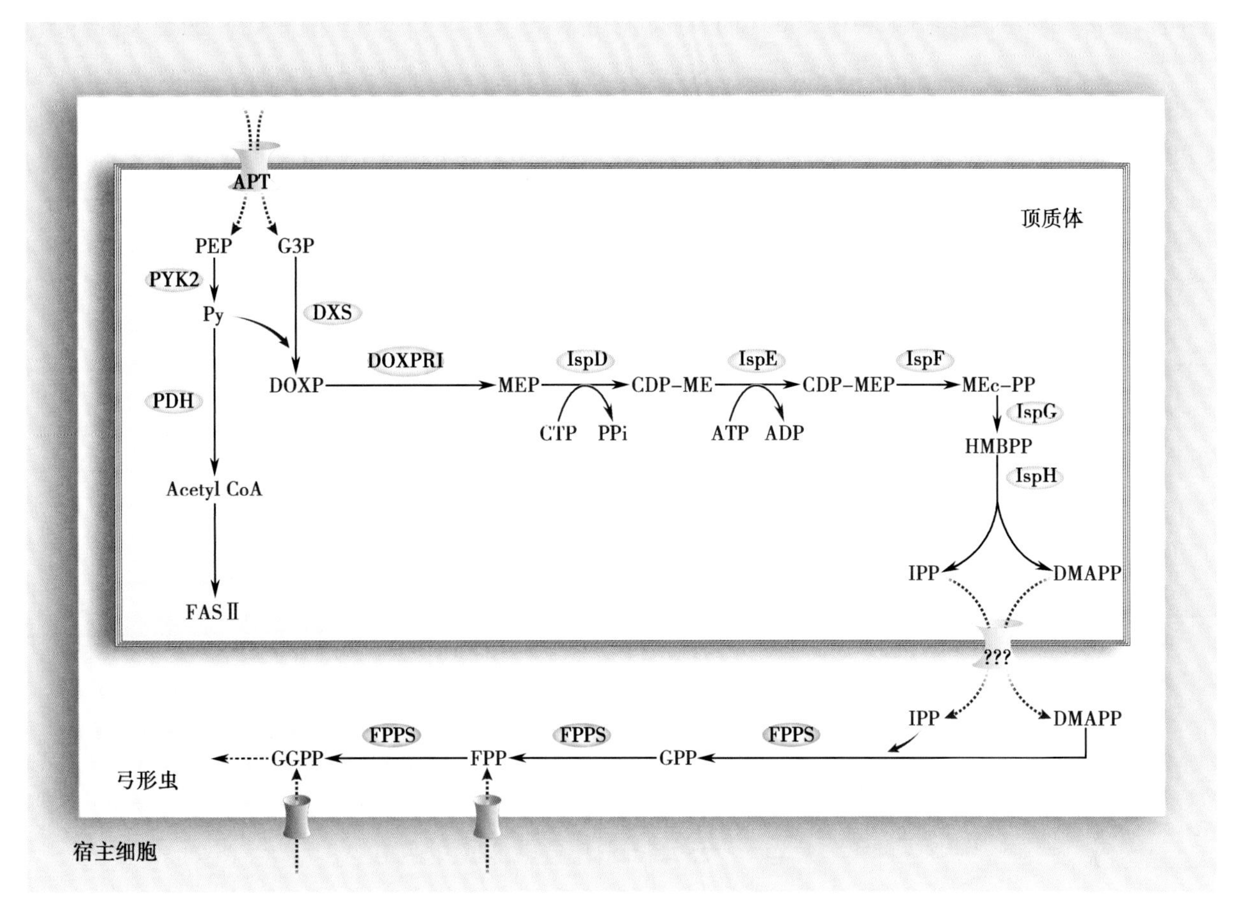


图 6-2　弓形虫中 MEP 代谢途径示意图

经典遗传学和化学遗传学的研究结果表明，MEP 途径在疟原虫和弓形虫等顶复门原虫中扮演关键角色。恶性疟原虫的 DOXPRI（IspC/DXR）基因不能在红内期的虫体中被敲除，使用 Tet-off 转录调控系统抑制弓形虫 LytB 或 DOXPRI 的表达能完全抑制虫体的生长。另一方面，膦胺霉素或它的类似物 FR900098 作为 DOXPRI 的特异性抑制剂能够有效抑制疟原虫、巴贝斯虫的生长。代谢分析膦胺霉素处理后的虫体，发现 MEP 下游分子的含量明显下降。此外，IPP 的添加能够逆转膦胺霉素对疟原虫生长的抑制作用，这些结果均表明了 MEP 途径的重要性以及膦胺霉素对它的特异性抑制。事实上，目前的研究结果提示经 MEP 途径合成 IPP 很可能是疟原虫顶质体唯一必需的功能。氯霉素（chloramphenicol）、克林霉素（clindamycin）或多西环素（doxycycline）等抑制细菌蛋白合成的抗生素能够抑制虫体顶质体的功能而导致虫体生长停滞，长时间处理甚至导致顶质体的完全丢失（很可能是抑制了顶质体中的蛋白翻译）。值得注意的是，这些抗生素处理导致的生长抑制可以被外源添加的 IPP 所逆转。在 IPP 存在的条件下，抗生素处理的虫体不含有顶质体，但可以正常生长，一旦去掉 IPP，虫体生长立即被抑制（Yeh 等，2011）。此外，通过构建一个在胞质中表达 MVA 途径的转基因疟原虫，Swift 等再次证实合成 IPP 是疟原虫顶质体最重要的功能，因为该转基因虫株可以抵抗膦胺霉素等抗生素的处理，并且在没有顶质体的情况下正常生长。

尽管 MEP 途径的抑制剂膦胺霉素对疟原虫具有很好的抑制作用，它对弓形虫、艾美耳球虫却没有明显的影响，这曾经引起不少学者的困惑。后来的研究发现，这很可能是因为弓形虫等不能有效地吸收膦胺霉素，当把大肠杆菌的甘油 -3- 磷酸转运蛋白（glycerol-3-phosphate transporter，GlpT）表达到弓形虫中，虫体吸收膦胺霉素的效率大大提高，因而变得对膦胺霉素敏感（Nair 等，2011）。弓形虫能够通过 MEP 途径合成 IPP/DMAPP，进而生成更长链的类异戊二烯类化合物。最近的研究发现，弓形虫还能从宿主细胞获取一部分类异戊二烯类物质。为利用 MEP 途径产生的 IPP/DMAPP 合成长链的类异戊二烯，弓形虫表达一个法尼基二磷酸 / 香叶基香叶基二磷酸合酶（farnesyl diphosphate/geranylgeranyl diphosphate synthase，FPPS）以催化 10 个碳、15 个碳和 20 个碳的香叶基二磷酸（geranyl diphosphate，GPP）、法尼基二磷酸（farnesyl diphosphate，FPP）和香叶基香叶基二磷酸（geranylgeranyl diphosphate，GGPP）的合成。敲除 FPPS 后，尽管在胞外环境、巨噬细胞中等不利条件下呈现一定的缺陷，但弓形虫在正常情况下的生长并没有明显改变。进一步研究发现，弓形虫能够从宿主细胞摄取部分类异戊二烯类化合物（包括 FPP 与 GGPP），这些摄取的类异戊二烯类物质很可能可以弥补 FPPS 缺失导致的合成不足，当用阿托伐他汀（atorvastatin）抑制宿主细胞的 MVA 途径以阻止宿主细胞合成 FPP 与 GGPP 时，FPPS 缺失虫株的生长更容易受到抑制（Li 等，2013）。

糖酵解中间产物丙酮酸和 3- 磷酸甘油醛是虫体 MEP 途径的起始底物，但这两个分子怎么在顶质体中产生仍不完全清楚。顶质体膜上有一个顶质体磷酸转运蛋白（apicoplast phosphate translocator，APT），能够将部分糖酵解中间产物转运至顶质体内，APT 的底物包括磷酸丙糖（triose phosphate，包括 3- 磷酸甘油醛和二羟丙酮）、3- 磷酸甘油酸（3-phosphoglycerate）、磷酸烯醇丙酮酸（phosphoenolpyruvate，PEP）等。顶质体中还编码一个丙酮酸激酶（pyruvate kinase，PYK），可以将 APT 转运进来的 PEP 转化成丙酮酸，从而供应 MEP 途径。这是目前关于 MEP 途径前体物质获取的模型。然而，最新的研究发现，敲除弓形虫的 PYK 并不影响虫体的生长和代谢，说明经 APT 转运 PEP 然后通过 PYK2 生成丙酮酸并不是顶质体获取丙酮酸的唯一渠道，而其他的方式仍有待进一步研究。

## 第五节　弓形虫的蛋白质代谢

### 一、蛋白质的合成代谢

新生蛋白质的合成是从氨基酸开始的。翻译后的蛋白可能还会经过各种修饰和运输以实现其特异性的功能。弓形虫转录调控和蛋白翻译后修饰在第四章有更为详细的介绍，本节仅对氨基酸代谢以及蛋白的成熟和转运相关内容进行介绍。

#### （一）氨基酸合成代谢

人类需要从食物中摄取 9 种氨基酸，同时能够合成其余的 11 种氨基酸来合成蛋白质。关于顶复门原虫氨基酸转运、合成、代谢或者催化途径的研究内容还非常有限，但是对基因组信息进行分析发现顶复门原虫仅能合成少数氨基酸。例如，疟原虫能够降解血红蛋白，可能不需要很强的氨基酸合成能力，仅仅能够合成 6 种氨基酸（甘氨酸、谷氨酸、谷氨酰胺、脯氨酸、天冬氨酸和天冬酰胺）。隐孢子虫的氨基酸合成能力最弱，这可能是因为其寄生于更容易获得氨基酸的肠道的结果。例如，微小隐孢子虫（*Cryptosporidium parvum*）除了能转化丝氨酸产生色氨酸（人类细胞不存在这一途径）外，仅仅能够合成四种氨基酸（甘氨酸、谷氨酰胺、脯氨酸和色氨酸）。相对而言，弓形虫拥有相对完整的氨基酸合成能力，只有色氨酸、精氨酸和半胱氨酸是弓形虫的必需氨基酸。同时，弓形虫有完整的二氨基庚二酸途径能够将天冬氨酸转化成赖氨酸。但是，近期的研究表明，弓形虫速殖子并不完全依赖其氨基酸合成途径，也能够通过特异的转运机制摄入氨基酸或者通过摄入蛋白进行降解获得氨基酸。氨基酸摄入相关内容在本章第七节中有详细介绍。在速殖子阶段，弓形虫仅通过中心碳代谢合成几种氨基酸，例如，通过三羧酸循环合成天冬氨酸和谷氨酸，但是，氨基酸合成或者转化途径的酶类在缓殖子、裂殖子或者卵囊中高度表达，说明虫体在不同发育阶段获取氨基酸的途径有所不同（Krishnan 等，2020）。

### （二）蛋白质的成熟和运输

弓形虫拥有复杂的内膜系统，除了高度极化的分泌系统，包括内质网（endoplasmic reticulum，ER）、高尔基体（Golgi apparatus）、内体样结构（endosome like structure，ELC），还有独特的分泌性细胞器，包括微线体（microneme）、棒状体（rhoptry）和致密颗粒（dense granule）等，以及决定细胞形态的内膜复合体（inner membrane complex，IMC）和二次共生演化而来的顶质体（apicoplast）。因此，弓形虫蛋白运输途径也呈现高度多样性。近年来，相关的分子机制研究也取得了重要的进展。

**1. 蛋白的分选和成熟** 蛋白从内质网到高尔基体的转运主要由衣被蛋白 COPⅡ介导的囊泡运输完成。目前的研究结果显示细胞核编码的顶质体蛋白（nuclear-encoded apicoplast-targeted proteins，NEAPs）应该也是从内质网分选之后运输至顶质体，但是不清楚是由哪种衣被蛋白囊泡进行分选和运输。虽然 COPⅡ蛋白复合体亚基的其他同源蛋白也具有分选囊泡中蛋白的功能，但是弓形虫 COPⅡ蛋白复合体的相关基因非常保守，每个亚基只有一个亚型，因此内质网上 NEAPs 分选可能由一个新的分子机制完成。

从高尔基体出发的蛋白，其转运一般由网格蛋白包被的囊泡运输来完成。弓形虫网格蛋白相关的分拣蛋白样受体（TgSORTLR）位于高尔基体上，能够特异性地结合并分选棒状体蛋白和微线体蛋白。TgSORTLR 表达的下调导致顶端分泌性细胞器（微线体和棒状体）的缺失。同时，与 TgSORTLR 相互作用的网格蛋白接头蛋白复合物 AP1 对微线体蛋白的分选和棒状体的生物发生也有关键作用（Sloves 等，2012）。目前还不清楚致密颗粒蛋白是如何在高尔基体上进行分选的，但是高尔基体相关的天冬氨酰蛋白酶 5（aspartic proteinase 5，ASP5）参与 GRA 蛋白的成熟和向宿主细胞内运输。

经过高尔基体的分选之后，除了少数分泌蛋白（例如 ROP5）不需要进行加工外，大多数分泌蛋白在运输过程中还需要蛋白酶进一步水解成熟后才能运输到虫体特定部位发挥正常功能。大多数棒状体蛋白（ROP）N 末端的前结构域在高尔基体中切割后，还需要枯草杆菌蛋白酶的加工处理。棒状体颈部蛋白（RON）沿分泌途径也需要水解加工。虽然研究表明弓形虫编码的组织蛋白酶 L（TgCPL）似乎对于分泌蛋白的成熟发挥一定功能，但定位于 ELC 的天冬氨酰蛋白酶 3（aspartic proteinase 3，ASP3）发挥了关键的作用。ASP3 是一种 MIC、ROP、RON 的成熟酶。抑制 ASP3 的活性导致虫体入侵和逸出能力受损。进一步研究证明，ASP3 是抗疟疾化合物 49c 的作用靶点。

**2. 蛋白的囊泡运输** 虽然尚不清楚弓形虫是否以及在多大程度上具有内吞系统，但是弓形虫早期内体（early endosome）的标记蛋白（TgSTX6）定位于高尔基体远端，说明弓形虫内体系统的构造可能和植物更为类似。弓形虫 ROP 和部分 MIC 的转运依赖于 TgRab5A 和 C，说明弓形虫棒状体和微线体蛋白的运输途径可能和内体系统相互关联。另外，内体途径特异性小 GTP 酶（TgRab5A）、HOPS 栓系复合物、SM 蛋白（TgVPS45）、以及 SNARE 蛋白 TgSTX6 和 TgSTX16 等也参与了弓形虫微线体和棒状体蛋白的成熟过程。弓形虫内吞体到高尔基体的逆转运复合物（Vps35-Vps26-Vps29）对于微线体、棒状体和致密颗粒的生物发生都发挥关键作用。以上研究说明弓形虫将内吞途径和分泌途径整合成一套复杂的分泌机制来调控分泌性细胞器的生物发生。

内膜复合体是弓形虫独特的细胞结构，虫体的形态和滑动体的功能都依赖于内膜结构的装配，内膜的缺失会导致虫体严重变形。STX6、STX16 和 Vps45 在哺乳动物细胞、酵母和酵母细胞中是一类保守的、在内吞体成熟过程中参与囊泡融合的分子。弓形虫 TgVps45、TgSTX6、TgSTX16 缺失导致内膜装配的紊乱和内膜蛋白 IMC1 在细胞内聚集，聚集的 IMC1 和 Rab11a 有着明显的共定位。同时，也有报道表明，弓形虫内膜的装配依赖于 Rab11。这些结果说明，弓形虫内膜复合物相关组分的运输也依赖于内体系统相关蛋白。

用布雷菲德菌素 A（brefeldin A，BFA）或者低温处理弓形虫能够阻断经过高尔基体的囊泡运输途径，但是对于顶质体蛋白的运输没有明显的影响。因此，顶质体的内腔蛋白不可能通过高尔基体运输到顶质体，而极有可能是通过囊泡运输的方式，从内质网进行转运的。在疟原虫中也观察到了类似的结果。通过将 NEAP 与条件性聚集结构域融合，发现这些蛋白聚集发生在 ER 内。添加 ER 驻留序列通常能将蛋白驻留在高尔基，但是 NEAP 蛋白添加 ER 驻留序列并不影响其到顶质体的运输。这些结果也都说明，NEAP 蛋白不经过高尔基体运输。虽然尚未证明内腔蛋白的囊泡运输途径，但是在弓形虫中观察到了携带相关蛋白的大囊泡。这些囊泡在顶质体扩张的时候最多，而在新生成的子细胞中没有发现。有研究捕捉到囊泡和顶质体外膜的融合，但是其中的分子机制没有任何模型可供参考。弓形虫和疟原虫转运到顶质体内腔的蛋白 N 段大多数都包含一个信号肽并紧连着一个转运肽。其信号肽引导蛋白进入内质网，而转运肽可能是一种分选信号，将蛋白分选到囊泡之中。类似于其他分泌系统蛋白一样，通过 SNARE 等分子的特异性决定 NEAP 到顶质体定位。然而，到目前为止，尚未明确发现任何囊泡运输途径相关的 RAB 家族分子、栓留复合物或者 SNARE 等参与 NEAP 的运输。

**3. 分泌细胞器的蛋白分泌** 弓形虫微线体以 $Ca^{2+}$ 依赖的机制，通过一系列信号传导最终导致细胞器膜和虫体质膜的融合，从而完成微线体内蛋白的胞吐作用。微线体蛋白分泌的信号传导机制将在第七章中作详细介绍，本节只讨论可能的囊泡融合分子机制。SNARE 蛋白能够在体外实验系统中介导膜融合过程，但是融合速度很慢，说明 $Ca^{2+}$ 调控的快速分泌机制还需要其他因素的辅助。神经突触囊泡和质膜融合的过程有许多调控因子的参与。例如，哺乳动物细胞的 SM 蛋白 Sec1/Munc18 和 $Ca^{2+}$ 结合蛋白 DOC2 参与膜融合的启动过程。在神经突触分泌过程中，一些脂类[例如磷脂酸（phosphatidic acid，PA）等]也参与这一调控过程。弓形虫微线体分泌过程中，DOC2 的同源分子 TgDOC2.1 也起到关键的作用（Farrell 等，2012），但是 Sec1/Munc18 的同源分子 TgSec1 并不参与微线体分泌的调控。弓形虫的 PA 能够和微线体膜蛋白 TgAPH 相互作用，发挥类似于栓留的关键作用，而在神经突触膜融合分子机制中并没有发现类似的机制。另外，还没有明确鉴定出定位于弓形虫微线体的 SNARE 分子。因此，弓形虫微线体分泌和神经突触囊泡融合虽然有一定的相似性，但是并不完全一致。棒状体的分泌也是调控性分泌，在微线体蛋白分泌之后发生，但是其信号转导机制尚不明确。关于棒状体分泌过程中的膜融合知之甚少。直到最近才发现一个定位于棒状体顶端的脂类结合蛋白参与这一过程（TgRASP2）。TgRASP2 能够和 PA 以及 PI（4，5）P2 等脂类发生相互作用，可能参与棒状体与质膜融合过程中的栓留或者启动。目前，对致密颗粒的分泌机制了解得更少。因此，虽然在弓形虫的基因组中能够鉴定出参与细胞分泌的相关分子的同源基因，例如 STX1、SNAP25 以及 SNAP23（在弓形虫中 STX20 和 STX21 分别对应 SNAP23 的 N 端和 C 端），但是这些 SNARE 蛋白是否参与弓形虫细胞器的分泌作用以及这些分泌性细胞器的分泌机制仍然不明确。

### （三）蛋白质的跨膜转运

**1. 顶质体蛋白跨膜转运** 根据顶质体的演化起源和内腔蛋白定位信号的相似性，顶质体最内层和第二最内层膜的易位子（translocon）可能和叶绿体类似。叶绿体的易位子由内膜（Tic）和外膜（Toc）两部分组成，其功能包括结合转运肽，形成通道，产生能量和发挥分子伴侣的作用。因此，弓形虫编码的 Tic20、Tic22 和 Toc75 也应该在顶质体最内层膜和第二最内层膜发挥内向转运的功能。弓形虫编码 Tic 和 Toc 易位子的其他组分可能由于序列差异较大，还没有被发现。顶质体第二最外层膜的转运依赖于质体泛素样蛋白（PUBL 和 AAA ATP 酶，CDC48AP）。顶质体膜蛋白从一层到另外一层的转运机制仍然不明确。

**2. PV 膜跨膜转运** 顶复门原虫 PV 膜的跨膜转运研究开始于疟原虫。疟原虫在 PV 膜上形成一个由 HSP101、PTEX150、EXP2 等蛋白形成的孔道向宿主细胞转运蛋白。弓形虫 EXP2 的同源基因 GRA17 和 GRA23 也能在 PV 膜上形成孔道，但是这些孔道仅能转运小分子物质。有研究发现 GRA16 和 GRA14 蛋白向宿主细胞转运依赖于 MYR1（Franco 等，2016），进一步研究发现，在向宿主细胞转运蛋白的过程中另外两个新型蛋白（MYR2 和 MYR3）也发挥关键作用。这些蛋白都有跨膜域，都是膜相关蛋白。MYR1 定位于弓形虫 PV 膜上，而 MYR2 和 MYR3 则分泌到 PV 中，并且和 PV 膜上的 MYR1

存在共定位。另外，MYR3 和 MYR1 有稳定的相互作用。这些结果表明弓形虫 PV 膜上存在新型的转运复合物。

## 二、蛋白的分解代谢

真核细胞中胞内蛋白的大部分降解是通过两个蛋白水解系统，即溶酶体和蛋白酶体进行的。但是目前为止，弓形虫蛋白质代谢的研究还非常有限。

### （一）蛋白酶体

真核细胞中的大多数蛋白质通过泛素 - 蛋白酶体系统（UPS）进行降解。蛋白酶体是大的复合物，通过降解真核细胞的细胞质和细胞核中的蛋白质来执行质量控制和调节许多基本的细胞生物学过程，从而在多种细胞途径中发挥关键作用。蛋白酶体降解半衰期短的调节蛋白或结构异常的蛋白。这些复合物的催化活性中心，即 20S 蛋白酶体，在细菌、酵母和人类中高度保守。蛋白酶体抑制剂（10μm 乳杆菌素）或（5μm 胶质毒素乳胞素）可以抑制弓形虫的生长以及 DNA 的合成。另外两种蛋白酶体抑制剂 MG-132 和蛋白酶体抑制剂 1 也能阻断弓形虫的生长和细胞内发育。这些结果说明，弓形虫蛋白酶体活性在细胞内发育和寄生虫复制调控中的重要作用。

### （二）植物液泡样空泡

弓形虫具有植物叶绿体样空泡结构，被称为 PLV（plant-like vacuole）或者 VAC（vacuolar compartment）。弓形虫 PLV 具有与植物液泡广泛的相似性，包括存在植物样液泡质子焦磷酸酶（TgVP1）、液泡质子 ATPase、组织蛋白酶 L 样蛋白酶（TgCPL）、水通道蛋白（TgAQP1）以及 $Ca^{2+}/H^{+}$ 和 $Na^{+}/H^{+}$ 交换转运蛋白等。弓形虫 PLV 的功能似乎在营养匮乏的条件下尤为重要，因为 PLV 的空泡结构在细胞外的速殖子中更能够明显地观察到，而且敲除 TgCPL 虽然并不影响速殖子在营养丰富的体外培养体系中的生长，但会影响其慢性感染的维持，也严重影响慢性感染阶段虫体的生存能力（Di Cristina 等，2017）。这些结果说明，PLV 可能是弓形虫在营养缺陷环境中蛋白水解的主要部位。

### （三）蛋白降解相关蛋白酶

有关弓形虫中分解代谢相关蛋白酶的研究较少。弓形虫基因组中编码了 5 种组织蛋白酶：1 种组织蛋白酶 L 样蛋白（TgCPL）、1 种组织蛋白酶 B 样蛋白（TgCPB）和 3 种组织蛋白酶 C 样蛋白（TgCPC1、2 和 3）。在 PLV 中起到主导作用的可能是 TgCPL，而 TgCPB 和组织蛋白酶 D 样天冬氨酰蛋白酶 1（TgASP1）并不是必需的。另外，弓形虫编码 10 个氨基肽酶，包括 1 个亮氨酸苏氨基肽酶（TgLAP）、1 个天冬氨酸氨基肽酶（TgAAP）、1 个氨基肽酶 P（TgAPP）、3 个氨基肽酶 N（TgAPNs）和 4 个甲硫氨酸氨基肽酶（TgMAPs）。敲除 TgLAP 虽然对弓形虫生长有严重影响，但并不致死。弓形虫编码的 4 个甲硫氨酸氨基肽酶都是速殖子生长所必需的，但是其功能应该和蛋白质成熟相关，而不是蛋白质降解。

# 第六节　弓形虫的核苷酸代谢

核苷酸是由核酸碱基（包括嘌呤碱基和嘧啶碱基）、核糖或脱氧核糖以及磷酸组成的化合物，是核酸 DNA 与 RNA 的基本组成单位（dATP、dCTP、dGTP、dTTP、ATP、CTP、GTP、UTP），也是最重要的能量来源（ATP、GTP 等），参与细胞的代谢与代谢调控、信号传导（cGMP、cAMP 等）等各项生理活动，是所有细胞必不可少的成分，在弓形虫以及其他顶复门原虫中也不例外。由于专性的胞内寄生生活，弓形虫等顶复门原虫理论上有两条获取核苷酸途径：从头合成或者从宿主细胞摄取后加工利用。对疟原虫、弓形虫、隐孢子虫等代表性顶复门原虫的研究发现，它们的核苷酸代谢途径与其寄生环境密切相关，比如隐孢子虫不能从头合成任何核苷酸，所以严格依赖从宿主细胞和环境中获取相关前体物质然后再利用，这也许跟其寄生的肠道能提供丰富的前体原料相呼应。根据碱基的不同，核苷酸可分为嘌呤核苷酸和嘧啶核苷酸，嘌呤核苷酸又包括鸟嘌呤核苷酸（guanylate，GMP）和腺嘌呤核苷酸（adenylate，AMP），它们的合成途径相互关联甚至可以相互转化；嘧啶核苷酸包括胞嘧啶核苷酸（cytidylate，CMP）、胸腺嘧啶核苷酸（thymidylate，dTMP）和尿嘧啶核苷酸（uridine monophosphate，UMP）。UMP 是合成另外两个嘧啶核苷酸的重要前体物质。核糖核苷酸（ADP、GDP、CDP、UDP）可以经核糖核苷酸还原酶（ribonucleotide reductase，RNR）转化成脱氧核糖核苷酸（dADP、dGDP、dCDP、dUDP）。dTMP 有其独特的合成途径。本节将分别讨论弓形虫中的嘌呤核苷酸和嘧啶核苷酸的合成途径及其生物学意义。

## 一、嘌呤核苷酸合成

目前的研究表明，包括弓形虫在内的所有顶复门原虫均不能从头合成嘌呤环，因此虫体必须从宿主细胞获取嘌呤或嘌呤核苷，然后在虫体编码相关酶的催化下生成嘌呤核苷酸，称为嘌呤核苷酸的补救合成途径（salvage pathway）。因此，相关的研究主要集中在虫体需要从宿主获取哪些前体物质？通过什么途径获取？前体物质进入虫体以后怎样被加工利用？以及如何根据虫体嘌呤代谢的特点设计抗寄生虫药物等？经过几十年的研究，这些问题在一定程度上得到了解决，但也还有许多问题有待进一步研究。

### （一）嘌呤碱基与嘌呤核苷的转运

早期的研究推测弓形虫能直接利用宿主细胞的 ATP，因为宿主细胞的胞质中含有高浓度的 ATP（4mmol）。当时的模型认为，宿主细胞的 ATP 可以透过纳虫泡膜而进入纳虫泡中（纳虫泡膜上的 GRA17/GRA23 能够使宿主细胞中的小分子渗透进纳虫泡），进而在纳虫泡中 NTPase 的催化下转变成 AMP，然后在某个未知的核苷酸酶作用下生成腺苷再被转运进虫体内。但截至目前为此还没有足够的实验证据来支持这个模型，一般认为虫体不能直接利用宿主的 ATP 或直接吸收宿主细胞的核苷酸，虽然最近对隐孢子虫的研究提示隐孢子虫也许存在直接利用宿主核苷酸的机制，但该机制的分子本质尚不清楚。

当弓形虫的基因组序列被测定后，基于同源性分析发现了几个潜在的碱基或核苷转运蛋白：TgAT1、TgNT1、TgNT2 和 TgNT3，但这些转运蛋白的生理功能至今仍不完全清楚。TgAT1 在速殖子等多个时期均有表达且定位于虫体的质膜上，生化实验结果表明 TgAT1 是一个低亲和力的嘌呤核苷转运蛋白，能够转运腺苷、鸟苷、肌苷（inosine），但不能转运嘧啶核苷。阿糖腺苷（adenine arabinoside，ara-A）是一个对虫体生长具有强烈抑制作用的嘌呤核苷类似物，通过基因突变筛选对 ara-A 有抗性的虫株发现至少有两类突变体对 ara-A 失去了敏感性，其中一个就是 TgAT1 的失活（另一个是 TgAK 的破坏，见下文）。因为 TgAT1 缺陷的虫体无法将 ara-A 运进体内，所以无法发挥抗虫体生长的作用。TgAT1 对嘌呤核苷的亲和力很低（对腺苷等的 Km 大于 100μmol），而宿主细胞中的腺苷浓度在 1μM 左右，因此有猜想认为生理条件下 TgAT1 对嘌呤核苷的吸收能力有限。利用 $^{3}H$ 标记的嘌呤碱基或嘌呤核苷检测胞外弓形虫的吸收情况。根据转运动力学结果，De Koning 等预测虫体中有一个高亲和力（Km < 1μmol）的核苷转运蛋白，并且该蛋白能同时转运嘌呤核苷与嘧啶核苷，他们将它命名为 TgAT2。但该蛋白对应的基因至今仍没有被报道。这项研究还发现弓形虫编码潜在的嘌呤碱基转运蛋白 TgNBT1，它能帮助虫体吸收次黄嘌呤、黄嘌呤、鸟嘌呤等。同样，该基因的分子本质目前不明。

### （二）嘌呤核苷酸的补救合成途径

嘌呤碱基和核苷通过转运蛋白进入虫体后，主要通过两个催化反应将它们转变为虫体可利用的嘌呤核苷酸。这两个酶分别是腺苷激酶（adenosine kinase，AK）和次黄嘌呤 - 黄嘌呤 - 鸟嘌呤磷酸核糖转移酶（hypoxanthine-xanthine-guanine phosphoribosyl transferase，HXGPRT）。这两个酶参与弓形虫体内最重要的两条嘌呤核苷酸补救合成途径。

依据虫体吸收外源嘌呤碱基或核苷并将之整合到核酸中的效率，宿主细胞的腺苷很可能是虫体最主要的嘌呤核苷酸前体物质之一，吸收进来的腺苷主要通过腺苷激酶AK直接催化生成腺苷酸（AMP）。一部分AMP进一步在各种酶的催化下生成ADP、ATP、dATP等参与虫体代谢、DNA复制、转录等各项生命活动，另一部分AMP在腺苷酸脱氨酶（AMP deaminase，AMPD）的催化下生成次黄嘌呤核苷酸（IMP），继而在IMP脱氢酶（inosine 5′-monophosphate dehydrogenase，IMPDH）作用下转变为黄苷酸（XMP），最终在鸟苷酸合成酶（GMP synthetase，GMPS）催化下生成鸟苷酸（GMP）。一旦获得GMP，虫体就能将它转化为GTP和dGTP等。由此可见，虫体能够将腺苷酸转变为鸟苷酸。但生化研究表明，弓形虫不能将鸟苷酸转变为腺苷酸。从另一个方面说明了腺苷酸合成对嘌呤核苷酸合成的重要贡献。弓形虫速殖子中似乎还存在腺苷脱氨酶（adenosine deaminase，ADA）活性，能够将腺苷转变为肌苷，然后再用于嘌呤核苷酸合成。但目前编码ADA的基因还没有被发现。即使存在这个途径，经AK生成AMP也是虫体利用腺苷生成嘌呤核苷酸最主要的途径（图6-3）。在大肠杆菌中表达TgAK蛋白，通过生物化学和蛋白动力学的分析，发现弓形虫的AK蛋白与哺乳动物的AK存在明显的差异，因此是弓形虫药物设计的潜在靶点。事实上前述的阿糖腺苷（ara-A）作为腺苷类似物（但不能作为核酸合成的前体）能有效地抑制弓形虫的复制；而ara-A的抑虫作用需要虫体的AK活性。AK功能的丧失会让虫体对ara-A产生抗性，这个特征也让AK位点作为遗传改造时的一个负筛选标记。当外源基因插入到AK位点而破坏AK时，转基因虫株即对ara-A有抗性而野生虫株的生长会被ara-A抑制。因此用ara-A就能筛选出转基因虫株。

经AK生成AMP是弓形虫合成嘌呤核苷酸最主要的途径，但不是唯一途径。缺失AK的突变体仍然可以正常复制，表明其他途径的存在。而HXGPRT是弓形虫利用宿主嘌呤或嘌呤核苷的第二个主要途径。在AK缺失的情况下，HXGPRT途径就变得非常重要了。HXGPRT能将5-磷酸核糖-1-焦磷酸（5-phosphoribosyl 1-pyrophosphate，PRPP）中的5-磷酸核糖转移到嘌呤碱基上，因此从外界获取的次黄嘌呤、黄嘌呤、鸟嘌呤能够在HXGPRT催化下生成对应的嘌呤核苷酸IMP、XMP和GMP（图6-3）。虽然弓形虫不能从GMP合成AMP，但可以经HXGPRT产生IMP生成AMP，是除AK以外另一个AMP合成途径，该过程需要腺苷酸琥珀酸裂解酶（adenylosucccinate lyase，ADSL）和腺苷酸琥珀酸合酶（adenylosuccinate synthetase，ADSS）。恶性疟原虫只能通过HXGPRT途径合成嘌呤核苷酸，而微小隐孢子虫只能通过AK这一途径利用从宿主细胞获取的腺嘌呤核苷合成嘌呤核苷酸（最近有研究提示隐孢子虫也许能够直接从宿主获取核苷酸，但机制尚不清楚）。与这些顶复门寄生原虫相比，弓形虫同时具有两种嘌呤核苷酸补救合成途径（AK和HXGPRT），表现出一定的冗余性，这可能跟弓形虫感染的宿主和宿主细胞多样以及寄生环境的复杂性有关。理论上，这种冗余性有利于虫体在各种营养条件下生存繁殖，因为不同的细胞和组织很可能具有不同的嘌呤资源。

与AK一样，HXGPRT也是弓形虫遗传改造中常用的药物筛选标记，而且它既可以正筛选也可以负筛选。6-硫代黄嘌呤（6-thioxanthine，6-TX）常用于HXGPRT的负筛选，它是黄嘌呤的类似物，能在HXGPRT的催化下生成6-硫代黄嘌呤-5′-单磷酸，而6-硫代黄嘌呤-5′-单磷酸不能被转化成鸟苷酸以支持核酸合成，并且它还对虫体生长有显著抑制作用（可能是抑制IMPDH的活性），因此6-TX可以抑制$HXGPRT^+$虫株的生长。但是，在$HXGPRT^-$的虫株中，由于不能将6-TX转变成有毒的6-硫代黄嘌呤-5′-单磷酸，其生长不会受到6-TX的抑制，所以6-TX可以用来筛选HXGPRT被破坏的虫株。宿主细胞没有黄嘌呤磷酸核糖转移酶（xanthine phosphoribosyl transferase，XPRT）活性，因此不会把6-TX转变成6-硫代黄嘌呤-5′-单磷酸，所以6-TX对宿主细胞没有明显的抑制作用。霉酚酸（mycophenolic acid，MPA）与黄嘌呤可用于HXGPRT的正筛选，其机制是MPA能特异性抑制虫体的IMPDH，进而抑制鸟苷酸的合成。在$HXGPRT^-$的虫株里，经IMP生成GMP是鸟苷酸合成的唯一途径（图6-3），所以MPA对IMPDH的抑制就阻断鸟苷酸的合成从而抑制虫体生长。在$HXGPRT^+$虫株，虽然MPA也会抑制IMPDH，从而阻断IMP向XMP转变，但是HXGPRT的存在使虫体可以利用黄嘌呤或鸟嘌呤合成XMP与GMP，从而绕过MPA抑制IMPDH造成的XMP合成缺陷，所以当培养液中加入额外的黄嘌呤时，虫体的生长不会受到影响。目前，实验室里常用的多个虫株都缺失了 HXGPRT 基因（如 RH *Δhxgprt*、ME49 *Δhxgprt* 等），它们都可以用 MPA 添加黄嘌呤来筛选重新获得 HXGPRT 基因的转化子。

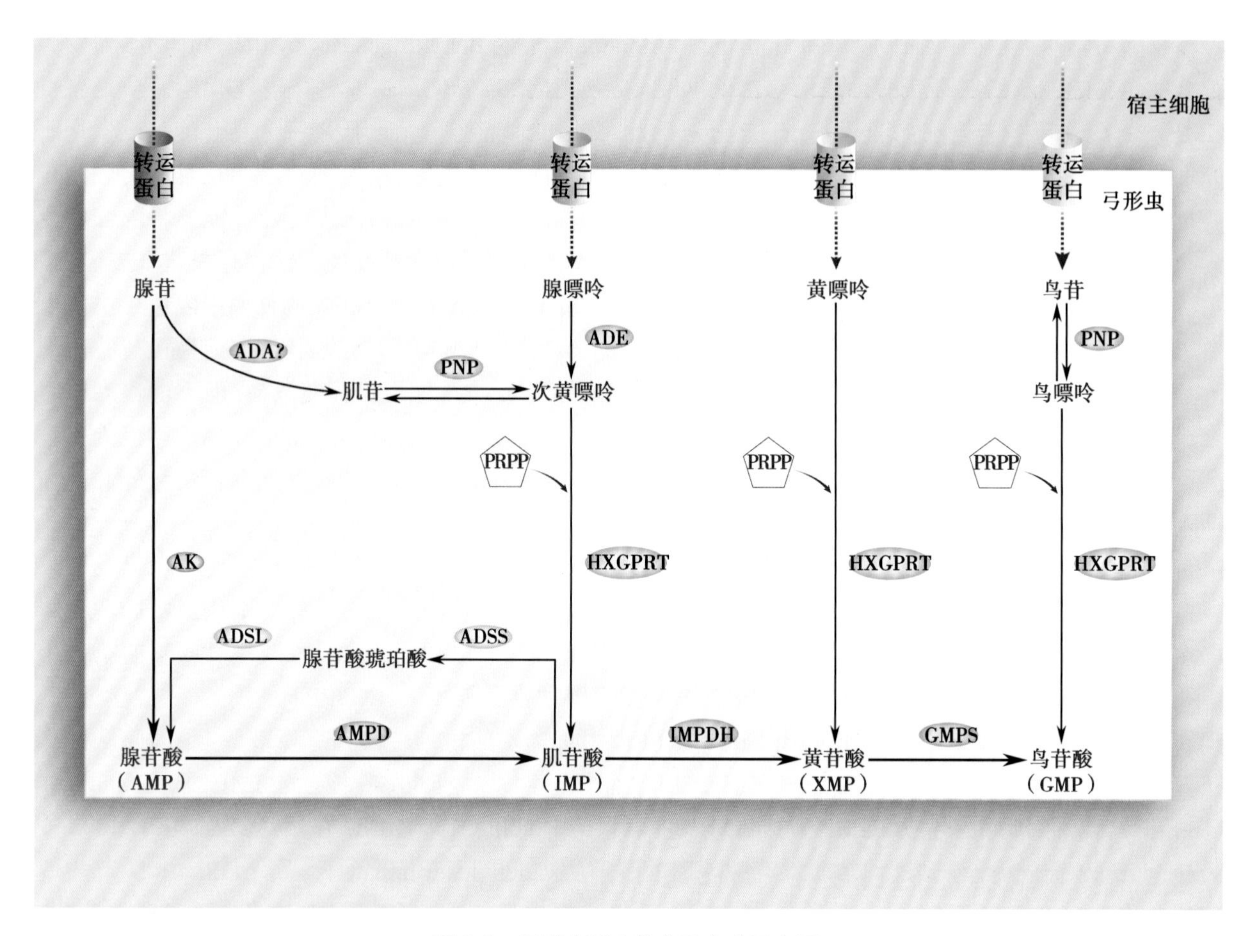


图 6-3 弓形虫嘌呤核苷酸合成示意图

## 二、嘧啶核苷酸合成

与不能从头合成嘌呤核苷酸不同，弓形虫等多数顶复门原虫都可以从头合成嘧啶核苷酸。从头合成最主要的是合成尿嘧啶核苷酸（uridine 5′-monophosphate，UMP）。因为 UMP 是其他嘧啶核苷酸合成的关键前体分子，一旦得到 UMP，它就可以磷酸化变成 UTP 参与 RNA 合成等。此外，UTP 还可以在 CTP 合酶的催化下生成 CTP，UMP 也参与胸腺嘧啶核苷酸（dTMP）的合成（见下文）。除了从头合成 UMP，弓形虫也可以从宿主细胞获取尿嘧啶（uracil）后经补救途径合成 UMP。因此弓形虫的 UMP 合成也具有一定的冗余性，为营养缺陷型活疫苗设计提供了机会。

### （一）尿嘧啶核苷酸的从头合成

弓形虫 UMP 的从头合成始于氨甲酰磷酸（carbamoyl phosphate）的生成，由氨甲酰磷酸合成酶Ⅱ（carbamoyl phosphate synthetase Ⅱ，CPSⅡ）催化谷氨酰胺、ATP 和碳酸氢盐转化而来。该反应是 UMP 从头合成的主要控制点。反应生成的氨甲酰磷酸在天冬氨酸氨甲酰转移酶（aspartate transcarbamoylase，ATC）的作用下与 L- 天冬氨酸融合形成氨甲酰天冬氨酸（carbamoyl aspartate），后者经二氢乳清酸酶（dihydroorotase，DHO）（也叫氨甲酰天冬氨酸脱水酶）脱水、乳清酸脱氢酶（dihydroorotate dehydrogenase，DHODH）脱氢反应形成乳清酸（orotate）。乳清酸再与 5- 磷酸核糖 -1- 焦磷酸（5-phosphoribosyl 1-pyrophosphate，PRPP）结合，在乳清酸磷酸核糖转移酶（orotate phosphoribosyltransferase，OPRT）催化下，形成乳清酸核苷单磷酸（orotidine 5′-monophosphate，OMP）。后者在乳清酸-5′-单磷酸脱羧酶（orotidine 5′-monophosphate decarboxylase，OMPDC）的作用下，进一步脱去乳清酸嘧啶环上的羧基生成尿嘧啶核苷酸（UMP）。嘧啶核苷酸的从头合成能够被呼吸链抑制剂阿托伐醌（atovaquone）所抑制。这是因为阿托伐醌抑制细胞色素 b 后导致线粒体膜电位的破坏，进而影响电子传递；而 UMP 合成的第四步反应中，当二氢乳清酸经 DHODH 氧化成乳清酸时，需要将电子传递给辅酶 Q，因此当阿托伐醌作为辅酶 Q 的类似物破坏电子传递时，它会影响 DHODH 的功能，从而抑制 UMP 合成。

### （二）嘧啶核苷酸的补救合成

早期放射性同位素标记实验发现，体外加入的尿嘧啶能很好地整合到弓形虫速殖子的核酸中，但不会整合到宿主的核酸中，这说明虫体能够利用外源的嘧啶原料合成自己的核酸。后来经过遗传学和生物化学研究发现，弓形虫能够摄取多种嘧啶或嘧啶核苷（包括胞苷、尿苷、脱氧胞苷、脱氧尿苷、尿嘧啶等）以补救合成途径生成 UMP 而服务于虫体的核酸合成。尿嘧啶处于这些补救合成途径的中心。尿苷与脱氧尿苷等外源嘧啶核苷也需要先转变成尿嘧啶后才能被虫体利用（图 6-4）。尿嘧啶进入虫体后，在尿嘧啶磷酸核糖转移酶（uracil phosphoribosyl transferase，UPRT）催化下与 PRPP 结合生成 UMP。

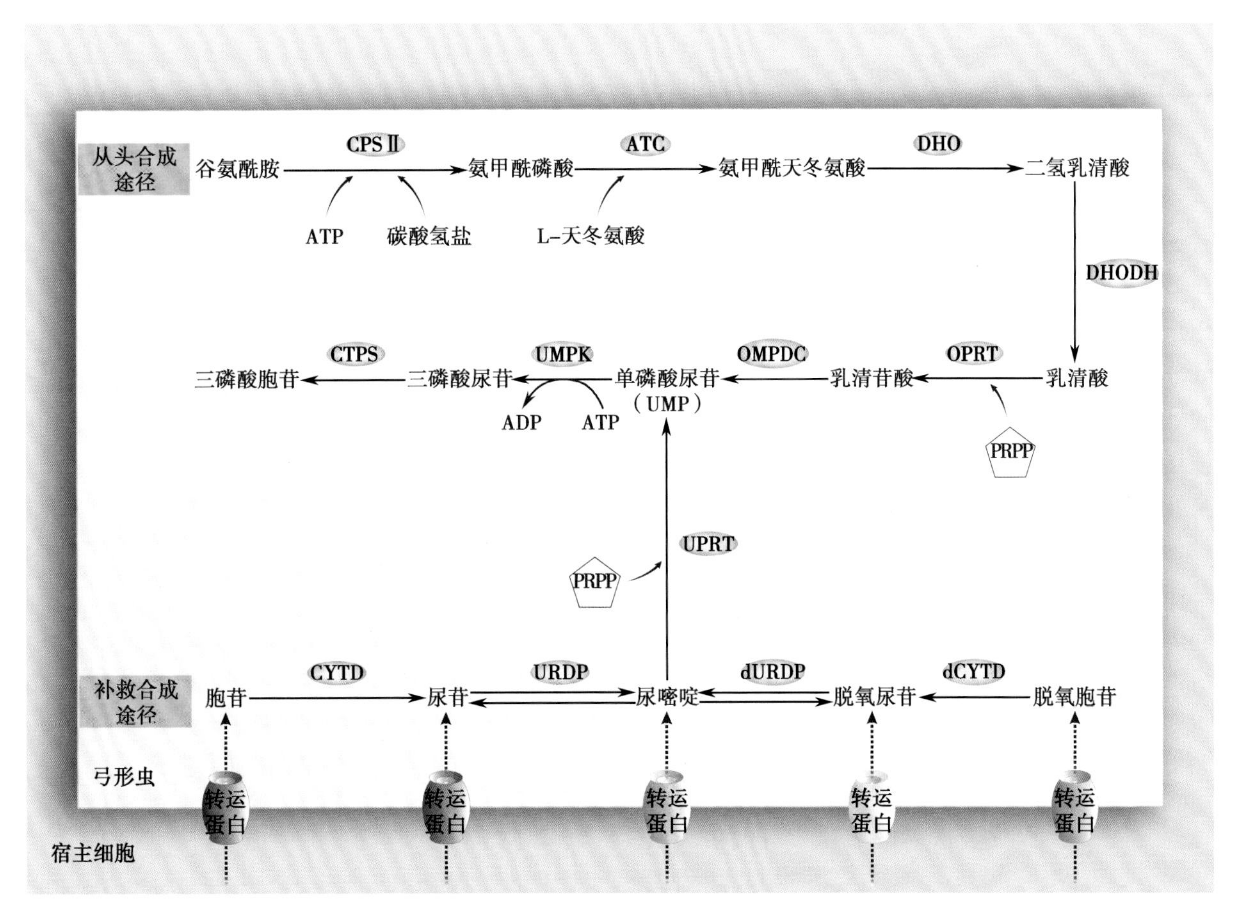


图 6-4　弓形虫嘧啶核苷酸代谢途径示意图

由于 UMP 的嘧啶从头合成途径能够满足虫体嘧啶核苷酸的需要，所以由 UPRT 介导的补救合成对虫体繁殖复制不是必需的。因此，UPRT 也是一个可进行负筛选的遗传标记。5-氟脱氧尿苷（5-fluorodeoxyuridine，FUDR）是一种脱氧尿苷的类似物，为 UPRT 负筛选常用的药物，能快速抑制虫体的 DNA 和 RNA 合成以抑制虫体生长。其机制是 FUDR 来源的 5-氟尿嘧啶被 UPRT 催化后产生的 5-氟

UMP 不能被虫体核酸合成所利用，同时还抑制胸苷酸合酶（thymidylate synthase，TS）的活性，从而抑制胸腺嘧啶核苷酸的合成。另一方面，哺乳动物缺乏 UPRT 活性，所以 FUDR 对宿主细胞的生长无影响。早期的研究人员分离得到了对 5- 氟尿嘧啶或 FUDR 有抗性的突变虫株，发现这些突变体都缺乏掺入尿苷、脱氧尿苷和尿嘧啶的能力，后来证明对 FUDR 有抗性的突变体缺乏 UPRT 活性。UPRT 的缺失使虫体不能将 FUDR 转变为有毒的中间物，所以表现出抗性。因此，UPRT 位点可以作为转基因操作时的负筛选标记。将外源基因定点插入到 UPRT 位点从而破坏 UPRT，用 FUDR 筛选即可获得转基因阳性虫株。需要注意的是，破坏 UPRT 位点在有些条件下会对弓形虫的生长造成影响。比如二氧化碳饥饿常被用于抑制弓形虫嘧啶的从头合成来诱导缓殖子的分化。在这种条件下，$UPRT^+$ 虫株可以通过 UPRT 进行 UMP 的补救合成而得到部分补充，但 $UPRT^-$ 突变体则不能，所以其生长抑制更明显。由于这种干扰，就很难判断插入到 UPRT 位点的外源基因对虫体生长的真正影响，因此选择 UPRT 作为筛选标记需要依研究目的而定。

由于弓形虫能同时以从头合成和补救合成的方式产生 UMP，表现出一定的冗余性，这也为弓形虫的疫苗设计提供了机会。Bzik 等发现从头合成途径中 *CPSII*、*OMPDC* 等基因的缺失能阻断 UMP 从头合成，使虫体严格依赖外源添加的尿嘧啶以补救途径合成 UMP，是典型的尿嘧啶缺陷型虫株。在培养液中添加尿嘧啶，*CPSII* 或 *OMPDC* 敲除虫株体外生长良好。但用它们去感染动物，由于宿主细胞内尿嘧啶含量很低，无法满足虫体快速繁殖对嘧啶核苷酸的需求，因此虫体不能复制，毒力严重减弱，显示出成为弓形虫减毒活疫苗的潜力（Fox 等，2002）。

### 三、胸腺嘧啶核苷酸的合成

弓形虫以 dUMP 为前体，以胸苷酸循环反应合成胸腺嘧啶核苷酸 dTMP，而胸苷酸循环又跟叶酸代谢途径紧密联系在一起。胸苷酸循环中胸苷酸合酶（thymidylate synthase，TS）催化 dUMP 的甲基化产生 dTMP。该反应需要将 5，10- 亚甲基四氢叶酸氧化为二氢叶酸。产生的二氢叶酸在二氢叶酸还原酶（dihydrofolate reductase，DHFR）催化下转化为四氢叶酸，然后在丝氨酸羟甲基转移酶（serine hydroxymethyltransferase，SHMT）催化下生成 5，10- 亚甲基四氢叶酸，叶酸循环得以重复，驱动 dUMP 向 dTMP 转化。在弓形虫中，DHFR 和 TS 的酶活性融合到同一个蛋白 DHFR-TS 中，这无疑提高了该循环的工作效率。胸苷酸循环是弓形虫生成胸腺嘧啶核苷酸的唯一途径，因此参与其中的酶对虫体的生长繁殖非常关键，是重要的药物设计靶标。乙胺嘧啶（pyrimethamine）是虫体 DHFR-TS 的特异性抑制剂，对弓形虫、疟原虫等顶复门原虫具有很好的抑制作用，是临床上治疗弓形虫病最重要的药物。但是，乙胺嘧啶的抗性也比较容易出现，DHFR-TS 的突变是造成乙胺嘧啶抗性的原因。这些突变体（比如 Ser36 突变为 Arg/Thr83 突变为 Asn、Ser36 突变为 Arg/Phe245 突变为 Ser）仍保持 DHFR-TS 的酶活性，但是不能被乙胺嘧啶抑制，很可能是不能结合乙胺嘧啶。这些突变体是遗传改造中常用的药物筛选标记。但需要注意的是，使用 DHFR-TS 突变体做筛选标记时，转基因虫株将获得乙胺嘧啶抗性，如果这样的虫株泄漏到环境中或者感染了实验人员，就不能用乙胺嘧啶来处理，因此具有一定的安全风险。

## 第七节　弓形虫的营养分子的跨膜转运

弓形虫纳虫泡（parasitophorous vacuole，PV）和纳虫泡膜（parasitophorous vacuole membrane，PVM）能保护虫体免受宿主细胞的细胞免疫清除机制的攻击，但也构成了弓形虫与宿主细胞质进行物质和信息交换的屏障。然而，弓形虫分泌蛋白质可对 PVM 进行修饰，改变膜结构的通透性，允许宿主细胞内营养成分甚至细胞器组分有选择性地进入 PV 内，然后通过一定的机制使营养物质跨过虫体质膜进入虫体内。有研究表明，PVM 可发挥分子筛作用，让分子量小于 1.3kD 的分子（如糖、氨基酸、核苷酸和辅助因子等）进入 PV 内。在虫体获取营养分子的过程中，转运蛋白扮演了关键角色，本节对主要营养物质的跨膜转运机制进行简单总结。

## 一、葡萄糖转运蛋白

弓形虫速殖子可通过糖酵解途径分解葡萄糖来获得能量和碳源；而葡萄糖主要是通过转运蛋白 TgGT1 从宿主细胞摄取而来。除葡萄糖外，TgGT1 还参与甘露糖、半乳糖和果糖的转运，是质膜上主要的己糖转运蛋白。此外，弓形虫还编码另外 3 个糖转运蛋白（TgST1-3），其中 TgST2 在虫体质膜上定位；而 TgST1 和 TgST3 则表达在胞内，部分定位在致密颗粒。作为从外界摄取葡萄糖的最主要转运蛋白，TgGT1 的缺失仅导致虫体在宿主细胞内的生长减缓 30%，且对弓形虫在标准培养条件下的滑移运动、侵袭力及毒性均无明显影响。说明 TgGT1 并不是虫体生存所必需的。TgST2 的缺失不影响虫体从宿主获取葡萄糖，并且不会导致虫体任何的生长缺陷，提示 TgST2 不是生理条件下虫体从宿主获取葡萄糖的主要途径，并且在功能上也不能替代 TgGT1（Blume 等，2009）。因此，TgST2 与 TgGT1 双缺失虫体的表型与 TgGT1 单缺失虫株非常类似，进一步说明 GT1 才是获取外界葡萄糖的最主要转运蛋白。TgST1 和 TgST3 定位在虫体胞内的不同区室，提示它们可能有某些特殊的功能。在有些生物如酿酒酵母（*Saccharomyces cerevisiae*）中，葡萄糖转运蛋白样蛋白（glucose transporter-like protein）可参与环境感知。因此，TgST1 和 TgST3 可能作为细胞内糖感受器而发挥作用，但是否有此功能还有待研究。

有趣的是，虽然 TgGT1 缺失突变体在基础培养基（Hanks 平衡盐溶液）中培养能使其运动能力受损，但如果在培养基中添加谷氨酰胺，其运动能力可以得到恢复，这个现象证明了弓形虫速殖子可以利用谷氨酰胺作为替代碳源产生能量，增强虫体运动能力。Blume 等发现在 TgGT1 缺失的情况下，谷氨酰胺氧化（谷氨酰胺分解）满足了虫体在细胞内生长和复制对能量和生物合成的需求。这种情况类似于癌细胞优先利用葡萄糖促进代谢，但当葡萄糖利用受到限制时，肿瘤细胞会使用谷氨酰胺作为替代能源（Vander Heiden 等，2009）。谷氨酰胺可经 α- 酮戊二酸进入 TCA 循环，从而通过驱动氧化磷酸化来产生 ATP。尽管 GT1 在弓形虫中不是必需的，但疟原虫中的主要葡萄糖转运蛋白（hexose transporter 1，HT1）对虫体在红内期的生长以及在蚊子内的发育都十分关键，说明疟原虫严格依赖宿主来源的葡萄糖。弓形虫与疟原虫对宿主葡萄糖不同的依赖程度很可能是虫体根据其寄生环境而进化出来的不同适应策略。

## 二、核碱基与核苷转运蛋白

在所有研究过的生物中，嘌呤是合成核酸和其他代谢物所必需的含氮碱基。弓形虫中的嘌呤包括腺嘌呤、鸟嘌呤、黄嘌呤和次黄嘌呤。但如前所述，弓形虫不能从头合成嘌呤环。因此，弓形虫演化出了多种嘌呤与嘌呤核苷摄取途径。与嘌呤核苷酸的补救合成不同，弓形虫可以通过从头合成或补救合成途径生成嘧啶核苷酸，因此，虫体也能从环境中吸收和转运嘧啶或嘧啶核苷。生化实验表明虫体中存在各类不同的核碱基与核苷转运蛋白，但它们的分子本质大多还不清楚，有待进一步的研究探索。

根据转运的动力学特征，核碱基与核苷转运蛋白主要可以分为两类：浓缩型（concentrative nucleoside transporter，CNT）和平衡型（equilibrative nucleoside transporter，ENT）核苷转运蛋白。CNT 主要依赖 $Na^+$、$H^+$ 等浓度梯度驱动高亲和性的核碱基与核苷转运；而 ENT 则主要以低亲和性方式结合核碱基或核苷并从高浓度一侧向低浓度一侧扩散。哺乳动物宿主中既有 CNT 也有 ENT，而顶复门原虫中目前已知的核碱基与核苷转运蛋白（前述的 TgAT1、TgNT1、TgNT2、TgNT3 等）都属于 ENT。TgAT1 的转运能力已经被生化实验所验证，它是一个低亲和力的嘌呤转运蛋白，可以转运腺苷、鸟苷等，但不能转运嘧啶核苷。如前所述，弓形虫中可能还存在一个高亲和力核苷转运体 TgAT2，但编码该蛋白的基因目前尚未找到，因此无法分析它的转运机制。利用 $^3H$ 标记的次黄嘌呤等研究弓形虫速殖子对核碱基的吸收能力，发现速殖子可以高效吸收嘌呤碱基（次黄嘌呤、黄嘌呤和鸟嘌呤等），并且推测虫体中表达一个能特异性转运嘌呤碱基的高亲和力转运蛋白 TgNBT1。弓形虫 TgNBT1 是报道的第一个转运嘌呤碱基的蛋白，但是目前只有生化试验的证据。TgNBT1 的编码基因目前亦未被鉴定。弓形虫核苷代谢中另一个有争议的问题是，虫体是否能够利用宿主胞质中的 ATP 作为其核苷的来源。如前所述，曾经一段时间人们认为宿主 ATP 可以进入 PV，然后在定位于 PV 中的 NTPase 的催化下生成 AMP，然后在 PV 中一个尚不知道的外核苷酸酶（ectonucleotidase）作用下转变成腺嘌呤核苷，再经核苷转运蛋白转至虫体内被利用。目前这个模型的问题在于，弓形虫速殖子以及它的 PV 等都没有发现有外核苷酸酶的活性。因此现在一般认为虫体直接摄取宿主 ATP 的可能性不大。近期有研究发现宿主的外核苷酸酶 CD73 对弓形虫慢性感染的建立和活化有重要影响。CD73 能够在胞外将 AMP 转化为腺嘌呤核苷，而 CD73 缺失的小鼠对慢性感染有较好的抗性，形成的包囊数量更少且不容易活化，但是经宿主 CD73 产生的腺嘌呤核苷是否是虫体嘌呤的重要来源还不确定，目前的结果显示它更重要的作用可能是免疫调节。在经腹腔接种的急性感染模型中，CD73 缺失的小鼠对弓形虫更加敏感，感染后呈更强烈的免疫病理变化。这些结果表明，CD73 产生的腺苷是限制病原引起组织损伤的重要免疫调节因子。尽管目前没有足够证据表明弓形虫能直接吸收利用宿主的 ATP，但这个可能性也不能完全被排除。尤其是最近隐孢子虫的研究结果表明该虫可能能够直接从宿主转运吸收 ATP 和 GTP，因为破坏该虫中唯一的嘌呤核苷酸补救合成途径中的蛋白（AK、IMPDH 等）并不会致死，而抑制宿主的嘌呤核苷酸合成会降低虫体的生长。因此，直接吸收宿主的嘌呤核苷酸是目前一个合理的模型，但隐孢子虫如何吸收宿主的 ATP 和 GTP 目前还不清楚（Pawlowic 等，2019）。

很显然，弓形虫也能从宿主细胞和环境中摄取嘧啶和嘧啶核苷，比如在嘧啶从头合成缺陷的虫株中添加 20μmol 的尿嘧啶，虫体的生长就可以得到恢复。但是目前关于嘧啶的摄取和转运机制研究的还很少，值得进一步探索。

## 三、氨基酸转运蛋白

前已述及，由于寄生环境的差异，不同顶复门原虫的氨基酸获取机制差异很大。弓形虫能够合成除精氨酸、色氨酸和半胱氨酸以外的所有氨基酸，同时它也具有从宿主细胞摄取多种氨基酸的能力，这可能是弓形虫能够在不同宿主的很多细胞类型中寄生的原因之一。顶复门原虫的氨基酸转运蛋白研究始于疟原虫。通过生物信息学分析，在疟原虫中鉴定出多个新型的假定转运蛋白（novel putative transporter，NPT）。这些蛋白是顶复门原虫特有的，疟原虫编码 5 个，而弓形虫中有 16 个。NPT1 定位于疟原虫与弓形虫的质膜上，且具有易化子（major facilitator）超家族的序列特征。基于对弓形虫中 NPT1 的研究，发现 TgNPT1 对虫体在 DMEM 培养基中的生长至关重要，但对 RPMI 培养基中的虫体作用不大。进一步研究发现造成这个差别的原因是 RPMI 中含有高水平的精氨酸，而培养基中的精氨酸浓度正是决定 TgNPT1 缺失虫株生长状态的关键因子。沿着这个线索最终证明 TgNPT1 是一个高选择性的精氨酸转运蛋白，对速殖子在低精氨酸条件下的生长以及小鼠体内的毒力十分重要。随后在精氨酸转运实验中，人们发现 TgNPT1 的缺失仅降低虫体对精氨酸吸收的 30%，表明弓形虫还有一个不依赖 TgNPT1 的精氨酸摄取途径。进一步分析发现，该途径能够转运赖氨酸、精氨酸等阳离子氨基酸，但是在生理条件下该途径不足以支持虫体的生长。与 TgNPT1 相似，疟原虫中的 NPT1 也是一个阳离子氨基酸转运蛋白，但转运的底物更广，包括赖氨酸、精氨酸、鸟氨酸、组氨酸等。在敲除 NPT1 的伯氏疟原虫中发现 PbNPT1 对虫体在红内期的生长作用不大，但对雄配子的分化发育非常重要。尽管宿主血红蛋白的降解能为虫体提供氨基酸，PbNPT1 对配子发育的重要作用说明该时期的虫体对阳离子氨基酸有特殊的需求（Rajendran 等，2017）。

鉴于 NPT1 对氨基酸的转运作用，Parker 等对顶复门原虫中其他的 NPT 蛋白进行分析，发现它们是演化上有关联的一个蛋白家族，于是将它们重新命名为顶复门原虫氨基酸转运蛋白（apicomplexan amino acid transporter，ApiAT）。弓形虫 16 个 ApiAT 蛋白中有 10 个在速殖子阶段表达，定位研究结果显示这些蛋白大多位于虫体外周。为研究除 NPT1（对应 TgApiAT1）以外的 15 个 ApiAT 的功能，利用 CRISPR/Cas9 基因编辑技术对它们的编码基因进行破坏，成功获得了除 TgApiAT6-1 以外的 14 个突变虫株。对这些突变体生长的比较发现，TgApiAT2 和 TgApiAT5-3 对虫体的正常生长很重要，而其他 ApiAT 作用不明显。进一步的研究发现，TgApiAT5-3 是芳香族氨基酸和大的中性氨基酸的转运蛋白，对 L- 酪氨酸摄取、氨基酸的稳态和虫株的毒力都具有重要意义（Parker 等，2019）。

从合成能力来看，弓形虫只有精氨酸、色氨酸和半胱氨酸不能合成而必须从宿主细胞或环境中摄取，但是虫体编码 16 个潜在转运氨基酸的 ApiAT 蛋白，而且每个 ApiAT 可能不止转运一种氨基酸。这说明对大多数氨基酸而言，弓形虫很可能既能合成，也能从宿主获取，表现出一定的冗余性。这些合成或摄取途径在标准的培养条件下可能不那么关键，但对虫体适应各种变化的寄生环境也许意义重大。此外，顶复门原虫很可能有 ApiAT 以外的机制摄取外源氨基酸，因为隐孢子虫不能合成绝大多数氨基酸而需要从外界摄取，但隐孢子虫中仅编码一个 ApiAT，且它跟其他顶复门原虫的 ApiAT 亲缘关系都比较远。无论如何，很难想象一个蛋白能转运所有的氨基酸。因此，至少在隐孢子虫中，应该还有新的氨基酸摄取机制等待发掘。

## 四、水通道蛋白

水通道蛋白（aquaporin，AQP）是一种古老的跨膜通道蛋白家族，几乎存在于所有研究过的生物体中。AQP 家族包括传统的水通道蛋白和一些促进甘油、尿素、氨或其他不带电小分子（例如水甘油通道蛋白）运输的通道蛋白。水通道蛋白可以摄入代谢前体物质、处理自身代谢废物、帮助寄生虫在传播过程中克服渗透胁迫等。水和溶质通过 AQP 的通量依赖于渗透作用或化学梯度，而且渗透作用或化学梯度同时决定了迁移的方向。

弓形虫基因组编码一个经典的 AQP，称为 TgAQP，也叫作 TgAQP1，序列比对发现 TgAQP1 与植物液胞膜上的水通道蛋白有 47% 的相似性，与恶性疟原虫的水甘油通道蛋白 PfAQP 有 28% 的序列相似性。将 TgAQP1 重构到非洲爪蟾卵母细胞中，发现它是一个具有中等水分渗透性和高甘油渗透性的水通道蛋白。此外，长度不超过 5 个碳原子的多元醇和尿素以及其他氮代谢物也可以通过 TgAQP1。TgAQP1 的高甘油渗透性是目前的研究热点。与植物的 AQP 水样通道不同，这意味着溶质的渗透性是在基因转移到弓形虫的祖先后获得的，而这种适应性获得是由寄生虫 - 宿主关系的巨大选择压力驱动的。TgAQP1 被证实定位于弓形虫的植物样液泡膜上，但其生理功能还有待验证。除了经典的 TgAQP1，弓形虫基因组还编码一个潜在的水通道蛋白，从序列看它是两个串联重复 AQP 蛋白的融合，因其氨基酸序列与 AQP 序列具有一定的相似性，并被注释为 TgAQP2，但该蛋白的功能目前也同样不清楚。

## 五、离子通道与无机盐转运蛋白

钙离子（$Ca^{2+}$）是一种常见的信号分子。$Ca^{2+}$ 在弓形虫的入侵、运动、分化和逸出等阶段均起有重要作用，可通过受体操控通道（receptor-operated $Ca^{2+}$ channels）、电压门控通道（voltage-gated $Ca^{2+}$ channels）、胞内钙库（store-operated $Ca^{2+}$ channels）和非选择性的渗出等方式进入真核细胞。$Ca^{2+}$ 从真核细胞主动输出的过程是通过 $Na^{+}/Ca^{2+}$ 交换器（$Na^{+}/Ca^{2+}$ exchanger）和质膜钙离子 -ATP 酶（plasma membrane $Ca^{2+}$-ATPase，PMCA）实现的，而在弓形虫中尚未见 $Na^{+}/Ca^{2+}$ 交换器的报道。有证据表明，弓形虫与哺乳动物相似，PMCA 可被 $Ca^{2+}$ 结合蛋白钙调蛋白（calmodulin，CaM）激活。钙离子结合蛋白（calcium binding protein，CBP）主要包括钙调蛋白家族 CaM、钙调磷酸酶家族、钙调蛋白依赖性蛋白激酶（calmodulin-dependent protein kinase，CDPK）等。弓形虫 CaM 为酸性蛋白，由两个通过柔性螺旋相连的球形结构构成，每个球形结构中含有一对 EF 手基序，其与人 CaM 具有 92.5% 的同源性。在钙离子结合蛋白中，CaM 起到钙离子受体作用。弓形虫基因组编码一个典型的 CaM 和多个 CaM 样蛋白(calmodulin-like，CML)，其中典型的 TgCaM 以及 3 个 CML 蛋白(CaM1、CaM2、CaM3)定位于类锥体(Long 等，2017)，TgCaM 可能与钙调神经磷酸酶相互作用，且能在体外与 $Ca^{2+}$ 结合。

弓形虫中有一个类似于溶酶体的动态细胞器，称之为植物样泡(plant-like vacuole，PLV)或液泡室(vacuolar compartment，VAC)。PLV 含有多个具有转运功能的通道蛋白，比如上述的水通道蛋白，被认为在调节虫体(尤其是胞外的虫体)的渗透压和离子平衡等方面扮演重要角色。而这些功能主要依赖于其膜上的两个质子泵，即囊泡质子焦磷酸酶(vacuolar proton pyrophosphatase，V-$H^+$-PPase，也称 VP1)和囊泡样质子 ATP 酶(vacuolar proton ATPase，V-$H^+$-ATPase)对其 pH 的维持能力。V-$H^+$-PPase 是主要的质子泵，其能量来自无机焦磷酸的水解。目前已知的 V-$H^+$-PPase 都由固有的膜蛋白组成，依据其工作模式可分为对 $K^+$ 敏感性的Ⅰ型和不敏感的Ⅱ型两种，弓形虫的 TgVP1 属于Ⅰ型的 V-$H^+$-PPase，对 $K^+$ 表现出极强的敏感性。TgVP1 也存在于弓形虫钙酸体中，其活性是体外纯化的钙酸体纯度的一个标志。V-$H^+$-ATPase 是一种保守的依赖于 ATP 的 $H^+$ 泵，在真核细胞中多定位于质膜上，通过 ATP 水解驱动 $H^+$ 的跨膜转运。V-$H^+$-ATPase 除了定位于 VAC 外，还同样定位于弓形虫的质膜上，将弓形虫胞质里的 $H^+$ 泵到胞外环境中(Stasic 等，2019)。

$Na^+/H^+$ 交换蛋白($Na^+/H^+$ exchanger，NHE)是细胞中广泛存在的离子交换蛋白。在真核细胞中，NHEs 主要通过摄取细胞外的 $Na^+$ 来清除细胞内多余的 $H^+$，从而调节胞内 pH 和细胞体积。弓形虫基因组共编码 4 个 NHE。TgNHE1 和 TgNHE4 定位于弓形虫的质膜，在维持弓形虫形态稳定和胞内 pH、离子稳态中起重要作用。TgNHE1 的缺失导致弓形虫速殖子对 $Ca^{2+}$ 载体 A23187 的敏感度降低、由 A23187 诱导的逸出减少、虫体内的 $Ca^{2+}$ 浓度升高，说明 TgNHE1 在弓形虫胞内 $Ca^{2+}$ 平衡中扮演重要角色。TgNHE2 是定位于棒状体的钠氢离子交换蛋白，但它的缺失既不妨碍棒状体蛋白的形成与定位，也不影响弓形虫的增殖和逸出，因此 TgNHE2 的生理功能仍有待进一步研究。TgNHE3 定位于 PLV，且与 TgVP1 共定位。TgNHE3 与虫体中另外 3 个 NHE 相似性较低，但与植物、藻类以及节肢动物中的潜在 NHE 有较高的同源性。TgNHE3 对抵抗高渗应激(hyperosmotic stress)有重要作用，TgNHE3 的缺失会导致对胞外速殖子对高浓度的山梨醇或 $Na^+$、$K^+$ 引起的高渗敏感性增强、存活率下降。此外 TgNHE3 的缺失还导致微线体蛋白 MIC2 的分泌降低、胞内 $Ca^{2+}$ 浓度的上升以及对宿主细胞入侵效率的下降，说明 PLV 中的 TgNHE3 能够通过调节虫体胞质中的离子浓度和渗透压，进而调节虫体的蛋白分泌、宿主入侵等生命活动。

铁、锌等金属离子是细胞内的酶和功能蛋白的关键辅助因子，对细胞的生命活动至关重要，它们的含量以及在细胞内各亚细胞器间的储存、吸收、释放等均受到严格调控，过多或过少都会导致细胞的功能紊乱，在弓形虫等顶复门原虫中也不例外。铁对疟原虫的生长非常重要，缺铁性贫血的人群对疟疾(尤其是重症疟疾)表现出耐受性，铁离子螯合剂能抑制疟原虫的生长，这些都表明疟原虫需要铁以维持正常生长发育，但疟原虫怎么从宿主或环境中吸收铁离子仍不完全清楚，弓形虫也是如此。Chasen 等最近报道了一个定位于 PLV 和胞内囊泡的锌离子转运蛋白 TgZnT，并发现它对高锌胁迫下虫体的正常生长非常重要，可能是将多余的锌运进 PLV 以避免虫体胞质中的锌离子浓度过高。但另一方面，虫体是如何从外界获取锌的，目前还不了解，需要进一步研究。

## 第八节　虫体与宿主代谢的相互作用

弓形虫等顶复门原虫都是专性胞内寄生虫，意味着它们生长繁殖所需的所有营养都直接来源于其寄生的宿主细胞。因此在物质能量代谢的层面，虫体与宿主间有着非常紧密的联系。为了从宿主细胞获取自己需要的营养，虫体会利用各种策略修饰改造宿主细胞的代谢活动为自己服务，同时虫体也会根据宿主的生长和营养状态调整自己的生长分化。另一方面，宿主也利用虫体对自身的依赖而进化出多种措施以限制虫体的感染与增殖。总之，弓形虫与宿主细胞间有十分复杂的代谢互作关系，但目前人们对这方面的认识还非常有限，更多的奥秘尚待揭示。

## 一、虫体对寄生环境中营养状态的感知

持续感知和适应环境变化的能力对所有生物维持生命稳态和生存都至关重要，弓形虫等寄生生物尤其如此，因为它们生活史复杂，需要经历不同的宿主动物和不同的宿主细胞类型。然而，不同的宿主中具有截然不同的温度、pH、营养等能显著影响虫体生长发育的内外环境。这种急剧变化的环境对虫体来说是巨大的挑战，这也是促使虫体需要迅速调整发育模式的重要因素。比如疟原虫在哺乳动物向媒介按蚊传播时，进入按蚊的疟原虫配子体，能快速感知和响应蚊子肠道温度的下降、pH 值的上升以及蚊子的特有因子黄尿酸（xanthurenic acid），从而从哺乳动物的红细胞内逸出并开始分化成配子。除了这种快速的响应和调整，虫体与宿主间的代谢互作也体现在漫长的病原体与宿主的协同演化中。如上所述，恶性疟原虫不能自身合成绝大部分氨基酸，而主要依靠降解人的血红蛋白获取氨基酸。但是作为预防疟原虫感染的机制，人的血红蛋白不含有异亮氨酸（isoleucine），所以虫体需要从其他途径摄取该氨基酸（疟原虫也不能合成异亮氨酸）。事实上，在体外用人的红细胞培养恶性疟原虫，异亮氨酸是唯一需要额外添加的氨基酸。如果从培养基中剔除该氨基酸，虫体生长减缓并进入休眠状态。与疟原虫一样，弓形虫也与其宿主有紧密的代谢互作关系，脂质分子的获取就是一个例子。弓形虫既可以合成脂肪酸和脂质分子，也可以从宿主细胞摄取。这两个途径有机协调，当自身合成受限时就会增加从宿主的摄取量，而当环境或宿主不能足量提供时就提升自己的合成能力。此外，宿主来源的脂质分子还能影响虫体的生长发育模式。最近的研究发现，宿主产生亚油酸（linoleic acid）的能力对虫体有性生殖有重要决定作用。猫科动物的肠上皮细胞缺乏 Δ-6- 去饱和酶，因此不能代谢亚油酸而导致它大量积累，所以弓形虫能够在猫的小肠上皮细胞中进行有性生殖产生卵囊。如果用抑制剂降低小鼠的 δ-6- 去饱和酶活性，同时在食物中添加亚油酸，原本不支持弓形虫有性生殖的小鼠，也能诱导虫体进行有性生殖并产生卵囊，尽管效率低于猫体。亚油酸到底如何影响虫体的分化发育现在还不清楚，但这个研究结果提示宿主营养状态能对虫体的生长繁殖产生深远影响。

虽然，虫体对宿主和环境营养状态的感知以及虫体与宿主间的代谢互作对虫体生长发育非常关键，但其背后涉及的分子机制目前知之甚少。疟原虫中一个名为 KIN 的蛋白激酶被认为在虫体响应宿主的营养状态并据此调整自身生长中扮演重要角色。在鼠疟原虫感染模型中，宿主长期的营养限制（减少卡路里摄入量 30%）会导致小鼠体内疟原虫的复制减慢、虫体载量下降。而这种在营养充足和营养限制小鼠体内的生长差异在缺失 KIN 后大大缩小，说明虫体的 KIN 能够感知不良的营养环境并抑制自身的生长。KIN 是一个丝氨酸 / 苏氨酸蛋白激酶，是潜在的营养感受器，能帮助疟原虫根据寄生环境的营养状态调整生长繁殖速度，从而更好地生存，但是 KIN 通过什么机制和途径最终调控虫体生长目前还不清楚（Mancio-Silva 等，2017）。弓形虫中也存在 KIN 的同源蛋白，但其生理功能和作用机制目前也还不清楚。

西罗莫司靶标（target of sirolimus，TOS）是真核生物中经典的感知营养状态并调节细胞代谢、生长等重要生命活动的调控因子，但是疟原虫中不存在 TOR 及其调控网络。弓形虫中存在一个 TOR 的同源蛋白，但是它的生物学功能尚没有得到很好的解析。此外，eIF2α 激酶介导的 eIF2α 磷酸化也是一个保守的应激与营养感受机制。极端 pH、热激等许多应激条件都能激活弓形虫中的 IF2α 并将其 Ser71 磷酸化，从而抑制虫体中新生蛋白的合成。弓形虫中有 4 个 eIF2α 激酶，分别感受不同的应激条件，其中 TgIF2K-C 在虫体应对氨基酸供应不足中扮演重要角色。去除虫体培养液中的谷氨酰胺能引起 TgIF2α 的 Ser71 磷酸化，而在同样条件下 TgIF2K-C 的缺失株则不会上调 TgIF2α 的磷酸化，说明

TgIF2K-C 能响应氨基酸的饥饿并激活 TgIF2α。虽然 TgIF2K-C 的缺失不影响正常条件下速殖子的生长和毒力，但在谷氨酰胺缺陷的培养基中其生长受到明显抑制，说明 TgIF2K-C 能感知并辅助虫体在氨基酸不足条件下的生长。TgIF2K-C 是 GCN2 家族的 eIF2α 激酶，弓形虫中还有另一个 GCN2 家族的 eIF2α 激酶 TgIF2K-D，但它似乎主要介导虫体对胞外应激的应对。弓形虫能感染众多脊椎动物宿主细胞，因此，虫体会经常碰到个别氨基酸供应不足的环境，所以它需要灵活应对的能力。除了激活虫体的 IF2α 来调整虫体的生长代谢活动，弓形虫还能激活宿主细胞的综合应激反应（integrated stress response，ISR）以获取资源。ISR 是宿主细胞在面对营养不足时的应激反应，虫体感染后消耗宿主的精氨酸等资源，激活 ISR，宿主细胞通过 GCN2 激酶（EIF2AK4）磷酸化 eIF2，从而诱导 ATF4 的增加进而增强阳离子氨基酸转运蛋白 CAT1（SLC7A1）的表达，最终导致弓形虫感染细胞对精氨酸的摄取增加。宿主 GCN2 或其下游效应物 ATF4 和 CAT1 的缺失则会降低宿主的精氨酸水平，影响弓形虫增殖（Augusto 等，2019）。这些例子都表明，虫体具备多种途径来感知并应对不良营养环境，而这种应变能力对虫体生长繁殖都非常重要。

## 二、弓形虫与宿主的代谢互作网络

弓形虫等胞内寄生原虫赖以生存的营养成分都直接来源于宿主细胞，因此虫体演化出很多策略作用于宿主细胞，使其生命活动有利于虫体的生存繁殖。另一方面，宿主也会在探测到虫体感染后调整代谢活动以限制虫体增殖，这种"讨价还价"的关系构成了虫体与宿主复杂的代谢互作网络。最近，Olson 等运用互作代谢组学并结合转录组学，研究了人包皮成纤维细胞（HFF）感染弓形虫速殖子后虫体与宿主代谢活动的变化。他们的研究结果表明，虫体和宿主细胞中很多代谢相关基因的表达均发生了显著变化。糖酵解、三羧酸循环、氨基酸、核苷酸等多个代谢通路中化合物的丰度也呈现明显的变化（Olson 等，2020）。采用类似的多组学技术，Hargrave 等报道了骨髓源性树突状细胞（bone marrow derived dendritic cell，BMDC）感染弓形虫前后的代谢活性变化，得到了类似的结果。他们发现感染后的 BMDC 呈明显的 Warburg 效应特征。此外，由于弓形虫不能合成精氨酸而需要从宿主细胞获取，HFF 感染后精氨酸的合成能力上升，表现在精氨酸合成途径中的限速酶精氨酸琥珀酸合酶（arginino succinate synthase 1，ASS1）表达上升，而且精氨基琥珀酸（argininosuccinate）丰度增加。但在免疫细胞 BMDC 中，弓形虫感染引起精氨酸酶 1（arginase-1）的表达上升和精氨酸的降解，是免疫细胞预防虫体感染的机制。这些结果也表明，不同细胞与虫体互作的方式不完全相同。虽然 Olson 与 Hargrave 等的研究没有具体解释每个代谢通路或者代谢物在感染前后活性 / 丰度变化的具体生物学意义，但是它生动地描绘了虫体与宿主的代谢互作结果。除了细胞和基因表达水平的研究，最近也有不少报道从动物个体和动织水平分析宿主感染后代谢组的变化，这些研究发现在不同的感染阶段（急性、慢性感染等）、不同的宿主组织（脑、脾、血液等）中都有不少化合物的含量发生明显变化，个别分子的变化甚至具有表征虫体感染和成为诊断标识的潜力，但这还需要大量的临床样品来验证，并且需要能与其他感染或疾病引起的代谢变化相区别。

弓形虫感染导致宿主细胞低氧诱导因子（hypoxia-inducible factor 1α，HIF1α）的表达上升，进而诱导低氧应激相关基因的表达。在缺失 HIF1α 的宿主细胞中，弓形虫的生长急剧下降，在 21% 氧气条件与野生型宿主细胞相比下降低了 73%，在 3% 氧气下降低 95%。通过一个 siRNA 筛选，Menendez 等发现宿主细胞的己糖激酶 2（hexokinase 2，HK2）是 HIF1α 的关键调控靶标。弓形虫感染导致宿主细胞以 HIF1α 依赖的方式上调 HK2 的表达，从而引起宿主细胞中糖酵解活性的增加，这对虫体的生长是有利的，因为 HIF1α 缺失细胞在低氧条件下对弓形虫生长的抑制作用可以通过 HK2 的过量表达得到缓解（Menendez 等，2015）。尽管目前还不清楚虫体是怎样激活宿主的 HIF1α 并诱导 HK2 的上调表达，但多个研究均表明弓形虫感染能提高宿主的糖酵解活性，引起糖酵解中间产物浓度上升、乳酸排放增加，而这些都能促进虫体的快速生长并抑制它向缓殖子分化。

弓形虫有众多不同的基因型，不同基因型虫株间的生物学特征有明显差别。利用实验室常用的Ⅰ、Ⅱ、Ⅲ型虫株对小鼠急性毒力的差异，过去20多年来的研究对虫体与宿主间的免疫互作（包括宿主的免疫监控和病原的免疫逃逸）有了深刻的认识。事实上，不同基因型的虫株与宿主的代谢互作也不完全相同。Ⅰ型和Ⅲ型虫株在感染宿主细胞后会主动靠近宿主细胞的线粒体并最终在宿主线粒体周围复制，这个现象叫宿主线粒体关联（host mitochondrial association，HMA）。HMA现象在Ⅱ型虫株中很少见，通过Ⅱ型与Ⅲ型虫株的杂交，Pernas等发现线粒体关联因子1（mitochondrial association factor 1，MAF1）的多态性是导致Ⅱ型与Ⅲ型虫株HMA差异的原因，Ⅱ型虫株不表达MAF1。MAF1是一个多拷贝基因，不同的MAF1亚型介导HMA的能力不同。HMA到底有什么生物学意义目前还不完全清楚，已有结果表明它可以影响宿主对虫体的免疫响应（Pernas等，2014）。另一方面，从发现HMA现象开始就有人猜测认为这可能是虫体从宿主获取某些营养的方式，但一直没有直接的证据。最近，Fu等的研究为此提供了支持。敲除酰基辅酶A结合蛋白2（acyl-Co A binding protein 2，ACBP2）会造成Ⅱ型虫株生长和毒力的缺陷，但对Ⅰ型虫株影响较小。TgACBP2的缺失导致Ⅱ型虫株中磷脂酸（phosphatidic acid，PA）、磷脂酰甘油（phosphatidylglycerol，PG）和心磷脂（cardiolipin，CL）的生成受阻，而在Ⅱ型虫株中表达Ⅰ型虫株有功能的MAF1（MAF1RHb1）能增强其HMA，并且可以拯救由TgACBP2缺失引起的磷脂生成不足和虫体生长和毒力的缺陷，这些结果表明HMA确实可能具有向虫体提供营养的功能（Fu等，2018）。我国流行的主要基因型Chinese Ⅰ型虫株与宿主细胞的代谢互作，有待深入研究。

目前的生物化学和基因组学研究表明，弓形虫很可能不能从头合成胆固醇，因此必须从宿主细胞或者环境中摄取。SSD突变体因为鲨烯合酶（squalene synthase）缺陷不能合成胆固醇，但弓形虫在其体内的生长并不受影响，说明宿主细胞合成的胆固醇不是虫体胆固醇的唯一来源。进一步研究发现，弓形虫可以利用外部环境中的胆固醇，虫体感染能够提高宿主细胞以低密度脂蛋白受体（low-density lipoprotein receptor，LDLr）介导的胞吞作用，吸收环境中的LDL，其中包含有胆固醇。宿主细胞吸收的胆固醇经内体（endosome）与溶酶体（lysosome）传递到虫体PV，再转运到虫体胞内加工利用。抑制LDL的胞吞或者溶酶体对胆固醇的转移都会降低虫体对外界胆固醇的摄取，进而影响虫体的生长。因此，LDL来源的胆固醇对虫体生长发育十分重要，摄取不足时会导致虫体生长变慢和向缓殖子分化。鉴于外源胆固醇对虫体的重要性，弓形虫感染导致小鼠肝脏、大脑等组织器官中胆固醇含量的下降，也许是一种抵御虫体感染的策略。虫体吸收外源的胆固醇是一个经囊泡运输和内体/溶酶体处理的过程，但似乎不需要内质网、高尔基体和上述的HMA。

除了胆固醇，虫体还从宿主获取多种其他的脂质分子。弓形虫感染能调控宿主细胞脂代谢和脂滴（lipid droplet，LD）的生成。在弓形虫感染早期，三酰甘油等中性脂的合成上升，导致脂滴的数量增加，但随着感染时间的延长，虫体复制的数量增加，当每个宿主细胞中的虫体数量超过8个时，脂滴的数量又开始减少。宿主细胞脂滴数量的增加似乎依赖于虫体分泌的效应蛋白，MYR1（介导虫体效应蛋白从PV进入宿主细胞）缺失的虫体感染宿主细胞，脂滴数量不会出现明显变化。虫体诱导的脂滴形成最终能为虫体提供脂质分子，所以在感染后期，脂滴的数量下降、体积变小。一方面，脂滴围绕在虫体PV附近，其内含的中性脂质分子能以某种方式进入PV，进而被虫体利用；另一方面，虫体能够诱导宿主细胞的脂噬（lipophagy），降解脂滴为虫体提供脂肪酸等营养。敲除脂滴生成（*Δdgat1-Δdgat2*）或者脂噬（*Δatg7*）相关的宿主基因都会减慢虫体的生长，说明宿主脂滴是胞内虫体重要的脂质来源（Pernas等，2018）。正因为宿主脂质资源对虫体的重要性，被感染的宿主细胞线粒体会发生融合，吸收脂滴来源的脂肪酸来限制虫体生长，所以线粒体融合也是宿主细胞一个抵御虫体寄生的机制。虫体吸收外源的脂质分子后又能以脂滴的形式将其储存在虫体内，有趣的是，添加过多的外源脂质分子（尤其是油酸等不饱和脂肪酸）会导致虫体内脂质储存异常，从而导致生长抑制。因此，虫体对脂肪酸和脂质分子的吸收利用需要精细调控，过多或过少都不利于虫体的生长繁殖。

## 三、虫体从宿主摄取营养的机制与生物学意义

弓形虫被PVM包裹在PV里面复制，PVM一方面在虫体与宿主间建立一道屏障保护虫体免受宿主细胞的免疫破坏，另一方面它也阻碍了虫体从宿主获取营养。因此虫体需要对PV环境进行改造以利于摄取宿主细胞的营养分子。早期的研究证实PVM对分子量在1.3kD以下的分子具有选择性通透性，因此维生素、单糖、氨基酸、碱基、核苷、无机盐等小分子能够在宿主胞质与PV间穿梭。PVM对小分子的通透性依赖于定位到PVM的两个分泌蛋白GRA17和GRA23，且GRA17扮演了主要角色，它的缺失导致PVM对小分子的通透性降低和虫体形态缺陷，引起虫体生长减慢和毒力下降。单独缺失GRA23没有明显影响，但与GRA17一起敲除是合成致死（synthetic lethal）的，说明它们协同作用参与PVM对营养分子的转运（Gold等，2015）。GRA17和GRA23没有跨膜区，因此它们是如何介导小分子跨膜转运现在还不清楚，猜测可能类似穿孔毒素一样在单体聚合后在膜上形成小孔，但这还需要更多的实验来验证。此外，分子量大于1.3kD的物质怎么透过PVM尚不明了。

营养分子进入PV后，大多数通过虫体细胞膜上的特异性转运蛋白（上面讨论的糖转运蛋白GT1/ST2、核苷转运蛋白TgAT1/TgNT、氨基酸转运蛋白TgApiAT等）进入胞质，进而被加工利用。PV空间也有一些机制协助虫体对外源物质的吸收利用：PV内复杂的囊泡内网膜系统（intravacuolar network of membrane，IVN）对虫体利用宿主和外源脂质分子有重要作用，缺失GRA2和GRA6能引起IVN结构破坏并导致虫体从宿主脂滴中吸收脂质分子的能力下降；此外，PV空间中也有一些代谢酶，比如磷脂酶A2（phospholipase A2）、磷脂酰丝氨酸脱羧酶（phosphatidylserine decarboxylase，PSD）和三磷酸核苷水解酶（NTPase）等，它们可能将外源获取的营养进行初步处理再被虫体吸收利用，但它们具体的生物学功能还有待进一步明确。

（申　邦　龙少军　贾洪林）

## 参考文献


[1] ARROYO-OLARTE RD, BROUWERS JF, et al. Phosphatidylthreonine and lipid-mediated control of parasite virulence[J]. Plos Biol, 2015, 13(11): e1002288.

[2] AUGUSTO L, AMIN PH, WEK RC, et al. Regulation of arginine transport by GCN2 eIF2 kinase is important for replication of the intracellular parasite *Toxoplasma gondii*[J]. Plos Pathog, 2019, 15(6): e1007746.

[3] BLUME M, NITZSCHE R, STERNBERG U, et al. A *Toxoplasma gondii* gluconeogenic enzyme contributes to robust central carbon metabolism and is essential for replication and virulence[J]. Cell Host Microbe, 2015, 18: 210-220.

[4] BLUME M, RODRIGUEZ-CONTRERAS D, LANDFEAR S, et al. Host-derived glucose and its transporter in the obligate intracellular pathogen *Toxoplasma gondii* are dispensable by glutaminolysis[J]. P Natl Acad Sci USA, 2009, 106: 12 998-13 003.

[5] BROOKS CF, JOHNSEN H, VAN DOOREN GG, et al. The *Toxoplasma* apicoplast phosphate translocator links cytosolic and apicoplast metabolism and is essential for parasite survival[J]. Cell Host Microbe, 2010, 7: 62-73.

[6] DI CRISTINA M, DOU ZC, LUNGHI M. *Toxoplasma* depends on lysosomal consumption of autophagosomes for persistent infection[J]. Nat Microbiol, 2017, 2: 17096.

[7] DI GENOVA BM, WILSON SK, DUBEY JP, et al. Intestinal delta-6-desaturase activity determines host range for *Toxoplasma* sexual reproduction[J]. Plos Biol, 2019, 17(8): e3000364.

[8] FARRELL A, THIRUGNANAM S, LORESTANI A, et al. A DOC2 protein identified by mutational profiling is essential for apicomplexan parasite exocytosis. Science, 2012, 335: 218-221.

[9] FLEIGE T, PFAFF N, GROSS U, et al. Localisation of gluconeogenesis and tricarboxylic acid(TCA)-cycle enzymes and first functional analysis of the TCA cycle in *Toxoplasma gondii*[J]. Int J Parasitol, 2008, 38: 1121-1132.

[10] FOX BA, AND BZIK DJ. *De novo* pyrimidine biosynthesis is required for virulence of Toxoplasma gondii. Nature,

2002, 415: 926-929.

[11] FRANCO M, PANAS MW, MARINO ND, et al. A novel secreted protein, MYR1, is central to *Toxoplasma*'s manipulation of host cells[J]. Mbio, 2016, 7(1): e02231.

[12] FU Y, CUI X, FAN S, et al. Comprehensive characterization of *Toxoplasma* acyl coenzyme A-binding protein TgACBP2 and its critical role in parasite cardiolipin metabolism[J]. Mbio, 2018, 9(5): e01597.

[13] FU Y, CUI X, LIU J, et al. Synergistic roles of acyl-CoA binding protein(ACBP1)and sterol carrier protein 2(SCP2)in *Toxoplasma* lipid metabolism[J]. Cell Microbiol, 2019, 21(3): e12970.

[14] GAS-PASCUAL E, ICHIKAWA HT, SHEIKH MO, et al. CRISPR/Cas9 and glycomics tools for *Toxoplasma* glycobiology[J]. Journal of Biological Chemistry, 2019, 294: 1104-1125.

[15] GOLD DA, KAPLAN AD, LIS A, et al. The *Toxoplasma* dense granule proteins GRA17 and GRA23 mediate the movement of small molecules between the host and the parasitophorous vacuole[J]. Cell Host Microbe, 2015, 17: 642-652.

[16] GUPTA N, HARTMANN A, LUCIUS R, et al. The Obligate intracellular parasite *Toxoplasma gondii* secretes a soluble phosphatidylserine decarboxylase[J]. J Biol Chem, 2012, 287: 22938-22947.

[17] HEIDEN MGV, CANTLEY LC, AND THOMPSON CB. Understanding the Warburg Effect: The Metabolic Requirements of Cell Proliferation[J]. Science, 2009, 324: 1029-1033.

[18] HUET D, RAJENDRAN E, VAN DOOREN GG. Identification of cryptic subunits from an apicomplexan ATP synthase[J]. Elife, 2018, 7: e38097.

[19] JACOT D, TOSETTI N, PIRES I, et al. An apicomplexan actin-binding protein serves as a connector and lipid sensor to coordinate motility and invasion[J]. Cell Host Microbe, 2016, 20: 731-743.

[20] KE HJ, LEWIS IA, MORRISEY JM, et al. Genetic investigation of tricarboxylic acid metabolism during the *Plasmodium falciparum* life cycle[J]. Cell Rep, 2015, 11: 164-174.

[21] KRISHNAN A, KLOEHN J, LUNGHI M, et al. Functional and computational genomics reveal unprecedented flexibility in stage-specific *Toxoplasma* metabolism[J]. Cell Host Microbe, 2020, 27(2): 290-306.

[22] LI ZH, RAMAKRISHNAN S, STRIEPEN B, et al. *Toxoplasma gondii* relies on both host and parasite isoprenoids and can be rendered sensitive to atorvastatin[J]. Plos Pathog, 2013, 9(10): e1003665.

[23] LIANG XH, CUI JM, YANG XK, et al. Acquisition of exogenous fatty acids renders apicoplast-based biosynthesis dispensable in tachyzoites of *Toxoplasma*[J]. Journal of Biological Chemistry, 2020, 295: 7743-7752.

[24] LIMENITAKIS J, OPPENHEIM RD, CREEK DJ, et al. The 2-methylcitrate cycle is implicated in the detoxification of propionate in *Toxoplasma gondii*[J]. Mol Microbiol, 2013, 87: 894-908.

[25] LONG SJ, ANTHONY B, DREWRY LL, et al. A conserved ankyrin repeat-containing protein regulates conoid stability, motility and cell invasion in *Toxoplasma gondii*[J]. Nat Commun, 2017, 8(1): 2236.

[26] MACRAE JI, SHEINER L, NAHID A, et al. Mitochondrial metabolism of glucose and glutamine is required for intracellular growth of *Toxoplasma gondii*[J]. Cell Host Microbe, 2012, 12: 682-692.

[27] MANCIO-SILVA L, SLAVIC K, RUIVO MTG, et al. Nutrient sensing modulates malaria parasite virulence[J]. Nature, 2017, 547(7662): 213-216.

[28] MANDALASI M, KIM HW, THIEKER D, et al. A terminal alpha 3-galactose modification regulates an E3 ubiquitin ligase subunit in *Toxoplasma gondii*[J]. Journal of Biological Chemistry, 2020, 295: 9223-9243.

[29] MAZUMDAR J, WILSON EH, MASEK K, et al. Apicoplast fatty acid synthesis is essential for organelle biogenesis and parasite survival in *Toxoplasma gondii*[J]. P Natl Acad Sci USA, 2006, 103: 13192-13197.

[30] MENENDEZ MT, TEYGONG C, WADE K, et al. The siRNA screening identifies the host hexokinase 2(HK2)gene as an important hypoxia-inducible transcription factor 1(HIF-1)target gene in *Toxoplasma gondii*-infected cells[J]. Mbio, 2015, 6(3): e00462.

[31] MOUVEAUX T, ORIA G, WERKMEISTER E, et al. Nuclear glycolytic enzyme enolase of *Toxoplasma gondii* functions as a transcriptional regulator[J]. Plos One, 2014, 9(8): e105820.

[32] NAIR SC, BROOKS CF, GOODMAN CD, et al. Apicoplast isoprenoid precursor synthesis and the molecular basis of fosmidomycin resistance in *Toxoplasma gondii*[ J ]. J Exp Med, 2011, 208: 1547-1559.

[33] NITZSCHE R, GUNAY-ESIYOK O, TISCHER M, et al. A plant/fungal-type phosphoenolpyruvate carboxykinase located in the parasite mitochondrion ensures glucose-independent survival of *Toxoplasma gondii*[ J ]. J Biol Chem, 2017, 292: 15225-15239.

[34] OLSON WJ, DI GENOVA BM, GALLEGO-LOPEZ G, et al. Dual metabolomic profiling uncovers *Toxoplasma* manipulation of the host metabolome and the discovery of a novel parasite metabolic capability[ J ]. Plos Pathog, 2020, 16( 4 ): e1008432.

[35] OPPENHEIM RD, CREEK DJ, MACRAE JI, et al. BCKDH: The missing link in apicomplexan mitochondrial metabolism is required for full virulence of *Toxoplasma gondii* and *Plasmodium berghei*[ J ]. Plos Pathog, 2014, 10( 7 ): e1004263.

[36] PARKER KER, FAIRWEATHER SJ, RAJENDRAN E, et al. The tyrosine transporter of *Toxoplasma gondii* is a member of the newly defined apicomplexan amino acid transporter( ApiAT )family[ J ]. Plos Pathog, 2019, 15( 2 ): e1007577.

[37] PAWLOWIC MC, SOMEPALLI M, SATERIALE A, et al. Genetic ablation of purine salvage in Cryptosporidium parvum reveals nucleotide uptake from the host cell[ J ]. P Natl Acad Sci USA, 2019, 116: 21160-21165.

[38] PERNAS L, ADOMAKO-ANKOMAH Y, SHASTRI AJ, et al. *Toxoplasma* effector MAF1 mediates recruitment of host mitochondria and impacts the host response[ J ]. Plos Biol, 2014, 12( 4 ): e1001845.

[39] PERNAS L, BEAN C, BOOTHROYD JC, et al. Mitochondria restrict growth of the intracellular parasite *Toxoplasma gondii* by limiting its uptake of fatty acids. Cell Metab, 2018, 2727( 4 ): 886-897.

[40] RAJENDRAN E, HAPUARACHCHI SV, MILLER CM, et al. Cationic amino acid transporters play key roles in the survival and transmission of apicomplexan parasites[ J ]. Nat Commun, 2017, 8: 14455.

[41] RAMAKRISHNAN S, DOCAMPO MD, MACRAE JI, et al. Apicoplast and endoplasmic reticulum cooperate in fatty acid biosynthesis in apicomplexan parasite *Toxoplasma gondii*[ J ]. J Biol Chem, 2012, 287: 4957-4971.

[42] SALUNKE R, MOURIER T, BANERJEE M, et al. Highly diverged novel subunit composition of apicomplexan F-type ATP synthase identified from *Toxoplasma gondii*[ J ]. Plos Biol, 2018, 16( 7 ): e2006128.

[43] SHEN B, AND SIBLEY LD. *Toxoplasma* aldolase is required for metabolism but dispensable for host-cell invasion[ J ]. P Natl Acad Sci USA, 2018, 111: 3567-3572.

[44] SHUKLA A, OLSZEWSKI KL, LLINAS M, et al. Glycolysis is important for optimal asexual growth and formation of mature tissue cysts by *Toxoplasma gondii*[ J ]. Int J Parasitol, 2018, 48: 955-968.

[45] SLOVES PJ, DELHAYE S, MOUVEAUX T, et al. *Toxoplasma* sortilin-like receptor regulates protein transport and is essential for apical secretory organelle biogenesis and host infection[ J ]. Cell Host Microbe, 2012, 11: 515-527.

[46] SMITH TK, KIMMEL J, AZZOUZ N, et al. The role of inositol acylation and inositol deacylation in the *Toxoplasma gondii* glycosylphosphatidylinositol biosynthetic pathway[ J ]. J Biol Chemi, 2007, 282: 32032-32042.

[47] STARNES GL, COINCON M, SYGUSCH J, et al. Aldolase is essential for energy production and bridging adhesin-actin cytoskeletal interactions during parasite invasion of host cells[ J ]. Cell Host Microbe, 2009, 5: 353-364.

[48] STASIC AJ, CHASEN NM, DYKES EJ, et al. The *Toxoplasma* vacuolar $H^+$-ATPase regulates intracellular pH and impacts the maturation of essential secretory proteins[ J ]. Cell Rep, 2019, 27( 7 ): 2132-2146.

[49] SUGI T, TU V, MA YF, et al. *Toxoplasma gondii* requires glycogen phosphorylase for balancing amylopectin storage and for efficient production of brain cysts. Mbio, 2017, 8( 4 ): e01289.

[50] UBOLDI AD, MCCOY JM, BLUME M, et al. Regulation of starch stores by a $Ca^{2+}$-dependent protein kinase is essential for viable cyst development in *Toxoplasma gondii*[ J ]. Cell Host Microbe, 2015, 18: 670-681.

[51] XIA NB, YANG JC, YE S, et al. Functional analysis of *Toxoplasma* lactate dehydrogenases suggests critical roles of lactate fermentation for parasite growth in vivo[ J ]. Cell Microbiol, 2018, 20( 1 ): e12794.

[52] XIA NB, YE S, LIANG XH, et al. Pyruvate homeostasis as a determinant of parasite growth and metabolic plasticity in *Toxoplasma gondii*[ J ]. Mbio, 2019, 10( 3 ): e00898.

[53] YEH E, AND DERISI JL. Chemical rescue of malaria parasites lacking an apicoplast defines organelle function in blood-stage *Plasmodium falciparum*[J]. Plos Biol, 2011, 9(8): e1001138.

[54] Yu M, Kumar TR, Nkrumah LJ, et al. The fatty acid biosynthesis enzyme FabI plays a key role in the development of liver-stage malarial parasites[J]. Cell Host Microbe, 2008, 4: 567-578.

# 第七章 | 弓形虫效应蛋白与宿主之间的相互作用

弓形虫是一种专性细胞内寄生的机会致病性原虫，可感染人和众多温血动物。弓形虫宿主的广泛性与其所属的顶复门原虫所特有的微线体（microneme）、棒状体（rhoptry）和致密颗粒（dense granule）这三种分泌细胞器是分不开的。速殖子期是弓形虫的主要致病阶段。在侵染宿主细胞的过程中，弓形虫时序性地释放此三类分泌蛋白。首先，微线体分泌一系列的黏附素蛋白参与虫体的滑行运动和黏附宿主细胞；紧接着棒状体分泌的多种蛋白与微线体蛋白一同协助虫体主动入侵和促进纳虫泡（parasitophorous vacuole，PV）的形成。由致密颗粒分泌的多种蛋白完成对纳虫泡的最终修饰，确保胞内寄生的弓形虫在从宿主细胞内汲取营养的同时，免于被宿主免疫系统识别。在免疫力正常的宿主体内，弓形虫一旦在宿主细胞内"安顿"下来，便进入静息的胞内缓慢增殖状态，形成包囊。一旦宿主免疫力下降，包囊便被激活，再次进入活跃的增殖和运动状态。囊内的缓殖子转化为速殖子，从宿主细胞内逸出后再度侵入周围的宿主细胞。

本章将介绍参与弓形虫速殖子入侵的诸多因素，并集中介绍虫体的三大分泌细胞器：微线体、棒状体和致密颗粒，及其这些细胞器的分泌产物介导的与宿主细胞的相互作用。

## 第一节　弓形虫分泌性效应分子

弓形虫感染宿主细胞是一个快速的过程。速殖子首先附着于宿主细胞膜表面。在接触早期，多种微线体蛋白（microneme protein，MIC）最先从速殖子顶端分泌，通过识别宿主细胞膜上的受体进行黏附。随后，棒状体颈部蛋白（rhoptry neck protein，RON）被分泌到宿主细胞内部，帮助介导形成一个环状的运动复合结构，亦即移动连接（moving junction，MJ）。MJ 主要由 RON2、RON4、RON5 和顶端膜抗原 1（apical membrane antigen 1，AMA1）共同形成。MJ 作为弓形虫表面与宿主细胞膜表面的接触点，在弓形虫向宿主细胞内入侵的过程中不断向虫体末端移动，造成宿主细胞膜内陷，最终形成一个包裹着弓形虫速殖子的非融合小室，称为纳虫泡（PV）。随后，棒状体蛋白（rhoptry protein，ROP）从速殖子顶端棒状体释放出来，参与纳虫泡膜（parasitophorous vacuole membrane，PVM）的形成。由棒状体蛋白与宿主细胞膜融合形成的 PV 在宿主细胞内不会发生酸化，也不与溶酶体融合，为虫体在宿主细胞生存增殖提供场所。最后，致密颗粒蛋白分别从虫体顶端、侧面及后面分泌进入 PV，与 PVM 或膜内微管网络关联，完成对 PV 的修饰，抵抗宿主细胞溶酶体的裂解和酸化，隔离宿主的内吞噬作用，使弓形虫能够顺利从宿主细胞内获取营养并快速增殖。本章节将介绍上述弓形虫分泌细胞器分泌的与入侵和虫体毒力相关的产物，及其这些效应分子与宿主蛋白的相互作用和调控宿主信号通路的分子机制。

### 一、微线体蛋白（MIC）

不同于细菌和病毒感染细胞的胞吞过程，弓形虫强毒株主要是以主动的方式入侵宿主细胞。强毒株在接触到宿主细胞后即开启主动入侵；而弱毒株可被宿主细胞吞噬后形成吞噬体，再开启主动入侵并形成纳虫泡。然而，最近的研究发现，弓形虫弱毒株是以吞噬液泡入侵（phagosome to vacuole invasion，PTVI），即一种类似胞吞的方式入侵吞噬细胞的（Zhao 等，2014）。弓形虫弱毒株倾向于感染巨噬细胞（和其他吞噬细胞）。在强毒株主动入侵宿主细胞的过程中，当虫体与细胞接触时，虫体内的 $Ca^{2+}$ 水平升高，刺激贮存在顶端的 MIC 释放到虫体外，与宿主细胞受体相互作用，识别并黏附宿主细胞；虫体与细胞作用处形成 MJ；随后，肌动 / 肌球蛋白系统（actin-myosin system）发挥作用，虫体通过 MJ 侵入宿主细胞。

目前已知的 MIC 有 29 种（表 7-1），包括 MIC1-MIC17、AMA1、M2AP、PLP1、ROM1、SPATR、SUB1 和 TLN4 等。它们大多数含有真核细胞黏附分子或配体样保守结构域，例如几丁质结合样（chitin binding-like，CBL）模序（motif）、表皮生长因子样（epidermal growth factor-like，EGF）结构域、血小板反应蛋白 1 重复（thrombospondin type-1 repeat，TSR）结构域，以及微线体黏附重复（microneme adhesive repeat，MAR）结构域等。弓形虫通过上述微线体蛋白的黏附分子或配体样保守结构域，可与多种类型的宿主细胞受体结合，这也是弓形虫能入侵多种类型细胞的原因。虽然部分 MIC 的功能尚未阐明，但是已知的 MIC 不仅在虫体入侵过程中发挥重要作用，而且在毒力和致病性方面也有重要功能。

表 7-1　微线体蛋白及其生物学功能

| 基因 ID | 蛋白名称 | 蛋白功能 |
| --- | --- | --- |
| TGME49_291890 | MIC1 | 黏附素，与唾液酸低聚糖结合，与 MIC4 和 MIC6 形成复合物，敲除导致入侵和毒力缺陷 |
| TGME49_201780 | MIC2 | 黏附素，与 M2AP 结合形成复合物，条件性敲除严重影响运动和入侵 |
| TGME49_319560 | MIC3 | 黏附素，与 MIC8 形成复合物，敲除导致对小鼠毒力降低 |
| TGME49_208030 | MIC4 | 黏附素，与半乳糖结合，与 MIC2 和 MIC6 形成复合物 |
| TGME49_277080 | MIC5 | SUB1 抑制功能，敲除后 SUB1 对其他分泌蛋白的水解能力上升 |
| TGME49_218520 | MIC6 | 与 MIC2 和 MIC4 形成复合物，将复合物正确转运和定位 |
| TGME49_261780 | MIC7 | 未明 |
| TGME49_245490 | MIC8 | 未明 |
| TGME49_245485 | MIC9 | 未明 |
| TGME49_250710 | MIC10 | 未明 |
| TGME49_204530 | MIC11 | 未明 |
| TGME49_267680 | MIC12 | 未明 |
| TGME49_260190 | MIC13 | 黏附素，与唾液酸低聚糖结合 |
| TGME49_218310 | MIC14 | 未明 |
| TGME49_247195 | MIC15 | 未明 |
| TGME49_289630 | MIC16 | 未明 |
| TGME49_200250 | MIC17A | 未明 |
| TGME49_200240 | MIC17B | 未明 |
| TGME49_200230 | MIC17C | 未明 |
| TGME49_289100 | MIC18 | 未明 |
| TGME49_294790 | MIC19 | 未明 |
| TGME49_283540 | MIC20 | 未明 |
| TgME49_218240 | MIC25 | 敲除不影响增殖入侵 |
| TGME49_255260 | AMA1 | MJ 结构蛋白，与 RON2 结合，条件敲除的突变体可以黏附但不能入侵宿主细胞 |

续表

| 基因ID | 蛋白名称 | 蛋白功能 |
| --- | --- | --- |
| TGME49_214940 | M2AP | 与MIC2结合，参与MIC2运输，敲除导致MIC2运输、黏附和入侵缺陷 |
| TGME49_204050 | SUB1 | 蛋白水解酶，敲除导致多种分泌蛋白表面处理缺陷，滑动运动、入侵和毒性均受到影响 |
| TGME49_200290 | ROM1 | 蛋白水解酶，敲除导致在入侵和复制方面的轻微缺陷 |
| TGME49_293900 | SPATR | 敲除导致入侵和毒力的轻微缺陷 |
| TGME49_206510 | Toxolysin 4（TLN4） | 蛋白水解酶 |
| TGME49_204130 | PLP1 | 穿孔素，参与弓形虫逸出，敲除导致逸出异常，毒力受严重影响 |

在分泌、运输和释放过程中，多种微线体蛋白之间相互作用最终以复合物的形式发挥作用。目前已知的MIC复合物包括MIC1/4/6复合物、MIC3/8复合物和MIC2/M2AP复合物。微线体复合物中至少有一种蛋白质含有跨膜结构域和细胞质尾结构域。细胞质尾部含有分选信号，分选信号对于将复合物从内质网（ER）输送到微线体中的相关位置是必要的。因此，该跨膜蛋白被定义为“护送者”。MIC8是MIC3/8复合体的“护送者”，MIC3在MIC8的护送下到达微线体，从而在虫体入侵宿主细胞的过程中被分泌出体外，然后在宿主细胞表面重新定位。与“护送者”相互作用的蛋白质是可溶性蛋白质，跨膜蛋白功能的正常执行也取决于与其相互作用的可溶性蛋白。只有在可溶性蛋白和跨膜蛋白相互作用之后，才能正确折叠，形成具有生物学功能的复合物。例如，在弓形虫的MIC1基因被破坏后，其伙伴蛋白MIC6和MIC4仍滞留在高尔基体；当弓形虫的M2AP基因被敲除时，MIC2被保留并在高尔基体中累积，从而导致MIC2表达水平显著降低。这些稳定的复合物更好地解释了可溶性微线体蛋白在蛋白合成后是如何在胞内运输的，以及可溶性黏附素是如何协助入侵过程的。然而，这些复合物在弓形虫运动和细胞侵袭过程中的功能是重复的还是多余的仍然未知。

**1. MIC1/4/6复合体** MIC1、MIC4、MIC6三种微线体蛋白通常以复合体的形式存在于微线体中。当弓形虫入侵宿主细胞时，外泌到虫体表面的MIC1/4/6复合体与宿主细胞表面上的受体紧密连接，从而帮助弓形虫入侵宿主细胞。复合物中，MIC1和MIC4与宿主细胞相连接，MIC6作为一个中介体连接宿主细胞和弓形虫。在这复合体中，MIC4蛋白属于黏附素的一种，含有六个苹果样模序（apple motif），MIC4的第二个苹果样模序与MIC1相连接，共同参与黏附入侵作用。MIC1含有两个微线体黏附重复区域（MAR1和MAR2）以及半乳糖样结构域（galectin like domain，GLD）。而与MIC4相连接的MIC1的结构域是MIC1蛋白N端的MAR1，该结构域结合到宿主细胞表面的唾液酸寡糖复合物上，并且能够募集MIC4。MIC6含有跨膜结构域，C端包含分选信号的细胞质尾巴，可以帮助复合体精准定位到微线体。MIC6含有三个表皮生长因子样（EGF）结构域：EGF1、EGF2和EGF3。其中EGF1在运输至微线体的过程中被蛋白酶水解除去，所以在成熟的复合物中，是没有EGF1这一片段的。MIC6-EGF3则与MIC1的C端GLD相结合，这对于整个复合体正确定位于微线体是必需的。在MIC1/4/6复合体的分泌运输过程中，3种蛋白的相互作用起决定性作用。Sawmynaden等（2008）发现，在弓形虫入侵宿主细胞的过程中，MIC6的EGF2和EGF3结构域促进该复合体与宿主细胞受体的识别。

**2. MIC2/M2AP复合体** MIC2是一种分子量约为83kD的可溶性蛋白，属于血小板反应蛋白相关匿名蛋白（thrombospondin-related anonymous protein，TRAP）家族，主要利用黏附素-A结构域和6个连续类血小板反应蛋白-1型（TSP-1）结构域识别宿主细胞膜上的黏多糖而连接到宿主细胞上。MIC2相关蛋白（MIC2-associate protein，M2AP）并不含有可识别的黏附性表位，在内质网形成MIC2与M2AP蛋白的15分钟之内，MIC2与M2AP以1∶1的比例，形成分子量约450kD的MIC2-M2AP异源六聚体，复合体转运到高尔基体。在高尔基体内，M2AP蛋白N末端的一个前导肽被除去，之后MIC2-M2AP复合体到达微线体。在虫体入侵宿主细胞的过程中，MIC2-M2AP异源六聚体被分泌出虫体，在虫体入侵宿主细胞过程中起着重要的作用。用 MIC2 基因敲除的弓形虫虫株感染宿主细胞后，M2AP 蛋白出现运输错误。MIC2 基因敲除株对宿主细胞的黏附和入侵能力比野生型虫株降低 50%，虫体螺旋式滑动的能力也大大下降。在接种 MIC2 缺陷型弓形虫的小鼠的感染部位，荷虫率和炎性免疫反应较低，能够诱导小鼠产生较长时间的免疫保护能力。Huynh 等（2006 年）发现 *m2ap* 基因敲除会导致 MIC2 滞留在内质网 / 高尔基体中，严重影响弓形虫对宿主细胞的入侵能力。

**3. MIC3/8 复合体** 弓形虫 MIC3 蛋白的分子量为 38kD。在 N 端有一个短的疏水信号肽序列，没有跨膜蛋白结构域，有 1 个潜在的糖基化位点和 12 个磷酸化位点。不同弓形虫虫株 MIC3 的氨基酸序列同源性很高，而不同顶复门寄生原虫之间存在较大的序列差异。MIC3 蛋白结构包含 5 个部分重叠的 EGF 样结构域，其中 3 个结构域形成串联重复，其余 2 个结构域与前 3 个结构域以及 CBL 结构域重叠。CBL 结构域可参与蛋白质 - 蛋白质和蛋白质 - 碳水化合物的相互作用。研究发现，弓形虫 MIC3 是从 40kD 蛋白前体水解消化为 38kD 的单体，然后折叠成为 90kD 的二聚体，这些特定的结构与 MIC3 的功能密切相关。EGF 样结构域不参与 MIC3 与细胞之间的黏附，而 CBL 结构域对于 MIC3 的黏附特性是必要的。虽然 EGF 样结构域不能促进弓形虫 MIC3 与宿主细胞的黏附，但可能促进黏附结构的形成。研究发现，单独敲除 *mic1* 影响了弓形虫对人包皮成纤维细胞（human foreskin fibroblast，HFF）的侵袭，而单独 *mic3* 敲除则不影响其侵袭；MIC3/MIC1 编码基因双敲除的结果与 MIC1 基因敲除的结果没有显著性差异。这些结果表明，这两种蛋白在体外对弓形虫侵袭没有协同作用。弓形虫 MIC3 基因敲除后感染 HFF 细胞，黏附特性不受影响，但毒力显著降低。将敲除 MIC1 或 MIC3 基因的弓形虫接种到小鼠体内，小鼠在接种 9～22 天后全部死亡；而基因未敲除的弓形虫对照感染小鼠在 7～10 天内全部死亡。结果表明，在分别敲除 *mic1* 和 *mic3* 后，弓形虫的毒力仅略有下降。将同时敲除 *mic1* 和 *mic3* 的弓形虫接种到小鼠体内，10 只小鼠中只有 1 只小鼠死亡；与对照组相比，小鼠死亡时间延迟了 10 天。结果表明，同时敲除 MIC1 和 MIC3 基因显著降低了弓形虫对小鼠的毒力。以上证实 MIC1 和 MIC3 对弓形虫毒力有协同作用（Cerede 等，2005）。

MIC3 因为含有一个 CBL 结构域，因此对宿主细胞具有很强的亲和力。常见的 CBL 结构域序列含有 8 个二硫键连接的半胱氨酸残基和几个高度保守的芳香族氨基酸残基。用重组 MIC3 质粒转染 BHK-21 细胞，检测表达产物的定位。结果发现，具有敲除 CBL 结构域的重组 MIC3 的表达产物在上清液中，而含有 CBL 结构域的重组 MIC3 的表达产物在细胞表面。这些结果表明，弓形虫 MIC3 的 CBL 结构域对细胞黏附非常重要。在 CBL 结构域中，半胱氨酸决定蛋白质构象，芳香族氨基酸残基与 N- 乙酰氨基葡萄糖反应。用重组 MIC3 质粒转染 BHK-21 细胞，其中 CBL 结构域中的所有半胱氨酸残基被甘氨酸残基取代，导致表达产物分泌和积累不足，表明半胱氨酸残基的确决定了蛋白质构象。在芳香族氨基酸残基置换实验中，F121A 和 Y141A 突变体影响 BHK-21 细胞中蛋白质的表达，但这两种残基的黏附特性尚不清楚。其他定点突变的质粒（Y96A、F97A、P103A、W126A、F128A、Y135A）的转染实验证明，只有 W126A 和 F128A 突变体的表达产物在上清液中，没有与转染的 BHK-21 细胞表面结合，表明 W126 或 F128 单独替换导致黏附功能完全丧失。用甘氨酸替换 126 位色氨酸（W126A）或 128 位苯丙氨酸（F128A），会导致突变虫株的毒力显著降低。说明 W126 或 F128 这两个位点与细胞表面受体的相互作用和黏附密切相关。这些研究表明，MIC3 蛋白中与黏附有关的 CBL 结构域对弓形虫的毒力非常重要。

**4. MIC5** 弓形虫 MIC5 蛋白序列中含有一个肽基脯氨酰顺反异构酶（peptidyl-prolyl cis-trans isomerase，PPIase）同源序列。PPIase 隶属于细小菌素（parvulin）同分异构酶家族，其在蛋白折叠过程中发挥催化顺式向反式的异构化作用。MIC5 重组蛋白并不具有 PPIase 活性。MIC5 敲除后，弓形虫细胞膜表面微线体蛋白大量水解，表明 MIC5 具有调控虫体细胞膜表面蛋白酶的活性。NMR 结构解析分析表明，MIC5 分子能模拟枯草杆菌蛋白酶（subtilisin proteases）的原结构域（prodomain）。和许多蛋白酶一样，枯草杆菌蛋白酶需要将分子中的酶原结构域切除后才能活化。酶的活性中心被枯草杆菌蛋白酶酶原的氨基端具有的原结构域所遮盖，MIC5 抑制微线体蛋白酶 SUB1 的活性。MIC5 蛋白羧基端可与 SUB1 的活性中心互作，MIC5 能调控 SUB1 活性来维持弓形虫细胞膜表面底物蛋白的数量。MIC5 的前肽加工发生在运输到高尔基体前或高尔基体时，MIC5 前肽对于 MIC2-M2AP 复合物的稳定性、分泌和转运起重要作用。间接免疫荧光实验发现，弓形虫 MIC5 定位于速殖子内的顶端部分，并与 MIC2 的分布相重叠，这表明 MIC5 贮存于微线体。MIC5 与 MIC1-4 不同，MIC1-4 均含有不同的黏附结构，而 MIC5 为不含黏附结构的 MIC 蛋白，细胞黏附实验也检测不到 TgMIC5 与细胞的黏附。

**5. MIC10** 弓形虫 MIC10 为小分子蛋白（分子量为 18kD），序列推测其缺乏跨膜区。成熟的 MIC10 结构中，59% 为 α 螺旋，7% 为 β 片层，16% 为转角，其余 18% 为无序结构。免疫荧光分析发现 MIC10 定位于虫体内部前端，与 SAG1 的分布（虫体的表面）明显不同。虽然 MIC10 在速殖子期和缓殖子期均有表达，但在速殖子期，MIC10 的表达量是缓殖子期的 3 倍。MIC10 的基因序列中不含有黏附结构，多次实验也未能检测到 MIC10 或重组的 MIC10 与 HFF 细胞有黏附作用。并且用抗 MIC10 的抗体预孵育速殖子，该速殖子入侵宿主细胞的能力未受影响。MIC10 不参与宿主细胞的配体受体作用，至少在体外如此。间接免疫荧光显微镜下未见该蛋白与虫体质膜相连。从以上可推测，该蛋白可能在虫体入侵时播散到组织中，并且可作为一种循环抗原被检测到。鉴于 MIC10 在虫体的速殖子期有高水平表达，有报道认为检测 MIC10 可用于区分急性和隐性感染（Dautu 等，2008）。

**6. TgSUB1** TgSUB1 含有糖基磷脂酰肌醇（glycosylphosphatidylinositol，GPI）锚定结构域，但是它绕过 GPI 依赖的细胞表膜定位途径，通过其微线体靶向的信号序列定位至微线体（Binder 等，2008）。TgSUB1 具有枯草杆菌蛋白酶样 - 丝氨酸蛋白酶结构，依赖钙调机制发挥酶解作用。TgSUB1 蛋白与其他的顶复门原虫以及细菌枯草杆菌蛋白酶同源，在分泌过程中被内加工。最初 TgSUB1 蛋白的酶解发生在内质网，随后被转运到微线体，在入侵宿主细胞的早期被分泌出去。在刺激微线体分泌时，TgSUB1 被切割成较小的产物从虫体分泌。这种蛋白的二次加工可以被蛋白转运抑制剂布雷非德菌素 A（brefeldin A，BFA）和丝氨酸蛋白酶抑制剂抑制。TgSUB1 参与了多种微线体蛋白分泌过程中的酶解过程。敲除 TgSUB1 的速殖子显著影响 MIC2、MIC4 和 M2AP 等微线体蛋白的水解并影响其向虫体表面运输。TgSUB1 可以将 70kD 的 MIC4 转化为 50kD 和 20kD 两个蛋白片段，并将 100kD 的 MIC2 修剪为 95kD 的成熟蛋白，使这种蛋白更容易与细胞间黏附分子 -1（ICAM-1）结合。用缺失 GPI 锚定结构域的 TgSUB1 回补，也只能部分恢复微线体蛋白的加工。Lagal 等（2010）敲除 TgSUB1 可降低虫体对细胞附着和体外滑动性，使虫体的入侵效率降低。因此，TgSUB1 参与微线体蛋白的加工并参与宿主细胞侵袭过程中的大分子复合物的黏附性能。TgSUB2 对 ROP1、ROP2、ROP4、ROP8 和 ROP18 的前体均具有自发性的酶解作用，故而与棒状体蛋白的成熟和靶向分泌有关。TgSUB2 蛋白在 ROP1 的酶解位点在氨基酸序列位点 SFVE 之后，而对 ROP2、ROP4 和 ROP8 的酶切位置尚不清楚。通过对入侵相关蛋白的修饰，TgSUB1 和 TgSUB2 影响了弓形虫对宿主细胞的入侵过程。

## 二、棒状体蛋白（ROP）

由棒状体分泌的棒状体蛋白与宿主细胞质膜融合形成的 PVM 不与宿主溶酶体融合，是虫体在宿主细胞内得以生存繁殖的场所，是弓形虫在宿主细胞内免疫逃逸的机制之一。PV 形成初期，其成分与被入侵的宿主细胞膜几乎一样。但随着虫体棒状体蛋白、致密颗粒蛋白及其他一些因子对 PVM 的修饰，PVM 中原有的一些膜成分被迅速排出。虫体自身对 PVM 成分的修饰可以避免其被宿主细胞溶酶体裂解和酸化，并与泡外液体及宿主的内吞噬系统隔离，使虫体能够顺利从宿主细胞内获取营养并大量增殖。在 PV 内，弓形虫以二分裂方式迅速繁殖。在繁殖 5～6 代后，宿主细胞裂解，释放的速殖子又入侵新的宿主细胞，完成下一轮入侵、增殖和逸出的过程，从而引发宿主急性感染性炎症。已鉴定的 ROPs 见表 7-2。

表 7-2 弓形虫棒状体蛋白功能和分泌后的定位

| 基因 ID | 蛋白名称 | 蛋白功能 | 分泌后定位 |
|---|---|---|---|
| TGME49_309590 | ROP1 | 敲除后表现出正常的生长、入侵和毒力，但棒状体形态异常 | 纳虫泡膜 |
| | ROP2 | 非必需蛋白 | 纳虫泡膜 |
| TGME49_215785 | ROP2A | 未明 | 未明 |
| TGME49_296000 | ROP2L12 | ROP2 同源 | 未明 |
| TGME49_295125 | ROP4 | 未明 | 纳虫泡膜 |
| TGME49_308090 | ROP5 | 控制宿主免疫反应 | 纳虫泡膜 |
| TGME49_258660 | ROP6 | 未明 | 未明 |
| TGME49_295110 | ROP7 | 未明 | 纳虫泡膜 |
| TGME49_215775 | ROP8 | 未明 | 未明 |
| TGME49_243730 | ROP9 | 未明 | 未明 |
| TGME49_315490 | ROP10 | 未明 | 未明 |
| TGME49_227810 | ROP11 | 未明 | 未明 |
| TGME49_203990 | ROP12 | 未明 | 未明 |
| TGME49_312270 | ROP13 | 突变虫体毒力正常 | 宿主细胞质 |
| TGME49_315220 | ROP14 | 未明 | 未明 |
| TGME49_211290 | ROP15 | 未明 | 未明 |
| TGME49_262730 | ROP16 | 控制宿主免疫反应 | 纳虫泡膜 |
| TGME49_258580 | ROP17 | 未明 | 纳虫泡膜 |
| TGME49_205250 | ROP18 | 控制宿主免疫反应，敲除后毒力降低 | 纳虫泡膜 |
| TGME49_242240 | ROP19A | 未明 | 纳虫泡膜 |
| TGME49_242250 | ROOP19B | 未明 | 未明 |
| TGME49_258230 | ROP20 | 未明 | 纳虫泡膜 |
| TGME49_263220 | ROP21 | 长期感染表达 | 分泌到 PV 腔内 |
| TGME49_207700 | ROP22 | 未明 | 未明 |
| TGME49_239600 | ROP23 | 未明 | 纳虫泡膜 |
| TGME49_252360 | ROP24 | 未明 | 纳虫泡膜 |
| TGME49_202780 | ROP25 | 未明 | 纳虫泡膜 |
| TGME49_210095 | ROP26 | 未明 | 未明 |
| TGME49_313330 | ROP27 | 长期感染表达 | 分泌到 PV 腔内 |
| TGME49_258370 | ROP28 | 未明 | 未明 |
| TGME49_242230 | ROP29 | 未明 | 未明 |
| TGME49_227010 | ROP30 | 未明 | 未明 |
| TGME49_258800 | ROP31 | 未明 | 未明 |
| TGME49_270920 | ROP32 | 未明 | 未明 |
| TGME49_201130 | ROP33/WNG3 | 未明 | 未明 |
| TGME49_240090 | ROP34/WNG2 | 未明 | 未明 |
| TGME49_304740 | ROP35/WNG1 | 未明 | 分泌 PV 膜上 |
| TGME49_207610 | ROP36 | 未明 | 未明 |
| TGME49_294560 | ROP37 | 未明 | 未明 |
| TGME49_242100 | ROP38 | 控制宿主免疫反应 | 纳虫泡膜 |
| TGME49_262050 | ROP39 | 未明 | 纳虫泡膜 |
| TGME49_291960 | ROP40 | 未明 | 纳虫泡膜 |
| TGME49_266100 | ROP41 | 未明 | 未明 |

续表

| 基因 ID | 蛋白名称 | 蛋白功能 | 分泌后定位 |
| --- | --- | --- | --- |
| TGME49_281675 | ROP45 | 未明 | 未明 |
| TGME49_230470 | ROP46 | 未明 | 未明 |
| TGME49_252500 | ROP47 | | |
| TGME49_234950 | ROP48 | | |
| TGME49_274170 | ROP49 | | |
| TGME49_249470 | ROP50 | | |
| TGME49_241000 | ROP51 | | 纳虫泡膜，与 ROP7 共定位 |
| TGME49_210370 | ROP54 | 修饰 GBP2，抑制宿主免疫反应 | 纳虫泡膜 |
| TGME49_314500 | SUB2 | 参与棒状体蛋白成熟，SUB2 敲降导致棒状体形成异常 | |
| TGME49_269885 | Toxolylin1（TLN1） | 蛋白水解酶 | 纳虫泡膜 |
| TGME49_214080 | Toxofilin | 破坏宿主肌动蛋白细胞骨架来促进寄生虫入侵 | 宿主细胞质 |
| TGME49_299060 | NHE2 | 敲除导致钙离子诱导的逸出缺陷 | |
| TGME49_314250 | BRP1 | 缓殖子特异棒状体蛋白 | 包囊壁组分 |
| TGME49_310010 | RON1 | | |
| TGME49_300100 | RON2 | 与 RON4、5、8 形成复合物且与 AMA1 结合，参与入侵 | MJ |
| TGME49_265120 | SporoRON2 | | |
| TGME49_294400 | RON2L | | |
| TGME49_223920 | RON3 | | |
| TGME49_253370 | RON4L1 | 与 RON2/RON4/RON5/RON8 复合物一起定位于 MJ | |
| TGME49_229010 | RON4 | 与 RON2、5、8 形成复合物，参与入侵 | MJ |
| TGME49_311470 | RON5 | 与 RON2、4、8 形成复合物，参与入侵 | MJ |
| TGME49_297960 | RON6 | | |
| TGME49_306060 | RON8 | 与 RON2、4、5 形成复合物，参与入侵，敲除在附着、侵袭和毒力方面有缺陷 | MJ |
| TGME49_308810 | RON9 | RON10 | |
| TGME49_261750 | RON10 | RON9 | |
| TGME49_230350 | RON11 | | |
| TGME49_232020 | RON12 | | |

棒状体位于弓形虫速殖子前端，因形似上细下粗的棒球棍而得名。一个速殖子一般含有 8～12 个长度约为 2～3μm 的棒状体。显微镜下观察可见，棒状体聚集在虫体的前端并且常分布于虫体一侧。棒状体是目前所知弓形虫胞内唯一酸化的细胞器。未成熟的棒状体介于 pH 3.5～5.5，成熟后介于 pH 5.0～7.0。用针对其内容物的不同抗体作间接免疫荧光染色观察，发现棒状体蛋白在成熟后的棒状体中并不是随机分布而是有特定的亚细胞定位的：有的分布在棒状体球根状的底部；有的则分布在颈部。其中分布在棒状体球根部的称为棒状体蛋白（rhoptry protein，ROP），分布于其颈部的称为棒状体颈部蛋白（rhoptry neck protein，RON）。棒状体分泌蛋白发挥作用的先决条件是其必需正确进入分泌途径以到达宿主细胞质，该机制与其合成方式有很大关系。目前已知的棒状体蛋白有以下两种合成方式：

**1. 在核糖体内合成** 以该方式合成的棒状体蛋白的氨基端含有 pro-domain 信号肽序列，指引其进入内质网、经高尔基体，最后到达棒状体。其中 pro-domain 信号肽序列在分泌蛋白到达棒状体时被酶切（Binder 等，2004）；棒状体枯草杆菌蛋白 SUB2 及 Toxopain-1 蛋白酶能识别棒状体前体蛋白氨基端信号序列的共识序列 SΦXE/D（Φ 为疏水氨基酸，X 为任意氨基酸）进行水解加工。这类棒状体蛋白的代表为 ROP1、ROP2、ROP4、ROP8、ROP9、ROP13、ROP17、ROP18 等。Hajagos 等（2012）的研究发现，氨基端信号序列除了能引导棒状体蛋白进入正确的分泌途径外，还具有防止过早表现激酶活性的作用。

**2. 棒状体以生物合成和内吞的方式获得原料合成** 这些蛋白（例如 ROP5）的氨基端亦含有 Pro-domain 信号序列，但该序列在棒状体蛋白成熟分泌时不被酶切（El Hajj 等，2007b）。

### （一）棒状体蛋白的功能

前已述及，棒状体蛋白在虫体入侵和 PV 形成和修饰过程中起着重要作用，是重要的入侵和毒力作用因子。研究最多的棒状体蛋白有 ROP1 蛋白和 ROP2 蛋白家族。ROP1 是首个在弓形虫中发现的棒状体蛋白。敲除 ROP1 引起棒状体的超微结构改变，但对虫体的生长、入侵或毒力并无影响。弓形虫 ROP2 家族成员有近 44 个蛋白。该家族蛋白具有以下共性：在蛋白的羧基端具有一个蛋白激酶样的功能域，蛋白分子大小接近 50kD，包括 ROP2、ROP4、ROP5、ROP7、ROP8、ROP11、ROP16 和 ROP18 等。该家族成员中多数蛋白缺乏激酶催化结构域中的关键氨基酸位点，例如催化性的天冬氨酸和用于稳定 ATP 的甘氨酸残基，这些蛋白包括 ROP2、ROP4、ROP5、ROP7 和 ROP8，均不具有激酶活性，但是可以充当脚手架蛋白或具有募集底物的作用，被认为是假激酶（pseudokinases）；而 ROP18、ROP16 和 ROP38 等具有激酶催化活性的所有氨基酸位点，被认为是具有催化活性的蛋白激酶。早期的研究认为 ROP2 可能是 PVM 上的跨膜蛋白，作为分子桥介导了宿主线粒体和 PV 的连接。利用核酶修饰性的反向 RNA 技术敲除 ROP2，可导致弓形虫的形态学改变，如成熟棒状体的形成障碍和阻止胞质移动。另外，ROP2 缺陷型虫株从宿主细胞摄取固醇减少，使 PV 与宿主线粒体之间的连接受阻。这种缺陷型的虫株入侵人包皮成纤维细胞的能力大大降低，并显著降低其对小鼠的毒力。但进一步的研究发现，ROP2 分子完全位于虫体 PVM 的外膜，同时敲除 ROP2 的三个串联基因（*rop2A/2B/8*）并不影响宿主线粒体的募集（Pernas 等，2010）。ROP4 蛋白在感染的宿主细胞中有助于 PV 的形成，分泌后能迅速整合到 PVM 中，参与 PVM 功能的调节。El Hajj 等（2006）发现 ROP7 与弓形虫侵入宿主细胞有关；弓形虫侵入后就能立即在 PVM 中找到它，并可维持 20 小时左右。研究认为棒状体蛋白是决定弓形虫感染小鼠毒力的最重要因素，在弓形虫入侵人体细胞过程中发挥关键作用（图 7-1）。棒状体蛋白对弓形虫入侵和在宿主细胞内的增殖意义重大，而虫体同时合成多个 ROP2 同源蛋白，均表明这些蛋白各自发挥着重要功能，其中 ROP5、ROP16 和 ROP18 是弓形虫重要的毒力决定因子，因而备受关注。以下对这些重要的棒状体毒力因子的研究作详细阐述。

**1. ROP18** 弓形虫 ROP18 具有丝氨酸 / 苏氨酸激酶活性，属于 ROP2 家族成员，是弓形虫重要的毒力因子。其蛋白序列在 101～113、129～142、152～163 位氨基酸残基处富含精氨酸，可能和蛋白锚定在 PVM 表面有关，其羧基端是含丝氨酸 / 苏氨酸蛋白激酶的疏水区域，为 ROP2 家族中的保守区域。ROP18 蛋白在 RH 株虫体中可以大量表达，大小约为 55kD。由于过量表达 ROP18 蛋白后可造成细胞内弓形虫增多，所以推测该蛋白在控制弓形虫的增殖方面起重要作用。ROP18 在哺乳动物和酵母中都没有同源物，因此该激酶在演化上可能具有弓形虫的某些特殊功能。此外，ROP18 和另一个棒状体激酶 ROP16 在弓形虫基因组中的位置容易变异，其同义和非同义置换频率也非常高，这也支持了这样的观点：即这两种基因可能受到非常强的选择压力。这种压力可能是来自于宿主的免疫系统所导致的病原蛋白变异。ROP18 和 ROP16 与弓形虫的其他虫体抗原相比，更容易受到这样的选择，因为这两种蛋白是直接分泌到宿主细胞质中，并受到主要组织相容性复合物作用。另一种观点认为，造成 ROP18 和 ROP16 容易变异的原因可能是由于虫体在入侵宿主细胞的过程中，虫体始终处于一种新的生态龛位，导致虫体进行不断地优化去适应周围环境及新的宿主蛋白，使虫体基因产生迅速而强大的选择。

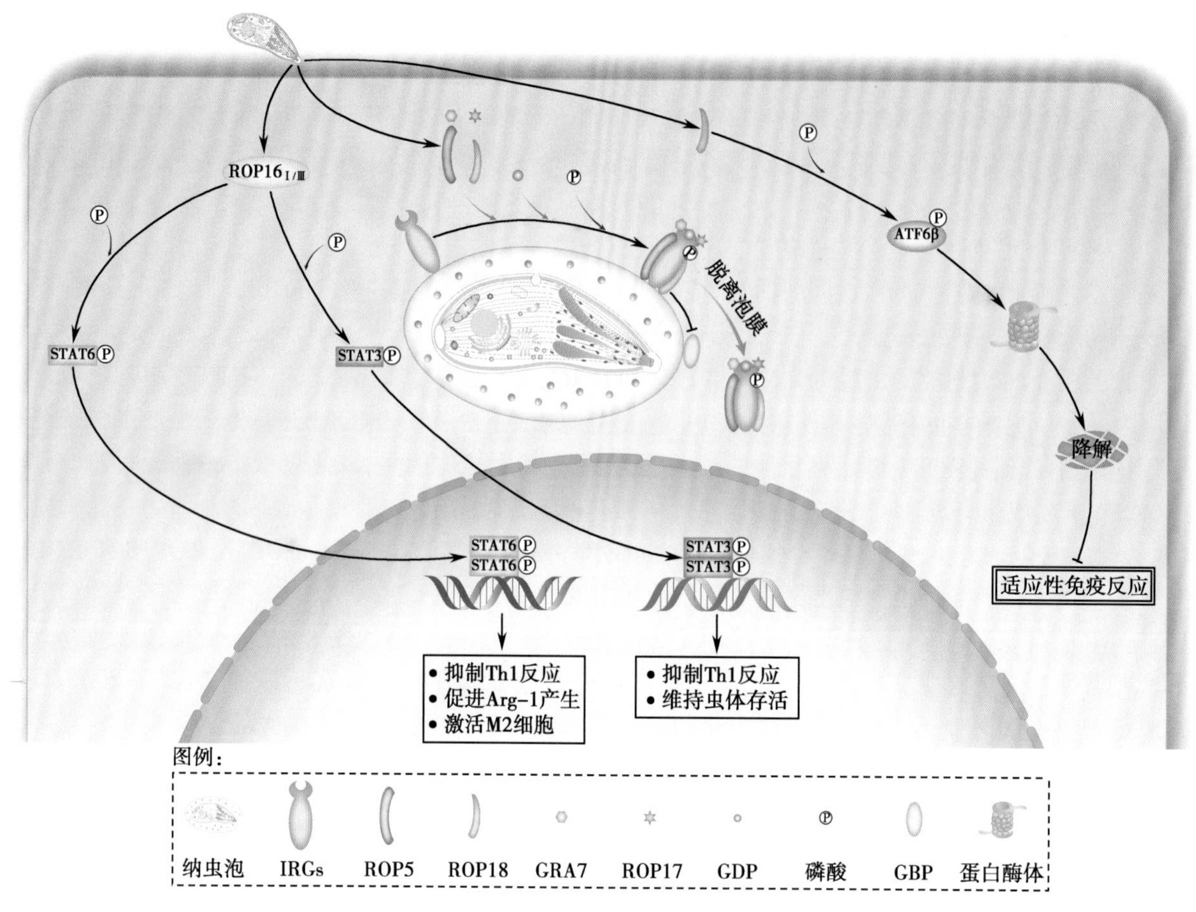


图 7-1 调节宿主细胞信号通路的弓形虫棒状体效应分子

注：当弓形虫附着到宿主细胞之后，在虫体进入纳虫泡（PV）之前，棒状体效应蛋白被释放到宿主细胞浆中。这些棒状体蛋白有的在胞浆中，有的向宿主细胞核运输，有的修饰纳虫泡表面。棒状体分泌的 ROP18 激酶在 PVM 上与另一种棒状体激酶 ROP17 和假激酶 ROP5 形成复合物，通过磷酸化宿主 IRG 单体或者二聚体，ROP18 和 ROP17 激酶阻止 IRGs 在 PVM 上的积累。假激酶 ROP5 与 Irga6 直接结合，增强 ROP18 的激酶活性。在 ROP5/ROP18/ROP17 复合物中还含有跨膜蛋白致密颗粒蛋白 GRA7。GRA7 可直接与 IRG 多聚物结合，从而加速它们的周转。此外，ROP18 还可磷酸化转录因子 ATF6β，使其发生蛋白酶体降解。另一种分泌型棒状体激酶 ROP16 通过直接磷酸化激活转录因子 STAT3 和 STAT6，从而改变宿主细胞的转录。

将强毒力的Ⅰ型、中等毒力的Ⅱ型和无毒力的Ⅲ型弓形虫虫株杂交子一代感染小鼠，以研究弓形虫不同毒力株相关的基因位点。运用基因图谱分析确认了位于弓形虫第Ⅷa 染色体上的 ROP18 激酶与弓形虫毒力密切相关。Ⅲ型弓形虫虫株的 ROP18 由于在 ATG 起始密码子上游的 85bp 处多出了一段 2.1kb 的序列，使其表达水平显著降低。因此，ROP18 在Ⅰ型和Ⅱ型虫株中高表达，而在Ⅲ型虫株中呈低表达（Taylor 等，2006）。ROP18 具有多态性，Ⅰ型和Ⅱ型虫株存在明显的序列多态性。目前尚无研究证明这种序列的多态性是否与其功能有关。将Ⅰ型弓形虫虫株的 ROP18 基因转入无毒的Ⅲ型虫株中，可使该无毒株的毒力显著增强，对小鼠的致死率提高 4～5 个数量级。此外，研究还发现，该蛋白是弓形虫和新孢子虫（*Neospora*）呈现不同毒力的关键因素：将弓形虫 ROP18 转染至新孢子虫 Nc1 株进行毒力实验，发现重组的新孢子虫 Nc1 株的细胞内增殖能力以及对小鼠的毒力明显增强。将 ROP18 的 394 位的天冬氨酸突变为丙氨酸后可废除 ROP18 的激酶活性（El Hajj 等，2007a）。将该激酶失活型突变体基因转入野生型弓形虫虫株，可使其失去毒力；而虫体表达具有激酶活性的 ROP18 可对小鼠产生致死性。因此，ROP18 激酶活性是弓形虫急性期毒力所必需的。

弓形虫感染宿主细胞可引起强烈的Ⅰ型免疫应答，产生 IL-12 和 IFN-γ。IFN-γ 通过产生活性氧、一氧化氮（nitric oxide）或者通过 IFN-γ 信号通路降解营养物质等机制，抑制虫体复制和直接杀伤虫体。在小鼠，IFN-γ 抵抗弓形虫入侵很大程度上依赖 GTP 酶动力超家族的两种 GTP 酶：免疫相关 GTP 酶（immunity-related GTPase，IRG）和鸟苷酸结合蛋白（guanylate-binding protein，GBP）。这些宿主细胞的 GTP 酶定位于 PVM 上，导致 PV 破裂，从而清除感染的弓形虫。在未被感染的细胞中，IRG 以结合 GDP 的无活性状态定位于内膜上。当宿主细胞被感染，IRG 立即与 GTP 结合转化为有活性的状态，并寡聚化聚集到 PVM 上，致使泡膜出囊泡和溃破。宿主细胞通过自噬蛋白 ATG5 调控 IRG 通路。在 ATG5 缺失的细胞中，虽然 IRG 以结合 GTP 的方式聚集，却不能定位于 PVM 上，从而增强虫体的易感性。IRG 介导弓形虫杀伤的敏感性依赖于虫体的遗传背景并与其毒力相关。毒力相对较弱的Ⅱ型和Ⅲ型虫株更易于将 IRG 募集于 PV 上并将虫体杀伤清除；而高毒力的Ⅰ型虫株可成功避免 IRG 在 PV 上聚集并防止被 IFN-γ 活化的细胞所清除。据此可以认为在小鼠模型中，ROP18 就是虫株相关的基因型和该虫株清除机制的一个关键效应分子。在小鼠体内，Ⅰ型弓形虫虫株的 ROP18 定位于 PVM 表面，能直接磷酸化 IRGa6、IRGb6 和 IRGb10，清除 IRGs 在 PVM 的累积，降低 IFN-γ 激活的巨噬细胞对弓形虫的清除，保护 PVM 不被囊泡化和分解，从而逃避免疫细胞的清除，这是弓形虫在宿主细胞内免疫逃避的重要机制之一（Fentress 等，2011）。然而，由于人类细胞中并不表达受 IFN-γ 调控的功能性 IRG，因此 ROP18 影响 IRGs 在 PVM 的聚集并非是其发挥致病性的机制（Bekpen 等，2005）。在 IRG 通路中，致密颗粒蛋白 7（dense granule antigen 7，GRA7）与 ROP18 协同发挥作用。Ⅰ型弓形虫虫株的 ROP18 可以磷酸化宿主细胞内的 IRG 成员，如 IRGa6 和 IRGb6 等；而 GRA7 可能会识别活跃的二聚体，与 ROP18 发挥协同作用，阻碍 IRG 的招募，使宿主缺乏抵御能力。多态性假激酶 ROP5 蛋白是人们在弓形虫发现并识别的另一个毒力蛋白。在一些表达 ROP5 蛋白的毒力虫株中，即使没有 ROP18，IRG 的招募也会减少，说明虫体的 ROP5 蛋白具有抵抗 IRG 的作用。除此以外，弓形虫的另一个棒状体蛋白 ROP17，与 ROP18 一样也具有激酶活性，可通过磷酸化 IRG 中一个高度保守的模序 SWI（switch region I）的 Thr102 来阻止 IRG 的聚合作用，协同 ROP18 发挥其毒力作用。

弓形虫 ROP18 可通过其氨基端与宿主内质网膜上的转录激活因子 ATF6β 相互作用使其降解，从而使 ATF6β 依赖的免疫应答功能不稳定（退化）。如果 ROP18 失去其激酶活性则会使虫体在宿主体内的增殖速度降低。所以，ROP18 不仅可以通过干扰 IRG 系统来抑制宿主的固有免疫应答，还可作用于 ATF6β 依赖的 $CD8^+$T 细胞介导的适应性免疫应答，抑制宿主在感染后期的免疫应答（Yamamoto 等，2011）。中枢神经组织特异性表达蛋白 RTN1-C 是弓形虫毒力因子 ROP18 直接作用的宿主蛋白。ROP18 通过磷酸化 RTN1-C 使 HDAC 的活性下降，进而引起定位于内质网的伴侣蛋白 GRP78 发生乙酰化，诱发内质网应激以及下游的内质网应激相关的凋亡通路活化，这是弓形虫脑炎病理损伤的重要机制之一。同时，ROP18-RTN1-C 之间的特异性相互作用，可能是弓形虫对神经系统偏嗜性的一个重要原因（An 等，2018）。

**2. ROP5** 弓形虫 ROP5 是一种没有激酶活性的假激酶，不能直接使目标蛋白发生磷酸化，但可能在激活激酶的变构调节以及激酶与底物相互作用中起重要的辅助功能。在弓形虫入侵时，ROP5 被直接分泌入宿主细胞，虽然缺乏酶活性，却是重要的强急性毒力调节因子。破坏弓形虫Ⅰ型虫株 ROP5 基因位点的完整性，会导致虫株毒力丧失；而恢复 ROP5 的完整性后，又可恢复到野生型虫株的毒力水平，所以 ROP5 是弓形虫的重要毒力决定因子。ROP5 分泌后可直接与细胞质和 PVM 相连，通过直接与 PVM 相互作用，使宿主细胞重要的免疫应答分子失调，或与其他分泌蛋白结合来影响宿主细胞信号转导。ROP5 具有多态性，在Ⅰ型强毒株中，ROP5 作为一个毒力因子抑制巨噬细胞内 IFN-γ 的调节作用，是导致感染小鼠致死的因素。将Ⅰ型强毒株中 ROP5 敲除后，可使其毒力变弱，小鼠存活率显著上升，而回补 ROP5 蛋白后，杀伤力恢复到野生型水平。这些结果均说明 ROP5 蛋白的毒力作用以及它可以控制弓形虫在宿主细胞内的增殖。此外，ROP5 作为一个多功能的假激酶，可以绑定某些 IRG，特别是 IRGa6，影响其磷酸化和 GTP 酶的活性，抑制其寡聚化反应，减少 IRGs 在 PVM 上的聚集，扰乱

IRGs 的功能，通过与 ROP18 相互作用，提高 ROP18 的激酶活性来控制弓形虫的急性期毒性作用，使虫体免于清除。运用体外激酶实验、串联亲和纯化和质谱分析弓形虫棒状体激酶复合物中的蛋白，发现弓形虫的假激酶 ROP5 与 ROP17 和 ROP18 形成复合物，在小鼠急性期毒力方面发挥协同增效的作用（Etheridge 等，2014）。假激酶 ROP5 会特异性捆绑 IRGs，改变 IRGs 的结构，从而阻止 IRGs 的寡聚化反应，使其成为 ROP18 和 ROP17 激酶的靶目标。因此，假激酶 ROP5 通过活化 ROP18 激酶及其相关的效应蛋白来控制弓形虫的急性期毒力作用。

**3. ROP16** 弓形虫 ROP16 蛋白的分子量为 96kD，全长基因包含 3 014 个碱基对，编码 707 个氨基酸，cDNA 全长 2 124bp，有 1 个外显子。ROP16 经棒状体释放后进入宿主细胞质，借助自身的核定位信号序列（NLS）转运到宿主细胞核，影响宿主细胞基因的表达。弓形虫Ⅰ型虫株感染人包皮成纤维细胞，发现 ROP16 可在 10 分钟内从棒状体到达宿主细胞核，并可持续 24 小时。

ROP16 是一个具有多态性的丝氨酸 / 苏氨酸激酶，Ⅱ型与Ⅰ型、Ⅲ型虫株等位基因核酸序列同源性存在差异，参与宿主细胞内信号转导通路的磷酸化调控。信号转导及转录激活因子（signal transducer and activator of transcription，STAT）分子是存在于人体和动物体细胞浆内的一类信号转录活化因子，正常情况下存在于胞浆内，当遇到病原体入侵或其他因素刺激时，可与特定的含磷酸化酪氨酸的肽段结合，其在信号转导和转录激活上发挥关键性的作用。当 STAT 被磷酸化后，聚合成为同源或异源二聚体形式的活化态转录激活因子，进入胞核内与靶基因启动子序列的特定位点结合，促进其转录。目前已知有 7 种 STAT（STAT1、STAT2、STAT3、STAT14、STAT5a、STAT5b、STAT6）。STAT 蛋白在结构上可分为以下几个功能区段：N- 端保守序列、DNA 结合区、SH3 结构域、SH2 结构域及 C- 端的转录激活区。其中，序列上最保守和功能上最重要的区段是 SH2 结构域，它具有与酪氨酸激酶 Src 的 SH2 结构域完全相同的核心序列“GTFLLRFSS”。在入侵过程中，弓形虫细胞内 STAT1、STAT3、STAT5 和 STAT6 均能被激活，其中 STAT3 和 STAT6 能被 ROP16 激活而发生磷酸化；STAT1 也能发生磷酸化，但其激活过程与 ROP16 无关。研究证实 ROP16 参与调节宿主细胞内 STAT3 和 STAT6 的活化过程，能诱导其发生磷酸化，但不同虫株间存在差异，如Ⅱ型弓形虫虫株仅入侵宿主细胞后，在初始的 1～2 小时能维持 STAT3/6 活化状态，维持很短的时间；而Ⅰ型和Ⅲ型虫株则可引起强烈而持久的磷酸化（Saeij 等，2007）。原因是 ROP16 在不同的虫株中存在基因的多态性，其中 $ROP16_{Ⅰ/Ⅲ}$的第 503 位为亮氨酸（L503），可直接磷酸化宿主的 STAT3/6，诱导巨噬细胞高表达 Arginase-1、Socs2 和 IRF4，驱动巨噬细胞极化为旁路途径活化的巨噬细胞（alternatively activated macrophage，M2），M2 产生的多胺类物质有助于虫体的大量增殖；而 $ROP16_{Ⅱ}$的 503 位氨基酸为丝氨酸（S503），此多态性使其无激酶活性，不能磷酸化 STAT3/6，影响着巨噬细胞应答的 M1/M2 极化。

**4. ROP17** 弓形虫 ROP17，一个通过比较基因组学、基因连锁和聚类分析发现的棒状体蛋白编码基因，因位于弓形虫毒力相关蛋白编码基因聚集的染色体Ⅶa 区，以及其编码的蛋白质（ROP17）具有丝氨酸 / 苏氨酸蛋白激酶结构域和活性位点而引起人们的重视。国外学者在对 ROP2 蛋白家族的结构进行分析时发现，ROP17 是目前发现的唯一具有与 ROP16、ROP18 结构相似的含有激酶活性必需氨基酸（赖氨酸或天冬氨酸）的 ROP2 家族成员。研究发现 ROP17 可增强单核细胞的组织迁移，ROP17 敲除的虫株则不能促进单核细胞组织迁移，表现出早期虫体播散的延迟，引起小鼠生存时间延长。此外，ROP17 参与 GRA 蛋白通过 PVM 向宿主胞质侧的转运。ROP17 与 ROP5 和 ROP18 形成弓形虫棒状体激酶复合物，在小鼠急性期毒力方面发挥协同增效的作用（Etheridge 等，2014）。

**5. ROP38** 弓形虫 ROP38 是一种有活性的激酶，不同毒力株的表达量差异很大，Ⅲ型和Ⅱ型表达量分别是Ⅰ型的 64 倍以上和 8 倍以上（Melo 等，2011）。相对于速殖子阶段，ROP38 在缓殖子阶段的表达水平明显上调，预示着其在弓形虫慢性感染阶段发挥着重要作用。ROP38 定位于 PVM，其基因在弓形虫内以三倍体存在。用过量表达 $ROP38_{Ⅰ}$的野生型Ⅰ型弓形虫感染宿主后进行微阵列分析，结果发现，在感染过量表达 $ROP38_{Ⅰ}$的Ⅰ型弓形虫的宿主细胞内，大量与调控Ⅰ型感染有关的基因被抑制。初步实验表明，ROP38 可能调控 MAPK 信号通路，但这种调控似乎对弓形虫增殖和毒力没有影响（Peixoto 等，2010）。国内刘群教授课题组最新的研究发现：ROP38 可以通过激活宿主细胞 NF-κB 信号通路和炎性小体，激活宿主细胞的炎症反应，促使感染细胞分泌 IL-18；并且 ROP38 是弓形虫由速殖子向缓殖子转换过程中的关键因子，对弓形虫包囊的形成具有重要的作用。

**6. Toxofilin** 在对弓形虫肌动蛋白动力学研究中分离到一个相对分子质量为 27kD 的速殖子蛋白，根据其结合肌动蛋白特性及在虫体动力方面发挥的关键作用，对其编码区进行克隆、测序，并命名为 Toxofilin。经研究鉴定 Toxofilin 是一种弓形虫棒状体蛋白，但无激酶区，分泌到宿主细胞后能够促进 PV 的折叠和虫体的入侵。研究发现，在弓形虫速殖子未侵入细胞前，Toxofilin 主要分布在虫体的顶部。Jan 等（2007）发现在弓形虫滑动和入侵宿主细胞的过程中，Toxofilin 主要分布在虫体的尾部和整个细胞质。Toxofilin 作为一种肌动蛋白结合蛋白，在弓形虫入侵过程中大量表达，分泌到宿主细胞质，与弓形虫蛋白磷酸酶 2C（protein phosphatase 2C，PP2C）、肌动蛋白发生相互作用。Toxofilin 的 N 端存在信号肽，但与弓形虫其他的棒状体蛋白不同，不存在典型的蛋白激酶区。Toxofilin 不仅能结合 G- 肌动蛋白并抑制肌动蛋白聚合作用，而且能够缓解 F- 肌动蛋白的分解。在弓形虫入侵细胞过程中，Toxofilin 被酪蛋白激酶Ⅱ（casein kinaseⅡ，CKⅡ）和 PP2C 激活发生磷酸化。Delorme 等（2003）发现 PP2C 与 Toxofilin/G- 肌动蛋白形成复合物，这两种酶共同参与调节 Toxofilin 的 53 位丝氨酸，这个重要功能位点的磷酸化。荧光定位观察发现，在弓形虫入侵期间，肌动蛋白结合 Toxofilin 分泌到宿主细胞中。Toxofilin 敲除的虫株与对照虫株相比，不影响弓形虫的正常分裂增殖，但是表现出延迟的入侵动力学。

**7. PP2C** 对弓形虫棒状体的蛋白质组学分析中发现一个弓形虫来源的金属离子依赖型蛋白磷酸酶 2C。金属离子依赖型蛋白磷酸酶家族是一类活性需要外源金属离子（$Mg^{2+}$ 或 $Mn^{2+}$）参与的蛋白酶。该蛋白家族存在额外的结构域及保守结构域，无调节亚基，可能用于保证其催化专一性。如：PP2C 酶活性严格依赖 $Mg^{2+}$ 或 $Mn^{2+}$，其他金属离子（$Ca^{2+}$、$Zn^{2+}$）可通过竞争 $Mg^{2+}$ 的结合位点而使 PP2C 的活性丧失。在弓形虫入侵过程中，PP2C 被分泌到宿主细胞质，与弓形虫 Toxofilin、肌动蛋白发生相互作用形成三聚体复合物。此外，弓形虫 PP2C 蛋白具有核定位序列，和 ROP16 类似，其分泌到宿主细胞后靶向到宿主细胞核。PP2C 传递到宿主细胞核并不需要虫体完全侵入到宿主细胞，在虫体入侵的初始阶段用细胞松弛素 D 阻断虫体进一步侵入，虫体仍然能够将 PP2C 靶向到宿主细胞核。Gilbert 等（2007）发现 PP2C 敲除虫株表现出轻微的生长缺陷，不过可以通过与野生型基因互补来挽救。

### （二）棒状体颈部蛋白（RON）

就目前所知，所有鉴定出的 RON 蛋白在疟原虫中都有同源物，说明 RON 蛋白在顶复门原虫中的功能是保守的。几乎所有定位于球根部的 ROP 蛋白都是顶复门原虫，例如弓形虫或者疟原虫特有的，表明这些蛋白质高度适应这些细胞侵入的生态龛位（例如弓形虫可以入侵除了红细胞以外的几乎所有脊椎动物有核细胞；而疟原虫仅入侵红细胞和肝细胞）。此外，迄今为止检测到的所有 ROP 蛋白都是在入侵过程中分泌到宿主细胞中的；而 RON 蛋白则分泌到宿主细胞质膜。

弓形虫入侵宿主细胞的过程连续且复杂，主要包括黏附和入侵两个过程，RON 蛋白在弓形虫入侵宿主细胞的过程中发挥重要的作用。与 ROP 蛋白被分泌到 PV 不同的是，RON4 蛋白显示定位于移动连接（MJ）。在宿主质膜上形成这一接触点的蛋白质相当于锚，随后虫体内部肌动蛋白 - 肌球蛋白组成的“动球蛋白动力马达”是虫体运动的动力来源，在“动球蛋白动力马达”的驱动下，虫体逐渐“挤”进新生的 PV 中。此外，MJ 似乎起着分子筛的作用，这对于建立寄生虫居住的非融合性液泡是至关重要的。跨膜蛋白的选择性排斥发生在 PV 的细胞质面上。三种 RON 蛋白（RON2、RON4、RON5）在释放到 MJ 处之前，在棒状体颈部预先形成一个复合物。释放后，RON2/4/5 复合物与微线体蛋白 AMA1 结合，后者从微线体分泌锚定到质膜上。RON4 和 RON5 缺乏跨膜结构域或其他明显的膜结合序列。RON2 含有至少两个跨膜结构域，因此它可以充当插入宿主质膜的桥梁。

### （三）AMA1/RON2/RON4/RON5/RON8 复合物

在弓形虫入侵过程中，宿主和虫体质膜之间形成了移动连接（MJ）的环状结构，这种结构有利于虫体牢固地附着宿主细胞。免疫共沉淀实验表明，弓形虫 AMA1、RON2、RON4、RON5 和 RON8 与形成这种 MJ 复合物有关。在该复合物中，RON2 插入宿主质膜，其细胞外 C 末端部分作为受体与 AMA1 相互作用，这两种蛋白在寄生虫 / 宿主细胞界面上的相互作用对于入侵过程是必不可少的。同时，AMA1 可将这个复合物连接到虫体肌动 - 肌球蛋白运动马达蛋白上，驱动虫体通过 MJ，将其内化进入 PVM 内。MJ 还作为分子筛，将宿主跨膜蛋白排除在 PVM 之外，从而保护细胞内虫体不被降解。有研究发现，AMA1 敲除的速殖子仍然可以形成正常的 MJ，并且侵入宿主细胞也未有明显的延迟。所以，这些结果挑战了 AMA1 在组装 MJ 和有效入侵中的关键作用。值得注意的是，Lamarque 等（2014）所做的工作调和了这些分歧，他们认为 AMA1 和 RON2 之间的相互作用肯定可以建立 MJ。之所以 AMA1 敲除的速殖子仍然可以形成正常的 MJ，是由于形成 MJ 的代偿机制。AMA 和 RON2 均有同源蛋白，包括 AMA1/RON2、AMA2/RON2、AMA3/RON2L2 和 AMA4/RON2L1，Lamarque 等认为它们可能也起到连接蛋白的作用。

### （四）定位在棒状体胞质侧的棒状体蛋白

Cabrera 等（2012）研究发现唯 Armadillo 重复蛋白（Armadillo repeats-only，ARO）自身并不具有使其进入分泌系统的信号肽，但其通过蛋白质 N 端的双酰化定位于棒状体的胞质侧，参与棒状体的虫体细胞定位，将其棕榈酰化的棕榈酰转移酶 DHHC7 亦定位在棒状体上。ARO 和 MyoF 共同控制着棒状体细胞器定位于虫体的顶部。条件性敲除 ARO，并不影响虫体的胞内增殖和逸出，但能明显削弱虫体的入侵能力。棒状体顶端表面蛋白（rhoptry apical surface protein，RASP）RASP1，RASP2 和 RASP3，其中 RASP2 对棒状体的分泌发挥着关键性的作用。Suarez 等（2019）发现条件性敲除 *RASP2*，阻碍棒状体的分泌和虫体的入侵。弓形虫的 Rab11a 氨基酸序列中并不含有信号肽，其通过香叶酰香叶酰（geranyl-geranyl）修饰后锚定在弓形虫棒状体膜面向胞浆侧。在高等真核生物中，Rab11 属于小 GTPase 家族，参与调节细胞内囊泡运输。但目前尚未发现 TgRab11 参与棒状体蛋白运输。除位于棒状体外，Rab11 亦出现在弓形虫的内膜复合体和内体样囊泡（endosomal-like compartment）。敲除 Rab11 后，处于胞内分裂阶段的弓形虫因无法形成完整的子细胞内膜复合体而增殖中止。

## 三、致密颗粒蛋白（GRA）

致密颗粒在电镜下显示为大小均一、由单层膜包裹的球形致密囊泡（直径小于 200nm）。弓形虫在生活史不同的发育阶段其致密颗粒的数目会有明显差异，速殖子阶段可以高达 15 个，子孢子阶段 8～10 个，缓殖子阶段 3～6 个。与微线体和棒状蛋白集中在滑行和入侵阶段分泌有所不同，致密颗粒蛋白在弓形虫寄生于宿主细胞的所有阶段均可分泌。同时致密颗粒蛋白多为小分子蛋白，分子量介于 21～58kD。表 7-3 列出了已鉴定出的 GRA。本文对已被证明通过与宿主细胞信号通路相互作用或影响宿主转录因子的 GRA 蛋白做一详细阐述。

表 7-3 弓形虫致密颗粒蛋白的定位和功能

| 基因 ID | 蛋白质名称 | 蛋白质功能 | 分泌后定位 |
| --- | --- | --- | --- |
| TGME49_270250 | GRA1 | 钙离子结合 | 纳虫泡内可溶蛋白 |
| TGME49_227620 | GRA2 | 参与 IVN 形成，敲除后完全破坏 IVN 的管状结构，对小鼠毒性减弱 | IVN 膜 |
| TGME49_203310 | GRA3 | 敲除后增殖速率下降和毒力下降 | 纳虫泡 /IVN 膜 |
| TGME49_310780 | GRA4 | 未明 | IVN 膜 |

续表

| 基因 ID | 蛋白质名称 | 蛋白质功能 | 分泌后定位 |
|---|---|---|---|
| TGME49_286450 | GRA5 | 突变体分泌的可溶性产物对诱导树突状细胞迁移的能力降低 | 纳虫泡 /IVN 膜 |
| TGME49_275440 | GRA6 | 敲除导致 IVN 囊泡状，对小鼠毒力降低 | IVN 膜 |
| TGME49_203310 | GRA7 | 组装到 ROP18/ROP17/ROP5 复合物上，与宿主 IRGs 结合破坏其功能 | 纳虫泡 /IVN 膜 |
| TGME49_254720 | GRA8 | 未明 | 纳虫泡膜 |
| TGME49_251540 | GRA9 | 未明 | IVN 膜 |
| TGME49_268900 | GRA10 | 可能参与宿主 rRNA 合成 | 宿主细胞核 |
| TGME49_212410 | GRA11A | 裂殖子中特异表达 | 纳虫泡 / 纳虫泡膜 |
| TGME49_237800 | GRA11B | 裂殖子中特异表达 | 纳虫泡 / 纳虫泡膜 |
| TGME49_288650 | GRA12 | 未明 | IVN 膜 |
| TGME49_237880 | GRA13 | 未明 | IVN/ 纳虫泡膜 |
| TGME49_239740 | GRA14 | 敲除后增殖速度下降 | IVN/ 纳虫泡膜 |
| TGME49_275470 | GRA15 | 激活宿主细胞 NFKB 途径，影响宿主 IL-12 的产生 | 纳虫泡膜 |
| TGME49_208830 | GRA16 | 控制宿主 P53 转录 | 宿主细胞核 |
| TGME49_222170 | GRA17 | 纳虫泡与宿主胞质间的小分子运输 | 纳虫泡膜 |
| TGME49_288840 | GRA18 | 诱导宿主 β- 连环蛋白的表达，导致趋化因子 CCL17 和 CCL22 等表达上调 | 宿主细胞质 |
| TGME49_200010 | GRA20 | 未明 | 未明 |
| TGME49_241610 | GRA21 | 未明 | 未明 |
| TGME49_215220 | GRA22 | 未明 | 纳虫泡 |
| TGME49_297880 | GRA23 | 纳虫泡与宿主胞质间的小分子运输 | 纳虫泡膜 |
| TGME49_230180 | GRA24 | 诱导持续 p38α 的自磷酸化，控制宿主细胞的转录 | 宿主细胞核 |
| TGME49_290700 | GRA25 | 诱导巨噬细胞分泌 CCL2 和 CXCL1，敲除导致弓形虫毒力下降 | 纳虫泡 |
| TGME49_231960 | GRA28 | 未明 | 宿主细胞核 |
| TGME49_269690 | GRA29 | 未明 | IVN/ 纳虫泡膜 |
| TGME49_232000 | GRA30 | 未明 | IVN/ 纳虫泡膜 |
| TGME49_220240 | GRA31 | 未明 | IVN/ 纳虫泡膜 |
| TGME49_212300 | GRA32 | 未明 | IVN/ 纳虫泡膜 |
| TGME49_247440 | GRA33 | 未明 | IVN/ 纳虫泡膜 |
| TGME49_203290 | GRA34 | 未明 | IVN/ 纳虫泡膜 |
| TGME49_226380 | GRA35 | 激活宿主巨噬细胞焦亡途径 | IVN/ 纳虫泡膜 |
| TGME49_213067 | GRA36 | 未明 | IVN/ 纳虫泡膜 |
| TGME49_236890 | GRA37 | 未明 | IVN/ 纳虫泡膜 |
| TGME49_312420 | GRA38 | 敲除无明显表型 | IVN/ 纳虫泡膜 |
| TGME49_289380 | GRA39 | 敲除导致弓形虫增殖速度降低，小鼠体内产生的包囊减少 | IVN/ 纳虫泡膜 |
| TGME49_219810 | GRA40 | 敲除无明显表型 | IVN/ 纳虫泡膜 |
| TGGT1_236870 | GRA42 | 激活宿主巨噬细胞焦亡途径 | 纳虫泡膜 |
| TGGT1_237015 | GRA43 | 激活宿主巨噬细胞焦亡途径 | 纳虫泡膜 |
| TGME49_228170 | GRA44 | 敲除后增殖速度降低 | 纳虫泡 / 纳虫泡膜 |
| TGME49_316250 | GRA45 | 未明 | 未明 |

续表

| 基因 ID | 蛋白质名称 | 蛋白质功能 | 分泌后定位 |
|---|---|---|---|
| TGME49_208370 | GRA46 | 未明 | 虫体致密颗粒内 |
| TGME49_203600 | GRA50/CST2 | 敲除导致弓形虫毒力降低，不能形成包囊 | 包囊壁 |
| TGME49_230705 | GRA51/CST3 | 敲除不影响表型 | 包囊壁 |
| TGME49_319340 | GRA52/CST5 | 未明 | 包囊壁 |
| TGME49_260520 | GRA53/CST6 | 未明 | 包囊壁 |
| TGME49_204340 | GRA54 | 未明 | 纳虫泡 |
| TGME49_240060 | TgIST | 抑制宿主细胞的 IFN 免疫途径 | 宿主细胞核 |

**1. GRA15** 早期人们发现致密颗粒蛋白主要参与 PV 的形成以及从宿主细胞中获取营养。GRA15 是一种液泡限制定位的分泌性蛋白。随着 GRA15 的进一步研究，使人们认识到致密颗粒蛋白还具有纳虫泡外的一些功能。Ⅱ型虫株的 $GRA15_{Ⅱ}$分泌出来后除了参与 PV 膜的修饰外，还引起宿主 NF-κB 的转录因子入核并激活该信号通路，从而使包括 IL-12 等一些 κB 靶向的炎症因子释放（Rosowskideng，2011）。$GRA15_{Ⅱ}$诱导的 NF-κB 激活依赖于 TRAF6 和 IκB 激酶复合物（IKK），而不依赖于 MyD88 和 TRIF。NF-κB 信号通路被认为在调节对抗弓形虫的宿主固有和适应性免疫反应中有着重要的地位。NF-κB 蛋白家族，又名 Rel 蛋白家族，是由一系列名为 NFκB1（p50）、NFκB2（p52）、RelA（p65）、RelB 和 c-Rel 的蛋白分子组成。基本的 NF-κB 信号通路过程为 IκB 蛋白通过遮盖 RelA、RelB 和 c-Rel 的核转移序列来阻止其入核与 DNA 结合。胞外刺激信号（如：TNF-α、IL-1、LPS 等）可以激活 IκB 激酶复合物 IKKs，使 IκB 磷酸化进而通过泛素 - 蛋白酶体途径降解，导致 NF-κB 的核定位序列暴露，NF-κB 直接入核并结合 DNA，调控多种细胞因子和抗凋亡基因。尽管 p65 和 p50 以 GRA15 依赖的方式转移到细胞核，但它们的迁移并不有助于改变 miR-146a 和 miR-155 这两个 NF-κB 依赖的 microRNAs 的水平。另一方面，miR-146a 的表达在 *c-Rel*$^{-/-}$ 的小鼠是受损的。此外，弓形虫感染可引起 GRA15 非依赖性的 c-Rel 激活，说明有其他的弓形虫效应分子可以激活 NF-κB 蛋白家族里包括 c-Rel 在内的其他转录因子。Sangare 等（2019）的研究发现：GRA15 还可以通过作用于肿瘤坏死因子受体（tumor necrosis factor receptor associated factor，TRAF）激活 NF-κB 信号通路。有研究发现 GRA15 还可以通过激活 caspase-1 参与诱导人体细胞产生 IL-1。

弓形虫 GRA15 分泌到宿主细胞质后可定位到内质网，由 GRA15 中的第二个跨膜模序介导激活 STING 和固有免疫应答。GRA15 促使 STING 在 Lys-337 发生多泛素化，并以 TRAF 蛋白依赖的方式促使 STING 寡聚，从而激发宿主的固有免疫应答。因此，GRA15 缺陷的弓形虫不会引起强烈的固有免疫反应。所以，与野生型虫株相比，GRA15 敲除的虫株具有更强的毒性，在感染时导致的小鼠死亡率较高。

**2. GRA6** 弓形虫 GRA6 是另一种表现出液泡限制定位的分泌性蛋白，以虫株特异性的方式激活宿主活化 T 细胞的核转录因子 4（nuclear factor of activated T cell 4，NFAT4），从而促进趋化因子 CXCL2 和 CCL2 的合成，这些趋化因子将炎性单核细胞和中性粒细胞吸引到感染部位，从而控制虫体的播散。NFAT 激活时首先发生构象变化，从而暴露其核定位信号（NLS）并引起随后的 NFAT 核易位。Ma 等（2014 年）发现 GRA6 通过与钙调节配体（calcium modulating ligand，CAMLG）相互作用，激活钙调神经磷酸酶进而活化转录因子 NFAT4。

**3. GRA16** PVM 被认为是一种将弓形虫分泌性蛋白限制在 PV 内阻碍其向外扩散的生物膜。然而，GRA16 的发现及其跨越 PVM 并在宿主细胞核中累积的功能使人们改变了这一认识（图 7-2）。GRA16 通过与高分子量复合物相结合并被运输入宿主细胞核。Bougdour 等（2013）发现在这个过程中，GRA16 与泛素蛋白酶 HAUSP 的相互作用，引起抑癌基因 p53 蛋白水平的稳定性发生改变，同时诱导 PP2A 全酶向核内定位。GRA16 入核以后，可正向调节参与新陈代谢、细胞周期进程和 p53 抑癌基因的表达。通常情况下在正常细胞中，转录因子 p53 通过 MDM2 介导的泛素蛋白酶体降解途径维持在较低的蛋白水平，HAUSP 可以通过直接去泛素化稳定 p53 水平。Epstein-Barr 病毒感染时，也是作用于这条信号通路，该病毒的 EBNA1 蛋白将 HAUSP 从 p53 复合体中分离出来，并诱发其降解。Bougdour 等（2013）发现 GRA16 以相反的方式发挥作用，即通过以 HAUSP 依赖的方式显著增加 p53 蛋白的稳定性。有研究表明 p53 也是代谢应激的重要传感器，例如，在谷氨酰胺剥夺时，p53 以 B55a 依赖的方式被激活从而支持细胞存活。在弓形虫感染的细胞中，GRA16 与 PP2A-B55 结合并促进其核易位，并且 GRA16 还参与谷氨酰胺酶 2（一个参与谷氨酰胺代谢的 p53 的靶基因）的调节。以上结果支持 GRA16 在应激条件下通过与 HAUSP 和 PP2A-B55 形成复合物以控制 p53 蛋白水平，促进宿主细胞存活。

**4. GRA24**　弓形虫 GRA24 也具有与 GRA16 类似的作用模式，即进入宿主细胞核并调节宿主的基因表达。GRA24 作为一种寄生虫源性的激动剂，可绕过经典的丝裂原活化蛋白激酶（MAPK）磷酸化级联途径，诱导 p38α 持续的自我磷酸化，形成一个复合物，激活 EGR1 或 c-Fos 等转录因子。Braun 等（2013）发现，GRA24 通过诱导促炎细胞因子的产生，特别是 CCL2/ 单核细胞趋化蛋白 1（MCP-1）和 IL-12，引起强烈的炎症反应，增强感染部位的巨噬细胞吞噬活性，激发宿主对寄生虫的部分攻击，从而控制感染部位虫体的过度负荷。GRA24 是一种固有无序的蛋白质（intrinsically disordered protein，IDP），它通过两个非典型激酶相互作用模序（KIMs）运作，最大限度地赋予其结合多个 MAPK 信号分子的属性。GRA24 通过结合、作为支架和变构激活等方式将 p38α（MAPK14）转移到细胞核。GRA24 通过其 C 端的 KIMs 结构域与两个 p38α 分子相互作用。Pellegrini 等（2017）通过小角度 X 射线散射和原子力显微镜显示 GRA24 通过 KIM1 结构域与 p38α 结合，可改变自身的激酶结构域构象，从而活化其激酶活性。同时，KIM 模序与 p38α 持续的结合可防止与调节性磷酸酶的结合。因此，GRA24 是弓形虫如何利用自身分子参与宿主 - 寄生虫互作的一个典型例子。此外，转录因子 CREB 的 Ser133 位磷酸化与弓形虫感染相关，CREB 的 Ser133 磷酸化参与了组蛋白修饰酶 CBP（CREB 结合蛋白）及其共转录因子 p300 的招募，而这又通过催化组蛋白乙酰化来促进转录，因此，在转录因子 CREB 的控制下，GRA24 可能参与触发基因网络的激活。

**5. TgIST**　IFN-γ 是抗弓形虫感染的关键细胞因子。早期的研究表明，弓形虫在转录水平上重塑宿主细胞，使其对 IFN-γ 反应迟钝来对抗这种宿主的防御；此外，弓形虫通过阻断细胞核 - 质循环来抑制 STAT1 的转录活性，但具体机制不明。直到最近，随着一种储存在致密颗粒样细胞器中的蛋白质的发现，上述两个问题的联系才得以阐明。这种蛋白能负性调控 IFN-γ 依赖的信号通路，被称为 STAT1 依赖性转录抑制因子（inhibitor of STAT transcription，IST）。该信号通路首先通过 IFN-γ 受体转导引起 STAT1 在 Y701 残基上的磷酸化，随后 STAT1 发生二聚化并异位到细胞核中。定位到细胞核的 STAT1 结合到 γ- 激活序列（γ-activated sequence，GAS）反应元件上，启动 IFN-γ 诱导的基因表达（例如，IRF1）。转录因子 STAT1 上的 Y701 和 S727 双磷酸化使得 STAT1 与组蛋白乙酰转移酶（HAT）和 p300/CBP 等共激活因子一起共同诱导基因表达。在被弓形虫感染的细胞中，TgIST 穿过 PV 并转移至宿主细胞核中发生积累。在核内，TgIST 与活化的 STAT1、染色体重塑蛋白以及去乙酰化酶（NuRD）复合物紧密结合（图 7-2）。该复合物含有染色质重塑蛋白 ATP 酶（CHD3 和 CHD4）和去乙酰化酶（HDAC1 和 HDAC2）以及转录共抑制因子 C 端结合蛋白 1 和 2（CtBP1 和 CtBP2）。在 STAT1 缺乏的 U3A 细胞的背景下，TgIST 与 NuRD 和 CtBPs 的相互作用是 STAT1 非依赖性的。这表明 TgIST 具有与 NuRD/CtBPs 结合的结构域是与其和 STAT1 结合的结合域是不同的。此外，通过检测 IRF1 的 mRNA 和蛋白质水平，发现 TgIST 是主要负责抑制宿主细胞对 IFN-γ 应答的 STAT1 信号通路的虫体效应分子。在 IFN-γ 的刺激下，虽然 STAT1 易位到细胞核，但由于 TgIST 对 NuRD 的扣押作用，使宿主转录因子对 IFN-γ 的刺激保持沉默。有趣的是，在没有 IFN-γ 的作用下，TgIST 可促进 STAT1 的 Y701 磷酸化和核易位。TgIST 可能是通过 TgIST 招募一些宿主细胞的激酶绕过 JAK/STAT 通路引起 IFN-γ 非依赖的 STAT1 的 Y701 磷酸化。染色质免疫沉淀定量 PCR 分析发现，在无 IFN-γ 刺激的情况下，弓形虫以 TgIST 依赖的方式驱动 STAT1 的磷酸化和随后的核易位。Y701-S727 双磷酸化的 STAT1 可以在 GAS 的启动子部位发生明显的富集（Gay 等，2016；Olias 等，2016）。此外，在细胞水平上，TgIST 在弓形虫感染早期发挥主要作用，通过阻断干扰素激活基因（interferon-stimulated genes，ISG）保护早期入侵的虫体免遭宿主细胞的杀伤。然而，当髓系细胞已先前被暴露于 IFN-γ 时，这种 STAT1 沉默机制会失去效率。以上结果表明，弓形虫通过重塑宿主细胞信号通路，演化出逃逸宿主免疫应答的策略。

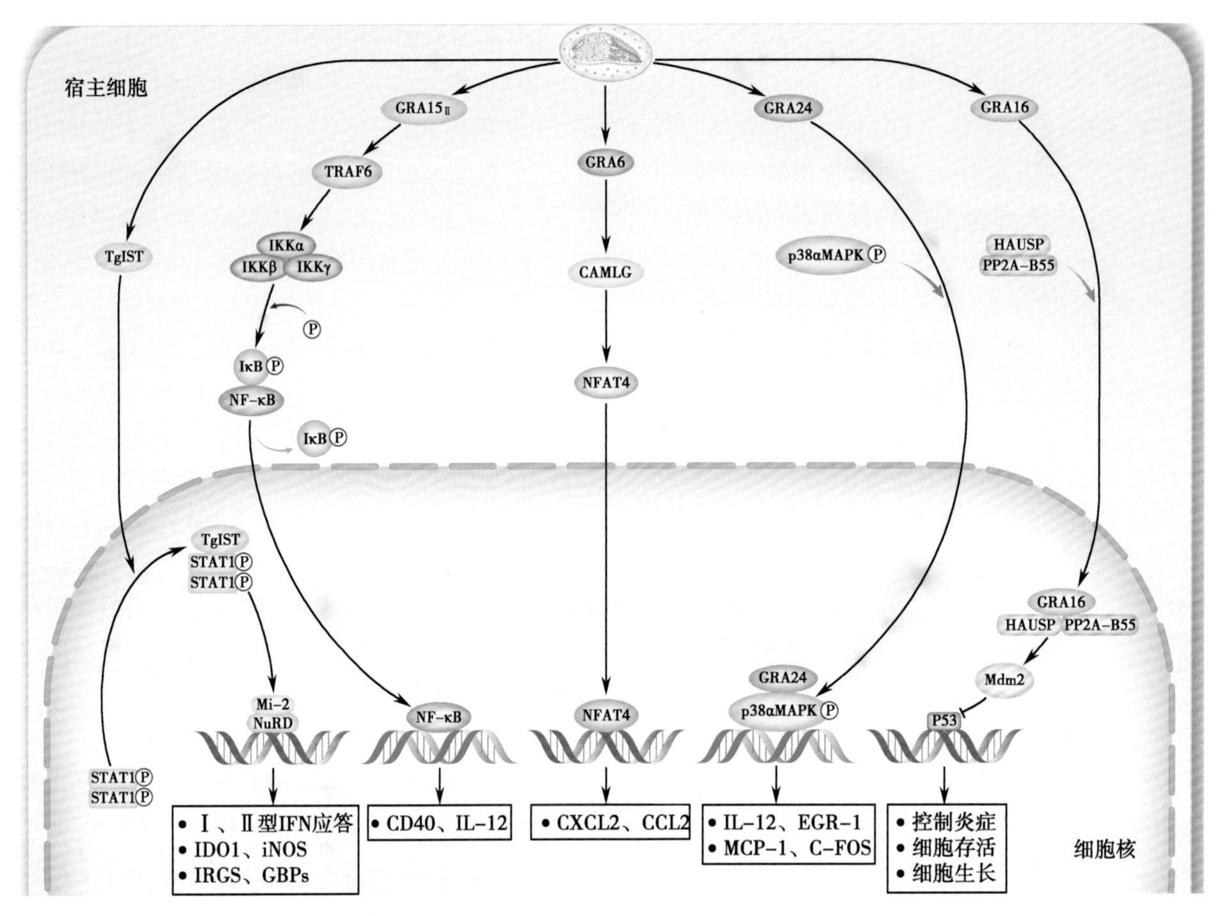


**图 7-2　调节宿主细胞信号通路的弓形虫致密颗蛋白**

注：在入侵宿主细胞后，弓形虫利用来自致密颗粒细胞器的多种效应蛋白来操纵宿主信号通路和基因表达。其中，一些致密颗粒蛋白转移到宿主细胞核（TgIST、GRA24 和 GRA16），而另一些蛋白定位于 PVM（GRA15），或者定位在 PV 中，仅与宿主细胞胞浆发生部分相互作用（GRA6）。在所有弓形虫虫株中均表达的致密颗粒蛋白 TgIST 蛋白通过在启动子区域招募 Mi-2/NuRD 阻遏复合物到 STAT1 结合位点来阻止干扰素（IFN）反应。GRA24 通过与 p38α 形成复合物，绕过经典的 MAPK 磷酸化级联，激活 EGR1 和 c-Fos 等转录因子。GRA16 在与包括 PP2A-B55 和 HAUSP 在内的高分子量复合物结合时，穿梭到宿主核，控制 p53 水平。在弓形虫Ⅱ型虫株中，GRA15 通过 TRAF6 的激活激活 NF-κB 途径，可以激活 IKK，导致 IκB 的磷酸化和降解。GRA6 具有纳虫泡限制性位置，其胞质区与 CAMLG 相互作用，激活钙调磷酸酶（calcineurin），进而活化转录因子 NFAT4。

# 第二节　弓形虫的入侵和逸出

与大多数原虫通过纤毛、鞭毛或者伪足的运动方式不同，顶复门原虫采用一种独特的基质依赖性的滑行运动（gliding motility）。滑行运动速度最高可以达到 10μm/s，要比阿米巴原虫的伪足的爬行运动速度快得多。虫体通过滑行运动迁徙、入侵以及从感染的细胞中逸出并感染新的宿主细胞。虫体的表膜、微线体分泌的黏附分子和肌动 - 肌球蛋白系统（actomyosin system）是虫体滑行运动的主要参与者。弓形虫的速殖子采取主动入侵的方式进入宿主细胞，期间需要微线体和棒状体分泌的多种蛋白协调作用。一旦在宿主细胞内安顿下来，虫体采取内二分裂的方式增殖直至逸出后感染新的宿主细胞。

## 一、滑行体的构成和组装

顶复门原虫的表膜（pellicle）由一层细胞膜和两层紧贴的内膜形成的内膜复合体（inner membrane complex，IMC）组成。内膜复合体为形状扁平的双层泡囊（vesicular sac）结构。充当着虫体滑行运动"发动机"的滑动体（glideosome）正位于虫体细胞膜与内膜复合体之间的间隙中。组成滑行体的蛋白在整个顶复合门原虫中保守存在。目前已证实参与滑行体构成的蛋白分子有：肌球蛋白重链 A（myosin A，MyoA）、肌球蛋白轻链 1（myosin light chain 1，MLC1）和 GAP40、GAP45 及 GAP50 三种滑行相关蛋白（gliding-associated protein，GAP）（Frenal 等，2010）。

肌球蛋白（myosin）是真核细胞内的一类 ATP 依赖性分子马达，由重链和轻链构成，其对细胞的运动与细胞内物质的传输发挥着重要的作用。肌球蛋白重链（myosin heavy chain，MHC）一般由头部，颈部和尾部三个结构域构成。头部区域为马达域，其将 ATP 水解产生的化学能转化为沿 F- 肌动蛋白定向运动的机械能。弓形虫基因组中有 11 个编码肌球蛋白重链的基因，其中只有 *MyoA* 和 *MyoF* 在整个顶复门中保守存在。MyoA 蛋白缺乏尾部结构域，为一种小肌球蛋白。弓形虫基因组有 7 个编码肌球蛋白轻链（myosin light chain，MLC）的基因，其中 MLC1 与 MyoA 颈部的 IQ 模序结合，充当杠杆臂将化学能转化为虫体滑行运动的机械能。小分子抑制剂 tachyplegin A-2 可与 MLC 1 共价结合影响 MyoA 的活性进而抑制弓形虫的运动。弓形虫另具有两个必须肌球蛋白轻链蛋白（essential light chain，ELC）ELC1 和 ELC2 可与 MyoA 颈部区域相结合，二者通过增加杠杆臂的长度和强度的方式提高 MyoA 分子马达的速度。弓形虫磷酸化蛋白质组显示参与滑行体组成多个蛋白发生磷酸化，预示着磷酸化对滑行体的组装可能发挥着重要的作用。如弓形虫钙依赖蛋白激酶 3（TgCDPK3）通过磷酸化影响 MyoA 的功能。

GAP40、GAP45 和 GAP50 这三种滑行相关蛋白将 MyoA 和 MLC1 募集到虫体的内膜复合体。GAP40 和 GAP50 为定位在内膜复合体上的跨膜蛋白，二者将马达复合体牢牢的锚定在内膜复合体上。MyoA、MLC1 和 GAP45 首先在虫体胞浆内完成初步组装后再与定位于 IMC 的 GAP40 和 GAP50 相结合。GAP45 分子如同支架般介于虫体细胞膜和内膜复合体之间，维持二者膜间合适的膜间距和虫体滑行运动过程中细胞膜的完整性。该蛋白的羟基端经双酰化（豆蔻酰化和棕榈酰化）修饰后锚定在虫体细胞膜脂质双层中，其羧基端与内膜复合体相结合。敲除虫体 MyoA 后，MyoC 会与 GAP45 蛋白相结合并定位于虫体的表膜，这表明 MyoC 可在一定程度上弥补 MyoA 功能的缺失。肌球蛋白 H 定位于虫体的顶端，参与虫体运动状态时类锥体（conoid）的外凸。在同一纳虫泡内的增殖的速殖子通过 MyoI 保持相互沟通达到增殖的同步化。

## 二、肌动蛋白

肌动蛋白（actin）是真核生物中最为丰富的蛋白质之一，以单体和多聚体两种形式存在。单体肌动蛋白呈球状，称为球状肌动蛋白（G-actin）；多聚体肌动蛋白呈纤维状，称为丝状肌动蛋白（F-actin）。微丝的组装和解聚的动力学过程是细胞诸多活动的中心环节。虫体经细胞松弛素（cytochalasin）处理后丧失运动和入侵能力，表明肌动蛋白的聚集对顶复门滑行运动具有重要作用。成蛋白（formin，FRM）为一种肌动蛋白成核因子，其为一种存在于所有真核细胞中的多结构域蛋白，能将肌动蛋白聚集为多聚体形成肌动蛋白丝。弓形虫基因组中有三个编码成蛋白的基因，分别参与虫体的运动、顶质体的分离和虫体胞内增殖时子细胞间的互作。其中 TgFRM1 定位于类锥体，其参与虫体运动入侵和逸出时所需的肌动蛋白的聚集。肌动蛋白动力调节因子显著影响着顶复门原虫裂殖子的入侵和运动，这表明肌动蛋白在为虫体运动提供动力的分子机制中具有关键作用。例如：弓形虫和疟原虫的抑制蛋白和肌动蛋白解聚因子（actin-depolymerizing factor，ADF）在促进 F- 肌动蛋白翻转和运动过程中起着关键作用。条件性敲除弓形虫的肌动蛋白 ACT1 严重影响虫体的运动、入侵和逸出能力，但虫体仍能在宿主细胞内增殖数天，这预示着弓形虫极可能存在着非肌动蛋白依赖性的运动机制。

## 三、黏附素和蛋白酶

顶复合门原虫采取的滑行运动是一种基质依赖性的运动方式，虫体微线体分泌的多种黏附素（adhesin）蛋白通过与宿主细胞膜表面受体结合协助虫体向前移动。黏附素为跨膜蛋白，其自微线体外泌后分布在虫体的细胞膜上充当宿主细胞受体的特异性配体。弓形虫的微线体蛋白 1（microneme protein1，MIC1）通过与宿主细胞表面的唾液酸（sialic acid）相结合，协助虫体对宿主细胞的黏附和入侵（Friedrich 等，2010）。定点突变 *MIC2* 胞内区域会造成虫体运动受损。但是，敲除 *MIC2* 并不能完全阻断虫体运动，这表明虫体的其他微线体蛋白也参与了虫体的滑行运动。

与宿主细胞表面受体相结合的黏附素蛋白可经蛋白酶剪切后从虫体表面脱落，保证虫体能够不断向前运动。弓形虫表面的跨膜蛋白丝氨酸蛋白酶（serine protease），菱形样蛋白酶 4（rhomboid-like protease 4，ROM 4）通过切割虫体表面多种黏附素蛋白（如 MIC2 和 AMA1）的跨膜区域从而解除虫体膜表面受体与宿主细胞受体的互作。同时敲除 ROM4 和 ROM5 后，配体 - 受体复合物由于无法有效剪切而在虫体后端大量聚积，导致虫体对宿主细胞的入侵率显著降低。

## 四、F- 肌动蛋白与黏附素的连接

早期多数研究者认为 F- 肌动蛋白和黏附素之间的联系是通过醛缩酶（aldolase，ALD）来实现的。这主要基于以下研究结果：①醛缩酶可与 MIC2 和 AMA1 等多种黏附素蛋白的胞内区结合；②敲除醛缩酶会严重影响虫体的运动和入侵能力。但进一步的研究表明在无葡萄糖的情况下，ALD 的缺失并不会影响虫体的滑行运动，同时 ALD 缺失时出现的表型是由糖酵解不完全产生的多种毒性代谢物蓄积所致（Shen 等，2014）。最近发现一个具有多个 armadillo 重复功能域的滑行体相关接头蛋白（glideosome-associated connector，GAC）能特异性地与 F- 肌动蛋白和黏附素 MIC2 的胞内区相结合。该蛋白定位在弓形虫速殖子和疟原虫裂殖子的顶端（Jacot 等，2016）。在弓形虫中，顶端赖氨酸甲基转移酶（apical lysine methyltransferase，AKMT）在弓形虫的胞内增殖阶段定位于虫体的顶环，一旦虫体从宿主细胞内逸出，该蛋白会并迅速重新定位到虫体胞浆中。敲除 AKMT 基因会使虫体的运动，逸出和入侵产生缺陷，但对微线体分泌并不产生影响。值得注意的是，AKMT 是 GAC 在寄生虫顶端积累的先决条件，这表明了蛋白质甲基化修饰对滑行体功能亦发挥着重要的作用（Jacot 等，2016）。

## 五、虫体入侵途径和移动连接

弓形虫速殖子从细胞黏附到完全侵入宿主细胞整个过程仅需 15～20 秒。在这个过程中微线体蛋白和棒状体蛋白共同协作促进虫体入侵。虫体的入侵始于虫体的顶端面向宿主细胞的细胞膜，自微线体分泌到弓形虫细胞膜表面的顶端膜抗原 1（apical membrane antigen 1，AMA1）与自棒状体分泌并注入宿主细胞内的五种棒状体蛋白（RON2/4/5/8）组成的复合体相结合形成移动连接（MJ）来确保虫体与宿主细胞膜的紧密连接（Besteiro 等，2011b）。跨膜蛋白 RON2 将 RON4/5/8 募集到宿主细胞膜上。AMA1-RON2 复合物之间具有强大的亲和力；AMA1-RON 复合体可以在虫体的皮层细胞骨架和宿主细胞之间形成物理性的联系，为寄生虫的入侵提供牵引力。弓形虫速殖子采取一种类似拧螺丝钉的方式推着内陷的宿主细胞膜一起通过移动连接，位于虫体前端的宿主细胞膜内陷逐渐形成的 PVM 包裹着虫体进入宿主细胞。包裹虫体的宿主细胞膜经虫体致密颗粒和棒状体分泌的多种蛋白修饰后形成成熟的 PV。一旦在宿主细胞内“安顿”下来，速殖子便失去运动能力并开始进入胞内增殖状态。

如前所述，Ⅰ型弓形虫（例如 RH 株）主要采取移动连接依赖性的方式入侵宿主细胞，而对于Ⅱ型弓形虫则主要采取吞噬体到纳虫泡入侵途径（Zhao 等，2014）。虫体经吞噬细胞吞噬进入宿主细胞，在包含有虫体的吞噬体开始出现酸化时，虫体在吞噬体内开始主动入侵并形成移动连接后形成 PV。其与传统入侵方式形成于宿主细胞的细胞膜，而后者是在吞噬体膜。

### 六、虫体内二分裂增殖

弓形虫速殖子在处于胞内和胞外时表现出两种截然不同的生物学状态。胞内时处于分裂增殖状态，虫体并不运动，微线体亦不分泌。速殖子在宿主细胞内采取内二芽生殖的方式增殖，在此过程中两个子细胞在成熟的母细胞内形成并逐步取代母细胞（Nishi 等，2008）。弓形虫的速殖子为单倍体，DNA 在虫体细胞分裂的 S 期开始复制；在复制到小于 1.8 倍体时，有丝分裂纺锤体出现，同时两个子细胞开始以内出芽的形式出现。严格意义上说，弓形虫并没有介于 S 期和有丝分裂期的 G2 期。子细胞逐渐形成各自的内膜复合体，虫体的细胞膜一直与母细胞的内膜复合体相结合直到子细胞成熟，随后子细胞膜与母细胞的内膜复合体逐步解离并与子细胞的内膜复合体相结合形成子细胞的表膜。早期学界认为，在内二分裂过程中，虫体特有的分泌细胞器（微线体和棒状体）都是在子细胞中重新生成，但最近的研究发现，新生成的子细胞可循环利用源于母细胞的微线体。

### 七、虫体逸出

弓形虫逸出（egress）可分为在宿主体内（有免疫应答）和体外培养的细胞（无免疫应答）两种情况。在宿主体内时，穿孔素（perforin）和细胞毒素以及 $CD8^+$ T 细胞死亡受体介导的宿主细胞的破损致使胞内钾离子浓度下降，诱发 PV 内的虫体逸出。除速殖子在 PV 内的运动所产生的机械力外，虫体分泌的微线穿孔素样蛋白（micronemal perforin-like protein，PLP1）会在 PVM 和宿主细胞膜上穿孔引发宿主细胞的破损促进虫体的逸出（Roiko 等，2013）。来自致密颗粒的蛋白亦通过作用于磷脂（DGK2）帮助削弱 PVM 的完整性，协助弓形虫逸出（Bisio 等，2019）。GRA22 和 GRA41 能阻止虫体过早地从感染的宿主细胞内逸出。棒状体分泌缺陷虫株并不影响虫体从感染细胞中逸出，表明棒状体蛋白并不参与虫体的逸出。微线体通过支持虫体的滑行运动和破坏宿主细胞膜，而致密颗粒蛋白可影响虫体逸出的进程和时机。

## 第三节　微线体分泌的信号通路

从对宿主细胞的黏附、主动入侵到逸出等诸多感染环节，微线体蛋白均发挥着不可或缺的作用。近几年的研究表明：弓形虫存在一套复杂而精密的信号传导网络用于时空性调控微线体的分泌。

由环磷酸鸟苷（cyclic guanosine monophosphate，cGMP）浓度升高而活化的弓形虫 cGMP 依赖蛋白激酶 G（cGMP-dependent protein kinase G，PKG）是微线体分泌的关键调控因子。cGMP 依赖蛋白激酶以钙离子非依赖性的方式激活微线体分泌和虫体的逸出。cGMP 特异性磷酸二酯酶（phosphodiesterase，PDE）抑制剂，如扎普司特（Zaprinast）或 BIPPO（5-Benzyl-3-isopropyl-1H-pyrazolo[4，3-d]pyrimidin-7（6H）-one），能促进弓形虫微线体分泌和诱导弓形虫从感染细胞中逸出。弓形虫特异蛋白激酶 G 抑制剂（Compound 1）则有效抑制弓形虫微线体分泌和虫体从宿主细胞中自然逸出。虫体细胞内的 cGMP 的浓度（即 PKG 的活性）对维持钙离子信号的强度和时间非常重要。

除 cGMP 外，钙离子（$Ca^{2+}$）亦充当着调控微线体分泌的第二信使分子。弓形虫的运动、入侵和逸出都伴随着虫体胞浆内钙离子浓度的变化。处于静息增殖状态的弓形虫细胞内的钙离子大部分储存在不同的细胞器（钙酸体、内膜复合体和内质网）内，虫体胞浆内的钙离子仅维持在很低的浓度（70～

100nm)。但在逸出、运动和入侵时胞浆内钙离子浓度会急剧升高。由宿主细胞破裂引起的细胞内 $K^+$ 浓度的下降会导致虫体细胞内 $Ca^{2+}$ 浓度的快速升高。当 $Ca^{2+}$ 浓度超过阈值时，虫体特定的蛋白激酶发生活化，激活微线体分泌信号通路，影响虫体的滑行运动、逸出和入侵。在正常情况下，胞内寄生的弓形虫微线体蛋白分泌维持在一个极低的水平；当胞内钙离子浓度升高时，微线体的分泌量可以在极短的时间内增加 10～100 倍。一些能促进细胞内钙离子浓度升高的化学试剂，如钙离子载体（calcium ionophore，A23187）、乙醇、乙醛等，均能迅速地诱发弓形虫微线体的大量分泌；反之，通过钙离子螯合剂（如 BAPTA-AM）降低细胞内钙离子浓度则阻断弓形虫微线体分泌。磷脂酰肌醇特异的磷脂酶 C（PI-PLC）能够水解磷脂酰肌醇 4，5- 二磷酸（PIP2）生成二酰基甘油（DAG）和三磷酸肌醇（inositol triphosphate，IP3），IP3 能够激活钙离子通道，促进钙离子的释放。PKG 的活化能保持 IP3 的持续合成，促进钙离子的通道的敞开，维持虫体细胞内的钙离子在一定的浓度上，否则，释放的钙离子会很快地被回收。钙调蛋白激酶是高等动物钙信号传导中不可或缺的，顶复门原虫基因组中并不具有钙调蛋白依赖激酶，反而存在多个通常存在于植物中的钙依赖蛋白激酶（calcium-dependent protein kinase，CDPK）。胞浆内钙离子浓度的升高会活化钙离子依赖蛋白激酶和微线体囊泡与虫体细胞膜的融合，从而促进微线体的分泌。调控钙离子依赖的微线体分泌的效应分子有 TgCDPK1、CDPK3、TgPRP1、TgDJ-1 和 TgDOC2.1 等。其中 TgDOC2.1 包含有两个钙离子依赖膜结合 C2 结构域（$Ca^{2+}$-dependent membrane-binding C2 domain）。TgCDPK1 是微线体分泌过程中必不可少的，而 TgCDPK3 只对虫体逸出有作用（Lourido 等，2010；Lourido 等，2012）。此外，TgCDPK3 还通过磷酸化 TgMYOA 参与弓形虫的运动。

此外磷脂酸（phosphatidic acid，PA）亦充当着调控虫体逸出和微线体分泌的第二信使分子（Bullen，2016）。IP3/ 钙离子通路之外，PI-PLC 分解 PIP2 同时产生通过磷酸化细胞膜上的二酯酰甘油（diacylglycerol，DAG），甘油二酰激酶 1（diacylglycerol kinase 1，DGK1）通过磷酸化细胞膜上的二酯酰甘油产生磷脂酸。最近的研究表明，位于弓形虫细胞膜内表面的磷脂酸可通过与位于微线体膜上的 TgAPH 分子特异性地结合进而协助微线体囊泡与细胞膜的融合。条件性敲除 TgAPH 能阻断微线体的分泌，从而导致滑行体功能的丧失。有趣的是，PA 亦可以通过与其中棒状体顶端表面蛋白（rhoptry apical surface protein，RASP）的 PH 功能域结合参与棒状体的对外分泌（Suarez 等，2019）。位于弓形虫速殖子顶端的 RNG2 蛋白也影响微线体的分泌，但具体的分子机制目前尚不明晰。PI-PLC 的功能部分受到磷酸肌醇浓度的影响，而 PKG 控制着磷酸肌醇浓度。更为重要的是，PKG 控制着微线体的最终分泌，PKG 的缺失并不影响虫体的胞内增殖。PKG 的缺失或失活无法通过提高钙离子浓度、PA 或 cGMP 来弥补。同时，诱导性敲除或抑制弓形虫 PKAc1 后，体外培养的弓形虫会早熟性地从宿主细胞中逸出，同时虫体胞浆内的钙离子浓度始终维持在一个较高的水平，导致虫体的微线体一直处于“亢奋”的持续分泌状态（Jia 等，2017）。这表明处于细胞内增殖阶段的弓形虫通过 PKA 抑制微线体信号通路的活化进而保证虫体不会过早地从宿主细胞中逸出。弓形虫基因组中有 5 个潜在的核苷酸环化酶，对弓形虫仅有的两个负责 cAMP 生成的腺苷酸环化酶（TgACα1 和 TgACβ）双敲除后，弓形虫亦会过早地从宿主细胞中逸出。这种早熟性的逸出可被 PKG 特异性抑制剂 Compound1 有效抑制，表明弓形虫可以通过 cAMP/PKA 与 cGMP/PKG 这两条信号通路互作调控弓形虫微线体的分泌。

除了对细胞外钾浓度的变化敏感外，速殖子还会对低 PH 值作出反应，触发钙依赖性的微线体的分泌，并激活虫体滑行运动。钙离子载体激发的逸出能被 $NH_4Cl$ 调节的 pH 值所抑制。在虫体入侵宿主细胞后 30 小时之后的 PV 内的 pH 出现显著的降低。PV 的酸化可能来自虫体代谢产物的不断积累。虫体在宿主细胞内不断增殖，胞内增殖的虫体可以不断地产生脱落酸（abscisic acid，ABA）。当 ABA 的浓度达到阈值后，虫体开始逸出（Nagamune 等，2008）。目前尚不清楚 PV 的 PH 值的下降是否源于 ABA 的不断生成。

## 第四节　弓形虫调节宿主程序性细胞死亡信号

弓形虫对宿主细胞死亡的调控大体可以分为两部分。首先，弓形虫感染细胞后可引起周围微环境发生变化，例如引发局部的免疫细胞浸润等。这种变化可能会引起受感染部位宿主细胞发生程序性死亡和组织损伤。换句话说，此类宿主细胞的死亡是由弓形虫感染间接引发的，例如弓形虫感染引起的宿主神经细胞、滋养层细胞和脾脏细胞的凋亡。再者，弓形虫可以感染所有研究过的脊椎动物的有核细胞（红细胞除外）。弓形虫入侵宿主细胞及在宿主细胞内部发育的过程中分泌一系列效应蛋白，调节细胞周期，抑制或促进宿主细胞死亡。从弓形虫增殖扩散的角度来看，虫体需要在感染细胞后的前期抑制细胞凋亡，为自身分裂增殖争取更多的时间和空间；而在细胞内感染后期，虫体可能通过促进细胞凋亡的形式加速虫体逸出并感染新的宿主细胞，有利于虫体在宿主体内扩散。弓形虫感染宿主细胞后约 72 小时就会将宿主细胞崩解释放，这期间关于虫体及其效应蛋白对细胞程序性死亡过程的精密调控仍具有很大的研究空间。

程序性细胞死亡（programmed cell death，PCD）是受多种分子调控的细胞死亡方式，有着错综复杂的信号调节通路。当前研究比较清晰的程序性死亡主要包括细胞凋亡（apoptosis）、程序性细胞坏死（necrosis）和细胞焦亡（pyroptosis）等。与弓形虫感染相关性比较大的是细胞凋亡和细胞焦亡。鉴于弓形虫宿主的广泛性，当分析弓形虫与宿主细胞的相互作用时，弓形虫对细胞程序性死亡信号的调控就显得更加多元化，与虫株、宿主细胞种类等因素有关。

### 一、弓形虫抑制宿主细胞凋亡

弓形虫抑制宿主细胞凋亡的直接证据是 Abbasi 等在弓形虫感染人滋养层细胞的研究模型中发现。随着细胞培养时间的延长，距离被虫体感染的细胞较远的未感染细胞发生了凋亡，提示虫体直接感染可抑制宿主细胞发生凋亡。除此之外，弓形虫抑制宿主细胞凋亡的机制多是通过外源物质诱导细胞凋亡的实验方式证明的。虫株不同、诱导凋亡的途径不同、宿主细胞不同都会影响弓形虫抑制宿主细胞凋亡的途径。早在 1998 年，Nash 等就发现Ⅰ型弓形虫 RH 虫株感染小鼠 T 细胞后能使 T 细胞对细胞凋亡的多种诱导途径产生抗性，包括 Fas 依赖性和 Fas 非依赖性的细胞杀伤作用、伽马射线照射、紫外线照射、钙离子载体处理等。这说明弓形虫感染抑制了宿主细胞的多条细胞凋亡调节通路。弓形虫弱毒株 NTE 感染 HL-60 细胞后，宿主细胞 caspase-3 和 caspase-9 被切割活化的水平发生明显下降，细胞线粒体释放细胞色素 C 的水平被抑制，多聚二磷酸核糖聚合酶水平下降，Mcl-1 蛋白水平升高，凋亡则被抑制，细胞凋亡率大幅降低。

我国研究团队发现，弓形虫Ⅰ型（RH 株）、Ⅱ型（Me49 株）和Ⅲ型（VEG 株）虫株感染均可以抑制 ATP 诱导型人神经细胞 SF268、小鼠巨噬细胞 RAW264.7 和人巨噬细胞 THP-1 的凋亡。进一步研究发现，弓形虫重要效应蛋白 ROP18 可通过调节 P2X1 介导的钙离子流动、线粒体细胞色素 c 的释放以及 caspase 活化水平抑制 SF268 细胞的 ATP 诱导型凋亡，但对 RAW264.7 细胞和 THP-1 细胞的 ATP 诱导型凋亡无影响（Zhou 等，2019）。放线菌素 D 或 TNF-α 联合环己酰亚胺是体外诱导细胞凋亡的常用实验方法。有趣的是，弓形虫 RH 株或 PRU 株感染经过 IFN-γ 活化的 THP-1 细胞后，可以促进 TNF-α 联合环己酰亚胺诱导的 THP-1 细胞凋亡。其中鸟苷酸结合蛋白 -1（GBP1）起着关键的作用。RH 株感染 NIH 3T3 细胞后，用星形孢菌素（staurosporine）联合环己酰亚胺诱导细胞凋亡也观测到了类似的凋亡被抑制的现象。caspase-3 的活化被抑制，caspase-8 和 caspase-9 的活性也被抑制，并且 NF-κB 信号通路起着必需的作用。用 MEF 或 HeLa 细胞作模型，经过系统研究发现，RH 株感染细胞后可以在上游抑制 JNK 活性，在中游降低促凋亡蛋白 Bcl-2 家族分子的水平，抑制细胞色素 c 的释放，最终导致下游

caspase-3 和 caspase-9 的活化水平，抑制紫外线诱导的细胞凋亡。

RH 株的感染可以活化 PKB/Akt 信号通路，提升宿主巨噬细胞 pPKB、pERK1/2、pMKK1/2 和 pp38 的水平，使巨噬细胞抗星形孢菌素诱导的凋亡。

寄生虫诱导细胞凋亡通路的确切机制尚待阐明。弓形虫感染的宿主细胞某些 miRNAs 通过转录后水平调控基因表达，抑制细胞凋亡。例如，从猫体分离的弓形虫 Wh3 虫株（Chinese 1 基因型，即 ToxoDB#9）诱导人巨噬细胞的 miRNA 表达谱结果显示，miR-17-92 表达显著上调；促凋亡蛋白 Bim 表达显著降低。推测 STAT3 转录激活 miR-17-92 基因簇的启动子，通过 STAT3-miR-17-92-Bim 通路，抑制了宿主细胞的凋亡（Cai 等，2014）。

## 二、弓形虫感染促进细胞凋亡

弓形虫感染宿主引起的宿主组织细胞凋亡多是因为免疫微环境发生改变引起的。小鼠经口感染弱毒株 ME49 后，体内 IFN-γ 水平升高，进而使小鼠肠上皮的皮耶氏结中 $CD4^+$ 和 $CD8^+$αβ T 细胞的 Fas 表达水平升高，T 细胞发生凋亡，用抗 IFN-γ 的抗体处理小鼠后，T 细胞凋亡水平恢复正常。但是，如果是经腹腔感染的话，只有强毒株 RH 株能引起小鼠 IFN-γ 水平升高，脾脏细胞发生大规模凋亡，而弱毒株 Me49 感染后并没有发生类似现象。与此相一致的是，RH 株感染的小鼠树突细胞可以通过细胞间接触的形式使 T 细胞发生凋亡。流行我国的 Wh3 虫株感染孕鼠可导致活性氧分子、丙二醛和 8- 羟基脱氧鸟嘌呤水平升高，造成细胞氧化应激反应及线粒体功能失调，引起孕鼠滋养层细胞发生凋亡（Xu 等，2015）。研究人员在用 Wh3 构建的弓形虫脑炎小鼠模型中检测到神经细胞凋亡，但这种凋亡不是由弓形虫直接感染神经细胞引起的，而是通过虫体感染小胶质细胞，促进小胶质细胞释放 NO，间接导致神经细胞凋亡（Zhang 等，2014）。也有研究表明，弓形虫通过直接感染细胞的方式促进宿主细胞凋亡。例如，Ⅰ型虫株 RH 株感染人脐带间充质干细胞后降低 Mcl-1 水平，促进细胞凋亡（Chu 等，2017），这与感染弓形虫的巨噬细胞释放 NO 诱导周围未感染的巨噬细胞发生凋亡的现象一致；Ⅱ型虫株 Me49 感染人 T 细胞系 Jurkat 和 Molt-4 可以上调 A20 表达，降低 ABIN1 表达和 NF-κB p65 磷酸化的途径促进细胞凋亡（Chen 等，2018）。进一步的研究表明，用高表达 ROP18 的强毒株 RH 株感染小鼠建立急性感染模型中神经细胞凋亡的比率升高，体外实验证实 ROP18 主要是提高了 caspase-12、CHOP 和 caspase-3 的活化水平，通过内质网应激途径诱导神经细胞凋亡（Wan 等，2015；Zhou 等，2015）。通过体外转染的方式使宿主细胞高表达弓形虫效应蛋白 GRA15 和 ROP16 后，JEG-3 细胞和 293T 细胞可以发生凋亡，其中 JEG-3 细胞是通过内质网应激途径实现的。

## 三、弓形虫感染诱导宿主细胞焦亡

弓形虫能否引起细胞焦亡（pyroptosis）与虫株及感染的动物相关。Lewisi 大鼠对弓形虫的感染不易感，并且不会形成慢性感染；CDF 大鼠和 BN 大鼠则恰恰相反，虫体在其体内以慢性感染形式存在。研究显示，弓形虫感染 Lewisi 大鼠的巨噬细胞后会迅速诱导巨噬细胞发生焦亡，限制了虫体在巨噬细胞内的复制，游离的虫体被迅速清除。但是，在 F344 大鼠巨噬细胞，这种现象就不会发生。另外，弓形虫感染也不会诱导小鼠巨噬细胞发生焦亡；因此，当前研究弓形虫与细胞焦亡的关系多以 Lewisi 大鼠作为模型。

研究表明，弓形虫（RH 株）GRA35、GRA42 和 GRA43 蛋白在虫体诱导李维斯大鼠巨噬细胞焦亡上可各自发挥作用，但又共用同一条调控通路。单独或同时缺失编码以上三种蛋白基因的虫株均失去诱导巨噬细胞发生焦亡的能力，突变虫株感染大鼠后也不会建立慢性感染状态。由于弓形虫本不诱导 F344 大鼠巨噬细胞焦亡，上述基因缺失虫株仍能在 F344 大鼠体内发育到慢性感染，只是组织包囊明显变小（Wang 等，2019）。

我国学者利用诱导型一氧化氮合酶（inducible nitric oxide synthase，iNOS）基因敲除的 SD 大鼠感染弓形虫，研究 NO 在大鼠中的抗弓形虫作用。结果意外发现，iNOS 基因敲除的 SD 大鼠不但没有表现出对弓形虫的易感，反而完全抵抗了弓形虫的感染。经过系统的分析，发现弓形虫感染的 iNOS 基因敲除的 SD 细胞会迅速发生焦亡，导致弓形虫无法在宿主细胞内繁殖（Wang 等，2021）。

宿主细胞效应分子也参与了弓形虫诱导细胞焦亡的过程。研究表明，NLRP1 在弓形虫诱导 Lewisi 大鼠巨噬细胞焦亡过程中起关键作用。弓形虫能在 NLRP1 表达水平降低的巨噬细胞中复制增殖，不引起巨噬细胞焦亡，相应的，巨噬细胞的存活率上升（Cirelli 等，2014）。在小鼠巨噬细胞，弓形虫感染可以活化 NLRP1 和 NLRP3 两种炎性小体，但是在 Lewisi 大鼠巨噬细胞，弓形虫感染只活化 NLRP1。因此，从细胞焦亡角度阐明弓形虫在不同动物的毒力差异还有很多问题需要解决。

## 第五节　细胞的自噬

### 一、经典自噬通路

自噬（autophagy）是在大多数真核细胞中发现的一种自我消化的降解途径。当面临营养饥饿、药物等应激压力时，细胞可通过一种被称为自噬体的双层膜结构吞噬、运输细胞内某些蛋白质或亚细胞器进入“降解腔”（如哺乳动物细胞中的溶酶体或酵母中的液泡）进行降解和再利用，从而使细胞可持续获得存活所需的代谢物。这个过程也被称为大自噬（macroautophagy，通常简称为“自噬”）。细胞自噬不但可提供细胞应对营养压力下所需要的能源，也可清除错误折叠或聚集的蛋白质以及受损或老化的细胞器。

自噬体形成是自噬通路中的关键环节，涉及约 20 个“核心”自噬相关蛋白（autophagy-related protein，Atg）的协调作用，其过程主要包括三个阶段：

第一阶段：形成分离膜（isolation membrane，IM）。IM 的形成依赖于 Atg 的募集，而 ULK1 和 Beclin Ⅰ/Ⅲ类磷脂酰肌醇 3- 激酶（PI3K）复合物的激活可促进这一过程。ULK1 是触发自噬的上游激酶，受到 AMP 激活的蛋白激酶（AMP-activated protein kinase，AMPK）和雷帕霉素（西罗莫司）靶蛋白复合体 1（mechanistic target of rapamycin complex 1，mTORC1）的调控。mTORC1 是一种感应微环境中的营养和能量信号的激酶。当营养丰富时，ULK1 被 mTORC1 灭活，抑制自噬启动。而当细胞处于营养缺乏条件下，ULK1 被 AMPK 激活后，一方面促进 Atg9 折叠生成自噬体所需的分离膜，另一方面则招募 Beclin1/PI3K 复合体定位至分离膜，由 PI3K 产生的磷脂酰肌醇 -3- 磷酸（PI3P）招募 PI3P 结合蛋白，为 IM 延伸提供物质基础。Beclin1 可通过蛋白 - 蛋白相互作用调节自噬，若与 Atg14 结合可促进自噬，而与 Bcl-2 成员结合则抑制自噬。

第二阶段：IM 不断向两边延伸形成自噬前体（preautophagosome，PAS）。这一过程中的关键蛋白是一种类泛素样蛋白，称为微管相关蛋白 1 轻链 3（LC3，酵母中同源物为 Atg8）。LC3 与自噬体膜结合受到两个泛素样连接体系的严格调控：Atg8- 磷脂酰乙醇胺（phosphatidylethanolamine，PE）连接体系与 Atg12-Atg5 连接体系。在 Atg8-PE 连接体系中，胞浆中游离的 LC3（LC3-）首先经半胱氨酸肽酶 Atg4 水解，暴露 C 末端甘氨酸残基与 Atg7（E1 样激活酶）结合，随后被转运至 Atg3（E2 样连接酶），形成 LC3-Atg3 复合物，最后经 Atg3 将 LC3 转运至吞噬膜上的 PE，由此产生脂化的、膜结合形式的 LC3-PE（又称为 LC3-Ⅱ），从而黏合脂质膜，促进自噬体膜形成、延伸与融合。而在 Atg12-Atg5 连接体系中，Atg7 和 Atg10 促进 Atg5-Atg12-Atg16L1 复合体形成，后者可作为 E3 样连接酶参与调控 LC3-Ⅱ形成。

第三阶段：IM 经 LC3 的作用继续延伸直至封口，形成成熟自噬体。需注意的是，哺乳动物细胞中至少有六个 LC3 同源物，统称为 LC3/GABARAP 亚家族。它们可能以相似的方式结合到自噬体膜，但在自噬过程中却扮演不同的角色。

除了参与自噬体形成，LC3 还可以通过 LC3 相关吞噬作用（LC3-associated phagocytosis，LAP）参与抗胞内病原体感染。与自噬体结构不同，在 LAP 过程中，LC3 是通过形成一种单层膜的吞噬体结构，即 LAP 小体（LAPosome）吞噬病原体。LAP 小体形成及作用方式与经典自噬通路存在某些相似之处，例如，PI3K 复合物通过产生 PI3P 启动 LAP；经典自噬中的两条泛素样连接体系是介导 LAP 小体形成所必需；与自噬体、吞噬体一样，LAP 小体也必须与溶酶体融合以降解其内含物。尽管如此，LAP 过程仍然具有一些独特性，例如，在自噬诱导起始环节中，重要的调控因子 ULK1 并不参与 LAP。由于 LAP 与溶酶体融合的速度更快，人们认为 LAP 在防御胞内病原体感染中可能具有更重要的作用。

## 二、感染弓形虫的宿主细胞自噬

### （一）宿主细胞自噬在抗弓形虫感染中的作用

**1. IFN-γ 介导的抗弓形虫感染途径** 自噬通路已被证实在防御胞内病原体（包括病毒、细菌和寄生原虫）方面具有重要作用。它不仅可以将胞内病原体选择性运送到溶酶体降解，而且降解产生的病原体抗原成分也可以用于激活宿主先天免疫和获得性免疫。

弓形虫速殖子主动入侵宿主细胞后，虫体会形成一个纳虫泡结构，确保胞内寄生的弓形虫能够从宿主细胞内汲取营养的同时免于被宿主内溶酶体系统所破坏和降解，从而导致持续感染。在小鼠和人体中，IFN-γ 被认为是控制弓形虫急性感染的关键因素。在小鼠细胞中，IFN-γ 招募免疫相关 GTP 酶（immunity-related GTPase，IRG）的 GKS 亚家族成员（Irga6、Irgb6、Irgb10、Irgd）定位到虫体的 PVM 上，进而促使泛素沉积于 PVM，破坏 PVM、释放包裹的虫体，随后经泛素接头蛋白 p62 招募鸟苷酸结合蛋白（guanylate-binding protein，GBP）至虫体周围、杀灭虫体。最初，由于人们在 IFN-γ 激活的鼠巨噬细胞中观察到虫体周围有类似自噬体样的双层膜结构，因此认为自噬在清除虫体过程中发挥了作用。然而随着研究的深入，人们发现这一推测并不正确，原因在于：①虽然 PVM 碎片可以被自噬体样结构包围和清除，但并未看到自噬体样结构吞噬虫体；②在经典自噬过程中，自噬体通常会继续与溶酶体膜蛋白 LAMP1 阳性的溶酶体融合，但并非所有降解弓形虫的空泡都呈 LAMP1 阳性；③敲减启动自噬体形成的关键蛋白（如 Atg9、Atg14 和 Beclin1）并未影响 IFN-γ 介导的杀虫作用。因此，目前认为，这些自噬体样结构只是在清除死亡虫体和 PVM 碎片，而并非在杀灭弓形虫。事实上，在小鼠细胞中，IFN-γ 介导的杀虫机制并不是由溶酶体介导，因为无论是干扰溶酶体融合还是抑制自噬溶酶体的形成，对 IFN-γ 介导的杀虫机制并没有影响。因此，目前认为，经典自噬途径中的自噬体样结构并未参与 IFN-γ 介导的抗弓形虫免疫效应。

然而，尽管自噬体不参与 IFN-γ 介导的抗弓形虫效应，但 LC3 连接体系中的许多自噬相关蛋白却在该过程中发挥着重要作用。例如，在 IFN-γ 激活的小鼠巨噬细胞和成纤维细胞中，Atg5 是招募 Irga6、Irgb6、Irgd 和 mGBP1 到 PVM 上的重要因素。当敲除 Atg5 后，细胞对弓形虫的易感性显著增高。同样，Atg7 和 Atg16L1 是招募 Irgb6 和 mGBP1～5 所必需，而 Atg3 是招募 Irgb6、Irb10 和 mGBP1～5 所必需。这表明 LC3 定位到 PVM 是募集特异性 IRG 的主要因素。有趣的是，LC3 的同源物 γ- 氨基丁酸受体相关蛋白（γ-aminobutyric acid receptor-associated protein，GABARAP）家族成员也可定位于 PVM 并募集 IRG，甚至 GABARAP 对虫体的控制可能更重要。因为经 IFN-γ 处理的小鼠成纤维细胞中，Irga6 和 GBP1～5 被招募到 PVM 需要 GABARAPL2（Gate-16），而不是 LC3（Sasai 等，2017）。除了体外实验，人们利用基因敲除小鼠证实上述某些 Atg 蛋白（如 Atg5、Atg7、Atg16L 和 Gate-16）也是小鼠急性感染弓形虫期间体内的主要保护因子。虽然 Atg 蛋白的作用机制尚不完全清楚，但根据近期研究结果，人们推测这些蛋白可能激活 IRG，再由 LC3 将这些活化的 IRG 靶向定位到 PVM，而 GABARAP 具有辅助 IRG 募集的作用。

与小鼠细胞不同，虽然人类细胞中表达了大量的 GBP，但仅表达 2 个不受 IFN-γ 诱导的 IRG 分子，这解释了为什么在人类细胞中，IRG 不能介导 IFN-γ 的抗弓形虫免疫作用。此外，IFN-γ 介导的抗弓形虫免疫作用具有细胞特异性。例如：在 IFN-γ 激活的人 HAP1 细胞中，虽然 GBP1～5 需要通过 Atg16L 被招募到虫体周围，却并不能杀灭虫体。说明在 IFN-γ 诱导的抗弓形虫作用中，人 GBP 蛋白并不是必需的。而Ⅱ、Ⅲ型株感染 HeLa 细胞后，IFN-γ 可诱导 PVM 发生泛素化修饰，并招募 p62、核点蛋白 52（nuclear dot protein 52，NDP52）和 LC3，从而利用多层宿主膜包围 PV、抑制虫体生长。虽然该过程依赖于 Atg16L 和 Atg7，但并不受 Beclin1 的调控，亦不与溶酶体融合，表明此免疫机制并非由自噬介导（Selleck 等，2015）。此外，Clough 等发现，当Ⅱ型虫株感染人内皮细胞后，IFN-γ 可诱导连接 K63 的泛素靶向到包裹虫体的液泡上，并进一步募集 p62 和 NDP52、促进液泡酸化、导致虫体死亡。但这一过程并没有伴随 Atg16L、GABARAP 和 LC3 的招募。且与 HeLa 细胞相比，IFN-γ 诱导的内皮细胞抗弓形虫作用也不依赖 Atg16L。综上所述，在人类非造血细胞中，IFN-γ 可通过两种不同机制来抑制虫体增殖。

**2. CD40-CD40L 介导的抗弓形虫感染途径** 除了 IFN-γ 之外，肿瘤坏死因子 α（TNF-α）以及 TNF 受体超家族成员 CD40 与其配体 CD40L（CD154）的相互作用在清除虫体过程中也起着重要作用。CD40 主要表达于抗原递呈细胞与各种非造血细胞表面，而 CD40L 则主要表达于活化的 $CD4^{+}$T 细胞表面。

CD40-CD40L 途径介导的抗弓形虫感染很早就已被证实，但其作用机制一直未被阐明。直到近些年，人们才逐渐发现该途径可通过激活自噬靶向杀灭弓形虫。CD40-CD40L 介导的抗弓形虫感染途径并不需要 IFN-γ 参与，其作用机制也与 IFN-γ 依赖的杀虫机制不同，该途径主要通过溶酶体系统来杀灭弓形虫。例如，在感染弓形虫的细胞中，激活 CD40-CD40L 途径可诱导甘露糖 -6- 磷酸受体、Rab7、LAMP-1、LAMP-2、CD63 和组织蛋白酶 D 在弓形虫 PVM 周围累积，并被溶酶体所包裹。此外，人们还发现溶酶体所包裹的 PV 中含有致密颗粒蛋白，这提示 CD40-CD40L 促使了 PV 与溶酶体融合，而并非直接被溶酶体所吞噬，因为：①致密颗粒的分泌发生在 PV 形成期间，而不是在虫体被吞噬的过程中；②感染 18 小时后，细胞中仍会出现空泡 - 溶酶体融合（vacuole-lysosomal fusion，VLF）现象。此外，采用敲减自噬相关蛋白（如 ULK1、Beclin 1、PI3KC3、ATG5 或 ATG7）、表达无活性 Rab7、各种抑制剂（如针对空泡 ATPse、PI3K 或重要的溶酶体酶）处理等多种方式，证实都可削弱 CD40-CD40L 介导的杀虫作用，初步阐明了 CD40 途径抗弓形虫的作用机制。

需要注意的是，除了溶酶体系统，参与自噬激活与自噬体形成的众多自噬相关蛋白也在 CD40-CD40L 介导的杀虫途径中扮演着重要角色。CD40-CD40L 途径激活自噬的机制包括：①诱导 CaMKKβ 介导的 AMPK 磷酸化，激活 AMPK，进而通过磷酸化 ULK1 启动自噬；②诱导细胞自分泌 TNF-α，经 JNK1/2 通路磷酸化 Bcl-2，将 Bcl-2/Beclin1 复合体解离，游离的 Beclin1 与 PI3KC3 结合并启动自噬；③下调 Beclin1 降解蛋白 p21，从而上调 Beclin1 蛋白水平、启动自噬；④激活丝 - 苏氨酸激酶 PKR 促进自噬。而目前研究表明，在弓形虫感染过程中，这些分子的变化与 CD40 激活自噬途径有着惊人的相似，如：CaMKKβ-AMPK 磷酸化、TNF-α-JNK1/2、Beclin 1 上调、p21 下调和 PKR 激活等。因此，目前认为：CD40-CD40L 途径首先通过激活自噬将 LC3 招募到 PV 周围，包裹虫体，随后促进该液泡与溶酶体融合，以达到杀灭虫体的目的。

### （二）弓形虫逃避宿主细胞自噬

除了宿主自噬可控制胞内微生物感染之外，目前也有越来越多证据表明，胞内病原体能够对抗宿主自噬，甚至可以利用自噬来增强它们的复制。同样，也有一些证据表明，弓形虫感染可激活宿主细胞表皮生长因子受体（EGFR）途径，进而分别通过激活 Akt 和 STAT3 两条独立的信号通路，阻断宿主细胞自噬，避免自身被降解。

**1. EGFR-Akt 途径** 弓形虫感染人类或小鼠细胞时可诱导 EGFR 磷酸化，从而招募下游信号因子激活 PI3K 产生 PI3P，后者随之与 Akt 结合，激活 Akt 通路。由于 Akt 可通过激活 mTORC1 而抑制自噬，提示弓形虫感染可通过EGFR-Akt途径抑制宿主细胞自噬。为了证实这一点，Muniz-Feliciano等抑制了受染细胞中的EGFR-Akt通路，发现自噬通路可被激活，LC3可自发聚集在PVM周围形成自噬体样双层膜结构，随后与溶酶体融合。考虑到Akt激活还可抑制宿主细胞凋亡，因此人们推测：弓形虫可通过诱导EGFR-Akt信号阻断细胞自噬、抑制宿主细胞凋亡两种策略维持虫体存活。

通过观察发现，弓形虫感染可导致EGFR的第1 148位酪氨酸残基磷酸化，这就表明弓形虫激活EGFR是类似于EGFR与配体EGF结合后的激活方式。弓形虫在入侵过程中分泌多种微线体蛋白，其中MIC3、MIC6和MIC8均具有多个与EGF同源的结构域。重组MIC3和MIC6可激活宿主细胞中的EGFR-Akt信号通路、减少LC3在虫体周围聚集。而利用MIC1敲除株（可导致MIC6无法分泌）、MIC3敲除株证实，敲除虫株诱导EGFR-Akt激活的能力显著减弱，但在利用自噬诱导剂激活自噬后，LC3聚集增多、杀伤虫体效果增强。需要指出的是，在没有采用自噬诱导剂时，感染MIC1/3双敲除虫株的宿主细胞并没有表现出LC3靶向聚集趋势，其原因可能是双敲除虫株仍然具有低诱导EGFR-Akt信号转导的能力。此外，虽然MIC8也具有EGF样结构域，但MIC8敲除株却可以激活EGFR，这可能是因为MIC8的缺失并不影响虫体附着宿主细胞和分泌MIC蛋白。当然，MIC3、MIC6和MIC8同时缺失是否会导致EGFR自磷酸化，或者是否存在促进EGFR自磷酸化的另一种机制仍有待确定。综上所述，MIC3和MIC6除了是宿主细胞入侵的关键分子外，它们还可通过激活宿主细胞的EGFR-Akt通路、阻断细胞自噬，以避免虫体被溶酶体降解。

**2. FAK-Src-EGFR-STAT3途径** 除了Akt途径，弓形虫逃避自噬清除也与局部黏着斑激酶（focal adhesion kinase，FAK）激活有关。FAK是一类胞质非受体蛋白酪氨酸激酶，是胞内、外信号出入中枢。激活的FAK将Src活化，后者可与EGFR结合，将EGFR第845位酪氨酸残基磷酸化，从而在没有EGF配体的情况下反式激活EGFR。反式激活的EGFR通过诱导信号转导与转录激活因子3（STAT3）灭活促自噬蛋白PKR、防止下游信号分子真核细胞起始因子2α（eIF2a）激活一系列级联反应，从而达到抑制自噬的目的。Portillo等发现，在弓形虫入侵过程中，当虫体与宿主细胞表面形成移动连接（MJ）后即可启动FAK通路抑制宿主细胞自噬。当阻断FAK-Src-EGFR-STAT3通路的任一环节，都会促使LC3在虫体周围聚集、溶酶体融合，增强杀虫能力。

近期，“弓形虫借助EGFR通路阻断自噬、维持感染”这一说法在动物实验中得到进一步确认。为了阻断EGFR通路，针对弓形虫可诱导EGFR自磷酸化和反式激活的特点，Corcino等构建了在内皮细胞中表达EGFR显性负性突变体（dominant negative mutant）的转基因小鼠。在感染弓形虫后，研究人员发现转基因小鼠脑、视网膜的虫荷数明显减少。研究者证实，这种保护作用不是因为小鼠免疫力增强或虫株感染力下降，而是因为显性负性突变体EGFR的存在导致神经内皮细胞感染灶的减少。进一步观察表达DN EGFR的内皮细胞发现，LC3可自发聚集在虫体周围，并依赖ULK1和溶酶体酶杀死虫体。而注射自噬抑制剂3-MA可阻止这一情况的发生，维持较高的虫荷数。因此，综合目前的体内、外实验结果来看，EGFR是弓形虫侵袭神经组织的重要调节因子，可通过躲避自噬降解途径来促进虫体在内皮细胞内的存活、增强侵袭力。

除了可以阻断宿主细胞自噬之外，人们发现弓形虫有时还可以利用宿主细胞自噬帮助其在胞内生存，例如，在HeLa细胞和原代成纤维细胞中，弓形虫PV周围累积有大量LC3阳性液泡和Beclin1蛋白。这种活动虽与mTOR调控无关，但却似乎与Atg5有关，因为在Atg5缺陷的宿主细胞中，虫体增殖能力也会减少，表明宿主细胞自噬在虫体胞内增殖过程中有时反而会起到有利的作用。最近，Pernas等发现，弓形虫为了在细胞内存活，可在形成PV后不久就能有效“劫持”一些宿主细胞器（如内质网和线粒体、内溶酶体途径的液泡、Rab相关液泡以及脂滴等）。提示感染弓形虫会触发宿主细胞脂噬（宿主脂滴的自噬），利用这些宿主细胞器作为营养来源，为虫体发育提供脂肪酸。

总体而言，目前研究表明，在IFN-γ诱导的宿主细胞中，宿主自噬在清除弓形虫方面发挥了重要的作用；而在非IFN-γ激活的细胞中，虫体可以利用宿主细胞自噬来获取营养以维持其生长。

### （三）问题及未来的研究

毫无疑问，在弓形虫速殖子感染过程中，宿主细胞自噬发挥着至关重要的作用，尤其是在 CD40-CD40L（而非 IFN-γ）介导的抗弓形虫免疫过程中。此外，宿主自噬不仅可以通过调节炎性小体的激活促进宿主抗弓形虫的固有免疫应答，而且还可以通过增强抗原提呈而促进抗弓形虫的获得性细胞和体液免疫应答。因此，通过使用药物激活经典自噬途径对防治弓形虫病具有潜在的治疗意义。尽管如此，若要应用于临床，仍然有许多问题横亘其中，例如：

**1. 自噬体形成** 尽管在自噬诱导条件下发现 PV 周围存在自噬体样结构，但该结构却远大于通常的自噬体直径（哺乳动物细胞内自噬体直径通常小于 1.5μm），是多个自噬体的融合还是 LAP 过程？目前仍没有明确的证据。

**2. 自噬过程的其他成员** 哺乳动物细胞中的 LC3/GABARAP 亚家族成员有许多，而目前除了 LC3 和 GABARAP2 以外，其他成员在弓形虫感染过程中发挥着何种作用并不完全清楚。

**3. LC3 家族蛋白定位及其诱导信号** LC3 家族蛋白定位于 PV 膜上是直接与 IRG 结合，还是作为 IFN-γ 的共激活信号进一步招募效应分子？何种效应分子？而 LC3 家族蛋白定位于 PV 膜的诱导信号又是什么？

**4. 自噬在宿主抗虫免疫中的权重** 虽然宿主自噬在抗弓形虫免疫中发挥着重要作用，但无论是先天性免疫还是获得性免疫，自噬在其中的作用机制尚未阐明。此外，在获得性免疫中，目前只证实 Atg5 可以发挥抗原加工、递呈的作用，而 Atg7 并不具备该功能。

**5. 自噬的特定场景** 虽然已经有一些动物研究支持宿主自噬对于控制脑、眼弓形虫病的重要性，但目前绝大多数研究仍然停留在细胞学水平。构建更多的自噬相关蛋白基因敲除小鼠将有助促进该领域的研究进程。由于自噬是一个复杂的过程，涉及多个细胞信号途径，并在降解和生物合成之间保持微妙的平衡。因此，激活宿主细胞自噬可能会产生积极或消极的影响，这取决于特定疾病的背景或疾病发展的阶段，而要解决这些问题，合适的动物或细胞模型是必需的。

**6. 自噬的其他通路** 除了经典自噬通路以外，其他几种自噬形式（如选择性自噬、微自噬、线粒体自噬等）在抗弓形虫感染中是否发挥着重要作用目前还未见相关报道。

**7. 自噬对于疾病的利弊** 如前所述，弓形虫似乎已经进化出了逃避宿主自噬机制介导的降解，甚至将其作为营养来源加以利用。因此，激活宿主自噬除了可以杀灭弓形虫以外，是否也会像其他抗弓形虫药物一样，通过诱导缓殖子形成而导致隐性感染出现？由于目前还缺少这方面的研究内容，激活宿主自噬以达到抗弓形虫感染的策略仍需慎重评估。

## 三、弓形虫虫体自噬

### （一）弓形虫自噬相关蛋白的种类

目前发现，弓形虫基因组内并不具有全部的 Atg 蛋白，例如一些参与自噬途径早期的关键蛋白明显丢失。尽管如此，调节 Atg8 蛋白的膜结合与自噬体形成的分子都存在于虫体中（表 7-4）。

**1. PI3P-Atg 与自噬** 参与自噬激活的成分 PI3K 复合物激活后产生的 PI3P 是促进自噬体形成早期过程中的重要因素。PI3P 可以通过与某些 Atg 蛋白（如 Atg18）结合，继而招募 Atg9 等分子到新生的自噬小体中，最终招募 Atg8 以促进自噬体膜的延伸与自噬小体的形成。

弓形虫中仅存在一个 PI3K 蛋白同源物。TgPI3K 是一个分子量为 313kD 的大分子蛋白，具有典型的 PI3K 结构域，如 C2 结构域（一种钙依赖的膜靶向结合结构域，其可与磷脂、多磷酸肌醇和多种胞内蛋白相结合）、PIK 结构域（PI3K 家族辅助结构域，与底物提呈有关）和位于蛋白羧基端、具有激酶活性的 3- 激酶结构域。TgPI3K 分布于虫体胞浆中，负责产生 PI3P。TgPI3K 蛋白在虫体内低水平表达，过表达时，TgPI3K 在虫体细胞内呈散在点状分布，部分定位在虫体的内质网。条件性敲低 TgPI3K，引发虫体顶质体形态变化和相继的缺失（Daher 等，2015）。

表 7-4 弓形虫自噬相关蛋白种类

| | 酿酒酵母 | 弓形虫 | 定位与相互作用蛋白 | 功能 |
|---|---|---|---|---|
| PI3K 复合物 | *Vps34* | TGGT1_215700 | 胞浆 | 必需基因 |
| | *Vps15* | TGGT1_310190 | | CRISPR 表型评分：−2.28 |
| | *Vps30/Atg6* | TGGT1_221360 | | CRISPR 表型评分：0.41 |
| | TOR kinase | TGGT1_316430 | | CRISPR 表型评分：0.21 |
| 自噬前体形成 | *Atg1* | TGGT1_316150 | 未见报道 | CRISPR 表型评分：−0.35 |
| | *Atg2* | TGGT1_304630 | 未见报道 | CRISPR 表型评分：−0.44 |
| | *Atg9* | TGGT1_260640 | 与 VAC、高尔基体、参与内溶酶体途径的囊泡等亚细胞器存在部分共定位。自噬诱导后，与 TgAtg8 短暂共定位 | 非虫体胞内增殖所必需，但影响胞外虫体生存与鼠体内虫株毒力 |
| | *Atg18/Atg 21* | TGGT1_220160 | 两个不同研究结果：①与 TgAtg8 无定位；②胞浆：自噬诱导后以 PI3P 依赖方式与 TgAtg8、TgAtg9 共定位 | ①必需基因；②非必需基因 CRISPR 表型评分：−1.46 |
| | | TGGT1_288600 | 胞浆；自噬诱导后，以 PI3P 依赖方式与 TgAtg8、TgAtg9 共定位 | 非必需基因 |
| 自噬体形成 | *Atg8* | TGGT1_254120 | 胞浆；速殖子体内定位于自噬体膜、顶质体外膜、缓殖子体内与 VAC 有部分共定位 | 必需基因 |
| | *Atg7* | TGGT1_229690 | 未见报道 | CRISPR 表型评分：−3.91 |
| | *Atg3* | TGGT1_236110 | 胞浆；生化实验证实第 239-242 位“FADI”序列介导与 TgAtg8 结合 | 必需基因 |
| | *Atg4* | TGGT1_206450 | 胞浆；可将 TgAtg8 从自噬体外膜和顶质体外膜上解离 | 必需基因 |
| | *Atg12* | TGGT1_321300 | 生化实验证实第 655 位天冬氨酸和 656 位谷氨酸介导与 TgAtg5 非共价结合 | CRISPR 表型评分：−1.97 TgAtg12-TgAtg5 非共价结合是促进 TgAtg8 脂化的重要调控因素 |
| | *Atg5* | TGGT1_230860 | 证实第 281、548 位精氨酸介导与 TgAtg12 非共价结合 | CRISPR 表型评分：−5.01 |
| | *Atg16* | TGGT1_200280 | 未见报道 | CRISPR 表型评分：−1.28 |

**2. 参与自噬前体形成的成分**

（1）TgAtg9：自噬体膜是自噬体形成的重要物质基础。在其他真核生物细胞中，已经证实自噬体膜可来源于多种细胞器成分，如：内质网、高尔基体、线粒体、胞质膜以及早期内体与再循环内体。转运这些细胞器的膜成分需要多种自噬相关蛋白的参与，而 Atg9 蛋白是其中唯一的多次跨膜蛋白（具有 6 个跨膜域）。

已证实弓形虫体内含有潜在的 Atg9 同源物。TgAtg9 是一个包含 1 655 个氨基酸残基的跨膜蛋白，具有典型的 Atg9 结构域，可分别与溶酶体样结构——液泡腔（vacuolar compartment，VAC）、高尔基体、参与内溶酶体途径的囊泡等亚细胞器存在部分共定位。此外，当自噬诱导后，TgAtg9 与 TgAtg8 也存在短暂的共定位情况。这些发现与在其他哺乳动物细胞中观察到的现象一致，提示弓形虫 TgAtg9 蛋白可能参与自噬前体分离膜的形成。

（2）TgAtg18：含有结合磷脂酰肌醇的 β 螺旋桨蛋白序列（β-propeller that binds phosphoinositide，PROPPIN）是自噬前体形成的标志物。这些蛋白具有多个 WD-40 重复序列，可折叠形成有七个叶片的 β- 螺旋桨，并包含一个与磷脂相互作用的保守模序。目前已在酿酒酵母中鉴定出三个 PROPPIN

蛋白，分别是 Atg18、Atg21 和 Hsv2。其中 Atg18 是维持正常自噬功能和酵母特异性胞质到空泡靶向(cytoplasm to vacuole targeting，Cvt)运输途径所必需的核心蛋白；Atg18 亦可通过与 PI(3，5)$P_2$ 特异性结合定位于液泡，参与非自噬功能，比如参与从液泡向高尔基体逆行囊泡运输。

弓形虫基因组中具有两个与酿酒酵母 Atg18 相似性较高的同源蛋白：TgAtg18 和 TgPROP1。两个蛋白分子均具有保守的 β- 螺旋桨结构域和磷脂结合基序“FRRG”，正常生理状态下都定位于胞浆。经饥饿诱导后，两个蛋白均重新定位于虫体内囊泡结构中，并且与 TgAtg8、TgAtg9 部分共定位，同时其膜结合能力均依赖于 PI3P 的特异结合。该蛋白存在与磷脂结合的基序“FRRG”，然而点突变实验证实，虽然该全长蛋白可分别与 PI3P、PI(3，5)$P_2$ 两种磷脂结合，但“FRRG”基序只介导与 PI3P 的结合。阻断该蛋白与 PI3P 结合可抑制 TgAtg8-PE 复合物形成和 TgAtg8 定位于顶质体，最终干扰顶质体内稳态、抑制虫体增殖。条件性敲低 TgPROP1 后，胞内虫体增殖能力并未受到影响，但胞外虫体对外界压力的耐受能力却显著下降；同时突变株对小鼠的毒力亦有所削弱。

**3. 参与自噬体形成的成分** 在弓形虫基因组中，Atg8-PE 连接体系的核心成分(如：TgAtg4、TgAtg7、TgAtg3 与 TgAtg8)均已证实存在，且其主要的作用机制也与其他真核生物相似。例如：TgAtg8 与 PE 结合需要 TgAtg7 和 TgAtg3 的参与，TgAtg8 与 TgAtg7、TgAtg8 与 TgAtg3 蛋白间均存在相互作用等。然而，与其他真核生物相比，弓形虫 Atg8-PE 连接体系具有以下独特性：①TgAtg8 氨基酸序列 C 末端以甘氨酸残基结尾，TgAtg8 无需经 TgAtg4 水解即可被激活，进而直接与 TgAtg7 结合。然而，TgAtg4 虽不参与 TgAtg8 激活，却是将 TgAtg8 从自噬体外膜和顶质体外膜上解离的关键因素；②TgAtg8 与 TgAtg3 的相互作用存在虫株特异性，该特异性主要取决于 TgAtg3 蛋白中第 239～242 位氨基酸残基，即 FADI。

在其他真核细胞中，除了 Atg8-PE 连接体系，自噬体形成还需要另一条连接体系的参与，即 Atg12-Atg5 连接体系。与 Atg8 相似，Atg12 也是一种泛素样蛋白，在 ATP 作用下，Atg12 首先通过其 C 末端甘氨酸残基与 Atg7 结合，由后者将激活后的 Atg12 转运至 Atg10，再经 Atg10 介导，最终与 Atg5 共价结合，形成 Atg12-Atg5 复合体。该复合体功能类似于 E3 酶，可通过复合体上的 Atg12 直接与 Atg3 结合，从而促进 Atg8-PE 复合物的形成。但与泛素和 Atg8 不同，目前研究发现 Atg12 仅与 Atg5 共价结合，且这种结合是不可逆的。

在弓形虫体内，已发现存在 Atg12 与 Atg5 的同源物，但未发现 Atg10 的同源物。同时，弓形虫 TgAtg12 缺少 C 末端的甘氨酸残基。这些信息提示，弓形虫体内的 TgAtg12-TgAtg5 连接体系与其他真核细胞并不相同。随后，一系列生化实验结果证实，弓形虫体内的 TgAtg12 与 TgAtg5 之间以非共价键结合的方式(而并非像之前其他物种中所发现的共价结合方式)形成复合体，点突变 TgAtg12 中第 655 位天冬氨酸和 656 位谷氨酸以及 TgAtg5 中第 281、548 位精氨酸可以干扰两个蛋白的非共价结合。重要的是，当干扰 TgAtg12-TgAtg5 非共价结合后，TgAtg8-PE 复合物的形成被显著抑制。由于非共价结合的方式可以使两个蛋白呈可逆性结合，研究者认为这种结合方式可以为虫体节省更多的能量，也无须表达更多冗余的蛋白，如去共轭酶等(Pang 等，2019)。

### (二) 弓形虫自噬的功能

与其他真核生物细胞一样，弓形虫在应急的情况下可发生自噬，而且机制复杂。

**1. 经典自噬功能** 采用营养饥饿、内质网(ER)应激和自噬诱导剂等常用的自噬诱导法处理弓形虫速殖子后，都可观察到虫体内出现自噬体样结构。以 TgAtg8 作为自噬体标志物对速殖子进行 IFA 检测，也同样证实存在 TgAtg8 自噬体样结构，但经典自噬通路在速殖子中的功能尚不确定。

为了发挥完整的功能，经典自噬途径通常涉及自噬体与溶酶体结合形成自噬溶酶体，以降解其内容物并重新利用。然而长期以来，人们一直认为弓形虫速殖子体内不具有广泛的蛋白降解能力。直到近几年，弓形虫体内才被鉴定出含有蛋白酶、内环境呈酸性的液泡腔(VAC)，提示虫体可能通过这种内溶酶体系统消化降解蛋白。近期，研究人员在缓殖子体内发现 TgAtg8 可形成自噬体样结构包裹待降解产物，并进而与VAC融合，从而在VAC中降解、消化所包裹物。而当干扰TgCPL蛋白（VAC中的一种组织蛋白酶）后，随着蛋白降解能力的下降，自噬体样结构与VAC共定位消失并在胞浆中逐渐累积。这一特性对于缓殖子期虫体的存活、维持弓形虫慢性感染至关重要（Di Cristina等，2017）。尽管如此，TgAtg8自噬体样结构与VAC之间的动态关系仍然未知，自噬体中内容物的消化和再循环尚需进一步证实。

**2. 压力应激反应** 如前所述，采用营养饥饿、内质网应激（ER stress）和自噬诱导剂处理弓形虫速殖子后，都可观察到自噬体样结构，表明自噬体可在不同应激条件下以一种可调控的方式产生。例如：①在饥饿和内质网压力的应激条件下，通过调控蛋白质翻译的真核细胞起始因子2α亚基（TgIF2a）信号通路调节速殖子体内自噬体的形成；②敲除参与自噬前体形成的TgAtg9并不影响虫体胞内增殖，但TgAtg9敲除株在胞外生存能力显著降低，同时感染TgAtg9敲除株的小鼠在两个多月的实验观察期均全部存活，并且鼠组织中的虫荷数也显著减少，而这种毒力减弱与虫体无法在巨噬细胞中存活有很大关联，表明TgAtg9可能是弓形虫速殖子在免疫细胞中存活和决定虫株毒力的重要因素。在敲除TgAtg9的虫体中观察到的胞内增殖未受影响但虫株毒力却显著下降这种表型与缺失TgCPL的虫体表型十分相似，提示当虫体处于细胞外环境或宿主免疫系统的压力下，自噬和蛋白水解过程可能发挥重要的作用。此外，鉴于TgAtg9似乎不影响顶质体的生成与内稳态，表明该蛋白可能只参与经典的自噬途径。

**3. 非经典自噬功能** 目前研究证实，弓形虫TgAtg8-PE连接体系除了在应激条件下参与弓形虫自噬体形成、降解代谢产物以外，对于维持顶质体内稳态也具有重要作用。顶质体是弓形虫生存所必需的一种细胞器，多条重要的代谢途径均与该细胞器有关，若顶质体分离被抑制，亲代虫体虽然仍可胞内增殖、逸出并入侵新宿主细胞，但其子代虫体却因无法在胞内继续增殖而最终死亡，该现象称为“迟发型死亡（delayed death）”。在速殖子进入细胞分裂初期，TgAtg8便开始在顶质体外膜聚集，进而与中心体连接，帮助顶质体分离。当沉默TgAtg8表达后，顶质体无法正常分离，随即迅速丢失、虫体分裂受阻、呈“迟发型死亡”表型（Leveque等，2015）。同样，当沉默参与调节TgAtg8-PE复合物形成的其他组分，如：TgAtg4（Kong-Hap等，2013）、TgAtg3（Besteiro等，2011a）后，虫体亦出现顶质体丢失的情况。除此之外，参与自噬激活的TgPI3K（Daher等，2015）与参与自噬前体形成的TgAtg18（TGGT1_220160）（Bansal等，2017）也都与维持顶质体内稳态有关。

此外，当分别沉默TgAtg8-PE连接体系中TgAtg4、TgAtg3和TgAtg8后，速殖子线粒体出现片段化的现象，提示这些成分可能在维持线粒体稳态中具有关键作用。当然，研究者认为，出现线粒体片段化这种现象也许只是因为顶质体丢失所致，而并非这些蛋白直接参与调控线粒体内稳态。其原因在于：①研究者在实验过程中以二氢叶酸还原酶抑制剂乙胺嘧啶处理速殖子2天后，虽然虫体已失去正常的形态，细胞核也出现片段化，但线粒体的形态仍然是完整的。这表明线粒体片段化并不是速殖子死亡早期必发事件。②条件性敲低TgAtg3后，出现线粒体片段化的虫体仍具有入侵宿主细胞的能力。尽管如此，目前的研究数据仍然无法完全排除弓形虫体内的Atg8-PE连接体系是否参与了速殖子线粒体内稳态。这是因为，在其他哺乳细胞中已经证实Atg8-PE连接体系可通过线粒体自噬来维持线粒体的内稳态。

### （三）结语

相较于十几年前的一无所知，人们对自噬在弓形虫体内的功能研究已经取得了一些重大进展，证实弓形虫体内能够执行经典的自噬途径，例如虫体在应激条件下或诱导分化时可出现自噬体样结构、TgAtg蛋白表达干扰后的虫体在应激条件下生存能力变差、自噬体与VAC存在共定位等等。然而，目前所有研究都只是形态学观察，并没有定量的生化数据支撑。因此，迫切需要找到虫体内特定的自噬底物，以便能够全面地阐明弓形虫体内的自噬功能及机制。

值得注意的是，将弓形虫速殖子处于长时间的饥饿诱导环境下，虫体会大量死亡，线粒体网络结构会被破坏，而这一现象可以通过使用自噬抑制剂来防止。这提示弓形虫自噬对虫体的生长发育是一把"双刃剑"：在一定程度的应激条件下（如短期的饥饿诱导），自噬通路的激活有助于虫体的存活，但当应激压力超过某一程度后，自噬通路的激活会导致虫体死亡。这其中的调控机制目前尚不清楚，但从进化角度来看，也许这是虫体在长期寄生活动中应对宿主免疫反应的一种保护机制—自噬通路激活可导致部分虫体"自杀"，从而维持较低的虫荷数，以躲避宿主的免疫应答。

（都　建　贾永根　计永胜　谭　峰）

## 参考文献


[1] AN R, TANG Y, CHEN L, et al. Encephalitis is mediated by ROP18 of *Toxoplasma gondii*, a severe pathogen in AIDS patients[J]. Proc Natl Acad Sci U S A, 2018, 115(23): E5344-E5352.

[2] BANSAL P, TRIPATHI A, THAKUR V, et al. Autophagy-related protein ATG18 regulates apicoplast biogenesis in apicomplexan parasites[J]. mBio, 2017, 8(5): e01468.

[3] BEKPEN C, HUNN JP, ROHDE C, et al. The interferon-inducible p47(IRG)GTPases in vertebrates: loss of the cell autonomous resistance mechanism in the human lineage[J]. Genome Biol, 2005, 6(11): R92.

[4] BESTEIRO S, BROOKS CF, STRIEPEN B, et al. Autophagy protein Atg3 is essential for maintaining mitochondrial integrity and for normal intracellular development of *Toxoplasma gondii* tachyzoites[J]. PLoS Pathog, 2011a, 7(12): e1002416.

[5] BESTEIRO S, DUBREMETZ JF, LEBRUN M. The moving junction of apicomplexan parasites: a key structure for invasion[J]. Cell Microbiol, 2011b, 13(6): 797-805.

[6] BINDER EM, KIM K. Location, location, location: trafficking and function of secreted proteases of *Toxoplasma* and *Plasmodium*[J]. Traffic, 2004, 5(12): 914-924.

[7] BINDER EM, LAGAL V, KIM K. The prodomain of *Toxoplasma gondii* GPI-anchored subtilase TgSUB1 mediates its targeting to micronemes[J]. Traffic, 2008, 9(9): 1485-1496.

[8] BISIO H, LUNGHI M, BROCHET M, et al. Phosphatidic acid governs natural egress in *Toxoplasma gondii via* a guanylate cyclase receptor platform[J]. Nat Microbiol, 2019, 4(3): 420-428.

[9] Cai Y H, Chen H, Mo XW, et al. *Toxoplasma gondii* inhibits apoptosis *via* a novel STAT3-miR-17-92-Bim pathway in macrophages[J]. Cellular Signalling, 2014, 26: 1204-1212.

[10] CEREDE O, DUBREMETZ JF, SOETE M, et al. Synergistic role of micronemal proteins in *Toxoplasma gondii* virulence[J]. J Exp Med, 2005, 201(3): 453-463.

[11] CHEN Q, PANG MH, YE XH, et al. The *Toxoplasma gondii* ME-49 strain upregulates levels of A20 that inhibit NF-kappa B activation and promotes apoptosis in human leukaemia T-cell lines[J]. Parasites Vectors, 2018, 11(1): 305.

[12] CHU JQ, JING KP, GAO X, et al. *Toxoplasma gondii* induces autophagy and apoptosis in human umbilical cord mesenchymal stem cells via downregulation of Mcl-1[J]. Cell Cycle, 2017, 16(5): 477-486.

[13] CIRELLI KM, GORFU G, , HASSAN MA, et al. Inflammasome sensor NLRP1 controls rat macrophage susceptibility to *Toxoplasma gondii*[J]. PLoS Pathog. 2014 Mar 13; 10(3): e1003927.

[14] DAHER W, MORLON-GUYOT J, SHEINER L, et al. Lipid kinases are essential for apicoplast homeostasis in *Toxoplasma gondii*[J]. Cell Microbiol, 2015, 17(4): 559-578.

[15] DAUTU G, UENO A, MIRANDA A, et al. *Toxoplasma gondii*: detection of MIC10 antigen in sera of experimentally infected mice[J]. Exp Parasitol, 2008, 118(3): 362-371.

[16] DI CRISTINA M, DOU Z, LUNGHI M, et al. *Toxoplasma* depends on lysosomal consumption of autophagosomes for persistent infection[J]. Nat Microbiol, 2017, 2: 17096.

[17] EL HAJJ H, LEBRUN M, AROLD ST, et al. ROP18 is a rhoptry kinase controlling the intracellular proliferation of *Toxoplasma gondii*[J]. PLoS Pathog, 2007a, 3(2): e14.

[18] EL HAJJ H, LEBRUN M, FOURMAUX MN, et al. Inverted topology of the *Toxoplasma gondii* ROP5 rhoptry protein provides new insights into the association of the ROP2 protein family with the parasitophorous vacuole membrane[ J ]. Cell Microbiol, 2007b, 9( 1 ): 54-64.

[19] ETHERIDGE RD, ALAGANAN A, TANG K, et al. The *Toxoplasma* pseudokinase ROP5 forms complexes with ROP18 and ROP17 kinases that synergize to control acute virulence in mice[ J ]. Cell Host Microbe, 2014, 15( 5 ): 537-550.

[20] FENTRESS SJ, SIBLEY LD. The secreted kinase ROP18 defends *Toxoplasma*'s border[ J ]. Bioessays, 2011, 33( 9 ): 693-700.

[21] FRENAL K, POLONAIS V, MARQ JB, et al. Functional dissection of the apicomplexan glideosome molecular architecture[ J ]. Cell Host Microbe, 2010, 8( 4 ): 343-357.

[22] FRIEDRICH N, MATTHEWS S, SOLDATI-FAVRE D. Sialic acids: key determinants for invasion by the Apicomplexa[ J ]. Int J Parasitol, 2010, 40( 10 ): 1145-1154.

[23] GAY G, BRAUN L, BRENIER-PINCHART MP, et al. *Toxoplasma gondii* TgIST co-opts host chromatin repressors dampening STAT1-dependent gene regulation and IFN-gamma-mediated host defenses[ J ]. J Exp Med, 2016, 213( 9 ): 1779-1798.

[24] JACOT D, TOSETTI N, PIRES I, et al. An apicomplexan actin-binding protein serves as a connector and lipid sensor to coordinate motility and invasion[ J ]. Cell Host Microbe, 2016, 20( 6 ): 731-743.

[25] JIA Y, MARQ JB, BISIO H, et al. Crosstalk between PKA and PKG controls pH-dependent host cell egress of *Toxoplasma gondii*[ J ]. EMBO J, 2017, 36( 21 ): 3250-3267.

[26] KONG-HAP MA, MOUAMMINE A, DAHER W, et al. Regulation of ATG8 membrane association by ATG4 in the parasitic protist *Toxoplasma gondii*[ J ]. Autophagy, 2013, 9( 9 ): 1334-1348.

[27] LEVEQUE MF, BERRY L, CIPRIANO MJ, et al. Autophagy-related protein ATG8 has a noncanonical function for apicoplast inheritance in *Toxoplasma gondii*[ J ]. mBio, 2015, 6( 6 ): e01446-01415.

[28] LIU S, ZHANG F, WANG Y, et al. Characterization of the molecular mechanism of the autophagy-related Atg8-Atg3 protein interaction in *Toxoplasma gondii*[ J ]. J Biol Chem, 2018, 293( 37 ): 14545-14556.

[29] LOURIDO S, SHUMAN J, ZHANG C, et al. Calcium-dependent protein kinase 1 is an essential regulator of exocytosis in *Toxoplasma*[ J ]. Nature, 2010, 465( 7296 ): 359-362.

[30] LOURIDO S, TANG K, SIBLEY LD. Distinct signalling pathways control *Toxoplasma* egress and host-cell invasion[ J ]. EMBO J, 2012, 31( 24 ): 4524-4534.

[31] MELO MB, JENSEN KD, SAEIJ JP. *Toxoplasma gondii* effectors are master regulators of the inflammatory response[ J ]. Trends Parasitol, 2011, 27( 11 ): 487-495.

[32] NAGAMUNE K, HICKS LM, FUX B, et al. Abscisic acid controls calcium-dependent egress and development in *Toxoplasma gondii*[ J ]. Nature, 2008, 451( 7175 ): 207-210.

[33] NGUYEN HM, EL HAJJ H, EL HAJJ R, et al. *Toxoplasma gondii* autophagy-related protein ATG9 is crucial for the survival of parasites in their host[ J ]. Cell Microbiol, 2017, 19( 6 ).

[34] NGUYEN HM, LIU S, DAHER W, et al. Characterisation of two *Toxoplasma* PROPPINs homologous to Atg18/WIPI suggests they have evolved distinct specialised functions[ J ]. PLoS One, 2018, 13( 4 ): e0195921.

[35] NISHI M, HU K, MURRAY JM, et al. Organellar dynamics during the cell cycle of *Toxoplasma gondii*[ J ]. J Cell Sci, 2008, 121( Pt 9 ): 1559-1568.

[36] OLIAS P, ETHERIDGE RD, ZHANG Y, et al. *Toxoplasma* effector recruits the Mi-2/NuRD complex to repress STAT1 transcription and block IFN-gamma-dependent gene expression[ J ]. Cell Host Microbe, 2016, 20( 1 ): 72-82.

[37] PANG Y, YAMAMOTO H, SAKAMOTO H, et al. Evolution from covalent conjugation to non-covalent interaction in the ubiquitin-like ATG12 system[ J ]. Nat Struct Mol Biol, 2019, 26( 4 ): 289-296.

[38] PEIXOTO L, CHEN F, HARB OS, et al. Integrative genomic approaches highlight a family of parasite-specific kinases that regulate host responses[ J ]. Cell Host Microbe, 2010, 8( 2 ): 208-218.

[39] PERNAS L, BOOTHROYD JC. Association of host mitochondria with the parasitophorous vacuole during *Toxoplasma*

infection is not dependent on rhoptry proteins ROP2/8[ J ]. Int J Parasitol, 2010, 40( 12 ): 1367-1371.

[40] ROIKO MS, CARRUTHERS VB. Functional dissection of *Toxoplasma gondii* perforin-like protein 1 reveals a dual domain mode of membrane binding for cytolysis and parasite egress[ J ]. J Biol Chem, 2013, 288( 12 ): 8712-8725.

[41] ROSOWSKI EE, LU D, JULIEN L, et al. Strain-specific activation of the NF-kappa B pathway by GRA15, a novel *Toxoplasma gondii* dense granule protein[ J ]. J Exp Med, 2011, 208( 1 ): 195-212.

[42] SAEIJ JP, COLLER S, BOYLE JP, et al. *Toxoplasma* co-opts host gene expression by injection of a polymorphic kinase homologue[ J ]. Nature, 2007, 445( 7125 ): 324-327.

[43] SASAI M, SAKAGUCHI N, MA JS, et al. Essential role for GABARAP autophagy proteins in interferon-inducible GTPase-mediated host defense[ J ]. Nat Immunol, 2017, 18( 8 ): 899-910.

[44] SELLECK EM, ORCHARD RC, LASSEN KG, et al. A noncanonical autophagy pathway restricts *Toxoplasma gondii* growth in a strain-specific manner in IFN-gamma-activated human cells[ J ]. mBio, 2015, 6( 5 ): e01157-01115.

[45] SHEN B., SIBLEY LD. *Toxoplasma* aldolase is required for metabolism but dispensable for host-cell invasion[ J ]. Proc Natl Acad Sci U S A, 2014, 111( 9 ): 3567-3572.

[46] SUAREZ C, LENTINI G, Ramaswamy R, et al. A lipid-binding protein mediates rhoptry discharge and invasion in *Plasmodium falciparum* and *Toxoplasma gondii* parasites[ J ]. Nat Commun, 2019, 10( 1 ): 4041.

[47] TAYLOR S, BARRAGAN A, SU C, et al. A secreted serine-threonine kinase determines virulence in the eukaryotic pathogen *Toxoplasma gondii*[ J ]. Science, 2006, 314( 5806 ): 1776-1780.

[48] WAN L, GONG L, WANG W, et al. *T. gondii* rhoptry protein ROP18 induces apoptosis of neural cells via endoplasmic reticulum stress pathway[ J ]. Parasites Vectors, 2015, 8: 554.

[49] WANG ZJ, YU SM, GAO JM, et al. 2021. High resistance to *Toxoplasma gondii* infection in inducible nitric oxide synthase knockout rats[ J ]. iScience, 2021, 15; 24( 11 ): 103280.

[50] WANG Y, CIRELLI KM, BARROS PDC, et al. Three *Toxoplasma gondii* dense granule proteins are required for induction of Lewis rat nacrophage pyroptosis[ J ]. mBio, 2019, 10( 1 ): e02388.

[51] XU X, HE L, ZHANG A, et al. *Toxoplasma gondii* isolate with genotype Chinese 1 triggers trophoblast apoptosis through oxidative stress and mitochondrial dysfunction in mice[ J ]. Exp Parasitol, 2015, 154: 51-61.

[52] YAMAMOTO M, MA JS, MUELLER C, et al. ATF6beta is a host cellular target of the *Toxoplasma gondii* virulence factor ROP18[ J ]. J Exp Med, 2011, 208( 7 ): 1533-1546.

[53] ZHANG YH, CHEN H, CHEN Y, et al. Activated microglia contribute to neuronal apoptosis in *Toxoplasmic* encephalitis [ J ]. Parasites Vectors, 2014, 7: 372.

[54] ZHAO Y, MARPLE AH, Ferguson DJ, et al. Avirulent strains of *Toxoplasma gondii* infect macrophages by active invasion from the phagosome[ J ]. Proc Natl Acad Sci U S A, 2014, 111( 17 ): 6437-6442.

[55] ZHOU J, GAN X, WANG Y, et al. *Toxoplasma gondii* prevalent in China induce weaker apoptosis of neural stem cells C17.2 via endoplasmic reticulum stress( ERS )signaling pathways[ J ]. Parasites Vectors, 2015, 8: 73.

[56] ZHOU LJ, CHEN M, PUTHIYAKUNNON S, et al. *Toxoplasma gondii* ROP18 inhibits human glioblastoma cell apoptosis through a mitochondrial pathway by targeting host cell P2X1[ J ]. Parasites Vectors, 2019, 12( 1 ): 284.

# 第八章 | 弓形虫感染的宿主免疫应答

弓形虫被确定为病原生物的历史已超过一百年，期间对基于生活史特征的弓形虫生物学的认识得以不断丰富和完善。起初，研究者们更关注弓形虫致病的相关基础，包括致病因子及其与宿主相互作用的机制。现代免疫学的理论和实践，极大丰富了弓形虫与弓形虫病的相关研究，也使弓形虫感染免疫成为当今感染免疫研究中较活跃的领域之一。概括地说，弓形虫与宿主寄生适应性的机制、弓形虫毒力相关因子及致病机制、宿主免疫功能状态与弓形虫感染致病的关系等一系列重要科学问题，正持续获得认识上的进展。而弓形虫感染作为研究细胞内寄生病原体的模型，也在感染免疫学的基础研究中受到重视。本章将从虫源性因素和宿主因素两个基本方面，解析弓形虫感染免疫的分子和信号通路机制，并比较不同类型宿主免疫应答的差异和特征。

## 第一节　免疫应答相关的弓形虫虫源性分子

弓形虫可以入侵所研究过的几乎所有温血脊椎动物有核细胞（红细胞除外）。然而体内研究发现，弓形虫优先以巨噬细胞（macrophage，Mφ）和树突状细胞（dendritic cell，DC）为感染目标。这些细胞被认为是特洛伊木马，促进寄生虫在宿主体内的扩散，最终导致在中枢神经系统和骨骼肌中潜伏感染的建立。与之相矛盾的是，这些细胞在机体抗弓形虫免疫中发挥着重要的作用，它们分别充当杀伤效应细胞（Mφ）和 T 淋巴细胞依赖性免疫应答的启动细胞（DC）的角色。弓形虫是如何适应这些免疫细胞并在其中增殖，仍未完全阐明。有研究发现，弓形虫入侵这些细胞后能主动地操控宿主细胞生物学行为，特别是免疫细胞内的信号网络。例如，弓形虫可使受感染的巨噬细胞对诱导的凋亡产生抗性，它还会阻断 IFN-γ 和 Toll 样受体（Toll-like recepter，TLR）的信号传递。弓形虫对免疫系统的这些调控作用可能是通过其不同的效应分子来实现的。

### 一、免疫应答相关的重要虫源性分子

**1. 抑制蛋白（profilin）** 是参与调节肌动蛋白聚合的一种小分子蛋白，结构高度保守，存在于所有的真核生物。弓形虫 profilin 的分泌机制尚不清楚。该蛋白由 163 个氨基酸组成，分子量为 17.5kD，含 5 个亲水性区域，这些氨基酸残基倾向于暴露在蛋白表面并易被特异性抗体识别；具有大量的活性表位，其 T/B 细胞联合抗原表位为 1～22 位、66～80 位和 150～160 位氨基酸。弓形虫 profilin 是其运动和细胞侵袭不可或缺的蛋白质。

弓形虫 profilin 是一种重要的病原相关分子模式（pathogen-associated molecular pattern，PAMP），在启动机体固有免疫方面发挥极其重要的作用。现已知在小鼠体内，弓形虫 profilin 能与 TLR11 和 TLR12 结合，通过髓样分化因子 88（myeloid differential factor 88，MyD88）依赖途径激活 DC，促使其分泌大量的白细胞介素 -12（interleukin-12，IL-12）（Yarovinsky 等，2005）。DC 介导的弓形虫 profilin 识

别采取的是一种“远距离检测”策略，即在与弓形虫直接相互作用之前即可发生。到目前为止，关于弓形虫 profilin 与 TLR11 和 TLR12 作用方式有三种模型假说：第一种模型认为，TLR11 和弓形虫 profilin 在内体中结合导致 MyD88 的募集和下游免疫信号级联的启动，这个激活和启动过程依赖于 TLR12 与 TLR11 和弓形虫 profilin 的相互作用；第二种模型认为，TLR11-TLR12 形成的异二聚体和 TLR12 同二聚体都足以使 DC 对弓形虫 profilin 产生应答；第三种模型则认为，虽然 TLR11-TLR12 异二聚体促进 MyD88 对弓形虫的激活，但 TLR7 和 TLR9 可以诱导充分的 MyD88 激活以弥补 TLR11 介导的寄生虫识别不足。随着对弓形虫 profilin 结构的研究，发现其酸性环和 β 发夹是识别 TLR11 的关键结构，将这些特有序列插入酵母菌 profilin 中也足以激活 TLR11 信号。

弓形虫 profilin 在启动固有免疫的同时也激活适应性免疫应答。DC 作为专职抗原提呈细胞（antigen presenting cell，APC）能以 TLR11-MyD88 依赖方式处理和提呈弓形虫 profilin，与 MHCⅡ类分子结合后，激活 $CD4^+T$ 细胞。该蛋白是 $CD4^+T$ 细胞应答的一个优势抗原，能促使其产生回忆增殖反应。总之，弓形虫 profilin 通过 DC 为介导，不仅引起细胞因子的分泌，也为辅助性 T 细胞的分化提供重要信号，促进 Th1 分化，从而在抗弓形虫感染中起重要作用。

TLR11 家族包括三个密切相关的成员：TLR11、TLR12 和 TLR13，它们都定位于内体。虽然所有的 TLR11 家族成员都在小鼠中表达，但人类 TLR11 是一个非功能性假基因，且完全缺乏 TLR12 和 TLR13，因此，研究者仍致力寻找 profilin 在人体细胞内的相应受体。鉴于在小鼠体内 TLR5 和 TLR11 有功能的重叠，二者均可识别细菌鞭毛蛋白高度保守的表面序列，且多序列比对系统发育分析显示，人类 TLR5 是 TLR 基因家族中进化上与小鼠 TLR11 最近的成员。于是，人们用体外重组表达的弓形虫 profilin 刺激分离的人外周血单核细胞，发现能产生大量 IL-12，且 TLR5 单克隆抗体预处理或 TLR5 特异性的 siRNA 的干预均导致其诱导的 IL-12 显著减少，提示弓形虫在人体细胞内可通过 TLR5 启动人体免疫应答（Salazar Gonzalez 等，2014）。但最近也有相反的研究结果，研究者将人、猪和牛的全长 TLR5 分别转染 HEK293T 细胞系，运用重组的弓形虫 profilin 刺激上述转染细胞及人外周血单核细胞，结果发现，虽然人和牛的 TLR5 转染细胞系对细菌鞭毛蛋白有反应，但对弓形虫 profilin 刺激没有反应，且弓形虫 profilin 亦不能诱导人外周血单核细胞和 $CD14^+$ 单核细胞分泌 IL-6。相反，将表达 TLR11 的小鼠 RAW264.7 细胞暴露于弓形虫 profilin 后，IL-6 的产生增加（Tombacz 等，2014）。因此，弓形虫 profilin 是否是人、牛和其他物种 TLR5 的特异性配体，以及如何在这些物种内诱导免疫应答，仍待进一步研究。

**2. ROP16** ROP16 是一种可溶性棒状体蛋白，分子量为 96kD，是弓形虫 ROP2 家族成员之一。对Ⅱ型和Ⅲ型弓形虫杂交 F1 后代的数量性状遗传位点定位分析发现，该蛋白是弓形虫毒力决定因子，被认为是决定Ⅱ型和Ⅲ型虫株感染所致成纤维细胞转录反应差异的主要因素（Saeij 等，2007）。ROP16 的蛋白结构包含核定位信号序列、疏水区和丝氨酸 / 苏氨酸激酶活性区域。ROP16 经顶端复合体释放后，进入宿主细胞质，借助其核定位结构迅速进入宿主细胞核。

ROP16 基因序列存在多态性，Ⅰ、Ⅲ型与Ⅱ型虫株等位基因核酸序列同源性存在差异。Ⅰ型（$ROP16_{Ⅰ}$）和Ⅲ型（$ROP16_{Ⅲ}$）弓形虫表达的 $ROP16_{Ⅰ/Ⅲ}$ 可产生强烈、持续（体外感染后至少 20 小时）的信号传导及转录激活蛋白 3（signal transducer and activator of transcription，STAT3）和 STAT6 的激活。相反，Ⅱ型 ROP16（$ROP16_{Ⅱ}$）虽然引起这些蛋白的短暂活化（例如感染后 1～2 小时），但是在感染后 20 小时迅速回到基线水平。这种差异主要是由该蛋白位于激酶结构域的第 503 位氨基酸的多态性决定的，将Ⅰ/Ⅲ型 ROP16 的 503 位的亮氨酸残基替换为丝氨酸（L503S），即可导致 STAT3 活化显著降低，其水平与Ⅱ型 ME49 ROP16 介导的水平相当（Yamamoto 等，2009）。

ROP16 最初被鉴定为一种多态性的丝氨酸 / 苏氨酸激酶，然而让人困惑的是，STAT 分子及其上游的 JAK（Janus kinase）是通过酪氨酸磷酸化激活的。通过体外激酶检测发现，重组的 ROP16 能够直接将 STAT3（Tyr705）和 STAT6（Tyr641）酪氨酸残基磷酸化；细胞内实验也发现，ROP16 与 STAT6 有直接的相互作用。这些结果表明，ROP16 具酪氨酸激酶活性，能直接磷酸化 STAT3 和 STAT6 蛋白，而不是通过上游分子如 JAK 激酶起作用。

Ⅰ型或Ⅲ型弓形虫株的 $ROP16_{Ⅰ/Ⅲ}$ 由于可以同时激活 STAT3 和 STAT6，且二者下游信号分子作用机制复杂，导致该蛋白在体内的功能表现为多面性（图 8-1）。一方面，$ROP16_{Ⅰ/Ⅲ}$ 激活 STAT3 可以抑制炎症反应，从而减轻感染期间的免疫病理反应，其方式类似于 IL-10 信号传导；另一方面，STAT3 介导的免疫抑制作用也可能限制宿主控制弓形虫感染的能力，导致弓形虫介导的组织损伤增强。

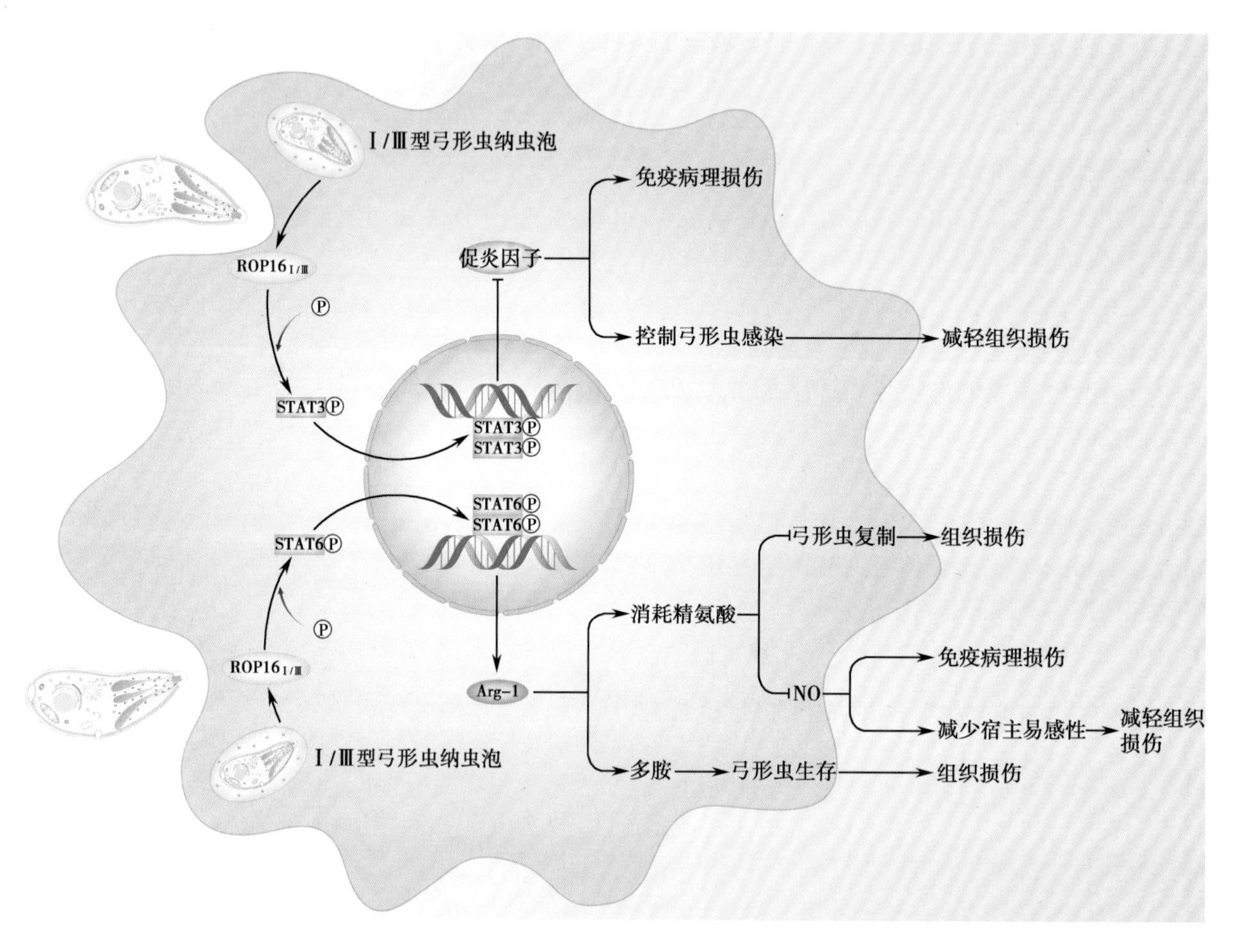


图 8-1　基因型相关的 ROP16（$ROP16_{Ⅰ/Ⅲ}$）驱动巨噬细胞的偏移及其对宿主炎症的影响

弓形虫 $ROP16_{Ⅰ/Ⅲ}$ 可通过激活 STAT6，促进巨噬细胞向 M2 方向极化，高水平表达精氨酸酶 1（arginase-1，Arg-1）。Arg-1 的高表达可能会产生以下三种主要影响。第一，Arg-1 的诱导可以限制弓形虫从宿主细胞中摄取复制所需精氨酸的数量，从而减少弓形虫引起的损害。第二，Arg-1 和诱导型一氧化氮合酶（inducible nitric oxide synthase，iNOS）共用精氨酸作为底物，Arg-1 介导的精氨酸耗竭也可限制宿主细胞 iNOS 用于生成 NO 的精氨酸的供应，可限制与肠道感染相关的 NO 介导的组织损伤。然而，在慢性感染阶段，大多数情况下，NO 的产生对宿主具有保护作用，抑制 NO 生成可提高宿主对弓形虫的易感性。最后，Arg-1 诱导也可以增加宿主寄生虫生存所需多胺的数量，在这种情况下，ROP16 介导的 Arg-1 表达水平升高可能会增加寄生虫感染所致组织细胞的损伤。

迄今为止，对 ROP16 在体内的功能研究还很有限。现有研究表明，$ROP16_{Ⅰ}$ 能够抑制炎症性回肠炎，并且减缓虫体在宿主体内的复制。这些影响是 STAT3 还是 STAT6 介导的，尚不清楚。ROP16 介导的功能可能依宿主不同或者在宿主体内部位的不同而发生变化。

**3. ROP18**　Saeij 和 Taylor 等于 2006 年通过对Ⅰ型和Ⅲ型弓形虫杂交后代的数量性状遗传位点定

位分析发现，ROP18 是位于Ⅶa 染色体上的弓形虫毒力决定因子。表达 ROP18 的基因座表现出明显的多态性，Ⅰ型和Ⅲ型虫株的氨基酸序列同源性差异达到 14%。该基因在三个经典基因型弓形虫中的表达差异显著，其中Ⅰ型和Ⅱ型虫株高表达，Ⅲ型虫株几乎检测不到表达。造成这种差异表达的原因在于Ⅲ型 ROP18 序列的 ATG 上游 85bp 处存在一段 2.2kb 的插入序列，该序列的缺失导致Ⅲ型虫株的表达量比Ⅰ型和Ⅱ型约低 1 000 倍。ROP18 属于弓形虫棒状体蛋白激酶 ROP2 家族，具有苏氨酸 / 丝氨酸蛋白激酶活性，可磷酸化宿主细胞蛋白从而发挥不同的生物效应。其中，与宿主免疫调控有关的靶蛋白主要有：免疫相关 GTP 酶（immunity-related GTPase，IRG）和内质网相关转录激活因子 6β（activating transcription factor 6 beta，ATF6β）等。

IRG 又称 p47 GTP 酶，是最早发现的 ROP18 作用的与免疫调控有关的靶蛋白。IRG 经 IFN-γ 诱导产生，与纳虫泡膜（parasitophorous vacuole membrane，PVM）结合，并通过从 GDP 结合形式转变为 GTP 结合形式而激活，形成寡聚体，破坏 PVM 的完整性，使纳虫泡（parasitophorous vacuole，PV）裂解，弓形虫被清除。目前，已知 ROP18 能磷酸化 Irgb6、Irgb10 和 Irga6 的 Switch Ⅰ区域保守的苏氨酸，导致这些 GTP 酶失活，无法完成寡聚化过程而在 PVM 上解离，ROP5 和 GRA7 在此过程中发挥协同作用（Hermanns 等，2016）。IRG 家族在所有脊椎动物中都是保守的，但在人类只剩下一个功能家族成员，即 Irgm。人 Irgm 不受 IFN-γ 调控，且不具有啮齿类 IRGs 攻击 PV 的特性。在人和小鼠细胞内，ROP18 还能影响另一种 IFN-γ 诱导的 GTP 酶，即 p65 鸟苷酸结合蛋白（guanylate-binding protein，GBP）在弓形虫 PVM 上的募集，阻止其对弓形虫的杀伤或抑制作用。

弓形虫 ROP18 不仅通过干扰 IRG 和 GBP 系统来抑制宿主固有免疫应答，还可靶向作用于 ATF6β 而抑制宿主的适应性免疫应答。ATF6β 是一种定位于宿主内质网的转录因子，可激活宿主的适应性免疫反应。该转录因子的苏氨酸位点被 ROP18 磷酸化后，经由蛋白酶体途径降解，从而下调由 $CD8^+$T 细胞介导的Ⅰ型适应性免疫应答；缺失了 N 端 RAH 区域的 ROP18 不能与 ATF6β 结合（Yamamoto 等，2011）。

**4. ROP5** ROP5 同样是通过正向遗传学分析发现的在小鼠毒力中起关键作用的基因，该基因位于Ⅻ号染色体上，为一组串联重复序列，在经典的Ⅰ、Ⅱ和Ⅲ型虫株中拷贝数不同，分别为 6、10 和 4 个拷贝。在这些拷贝中每个毒力株至少含有 3 个不同的等位基因（ROP5A、ROP5B 和 ROP5C），其中Ⅰ和Ⅲ型虫株的等位基因相似，为高毒力等位基因，Ⅱ型序列不同于其他两个虫株，为低毒力等位基因。ROP5 基因在三个代表基因型虫株中的拷贝数不同，导致在Ⅰ型和Ⅱ型虫株中分别含有不同的 mRNA 转录水平。尽管Ⅱ型虫株的 ROP5 基因拷贝数和 mRNA 转录水平是Ⅰ型虫株的 2 倍，但二者在蛋白水平却是相同的（Behnke 等，2011；Reese 等，2011）。

ROP5 是 ROP2 家族成员，含有对功能很重要的保守残基，如结构域Ⅱ中的 263 位的赖氨酸（K263）和结构域Ⅶ中 407 位的天冬氨酸（D407），但缺乏 389 位天冬氨酸（D389），因而缺乏激酶活性，是一个假激酶。ROP5 的功能主要是协助 ROP18 帮助毒力虫株逃脱 IRG 系统的清除。它可以绑定 IRG，稳定 IRG 于非活性 GDP 构象，从而阻止 GTP 依赖性激活，同时将 switch Ⅰ环上的苏氨酸暴露于 ROP18。ROP18 将 IRG 磷酸化后使其永久失活。这种作用机制代表了假激酶的一种全新作用机制，即其作用的发挥并不是通过上调本身激酶的活性，而是通过为伴侣激酶制备磷酸化底物而促进靶蛋白的磷酸化。ROP5 还可与另一种激酶 ROP17 以及 ROP18 一起形成复合体，三者联合灭活 IRG，帮助弓形虫在胞内存活或调节弓形虫急性毒性的作用。

弓形虫Ⅰ、Ⅱ和Ⅲ型虫株由于 ROP5 和 ROP18 不同多态性等位基因的组合，导致其在小鼠体内呈现出不同的毒力特征。Ⅰ型和Ⅱ型虫株表达具有功能性激酶活性的 ROP18 分子，Ⅰ型和Ⅲ型虫株表达能识别宿主 IRG 蛋白的 ROP5 假激酶分子。在感染早期，宿主 IRG 分子聚集在 PVM 上。Ⅰ型虫株拥有功能活性的 ROP5/18 组合，$ROP5_Ⅰ$能与单体 IRG 结合阻止其寡聚，且 $ROP18_Ⅰ$能介导 IRG 直接磷酸化使其失活，因此 PVM 保持完整，速殖子在细胞内增殖。相反，Ⅱ和Ⅲ型虫株具有无功能的 ROP5/18 组合，IRG 能在 PVM 上形成寡聚体，进而破坏 PVM 的完整性造成不可逆转的损害。在没有完整的 PVM 的情况下，速殖子在胞内无法生存。

**5. GRA6** GRA6 是一个 32kD 的致密体颗粒蛋白，在感染细胞中定位于 PV 中的膜状纳米管网状结构（membranous nanotubular network，MNN），该结构负责将弓形虫和 PVM 连接起来，被认为增加了弓形虫和宿主细胞质之间界面的表面积。有个 GRA6 的功能，刚开始时认为与 MNN 的形成和稳定有关，但近年的研究显示，其在宿主的免疫调控方面也发挥着极其重要的作用。

$CD8^+T$ 细胞在机体抗弓形虫免疫中发挥着重要作用。尽管弓形虫蛋白质组很复杂，但诱导 $CD8^+T$ 细胞的反应仅限于少数抗原的少量肽表位。现有的研究表明，对弓形虫感染的优势免疫反应主要由 GRA6 特异性的 $CD8^+T$ 细胞控制，且表现出基因型特异性。Ⅱ型虫株 $GRA6_{Ⅱ}$ 羧基端的十肽 HPGSVNEFDF（被称之为 HF10），是 $H\text{-}2L^d$ MHC Ⅰ类分子呈现的免疫优势和保护性多肽。HF10-$H\text{-}2L^d$ 配体的提呈需要经过内质网抗原处理相关的氨基肽酶（the endoplasmic reticulum aminopeptidase associated with antigen processing，ERAAP）的水解。因此，ERAAP 基因缺陷小鼠感染弓形虫后，其体内的保护性 $CD8^+T$ 细胞亚群的扩增受到损伤，致使这些小鼠对弓形虫很易感。由于 GRA6 是一个多态性极高的蛋白质，Ⅰ/Ⅲ型虫株 $GRA6_{Ⅰ/Ⅲ}$ 羧基末端的十肽为 HPERVNFDY（被称之为 HY），尽管与 $GRA6_{Ⅱ}$ 只有几个氨基酸的差异，但不能诱导有效的 $CD8^+T$ 细胞应答。HF10 的精确 C 末端位置对于感染弓形虫的 APC 的最佳处理和提呈以及诱导能够提供体内保护的寄生虫特异性 T 细胞是必需的。HF10 诱导的特异性免疫反应对控制急性弓形虫病具有一定的保护作用，并且可有效降低慢性感染阶段宿主体内的虫体载量。GRA6 羧基端的 HF10 所诱导 $CD8^+T$ 细胞的优势免疫反应对设计有效疫苗是非常关键的。

最近研究表明，弓形虫 GRA6 还能帮助局部感染的弓形虫向全身扩散，是弓形虫重要的毒力因子之一，而且其作用也表现出基因型特异性。GRA6 能通过钙调节配体（calcium modulating ligand，CAMLG）选择性激活宿主转录因子活化 T 细胞的核转录因子 4（nuclear factor of activated T cell 4，NFAT4），促进趋化因子如 CXCL2 和 CCL2 的表达，吸引 $CD11b^+Ly6G^+$ 细胞（中性粒细胞）向感染局部募集（Ma 等，2014）。$CD11b^+Ly6G^+$ 细胞被认为在体内弓形虫急性感染期间是非保护性的，却可帮助弓形虫向全身扩散。将野生型（wild type，WT）或 GRA6 缺陷Ⅰ型弓形虫经足垫感染 BALB/c 小鼠，结果发现 GRA6 缺陷虫株的全身扩散明显慢于 WT 虫株，且小鼠存活时间明显延长。此外，皮下接种 GRA6 缺陷弓形虫的 BALB/c 小鼠与感染 WT 弓形虫小鼠相比，亦显示出明显的寄生虫传播延迟和低死亡率。由于 GRA6 C 末端的多态性，Ⅰ型、Ⅱ型和Ⅲ弓形虫对 NFAT4 激活率不同。Ⅰ型和Ⅲ型 GRA6 异位表达产生 NFAT4 依赖性激活的程度相似，但Ⅱ型 GRA6 介导的激活程度较低。体内感染模型亦显示Ⅱ型弓形虫感染导致 NFAT4 核移位明显减少。与Ⅰ型和Ⅲ型 GRA6 相比，Ⅱ型 GRA6 的氨基酸序列包含氨基酸替换和缺失。Ⅱ型 GRA6 中的第 221 位谷氨酸 E221（相当于Ⅰ型 GRA6 中的 227 位缬氨酸，V227）的替换及 C 末端六个氨基酸的缺失，是Ⅱ型虫株缺乏 NFAT4 激活的决定因素。

**6. GRA15** 弓形虫感染除了激活 STAT 信号通路外，还能激活 NF-κB 通路。Ⅱ型速殖子感染会触发 NF-κB p65 的核易位，促进 IL-12 的产生，而Ⅰ型和Ⅲ型虫株激发较低的或检测不到的 NF-κB 核易位以及低水平的 IL-12 分泌。通过对Ⅱ型和Ⅲ型虫株杂交后代的遗传学分析，发现位于 X 号染色体上的编码 GRA15 的基因座是 NF-κB 激活的决定因素（Rosowski 等，2011）。

GRA15 是一种多态性的致密体颗粒蛋白，在不同基因型及不同代表性虫株中，该蛋白的氨基酸序列长度不同。目前发现有 4 种不同的氨基酸长度，分别为 278、312、550 和 635。长度为 550 个氨基酸的 GRA15 蛋白比长度为 635 个氨基酸的 GRA15 蛋白少 85 个氨基酸，其中 84 个位于 C 端，1 个位于 N 端，另外还有 5 个位点的氨基酸序列不同。Ⅰ型虫株的 GRA15 蛋白多态性最明显，其中 RH-ERP 株和 RH-JSR 株由于出现不同的移码突变，导致终止密码子提前出现，分别编码长度为 278 和 312 个氨基酸的非功能性截短蛋白，而 GT1 株的 GRA15 氨基酸长度为 635；在Ⅱ型的 PRU 虫株中，GRA15 基因编码 550 个氨基酸。而Ⅲ型的 VEG 虫株和Ⅰ型的 GT1 虫株一样，其 GRA15 蛋白氨基酸长度为 635（Yang 等，2013）。GRA15 蛋白中的 AAEE160～163 和 SQQE430～434 对其激活 NF-κB 通路是至关重要的。在体外培养的细胞中异位表达 $GRA15_{Ⅲ}$蛋白和 $GRA15_{Ⅱ}$蛋白均可相同程度地激活 NF-κB，因此推测Ⅰ型和Ⅲ型虫株感染细胞后表现出较Ⅱ型虫株更弱的 NF-κB 激活能力，这可能与其体内存在其他的对 NF-κB 通路有抑制作用的多态性效应分子有关（Sangaré 等，2019）。

GRA15 介导的 NF-κB 核易位需要 NF-κB 信号级联的 TNF 受体相关因子（TNF receptor associated factor，TRAF）和 IκB 激酶 β（inhibitor kappa B kinase β，IKKβ）的参与，但不涉及 Toll 样受体接头分子 MyD88 或 β 干扰素 TIR 结构域衔接蛋白（TIR-domain-containing adapter-inducing interferon-β，TRIF）。GRA15 含有两个 TRAF2 结合表位和一个 TRAF6 结合表位，与 TRAF2/TRAF6 结合后，激活 IKKβ，导致 IκB 的磷酸化和降解，随后 p50 和 p65 或 c-Rel/p50 二聚体向细胞核内转移，最终影响一系列与免疫、凋亡及炎症相关基因的表达。

$GRA15_{Ⅱ}$与 $ROP16_{Ⅰ/Ⅲ}$在许多方面都具有相反的生物学活性（图 8-2）。$ROP16_{Ⅰ/Ⅲ}$激酶驱使巨噬细胞向 M2 方向极化，使其高表达 Arg-1、甘露糖受体 C 型（CD206）和巨噬细胞半乳糖 /N- 乙酰半乳糖胺基特异性凝集素（mMgl）。相反，$GRA15_{Ⅱ}$驱动巨噬细胞向 M1 方向极化，其促炎细胞因子如 IL-12、

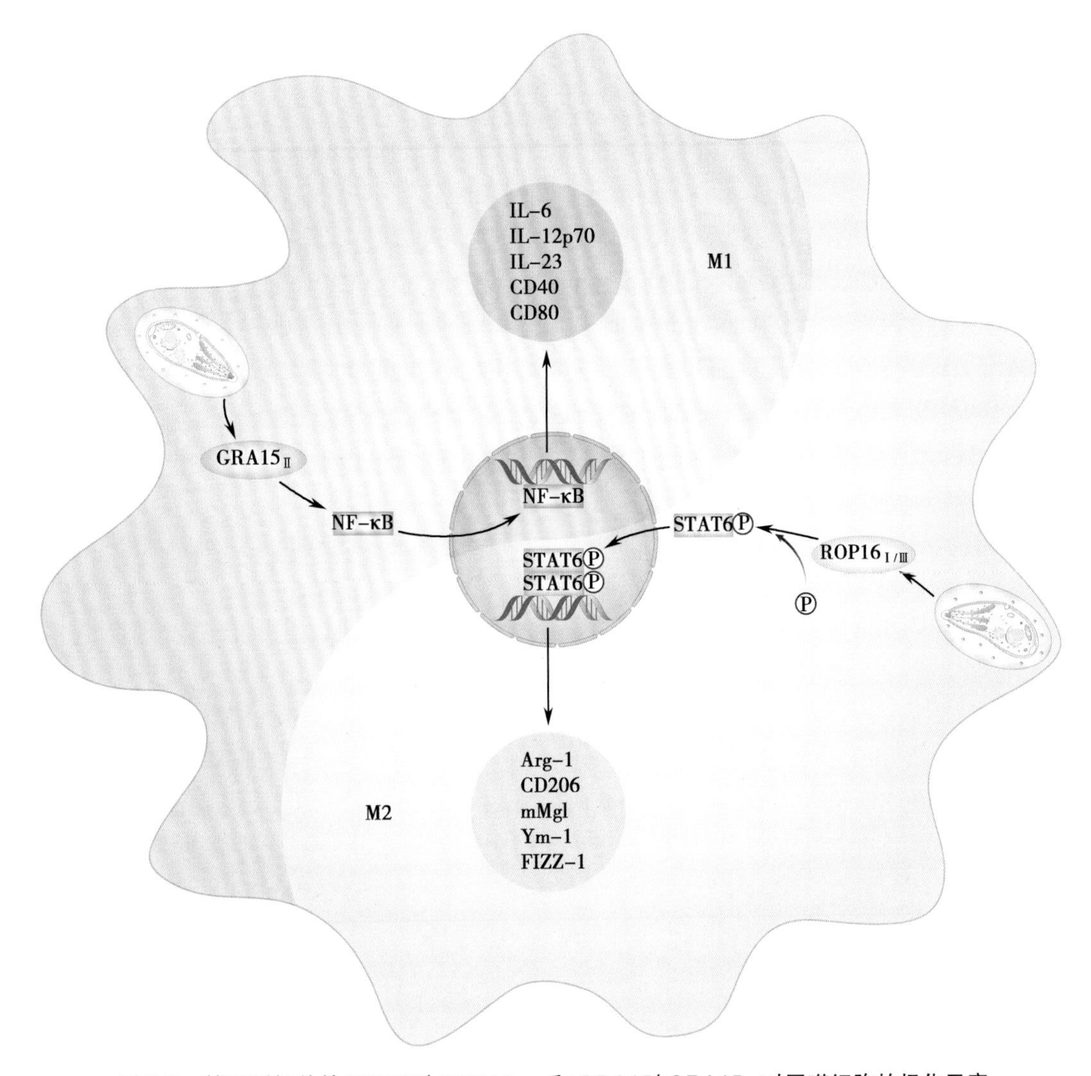


**图 8-2 基因型相关的 ROP16（$ROP16_{Ⅰ/Ⅲ}$）和 GRA15（$GRA15_{Ⅱ}$）对巨噬细胞的极化示意**

注：$ROP16_{Ⅰ/Ⅲ}$激活 STAT6 驱动巨噬细胞向 M2 方向极化，Arg-1、Ym-1 和 FIZZ-1 的表达上调；而 $GRA15_{Ⅱ}$则激活 NF-κB，驱动巨噬细胞向 M1 极化，分泌大量的 IL-12p70 和 IL-23。与通常的经典活化巨噬细胞不同，$GRA15_{Ⅱ}$活化的 M1 不产生大量的 NO 或 TNF-α。

IL-23 和 IL-6 表达上调，共刺激分子如 CD40 和 CD80 的表达增加，但并不是所有的 M1 相关分子在感染 GRA15 的Ⅱ型虫株时都被上调，如 NO 和 TNF-α。ROP16 和 GRA15 等分子的等位基因多态性的存在使不同的虫株得以适应不同宿主的不同需求。例如，一些宿主（如 C57BL/6 小鼠）在弓形虫感染期间容易受到肠道炎症损伤，活性 $ROP16_{Ⅰ/Ⅲ}$的表达可能会抑制这种损伤，而 $GRA15_{Ⅱ}$促进 NF-κB 信号传导可能有助于发展强大的免疫力，从而有利于宿主生存和隐性感染的建立。

GRA15 除了激活 NF-κB 外，还可通过 cGAS/STING/IRF3 途径促进 IFN-β 的表达（Wang 等，2019）。环 GMP-AMP 合酶（cyclic GMP-AMP synthase，cGAS）是一种双链 DNA 传感器，可催化环磷酸鸟苷 - 腺苷（cyclic guanosine monophosphate-adenosine monophosphate，cGAMP）的合成。STING 即干扰素基因刺激蛋白（stimulator of interferon gene），是定位于内质网的天然免疫信号通路中重要接头蛋白。STING 与合成的 cGAMP 结合后寡聚化，导致 TANK 结合激酶 1（TANK binding kinase 1，TBK1）的募集和活化。随后干扰素调节因子 3（interferon regulatory factor 3，IRF-3）被招募到信号复合物中并被 TBK1 激活从而诱导Ⅰ型干扰素的生成。GRA15 被分泌到宿主细胞的细胞质中，然后定位于内质网，以 TRAF 依赖的方式促进同样位于内质网的 STING 的 337 位赖氨酸的多泛素化和寡聚，激活 STING，进而增强宿主防御弓形虫感染的 DNA-cGAS/STING/IRF3 途径。定位于内质网的 GRA15 增强了先天免疫信号的激活，从而抑制了弓形虫的繁殖，这可能是弓形虫在宿主细胞适度复制和潜伏感染建立所必需的，因为过度的弓形虫复制会在包囊形成之前导致宿主细胞死亡。

GRA15 除了参与诱导Ⅰ型干扰素的生成外，近期的研究还表明，该蛋白参与调节不同基因型弓形虫对Ⅱ型干扰素（IFN-γ）介导的细胞自主免疫的敏感性差异（Mukhopadhyay 等，2020）。Ⅱ型 PRU 虫株较Ⅰ型 RH 虫株在人和鼠细胞中对 IFN-γ 介导的弓形虫生长抑制更敏感。在 IFN-γ 刺激的人包皮成纤维细胞（HFF）中，$GRA15_{Ⅱ}$蛋白招募 TRAF6 到 PVM 上，TRAF6 随后募集其下游结合蛋白 p62、微管相关蛋白轻链 3B（microtubule-associated protein light chain 3B，LC3B）和 γ- 氨基丁酸受体相关蛋白（γ-aminobutyric acid receptor-associated protein，GABARAP），最终导致溶酶体与 PV 融合，促进弓形虫清除。在 MEF 细胞中，$GRA15_{Ⅱ}$通过 TRAF6 招募 p62、IRGB6 和 GBP，增强对 PV 的破坏。

**7. GRA24** GRA24 不同于大多数的致密体颗粒蛋白分泌后停留在 PV 内，它能穿过成熟的 PVM 到达宿主细胞核，但不能透过缓殖子阶段形成的组织包囊的膜状结构进入宿主细胞。弓形虫天冬氨酸蛋白酶（TgASP5）、TgMYR1、TgMYR2、TgMYR3 和 ROP17 参与了 GRA24 从 PV 到宿主胞浆的转运过程。GRA24 含有 542 个氨基酸，N 端为信号肽，中间有一个核定位序列和 2 个重复序列（分别称之为 R1 和 R2）。GRA24 蛋白特异性很高，尚未发现与它有明显同源性的蛋白，即使是在其近亲种犬新孢子虫（*Neospora caninum*）蛋白中也未发现有同源蛋白。GRA24 在不同基因型间有明显的多样性，其中经典的Ⅱ型和Ⅲ型虫株有相同的等位基因，与Ⅰ型等位基因不同。

在经典的丝裂原活化蛋白激酶（mitogen-activated protein kinase，MAPK）信号通路中，多种细胞外信号如生长因子和促炎细胞因子，可激活典型的三级 MAPK 磷酸化级联反应，MAP3K 磷酸化 MAP2K，随后磷酸化 MAPK 上的苏氨酸和酪氨酸。MAPK 激活的效应之一是改变多个转录因子的活性，并驱动组蛋白修饰和染色质重塑，进而改变基因转录过程。在受弓形虫感染的细胞中，GRA24 能缩短 MAPK 这种级联反应。GRA24 到达宿主细胞核后，能与 p38α MAPK 直接相互作用。GRA24 中的激酶相互作用基序（KIM）与 p38α 形成一个高度稳定的复合物，从而竞争性抑制细胞质中的调节因子与 p38α 的结合，导致宿主激酶的持续性自动磷酸化和活化。p38α 的此种激活途径不同于其经典的三级 MAPK 磷酸化级联反应，是一种全新的激活方式。p38α 激活后能促进转录因子如早期生长反应基因 1（early growth responsive gene-1，Egr-1）等的上调，并进一步促进关键促炎细胞因子如 IL-12 和 MCP-1 等的表达，表现为 Th1 优势应答。

在人的基质细胞和小鼠的巨噬细胞中，Ⅰ型和Ⅱ虫株均表现为 GRA24 依赖的 p38α 激活。在Ⅱ型虫株感染的小鼠巨噬细胞中还可发现 GRA24 调节多个促炎因子的表达，如 IL-12 和单核细胞趋化蛋白 -1

(monocyte chemotactic protein 1，MCP-1)。MCP-1 将单核细胞募集至弓形虫感染局部，继而生成 NO，对控制速殖子的复制至关重要。在Ⅱ型虫株感染小鼠模型中，GRA24 在减少肠道虫负荷方面发挥着重要作用。尽管在Ⅰ型虫株感染的细胞内发现了 GRA24 介导的 p38 激活，但它不能在鼠巨噬细胞中触发 IL-12 的分泌，这可能是由于 $ROP16_{I}$ 等位基因驱动的 IL-12 抑制活性所导致的。最新的研究也发现，在小鼠 DC 中，Ⅱ型虫株的 GRA24 也能以依赖 p38 MAPK 信号通路的非经典方式激活 Egr-1 反应，进而促进 IL-12 的表达(Pellegrini 等，2017)。

**8. TgIST** IST 的全称是 STAT1 依赖性转录抑制因子。弓形虫 IST(TgIST)是一个 90kD 的蛋白质，含有两个 PEXEL 样结构域、三个核定位信号(NLSs)以及一个内部重复序列。该蛋白从致密体颗粒分泌后，在转运蛋白的协助下，由 PV 转运到细胞浆，并最终定位于宿主细胞核。在感染细胞 20 小时后即可在感染细胞的细胞核中检测到。另外，最近的研究还表明，该蛋白在缓殖子阶段亦可透过组织包囊的膜状结构，进入感染细胞的细胞核发挥效应。TgIST 是弓形虫对抗机体Ⅰ型 IFN(即 IFN-α、IFN-β 和 IFN-λ)和Ⅱ型 IFN(IFN-γ)防御反应的重要效应分子。

TgIST 缺陷的弓形虫，在 IFN-β 刺激的小鼠和人巨噬细胞内的生长明显受到抑制。采用 TgIST 缺陷虫株感染小鼠，机体局部浸润的单核细胞可迅速将其清除，虫体从局部扩散到全身的能力明显削弱，组织中的虫体负荷也大大减少，所有感染小鼠均可存活。缺乏Ⅰ型 IFN 受体($Ifnar1^{-/-}$)的小鼠在感染野生型弓形虫后，中枢神经系统的虫体载量明显增加，小鼠生存率明显降低；毒力减弱的 ΔTgIST 虫株在 $Ifnar1^{-/-}$ 小鼠体内能明显提高小鼠的死亡率。

对 TgIST 的功能研究，始于其对 IFN-γ 信号通路反应的抑制作用。STAT1 是 IFN-γ 信号通路重要的转录因子。当 IFN-γ 与其受体结合后，激活 JAK1 和 JAK2，使 STAT1 磷酸化并形成同源二聚体，后者进入细胞核诱导其核心启动子中含有 IFN-γ 激活序列(interferon-gamma activated sequence，GAS)基因的表达。当 TgIST 进入感染细胞的细胞核后，迅速与 STAT1 二聚体或四聚体结合，但与 STAT1 四聚体结合效率更高。STAT1 的 N 末端参与 TgIST 的结合，其 77 位的苯丙氨酸发挥着关键作用，该部位的替换突变($STAT1^{F77A}$)可导致其不能形成四聚体，亦不能与 TgIST 结合，表达 $STAT1^{F77A}$ 的弓形虫感染细胞对 IFN-γ 完全无反应。TgIST 与磷酸化的 STAT1 结合后，招募抑制性的 Mi-2 核小体重构与脱乙酰酶(Mi-2 nucleosome remodeling and deacetylase，Mi-2/NuRD)复合物至 STAT1 依赖性启动子，导致染色质结构改变和转录受阻(Olias 等，2016)。TgIST 在不同虫株之间是保守的。研究发现，无论是在小鼠细胞还是人体细胞内，TgIST 对三种经典基因型弓形虫阻断宿主 IFN-γ/STAT1 依赖的基因转录都是必要的。在小鼠模型内，TgIST 抑制 STAT1 依赖的基因表达，包括 iNOS、趋化因子、IRG 和 GBP 等。这些基因编码的蛋白对小鼠控制体内弓形虫的增殖发挥着至关重要的作用，其表达水平下降，将导致弓形虫在体内大量增殖，从而表现为强毒力。TgIST 除了与 STAT1 同源多聚体结合外，还能与 STAT1/STAT2 异二聚体结合并招募 Mi-2/NuRD 复合物，从而抑制 IFN-β 诱导的一系列Ⅰ型 IFN 反应基因的表达(Matta 等，2019)。

由于 NO 在人体细胞内介导的杀伤弓形虫作用的不确定性以及缺乏小鼠拥有的众多 IRG，吲哚胺 2，3- 双加氧酶 1(indoleamine 2，3-dioxygenase 1，IDO1)被认为是在人体细胞中 TgIST 通过 IFN-γ/STAT1 通路发挥效应的主要靶标。该酶能催化弓形虫胞内生长的必需氨基酸(色氨酸)转化为犬尿氨酸，从而降低色氨酸浓度来发挥抑制弓形虫生长的作用。TgIST 对 IDO1 转录的抑制被认为是弓形虫在人类细胞中的重要毒力策略。

**9. 其他** 除了上述功能比较明确的效应分子之外，弓形虫可能还拥有靶向宿主转录反应的其他效应分子。例如，最早被发现分泌到宿主细胞质中的是寄生虫源性蛋白磷酸酶 2C(parasite-derived protein phosphatase 2C，PP2C-hn)，该蛋白由棒状体分泌，与 ROP16 相似，感染期间在宿主细胞核中积累。然而，PP2C-hn 基因敲除虫株在体内和体外对宿主细胞转录反应或寄生虫的适应能力和毒力的影响方面没有明显的表型变化，因此，PP2C-hn 的功能仍然未知。

ROP38 是通过比较基因组学方法发现的在弓形虫生物学中起重要作用的激酶。Ⅰ型弓形虫(例如 RH)表达 ROP38 的水平非常低，但在Ⅰ型虫株内过表达Ⅲ型 ROP38，则可下调与 MAPK 信号通路、细胞凋亡和增殖相关的宿主基因。ROP38 的序列在三个原型虫株之间高度保守，这表明在这种情况下，演化再次选择了效应分子在表达“量”上的差异(如 ROP18)，而不是功能有无的“质”的差异(如 ROP16)。

总之，在长期的演化过程中，作为最成功的胞内寄生虫之一的弓形虫已开发出一系列影响调控宿主细胞行为的方式。由于棒状体和致密颗粒含有许多尚未被鉴定的蛋白质，其中大部分或全部可能有机会与受感染的宿主细胞相互作用。这些蛋白质很可能在宿主与弓形虫的相互作用过程中亦扮演重要角色。

## 二、弓形虫虫源性分子与基因型相关的免疫应答

弓形虫三个经典的基因型在小鼠体内表现为不同的毒力特征。Ⅰ型为强毒力，感染小鼠多在急性期死亡；Ⅱ型为中等毒力，易在宿主脑、骨骼肌和心肌等组织内形成包囊，成为隐性感染；Ⅲ型为弱毒 / 无毒。弓形虫在小鼠体内的这种显著表型差异与几个位点的不同等位基因组合介导的不同免疫应答有关。强毒的Ⅰ型虫株高表达活性的 ROP18，与有毒型的 $ROP5_{Ⅰ}$ 协同作用，使 IRG 磷酸化，从而抑制 PVM 上的 IRG 发挥作用，阻断 IFN-γ 激活细胞中弓形虫的清除(图 8-3，表 8-1)。ROP18 也可将内质网相关转录激活因子 ATF6β 作为靶点，损害 DC 的抗原提呈。Ⅰ型虫株表达的 $ROP16_{Ⅰ/Ⅲ}$ 能持续激活 STAT3/6，抑制 Th1 型细胞因子产生。$GRA15_{Ⅰ/Ⅲ}$ 不能激活 NF-κB 进而影响促炎细胞因子 IL-12 生成(图 8-2，表 8-1)。Ⅰ型弓形虫通过上述效应分子的联合作用，延缓了宿主保护性的免疫应答，同时逃避感染细胞内固有免疫的清除机制，最终导致虫体大量扩增，组织出现非常高的虫负荷。但在死于Ⅰ型弓形虫感染的小鼠体内能检测到高水平的 Th1 型细胞因子，这可能是感染初期，虫源性效应分子如 $ROP16_{Ⅰ}$、$GRA15_{Ⅰ/Ⅲ}$ 或可能其他因素抑制了 Th1 反应，导致弓形虫大量增殖，组织虫负荷过重，从而引起组织损伤和随后危险信号的激活，机体产生大量炎性因子，介导严重的病理损伤。很多南美流行的虫株也表现出这种毒力特征。

与Ⅰ型毒株不同的是，Ⅱ型毒株具有保护性免疫和中等毒力。尽管Ⅱ型虫株也表达 ROP18，但它们表达的 $ROP5_{Ⅱ}$ 被认为是“无毒的”，不能和 ROP18 一起发挥协同作用，从而无法逃避 IFN-γ 激活细胞内的 IRG 清除，虫体不能在体内大量增殖。Ⅱ型虫株表达的 $GRA15_{Ⅱ}$ 能激活 NF-κB，诱导 IL-12 产生。其编码的 $ROP16_{Ⅱ}$ 不能持续激活 STAT3/6，同样有利于 IL-12 的产生。因此，在上述型特异性效应分子的作用下，Ⅱ型弓形虫感染小鼠早期即可诱导 IL-12 的产生，从而导致 Th1 型细胞因子反应和对急性感染的有效控制。

Ⅲ型弓形虫尽管和Ⅰ型虫株一样拥有“有毒”的 ROP5 等位基因，但其体内的 ROP18 的表达量比Ⅰ型或Ⅱ型低约 100 倍，不能有效逃避 IRG 对胞内弓形虫的杀伤作用。因此，它们很容易从 IFN-γ 激活的小鼠巨噬细胞中被清除。Ⅲ型虫株的 $ROP16_{Ⅲ}$ 也可持续激活 STAT3/6，同时 $GRA15_{Ⅲ}$ 不能激活 NF-κB，从而避免诱导过量的 IL-12。

**表 8-1 弓形虫基因型相关的毒力因子及其对小鼠免疫应答的调控**

| 型别 | ROP18 | ROP5 | ROP16 | GRA15 | 对宿主细胞的效应 | 表型 |
|---|---|---|---|---|---|---|
| Ⅰ | Type Ⅰ<br>有毒型 | Type Ⅰ/Ⅲ<br>有毒型 | Type Ⅰ/Ⅲ<br>持续激活 STAT3/6 | Type Ⅰ/Ⅲ<br>不能激活 NF-κB | 持续 STAT3/6 激活；IL-12 产生减少；机体不能有效清除弓形虫 | 强毒力 |
| Ⅱ | Type Ⅱ<br>有毒型 | Type Ⅱ<br>无毒型 | Type Ⅱ<br>不能激活 STAT3/6 | Type Ⅱ<br>激活 NF-κB | 不能持续性激活 STAT3/6；高水平 IL-12；宿主清除弓形虫能力强 | 中等毒力 |
| Ⅲ | Type Ⅲ<br>无毒型 | Type Ⅰ/Ⅲ<br>有毒型 | Type Ⅰ/Ⅲ<br>持续激活 STAT3/6 | Type Ⅰ/Ⅲ<br>不能激活 NF-κB | 持续 STAT3/6 激活；IL-12 产生减少；机体清除弓形虫能力强 | 弱毒力 |

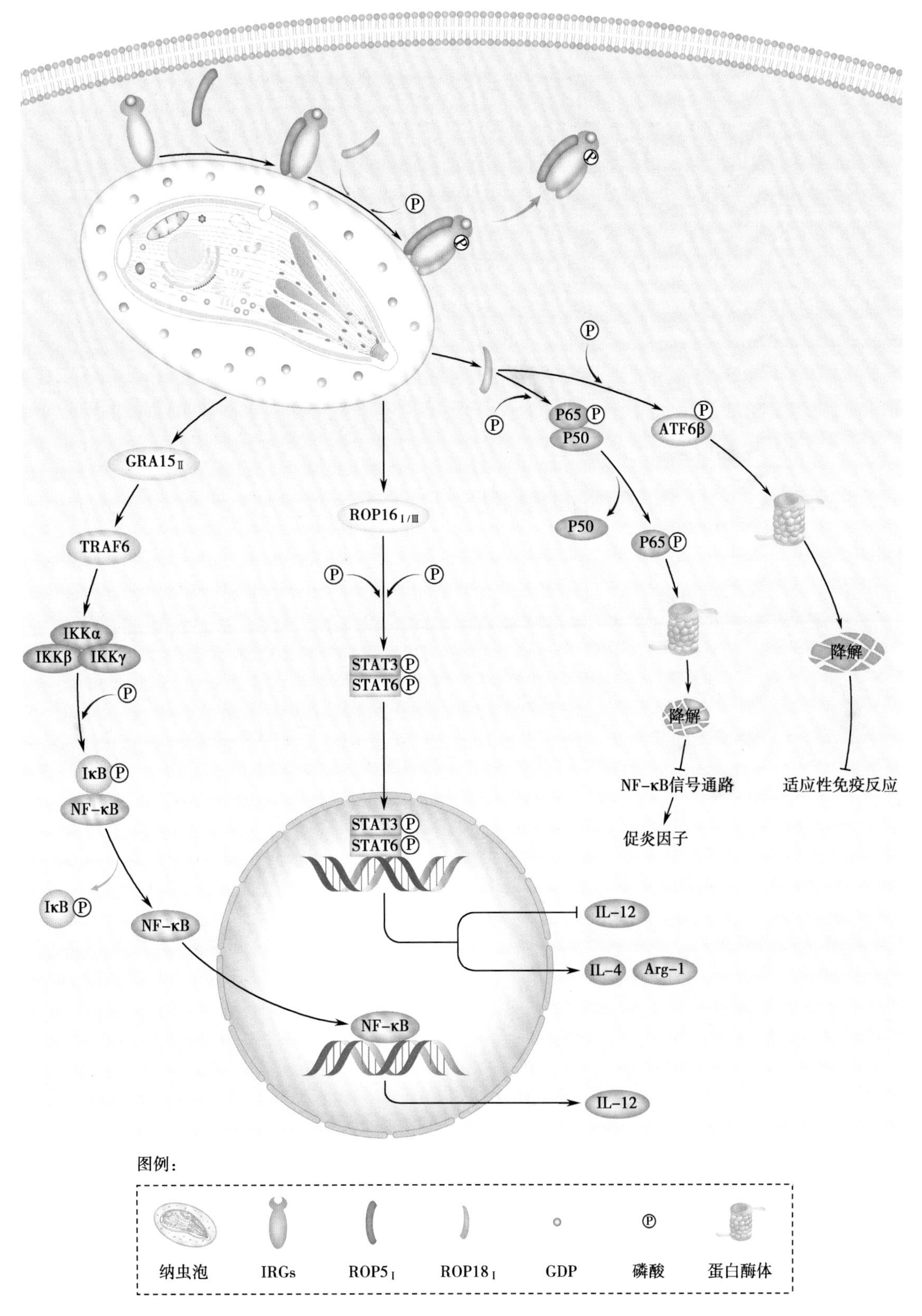


图 8-3 弓形虫基因型相关的毒力因子在宿主免疫信号调节中的作用

注：ROP16Ⅰ/Ⅲ 磷酸化 STAT3 和 STAT6，导致这两个转录因子的长时间激活和随后的 IL-4 上调，同时抑制 IL-12 的诱导。致密颗粒蛋白 GRA15Ⅱ激活 TRAF6，TRAF6 激活 IKK，导致 IκB 磷酸化和蛋白酶体降解，释放 NF-κB。NF-κB 向细胞核迁移并驱动 IL-12 的产生。ROP18Ⅰ定位于含有空泡（PV）的寄生虫的细胞质侧，它能磷酸化 IRG，从而阻止空泡的积聚，保护寄生虫免受破坏。此外，ROP18Ⅰ磷酸化宿主转录因子 ATF6β，参与未折叠蛋白反应，对 DC 有效的抗原提呈也很重要。ROP5Ⅰ/Ⅲ是一种对毒力很重要的假激酶，调节着 ROP18Ⅰ的功能。

## 第二节 宿主对弓形虫感染的免疫应答

免疫功能健全的宿主感染弓形虫后，细胞免疫起主要保护作用，DC、巨噬细胞、NK 细胞、Th1 细胞和 $CD8^+T$ 细胞等介导的免疫应答起主导作用，其中固有免疫激活以及随后的适应性免疫发挥着极为重要的抗虫作用。虫体入侵时，其表膜的大分子（如 GPI）经 Toll 样受体（TLR）等模式识别受体激活 DC 和巨噬细胞，分泌 IL-12 和 TNF-α 等细胞因子，活化 Th1 细胞、NK 细胞并表达 IFN-γ。后者促进单核巨噬细胞分泌高水平的 NO 以及反应活性氧类（reactive oxygen species，ROS），可有效杀伤胞内虫体。弓形虫三个经典的基因型在小鼠体内表现为显著不同的毒力特征。不同基因型弓形虫的毒力差异主要与虫体 ROP18 和 ROP5 基因位点不同的等位基因组合有关。由于弓形虫 ROP18、ROP5、ROP16 和 GRA15 等虫源性分子的编码基因存在多态性，这导致不同基因型虫株在小鼠体内诱生出不同的免疫应答，并导致小鼠出现不同的感染结局。

### 一、抗弓形虫感染免疫应答的细胞机制

**1. DC** DC 是体内功能最强的专职 APC，是沟通抗弓形虫感染固有免疫和适应性免疫的桥梁。在抗弓形虫感染固有免疫应答中，DC 最核心的功能是产生 IL-12，活化 NK 细胞和 T 细胞分泌大量 IFN-γ，而 IFN-γ 是控制弓形虫急性和慢性感染最重要的效应分子。在抗弓形虫感染的适应性免疫应答中，DC 的功能主要是抗原加工处理，并将加工后的抗原肽分别通过 MHCⅡ类分子途径或 MHCⅠ类分子途径提呈给初始的 $CD4^+T$ 和 $CD8^+T$ 细胞；同时，在 DC 提供的共刺激信号以及细胞因子共同作用下，初始 T 细胞发生完全活化并增殖、分化为具有不同功能的效应 T 细胞亚群。

与病毒不同，弓形虫衍生的抗原不是由宿主细胞翻译机制合成的，因此绕过了蛋白质合成和 MHCⅠ类分子抗原提呈之间的优先连接。此外，由于弓形虫位于靶细胞的 PV 内，除了可以直接注入宿主细胞质的抗原（例如弓形虫棒状体蛋白）外，大多数虫体抗原被一个或多个膜结构将其与胞质分隔开。因此，尽管与病毒相比，顶复门寄生原虫的基因组更为复杂，但迄今为止发现的有效抗原肽的数量非常有限。

（1）MHCⅡ类分子途径：弓形虫感染机体后，DC 通过 PPR 识别弓形虫抗原，采取吞噬、受体介导的内吞和内化等方式摄取弓形虫外源性抗原。这些外源性抗原主要通过 MHCⅡ类分子途径（又称外源性抗原提呈途径或溶酶体抗原提呈途径）加工和提呈给 $CD4^+T$ 细胞。弓形虫外源性抗原提呈过程包括以下几个步骤（图 8-4）：

1）在内质网（ER）中新合成的 MHCⅡ类分子与Ⅰa 相关恒定链（Ⅰa-associated invariant chain，Ⅰi）结合，可以防止 MHCⅡ类分子与无关肽段结合；

2）MHCⅡ类分子与Ⅰi 形成的复合物从内质网运出，经高尔基体形成 MHCⅡ类小室（MHC class Ⅱ compartment，MⅡC）；

3）含有弓形虫衍生蛋白的内体与 MHCⅡ类小室融合。Ⅰi 被特定的酶降解，允许内化的弓形虫多肽结合 MHCⅡ类分子。在人类，其白细胞抗原（human leukocyte antigen，HLA）-DM 分子介导抗原肽结合槽与具有更高亲和力的弓形虫抗原肽结合，形成稳定的弓形虫抗原肽 -MHCⅡ类分子复合物；

4）载有弓形虫抗原肽的 MHCⅡ类分子被运输到 APC 的表面；

5）MHCⅡ类分子将弓形虫抗原肽提呈给 $CD4^+T$ 细胞。$CD4^+T$ 细胞表面的 TCR 识别 MHC 分子槽中的抗原肽，导致 CD3 与共受体 CD4 的胞浆段相互作用，激活与胞浆段尾部相连的蛋白酪氨酸激酶，使 CD3 胞浆区免疫受体酪氨酸活化基序（immunoreceptor tyrosine-based activation motif，ITAM）中的酪氨酸磷酸化，启动激酶活化的信号转导分子级联反应，最终通过激活相应转录因子引起多种膜分子和

细胞活化相关分子基因的转录，使得 CD4⁺ T 细胞初步活化。同时 CD4⁺T 细胞表面的 CD28 与 APC 上的 CD80 和 / 或 CD86 相互作用，为 T 细胞提供共刺激信号，导致 CD4⁺ T 细胞完全活化；

6）活化的 CD4⁺ T 细胞表达的 CD40 配体（CD40L），与 DC 上的 CD40 相互作用，促进 DC 表达 CD80 或 CD86，从而进一步增强 CD4⁺ T 细胞的协同刺激信号；

7）CD40 参与 DC 的激活。激活的 DC 产生细胞因子如 IL-12 等，有利于 CD4⁺T 细胞分化为 Th1 细胞。Th1 细胞能分泌大量 IFN-γ，但 IL-4 的产生量较低或检测不到；

8）CD4⁺ T 细胞在活化的后期表达 CTLA-4，相应受体也是 CD80 和 CD86，但其与 CD80 和 CD86 的亲和力比 CD28 高 20 倍左右。CTLA-4 与 CD80 或 CD86 结合产生的是抑制性信号，能抑制 CD28 转导的活化信号，从而终止 CD4⁺ T 细胞的活化。

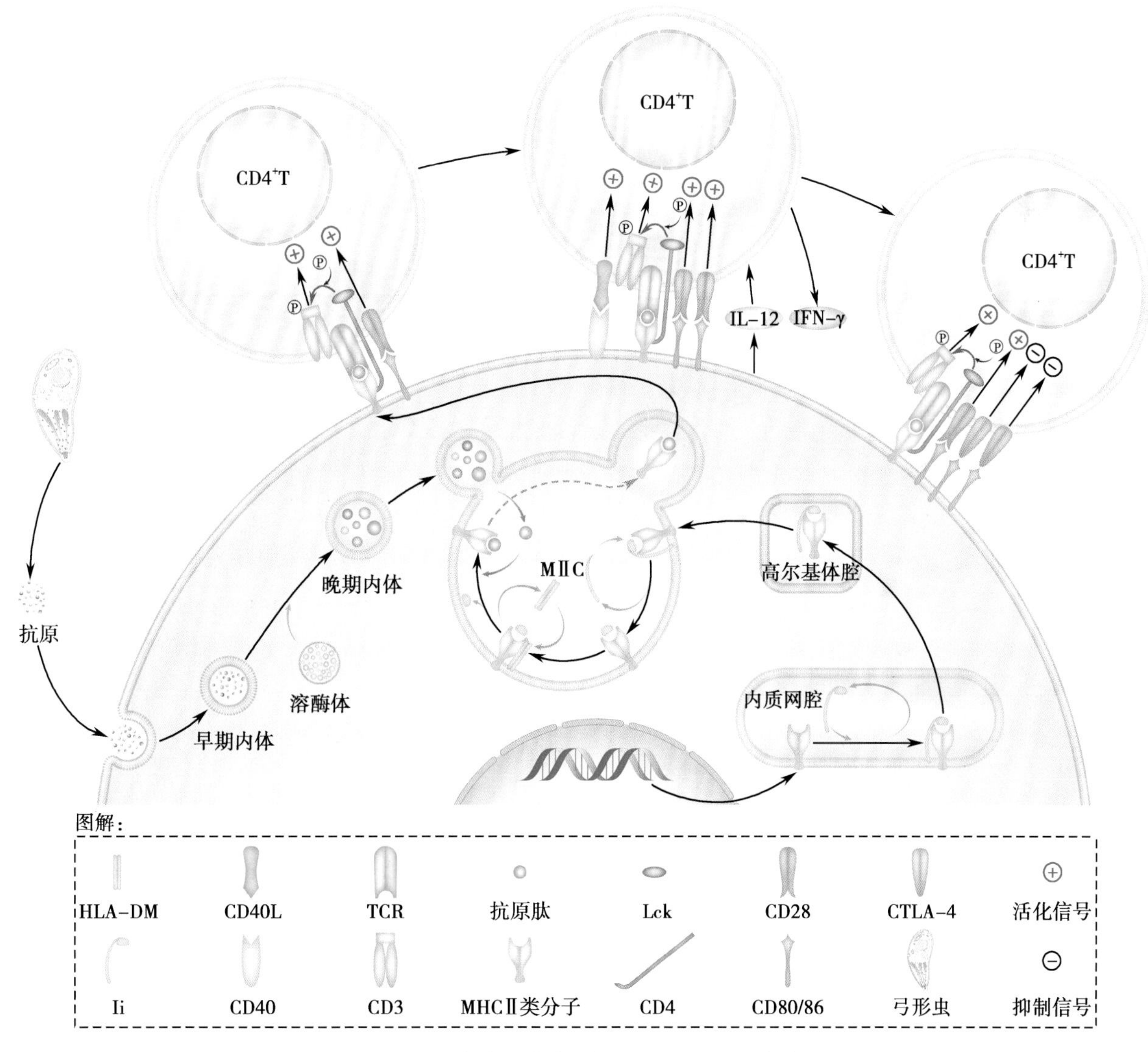


图 8-4　弓形虫外源性抗原提呈及 CD4⁺ T 细胞的激活

然而，弓形虫也可通过多种机制影响 DC 的 MHCⅡ类分子抗原提呈途径，从而有效抑制抗原特异性 CD4⁺T 细胞的活化、增殖和分化。研究发现，弓形虫感染能够引起小鼠淋巴结 cDC1（conventional DC 1）中Ⅰi 在内质网的聚集，并减少 H2-DM 的转录。这两种因素共同作用，限制了 DC MHCⅡ类分子对弓形虫抗原的提呈。弓形虫感染还可阻遏 APC 中 IFN-γ 介导的 MHCⅡ类分子表达，其机制是弓形虫抗原 TgIST 抑制了 STAT1 启动子的活性，影响了Ⅱ类分子反式激活因子（class Ⅱ trans-activator，CⅡTA）

基因位点染色质的重塑，进而影响MHCⅡ类分子的合成。

（2）MHCⅠ类分子途径：又称内源性抗原提呈途径或胞质溶胶抗原提呈途径。弓形虫在感染的靶细胞（包括APC）内增殖后，其表达的虫源性抗原以内源性抗原提呈方式（称为交叉提呈）提呈给$CD8^+T$细胞并使之激活，主要包括以下几个步骤（图8-5）：①从弓形虫PV释放的蛋白质在蛋白酶体中被酶解，并通过抗原加工相关转运物（transporter associated with antigen procession，TAP）将其转运至内质网，并与内质网腔内的MHCⅠ类分子结合；②MHCⅠ类分子和肽复合物从内质网腔运出，经过高尔基体，最终到达靶细胞表面；③MHCⅠ类分子提呈的抗原肽被$CD8^+T$细胞表面的αβTCR和CD8分子识别。与CD8分子尾部相连的淋巴细胞特异蛋白酪氨酸激酶（lymphocyte-specific protein tyrosine kinase，Lck）使与αβTCR形成复合物的CD3分子磷酸化，进而向胞内传递活化信号。$CD8^+T$细胞表面的CD28与感染弓形虫的靶细胞表面的CD80和/或CD86相互作用，提供共刺激活化信号，进而激活$CD8^+T$细胞。活化的$CD8^+T$细胞同样可以表达CD40L，与DC上组成性表达的CD40结合后，增强DC表达CD80和CD86，从而进一步增强T细胞的共刺激信号。CD40参与DC的激活并分泌细胞因子如IL-12（见图8-5）；④细胞毒性$CD8^+T$细胞识别由MHCⅠ类分子提呈的弓形虫衍生肽。$CD8^+T$细胞表面的FasL与在靶细胞表面Fas结合，诱导靶细胞凋亡；⑤$CD8^+T$细胞通过释放穿孔素和颗粒酶而杀死

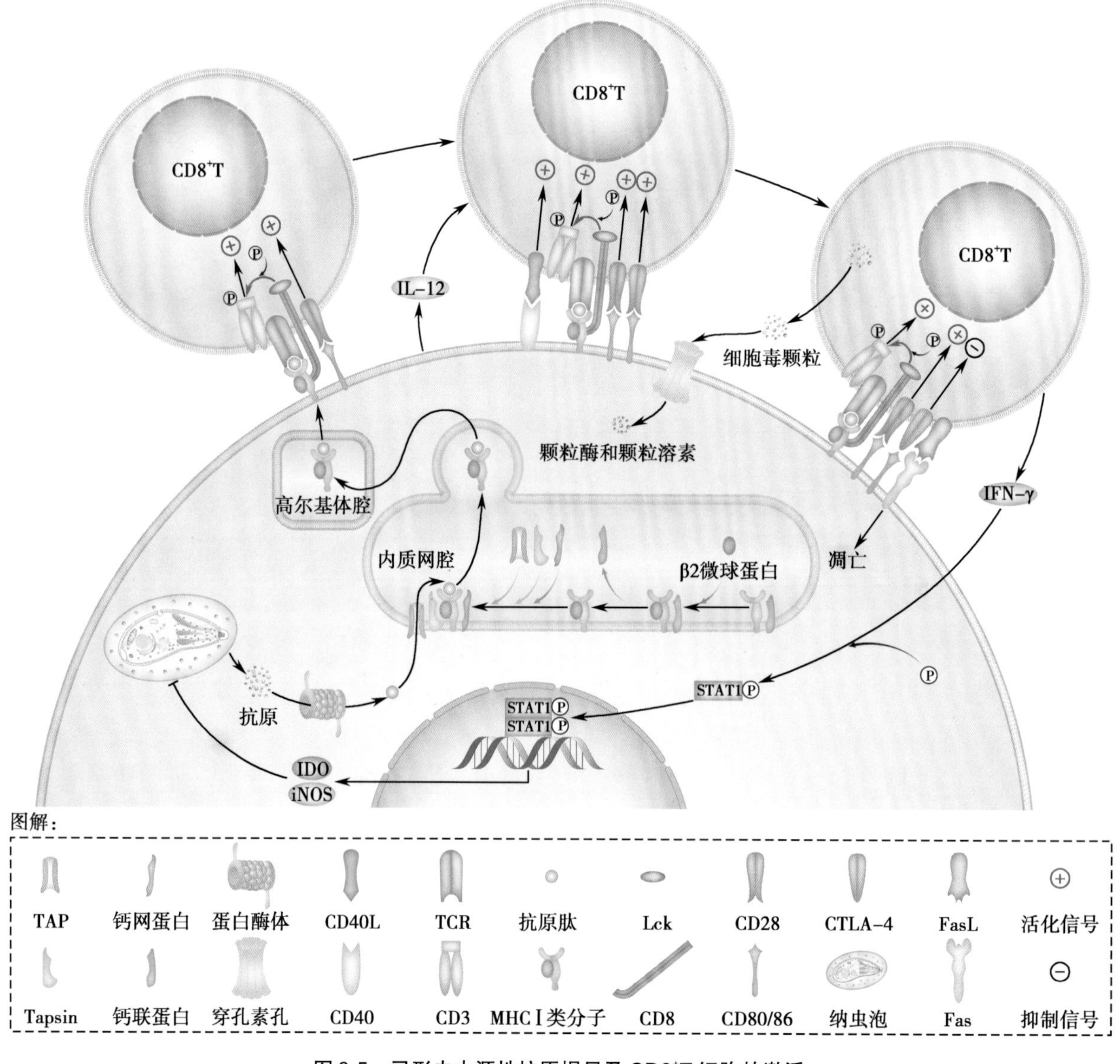


图8-5 弓形虫内源性抗原提呈及$CD8^+T$细胞的激活

弓形虫感染的靶细胞；⑥CD8$^+$T 细胞释放 IFN-γ，诱导靶细胞产生 IDO 和 NO，杀伤靶细胞内的弓形虫速殖子；⑦在活化的后期，CD8$^+$T 细胞也表达 CTLA-4，竞争性抑制 CD28 的作用并启动抑制信号，从而有效调节 T 细胞的适度免疫应答。

活体弓形虫主动向感染的宿主细胞释放的虫源性抗原是 MHC Ⅰ类分子抗原交叉提呈的最重要决定因素，其中 PV 腔内的抗原和 PVM 上的抗原在交叉提呈的机制上又有所不同。两者的共同点是它们都利用 TAP 和蛋白酶体，抗原成分最终溢出 PV 到达宿主细胞质中，从而和 MHC Ⅰ类分子相结合。区别在于，PV 腔内的抗原成分释放到 DC 胞质中，需要宿主内质网高尔基体中间腔室（ER-Golgi intermediate compartment，ERGIC）和弓形虫 PV 结构相融合，这种融合由可溶性的 NSF 链接蛋白受体 Sec22b 介导，内质网的降解机制会作用在 PVM 上，最后泡内的抗原反向释放到 DC 细胞质中（Cebrian 等，2011）。而 PVM 上抗原如 GRA6 却不适用于这种内质网和 PV 相互作用的抗原提呈机制。最佳的膜上抗原 GRA6 识别方式是让其碳末端的抗原表位暴露在 DC 细胞质中，从而触发 MHC Ⅰ类分子介导的抗原提呈。GRA6 与内泡网络（intravacuolar network，IVN）相连，这不但导致大量的 GRA6 滞留在 IVN 附近，极大限制了 GRA6 在 PVM 上的分布，而且也限制了其向 MHC Ⅰ类分子输送抗原，阻碍了 CD8$^+$T 细胞的活化。另外，宿主 DC 中 Rab22a GTP 酶结合到弓形虫 PVM，可以增强宿主 MHC Ⅰ类分子的抗原提呈，但其具体机制不详。虽然在 DC 内含有弓形虫的 PV，有更多机会与内质网紧密接触，似乎更利于寄生虫抗原提呈，但采用 DC-CD8$^+$ T 细胞活体成像技术的研究却显示，是那些旁观者 DC 而非受感染的 DC，将抗原提呈给 CD8$^+$ T 细胞。

在慢性弓形虫病中，如弓形虫脑病、弓形虫眼病等，MHC Ⅰ类分子提呈抗原并活化 CD8$^+$ T 细胞，对于控制弓形虫慢性感染十分重要。然而有研究显示，弓形虫强毒株（如 RH 株）分泌的 ROP18 可以磷酸化宿主 UPR 感受器蛋白 ATF6β，导致其降解，进而削弱 MHC Ⅰ类分子向 CD8$^+$T 细胞提呈抗原的能力（Yamamoto 等，2011）。

（3）共刺激分子表达：除了 TCR 对 MHC 分子提呈弓形虫抗原肽的特异性识别，T 细胞的识别和活化还离不开 DC 共刺激分子的表达。体外弓形虫感染对不同种属来源 DC 共刺激分子表达的影响有所差异：人 DC 经体外感染Ⅰ型弓形虫，导致其共刺激分子 CD40、CD80 和 CD86 的表达水平上升；而鼠髓系来源 DC（bone marrow DC，BMDC）在Ⅰ型弓形虫体外感染后，共刺激分子表达水平却不变，从而不被 TLR 信号通路激活。BMDC 在弓形虫热杀死抗原（heat killed，HK）和弓形虫可溶性抗原（soluble *Toxoplasma* antigen，STAg）作用后共刺激分子表达量上升。

与Ⅱ型虫株感染相比，感染Ⅰ型虫株的小鼠腹腔渗出液和淋巴结中 DC 数量减少，并且表面 CD80 表达水平下降。活化 DC 数量减少导致 CD8$^+$ T 细胞活化受限，即使增加 IL-12 水平，也仅能少量增加活化 CD8$^+$ T 细胞的数量。不同的是，Ⅱ型虫株感染会导致小鼠 DC 共刺激分子 CD40、CD80 和 CD86 表达水平升高，IL-12 分泌增多。因此，Ⅱ型虫株感染更容易受到适应性免疫的控制，毒力相对Ⅰ型较弱。不同基因型虫株对小鼠 DC 成熟程度的影响，造成了体内 T 细胞活化水平的差异，最终导致小鼠不同的感染状况。

（4）参与虫体播散：弓形虫感染可以加速 DC 的迁移，被感染的 DC 可将弓形虫播散到其他组织。Ⅱ型虫株比Ⅰ型虫株传播速度快，Ⅱ型虫株主要依靠 DC 传播，而Ⅰ型虫株主要依靠胞外传播。

**2. 巨噬细胞** 巨噬细胞（macrophage）属固有免疫（innate immunity）细胞，同时链接适应性免疫（adaptive immunity）应答，由血液中单核细胞迁移至组织器官后分化发育而成。巨噬细胞广泛分布于结缔组织中，具有很强的变形运动及识别、吞噬和杀伤清除病原体等抗原性异物的能力。作为专职 APC，仅能刺激已活化的效应 T 细胞或记忆 T 细胞，其提呈弓形虫抗原肽的过程如同 DC，在此不再赘述。以下将从巨噬细胞极化、抗弓形虫机制以及免疫调节等三方面阐述其在抗弓形虫免疫应答中的作用。

（1）巨噬细胞极化：巨噬细胞是一种极具异质性的细胞群体，在不同的微环境和细胞因子作用下，巨噬细胞可向不同的方向极化（polarization）或偏移（bias），表现出不同的表型和功能。激活后的巨噬细胞大致分为两类：M1 型（经典途径激活的巨噬细胞，classically activated macrophage）和 M2 型（替代途径激活的巨噬细胞，alternatively activated macrophage）。在弓形虫感染中，M1 型巨噬细胞具有杀伤虫体和促进炎症的功能，而 M2 型巨噬细胞能够抑制炎症，有利于虫体胞内存活。弓形虫感染过程中分泌的虫体蛋白以及刺激宿主产生的多种细胞因子等均参与诱导巨噬细胞的极化（图 8-6）。

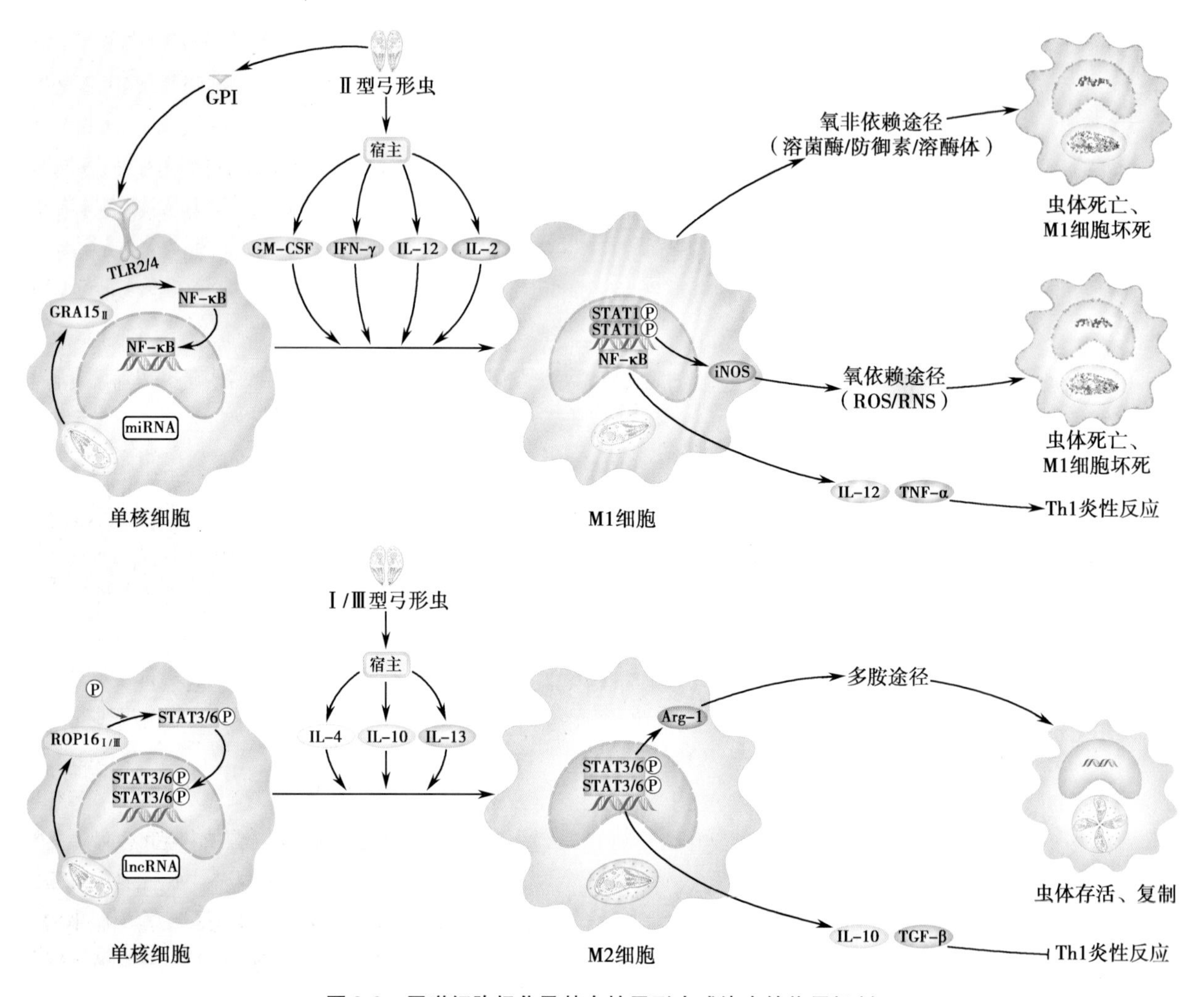


图 8-6　巨噬细胞极化及其在抗弓形虫感染中的作用机制

1）弓形虫与巨噬细胞的极化：不同基因型的弓形虫可引发巨噬细胞向不同方向极化，这主要与不同基因型虫体侵入宿主细胞后释放的多态性效应分子 ROP 和 GRA 有关。目前，有关虫体成分对巨噬细胞 M1/M2 极化的研究主要聚焦在 ROP16 和 GRA15 上。Jensen 等（2011）对欧洲和北美弓形虫分离株的研究发现，Ⅰ型和Ⅲ型弓形虫分泌的 ROPl6 蛋白可使 STAT3 和 STAT6 磷酸化从而激活巨噬细胞，使巨噬细胞向 M2 极化；而Ⅱ型弓形虫则通过致密颗粒蛋白 GRA15 激活 NF-κB 通路，诱导巨噬细胞向 M1 极化（图 8-3）。

不同于欧洲和北美弓形虫分型，在中国引起感染的弓形虫为 Chinese 1 型，不同毒力的 Chinese 1 型虫株，如 WH3 和 WH6，对巨噬细胞极化的影响也不相同。强毒株 WH3 弓形虫可引起巨噬细胞极化为 M2 型，而低毒力的 WH6 使巨噬细胞极化为 M1 型。WH3 虫株兼具Ⅰ/Ⅲ型 $ROP16_{Ⅰ/Ⅲ}$和Ⅱ型 $GRA15_{Ⅱ}$的多态性。WH3 虫株中 ROP16 可抑制巨噬细胞的 M1 极化，利用 $ROP16_{Ⅰ/Ⅲ}$基因敲除虫株 WH3Δrop16 与 WH3 野生型虫株相比，WH3Δrop16 缺陷株感染导致小鼠腹腔巨噬细胞明显的 M1 极化，表现为 iNOS

和 TNF-α 的表达水平显著升高（Wang 等，2018）。另外，虫体抗原也可与巨噬细胞模式识别受体结合，诱导巨噬细胞活化，如某些表膜成分和分泌蛋白（如 GPI、TgHSP70 和 MICs 等）可经 TLR2 和 TLR4 激活巨噬细胞向 M1 极化，分泌 IL-12 和 TNF-α 等。弓形虫可通过 TLRs 等激活巨噬细胞。

2）细胞因子与巨噬细胞极化：宿主感染弓形虫后，机体产生的多种细胞因子可以调控巨噬细胞极化。NK 细胞产生的 IFN-γ、DC 活化后分泌的 IL-12、Th1 细胞产生的 IL-2、IFN-γ 和粒细胞 - 巨噬细胞集落刺激因子（granulocyte-macrophage colony stimulating factor，GM-CSF）以及巨噬细胞自身产生的炎性因子都可有效诱导巨噬细胞向 M1 极化，分化为效应性杀伤细胞，有利于对虫体的杀伤。而体内在某些情况下产生的 Th2 型细胞因子如 IL-4、IL-10 和 IL-13 等则可诱导巨噬细胞向 M2 极化，从而影响胞内弓形虫的清除。

3）小 RNA（micro RNA，miRNA）和长非编码 RNA（long non-coding RNA，lncRNA）：miRNA 和 lncRNA 属于非编码 RNA，通常不编码蛋白质，但参与对其他基因的表达调控。弓形虫可通过这些非编码 RNA 影响宿主细胞基因的表达，从而影响细胞功能。miRNA 是一类长度约为 22 个碱基的单链小分子非编码 RNA，主要调控转录后基因表达。利用弓形虫 RH 株（Ⅰ型）和 ME49 株（Ⅱ型）分别感染猪肺泡巨噬细胞，出现不同的 miRNA 表达模式。弓形虫 WH3 株感染能够上调 THP-1 细胞 miR-155 的转录水平，后者参与调控巨噬细胞的 M1 极化，使其抗原提呈能力增强。并且，miR-155 能够促使巨噬细胞释放 NO 和分泌高水平的 IL-12，从而发挥抑制虫体增殖和正向免疫调节作用。也有研究发现，弓形虫可以下调小鼠腹腔巨噬细胞 miR-187 表达，干扰 Akt 和 p65 的磷酸化，从而减少 IL-12 的分泌。

lncRNA 是一类长度为 200～100 000 个核苷酸的 RNA 分子，可以从多个层面调控基因表达，并参与宿主的免疫防御功能。利用基因芯片研究发现，Ⅰ和Ⅱ型弓形虫感染小鼠骨髓来源巨噬细胞，存在大量差异表达 lncRNA，认为宿主与弓形虫间的相互作用影响这些 lncRNA 的表达。NONSHAT022487 是新近发现的 lncRNA，可以抑制免疫相关分子 UNC93B1 的表达。弓形虫感染人巨噬细胞后，能够下调 UNC93B1 的转录水平，进而影响 IL-12、TNF-α、IL-1β 和 IFN-γ 等细胞因子的分泌（Liu 等，2018）。

（2）抗虫机制：巨噬细胞主要通过氧依赖和氧非依赖途径杀伤弓形虫（图 8-6）。氧依赖途径：该途径主要效应分子是 ROS 和活性氮（reactive nitrogen species，RNS）。氧非依赖机制是指无需氧分子参与的杀菌作用，主要包括：溶菌酶、防御素以及吞噬体或吞噬溶酶体内的酸性环境等。

1）ROS：是指在吞噬作用激发下，通过呼吸爆发，激活细胞膜上还原型辅酶Ⅰ和还原性辅酶Ⅱ，使分子氧活化，生成超氧阴离子（$O_2^-$）、游离羟基（•OH）、过氧化氢（$H_2O_2$）和单态氧（$^1O_2$）产生杀伤作用的效应分子。ROS 具有很强的氧化性，可诱发氧化应激，引起病原体脂质、蛋白质和 DNA 等各种生物分子的氧化损伤和细胞毒作用，可有效杀伤病原微生物，同时对机体组织细胞也有一定的损伤作用。弓形虫感染激活的 M1 型巨噬细胞，其产生 ROS 的水平明显升高。然而，弓形虫自身也存在抗氧化损伤机制，如弓形虫表达过氧化物氧化还原酶（peroxiredoxin，Prx），Prx 具有抗氧化作用，能够消除细胞内的 ROS，从而减轻氧化应激对虫体的损害，保护自身。

2）iNOS 与 NO：在弓形虫感染中，激活的 M1 型巨噬细胞内 iNOS 表达上调。在还原性辅酶Ⅱ或四氢生物蝶呤存在的情况下，iNOS 可催化 L- 精氨酸与氧分子反应生成瓜氨酸和 NO，后者是巨噬细胞杀伤病原体的主要介质。iNOS 是 M1 型巨噬细胞最主要标志物，弓形虫感染过程中产生的多种 Th1 型细胞因子如 IFN-γ、TNF-α 和 IL-2 等均可上调其表达，其中活化 Th1 细胞和 NK 细胞产生的 IFN-γ 最为主要。相反，IL-4、IL-10 和 IL-13 等 Th2 型细胞因子则可下调巨噬细胞表达 iNOS。

NO 可能有两种机制参与杀伤弓形虫：一种是因其具有脂溶性，可直接进入寄生虫体内发挥杀伤作用。NO 与弓形虫胞内多种代谢酶的活性部位 Fe-S 基团结合形成铁 - 亚硝酰基复合物，造成铁离子的丧失和酶活性的抑制，致使能量产生和 DNA 合成受阻，从而干扰寄生虫的生理代谢。另一种是 NO 与包括活性氧在内的化合物相互作用，衍生出一系列包括过氧亚硝酸根阴离子（$ONOO^-$）及其质子形式过氧亚硝酸（HOONO）等具有高度氧化活性的自由基和硝基类化合物，这些以 NO 为中心的衍生物称为活性氮（reactive nitrogen species，RNS）。RNS 具有强氧化作用，导致硫基蛋白破坏，脂质氧化，还能损伤 DNA。外源性 NO 来源的亚硝基铁氰化钠（SNP）对巨噬细胞内外的弓形虫速殖子均具有抑制和杀伤作用。同时，NO 也对控制弓形虫慢性感染具有重要作用。TNF-α 能够协同 IFN-γ 激活小鼠腹腔巨噬细胞，增加培养上清液中 NO 水平。在弓形虫感染中，用非选择性一氧化氮合酶抑制剂 L-NAME 抑制 NO 产生后，小鼠对弓形虫的易感性显著上升；而上调外源性 NO 浓度，可促使弓形虫速殖子从小鼠腹腔巨噬细胞排出，并促使受感染细胞坏死。

3）非氧依赖杀虫机制：是指无需氧分子参与的杀伤弓形虫作用，主要包括：溶菌酶、防御素以及吞噬体或吞噬溶酶体内的酸性环境等。巨噬细胞活化后胞内溶菌酶数量、各种水解酶浓度均显著增高。急性弓形虫感染早期，巨噬细胞溶菌酶活性和吞噬功能明显增加。在巨噬细胞中，细胞内弓形虫被杀伤或继续增殖，取决于进入细胞的方式，被吞噬的弓形虫会被胞内溶酶体降解，而主动侵入宿主细胞的活弓形虫在保护性非融合寄生 PV 中继续增殖。弓形虫可通过复杂机制抑制 PV 与溶酶体融合，介导弓形虫的免疫逃逸。若弓形虫被杀伤或破坏后，在吞噬溶酶体内多种水解酶（如蛋白酶、核酸酶、酯酶和磷酸酶等）作用下，可进一步消化降解：大部分产物通过胞吐作用（exocytosis）而排出胞外；部分产物可被免疫蛋白酶体加工、处理为免疫原性肽段，与 MHC 分子结合后以抗原肽 -MHC 分子复合物的形式表达于细胞表面。巨噬细胞还产生多种防御素，有资料显示，α- 防御素 -5 和 β- 防御素 -2 都可以直接杀伤弓形虫。

（3）调节炎症反应：巨噬细胞 M1/M2 极化是指其连续功能状态的两个极端形式，巨噬细胞群体是动态的、可塑的，呈现出因微环境变化引起的渐进性功能变化。M1 型巨噬细胞通常与弓形虫急性感染期的保护相关，可以更好地促进 Th1 反应，来清除寄生虫。相反，M2 型巨噬细胞可以通过抑制、清除寄生虫的 Th1 反应来限制其对机体产生的炎症损伤，并且可以清除能量消耗所产生的多胺类和其他代谢产物，以此来减小对机体的损害（图 8-6）。在弓形虫慢性感染阶段，M1 与 M2 巨噬细胞间存在微妙的平衡，这对维持弓形虫与宿主之间的寄生关系至关重要。

弓形虫自身成分或感染宿主产生的 Th2 型细胞因子都可促进巨噬细胞 M2 极化。反过来，M2 型巨噬细胞也可产生抑制性细胞因子如 IL-10、转化生长因子 -β（transforming growth factor-β，TGF-β）等下调免疫应答。M2 型巨噬细胞不能有效杀伤弓形虫，最主要原因是 iNOS 表达缺失和诱导 Arg-1 的表达相关。Arg-1 是 M2 型巨噬细胞参与 L- 精氨酸代谢的主要酶类，在弓形虫感染中可通过以下机制发挥作用：①Arg-1 与 iNOS 共同竞争 L- 精氨酸底物，胞内感染时可抑制 NO 的表达量，发挥重要的免疫抑制作用；②弓形虫为多胺营养缺陷型病原体，Arg-1 可水解 L- 精氨酸生成尿素与鸟氨酸，后者在鸟氨酸脱羧酶催化下生成多胺，而多胺为弓形虫所必需营养物质，能够促进弓形虫的生长；③多胺可通过抑制巨噬细胞内 iNOS 的表达来促进弓形虫在胞内的增殖；④L- 精氨酸代谢产物鸟氨酸可以被弓形虫清除产生 ATP 并促进虫体的复制；⑤L- 精氨酸为弓形虫生长所必需的氨基酸，精氨酸酶的代谢致使胞内精氨酸含量减少，也可限制弓形虫的生长。由此，M2 型巨噬细胞不仅缺乏对弓形虫的防御能力，还为弓形虫生存繁殖创造了有利条件，并成为弓形虫生存和繁殖的长期宿主，是弓形虫在体内播散的重要载体。

**3. 自然杀伤细胞（natural killer cell，NK）** NK 细胞是重要的固有免疫细胞，主要通过直接杀伤或者通过分泌细胞因子杀伤弓形虫。同时，NK 细胞对机体抗弓形虫感染免疫具有重要的调控作用，可与巨噬细胞、DC 和 T 细胞等多种免疫细胞相互作用，发挥着正性或负性免疫调控功能（图 8-7）。

（1）正向免疫调控：NK 细胞是固有免疫系统的重要组成部分，构成抵御病原体入侵的第一道防线。弓形虫感染后，机体中性粒细胞、DC 和巨噬细胞分泌炎性细胞因子 IL-12，IL-12 激活 NK 细胞，上调 NK 细胞中 NF-κB 家族成员 c-Rel 和 p50，从而促进 NK 细胞的增殖和 IFN-γ 的分泌。NK 细胞是机体弓形虫感染早期 IFN-γ 的主要来源，而 IFN-γ 是机体抗弓形虫免疫应答中的主要调节因子，通过激活巨噬细胞、DC 和 T 细胞等，在宿主抗弓形虫免疫应答中发挥着重要作用。

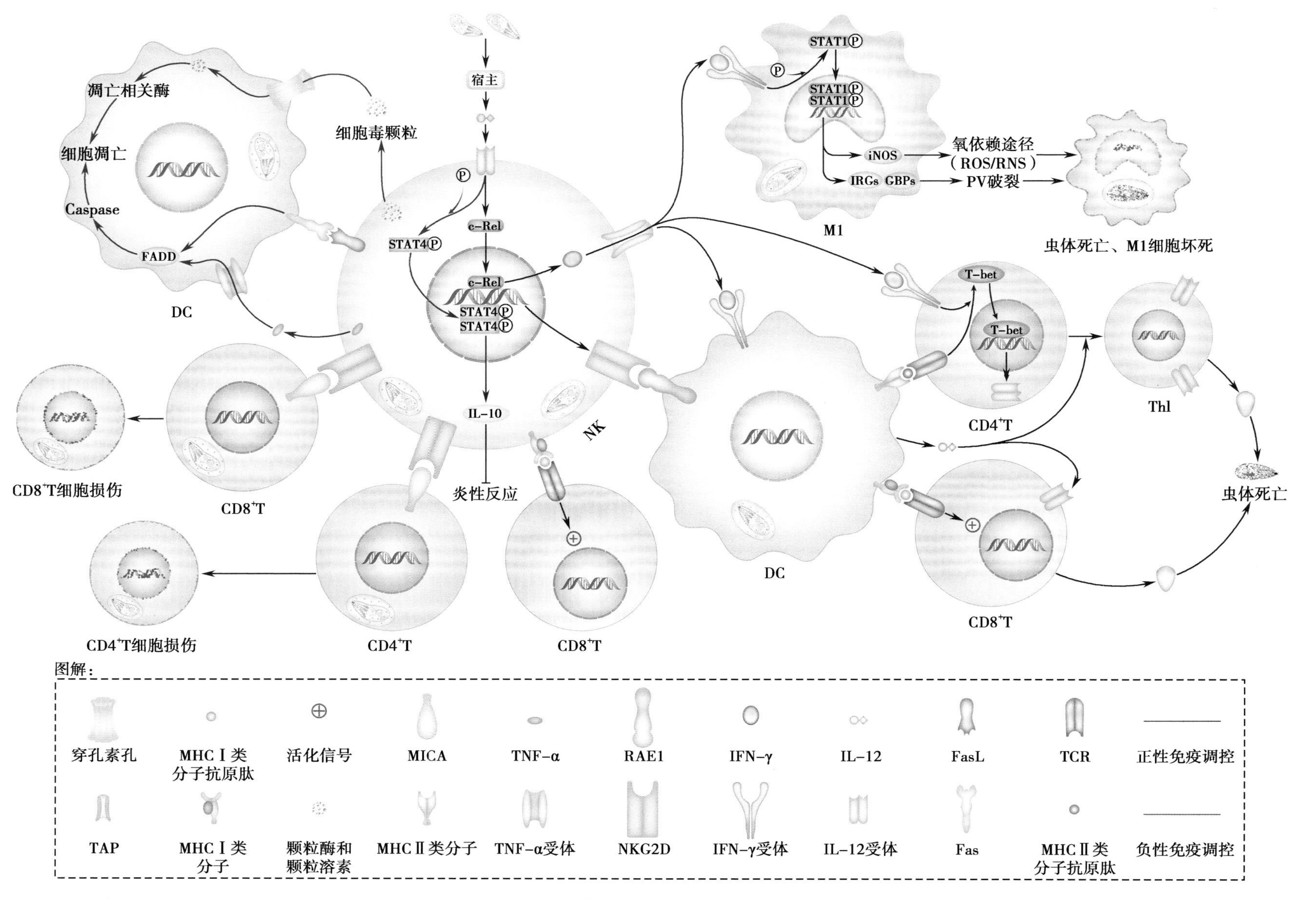


图 8-7 NK 细胞在抗弓形虫感染中的作用机制

1）激活巨噬细胞：NK 细胞产生的 IFN-γ 可与巨噬细胞表面 IFN-γ 受体结合，通过下游信号通路导致 STAT1 磷酸化。活化的 STAT1 能够上调巨噬细胞 iNOS 的表达和 ROS 的产生，限制胞内弓形虫对铁的利用，阻碍弓形虫获得生存所必需的 L- 精氨酸和色氨酸，从而抑制弓形虫速殖子增殖。活化的 STAT1 还能上调胞内防御蛋白家族 IRG 和 GBP 基因的表达，IRGs 和 GBPs 被募集到弓形虫 PVM 上，导致 PV 破裂，从而有利于胞内弓形虫的清除。另外，弓形虫感染后，NK 细胞来源的 IFN-γ 能够促进单核细胞分化为巨噬细胞。小鼠腹腔感染弓形虫后，腹膜驻留单核细胞逐渐消失，外周单核细胞被募集至感染部位，并分化成巨噬细胞。腹膜驻留单核吞噬细胞的丢失和外周单核细胞的分化过程均依赖于 NK 细胞来源的 IFN-γ 所营造的炎性微环境。

2）激活 DC：采用体外建立的 NK-DC 共培养体系研究发现，在弓形虫抗原刺激条件下，与 NK 细胞共培养的 DC 较单独培养的 DC 产生更高水平的 IL-12。并且，在弓形虫抗原刺激的 NK-DC 共培养体系中，NK 细胞能够增强 DC 介导的初始 $CD8^+$T 细胞活化，弓形虫抗原特异性 IFN-$\gamma^+$$CD8^+$T 细胞的百分比显著升高，证明弓形虫感染过程中 NK 细胞可上调 DC 的免疫激活功能。用弓形虫抗原刺激 NK-DC 共培养体系，并加入活化性受体 NKG2D（natural-killer group 2，member D）的中和抗体，阻断 NK 细胞表面 NKG2D 与 DC 表面视黄酸早期转录因子 1（retinoic acid early transcript 1，RAE1）或者啮齿类 UL16 结合蛋白样转录产物 1（murine ULBP-like transcript 1，MULT1）的结合，可导致 DC 分泌的 IL-12 减少，进而减少了弓形虫抗原特异性 IFN-$\gamma^+$$CD8^+$T 细胞的数量。在小鼠体内注射 NKG2D 抗体后，组织中出现较高的弓形虫负荷。

弓形虫感染后 NK 细胞所产生的 IFN-γ 也可以刺激 DC MHCⅡ类分子的表达，促进 DC 的成熟，增强 DC 对弓形虫抗原的提呈能力，进而激活 $CD4^+$ T 细胞对弓形虫的免疫应答。

3）激活 $CD4^+$ T 细胞：在小鼠实验中，NK 细胞已被证明是诱导 Th1 反应和早期抗弓形虫感染的重要细胞。给弓形虫感染小鼠多次注射抗 asialo GM1 抗体 3 周以彻底破坏 NK 细胞，可导致 $CD4^+$T 细胞反应降低，表现为 $CD4^+$T 细胞产生 IFN-γ 减少，而小鼠对弓形虫的易感性增强。弓形虫感染早期，NK 细胞是 IFN-γ 的主要来源，且弓形虫感染导致外周血 NK 细胞及组织特异性 NK 细胞分泌 IFN-γ 水平均明显升高，来源于 NK 细胞的 IFN-γ 可促进初始 $CD4^+$ T 细胞（Th0）向 Th1 分化，其机制主要有两种：一是 NK 细胞来源的 IFN-γ 可提高 DC 分泌 IL-12 的水平，IL-12 是促使 $CD4^+$ T 细胞分化为 Th1 最主要的细胞因子；二是 IFN-γ 刺激与 TCR 信号协同作用，最大限度地诱导 $CD4^+$ T 细胞内 T-bet 的表达，上调初始 $CD4^+$ T 细胞 IL-12 受体的表达水平，促进 Th1 分化。抗原提呈相关转运蛋白 1（TAP-1）可以通过调节 NK 细胞 IFN-γ 的分泌影响 $CD4^+$ T 细胞对弓形虫感染的免疫应答。弓形虫感染后，NK 细胞表面 TAP-1 的表达水平升高，促进 NK 细胞 IFN-γ 的分泌，NK 细胞来源的 IFN-γ 进一步促进 $CD4^+$ T 细胞中活化亚群 $CD62L^{low}CD44^{hi}CD4^+$ T 细胞的扩增和 IFN-γ 的分泌。TAP-1 基因敲除小鼠感染弓形虫后，NK 细胞分泌 IFN-γ 受损，进而影响 $CD4^+$ T 细胞活化和 IFN-γ 产生；给敲除小鼠过继转输 IFN-$\gamma^+$ NK 细胞，$CD4^+$ T 细胞免疫反应则可恢复。

4）激活 $CD8^+$ T 细胞：弓形虫感染早期，DC 通过分泌 IL-12 刺激 NK 细胞，上调 NK 细胞表面活化性受体 NKG2D 的表达；同时，DC 表面 NKG2D 的配体 RAE1 和 MULT1 表达上调，NK 细胞与 DC 之间的直接相互作用增强，进一步促进 DC 的活化和 IL-12 的分泌；高水平 IL-12 诱导 $CD8^+$ T 细胞对弓形虫的免疫应答，包括增强抗原特异性 $CD8^+$T 细胞增殖、细胞毒性和 IFN-γ 产生。弓形虫感染后，NK 细胞促进 DC 分泌 IL-12 的过程依赖 NKG2D 信号通路，若阻断 NKG2D，则 DC 分泌 IL-12 水平下降，$CD8^+$ T 细胞产生 IFN-γ 和细胞毒作用受损，机体清除弓形虫的能力减弱。弓形虫感染能够导致 NK 细胞表面 MHCⅠ类分子表达水平升高，形成的弓形虫抗原肽 -MHCⅠ类分子复合物可与 $CD8^+$ T 细胞的 TCR 结合，为 $CD8^+$ T 细胞活化提供第一信号，增强 $CD8^+$T 细胞的抗虫作用。

（2）负性免疫调控：NK 也可通过分泌抑制性细胞因子或通过衰减 DC 和 T 细胞免疫功能等机制，下调机体抗弓形虫免疫应答，同时也能减轻组织炎症损伤。

1）分泌 IL-10：急性弓形虫感染中，NK 细胞还可以通过分泌抗炎细胞因子 IL-10 抑制免疫应答，减轻机体病理损伤。弓形虫急性感染首先引起机体产生大量 IL-12，高水平 IL-12 促进 NK 细胞增殖和 IFN-γ 分泌，引发剧烈的炎症反应。与此同时，高水平 IL-12 能够促进 NK 细胞 STAT4 磷酸化，从而促进 IL-10 的分泌。IL-10 作为免疫抑制性细胞因子，在维持机体免疫平衡中发挥关键作用。NK 细胞来源的 IL-10 能够负反馈作用于 DC 和巨噬细胞，下调 DC 和巨噬细胞表面 MHC 分子和共刺激分子的表达，抑制促炎细胞因子特别是 IL-12 的产生，从而调控炎症进程，避免炎症反应过强引起的严重免疫病理损伤。但 IL-10 的负性调控作用随着 APC 的成熟会逐渐减弱。IL-10 敲除的小鼠急性弓形虫感染后，尽管机体能够通过快速分泌 IFN-γ 控制弓形虫增殖，但小鼠却死于逐渐加重的肠炎和肝脏病变。

2）对 DC 的负向调控：DC（尤其是未成熟的 DC）感染弓形虫后，可被活化的 NK 细胞识别并通过直接杀伤机制导致 DC 数量减少，减弱 DC 对 T 细胞的免疫激活。NK 细胞可直接诱导被弓形虫感染的 DC 发生凋亡，其机制是：①穿孔素在被弓形虫感染的 DC 表面形成多聚穿孔素孔道，使水和电解质迅速入胞致其裂解；②颗粒酶和颗粒溶素等细胞毒蛋白循穿孔素孔道入胞，激活凋亡相关酶系统诱导靶细胞凋亡；③弓形虫感染可引起 NK 细胞表面 Fas 配体（Fas ligand，FasL）高表达，与感染弓形虫的 DC 表面 Fas 结合，在细胞表面发生聚合，形成复合物通过 Fas 相关死亡结构域蛋白（Fas associated death domain protein，FADD）、Caspase 2 和 Caspase 8 特异的结构域结合，进而引起 caspase 级联反应，促使感染 DC 的凋亡；④活化的 NK 细胞可表达 TNF-α，与 DC 表面 TNF-α 受体结合，通过 Fas-FasL 相同途径诱导靶细胞凋亡。

3）对 T 细胞的负性调控：一方面，弓形虫慢性感染阶段，NK 细胞分泌 IFN-γ 的水平较低，无法启动 Th0 向 Th1 的分化，也就无法启动有效的细胞免疫应答，降低了抗虫效应；另一方面，NK 细胞可对弓形虫感染的 T 细胞直接杀伤。有研究表明，弓形虫感染可导致小鼠及人的 NKG2D 的表达水平上调，$CD4^+$ T 细胞和 $CD8^+$ T 细胞表面 NKG2D 的配体 MHC Ⅰ类链相关分子 A（major histocompatibility complex class Ⅰ-related chain molecules A，MICA）可与 NKG2D 发生交联，引发 NK 细胞对 $CD4^+$ T 细胞和 $CD8^+$ T 细胞的直接杀伤作用，从而削弱抗弓形虫感染的细胞免疫应答。

**4. T 细胞**　根据是否表达 CD4 或 CD8，T 细胞分为 $CD4^+$ T 细胞和 $CD8^+$ T 细胞，两者均在抗弓形虫感染的适应性免疫应答中发挥重要作用。

（1）$CD4^+$ T 细胞：初始 $CD4^+$ T 细胞经弓形虫抗原刺激后活化，可分化为 Th1、Th2、Th17 等效应性 T 细胞和调节性 T 细胞（regulatory T cell，Treg），参与抗弓形虫感染的免疫应答过程（图 8-8）。

1）Th1：弓形虫感染早期，适应性免疫应答产生之前，弓形虫在不同的组织和器官中均有分布，通常伴有小坏死灶的单核炎症反应。随着弓形虫特异性免疫应答的产生，宿主组织中的大多数弓形虫被清除，弓形虫分布趋于局部化。在弓形虫感染急性期，机体 Th1 细胞介导的特异性细胞免疫应答是保护宿主的主要机制。

弓形虫感染引起较强的细胞免疫应答，其特征是在感染早期出现高水平的 Th1 型免疫反应。Th1 细胞在抵抗弓形虫感染中具有重要作用，$CD4^+$ T 细胞缺陷型小鼠对弓形虫易感。采用急性弓形虫性回肠炎小鼠模型研究发现，急性炎症的发生与较强的 Th1 型免疫应答密切相关，其特征是肠道固有层大量 Th1 细胞浸润；缺乏 Th1 细胞的小鼠尽管有可检测到的弓形虫负荷增加，但未能发展成致死性回肠炎，表明弓形虫感染引起的回肠炎是 Th1 细胞依赖性的（Liesenfeld 等，1996）。因此，在弓形虫感染过程中，活化的 Th1 细胞既是抗感染的主要效应细胞，也是引起组织损伤的主要炎症细胞。

多种因素能够促进抗弓形虫感染的特异性 Th1 型免疫应答。IL-12 和 IFN-γ 是弓形虫感染时建立 Th1 型免疫应答所必需的细胞因子。弓形虫感染过程中，DC 和巨噬细胞产生的 IL-12 可促进 $CD4^+$ T 细胞增殖。此外，Treg 细胞数量减少也有利于诱导 Th1 型免疫反应。

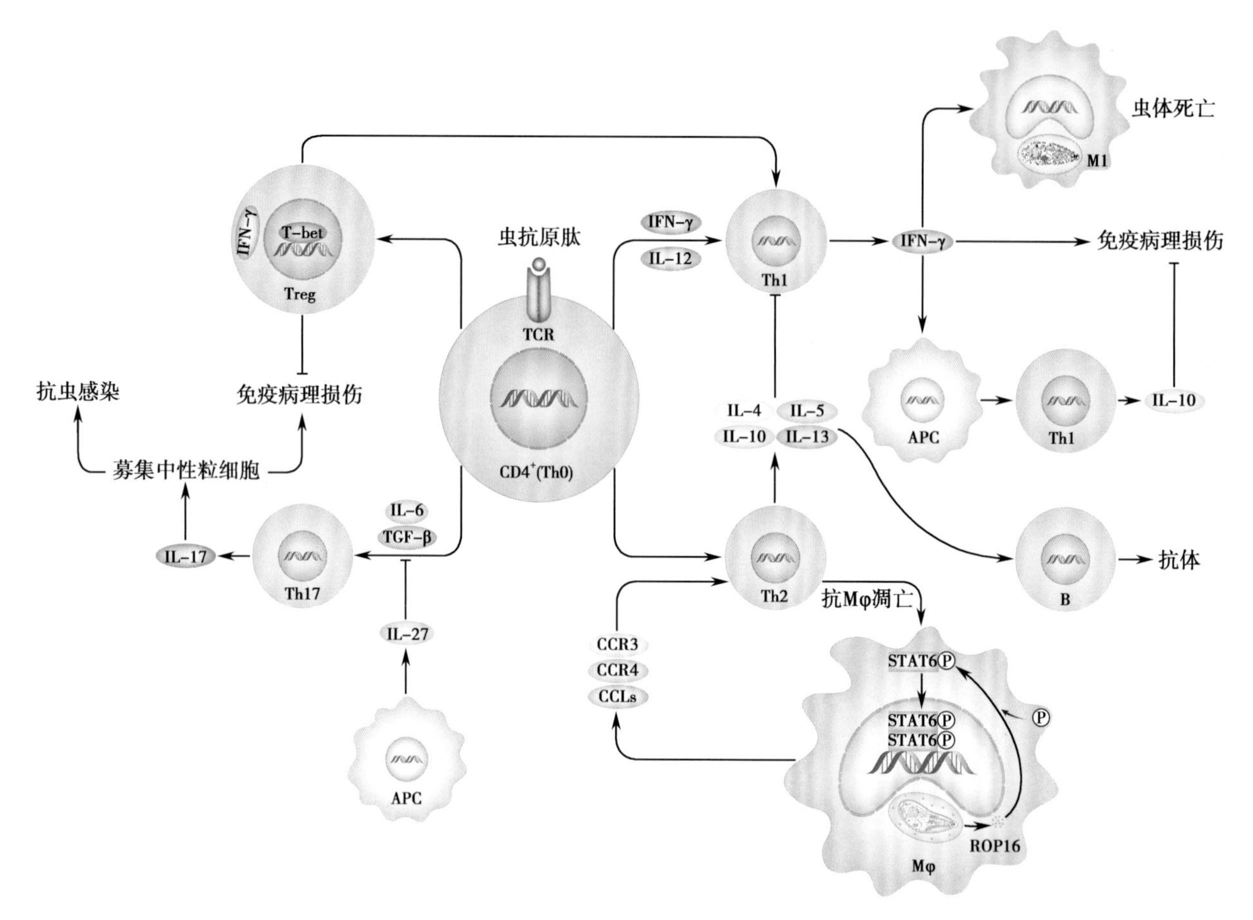


图 8-8 CD4⁺T 细胞在抗弓形虫感染中的作用机制

弓形虫感染小鼠的 Th1 细胞，通过产生 IFN-γ 激活巨噬细胞杀伤胞内的弓形虫，从而有助于保护机体（Mason 等，2004）。然而，在经口感染弓形虫的 C57BL/6 小鼠，Th1 细胞产生的 IFN-γ 会引发肠组织发生坏死，最终导致小鼠死亡。因此，活化 Th1 细胞产生的 IFN-γ，在抗弓形虫感染中具有双重作用。

在抗弓形虫感染的适应性免疫应答中，由初始 CD4⁺T 细胞分化形成的抗原特异性 Th1 细胞不仅能够产生 IFN-γ，还可产生 IL-10。这两种细胞因子具有拮抗作用，在 APC 的辅助下，Th1 细胞产生 IFN-γ 与 IL-10 的时间和分泌水平是如何被调控的有待于深入探索。免疫效应部位的 CD4⁺T 细胞可能只产生 IFN-γ 而不产生 IL-10，IL-10 的产生需要一个“重新激活”步骤。CD4⁺T 细胞产生的 IFN-γ 和 APC 的 IFN-γ 受体结合，诱导 APC 的共刺激信号增强并激活 Th1 细胞中 IL-10 基因的表达，是一种负反馈调节机制，有利于优化效应细胞激活和病原体清除，同时防止 APC 过度活化 Th1 细胞所诱导的组织病理损伤。

在弓形虫感染小鼠中，弓形虫 SAG 和 ROP1 疫苗在建立有效的 Th1 型免疫应答中发挥重要作用，能够增强机体的抗弓形虫效应。

弓形虫感染诱导的对过敏性疾病的拮抗作用也与 Th1 细胞有关。过敏性哮喘属Ⅰ型超敏反应，由 Th2 细胞、肥大细胞和嗜酸性粒细胞等参与，表现为大量炎症细胞在气道壁的浸润。弓形虫感染可抑制小鼠气道炎症的发展，这种效应可能与对弓形虫感染产生强烈的 Th1 反应有关（Fenoy 等，2008）。

2）Th2：是一种以分泌 IL-4、IL-5、IL-6、IL-10 和 IL-13 等细胞因子为主的 CD4⁺T 细胞亚群。这些 Th2 型细胞因子能够促进 Th2 细胞分化，而抑制 Th1 细胞分化，同时辅助 B 细胞活化产生体液免疫应答。研究发现，在弓形虫感染的 C57BL/6 和 BALB/c 小鼠脑组织中 Th2 型细胞因子（IL-4 和 IL-10）的 mRNA 水平均升高；在弓形虫眼病患者的外周血中，Th2 型细胞因子的含量也显著升高。小鼠眼部再次感染弓形虫后，Th2 型细胞因子 IL-13 的水平明显高于初次感染。这些数据均提示弓形虫感染后机体免疫状态向 Th2 方向倾斜。

研究发现，弓形虫的一些虫源性分子能够诱导机体发生 Th2 型免疫应答。腹腔注射重组弓形虫热休克蛋白 HSP70，可诱导小鼠脾脏和腹腔渗出液中持续产生 IL-4 和 IL-10 等 Th2 型细胞因子（Ahmed 等，2004）。弓形虫 SAG 可以促进 $CD4^{+}T$ 细胞表达 IL-4 并向 Th2 分化（Silva-Gutierrez 等，2018）。弓形虫主要表面抗原 P30 能够诱导来源于慢性弓形虫感染及无症状人群的外周血中 T 细胞向 Th2 应答偏移。弓形虫感染单核巨噬细胞后，能够激活其转录因子 STAT6，上调 Th2 型趋化因子受体 CCR3、CCR4 以及 CC 趋化因子配体 CCLs 的表达，募集 Th2 细胞到达感染的巨噬细胞周围，抑制巨噬细胞内的 caspase 活性，阻止巨噬细胞凋亡。肠系膜淋巴结树突状细胞（mesenteric lymph node dendritic cell，MLNDC）体外经弓形虫抗原（TAg）刺激后可作为预防弓形虫感染的细胞疫苗，在 C57BL/6 和 CBA/J 两种小鼠模型中均证明，MLNDCs-TAg 在体内可诱导出弓形虫特异性 Th2 型免疫反应，并为抗弓形虫感染提供强大的保护作用。

但也有研究显示，弓形虫感染可抑制 Th2 型免疫应答。对慢性弓形虫感染的小鼠实施盲肠结扎和穿刺术，更容易发生脓毒症。在盲肠结扎穿刺术的小鼠中，慢性弓形虫感染可促进转录因子 GATA3 的甲基化，进而抑制 Th2 细胞的功能，同时促进 $CD4^{+}$ T 细胞分泌更多的 IFN-γ，促进炎症的发生（Souza 等，2017）。一般肠道寄生虫感染能够诱发 Th2 细胞活化，并激活多种免疫细胞和非免疫细胞来清除肠道寄生虫。在弓形虫与蠕虫共感染的小鼠模型中，弓形虫能够抑制蠕虫诱导的 Th2 型免疫应答。

对弓形虫感染后激发体内免疫反应类型动态变化的研究显示，小鼠感染弓形虫后体内出现 Th1/Th2 漂移。BALB/c 小鼠感染弓形虫后，其血清中 IFN-γ 于感染后第 4 天开始显著升高，第 5～7 天维持在高峰，从第 8 天开始下降，第 9 天降至正常水平；IL-4 于感染后第 8 天开始升高，第 9 天升至峰值，从第 14 天开始下降，第 15 天降至正常水平。由此可见，小鼠在弓形虫感染的急性期即第 1～8 天以 Th1 应答为主，急性期后的第 9～13 天，宿主免疫反应以 Th2 应答为主。之后，Th1/Th2 应答基本恢复平衡。这可能是因为 BALB/c 小鼠感染弓形虫的早期，Th1 型免疫应答诱导炎症反应的发生以控制和清除弓形虫感染；急性期后，免疫应答向 Th2 偏移，Th2 细胞对 Th1 细胞应答的抑制减轻了 Th1 应答介导的免疫病理损伤，有助于小鼠度过急性感染期。此时，抗感染免疫与弓形虫感染处于平衡状态，小鼠进入慢性弓形虫感染状态。对感染弓形虫的大鼠的研究也发现，感染早期导致机体 Th1 偏移，IFN-γ 和 NO 水平显著升高，随后向 Th2 偏移，IL-4 反应性增高。

3）Th17：属 $CD4^{+}T$ 细胞亚群，主要依靠分泌 IL-17 家族的细胞因子招募活化的中性粒细胞等引发炎症反应。Th17 细胞所分泌的 IL-17 能够促进中性粒细胞抵抗弓形虫感染。利用 IL-$17R^{-/-}$ 小鼠经口感染弓形虫发现，弓形虫感染的 IL-$17R^{-/-}$ 小鼠回肠部位并没有像感染弓形虫的 WT 小鼠那样出现广泛的坏死和出血等病理改变，只表现出有混合淋巴细胞浸润；同时，弓形虫感染的 IL-$17R^{-/-}$ 小鼠回肠和腹腔中中性粒细胞募集不足，伴随死亡率的增加（Kelly 等，2005）。因此，Th17 细胞所分泌的 IL-17 诱导的免疫反应连同中性粒细胞，在机体抗弓形虫感染免疫和诱导局部组织损伤中发挥着双重作用。

在体外用弓形虫速殖子感染人外周血单核细胞，可诱导出较高水平的 Th17 细胞（Silva 等，2014）。有关弓形虫疫苗的相关研究显示，弓形虫抗原 ROP1 和 SAG1 可诱导急性弓形虫感染患者的 T 细胞向 Th17 细胞分化，提示 Th17 细胞介导的抗弓形虫免疫防护在弓形虫疫苗接种中可能具有较好的应用前景。IL-27 是一种由活化 APC 所产生的细胞因子，可抑制 TGF-β 和 IL-6 诱导的初始 $CD4^{+}T$ 细胞向 Th17 细胞分化。机体感染弓形虫后，IL-27 可作为 Th17 细胞对弓形虫抗原反应的内源性抑制因子，抑制 Th17 细胞介导的炎症损伤。利用 IL-$27R^{-/-}$ 小鼠建立的慢性弓形虫病模型发现，基因敲除小鼠脑部 Th17 相关的炎症反应显著高于感染的野生型小鼠。

4）Treg 细胞：主要发挥免疫抑制功能以维持机体的免疫平衡。弓形虫感染后，Treg 细胞也会被迅速活化，主要表现出对机体免疫病理的保护作用。利用弓形虫致死量感染所诱导的回肠炎小鼠模型研究发现，体内 Treg 细胞数量与感染 C57BL/6 小鼠的死亡率密切相关，Treg 细胞耗竭导致高水平虫体负荷和严重的回肠病理性损伤（Oldenhove 等，2009）。局部或全身 Treg 细胞数量的减少均与经口感染弓形虫小鼠的死亡率有关；对感染弓形虫速殖子的小鼠用 IL-2/ 抗 IL-2 复合物对 Treg 细胞进行特异性扩增，可降低机体虫体负荷和促炎细胞因子的分泌水平，证实 Treg 细胞在弓形虫感染中对宿主具有保护作用。

弓形虫感染过程中 Treg 细胞数量显著减少，其机制主要包括：初始 T 细胞向 Treg 细胞的分化减少；感染局部效应性 T 细胞产生 IL-2 减少，使 Treg 细胞增殖能力降低；感染过程中 Treg 细胞表达 T-bet 并产生 IFN-γ 向 Th1 细胞转化。对弓形虫感染的小鼠用 IL-2/ 抗 IL-2 复合物治疗，可以逆转组织中 Treg 细胞的数量减少，其机制主要是：通过增加 Treg 细胞中抗凋亡蛋白 Bcl-2 的表达，以减少 Treg 细胞凋亡，并可下调 Treg 细胞 T-bet 的表达和 IFN-γ 的分泌，减少 Treg 细胞向 Th1 细胞的分化。

那么，如何上调弓形虫感染过程中 Treg 细胞的数量也成为弓形虫相关疫苗研究的热点。关于 Mic1-3KO 疫苗的研究报告显示，弓形虫减毒活疫苗 Mic1-3KO 株对弓形虫Ⅰ型和Ⅱ型虫株感染具有长期免疫保护作用。在腹腔接种疫苗株后，接种部位出现 Treg 细胞聚集，进而效应性 T 细胞的数量增加，并可有效控制弓形虫感染；而接种疫苗来源的野生虫株则出现 Treg 细胞有限数量的聚集，并且不能有效控制虫体感染，导致小鼠死亡率增加。关于弓形虫蛋白疫苗的研究表明，弓形虫重组抗原 rMAG 可显著诱导体外培养的来源于慢性感染患者的外周血单个核细胞（PBMC）中 Treg 细胞的数量增加，由于 Treg 细胞数量与控制弓形虫感染方面具有相关性，接种疫苗后，机体 Treg 细胞数量增多体现出免疫接种对宿主的保护作用较好。

（2）$CD8^+$ T 细胞：是抗弓形虫感染适应性免疫应答中最重要的细胞类型，弓形虫感染可引发机体产生强烈的 $CD8^+$ T 细胞反应。$CD8^+$ T 细胞介导的免疫应答是抗弓形虫感染的重要保护机制，对控制感染至关重要；相反，实验性耗竭 $CD8^+$ T 细胞会导致弓形虫感染小鼠的死亡。有研究发现，过继转输弓形虫特异性 $CD8^+$ T 细胞可以被动性转移宿主对弓形虫感染的抵抗性（Aosai 等，1999）。弓形虫在入侵宿主细胞过程中分泌抗原肽，经抗原特异性 MHCⅠ类分子途径递呈给 $CD8^+$ T 细胞，$CD8^+$ T 细胞在共刺激分子、细胞因子或 Th1 细胞协同作用下被激活，通过分泌 IFN-γ 和 TNF-α 以及释放细胞毒颗粒等方式在急性和慢性弓形虫感染中发挥着重要作用（图 8-5，图 8-9）。

1）免疫应答启动：弓形虫感染过程中，APC 由 MHCⅠ类分子递呈的抗原肽供 $CD8^+$T 细胞识别，启动抗原特异性免疫应答。弓形虫表面抗原和分泌蛋白如棒状体、致密颗粒和微线体蛋白均可作为 T 细胞抗原。已研究发现，弓形虫致密颗粒蛋白 GRA6 的一个十肽表位即 HPGSVNEFDF（HF10），可被感染弓形虫的小鼠 $CD8^+$T 细胞特异性识别。在感染的不同阶段，$CD8^+$T 细胞识别不同的弓形虫来源的内源性抗原，在急性期从 GRA4 和 ROP7 中，分别发现了另外两个 H2-Ld 限制性表位 SPMNGGYYM 和 IPAAGRFF，H-2Ld/GRA4 可引起 $CD8^+$T 细胞应答，而在慢性期 H-2Ld/ROP7 引起 $CD8^+$T 细胞应答（Frickel 等，2008）。将这些寡肽接种小鼠后，可以实现对弓形虫感染的免疫保护作用。

2）亚群分化：弓形虫感染后，抗原特异性 $CD8^+$T 细胞激活，快速扩增超过 $10^4$ 倍并分化为异质的效应性细胞群。这个群体由短期效应细胞（SLEC）的终末分化效应细胞和记忆前体效应细胞（MPEC）分化的长期记忆细胞组成。在表型上，SLEC 表达杀伤性细胞凝集素样受体 G1（killer cell lectin-like receptor G1，KLRG1），且不表达 IL-7RA 以区别于 MPEC。SLEC 和 MPEC 均表现出效应功能和低增殖能力。然而，随着 MPEC 进一步发展为成熟的记忆 $CD8^+$ T 细胞，它们会自我更新并进行稳态增殖。在最初的扩张和分化之后，大多数活化的 $CD8^+$ T 细胞经历一个称为“收缩”的过程。在这个过程中，最终分化的 SLEC 发生凋亡，留下记忆性 T 细胞。这种细胞分化受多种信号调节，包括 TCR、共刺激信号、APC 来源的细胞因子和其他辅助细胞，特别是炎性细胞因子如 IL-12 和 IFN-γ 作为第三信号，能直接促进 $CD8^+$ T 细胞增殖和效应功能。

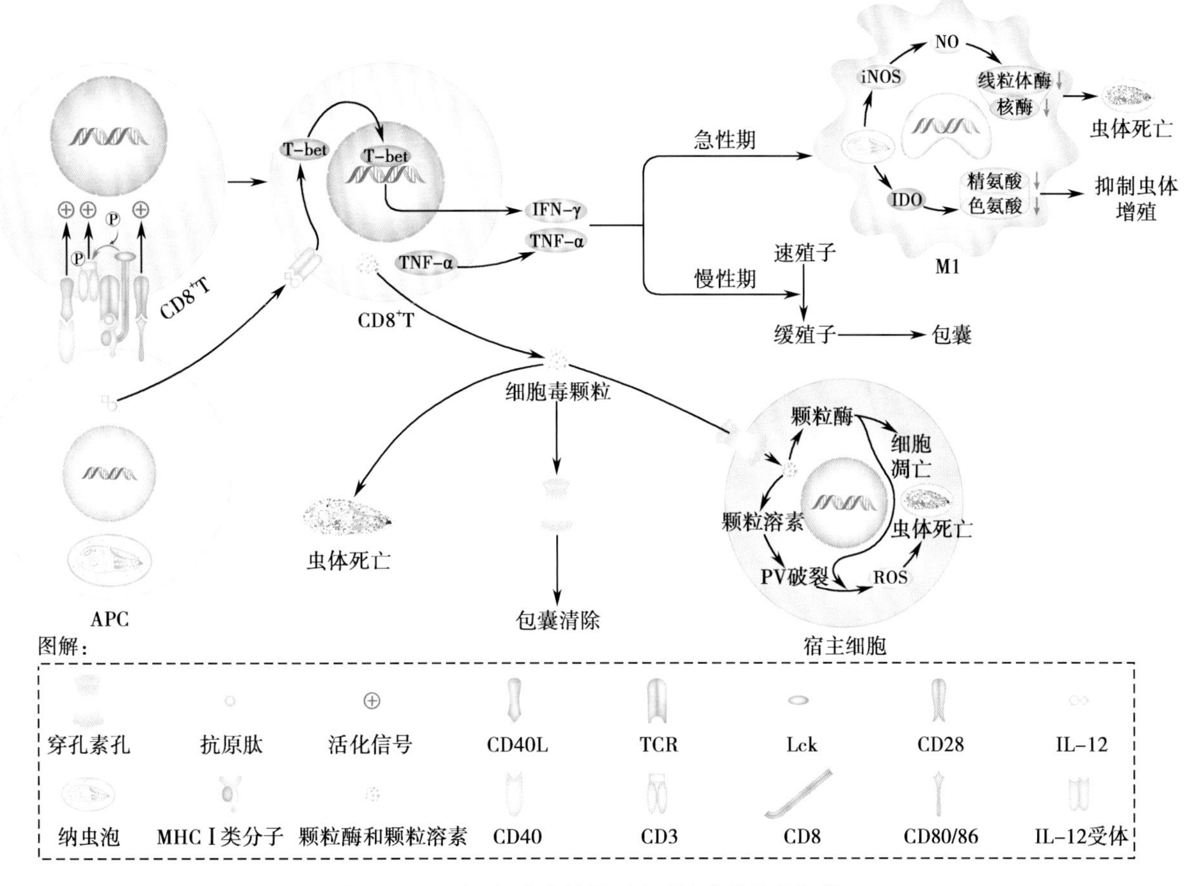


图 8-9 CD8⁺T 细胞在抗弓形虫感染中的作用机制

3）抗虫机制：CD8⁺T 细胞主要通过产生 IFN-γ 和 TNF-α 等细胞因子以及通过释放颗粒酶、穿孔素等细胞毒性颗粒发挥抗弓形虫感染作用。

IFN-γ 是 CD8⁺T 细胞控制弓形虫感染的关键细胞因子，但 IFN-γ 在急性和慢性弓形虫感染中的作用不尽相同。在急性期，IFN-γ 通过限制弓形虫速殖子增殖控制弓形虫急性感染；在慢性期，IFN-γ 促进速殖子向缓殖子转变，进而形成包囊，使其在体内长期存活。CD8⁺T 细胞可通过 IFN-γ 促进巨噬细胞活化而在抗弓形虫感染中发挥作用。感染发生后，机体产生大量 IL-12，并通过诱导 CD8⁺T 细胞转录因子 T-bet 的表达，促进 CD8⁺T 细胞分泌 IFN-γ，IFN-γ 作用于邻近的巨噬细胞，诱导巨噬细胞表达 iNOS 和 IDO。iNOS 促进生成大量 NO，而 NO 通过阻碍虫体内必需的线粒体酶和核酶的形成来杀死弓形虫速殖子；IDO 则可阻碍弓形虫获得生存必需的 L- 精氨酸和色氨酸，从而抑制弓形虫速殖子的增殖。此外，IFN-γ 还能激活脑内小胶质细胞和星形胶质细胞并分泌多种杀伤介质参与抗弓形虫感染。

CD8⁺T 细胞也可通过分泌 TNF-α 发挥抗虫作用。弓形虫急性感染期，CD8⁺T 细胞来源的 TNF-α 和 IFN-γ 协同激活巨噬细胞，抑制弓形虫速殖子增殖。CD8⁺T 细胞来源的 TNF-α 和 IFN-γ 也可协同激活小胶质细胞和星形胶质细胞的 IDO，而 IDO 可增强细胞的抗虫作用。TNF-α 基因敲除小鼠感染弓形虫后，将死于急性坏死性弓形虫脑炎，病理分析结果显示其脑和脾中 NO 水平下降，IFN-γ 表达水平降低，脑内虫体负荷明显升高。然而，慢性弓形虫感染的小鼠接受抗 TNF-α 抗体处理，体内弓形虫缓殖子可被快速激活，与抗 IFN-γ 抗体处理结果相似，表明 TNF-α 在抗弓形虫感染中也发挥着重要作用。

CD8⁺T 细胞还可通过释放颗粒酶、穿孔素和颗粒溶素等细胞毒性颗粒直接杀伤弓形虫感染的细胞，也可以直接杀伤宿主细胞外的弓形虫。人颗粒溶素可以选择性破坏胆固醇缺乏的微生物膜（如弓形虫 PVM），在宿主抗弓形虫感染中发挥着重要作用。弓形虫入侵宿主细胞后，CD8⁺T 细胞分泌的穿孔素、颗粒溶素可以分别破坏宿主细胞膜和PVM。颗粒酶可循穿孔素在靶细胞膜所形成的孔道进入靶细胞，通过激活凋亡相关的酶系统而介导靶细胞凋亡。颗粒酶还可通过受损的PVM进入纳虫泡内，通过蛋白水解作用产生的ROS破坏弓形虫的氧化防御系统，从而对弓形虫进行杀伤（Dotiwala等，2016）。在此过程中，胞内弓形虫的死亡独立于宿主细胞凋亡，且发生在宿主细胞凋亡之前，这种机制有利于限制虫体在宿主体内的扩散。

慢性感染弓形虫的小鼠，弓形虫包囊主要位于宿主中枢神经系统，$CD8^+$T细胞可通过释放穿孔素清除脑组织中的包囊。T细胞免疫缺陷的BALB/c小鼠在弓形虫感染后期，组织弓形虫包囊的数量会显著增加；而过继转输$CD8^+$T细胞能够大量清除该小鼠脑内的弓形虫包囊（Suzuki等，2010）。过继转输的$CD8^+$T细胞通过释放穿孔素裂解被包囊感染的细胞，并吸引大量小胶质细胞和巨噬细胞聚集在裂解细胞周围，渗入包囊内，导致包囊的破坏和清除。

4）$CD8^+$T细胞耗竭：小鼠慢性弓形虫脑炎后期，$CD8^+$T细胞的功能减弱，细胞增殖、细胞毒作用、细胞因子产生和记忆应答反应均受到不同程度破坏，细胞更容易发生凋亡，同时$CD8^+$T细胞表面的免疫抑制分子PD-1表达水平升高，这提示$CD8^+$T细胞发生了耗竭。慢性弓形虫感染中，弓形虫易感的C57BL/6小鼠体内$CD8^+$T细胞功能逐渐衰竭，导致弓形虫包囊中缓殖子的活化，虫体大量繁殖，最终导致小鼠死亡。应用抗PD-L1抗体阻断PD-L1/PD-1信号通路，可部分恢复$PD\text{-}1^+CD8^+$ T细胞的效应功能，维持感染小鼠存活，但需要持续的抗PD-L1治疗，且小鼠易患严重的自身免疫疾病（Bhadra等，2011）。$CD4^+$ T细胞可通过分泌IL-21辅助$CD8^+$ T细胞功能，在慢性感染失控时，$CD4^+$T细胞中转录因子B淋巴细胞诱导成熟蛋白1（B lymphocyte induced maturation protein 1，Blimp-1）表达水平上调，$CD4^+$ T细胞耗竭，失去产生IL-21的能力，进而导致$CD8^+$ T细胞耗竭（Hwang等，2016）。深入阐明$CD8^+$ T细胞在弓形虫感染中的耗竭机制，有助于筛选出治疗靶点来恢复$CD8^+$ T细胞功能，从而更有利于弓形虫病的防治。

## 二、抗弓形虫感染免疫应答的分子机制

**1. TLR** TOLL样受体（TLR）家族属于Ⅰ型跨膜蛋白，是重要的模式识别受体（pattern recognition receptor，PRR），表达于巨噬细胞和DC等天然免疫细胞，可以识别入侵机体的病原微生物的蛋白质、核酸和脂类等结构高度保守的PAMP，然后快速激活包括接头蛋白、信号复合物和转录因子在内的细胞内信号级联反应，诱导多种细胞因子和趋化因子表达，启动机体对病原体的免疫应答。它们是机体抵抗包括弓形虫在内的病原微生物入侵的第一道防线。

（1）分布与种类：TLR在物种间分布广泛，除了最初发现的果蝇，还存在于众多动物体内，从小鼠、大鼠、兔到人体都有存在。但是，不同物种体内的TLR表达情况有所差异。目前，动物体内已鉴定出13种TLR，在人体内已鉴定出11种。TLR广泛表达于免疫细胞，如DC、巨噬细胞等几乎表达所有的TLR。而非免疫细胞仅有限地表达个别TLR。TLR在各种器官组织都有表达，然而，不同组织中的TLR表达水平存在差异，这种特殊的表达模式与机体抵抗不同病原体感染有密切关系。此外，TLR的表达并非一成不变，外源性刺激能引起TLR表达水平变化。

根据在细胞中的位置，可将TLR分为两大类。一类TLR位于细胞膜上，主要识别肽聚糖、脂蛋白和脂多糖（lipopolysaccharide，LPS）等，包括TLR1、TLR2、TLR4、TLR5、TLR6、TLR10、TLR11和TLR12。另一类位于胞内细胞器，主要识别外源性核酸，包括TLR3、TLR7、TLR8和TLR9。TLR家族胞内结构域与白细胞介素1受体（IL-1R）的胞内结构域具有高度同源性，因此称为Toll/IL-1R（TIR）结构域。TIR结构域的核心序列由五个α螺旋围绕五个平行的β折叠而形成。TIR结构域的氨基酸序列高度保守，是TLR传导信号的核心区域。此外，TIR结构域具有嗜同源性，可募集下游同样包含TIR结构域的信号分子，启动下游信号通路（表8-2）。

（2）接头蛋白：TLR通过胞外区特异性地识别PAMP后，外界信号经过跨膜区进入胞内，通过胞

内区的 TIR 结构域，募集下游同样具有 TIR 结构域的蛋白，激活下游信号通路。这类被募集的蛋白称为接头蛋白，可接收来自上游的信号，传递给下游信号通路。此类接头蛋白共 4 种，分别为：MyD88、MyD88 接头样蛋白（MyD88 adaptor-like protein，MAL）、TRIF、TRIF 相关接头分子（TRIF-related adaptor molecule，TRAM）。根据信号传导是否通过 MyD88 接头蛋白，TLR 下游信号通路被分成 MyD88 依赖途径和 MyD88 非依赖途径。大部分 TLR 下游信号通路为 MyD88 依赖途径，但 TLR3 仅介导 MyD88 非依赖途径，而 TLR4 可介导以上两种途径（表 8-2）。

表 8-2 TLR 分布、外源性配体及接头蛋白

| TLR | 分布 | 外源性配体 | 接头蛋白 | 亚细胞定位 |
|---|---|---|---|---|
| TLR1 | 各类免疫细胞、帕金森淋巴瘤组织 | 三乙酰脂肽、孔蛋白 | MyD88、MAL | 细胞膜 |
| TLR2 | 外周血白细胞、内皮细胞、$CD4^+$ 巨噬细胞、肺、脑、心、淋巴组织、肌肉 | 脂肽、肽聚糖、糖脂、多糖、LPS | MyD88、MAL | 细胞膜 |
| TLR3 | DC、T 细胞、NK 细胞，胎盘、胰腺 | dsRNA、ssRNA | TRIF | 胞内细胞器膜 |
| TLR4 | 外周血白细胞、内皮细胞、上皮细胞、心肌细胞，脾脏 | LPS | MyD88、TRAM、MAL、TRIF | 细胞膜 |
| TLR5 | 外周血白细胞、卵巢 | 鞭毛蛋白 | MyD88 | 细胞膜 |
| TLR6 | 脾脏、胸腺、肺、卵巢 | 二乙酰脂肽、酵母多糖 | MyD88、MAL | 细胞膜 |
| TLR7 | B 细胞、DC，肺、脾脏、胎盘 | ssRNA | MyD88 | 胞内细胞器膜 |
| TLR8 | 外周血白细胞、肺 | ssRNA | MyD88 | 胞内细胞器膜 |
| TLR9 | 各类免疫细胞、脾脏、骨髓、淋巴结 | dsRNA、非甲基化 CpG DNA 模序 | MyD88 | 胞内细胞器膜 |
| TLR10 | B 细胞、DC、脾脏、淋巴样组织 | 未确定 | MyD88 | 细胞膜 |
| TLR11 | 巨噬细胞、DC、肾脏、肝脏、膀胱 | Profillin 样蛋白 | MyD88 | 内质网膜 |
| TLR12 | 巨噬细胞、DC | Profillin 样蛋白 | 未知 | 内质网膜 |
| TLR13 | 巨噬细胞、DC | 细菌 23S RNA | MyD88 | 内质网膜 |

MyD88 属于 Toll/IL-1R 家族和死亡结构域家族成员，N 端的死亡区介导蛋白质与蛋白质之间的相互作用，C 端通过募集其他信号蛋白来传递信号，MyD88 是 TLR 信号通路中的关键接头蛋白。MyD88 可以被除了 TLR3 以外的所有 TLR 激活，是机体防御弓形虫感染的主要调节因子。MyD88 被激活后通过其死亡结构域与白细胞介素 -1 受体相关激酶（interleukin-1 receptor-associated kinase，IRAK）家族蛋白结合成为信号转导复合物，该复合物继续招募并活化下游 E3 泛素连接酶即肿瘤坏死因子受体相关蛋白 6（TNF receptor associated factor 6，TRAF6），TRFA6 可以活化 IKK 复合物，进一步磷酸化 NF-κB，最终诱导包括 IL-12 在内的炎性细胞因子和 I 型干扰素的表达。MyD88 基因缺失小鼠表现出对弓形虫的易感性，而且弓形虫不能诱导 MyD88 缺失的小鼠来源的 DC、巨噬细胞和中性粒细胞产生 IL-12（Torres 等，2013）。近年来研究表明，多个 TLR 与抗弓形虫免疫相关，并且越来越多的来自弓形虫的虫源性配体被揭示（表 8-3）。弓形虫抗原与 TLR 结合启动 MyD88 依赖的信号通路在抗弓形虫感染免疫应答中发挥着重要作用。

表 8-3 弓形虫 PAMPs 的特异性结合 TLR

| 分子 | 受体 |
|---|---|
| 糖基磷脂酰肌醇（GPI） | TLR2、TLR4 |
| 热休克蛋白（HSP）70 | TLR2、TLR4 |
| RNA | TLR7 |
| DNA | TLR9 |
| Profilin 样蛋白 | TLR11、TLR12 |

（3）抗虫机制：TLR 及其信号通路在抗弓形虫感染过程中发挥着重要作用，弓形虫抗原可通过多条 TLR 信号通路活化免疫细胞。

1）TLR2 信号通路：TLR2 表达于髓系单核细胞表面，与 TLR1 或 TLR6 形成异二聚体，识别弓形虫脂蛋白类和肽多糖类 PAMP，被激活后以 TLR2-TLR2 同源二聚体形式被招募到巨噬细胞的吞噬体内，通过接头蛋白 TIRAP（Toll-interleukin 1 receptor domain containing adaptor protein）和 MyD88 招募 TRAF6，TRAF6 活化后激活下游 NF-κB 启动炎症因子的表达。TLR2 可以抑制弓形虫入侵脑组织，并降低肺部炎症细胞浸润。来源于 TLR2 缺失小鼠的腹腔巨噬细胞在弓形虫感染下仅产生较少的 NO 和 IL-12，证实 TLR2 在抗弓形虫感染中发挥重要的作用。弓形虫的糖基磷脂酰肌醇（glycosylphosphatidylinositol，GPI）、TgHSP70 和 MIC 都可以激活 MyD88 依赖的 TLR2 信号通路。巨噬细胞表面 TLR2 识别弓形虫 GPI 后通过此信号途径激活 NF-κB 通路，NF-κB 入核后诱导 TNF-α 产生，而 TNF-α 有利于抗弓形虫的免疫应答。巨噬细胞 TLR2 可以识别 TgHSP70，TLR2 活化后通过招募 MyD88 和 IRAK4 激活下游级联反应，IRAK4 与 IRAK1 激活 TRAF6，TRAF6 可以激活下游 NF-κB 通路，促进 NO 的释放。NO 能有效抑制弓形虫的增殖，增强机体抗弓形虫感染的能力。弓形虫 MIC1 和 MIC4 也可结合并激活巨噬细胞 TLR2，TLR2 通过 MyD88 依赖的信号通路诱导巨噬细胞表达炎症因子 IL-12。

2）TLR4 信号通路：TLR4 表达于巨噬细胞、DC 和中性粒细胞等髓系来源的细胞。静息状态下，定位于细胞表面，但在识别 PAMP 后，在小分子 GTP 酶 Rab11a 的协助下被内化到胞浆内，激活下游信号通路。TLR4 是唯一可以激活 MyD88 依赖和 MyD88 非依赖的两种途径的 TLR。TgHSP70 可以诱导 TLR4 活化，然后通过下游接头蛋白 TIRAP 和 MyD88 激活 MAPK 信号通路，诱导胞浆磷脂酶 A2 的表达与血小板活化因子的释放，诱导致死性炎症反应。也有研究发现，TgHSP70 可通过 TLR4 非依赖 MyD88 的方式诱导 DC 成熟，促进 MHCⅡ类分子和共刺激分子及 IL-12 的表达。在 MyD88 非依赖的途径中，TLR4 通过接头蛋白 TRIF 募集下游 E3 泛酸连接酶 TRAF3 和 TRAF6，TRAF3 和 TRAF6 活化后分别通过 TAK1 和 TBK1 诱导 MAPK 或者 NF-κB 的活化和 IRF3 的磷酸化和核转位，最终调控炎性细胞因子和Ⅰ型干扰素的表达。TgHSP70 不仅可以激活 TLR4 依赖 MyD88 信号途径，也可以激活 TLR4 非依赖 MyD88 信号途径。弓形虫 MIC1 和 MIC4 也可激活巨噬细胞 TLR4，然后通过 MyD88 依赖的信号通路诱导巨噬细胞 IL-12 的产生。另一方面，TgHSP70 通过 TLR4 非依赖 MyD88 的方式激活下游转录因子 IRF3，IRF3 诱导巨噬细胞表达 IFN-β，而 IFN-β 通过 IFN 受体激活 STAT1 信号通路诱导细胞因子信号抑制因子 1（suppressors of cytokine signaling1，SOCS1）的表达，SOCS1 可以抑制巨噬细胞 TLR2 介导的 NO 产生，抑制巨噬细胞对弓形虫的杀伤。弓形虫 ROP16 可以通过 TLR4 信号通路抑制巨噬细胞细胞因子的合成，诱导巨噬细胞免疫耐受。

3）TLR7 和 TLR9 信号通路：TLR7 和 TLR9 定位于 DC、中性粒细胞和嗜酸性粒细胞等细胞的内质网中，可分别识别单链 RNA 和未甲基化的 DNA。弓形虫 RNA 和 DNA 也可激活 TLR7 和 TLR9。静息状态下，TLR7 和 TLR9 以同源二聚体形式存在于内质网，在识别弓形虫 RNA 或 DNA 后，在伴侣样蛋白 UNC93B1（Unc-93 homolog B1）的协助下转运至内体，激活 DC MyD88 依赖的信号转导，诱导 IL-12 的表达，促进机体抗弓形虫的免疫应答。在此过程中，UNC93B1 是必不可少的，UNC93B1 突变可以完全抑制 TLR7 和 TLR9 信号通路的转导（Melo 等，2010）。

4）TLR11 和 TLR12 信号通路：TLR11 是识别弓形虫的主要受体。2005 年，Yarovinsky 等首次报道 TLR11 能够特异性地与弓形虫抑制蛋白（profilin）结合，激活 DC，进而促进 Th1 型免疫应答，诱导 IL-12 表达。IL-12 作为早期细胞因子，其在调节 NK 细胞和 T 细胞分泌 IFN-γ 上起着非常重要的作用。IL-12 缺乏或其信号通路阻断的宿主更不易控制弓形虫感染，而敲除 profilin 基因可以使 DC 分泌的 IL-12 减少。这一发现不但为 TLR11 找到了第一个明确的配体，而且证实了 TLR11 在弓形虫感染中的重要作用。随后，TLR12 也被证实可与 TLR11 共同作用于 DC 和巨噬细胞，特异性地识别并响应弓形虫 Profilin 蛋白。TLR11 和 TLR12 识别 profilin 后启动 MyD88 依赖的胞内级联信号，激活转录因子 NF-κB，诱导 IL-12 和Ⅰ型干扰素的产生。在 CD8α⁺DC 中，TLR11 和 TLR12 识别弓形虫 profilin 后激活 MyD88 下游转录因子 IRF8，IRF8 入核启动 IL-12 的表达。作为胞内 TLR，弓形虫 profilin 诱导 TLR11 和 TLR12 活化还需要 UNC93B1 的协助，UNC93B1 与 TLR11 和 TLR12 直接相互作用，调控机体抗弓形虫感染的免疫应答。

尽管 TLR11 通过诱生 IL-12 在抗弓形虫感染中起主要作用，但有研究表明 TLR11 缺失的小鼠感染弓形虫的严重程度低于 MyD88 和 IL-12 缺失的小鼠。在 IL-12（IL-12p40 或 IL-12p35）缺失或者 MyD88 缺失的情况下，小鼠均表现出对弓形虫的易感性。而 TLR11 缺失时，大部分小鼠非常容易出现慢性感染，在小鼠大脑中形成包囊，只有感染严重的部分动物出现死亡。另有研究发现，在 TLR11 缺失的小鼠体内仍然存在 MyD88 依赖途径的 IL-12 生成，这表明其他 TLR 信号通路也参与了抗弓形虫免疫过程中 IL-12 的产生。

**2. 非 TLR 信号通路（激酶样效应分子的 NF-κB 通路）** NF-κB 蛋白家族，又名 Rel 蛋白家族，是由一系列名为 NF-κB1（p50）、NF-κB2（p52）、RelA（p65）、RelB 和 c-Rel 蛋白分子组成。NF-κB 信号通路能调控多种细胞因子和抗凋亡基因的表达，其中包括 IL-12、IL-1β、IL-6、TNF、iNOS、细胞 FLICE 抑制蛋白（cellular Fas-associated death domain-like interleukin-1β-converting enzyme（FLICE）-like inhibitory protein，cFLIP）、Bcl-2 和 Bcl-xL 等。弓形虫抗原在调控 NF-κB 信号通路中起到重要的作用，某些成分可激活 NF-κB 信号通路，而另一些弓形虫抗原则抑制 NF-κB 信号通路。例如，弓形虫 GRA15 和 GRA7 可激活宿主细胞内 NF-κB 信号通路，而 HSP70 和 ROP18 则可抑制宿主细胞内 NF-κB 信号通路。弓形虫抗原主要通过与宿主细胞的 TLR 结合，活化转录因子 NF-κB，调控多种免疫效应分子表达，启动机体对弓形虫的免疫应答，但非 TLR 的模式识别受体在弓形虫诱导机体免疫应答过程中也发挥了重要作用。

目前已知的非 TLR 主要有五大类，分别是：识别 RNA 受体家族、识别 DNA 受体家族、识别肽聚糖的核苷酸结合寡聚化结构域样受体（nucleotide-binding and oligomerization domain-like receptor，NLR）家族、C 型凝集素受体（C-type lectin receptor，CLR）家族及其他一些固有免疫特异性模式识别受体（PRR）。这些 PRR 均在机体抗弓形虫感染的过程中发挥一定的作用。弓形虫感染宿主细胞后，可分别通过识别 RNA 受体家族中的维甲酸诱导基因Ⅰ（retinoic acid inducible geneⅠ，RIG-Ⅰ）、DNA 识别受体家族的 cGAS 等分子活化 NF-κB 信号通路，进一步影响机体抗弓形虫感染的免疫应答。

（1）RIG-Ⅰ：又称 DDX58A，属于识别 RNA 受体家族中的维甲酸诱导基因Ⅰ类受体（retinoic acid inducible geneⅠ（RIG-Ⅰ）-like receptor，RLR）家族。该分子包含 925 个氨基酸残基，主要分布在细胞浆中。RIG-Ⅰ最早被发现能够结合双链 RNA，5′端带有三磷酸基团的双链 RNA（dsRNA）或者单链 RNA（ssRNA），可以作为 PAMP 被细胞内 RIG-Ⅰ识别，并激活下游转录因子 IRF3 和 NF-κB，诱导Ⅰ型干扰素基因的转录和激活。RIG-Ⅰ分子下游的接头蛋白主要有 IFN-β 启动子刺激因子 1（IFN-β promoter stimulator 1，IPS-1）、线粒体抗病毒信号蛋白（mitochondrial antiviral signaling，MAVS）、病毒诱导信号适配蛋白（virus-induced signaling adaptor，VISA）和 Cardif 蛋白。当 RIG-Ⅰ识别相应配体后，招募 IPS-1 形成庞大的聚合体，激活 IRF3 以及 NF-κB，产生免疫应答。弓形虫的 RNA 或者 DNA 可以被宿主细胞内的 PRR 所识别，以启动宿主抗弓形虫的免疫应答。人 PBMC 在弓形虫来源的 RNA 刺激下，能够产生高水平的促炎细胞因子包括 IL-12 和 TNF-α，弓形虫 RNA 也可能作为一种 PAMP 被 RIG-Ⅰ识别，进一步启动下游 NF-κB 信号通路。NF-κB 家族的某些成员如 C-Rel 缺失后，宿主对弓形虫的易感性增加，而 IL-12 可有效抑制弓形虫的感染，NF-κB 活化后下游的产物 IL-12 在抗弓形虫感染中发挥重要作用。IL-12 可进一步与 T 细胞表面的 IL-12R 结合并诱导弓形虫特异性的 Th1 型细胞免疫应答。

（2）cGAS：弓形虫感染宿主细胞后，可在宿主细胞内增殖形成虫体集合体即假包囊，外面包绕一层细胞膜，但没有真正的囊壁，在 IFN-γ 的作用下假包囊破裂，破裂后在细胞质中可检测到弓形虫

DNA。对外源性DNA的识别是机体防御病原体的关键环节。cGAS是近期发现的一个新型胞浆DNA受体，在虫体dsDNA的刺激下，cGAS发生构象改变而形成可接近的催化口袋结构，催化cGAMP形成环G(2′,5′)pA(3′,5′)p结构，发挥第二信使功能。cGAMP能够结合STING，引起IRF3的磷酸化和二聚体化，继而诱导Ⅰ型IFN的产生。在弓形虫感染的过程中，cGAS是研究较多的一类DNA识别受体，cGAS基因敲除小鼠感染弓形虫的的死亡率显著高于WT小鼠。Wang等(2019)发现在弓形虫感染的小鼠模型中，cGAS/STING通路在抗弓形虫感染中发挥重要作用，弓形虫GRA15可促进cGAS/STING信号通路的活化，GRA15并不依赖MyD88/TRIF的形式激活NF-κB，而是通过增加IκBα磷酸化水平以及TRAF6依赖的方式促进STING蛋白的多泛素化和寡聚，进一步增加NF-κB p65向细胞核内转移，以激活NF-κB信号通路并上调IL-12的表达。这些结果表明，GRA15并不是以TLR配体的身份发挥作用的，而是以一种全新的方式参与抗弓形虫感染免疫。

另外，还有两类DNA识别受体可能与抗弓形虫感染的免疫应答有关，分别是DNA依赖的干扰素调节因子激活物(DNA dependent activator of IFN-regulatory factor，DAI)和黑色素瘤缺失因子2(absent in melanoma 2，AIM2)。DAI分子又被称为Z-DNA结合蛋白1(Z-DNA binding protein 1，ZBP1)，能够作为胞浆内的DNA感应器识别外源性的dsDNA，诱导固有免疫应答。DAI能够直接结合dsDNA，招募TBK1和IRF3，随后通过TBK1和STING，活化IRF3，使其发生核转位，刺激Ⅰ型干扰素的产生。在弓形虫感染的小鼠脑组织中DAI的表达水平显著增加，小鼠巨噬细胞中DAI的表达有利于胞内弓形虫的清除。对AIM2的研究显示，弓形虫感染未转化人胎小肠上皮细胞系(FHs 74 Int细胞)后，胞内的AIM2基因表达水平显著下降，但是在弓形虫感染的THP-1细胞系中，胞内AIM2的表达水平显著增加。显然，在不同的细胞类型中，弓形虫感染所导致的蛋白变化水平有所不同。AIM2作为一种炎症小体相关蛋白，介导了机体抗弓形虫感染的先天性免疫应答。

(3) NOD样受体：即核苷酸结合寡聚化结构域样受体(nucleotide-binding and oligomerization domain-like receptor，NLR)，是一类位于胞浆的PRR。不同的NOD样受体能够识别胞浆中不同的PAMP和内源性分子，从而激活下游的caspase-1，通过caspase-1对IL-1β和IL-18的前体进行剪切，释放大量的IL-1β和IL-18。鉴于弓形虫滋养体几乎可以感染目前研究过的所有脊椎动物有核细胞(红细胞除外)，弓形虫感染细胞后可形成PV在胞内长期存在，并且弓形虫进入细胞后所产生的蛋白成分也将作为外来抗原存在，NLR成为识别胞内弓形虫抗原成分的重要受体。在弓形虫感染过程中，研究较多的NOD样受体主要有NOD2、NLRP-1和NLRP-3这三类。

1) NOD2：NOD2主要组成性表达于髓系来源细胞，特别是巨噬细胞、中性粒细胞和DC等，在T细胞上也有表达。弓形虫感染时，NOD2是最早被证实可对弓形虫感染产生保护性免疫应答的NLR之一。NOD2基因敲除小鼠在弓形虫感染的21天内全部死亡，而WT小鼠则尚有存活，表明NOD2在抗弓形虫感染的免疫保护中具有十分重要的作用。NOD2可能通过识别进入胞内弓形虫的蛋白成分后，提供T细胞的活化信号，诱导Th1型免疫应答。在弓形虫感染的小鼠模型中，T细胞中的NOD2在虫体蛋白成分的刺激下，可与NF-κB亚单位c-Rel结合，并作用于IL-2的启动子区域，增强IL-2的转录，进一步促进T细胞中IFN-γ的表达，对弓形虫产生Th1型免疫应答。小鼠经口感染弓形虫后，NOD2的存在促进了小鼠脾细胞TNF-α和IFN-γ的表达，同时能够维持肠道菌群平衡，抑制肠道菌群向肝肾等组织转移，NOD2可显著改善弓形虫感染所致的小鼠急性回肠炎，抑制弓形虫的全身播散。另外，NOD2基因的多态性与人群弓形虫眼病的易感性具有相关性，NOD2的单核苷酸多态性(single nucleotide polymorphism，SNP)rs3135499位点若为CC纯合子，则可对弓形虫眼病的发生具有保护作用。弓形虫眼病患者中，如果SNP-rs3135499为杂合子，其PBMC中Th17细胞的比例增加，产生IL-17的水平升高，从而促进眼部病变的发生发展。因此，NOD2与炎性Th17细胞产生IL-17A及眼弓形虫病的发生密切相关。

NOD2可被胞壁酰二肽(muramyl dipeptide，MDP)激活，其N末端的caspase募集结构域(caspase recruitment domain，CARD）可与其他含有 CARD 结构域的蛋白相互作用，并进一步募集和活化能够激活 NF-κB 和 MAPK 的丝氨酸 / 苏氨酸激酶 RICK 蛋白，活化下游相应的信号通路。弓形虫中不含 MDP 结构及其类似物，那么弓形虫感染后，NOD2 如何发挥生物学功能呢？NOD2 是否作为一种“感应因子”感应并识别弓形虫进入宿主胞浆中的其他蛋白成分，启动下游信号通路，促进适应性免疫应答的发生？这些问题仍需作深入的探索。在弓形虫感染的细胞中，NOD2 可诱导不同类型的免疫应答，这可能与不同的刺激因素以及细胞类型有关。

2）NLRP-1：弓形虫感染后，固有免疫细胞的胞质模式识别受体含 NLR 家族热蛋白结构域蛋白 1（NLR family pyrin domain containing protein 1，NLRP-1）被激活，活化的 NLRP1 能募集凋亡相关斑点样蛋白（apoptosis associated speck-like protein，ASC）和 pro-caspase-1，形成炎症小体，其中炎症小体的特异性由 NLRP 调控。ASC 作为接头蛋白有利于募集 pro-caspase-1，裂解产生有活性的效应蛋白 caspase-1，caspase-1 能将胞内 NF-κB 诱导的 pro-IL-1β、pro-IL-18 切割为有活性的 IL-1β 和 IL-18 并释放到胞外调节宿主的炎症反应。IL-1β 和 IL-18 是重要的炎性细胞因子，大多数炎性细胞因子的产生主要在转录水平调控，但 IL-1β 和 IL-18 的分泌还需要蛋白酶水解过程。首先，弓形虫固有成分被宿主巨噬细胞膜或胞内溶酶体表面的 TLR 识别，活化的 TLR 信号通过 MyD88 依赖方式激活 NF-κB，促进无活性 pro-IL-1β 和 pro-IL-18 形成；弓形虫分泌到宿主细胞内的 GRA15 也可以直接激活 NF-κB，诱导 pro-IL-1β 和 pro-IL-18 产生。弓形虫感染导致胞内 NLRP1 炎症小体活化，使无活性 pro-IL-1β、pro-IL-18 水解为有活性的 IL-1β 和 IL-18，IL-1β、IL-18 与 IL-12 协同促进 NK 细胞、$CD8^+$T 细胞和 Th1 细胞 IFN-γ 的产生，在机体抗弓形虫免疫反应中发挥重要作用。

关于弓形虫感染能够激活炎症小体的报道是源于探索人类先天性弓形虫病相关易感等位基因的研究。研究发现弓形虫易感等位基因定位于 NLRP-1 的基因组区域。用 siRNA 干扰人单核细胞系中 NLRP-1，发现感染弓形虫的细胞比例升高，单个 PV 中弓形虫数目增多，细胞因子 IL-1β、IL-18 和 IL-12 水平下降，无活性 pro-IL-1β 在胞内累积，被感染细胞的凋亡进程加快。在弓形虫感染的小鼠和大鼠模型中，NLRP-1 炎症小体被激活，产生了针对弓形虫经口感染的保护性免疫。NLRP-1 敲除小鼠感染弓形虫后，小鼠体内荷虫量比 WT 小鼠高 5～10 倍，表明 NLRP-1 在限制弓形虫增殖方面发挥着重要作用。弓形虫激活 NLRP-1 炎症小体的详细机制尚未完全阐明。有研究显示，弓形虫的 GRA15 可以作为 NLRP-1 的激动剂，进一步诱导人单核细胞中成熟 IL-1β 的产生（Gov 等，2013）。另有研究发现，小鼠体内炭疽杆菌 B 致死毒素（lethal toxin，LT）通过蛋白水解 NLRP-1 的多态 N 端特定序列激活 NLRP-1 炎症小体。在人类，NLRP-1 多态性可以影响对先天性弓形体病的易感性。因此，推测弓形虫激活 NLRP-1 的分子机制可能与 LT 类似。

3）NLRP-3：弓形虫感染还能激活巨噬细胞胞内 NLRP-3，NLRP-3 不但能募集 ASC 和 caspase-1 组成经典炎症小体，还能募集效应蛋白 caspase-11 组成非经典炎症小体，介导炎性细胞因子 IL-1β 和 IL-18 的分泌。弓形虫感染后，胞外 ATP 激活巨噬细胞表面受体 P2X7，能够促进胞内溶酶体与 PV 的融合，并促进 ROS 的产生，ROS 能够有效促进经典 NLRP-3 炎症小体的激活，介导 IL-1β 分泌（Moreira-Souza 等，2017）。分泌到胞外的 IL-1β 又能与巨噬细胞表面 IL-1β 受体结合，促进线粒体 ROS 的产生。巨噬细胞通过活化的 NLRP-3 炎症小体和 ROS 发挥抗弓形虫感染的作用。在体外研究中，弓形虫 RH 株感染人小肠上皮细胞 FHs 74 Int 后，也能通过 P2X7 受体促进细胞 NLRP-3 的表达以及 IL-1β 的分泌，提示 P2X7/NLRP3 参与了小肠组织抗弓形虫感染的黏膜免疫反应。

（4）树突状细胞相关性 C 型植物血凝素（Dectin-1）分子：为 C 型凝集素受体（C-type lectin receptor，CLR）家族成员，主要识别外源性 β- 葡聚糖，在介导吞噬和激活下游信号转导中具有关键作用。Dectin-1 作为一种重要的 PRR，在小鼠的原代小胶质细胞表面有表达。在弓形虫脑炎小鼠模型的脑组织中，Dectin-1 的表达水平显著增加，且与脑组织中 IL-6 的表达水平呈正相关，小胶质细胞上的 Dectin-1 与 CD37 分子的共同作用调控了 IL-6 表达，但其具体的分子机制仍不清楚。

（5）其他 PRR：除了上述多种 PRR 外，还有许多其他类型 PRR 表达于不同的细胞，包括清道夫受体、甲酸基多肽受体和补体受体等。这些受体在弓形虫感染过程中所发挥的生物学功能以及在机体抗弓形虫免疫应答中的作用仍需进一步深入探索。

**3. IFN-γ** IFN-γ 是抗弓形虫免疫中起主导作用的细胞因子，主要由 NK 细胞和活化的 T 细胞产生。在宿主体内，IFN-γ 可以促进虫体包囊形成、抑制虫体复制，在抗弓形虫感染的免疫防护中扮演着重要角色。

（1）产生及调控：多种弓形虫抗原或者弓形虫速殖子刺激均可促进 IFN-γ 的表达。用弓形虫抗原 STAg 或 profilin 蛋白刺激均可导致小鼠和人外周血 IFN-γ 水平升高，且小鼠脾脏 IFN-γ 水平也明显升高。TOX-IgG 阳性的儿童血清中 IFN-γ 的水平明显高于正常儿童。长期感染Ⅲ型弓形虫的小鼠体内存在着 IFN-γ 的持续表达，该小鼠可抵抗Ⅰ型弓形虫 RH 株的再次感染，并可长期存活。

弓形虫感染通过两种途径影响宿主 IFN-γ 的产生，包括 TLR 依赖途径和 TLR 非依赖途径。TLR11 是弓形虫 profilin 的主要受体，可启动 MyD88 介导的免疫应答产生 IL-12，在 IL-12 的刺激下，1 型固有淋巴细胞（innate lymphoid cells 1，ILC1）、NK 细胞、$CD4^+$ T 细胞和 $CD8^+$ T 细胞产生大量 IFN-γ。IL-12 刺激不同细胞产生 IFN-γ 的途径不同：在 ILC1 中，弓形虫感染可通过上调 T-bet 的表达进而促进 IFN-γ 的产生与分泌；在 T 细胞中，IL-12 可与 T 细胞表面 IL-12R 结合，激活 JAK/STAT1/STAT4 通路，促进 IFN-γ 的产生；在 NK 细胞，一方面可通过 IL-12 与 IL-12R 的结合促进 IFN-γ 的分泌，更重要的是弓形虫感染可活化 NK 细胞表面多种活化性受体，如 NKG2D、NKP44、NKP46 等，通过 MAPK 信号通路，促进 IFN-γ 的表达。此外，中性粒细胞可通过 TLR 非依赖途径产生 IFN-γ，TLR11 缺陷的弓形虫感染小鼠的中性粒细胞也可产生 IFN-γ；弓形虫感染后，IL-1β 及 TNF-α 表达上调也可促进中性粒细胞 IFN-γ 的产生以利于清除弓形虫。

IFN-γ 的产生除受弓形虫感染的直接作用外，也受其他细胞因子的调控，包括对 IFN-γ 产生的正调控和负调控两个方面。IL-12 是促进 NK 细胞等产生 IFN-γ 最主要的细胞因子；TNF-α、IL-1β、IL-2、IL-7 和 IL-18 等也可促进机体 IFN-γ 的产生。此外，TAP-1 是 IFN-γ 表达的重要调控因子，弓形虫感染可通过上调 TAP-1 的表达促进 NK 细胞产生与分泌 IFN-γ。相反，某些细胞因子如 IL-17A 可抑制 IFN-γ 的产生，降低弓形虫 HSP70 蛋白的表达，阻止诱导血小板活化因子介导的致死性过敏反应的发生，减少 NO 的生成，从而负调控机体的抗弓形虫免疫。

（2）抗虫机制：IFN-γ 可参与多种免疫细胞活化过程，发挥抗感染作用。

1）激活巨噬细胞：IFN-γ 可提高巨噬细胞的吞噬能力，促进免疫相关 GTPase（IRG）p47 的作用，并诱导 ROS 和 NO 的产生，进而对弓形虫产生杀伤作用。

PV 是弓形虫在感染细胞中产生的一种特殊的分隔室，弓形虫在这个液泡中繁殖，直到宿主细胞裂解将弓形虫释放到细胞外空间，感染更多的细胞，不利于机体抗弓形虫感染。弓形虫感染所致 IFN-γ 水平的升高可上调 p47 GTPase 家族成员 IRGA6 和 IRGB6 的表达，并将其募集至弓形虫 PVM 表面，积累到足够量即可导致 PVM 破裂。IFN-γ 可介导非经典自噬发挥抗虫作用，该过程依赖 p47 GTPase。弓形虫微线体蛋白 MIC3 和 MIC6 作为 EGFR 受体的配体，可诱导巨噬细胞 EGFR 发生磷酸化，并活化 PI3K/AKT 通路，下调 LC3 的表达。在体外用 IFN-γ 刺激的弓形虫感染的巨噬细胞中，LC3 及 ATG 的复合物在 PV 上附着并募集 GTPase 进而导致 PVM 的破坏，PVM 中的弓形虫释放到细胞质中，增加了免疫系统对弓形虫抗原的识别，促进机体对弓形虫的免疫杀伤。

IFN-γ 能够活化巨噬细胞并产生 NO，这对于控制弓形虫的复制至关重要。IFN-γ 可与巨噬细胞表面 IFN-γ 受体结合，启动 JAK/STAT1 通路，活化的 STAT1 能够上调巨噬细胞 NO 的表达，限制胞内弓形虫对铁的利用，阻碍弓形虫获得生存必需的 L- 精氨酸和色氨酸，从而抑制弓形虫速殖子复制。IFN-γ 还可促进人和小鼠脑 $CD11b^+CD45^{low}$ 小胶质细胞的活化，增加 NO 的产生，有效抑制弓形虫速殖子的复制，从而抑制弓形虫脑病的发生。同时，IFN-γ 还能介导活化的小胶质细胞分泌 IFN-γ 和 TNF-α，协同发挥抗弓形虫感染作用。

活化的巨噬细胞产生的氧中间体超氧离子可抑制弓形虫增殖。IFN-γ 可通过激活内源性过氧化氢酶或在加入外源性过氧化氢酶的条件下增强宿主对弓形虫的抑制能力。慢性感染弓形虫的小鼠，其巨噬细胞释放的 $H_2O_2$ 比正常小鼠多 4 倍，可有效抑制弓形虫的复制；来自 IFN-γ 免疫增强小鼠的巨噬细胞释放 $H_2O_2$ 比正常鼠多 25 倍，可快速大量杀死摄入细胞内的弓形虫。

2）活化星形胶质细胞：星形胶质细胞是脑内控制弓形虫生长的一群重要细胞。IFN-γ 可促使星形胶质细胞内弓形虫缓殖子处于休眠期，阻止星形胶质细胞内缓殖子转化为速殖子；反之，去除 IFN-γ 可导致缓殖子向速殖子转化，促进弓形虫的运动。IFN-γ 可抑制速殖子在人星形胶质细胞内的增殖，其机制为：IFN-γ 可诱导星形胶质细胞 IDO 和 NO 的产生，并促进星形胶质细胞 p47 GTPase 的表达，从而诱发强烈的抗弓形虫免疫反应。

3）诱导 Th1 细胞分化：弓形虫感染所致 IFN-γ 分泌增加可诱导很强的 Th1 型免疫应答。IFN-γ 促进 Th1 极化主要通过两种机制：一是 IFN-γ 可提高 DC 分泌 IL-12 的水平，IL-12 是促使 $CD4^+T$ 细胞分化为 Th1 细胞最主要的细胞因子；二是 IFN-γ 刺激与 TCR 信号协同作用，最大限度地诱导 $CD4^+$ T 细胞内 T-bet 的表达，上调初始 $CD4^+$ T 细胞 IL-12 受体的表达，促使其分化为 Th1 细胞，后者通过分泌 IL-2 及 IFN-γ 等发挥抗虫效应。此外，IFN-γ 是 MHCⅠ类分子和Ⅱ类分子表达的有效激活剂，弓形虫感染后 IFN-γ 表达上调，可刺激 DC MHCⅡ类分子的表达，促进 DC 成熟并增强其对虫体抗原的提呈能力，形成抗原肽 -MHCⅡ类分子复合物，进而激活 $CD4^+T$ 细胞来抵抗弓形虫感染。在脑内，IFN-γ 对 MHCⅠ类分子和Ⅱ类分子表达的激活对诱导脑内浸润 T 细胞的增殖、分化，控制弓形虫脑病的发展也至关重要。IFN-γ 在促进初始 $CD4^+T$ 细胞分化为 Th1 细胞的同时，可促进 Th1 细胞产生更多的 IFN-γ，通过正反馈调节，激起更强的抗弓形虫感染的免疫应答。此外，TAP-1 可通过控制 NK 细胞 IFN-γ 的产生间接调控 $CD4^+T$ 细胞的功能。TAP-1 敲除小鼠其 $CD4^+$ T 细胞抗弓形虫感染的作用减弱。在弓形虫感染情况下，IFN-γ 可促进 $CD4^+$ T 细胞的功能，而来源于 $CD4^+$ T 细胞的 IFN-γ 与细胞表面 IFN-γ 受体结合促进胞内 iNOS 转化为 NO，发挥抗弓形虫的作用。IFN-γ 也可通过促进 $T\text{-}bet^+CXCR3^+$ Treg 细胞群体的产生，抑制免疫应答过程中的炎症反应，减轻弓形虫感染所致机体的炎症损伤。

4）活化 $CD8^+$ T 细胞：弓形虫感染后，IFN-γ 可通过诱导脑血管内皮细胞黏附分子 VCAM-1 及趋化因子 CXCL9、CXCL10 及 CCL5 等的表达，将外周血中 T 细胞募集到脑内，其中 $CD8^+$ T 细胞可通过分泌穿孔素清除弓形虫。在弓形虫慢性感染期，IL-4 可刺激 STAT6 的表达，促进 IL-4 的信号传递，进而进一步促进 $CD8^+$ T 细胞激活，产生更多 IFN-γ，从而发挥对弓形虫的抑制作用。蛋白激酶 C（PKC）是参与 T 细胞信号转导最重要的酶，缺失该酶的小鼠感染弓形虫后，可导致脑内 $CD8^+T$ 细胞产生 IFN-γ 的水平下降，致使弓形虫脑炎的发生并促进感染小鼠的死亡。IFN-γ 产生的受损与 NF-κB 激酶蛋白增加和 MAPK 通路激活减少有关。NF-κB 家族转录因子 RelB、c-Rel、NF-κB1 和 NF-κB2 都参与 $CD8^+T$ 细胞抵抗弓形虫感染的免疫应答过程，NF-κB1 基因缺陷小鼠其 $CD8^+T$ 细胞数量减少和 IFN-γ 分泌水平下降，促使弓形虫脑炎的恶化。

IFN-γ 可激发 $CD8^+T$ 细胞分化为细胞毒性 T 淋巴细胞（cytotoxic T lymphocyte，CTL）。在弓形虫感染晚期，IFN-γ 可促进 $CD8^+T$ 细胞的活化、增殖并分化为 CTL，通过分泌大量 IFN-γ，阻止弓形虫包囊形成，并产生大量的颗粒酶、穿孔素等活性蛋白物质发挥清除弓形虫的作用。$CD8^+T$ 细胞来源的 IFN-γ 还可通过诱导 IDO 表达来抵抗弓形虫感染。IDO 是介导色氨酸 - 犬尿氨酸代谢通路的第一限速酶，IFN-γ 通过诱导 IDO 表达，使得弓形虫赖以生长的必需氨基酸如色氨酸转化为其他代谢产物，从而抑制虫体的生长。

5）激活 NK 细胞：IFN-γ 除可调节适应性免疫应答抗弓形虫感染外，也可激活 NK 细胞，促进其抗虫效应。小鼠在感染弓形虫 ME49 株后早期，血浆中 IFN-γ 的水平快速升高，同时其 NK 细胞颗粒酶和穿孔素的表达及分泌增加，NK 细胞的杀伤活性明显增强。在弓形虫感染的 SCID 小鼠中，血清 IFN-γ

的水平升高，同时NK细胞的杀伤活性升高；用IFN-γ单克隆抗体处理可拮抗NK细胞的杀伤活性，导致小鼠在感染早期出现死亡。以上事实均表明，IFN-γ可通过活化NK细胞发挥抗弓形虫感染的免疫应答。

总之，IFN-γ可作为重要的免疫增强剂，不仅参与适应性免疫应答抵抗弓形虫感染，也可调节IDO、iNOS的表达和增加NO等活性分子的产生进而抑制弓形虫复制，从而在抗弓形虫感染免疫中发挥重要作用。

（3）IFN-γ相关免疫逃逸机制：弓形虫感染可抑制IFN-γ对被感染细胞内虫体的杀伤作用，其机制主要如下：①IFN-γ与其受体IFNGR1和IFNGR2结合，通过激活JAK1/2/STAT1促进干扰素活化序列GAS的活化，产生多种IFN-γ相关的效应蛋白，但弓形虫感染可抑制细胞核内STAT1与DNA的解离，阻碍了STAT1的质-核循环，进而抑制STAT1的转录活性，导致IFN-γ信号通路受阻。Ⅰ、Ⅱ和Ⅲ型弓形虫虫株均可抑制STAT1的转录活性，从而抑制IFN-γ对被感染细胞的杀伤活性，有利于弓形虫的复制。在经IFN-γ处理的小鼠巨噬细胞中，TgIST通过绑定到激活的细胞核内的STAT1二聚体上，阻碍STAT1与GAS的结合，从而下调IRF、p65 GBPs、iNOS、IDO、ROS和MHC的表达，导致感染细胞对弓形虫的抵抗能力下降。②弓形虫感染可导致蛋白酶体降解，而蛋白酶体是促进STAT1活性、增加干扰素调节因子表达的重要活化剂。因此，弓形虫感染所致蛋白酶体的降解可阻碍STAT1的作用，从而阻碍IFN-γ发挥抗弓形虫感染的作用。③弓形虫感染可促进SOCS1的表达，抑制STAT1的核-质循环，下调IFN-γ调节因子IRF1、GBPs、MHC、IRGs、IDO和iNOS的表达，阻碍IFN-γ的生物学功能。

**4. TNF-α** TNF-α主要由活化的巨噬细胞产生，体内小胶质细胞、中性粒细胞、T细胞、B细胞、内皮细胞和成纤维细胞等也可产生，在感染早期主要由感染细胞产生的IFN-γ诱导表达。TNF-α是通过与靶细胞表达的TNF受体（TNFR）结合并激活下游信号通路而发挥其生物学功能的。TNFR包括TNFR1（又称作p60、p55、CD120a）和TNFR2（又称作p80、p75、CD120b）两种类型，它们是同源的同型二聚体，并且都是Ⅰ型跨膜糖蛋白，属于TNFR超家族的成员。

（1）TNF-α及受体表达：弓形虫入侵宿主细胞时，其表面的某些PAMP如GPI可通过TLR2/4-MyD88信号通路激活巨噬细胞，从而诱导产生TNF-α。在小鼠，弓形虫profilin蛋白可经TLR11和TLR12活化DC，分泌IL-12和TNF，进一步活化Th1、NK细胞；然而人类细胞并不表达TLR11和TLR12。

体外弓形虫感染能否有效诱导单核/巨噬细胞产生TNF-α，与不同基因型虫体GRA15和ROP16的多态性有关。Ⅱ型弓形虫的致密颗粒蛋白GRA15可直接激活NF-κB通路，以经典途径激活巨噬细胞产生TNF-α；而Ⅰ型和Ⅲ型弓形虫ROPl6蛋白可直接磷酸化STAT-3和STAT-6，以替代途径激活巨噬细胞从而抑制TNF-α生成。研究发现，即使在IFN-γ和LPS刺激的情况下，RH虫株也不能诱导人单核细胞和巨噬细胞分泌产生TNF-α。此外，虫源性脂肪酸（肉豆蔻酸和棕榈酸）可以抑制巨噬细胞NF-κB的活化，并可快速诱导STAT3磷酸化，从而抑制在LPS刺激下巨噬细胞TNF-α的产生。

弓形虫感染还可影响宿主细胞TNFR的表达，进而调控TNF的生物学作用。弓形虫RH株分泌的丝氨酸蛋白酶可抑制人单核细胞系THP-1细胞膜上TNFR的表达，并能促进TNFR1从胞膜脱落而使可溶性TNFR1（sTNFR1）水平升高。sTNFR能够与TNF高亲和力结合，从而抑制TNF的生物学功能。RH虫株能够诱导小鼠腹腔巨噬细胞膜表面TNFR的表达水平下调，该下调机制依赖于TGF-β的产生，是虫体在细胞内存活的一种免疫逃逸机制。弓形虫强毒株（BK株）感染可以上调人THP-1细胞TNFR2的表达水平。

（2）抗虫机制：TNF-α可协同IFN-γ来抵抗弓形虫感染。在体外，TNF-α可协同IFN-γ诱导人THP-1细胞产生NO，从而抑制弓形虫在胞内增殖以及促进包囊形成。在IFN-γ协同下，TNF-α通过作用于TNFR1抑制弓形虫在小鼠腹腔巨噬细胞内的复制。IFN-γ在限制浓度条件下，NO抑制胞内弓形虫复制是TNF-α剂量依赖性的；然而这一依赖性可通过增加IFN-γ剂量来克服。在弓形虫眼病，TNF-α

和 IFN-γ 均能抑制弓形虫在视网膜色素上皮细胞（RPE）中复制，而在视网膜穆勒神经胶质细胞（RMG）中只有 IFN-γ 起作用，因此，RMG 细胞较 RPE 细胞更容易被弓形虫感染。此外，单独 TNF 作用并不能抑制弓形虫对神经元细胞的入侵和虫体在胞内的复制。

TNF-α 可以促进宿主细胞的凋亡，进而影响虫体寄生。TNF-α 可以促进弓形虫从感染的 HFF 细胞内逸出，这与 TNF-α 促凋亡作用相关。用泛 caspase 抑制剂（Z-VAD-FMK）抑制宿主细胞凋亡，可减少 TNF-α 诱导的虫体逸出，而细胞坏死抑制剂 necrostatin-1 对 TNF-α 诱导的虫体逸出并没有影响。然而，TNF-α 促弓形虫逸出作用并不影响逸出虫体的生长速度，且对虫体无毒力损伤。

体内实验也表明，TNF-α 在抗弓形虫感染中有重要作用。重组 TNF 可以部分拯救经腹腔感染 100% 致死剂量的 C56 虫株速殖子所引发的 Swiss-Webster 小鼠死亡。利用 ME49 虫株经腹腔感染 C57BL/6 小鼠建立的弓形虫脑炎模型研究发现，经抗 TNF-α 单克隆抗体阻断 TNF-α 可导致患病小鼠弓形虫脑炎的复发，甚至引发小鼠死亡（Johnson，1992）。经抗体处理过的小鼠，其脑组织出现大面积坏死及中性粒细胞浸润，并可在坏死区检测到大量游离速殖子。在 TNF-α 阻断情况下，机体产生的 IFN-γ 不足以诱导脑内产生正常水平的 NO，从而难以控制感染。利用 TNF 基因敲除（$TNF^{-/-}$）的 C57BL/6 小鼠研究发现，经口感染弓形虫 DX 株（弱毒株），$TNF^{-/-}$ 小鼠不能有效控制虫体在体内的复制，全部死于暴发性坏死脑炎，而野生型小鼠可以避免死于急性感染。TNF 基因敲除阻遏了感染小鼠脑组织 iNOS 的表达和 NO 的产生。移植骨髓来源于 $TNF^{-/-}$ 小鼠的骨髓嵌合体小鼠对 DX 虫株的耐受性显著降低，而移植骨髓来源于野生型小鼠的骨髓嵌合体小鼠对弓形虫的耐受性与 WT 小鼠相同。

TNF-α 是通过与靶细胞表面 TNFR 结合并激活下游信号通路而发挥其生物学功能的。利用 TNFR 基因敲除小鼠，证明了 TNF-α/TNFR 信号在抗弓形虫感染中的作用。$TNFR1/2^{-/-}$ 小鼠（C57BL/6×129 杂交背景）腹腔感染弓形虫 ME49 株后，均于 3～4 周内死于暴发性坏死脑炎。与 WT 小鼠感染相同的虫株相比，$TNFR1/2^{-/-}$ 小鼠脑组织包囊负荷明显较高，抑制弓形虫复制能力显著下降。然而，TNFR1/2 基因敲除并没有影响机体弓形虫感染所诱生的 IFN-γ 水平。在弓形虫感染小鼠中，TNF-α 是通过 TNFR1 而非 TNFR2 诱导机体产生保护性的 NO（Deckert-Schlüter 等，1998）。$TNFR1/2^{-/-}$ 和 $TNFR1^{-/-}$ 小鼠（129/Sv×C57BL/6 背景）经口感染弓形虫 DX 株后 1 个月内，全部死于急性坏死脑炎，而 $TNFR2^{-/-}$ 小鼠和 WT 小鼠一样可以抵抗 DX 虫株的急性期感染，极少出现死亡。与 $TNFR2^{-/-}$ 和 WT 小鼠相比，$TNFR1/2^{-/-}$ 和 $TNFR1^{-/-}$ 小鼠感染弓形虫，其体内虫体负荷显著增加。TNFR1 基因敲除并没有影响弓形虫感染所激发的小鼠脑组织中炎症细胞因子 IFN-γ、TNF-α 和 IL-1β 在 mRNA 水平上的表达上调，但 iNOS 在 mRNA 水平和蛋白质水平的表达均受到明显抑制，限制了杀虫介质 NO 的产生。未成熟的人 DC 是通过表达 TNFR2 而抑制胞内弓形虫（BK 株）的增殖，而不表达 TNFR2 的成熟 DC 则无此效应。

在体内，TNF-α/TNFR 信号也是协同 IFN-γ 来发挥抗弓形虫感染作用的。研究发现，在 ME49 虫株感染 $IFN\text{-}\gamma^{-/-}$ 的 BALB/c 小鼠经联合磺胺嘧啶治疗建立的慢性弓形虫脑病模型中，脑组织 TNF-α 和 iNOS 的表达水平正常，然而停用磺胺嘧啶治疗后一周内全部小鼠死于感染。这结果提示：单独 TNF-α/TNFR 信号介导的杀伤作用不足以抵抗弓形虫感染所致小鼠的死亡。

（3）参与病理损伤：除免疫保护作用外，大量产生的 TNF-α 也参与了弓形虫感染急性期由 Th1 型免疫应答所介导的炎症损伤。在采用小鼠疾病模型研究时，弓形虫毒力、感染数量、感染途径以及所用小鼠品系都可影响机体 TNF-α 的产生水平。弓形虫弱毒株倾向诱导机体产生 Th1 型免疫应答，经口感染的 C57BL/6 小鼠（对弓形虫较敏感）其肠道病理损伤十分严重，是引发急性期感染死亡的主要原因。C57BL/6 小鼠经口感染 100 个 ME49 虫株包囊，感染后 7 天解剖发现，小鼠小肠固有层 $CD4^{+}T$ 细胞占单核细胞的比值较正常小鼠显著增加，固有层中单核细胞（LCP）IFN-γ、TNF-α 和 iNOS 的 mRNA 表达水平明显升高。给感染小鼠以抗 TNF-α 单克隆抗体治疗，可以显著减轻肠道炎症反应和组织坏死，并延长小鼠的生存期。抗 TNF-α 中和抗体治疗虽不影响 LCP 细胞 IFN-γ 的表达，但可抑制 iNOS 的表达，减轻病理损伤。在小鼠弓形虫眼病和弓形虫脑病模型中，也可以观察到 TNF-α 介导的炎症损伤。Th2

型细胞因子如 IL-10 等，在一定程度上可以抑制炎症反应，维持机体在慢性感染阶段的带虫状态。此外，孕期弓形虫感染可导致母胎界面 TNF-α 等 Th1 型细胞因子水平升高，造成 Th1/Th2 细胞因子平衡紊乱和胎盘屏障损伤，不利于维持正常妊娠，容易导致不良妊娠结局和先天性弓形虫病的发生。

**5. 白细胞介素** 白细胞介素（interleukin，IL）是一组具有多种生物活性的免疫效应分子，可激活 NK 细胞、巨噬细胞、DC、T 细胞和 B 细胞等调节机体固有免疫和适应性免疫。在抗弓形虫感染中发挥重要作用的 IL 主要有：IL-12、IL-15、IL-17、IL-18、IL-21 和 IL-23 等。

（1）IL-12：是一种具有多种生物活性的免疫效应分子，主要通过刺激 NK 细胞和 T 细胞的增殖，并促进它们产生 IFN-γ 而发挥作用。IL-12 与 IFN-γ 常协同发挥效应，参与细胞免疫介导的抗弓形虫感染过程。

1）产生及调控：在弓形虫感染的小鼠中，其脾脏 DC 是 IL-12 产生的主要来源，且不依赖于内源性 IFN-γ 或 T 细胞的存在，主要由 $CD8\alpha^+$DC 亚群所分泌。除了 DC 外，单核细胞、中性粒细胞和巨噬细胞也是弓形虫感染早期 IL-12 的来源。小鼠感染Ⅱ型弓形虫可激活脾脏 $CD8\alpha^+$ 和 $CD8\alpha^-$DC，产生 IL-12 依赖于 CD40，CD40L 基因敲除小鼠产生较低水平的 IL-12，但可诱导 IFN-α 的产生。在人类，DC 细胞表面的 CD40 与 T 细胞表面 CD40L 相互作用是弓形虫感染后 DC 产生 IL-12 所必需的。

IL-12 是由 p35 和 p40 亚基组成的异二聚体，IL-12p35 必须与 p40 通过二硫键结合形成有活性的 IL-12p70，才能分泌到细胞外。弓形虫感染单核细胞 THP-1 后，IL-12 的水平明显增多。在母胎界面，弓形虫感染会导致孕鼠胎盘 IL-12 及蜕膜 NK 细胞表面 IL-12 受体表达水平两者升高。IL-12 的缺乏会引起对弓形虫易感，且不同 IL-12 亚基的缺乏导致对弓形虫感染易感性不同。缺乏 IL-12p40 的小鼠比缺乏 IL-12p35 的小鼠更容易受弓形虫感染。不同虫株对 IL-12 的产生影响也不相同。在巨噬细胞，Ⅱ型弓形虫急性感染可诱导 IL-12p40 和 IL-12p70 的产生，而Ⅰ型虫株感染主要诱导 IL-12p40 高表达。采用 IL-12p40 中和抗体处理感染 ME49 虫株的小鼠，小鼠体内 IFN-γ 的水平明显下降，并可加速小鼠的死亡。IL-12 中和抗体可使小鼠对弓形虫急性感染的易感性增加；反之，弓形虫感染的 SCID 小鼠给予外源性 IL-12 治疗，可明显延长小鼠的存活时间。IL-12 不仅能在控制弓形虫的急性感染中发挥重要作用，且在弓形虫慢性感染阶段对弓形虫感染复发具有较好的抑制作用。

趋化因子受体 CCR5 在弓形虫诱导 DC 产生 IL-12 的过程中起关键作用（Aliberti 等，2000）。用弓形虫可溶性抗原 STAg 刺激 $CCR5^{-/-}$ 小鼠，其脾脏内 $CD8\alpha^+$DC 的迁移能力部分受损，且 $CD8\alpha^+$ DC 产生 IL-12 的水平明显降低。$Batf3^{-/-}$ 小鼠在产生 $CD8\alpha^+$ DC 方面有特殊缺陷，并表现出 IL-12 和 IFN-γ 的产生减少，导致该小鼠在Ⅱ型弓形虫感染的急性期发生死亡。用弓形虫抗原 STAg 在体外刺激从 $CCR5^{-/-}$ 小鼠中纯化的 DC，发现这些 DC 产生 IL-12 的能力极度下降。其机制是：CCR5 的配体巨噬细胞炎性蛋白 -1β（macrophage inflammatory protein-1β，MIP-1β）表达在 DC 表面，而 STAg 可诱导 DC 表达 MIP-1β，CCR5 与其配体 MIP-1β 结合，触发 $CD8\alpha^+$DC 产生 IL-12 并启动机体的抗弓形虫免疫。SOCS-2 通过下调 CCR5 的表达，部分抑制了炎性细胞因子 IL-12 介导的抗弓形虫免疫反应。MyD88 是大多数 TLR 下游的接头蛋白。研究发现 MyD88 缺陷的小鼠，其 IL-12 的产生下降，在弓形虫急性感染期间小鼠出现迅速死亡。MyD88 介导的 IL-12 生成的信号通路不完全依赖于 CCR5 介导的信号通路，弓形虫可通过刺激 TLR 和 CCR5 信号通路诱导高水平 IL-12 的产生。此外，弓形虫胞内感染可阻断巨噬细胞 NF-κB 信号通路，也可降低 IL-12 的生成。

2）抗虫机制：IL-12 通过激活 NK 细胞、Th1 细胞和 $CD8^+$T 细胞等机制在抗弓形虫感染免疫中发挥着重要作用。

机体感染弓形虫后产生的 IL-12 能够激活 NK 细胞，上调 NK 细胞中 NF-κB 家族成员 c-Rel 和 p50，从而促进 NK 细胞的增殖和 IFN-γ 的分泌，增加小鼠抗弓形虫感染的能力，但这种能力可被抗 IFN-γ 单克隆抗体或因 NK 细胞的耗竭而减弱。用 IL-12 治疗弓形虫 C56 株感染的 BALB/c 小鼠，可大大延长小鼠的存活时间；而用抗 IL-12 单抗处理感染非致死剂量 C56 虫株的 BALB/c 小鼠，其血清 IFN-γ 的水平显著下降，全部死于感染。IL-12 能诱导重度联合免疫缺陷（SCID）小鼠的 NK 细胞产生 IFN-γ，发挥抗弓形虫感染的作用。用 IL-12 给感染弓形虫的 SCID 小鼠治疗，可大大延长小鼠的生存时间。IL-12 可不依赖于 T 细胞，直接激活 NK 细胞，在免疫缺陷宿主中诱导产生抗弓形虫感染的免疫应答。

IL-12 是 Th1 细胞分化发育的关键因子，IL-12 诱导机体抗弓形虫感染依赖于 IFN-γ。其机制是弓形虫感染过程中，IFN-γ 会迅速诱导 T-bet 的表达，IL-12 通过影响 T-bet 的表达，使得 STAT4 磷酸化，而 STAT4 是促进 Th1 细胞分化的重要转录因子。在弓形虫感染过程中，IL-12 可触发和促进巨噬细胞和 DC 胞内 STAT4 依赖的 IFN-γ 及 NO 的产生。

IL-12 可促进 $CD8^+$T 细胞分泌 IFN-γ，诱导 $CD8^+$T 细胞分化为 CTL。机体感染弓形虫后，IL-12p70 与 $CD8^+$T 细胞表面的 IL-12R 结合，IL-12R 两亚基胞内区连接的酪氨酸激酶 Tyk2、Jak2 被激活，活化的 Tyk2 和 Jak2 能够反向磷酸化 IL-12R 的特定酪氨酸残基，这些酪氨酸残基为 STAT 分子提供结合位点。其中 STAT4 是 IL-12R 信号通路下游活化的主要转录因子，活化的 STAT4 进入细胞核并结合到 IFN-γ 基因启动子上，从而促进 $CD8^+$ T 细胞分泌 IFN-γ，发挥抗弓形虫感染作用。弓形虫感染后，IL-12/IL-12R 信号通路激活，能够促进 $CD8^+$ T 细胞向高表达 IFN-γ 和颗粒酶 B 的 $KLRG1^+CD8^+$T 细胞亚群分化，此分化过程依赖转录因子 T-bet（Wilson 等，2010）。

（2）IL-15：作为抗弓形虫感染的又一重要效应分子，IL-15 一方面可增强机体 NK 细胞、$CD4^+$T 细胞和 $CD8^+$T 细胞等在抗弓形虫感染中的功能，另一方面也可加重机体在弓形虫急性感染中的病理损伤。

1）产生来源：IL-15 可由活化的单核巨噬细胞、表皮细胞和成纤维细胞等多种细胞产生。弓形虫感染可以导致小鼠脾脏、肝脏、肺脏和腹腔液中 IL-15 的表达水平明显升高。弓形虫也可诱导骨髓来源巨噬细胞表达 IL-15，且 IFN-γ 能协同刺激巨噬细胞 IL-15 的表达。弓形虫感染可以导致小鼠肠细胞和 $CD11c^+CD11b^{+/-}$ DC IL-15 表达水平的上调。

2）抗虫机制：IL-15 在生物活性上类似于 IL-2。弓形虫感染能够刺激 NK 细胞、$CD4^+$T 细胞和 $CD8^+$T 细胞的活化和增殖，从而增强机体抗弓形虫感染的免疫应答。

IL-15 能够促进 NK 细胞增殖和 IFN-γ 产生，从而在抗弓形虫感染免疫中发挥重要作用。IL-15 可协同弓形虫 STAg 诱导小鼠脾脏 NK 细胞表达 IFN-γ。在弓形虫感染所致小鼠肠炎模型中发现，IL-15 对维持肠道 $NKp46^+NK1.1^+$ $CD127^{low}$ 细胞亚群的数量和功能至关重要；而且，IL-15 能协同 IL-18 刺激位于肠固有层的 $CD3^-NKp46^+NK1.1^+$ 细胞产生 CCL3，进而趋化 $CCR1^+$ 单核细胞迁移至肠道炎症部位，发挥抗弓形虫感染效应（Schulthess 等，2012）。

IL-15 能够促进弓形虫速殖子裂解抗原（TLA）所诱导的 $CD4^+$T 细胞发生增殖。用 TLA 可刺激来自弓形虫感染小鼠肠系膜淋巴结 $CD4^+$T 细胞发生明显增殖，而 TLA 并不能有效诱导来自 $IL\text{-}15^{-/-}$ 小鼠 $CD4^+$T 细胞发生增殖。利用弓形虫 76K 株感染 $IL\text{-}15^{-/-}$ 小鼠，不能有效刺激活化 $IL\text{-}15^{-/-}$ 小鼠 $CD4^+$T 细胞亚群的增加。TLA 可通过诱导 DC 产生 IL-15，进而促进 $CD4^+$ T 细胞的活化、增殖，而 $IL\text{-}15^{-/-}$ 小鼠 DC 在 TLA 刺激下产生 IL-12 的能力明显降低。IL-15 还可诱导 $CD4^+$T 细胞 IFN-γ 生成，76K 虫株感染可显著降低 $IL\text{-}15^{-/-}$ 小鼠脾脏和肠系膜淋巴结组织中 $CD4^+$T 细胞 IFN-γ 的表达，同时肠组织中 IFN-γ 的 mRNA 表达水平也显著降低。

IL-15 是增强 $CD8^+$ T 细胞介导的抗弓形虫感染免疫的主要细胞因子，缺乏 IL-15 则严重损害 $CD8^+$ T 细胞对弓形虫的免疫应答，而用 IL-15 治疗可增强其对弓形虫的抗感染效应。IL-15 能够促进 $CD8^+$ T 细胞增殖，维持其在外周免疫器官中的绝对数量；而 IL-15 基因敲除能够显著降低小鼠肠系膜淋巴结和脾脏中 $CD8^+$T 细胞 IFN-γ 的分泌。小鼠经腹腔感染弓形虫 ME49 株，能够导致其脾脏中 $CD8^+$T 细胞活化与增殖，但 $IL\text{-}15^{-/-}$ 小鼠脾脏 $CD8^+$T 细胞的绝对数量显著减少。

IL-15 还可增强 TLA 所诱导的小鼠对虫体再次感染的免疫保护作用。重组 IL-15（rIL-15）联合 TLA 给小鼠注射，可以避免致死剂量弓形虫感染所引发的小鼠死亡；而单独使用 rIL-15 或 TLA 注射小鼠，则不能有效保护随后弓形虫感染所导致的小鼠死亡。来源于 TLA 和 rIL-15 联合注射小鼠的脾脏

$CD8^+$T 细胞，体外可被 TLA 诱导发生高水平克隆增殖；而接受单独注射小鼠脾脏 $CD8^+$T 细胞，TLA 诱导的增殖能力明显不足。TLA 联合 IL-15 免疫小鼠诱导体内可产生较高水平针对 TLA 特异性的效应 $CD8^+$T 细胞，且部分可分化为记忆 T 细胞。当小鼠再次感染接触虫体抗原时，TLA 特异性 $CD8^+$T 细胞能迅速增殖并分化为 CTL，增强了机体抗弓形虫感染的免疫防御能力。

3）增强疫苗免疫效果：IL-15 能够作为细胞因子佐剂增强弓形虫 ts-4 疫苗的免疫效果，延长免疫记忆持续时间。经 IL-15 治疗的 ts-4 疫苗接种小鼠，感染 9 个月后，TLA 抗原仍能有效刺激其 $CD8^+$T 细胞在体外发生明显的增殖反应。并且，ts-4 疫苗接种小鼠经 IL-15 免疫加强后，其 $CD8^+$T 细胞产生 IFN-γ 的能力明显增强。

IL-15 也能够增强弓形虫 DNA 疫苗的免疫效果。将编码弓形虫微线体蛋白 TgMIC8 的编码基因克隆至表达载体 pVAX，构建 pVAX-TgMIC8 DNA 疫苗。接受 pVAX-TgMIC8 疫苗的小鼠能够对 TLA 抗原产生强烈的体液免疫和 Th1 型细胞免疫应答。pVAX-IL-15 重组载体同时接种能够显著增强 pVAX-TgMIC8 DNA 疫苗对小鼠的免疫保护效果。预先接受 pVAX-IL-15 和 pVAX-TgMIC8 联合接种的小鼠，再次感染弓形虫后能够显著延长其生存时间，组织中包囊数量显著减少。

弓形虫钙依赖蛋白激酶 1（*T. gondii* calcium-dependent protein kinase 1，TgCDPK）直接参与弓形虫在宿主体内移行、宿主细胞入侵和溢出等过程。构建 pVAX-CDPK1 重组体作为 DNA 疫苗免疫小鼠，可诱导机体产生明显的体液免疫和细胞免疫应答，且 pVAX-IL-21-IL-15 重组质粒能够显著增强 pVAX-CDPK1 疫苗的免疫疗效。同时接种 pVAX-CDPK1 和 pVAX-IL-21-IL-15 可显著增强受体小鼠体液免疫和细胞免疫的应答能力，表现为血清中 IgG 含量升高、脾细胞分泌的 IFN-γ、IL-2、IL-4 和 IL-10 均明显升高，且显著延长弓形虫感染昆明小鼠的生存期。此外，IL-15 与 IL-7 联合也能够显著提高弓形虫 DNA 疫苗的免疫效果。pVAX-CDPK1 联合 pVAX-IL-7-IL-15 免疫的小鼠能够诱发出更高水平的弓形虫特异性 IgG2α 抗体以及 IFN-γ 和 IL-2 等 Th1 型细胞因子，$CD8^+$ T 和 $CD4^+$ T 细胞分泌 IFN-γ 的水平增加。

4）促进病理损伤：IL-15 在增强机体抗弓形虫感染免疫的同时，也可加重急性感染期炎症反应，导致病理损伤，甚至引发死亡。利用经口感染 76K 虫株的 IL-$15^{-/-}$ 小鼠研究发现，IL-15 基因敲除能够显著降低小鼠急性感染期所发生的死亡。感染的 IL-$15^{-/-}$ 小鼠肠道炎症反应较轻，肠组织 IFN-γ 等炎症细胞因子减少，并能抑制单核细胞向肠道炎症部位的募集。但由于缺乏了 IL-15 的免疫保护作用，感染的 IL-$15^{-/-}$ 小鼠肠道和脾脏的弓形虫负荷明显增加。

（3）IL-17：是调节宿主抵抗细胞外和细胞内病原体的重要细胞因子。当机体暴露于病原体或 PAMP 时，DC、单核细胞和巨噬细胞可产生 IL-23、IL-1β、IL-6 和 TGF-β 等细胞因子，促使 $CD4^+$ T 细胞向 Th17 细胞分化，Th17 细胞进一步分泌 IL-17 参与免疫应答。IL-17 通过活化 IL-17R-TRAF6-NF-κB 通路，诱导新的炎性细胞因子和趋化因子的表达。有关 IL-17 在炎症反应、自身免疫性疾病以及肿瘤发生中的作用已得到较为广泛和深入的研究，但是 IL-17 在抗病原体尤其是抗胞内寄生虫感染方面所发挥的作用仍存有争议。尤其是在抗弓形虫感染方面，IL-17 也表现出了两面性的作用。

1）产生来源：IL-17 家族主要有 6 个成员，包括 IL-17A 到 IL-17F。通常讲的 IL-17 是 IL-17A。IL-17 作为一种促炎细胞因子，可由 Th17 细胞、NK 细胞、γδT 细胞、$CD8^+$T 细胞、嗜酸性粒细胞和中性粒细胞产生，参与多种炎症反应。IL-17 可通过与其受体 IL-17R 结合发挥生物学功能。IL-17 介导机体抗病原体免疫应答的主要机制是诱导趋化因子和细胞因子产生，并募集中性粒细胞到感染部位。

2）抗虫机制：IL-17 参与了宿主抗弓形虫感染的过程，在弓形虫感染早期，主要由 NK 细胞表达 IL-17 参与了抗弓形虫的免疫应答，此时 NK 细胞表达的 IL-17 的量占总 IL-17 量的 40% 左右。弓形虫感染后，NK 细胞中 IL-17 的产生尚依赖于其他细胞产生的 IL-6、IL-23 和 TGF-β 等。

$CD4^+$ T 细胞和 $CD8^+$ T 细胞分泌的 IL-17 可以控制弓形虫对机体的入侵以及在体内的繁殖。IL-17 介导宿主抗弓形虫感染的主要机制是 IL-17 通过与 IL-17R 结合，诱导机体产生趋化因子 MIP-2，进一步招募中性粒细胞到感染部位，使弓形虫在感染的最初阶段即被中性粒细胞清除，从而发挥抗弓形虫的免疫保护作用。此外，$CD4^+T$ 细胞中 IL-17 的表达可有效抑制弓形虫感染所引发的 T 细胞 IFN-γ 的过度表达，并且显著抑制弓形虫 HSP70 蛋白的表达，而 HSP70 蛋白可以诱导血小板活化因子介导的致死性过敏反应的发生，抑制 NO 的合成，进而抑制机体的抗虫作用，促进弓形虫的生长。弓形虫 GRA2 的 69～76 位氨基酸序列和 74～90 位氨基酸序列可以显著诱导小鼠中 IL-17 的表达，并抑制炎症因子的产生，有效刺激机体产生抗弓形虫感染的免疫应答。弓形虫 ROP13 蛋白能促进小鼠 Th17 细胞中 IL-17 的表达，从而抑制弓形虫在小鼠体内的生长增殖。在弓形虫感染的小鼠模型中，肠道组织 Th17 细胞的分化受细胞黏附分子 MHC Ⅰ类分子限制性 T 细胞相关分子（class Ⅰ MHC-restricted T cell-associated molecule，CRTAM）的调控，在弓形虫感染情况下，该分子可以促进肠组织 $CD4^+T$ 细胞中 IL-17 的表达。

3）促炎作用：IL-17 对弓形虫感染具有保护作用，但弓形虫感染的 IL-17RA 敲除小鼠，其生存率显著高于感染的 WT 小鼠；相反，IL-17 中和抗体治疗能降低弓形虫感染后所致回肠、肝脏等组织中性粒细胞的聚集和炎症损伤，并能提高感染小鼠的生存率。因此，IL-17 在抗弓形虫感染免疫中具有双刃剑作用：一方面，IL-17 通过诱导趋化因子的生成促进中性粒细胞的浸润，以清除虫体；另一方面，IL-17 亦可通过加强炎症反应，加剧弓形虫感染引发的免疫病理损伤，加重弓形虫感染对宿主的危害。在弓形虫感染的不同时期，这两种截然不同的作用以哪种占据主导，将会影响疾病的转归，有关 IL-17 在人弓形虫病中的免疫作用及其调控机制有待进一步探索。

（4）IL-18：属于 IL-1 家族的成员，作为 INF-γ 诱导因子在炎症和免疫应答中发挥重要作用。IL-18 主要来源于单核细胞及巨噬细胞，可通过 IL-18 受体转导信号，激活免疫细胞而发挥抗弓形虫感染的作用。

1）产生及调控：弓形虫感染可诱导机体产生 IL-18，临床资料显示，弓形虫感染孕妇的血清中 IL-18 含量明显高于正常孕妇。弓形虫 ROP38 在诱导机体 IL-18 的产生中发挥着重要作用。将 ROP38 缺陷弓形虫感染小鼠，其血清中 IL-18 的含量显著低于野生型弓形虫感染小鼠血清中的含量；并且，ROP38 缺陷虫株刺激巨噬细胞产生 IL-18 的能力明显低于野生型虫株激活的巨噬细胞。

固有免疫细胞的胞质模式识别受体 NLRP-1 可以识别弓形虫抗原，诱导炎症小体的形成，促进活性 IL-18 的产生。弓形虫感染 NLRP-1 敲除的单核细胞产生活性 IL-18 的水平显著降低。活化的 NLRP1 募集接头蛋白复合物 ASC 可以募集细胞凋亡蛋白酶 Caspase-1，形成炎症小体，Caspase-1 能够将 IL-18 前体切割为有活性的 IL-18 并释放到胞外。弓形虫感染还能激活巨噬细胞中 NLRP-3 炎症小体，NLRP-3 也可募集 ASC 和 Caspase-1 或 Caspase-11 形成炎症小体，介导 IL-18 的分泌，调控机体对弓形虫的免疫应答。

在经口感染弓形虫的小鼠，IL-22 可以诱导肠上皮细胞 IL-18 的表达及 IL-18 前体的产生，而且这个过程是不依赖炎症小体和 MyD88 信号通路的；IL-18 有助于增强 Th1 型免疫反应，加剧虫体感染引起的肠道炎症。

2）抗虫机制：IL-18 是 IL-12 诱导 NK 细胞产生 IFN-γ 的有效增强剂。IL-18 敲除鼠表现出对弓形虫的易感性。感染弓形虫的小鼠在接受 IL-18 中和抗体处理后，其血清中 IFN-γ 的水平显著降低；相反，IL-18 治疗可以增加感染小鼠 IFN-γ 的产生，抑制弓形虫的入侵。IL-18 的抗虫机制与局部 NK 细胞的数量增加和毒性增强相关；IL-18 提高机体对弓形虫的抵抗力也依赖于 IL-12 和 IFN-γ。在弓形虫感染情况下，Caspase-1/11 炎症小体被激活并诱导 IL-18 产生，IL-18 可以有效增加 TLR11 敲除小鼠脾脏 $CD4^+$ Th1 细胞数量及 IFN-γ 水平，故 IL-18 可以在 TLR11 缺乏的情况下诱导机体发生抗弓形虫的 Th1 型免疫应答。

在弓形虫感染所致回肠炎小鼠模型中，IL-18 和 IL-15 之间的相互作用促进了炎性单核细胞在肠道中的募集。IL-15 控制肠道固有层 $NKp46^+NK1.1^+$ 细胞的发育，而弓形虫感染过程中产生的 IL-18 刺激

NKp46$^+$NK1.1$^+$ 细胞产生趋化因子 CCL3。CCL3 通过其趋化因子受体 CCR1 吸引炎性单核细胞，进一步加剧了弓形虫回肠炎的病情（Schulthess 等，2012）。

（5）IL-21：属 γc 家族细胞因子成员之一，与 IL-2 和 IL-15 密切相关。T 细胞是产生 IL-21 的主要来源，IL-21 通过促进生发中心 B 细胞反应、调节 T 细胞 IL-10 的产生和维持 CD8$^+$T 细胞的功能及记忆，主要在抗弓形虫慢性感染中发挥作用。

1）IL-21 及 IL-21R 表达：IL-21 主要由活化的 CD4$^+$T 细胞和 CD8$^+$T 细胞产生，其中又以 CD4$^+$T 细胞为主；而 IL-21R 的表达相对广泛，在多种免疫细胞上均可检测到。弓形虫感染能够导致小鼠脾脏 CD4$^+$T 细胞和 CD8$^+$T 细胞 IL-21R 的表达水平升高。然而，在慢性弓形虫脑炎小鼠，脑组织中 CD4$^+$T 细胞和 CD8$^+$T 细胞表达 IL-21R 的百分率均低于脾脏 T 细胞。脑内 T 细胞 IL-21R 的低水平表达不利于发挥 IL-21 的抗虫效应。

2）抗虫机制：IL-21 在控制弓形虫慢性感染中至关重要。当 IL-21$^{-/-}$ 小鼠经口感染 ME49 包囊时，小鼠可渡过急性感染期，但却死于感染 50～60 天后的慢性期。小鼠急性反应期主要累及肠道，在肠道病理和免疫反应检测中能发现显著变化。在急、慢性感染过程中，IL-21$^{-/-}$ 小鼠与 WT 小鼠肠道寄生虫的负荷没有显著差异，但 IL-21$^{-/-}$ 小鼠脑组织中较 WT 小鼠包囊数量显著增加，说明 IL-21 可抑制脑内弓形虫的复制从而控制慢性弓形虫脑炎的病情进展。IL-21 可通过以下多种机制参与抗弓形虫感染的免疫过程。

首先，IL-21 有助于滤泡辅助性 T 细胞（follicular helper T cell，Tfh）的分化，这对生发中心 B 细胞的存活和增殖至关重要。IL-21$^{-/-}$ 小鼠经腹腔感染 ME49 虫株后至少可存活 100 天，但这些小鼠的血清中缺少 IgG。与 WT 小鼠感染 ME49 虫株比较，IL-21$^{-/-}$ 小鼠的血清中 STAg 特异性 IgM 没有变化，但 STAg 特异性抗体 IgG 减少，也包括 IgG2c 减少，原因是 IL-21 在胸腺依赖抗体的产生中发挥着重要作用。由于胸腺依赖性抗体主要来源于生发中心，感染后第 35 天对生发中心 B 细胞进行检测，发现 ME49 慢性感染的 IL-21$^{-/-}$ 小鼠脾脏中 PNA$^+$B 细胞（代表生发中心 B 细胞）百分数和绝对数均少于 WT 小鼠脾脏中 PNA$^+$B 细胞。Tfh 是诱导 B 细胞成熟必不可少的因素，它同时是 IL-21 产生的主要来源。IL-21 缺乏的情况下，在感染早期，CD4$^+$ICOS$^+$CXCR5$^+$Tfh 细胞的比例或数量没有差异，但随着感染病情的进展，这些细胞的百分比和数量下降。这表明，在弓形虫感染情况下，IL-21 可维持 Tfh 细胞群体功能，从而影响 B 细胞生发中心产生抗体。

此外，IL-21 可协同 IL-10 控制弓形虫脑病病理损伤。慢性弓形虫脑炎期间，脑内 IL-10 的产生对于预防弓形虫感染引起的脑组织病理损伤和限制脑内单核细胞的浸润至关重要，但 IL-10 的产生并不依赖于 IL-21。分离 ME49 虫株感染的 WT 小鼠和 IL-21$^{-/-}$ 小鼠脑内的单核细胞，发现两组中 IL-10$^+$CD4$^+$ T 细胞和 IL-10$^+$CD8$^+$ T 细胞的百分数并无差异，但二者绝对数均明显减少。IL-21 的缺失可导致脑内单核细胞数量明显下降，同时浸润的巨噬细胞和小胶质细胞的数量明显减少，故 IL-21 对脑内 IL-10 产生的调控主要是通过影响脑内单核细胞的总数来实现的。

再者，IL-21 可影响宿主体内 IFN-γ 的产生。在慢性弓形虫脑炎发生期间，IL-21 的缺失可导致 T 细胞介导的 IFN-γ 产生减少，脑内 IFN-γ$^+$CD4$^+$ T 细胞和 IFN-γ$^+$CD8$^+$ T 细胞比例下降，IL-21$^{-/-}$ 小鼠脑内弓形虫负荷较 WT 小鼠更高。

最后，IL-21 能够促进记忆性 CD8$^+$ T 细胞的维持。CD8$^+$ T 细胞在慢性弓形虫病的免疫抵抗中发挥重要作用。CD4$^+$ T 细胞产生的 IL-2 和 IL-21，可以促进 CD8$^+$T 细胞抗弓形虫感染的应答效应，同时还可以维持记忆性 CD8$^+$ T 细胞的活性。在慢性感染中，CD4$^+$ T 细胞的转录因子 Blimp-1 表达量上升，导致细胞膜上多种免疫抑制性分子如淋巴细胞活化基因 -3（lymphocyte-activation gene 3，LAG-3）、程序性死亡蛋白 1（programmed cell death protein 1）和 2B4（CD244）等的表达水平上调，IL-21 产生能力下降，CD4$^+$ T 细胞整体表现为耗竭状态。耗竭状态的 CD4$^+$ T 细胞不能有效维持记忆性 CD8$^+$ T 细胞的活性，表现为记忆性 CD8$^+$T 的失能（dysfunction），导致机体虫体负荷增加，不能有效控制慢性感染。

(6) IL-23：是由p19和IL-12亚基p40通过二硫键链接形成的异源二聚体细胞因子。单独的p19亚基本身无生物学活性，仅在与p40结合为复合物时才能发挥生物学功能。其主要功能为：促进小鼠中记忆T细胞增殖；诱导T淋巴母细胞和记忆T细胞产生IFN-γ，并促进它们增殖；维持活化Th17细胞产生IL-17。在抗弓形虫免疫应答中，IL-23发挥了积极的作用。

1) IL-23及IL-23R表达：IL-23主要由活化的DC及巨噬细胞产生。在弓形虫感染的小鼠中，IL-23及IL-23受体的表达水平均升高。弓形虫GRA24、GRA25和MIC6蛋白均能刺激小鼠体内IL-23的表达。在体外，弓形虫感染能够增加小鼠骨髓来源的DC IL-23及IL-23R的表达。弓形虫感染THP-1细胞后，可通过TLR2激活PI3K/AKT通路，AKT的磷酸化水平增加，进而促进ERK1/2的磷酸化水平，从而诱导IL-23的表达。弓形虫感染T淋巴瘤细胞系Jurkat细胞后，IL-23的表达水平亦增加，其具体的机制是弓形虫可增加AKT的磷酸化水平，并进一步促进ERK1/2和MAPK p38的磷酸化，从而增加IL-23的表达。

2) 抗虫机制：当弓形虫感染p40基因敲除的小鼠接受重组IL-23治疗后，小鼠的生存率增加且小鼠体内弓形虫负荷降低，表明IL-23具有一定的抗虫作用。在先用弓形虫RHΔ*cps1-1*（氨甲酰磷酸合成酶1基因缺陷）初次感染，再用野生型RH株进行再次感染的C57BL/6小鼠模型中，小鼠体内的IL-23可有效维持小鼠NK细胞的数量，并与IL-12共同调控NK细胞IFN-γ的表达，增加$KLRG1^{+}$NK细胞的比例，促进NK细胞的成熟，发挥抗弓形虫感染的作用（Ivanova等，2019）。

3) 促进病理损伤：小鼠经口感染弓形虫后，其肠系膜淋巴结产生IL-23的水平增加，IL-23可进一步诱导小肠组织中IL-22和基质金属蛋白酶-2（matrixmetalloproteinase-2，MMP-2）的表达。IL-22和MMP-2是小肠炎症发生的关键下游效应分子，这是IL-23参与弓形虫诱导的小肠免疫病理进展的机制之一。

**6. MHCⅠ类分子** $CD8^{+}$T细胞和MHCⅠ类分子在刺激机体产生强而持久的抗弓形虫免疫应答中发挥着关键作用。$CD8^{+}$T细胞可以在弓形虫感染急性期直接裂解弓形虫感染细胞、产生免疫抑制肽限制速殖子的复制，并可限制感染后脑内包囊的数量以预防持续性弓形虫脑炎的发生。而$CD8^{+}$T细胞的活化需要由APC表面MHCⅠ类分子来递呈抗原肽。

在弓形虫入侵过程中释放的虫体抗原，可直接与细胞表面空载的MHCⅠ类分子结合；外源性抗原肽，如胞外弓形虫分泌的抗原、感染细胞裂解时释放的抗原，可被APC内吞，然后通过交叉递呈途径由MHCⅠ类分子递呈给$CD8^{+}$T细胞，从而启动适应性细胞免疫应答，以清除被寄生虫感染的细胞。

弓形虫感染可影响宿主细胞MHCⅠ类分子的表达水平。弓形虫感染导致小鼠眼睛β2微球蛋白的转录水平显著增高，MHCⅠ类分子重链的表达水平也增高。在弓形虫感染小鼠的大脑和脊髓中，小胶质细胞及召募的$Ly6C^{hi}$单核细胞和脊髓浸润的中性粒细胞表面MHCⅠ类分子表达均上调。弓形虫感染小鼠大脑中的小胶质细胞和血液来源的巨噬细胞可分泌大量的IFN-γ，进而可上调MHCⅠ类分子在小胶质细胞、星形胶质细胞、少突胶质细胞和神经元中的表达。

**7. 抑制性细胞因子** 弓形虫感染会引发宿主保护性免疫反应的发生，表现为免疫系统的广泛激活和全身性的炎症反应。特异性的免疫应答有助于保护机体免受弓形虫的侵害；然而，免疫应答过程中伴随的炎症反应也会导致组织损伤。显然，在抗弓形虫感染免疫应答中对免疫反应的平衡调节十分重要。一方面，机体控制弓形虫感染需要适度的炎症反应；另一方面，机体也需要抑制过度的炎症反应以减轻病理损伤。免疫抑制性细胞因子如IL-10和TGF-β等，可有效减轻弓形虫感染所引发的炎症损伤。

(1) IL-10：是一种抑制性细胞因子，因其在抑制免疫反应方面的重要作用，在感染过程中维持组织内稳态方面被广泛研究。

1) 产生来源：参与抗弓形虫感染的多种免疫细胞可以产生IL-10：①$CD4^{+}$T细胞是弓形虫感染过程中IL-10最重要来源；②弓形虫感染的人外周血单核细胞可以产生IL-10；③高剂量注射弓形虫RH株的小鼠腹腔巨噬细胞可产生IL-10；④弓形虫感染小鼠的B2细胞也是IL-10的潜在来源；⑤在

弓形虫急性感染期，NK 细胞也可以分泌 IL-10。此外，体内还存在可产生 IL-10 的 $CD1^{high}CD5^{+}CD19^{+}$ 调节性 B 细胞亚群（regulatory B cells，Breg），且 Breg 亚群是伴随着脑内包囊形成的增加而增加的，是慢性弓形虫感染的一个特征（Jeong 等，2016）。在不能产生成熟的 $CD1^{high}CD5^{+}CD19^{+}$Breg 细胞的 μMT 小鼠，弓形虫包囊的形成受到明显抑制，说明在弓形虫感染过程中，诱导产生可分泌 IL-10 的 $CD1^{high}CD5^{+}CD19^{+}$Breg 细胞是形成包囊和维持弓形虫慢性感染的关键。μMT 小鼠血清中 IFN-γ 的水平显著高于野生型小鼠，说明产生 IL-10 的 Breg 细胞有助于抑制 IFN-γ 介导的免疫反应。在宿主细胞裂解阶段，弓形虫速殖子可诱导幼稚 B 细胞分化为产生 IL-10 的 Breg 细胞。

2）免疫调节作用：IL-10 的主要作用是抑制弓形虫感染所引发的炎症反应，防止对宿主产生病理损伤。研究发现，在小鼠弓形虫脑病模型中，阻断 IL-10 受体（IL-10R）增加了脑组织中的炎症水平，并导致严重甚至是致命的脑组织损伤（Gazzinelli 等，1996）。$IL\text{-}10^{-/-}$ 小鼠在感染早期死于 $CD4^{+}T$ 细胞介导的免疫病理和过量炎性细胞因子的产生。因此，弓形虫感染过程中对免疫反应的调节是促进宿主生存所必需的，尤其是在弓形虫急性感染期。同样，在慢性感染期，持续产生 IL-10 也是宿主生存所必需的。$IL\text{-}10^{-/-}$ 小鼠在感染早期给予抗生素 / 磺胺嘧啶以限制弓形虫复制，能在感染急性期存活下来，但随后在大脑中出现类似的 $CD4^{+}T$ 细胞介导的致命性免疫病理反应。因此，无论是弓形虫急性感染还是慢性感染，IL-10 介导的免疫调节作用对保护宿主都是至关重要的。

3）免疫调节机制：在弓形虫感染过程中，IL-10 抑制免疫反应的机制比较复杂，可以抑制多种免疫细胞的活性。

在弓形虫脑病小鼠模型中，阻断 IL-10R 导致脑组织出现 $CD4^{+}T$ 细胞的数量增多。IL-10 缺乏的 C57BL/6 小鼠循环 IL-12 水平升高，IFN-γ 和 TNF-α 反应增强，肝脏炎症和组织坏死加剧；$CD4^{+}T$ 细胞耗竭或 DC IL-12 产生障碍足以拯救 IL-10 缺陷小鼠。表明 IL-10 主要通过抑制 $CD4^{+}T$ 细胞所介导的免疫病理损伤表现出对宿主的保护作用。

在弓形虫慢性感染阶段，进入大脑的效应性 T 细胞和 Treg 都能产生 IL-10。弓形虫慢性感染小鼠经抗 IL-10R 阻断抗体处理，表现出急性复发症状并在处理后 7～10 天内死亡，该小鼠脑组织白细胞浸润程度增加及组织坏死明显。虽然抗 IL-10R 抗体处理小鼠的脑组织中浸润 T 细胞的数量增加主要来自 $CD4^{+}Foxp^{-}T$ 细胞的增加，而不是 $CD8^{+}$ T 细胞的增加，但是 $Ki67^{+}CD4^{+}$ 和 $Ki67^{+}CD8^{+}$ 效应 T 细胞的频率都增加。使用 MHCⅡ类分子四聚体分析弓形虫特异性 $CD4^{+}T$ 细胞的比率发现，脑组织中 $CD4^{+}Foxp3^{-}T$ 细胞四聚体阳性的细胞频率并没有显著增加，表明在慢性感染阶段 IL-10R 阻断导致不同抗原特异性 $CD4^{+}$ 效应 T 细胞的扩增，包括弓形虫特异性 T 细胞克隆或自身抗原特异性 T 细胞克隆的扩增。

在抗 IL-10R 治疗的小鼠，脑内效应 T 细胞的增殖增加与浸润的 DC 和巨噬细胞上共刺激分子 CD80 的表达增加相关。大脑浸润免疫细胞数量的增加与许多促炎细胞因子和趋化因子的 mRNA 水平增加有关，包括 IFN-γ、IL-6、TNF-α、IL-17 和 CXCL1，表明在缺乏 IL-10 信号的情况下，大脑组织炎症普遍增加。IL-10R 阻断在慢性感染期的作用并不局限于脑组织，抗 IL-10R 抗体处理的小鼠脾脏中 $CD4^{+}Foxp^{-}$ 效应 T 细胞的数量显著增加，肝脏也出现大面积坏死。总之，在慢性感染过程中，IL-10 信号缺失导致了广泛的免疫细胞激活，并迅速导致致命的免疫病理损伤。

此外，IL-10 在降低弓形虫感染 C57BL/6 小鼠的全身 IFN-γ 反应中起着决定性作用。IL-10 可以抑制 IFN-γ 活化的小鼠巨噬细胞对弓形虫的杀伤活性。在弓形虫脑病小鼠模型中阻断 IL-10R，脑组织出现 APC 活化增加和大量中性粒细胞浸润；脾脏中也出现髓样细胞增加，这些髓样细胞也被高度激活。抗 IL-10R 治疗的小鼠脾脏中 APC 表达 CD80 的水平升高，说明 IL-10 可以抑制 APC 的活化和中性粒细胞的趋化。

（2）TGF-β：在人类，TGF-β 包括 TGF-β1、TGF-β2 和 TGF-β3，分别由不同的基因所编码，其中 TGF-β1 的表达量高于其他亚型，这三种亚型都通过相同的跨膜丝氨酸 / 苏氨酸激酶受体和信号通路起作用。TGF-β 通过促进细胞分化、免疫细胞失活和伤口愈合等多种机制在免疫应答的稳态中发挥重要作用。

1）TGF-β 与弓形虫感染：TGF-β 在抗弓形虫感染应答中表现为双重作用：①通过 Th17 细胞和黏膜免疫诱导抗弓形虫免疫应答。TGF-β 与 IL-6 和 IL-23 结合可促进产生 IL-17 的 NK 细胞生成，并在弓形虫感染期间促进 Th17 细胞的发育，从而消灭弓形虫。②通过直接和间接途径抑制抗弓形虫免疫反应，并减轻炎症损伤。肠上皮淋巴细胞产生的 TGF-β 可以抑制弓形虫经口感染所诱发的急性回肠炎。将弓形虫刺激的肠上皮淋巴细胞过继转输到野生小鼠体内，这些小鼠经口感染弓形虫包囊后，不再出现严重的回肠炎和死亡，其机制是过继转输的肠上皮淋巴细胞产生的 TGF-β 可下调受体鼠肠组织内 $CD4^+$T 细胞 IFN-γ、IL-15、iNOS 和 TNF-α 等炎症介质的转录，并可调节固有层淋巴细胞的炎症反应（Mennechet 等，2004）。弓形虫诱导的肠上皮淋巴细胞产生的 TGF-β 是通过激活 $CD4^+$T 细胞内 SMAD 通路，特别是 SMAD2 和 SMAD3 来发挥其抑制作用的。另外，肠上皮淋巴细胞产生的 TGF-β 还可以通过调节肠细胞产生的趋化因子来对抗肠道炎症。利用弓形虫抗原诱导的肠上皮淋巴细胞与肠细胞 Transwell 共培养研究发现，TGF-β 可下调肠细胞 MCP-1、巨噬细胞炎性蛋白 -2（macrophage inflammatory protein-2，MIP-2）、MCP-3 和干扰素诱生蛋白 10（interferon-inducible protein10，IP-10）等趋化因子的表达水平以及减少脾细胞 IFN-γ 的产生。此外，TGF-β 可抑制巨噬细胞和 NK 细胞产生 TNF-α、IFN-γ 等炎性细胞因子，削弱机体的抗弓形虫免疫，同时也降低了炎症反应所引发的病理损伤。

2）参与免疫逃逸：弓形虫感染能够诱导多种类型的细胞上调表达 TGF-β，通过 TGF-β 的免疫抑制作用逃避宿主的免疫攻击。弓形虫感染能够促进小鼠 Treg 细胞的发育和 TGF-β 分泌，导致巨噬细胞产生的炎性细胞因子减少。弓形虫 GRA1 可通过上调弓形虫感染动物模型中的 TGF-β 诱导单核细胞凋亡。C57BL/6 小鼠眼部经弓形虫感染后，增加了局部 TGF-β 的表达。弓形虫感染的人视网膜色素上皮细胞 TGF-β 的表达上调。此外，弓形虫还诱导感染的神经元细胞产生 TGF-β，弓形虫通过将磷脂酰丝氨酸暴露于巨噬细胞和 Treg 细胞来诱导 TGF-β 的表达。因此，TGF-β 的上调是弓形虫调控或逃避宿主免疫系统机制中的一个关键步骤，TGF-β 可被认为是弓形虫病的高危因素。

## 第三节　弓形虫免疫逃逸

弓形虫在感染过程中尽管产生了强烈的体液免疫反应和细胞免疫反应，但其能够在免疫功能健全的中间宿主体内长期存活。为了建立和维持这种慢性感染，弓形虫演化出多种策略来避免或干扰宿主潜在有效的抗寄生虫免疫反应。例如，改变免疫调节性细胞因子的表达和分泌或改变免疫细胞的活性；在适当的细胞微环境内建立生活方式并干扰细胞内级联信号，从而消除宿主的抗弓形虫效应机制等。尽管弓形虫能在一定程度上成功干扰宿主的抗感染免疫，但并不能完全消除这种免疫反应，而是在感染后部分减弱。因此，弓形虫在诱导和抑制宿主免疫反应之间保持着微妙的平衡，以保证宿主作为弓形虫生存的安全场所，并允许其传播到终宿主。

### 一、自噬相关的宿主免疫和弓形虫免疫逃逸策略

弓形虫速殖子在主动入侵宿主细胞的过程中，依赖于棒状体和微线体分泌的蛋白质在宿主细胞上形成一个紧密的锚定结构，即所谓移动连接（moving junction，MJ）。MJ 在弓形虫和宿主细胞膜间形成紧密连接，虫体由前到后被套入宿主细胞膜，在此过程中 MJ 扮演分子筛的作用，通过形成一个物理屏障将胞膜蛋白和大多数 GPI 连接蛋白排除于初始形成的 PVM 之外。这使得 PV 缺乏与胞内传输机制相互作用的受体，因而不能与宿主细胞的内体 - 溶酶体融合。穿入宿主细胞后，弓形虫以其自身的蛋白和脂质分子修饰 PVM，使得 PV 成为细胞内一个独特的“细胞器”。因此宿主细胞如何改变 PV 与溶酶

体的非融合特性并将其标记且最终清除，成为机体抗弓形虫感染的关键。目前研究的表明，自噬相关基因（autophagy-related gene，ATG）编码的效应蛋白在此过程中发挥重要作用，此类效应蛋白主要通过两种不同的信号通路参与胞内弓形虫的清除，包括 CD40-CD154 诱导的经典自噬途径和 IFN-γ 依赖的非经典自噬途径。针对这两种不同的信号通路，弓形虫演化出多种策略逃脱机体的清除（图 8-10）。

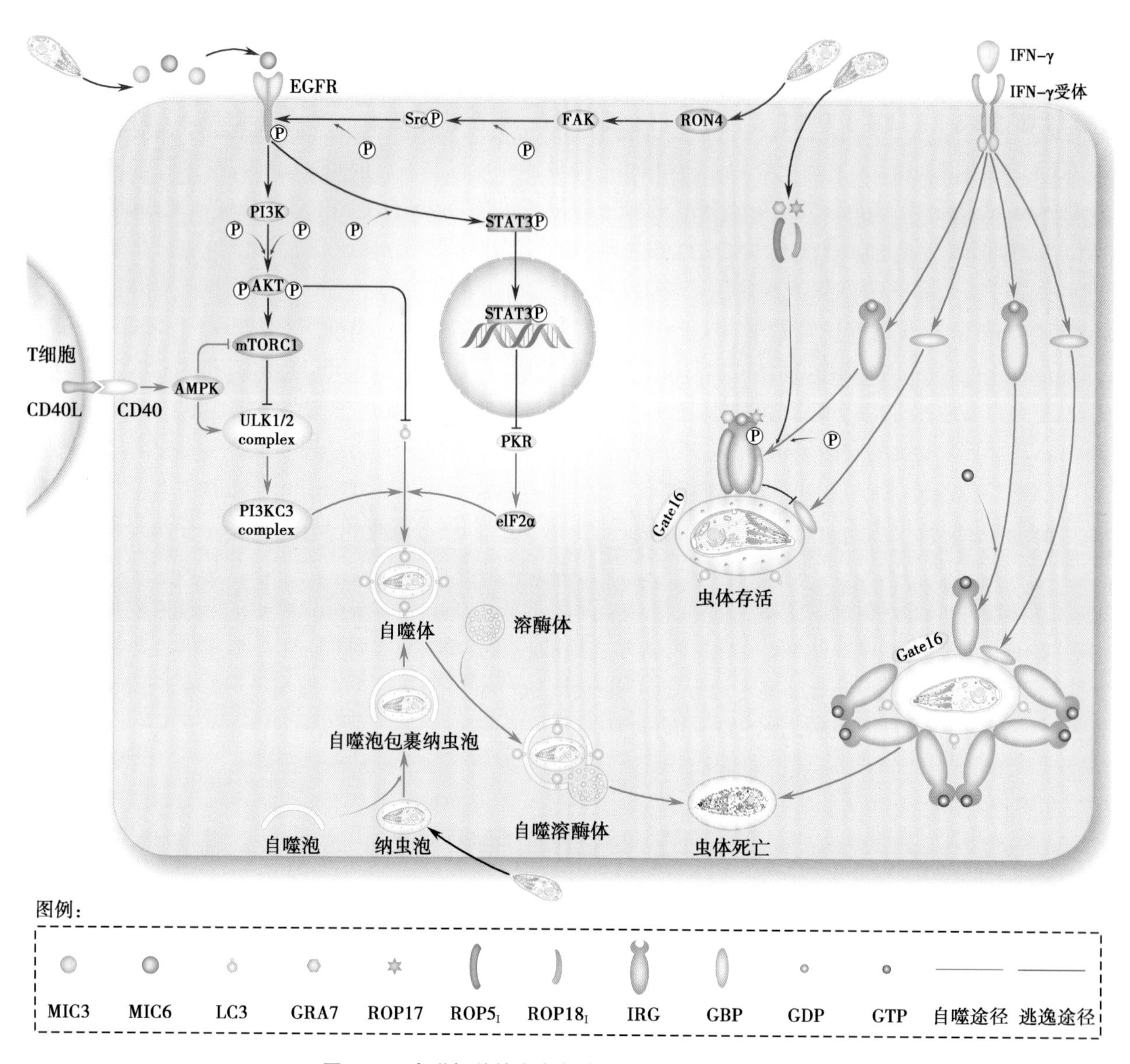


**图 8-10 自噬相关的宿主免疫和弓形虫免疫逃逸策略**

注：宿主利用自噬相关蛋白通过以下两种方式清除胞内弓形虫：CD40-CD154 诱导的经典自噬途径和 IFN-γ 依赖的非经典自噬途径。弓形虫采取以下策略逃避宿主上述两种方式的消除：（A）在经典自噬途径中，由弓形虫分泌的 MIC3 和 MIC6 磷酸化 EGFR 并激活 PI3K/AKT 信号通路抑制自噬。弓形虫入侵过程中亦可通过激活 FAK-Src 抑制自噬信号通路。（B）ROP5、ROP18 和 GRA7 与 ROP17 形成复合物，并负载到 PVM 上，通过磷酸化使 IRG 失活，逃脱 IFN-γ 依赖的非经典自噬的清除。

经典自噬是细胞降解自身成分、维持自身稳态的一个必需过程，其原始功能是细胞适应营养缺乏环境的一种机制。但在复杂的生物体内，自噬的核心分子机制是协同多个细胞反应以应对其他的危险刺激，如感染。现在已明确除了内源性底物，自噬能选择性降解胞内病原体，这个过程也被称之为异噬（xenophagy），是一种重要的免疫反应，直接和选择性清除胞内病原体。在感染弓形虫的人 / 鼠巨噬细胞和非造血细胞中，CD40 与 T 细胞表面表达的 CD40L（CD154）相互作用，通过自噬依赖途径介导对寄生虫的杀伤。CD40-CD40L 相互作用激活自噬反应的上游调节因子，如 unc-51 样自噬激活激酶 1 和 2（unc-51-like autophagy activating kinase 1 and 2，ULK1/2）和 Beclin1-PI3KC3，这是启动吞噬泡（phagophore）所需的两个重要复合物，然后驱动 LC3 蛋白招募至吞噬泡上促进自噬体（autophagosome）的形成。Muniz-Feliciano 和 Wang 等的研究表明，弓形虫微线体蛋白 MIC3 和 MIC6 作为表皮生长因子 EGFR 的配体，诱导宿主细胞中该蛋白的磷酸化，激活 PI3K/AKT 信号通路（图 8-10）。AKT 的磷酸化导致自噬负性调控蛋白—哺乳动物雷帕霉素复合体 1（mammalian target of rapamycin complex 1，mTORC1）的激活，从而抑制自噬。药物阻断 AKT 的磷酸化可诱导 LC3 在 PV 膜上的集聚，导致 PV 和宿主溶酶体的融合。Portillo 等研究显示，弓形虫在宿主入侵和 MJ 形成过程中，还可激活黏附斑激酶（focal adhesion kinase，FAK）- 类固醇受体辅助活化因子（steroid receptor coactivator，Src）下游的信号级联，抑制自噬关键刺激因子双链 RNA 激活蛋白激酶（double-stranded RNA-activated protein kinase，PKR）和真核起始因子 2α（eukaryotic initiation factor 2α，eIF2α）的激活，从而阻止弓形虫成为自噬靶标（图 8-10）。

IFN-γ 依赖的非经典自噬途径不同于经典自噬通路，该通路是不依赖于启动吞噬泡形成过程中发挥作用的 ATGs（即 ULK1 复合物和 PI3K 复合物），但 IRG 和 GBP 定位于 PVM 是依赖于经典自噬途径下游参与 LC3-I 到 LC3-Ⅱ转换的一系列蛋白质：ATG5/ATG12/ATG16L1 复合物、ATG3 和 ATG7。ATG8 的同源物 GABARAPs 家族中的 Gabarapl2（也被称之为 Gate16）也参与 IFN 诱导的 IRG 的 PV 定位。Ⅰ型弓形虫可以逃避这种宿主免疫机制，而Ⅱ型和Ⅲ型虫株则不能。这与棒状体蛋白激酶 ROP18 和假激酶 ROP5 的多态性有关，也与不同虫株的毒力有关。弓形虫在入侵时分泌的 ROP18 定位于 PVM 上，在 ROP5 的协助下，磷酸化宿主 Irga6 和 Irgb6 上 Switch 结构域的苏氨酸残基。ROP5 没有激酶活性，但能与 IRG 结合，稳定其构象，从而增强 ROP18 的作用。ROP5 还能与另一种 PVM 相关激酶 ROP17 相互作用，使 IRG（Irgb6）磷酸化并失活。Irga6 被弓形虫 GRA7 结合后，使其易于被 ROP18 磷酸化，从而阻止 IRG 在 PVM 的加载（Hermanns 等，2016）。ROP5 和 ROP18 也能抑制 GBP1 在 PVM 上的作用。Yang 等的研究显示，假激酶 ROP54 可以移动到 PVM 的细胞质面，阻止 GBP2 作用于 PV，从而逃避 GBP2 介导的免疫反应。此外，弓形虫强毒株中的 ROP18 可磷酸化 ATF6β，这是 DC 抗原递呈的重要因素。磷酸化 ATF6β 可能被降解并影响 DC 的抗原递呈能力，从而影响干扰素诱导的 GTP 酶介导的宿主防御。

## 二、调控宿主信号通路

尽管弓形虫存在于感染细胞的 PV 中，但通过其特殊分泌细胞器，如棒状体或致密体，产生效应蛋白影响和操纵宿主细胞信号和转录反应，从而削弱宿主清除弓形虫的免疫反应，这是弓形虫免疫逃逸的另一重要策略。

STAT 信号通路不仅可以调节促炎因子的转录，也可以调节抑炎因子的转录，在控制弓形虫感染方面发挥重要作用。STAT1 是 IFN-γ 和 IFN-β 干扰素信号通路共有的转录因子。当 IFN-γ 与其受体结合后，激活 JAK1 和 JAK2，使 STAT1 磷酸化形成同源二聚体，进入细胞核诱导其核心启动子中含有 γ 激活序列（GAS）的基因表达。弓形虫 TgIST 能与磷酸化的 STAT1 结合，招募抑制性的 Mi-2/NuRD 复合物到 STAT1 依赖性启动子，导致染色质结构改变和转录受阻，抑制 IRF1、p65 GBP、iNOS、IDO1 和 MHC 的表达（Olias 等，2016）。Matta 等还发现 TgIST 除了与 STAT1 同源多聚体结合外，还能与 STAT1/STAT2 异二聚体结合并招募 Mi-2/NuRD 复合物，从而抑制 IFN-β 诱导的一系列Ⅰ型 IFN 调控基因的表达。弓形虫感染后还可引起细胞因子信号转导抑制因子 1（SOCS1）的表达上调，使 STAT1 去磷酸化，抑制 IFN-γ/STAT1 信号通路。

转录因子 STAT3 和 STAT6 与 IL-4 和 IL-6 的产生有关。弓形虫 ROP16 通过核定位信号定位转移到宿主细胞核内，引起 STAT3 和 STAT6 的磷酸化，导致 IL-12 的表达水平下降，从而限制了保护性 Th1

型细胞因子反应。磷酸化 STAT6 还可诱导 Arg-1、SOCS2 和 IRF4 的表达。高水平表达的 Arg-1 会导致 NO 的生成减少，从而产生对宿主免疫清除机制的抗性，允许寄生虫的增殖。ROP16 基因序列存在多态性，$ROP16_{I/III}$可产生强烈、持续的 STAT3 和 STAT6 激活，而Ⅱ型 ROP16（$ROP16_{II}$）虽然引起这些蛋白的短暂活化（例如感染后 1～2 小时），但是在感染后 20 小时迅速回到基线水平。这种差异主要是由该蛋白位于激酶结构域的第 503 位氨基酸的多态性决定的，将Ⅰ/Ⅲ型 ROP16 的 503 位的亮氨酸残基替换为丝氨酸（L503S），即可导致 STAT3 活化显著降低，其水平与Ⅱ型 ME49 ROP16 介导的水平相当（Yamamoto 等，2009）。

转录因子 NF-κB 家族在宿主抗弓形虫免疫中也起到关键作用。它是一条保守的信号通路，能调节宿主的固有和适应性免疫应答。Wang 等研究显示，弓形虫排泄 / 分泌抗原（TgESA）也能抑制 NF-κB 信号通路，限制巨噬细胞的功能活性，抑制促炎细胞因子的分泌，促进寄生虫的存活。弓形虫Ⅱ型虫株分泌的 GRA15 能激活 NF-κB 通路，并通过增强感染细胞中 CD40 的表达启动 IL-12 的合成（Rosowski 等，2011）。因此，弓形虫Ⅱ型虫株的 GRA15 具有有效控制急性弓形虫感染的能力，并促进速殖子转化为缓殖子引起慢性感染，这也是弓形虫免疫逃逸的策略之一。

除了上述效应分子干预了宿主重要的信号通路外，弓形虫还能产生多种 GRAs 和 ROPs 干扰宿主基因的表达和信号转导。GRA6 能通过钙调节配体（CAMLG）选择性激活活化 NFAT4，促进趋化因子如 CXCL2 和 CCL2 的表达，吸引 $CD11b^{+}Ly6G^{+}$ 细胞（中性粒细胞）向感染局部募集，帮助弓形虫向全身扩散（Ma 等，2014）。由于 GRA6 蛋白 C 末端的多态性，弓形虫Ⅰ型、Ⅱ型和Ⅲ型虫株对 NFAT4 激活率不同。Ⅰ型和Ⅲ型虫株的 GRA6 异位表达产生 NFAT4 依赖性激活程度相似，但Ⅱ型虫株的 GRA6 介导的激活程度较低。p38 MAPK 途径在控制基因表达和早期免疫反应，如 IL-12 的产生中发挥重要作用。弓形虫 GRA24 能通过触发宿主细胞 p38 MAPK 的长时间自磷酸化和核移位激活该信号通路，而弓形虫的另一种蛋白 ROP38 则抑制 MAPK 信号通路，但不影响寄生虫的复制和毒力（Pellegrini 等，2017）。ROP38 的功能可能与弓形虫的生存需求相一致，如促进缓殖子的分化、维持受感染宿主细胞的活力。GRA16 被分泌并最终输出到宿主细胞核与疱疹病毒相关泛素特异性蛋白酶（HAUSP）相互作用，以调节宿主基因的表达，如 p53 抑癌途径，在应激条件下促进宿主细胞存活。

## 三、调节宿主细胞凋亡

作为细胞内寄生的弓形虫，其生长、代谢和增殖必须依赖宿主细胞的活性。宿主细胞的死亡严重威胁寄生虫的生存。因此，抑制宿主细胞凋亡可维持细胞内弓形虫的复制和长期存活，避免被体液中的抗体所清除，成为其免疫逃逸的另一策略。

现有研究表明，Ⅰ型和Ⅱ型弓形虫都能通过相似的机制抑制线粒体和死亡受体介导的凋亡途径。弓形虫感染后可通过阻止细胞色素 c 的释放、磷酸化促凋亡蛋白 Bad 使其失活以及诱导抗凋亡蛋白如 Bcl-2、Mcl-1 和 HSP70 的表达来抑制线粒体介导的细胞凋亡。在感染的巨噬细胞中，Song 等发现弓形虫 ROP16 通过磷酸化 STAT6，诱导 Serpin B3/B4 表达从而抑制细胞凋亡。Cai 等还发现 ROP16 亦可激活 STAT3，通过 STAT3-miR-17～92-Bim 途径抑制细胞凋亡。细胞色素 C 和 dATP/ATP 能与凋亡蛋白酶激活因子 1（Apaf-1）结合形成轮状七肽复合物的凋亡小体，进而激活 caspase-9。弓形虫除了阻断细胞色素 C 释放外，还以凋亡小体的组装为靶点，抑制 caspase-9 与 Apaf-1 的结合，从而阻止 caspase-9 的活性以及随后 caspase-7 和 caspase-3 的激活而抑制细胞凋亡。ROP18 是寄生虫的重要毒力决定因子，在调节感染细胞的凋亡中也起着重要作用。ROP18 可阻断细胞色素 C 的释放，上调 Bcl-2/Bax 的比值以及诱导 p53 降解来抑制宿主细胞凋亡。

另一方面，在弓形虫感染过程中诱导或增强某些免疫细胞的凋亡也有益于弓形虫逃脱免疫监视。如 Bannai 等发现弓形虫程序性细胞死亡 5（TgPDCD5）是一种从弓形虫中释放出来的蛋白质，它能促进未感染的旁观巨噬细胞发生凋亡，发挥负向调节机体免疫反应的作用。同样，由弓形虫分泌的 GRA1

可诱导由 TGF-β 通路介导的单核细胞凋亡。

总之，弓形虫在长期演化过程中经受了不同的选择压力，迫使其采取多种策略来对抗宿主和宿主细胞强大的免疫防御体系，不同的基因型 / 虫株对这些通路的调控或抵御能力不同，导致其在体内产生不同的增殖和扩散能力，从而在宿主体内表现出不同的毒力特征。

# 第四节　宿主抗弓形虫感染免疫的特征

弓形虫是专性细胞内寄生原虫，可寄生的细胞种类多样。就寄生关系而言，目前所知，弓形虫是宿主谱最广的寄生虫，这种泛宿主特征，在寄生虫范围内也是少见的，不仅充分体现了弓形虫与宿主共进化的适应性，也预示着弓形虫在成功建立宿主适应性过程中可能存在的独特性。从免疫应答的角度分析，来源于弓形虫的许多分子，已不仅仅是作为抗原在宿主机体内发挥作用，他们更是作为重要的调节因子调控或决定了宿主免疫应答的类型、强度和结局。另一方面，弓形虫对不同宿主寄生适应性上的差别，提示至少在固有免疫环节易感宿主和抗性宿主存在着明显的不同。再者，自然状态下不同宿主感染弓形虫的途径主要是经口感染，而经腹腔注射虫体建立感染则是进行动物实验通常的操作。此外，采用弓形虫抗原负载研究所诱导的宿主免疫应答和机制，也是实验中的常用方式。这些弓形虫抗原暴露形式上的差别，也可能会对诱导宿主免疫应答产生影响。

## 一、不同种类宿主抗弓形虫感染免疫的差别

弓形虫的中间宿主众多，但对弓形虫的易感性存在天然差异。宿主固有免疫反应在决定感染易感性方面发挥重要的作用。大多数的小鼠品系对弓形虫是易感的，因此广泛用于弓形虫的免疫反应研究。弓形虫感染小鼠后，虫体的 profilin 蛋白与 DC 上的 TLR11 和 TLR12 相互作用，以 MyD88 依赖的方式促进其分泌 IL-12。与 profilin 作用方式不同的是，弓形虫亲环素 18（cyclophilin 18）与趋化因子受体 CCR5 结合后，以 MyD88 非依赖的方式激活小鼠 DC 产生 IL-12。IL-12 作为一种促炎细胞因子，进一步刺激 NK 细胞、$CD4^+T$ 细胞和 $CD8^+T$ 细胞表达 IFN-γ。IFN-γ 在感染过程中对机体控制弓形虫感染起着至关重要的作用。IFN-γ 也可由中性粒细胞经 IL-1β 和 TNF-α 刺激后产生。IFN-γ 与细胞表面的 IFN-γ 受体结合后激活 STAT1，进而诱导 NO 和 ROS 等效应分子的产生，二者对控制寄生虫入侵小鼠细胞有重要作用。IFN-γ 还能引发 IRG 和 GBP 对小鼠体内 PVM 的损伤。

与小鼠不同的是，人类对弓形虫感染有很强的抵抗力。由于缺乏编码关键的固有免疫传感器 TLR11 和 TLR12 的功能基因，人类细胞具有与小鼠不同的对弓形虫固有免疫传感机制。最近的一项研究表明，人单核细胞可通过检测警报素 S100A11 蛋白感知弓形虫的感染，该蛋白是通过 caspase1 依赖的机制从弓形虫感染细胞内被释放出来。S100A11 与受体 RAGE 结合后进一步诱导 CCL2/MCP-1 的产生，调控单核细胞的募集。体外研究发现，人体细胞也依赖 IFN-γ/STAT1 信号来控制弓形虫复制，但其下游效应分子的作用机制与小鼠的不尽相同。首先，在人体细胞内，IDO 而非 iNOS 是 IFN-γ/STAT1 信号通路下游的重要效应分子，在 IFN-γ 刺激后能控制弓形虫在一些人细胞系中复制；其次，人体细胞缺乏干扰素诱导的 IRG 蛋白质。人体细胞虽然表达多种 GBP，但这些 GBP 在不同细胞系中参与人类抗弓形虫的反应尚有争议。因此，IRG 和 GBP 介导的两种主要先天性防御机制似乎在人体细胞中不是非常活跃。

大鼠和人类类似，对弓形虫感染有很强的抵抗力，但不同品系也表现出不同的易感性。Lewis 大鼠表现出对弓形虫感染的完全抗性，IFN-γ 中和抗体能部分逆转这种抗性，表明 IFN-γ 在大鼠抗弓形虫的免疫中起一定作用。含有 NLRP1 的 Toxo1 位点，被认为介导了 Lewis 大鼠对弓形虫的抗性。弓形虫可激活巨噬细胞中的 NLRP1 炎症小体，导致 caspase-1 诱导的细胞焦亡以及促炎细胞因子 IL-1β 和 IL-18

前体的释放。GRA35、GRA42 和 GRA43 对诱导 Lewis 大鼠巨噬细胞焦亡是必需的。利用 iNOS 基因敲除的 SD 大鼠，Wang 及其同事发现，$iNOS^{-/-}$ 大鼠对弓形虫感染表现出比野生型个体更强的抗性，并证明导致 $iNOS^{-/-}$ 大鼠对弓形虫感染抗性增强的原因是弓形虫分泌的 GRA43 激发感染的宿主细胞发生焦亡所致（Wang 等，2021）。

作为弓形虫终宿主的猫科动物，有关它们感染弓形虫后免疫应答特征的相关资料较少。猫科动物也不表达 TLR11、TLR12 和 IRG 等蛋白，它们既不会像小鼠等啮齿动物感染弓形虫后出现较强急性感染的毒力相关表现，又要保证虫体在肠上皮细胞内完成裂体增殖和有性增殖的过程。猫感染弓形虫后约一周，小肠上皮细胞开始有卵囊外排，一般可维持三周，随后受机体免疫力的限制而逐渐终止。有学者认为，或许对猫科动物来说，通过 TLR7 和 TLR9 识别弓形虫核酸的刺激就足以产生感染早期控制虫体增殖的免疫效应。Hehl 等（2015）采用高通量 RNA 测序比较分析了弓形虫两个无性增殖阶段即速殖子和裂殖子基因表达的特征，显示速殖子有 453 个基因为特异转录，而裂殖子有 312 个基因为特异转录。有趣的是，绝大部分已知编码弓形虫 GRA、MIC 和 ROP 等分泌蛋白的基因，在裂殖子期并不表达。这提示，弓形虫不同发育阶段侵入宿主细胞的机制可能不同，相信还有许多尚未被发现的机制。Wang 等（2018）研究了猫感染弓形虫 PRU 株卵囊后肠上皮细胞的转录组特征，显示在感染后最初 12 小时内，MHC Ⅰ类相关基因表达明显下调。已知，通过 MHC Ⅰ类分子的交叉递呈介导 CTL 的活化和杀虫作用在控制感染急性期弓形虫的增殖中起关键作用。因此，猫肠上皮细胞 MHC Ⅰ类分子在弓形虫感染早期的表达下调或许有利于弓形虫逃避宿主的免疫攻击而在细胞内增殖，完成生活史过程。

另一个值得关注的问题是，人们长期以来接受一种教科书式的观念，即弓形虫不仅宿主谱广（能感染几乎所研究过的温血动物），还能感染所研究过的脊椎动物有核细胞（红细胞除外）。然而，不同宿主及不同类型细胞对弓形虫的易感性差异及其与弓形虫诱导宿主免疫应答和感染结局的关系，尚缺乏深入、系统的研究，仍存在许多未解之谜。Wong 等（2020）对不同类型宿主细胞感染弓形虫的研究文献进行了综述，可以明确指出的是，在已经进行的少数研究中，不同类型细胞对弓形虫感染的反应存在显著差异。例如，弓形虫感染中性粒细胞能抑制 LPS 诱导的 IL-1β 产生，但在单核细胞中却没有发生抑制作用；在比较人包皮成纤维细胞（HFF）与人原代滋养细胞（PHT）感染试验中，发现了一组在 PHT 细胞中被诱导表达而在 HFF 中不被诱导表达的基因，包括转录因子 IRF4、趋化因子 CCL22、CCL17、CCL20 和 CCL1，以及趋化因子受体 CCR7 等。已知在感染的后期，包囊形成更易见于神经元和肌肉等组织，虽然原因尚不清楚，但推测可能与下列因素有关：

（1）免疫相关的应激因素：如 ROS 和氮的种类或营养缺失。

（2）神经细胞和肌肉细胞中外源性应激源的缺失：为缓殖子和组织包囊的发育提供了合适的微环境。

然而，通过小鼠细胞全基因转录组的比较研究发现，骨骼肌细胞、神经元、星形胶质细胞和成纤维细胞等不同类型细胞对弓形虫感染的反应高度不同，仅有少部分基因（包括几个与免疫应答相关的基因）的表达发生变化，且在这四种类型细胞中的调控也没有一致性，提示与弓形虫感染相关的宿主转录组特征可能具有宿主细胞类型的特异性。此外，不同宿主细胞（人类和小鼠）感染弓形虫后的基因表达谱也存在明显差异。弓形虫感染 DC 和巨噬细胞时，炎症和免疫相关基因受到的调控更显著。尽管免疫相关反应存在差异，但在人和小鼠细胞中，参与翻译和宿主细胞周期调控的基因通常被弓形虫调控。弓形虫可调控人成纤维细胞和小鼠骨骼肌细胞的细胞周期相关基因，却对小鼠神经元的影响较小。还有研究显示，体外培养下 RH 株弓形虫速殖子侵入人视网膜内皮细胞（HREC）的效率明显高于侵入人皮肤内皮细胞（HDEC）（Zamora 等，2008）。Irma 等（2013）研究了弓形虫 ME49 株和 RH 株感染人血管内皮细胞系（HMEC-1）和人脐带静脉内皮细胞（HUVEC）的效率，显示 ME49 株侵入细胞的速度均高于 RH 株，且弓形虫更易侵入已感染的细胞并形成 PV。这提示：就毒力决定而言，弓形虫是否容易侵入细胞可能是次要的因素。虽然以上研究资料揭示了不同类型宿主细胞感染弓形虫后的特征变化，一定程度上有助理解宿主或细胞易感性的差别，但就弓形虫感染免疫而言，基于免疫系统和组织器官区域免疫特性的深入研究尚存在明显不足，有待加强。

## 二、小鼠抗弓形虫感染免疫与弓形虫毒力的关系

宿主抗弓形虫感染的免疫力与其毒力密切有关。如前述，不同种类宿主对弓形虫感染的抗性和易感性存在明显差别，其原因尚未被完全阐明，可能与宿主 - 寄生虫共进化的适应性有关。虽然现今有关弓形虫感染免疫的资料多来自小鼠的研究，而有关弓形虫毒力的定义也源自对实验室小鼠致死率水平的评价，但并没有明确的证据显示弓形虫的毒力特征在不同种类宿主受共同的机制决定。

研究者总是寄希望于从虫体组成或排泄 - 分泌物中寻找致病的决定因素，这种努力现在仍在进行中。不可否认，弓形虫不同虫株的遗传背景在致小鼠死亡率（即所谓的毒力）上差别很大。有研究表明，一些基因型弓形虫对几乎所有品系的小鼠都有致死性，且与感染的虫荷无关，而另一些基因型弓形虫在低剂量感染时无致死性，能较快建立慢性感染。近年的研究显示，具高度多态性的弓形虫棒状体蛋白 ROP18 和 ROP5，可通过与 IRG 形成复合物并阻止其对 PV 的破坏，而抑制宿主固有免疫对虫体的清除，可能是弓形虫毒力的重要决定因素之一。但也有不同的观点。Hamilton 等（2019）研究分析了分离自加勒比的非典型弓形虫株与已知巴西毒力株及欧洲无毒株 ROP18 和 ROP5 等位基因模式，显示非典型加勒比毒力株（ToxoDB#13）的 ROP18/ROP5 等位基因型（3/1）不同于巴西毒力株（1/3）；无毒的加勒比分离株（ToxoDB#1）与欧洲无毒株具有相同的 ROP18/ROP5 等位基因模式特征（均为 2/2），而中等毒性的加勒比分离株（ToxoDB#141 和 #265）也具有与加勒比无毒株（ToxoDB#1）相同的 ROP18/ROP5 等位基因（2/2）。加勒比和巴西分离株的 ROP 蛋白等位基因的差异提示，可能还有其他因素和机制参与了弓形虫毒力的决定。

弓形虫生活史中的三种虫体形式（速殖子、缓殖子和卵囊）虽然都具有感染性，但在小鼠上表现出的毒力差别也很大。有研究显示，经口感染单个弓形虫 M-7741 株卵囊后两周，几乎能致感染小鼠 100% 死亡，用组织包囊感染达到相同的毒力水平则需 $10^3$ 个缓殖子数量，而用 $10^4$ 个速殖子经口感染却无法建立感染。因此，认为弓形虫卵囊阶段具有相对较强的毒力。另有研究显示，弓形虫的表型也会随着在小鼠和细胞中的传代培养而变化。弓形虫 M-7741 株最初分离自感染的羊，经在小鼠传递 30～35 代后再感染猫，则失去了形成卵囊的能力；Ⅰ型弓形虫 GT1 株经细胞培养 40 代后，也失去在猫形成卵囊的能力。这种现象在 RH 株弓形虫也是如此，原因尚不明确。

另一方面，感染途径也能影响弓形虫的毒力。曾有研究比较了三种常用感染小鼠途径（腹腔注射、皮下注射和经口感染）所致毒力的差别，显示经口感染 10 个弓形虫组织包囊未能建立感染，而换成腹腔注射或皮下注射途径则在约三分之一的小鼠成功建立了感染。

再有，小鼠的品系也是决定弓形虫毒力的重要因素。在实验室常用的小鼠品系中，C57BL/6 小鼠能抵抗 10 个脑组织分离包囊经腹腔注射感染，却对相同数量包囊经口感染易感，而 BALB/c 小鼠对两种途径感染均有抵抗力。进一步的研究揭示，小鼠感染弓形虫后的毒力表现，与 H-2 复合物中至少 5 个遗传位点相关，H-2a 单倍体与抗性关联，而 H-2b 单倍体则与易感性关联。

## 三、人体抗弓形虫感染免疫的特征

在生活史环节上，人处于弓形虫中间宿主的地位，虽然在弓形虫的传播中除先天性弓形虫病的情况外并不起到实际的作用。一般认为，与同样作为中间宿主的小鼠不同的是，在免疫功能正常的人体，不同基因型的弓形虫感染仅导致隐性感染的结局。但据报道也有例外的情况，如巴西的流行株较欧洲的流行株更多与严重的眼弓形虫病相关，而法属圭亚那的弓形虫感染病例则更多表现出全身弓形虫病的症状（Saraf 等，2017），其原因尚不清楚。就人体而言，弓形虫感染后的隐性感染状态、免疫功能缺陷或受抑制后虫体的快速增殖与扩散、孕期特殊生理状态下胎盘局部免疫应答特征及与弓形虫垂直传播

的关系等问题，均涉及弓形虫速殖子 / 缓殖子维持和转换的机制，将分别在其他章节有较详细介绍（参见第九章和第十章），在此不再赘述。客观上，有关人类弓形虫感染免疫学的研究较在小鼠模型上的研究面临更多的困难。首先，与许多其他的人体免疫学研究类似，研究者无法从初始感染部位获取免疫细胞，因而大多使用采自外周血的免疫细胞成为检测免疫反应的主要材料。另一个明显的局限是，虽然人体隐性感染的血清阳性者很多，但实际上很难在短暂的早期急性感染阶段获取感染者的研究材料。不过，已有的研究仍支持 T 细胞来源的 IFN-γ 在控制细胞内弓形虫增殖中的作用及弓形虫适应性免疫反应呈现的 Th1/Th17 应答特征。

病原体 PRR 对 PAMP 的识别，是启动感染免疫的首要事件。其中，在小鼠模型上的研究表明，弓形虫 profilin 通过 TLR11-TLR12 介导的 IL-12 及 IFN-γ 效应发挥重要作用。然而，人类 TLR11 基因中因存在终止密码而不表达有功能的 TLR11 受体，且 TLR12 基因在人类基因组中并不存在，这提示在人类细胞中存在启动感染免疫的替代机制。已有的研究显示，人类中性粒细胞和单核细胞是弓形虫感染诱导 IL-12 产生的主要来源，并受细胞吞噬寄生虫过程的驱动，而经 IL-12 诱导的 IFN-γ 应答，同样是抗感染免疫的关键介质。除激活免疫细胞、促进免疫细胞分化及介导杀虫效应外，IFN-γ 还以细胞自主的方式调控细胞内弓形虫的数量，比如 IFN-γ 能增加人类成纤维细胞内色氨酸的降解，抑制虫体的增殖。然而，研究发现，在抵抗胞内寄生虫中起重要作用的 IRG，在人类似乎不参与免疫防御；而在人类和小鼠共有的 IFN-γ 依赖抗性机制相关的 GBP，可募集到 PVM，导致膜的破坏和寄生虫清除。不同的是，人 GBP1 能限制Ⅱ型弓形虫在上皮细胞中的复制，却并不靶向 PV，提示人 GBP 虽参与宿主防御，但不会引起典型的 PVM 破坏。另外，在人类细胞中，PV 上的泛素化也是控制寄生虫的关键机制，在 Hela 细胞能引起非典型的自噬和虫体生长受阻，在脐静脉内皮细胞内可观察到溶酶体融合和虫体的清除。

另一方面，弓形虫调控宿主免疫效应信号通路的策略，在小鼠和人类也存在较大差别。尽管弓形虫寄生在受感染细胞的 PV 中，但通过其特殊的分泌细胞器（如棒状体和致密颗粒）释放的效应蛋白在操纵宿主细胞信号传导和基因转录上起着重要作用。研究显示，弓形虫的三个基因型（Ⅰ、Ⅱ和Ⅲ型）对宿主细胞的影响差异显著。Ⅰ型和Ⅲ型弓形虫能激活人和小鼠细胞中 STAT3 和 STAT6 以下调 IL-12，但Ⅱ型弓形虫却没有这一作用；在小鼠巨噬细胞中，Ⅰ型虫株通过 ROP16 磷酸化和激活 STAT3，可阻止 LPS 诱导的 IL-12p40 产生。然而，对 HFF 的全基因组芯片分析显示，弓形虫感染阻断了 IFN-γ 诱导的全部 127 个基因的上调。进一步研究确定，Ⅰ、Ⅱ和Ⅲ型虫株是通过不依赖 ROP16 或 GRA15 的机制抑制 STAT1 转录活性。IFN-γ 刺激启动 JAK/STAT 信号，STAT1 同型二聚体移位到细胞核并结合到 DNA 中的 γ 激活序列（GAS）以激活转录。弓形虫通过阻止 STAT1 从 DNA 中分离，阻碍其循环发挥作用，从而抑制 IFN-γ 应答基因的表达。GRA15 是一种致密颗粒蛋白，已知可激活持续的 NF-κB 信号。弓形虫调控宿主 NF-κB 通路的效应，还反映在促炎细胞因子的产生上。在感染的 HFF 中，Ⅰ型弓形虫通过减少 p65/RelA 的磷酸化和转位到细胞核来限制 NF-κB 的激活。Ⅰ型弓形虫还能抑制人原代中性粒细胞经 LPS 诱导的 IL-1β 产生，这一作用与抑制 NF-κB 信号有关。在弓形虫感染的中性粒细胞中，IκBα 降解和 p65/RelA 磷酸化减少，IL-1β 和炎性小体 NLRP3 的转录也减少。此外，弓形虫也能抑制感染中性粒细胞中 caspase-1 的裂解和激活，但在感染的人类单核细胞则否，提示不同的人类细胞类型可能也存在特异的 IL-1β 调控机制。

（余 莉 胡雪梅 邱竞帆 王 勇）

## 参考文献

[1] ALIBERTI J, REIS E SOUSA C, SCHITO M, et al. CCR5 provides a signal for microbial induced production of IL-12 by CD8α$^+$ dendritic cells[J]. Nat Immunol, 2000, 1(1): 83-87.

[2] AOSAI F, MUN HS, NOROSE K, et al. Protective immunity induced by vaccination with SAG1 gene-transfected cells against *Toxoplasma gondii*-infection in mice[J]. Microbiol Immunol, 1999, 43(1): 87-91.

[3] BEHNKE MS, KHAN A, WOOTTON JC, et al. Virulence differences in *Toxoplasma* mediated by amplification of a family of polymorphic pseudokinases[J]. Proc Natl Acad Sci USA, 2011, 108(23): 9631-9636.

[4] BHADRA R, GIGLEY JP, WEISS LM, et al. Control of *Toxoplasma* reactivation by rescue of dysfunctional CD8+ T-cell response via PD-1-PDL-1 blockade[J]. Proc Natl Acad Sci USA, 2011, 108(22): 9196-9201.

[5] CEBRIAN I, VISENTIN G, BLANCHARD N, et al. Sec22b regulates phagosomal maturation and antigen crosspresentation by dendritic cells[J]. Cell, 2011, 147(6): 1355-1368.

[6] DECKERT-SCHLÜTER M, BLUETHMANN H, RANG A, et al. Crucial role of TNF receptor type 1(p55), but not of TNF receptor type 2(p75), in murine toxoplasmosis[J]. J Immunol, 1998, 160(7): 3427-3436.

[7] DOTIWALA F, MULIK S, POLIDORO RB, et al. Killer lymphocytes use granulysin, perforin and granzymes to kill intracellular parasites[J]. Nat Med, 2016, 22(2): 210-216.

[8] FENOY I, GIOVANNONI M, BATALLA E, et al. *Toxoplasma gondii* infection blocks the development of allergic airway inflammation in BALB/c mice[J]. Clin Exp Immunol, 2009, 155(2): 275-284.

[9] FRICKEL EM, SAHOO N, HOPP J, et al. Parasite stage-specific recognition of endogenous *Toxoplasma gondii*-derived $CD8^+$ T cell epitopes[J]. J Infect Dis, 2008, 198(11): 1625-1633.

[10] GAZZINELLI RT, WYSOCKA M, HIENY S, et al. In the absence of endogenous IL-10, mice acutely infected with *Toxoplasma gondii* succumb to a lethal immune response dependent on $CD4^+$ T cells and accompanied by overproduction of IL-12, IFN-gamma and TNF-alpha[J]. J Immunol, 1996, 157(2): 798-805.

[11] GOV L, KARIMZADEH A, UENO N, et al. Human innate immunity to *Toxoplasma gondii* is mediated by host caspase-1 and ASC and parasite GRA15[J]. mBio, 2013, 4(4): e00255.

[12] HERMANNS T, MULLER UB, KONEN-WAISMAN S, et al. The *Toxoplasma gondii* rhoptry protein ROP18 is an Irga6-specific kinase and regulated by the dense granule protein GRA7[J]. Cell Microbiol, 2016, 18(2): 244-259.

[13] HWANG S, COBB DA, BHADRA R, et al. Blimp-1-mediated CD4 T cell exhaustion causes CD8 T cell dysfunction during chronic toxoplasmosis[J]. J Exp Med, 2016, 213(9): 1799-1818.

[14] IVANOVA DL, MUNDHENKE TM, GIGLEY JP. The IL-12-and IL-23-dependent NK cell response is essential for protective immunity against secondary *Toxoplasma gondii* infection[J]. J Immunol, 2019, 203(11): 2944-2958.

[15] JENSEN KD, WANG Y, WOJNO ED, *et al*. *Toxoplasma* polymorphic effectors determine macrophage polarization and intestinal inflammation[J]. Cell Host Microbe, 2011, 9(6): 472-483.

[16] JEONG YI, HONG SH, CHO SH, *et al*. Induction of IL-10-producing regulatory B cells following *Toxoplasma gondii* infection is important to the cyst formation[J]. Biochem Biophys Rep, 2016, 7: 91-97.

[17] JOHNSON LL. A protective role for endogenous tumor necrosis factor in *Toxoplasma gondii* infection[J]. Infect Immun, 1992, 60(5): 1979-1983.

[18] KELLY MN, KOLLS JK, HAPPEL K, et al. Interleukin-17/interleukin-17 receptor-mediated signaling is important for generation of an optimal polymorphonuclear response against *Toxoplasma gondii* infection[J]. Infect Immun, 2005, 73(1): 617-621.

[19] LIESENFELD O, KOSEK J, REMINGTON JS, et al. Association of $CD4^+$ T cell-dependent, interferon-gamma-mediated necrosis of the small intestine with genetic susceptibility of mice to peroral infection with *Toxoplasma gondii*[J]. J Exp Med, 1996, 184(2): 597-607.

[20] LIU W, HUANG L, WEI Q, et al. Microarray analysis of long non-coding RNA expression profiles uncovers a *Toxoplasma*-induced negative regulation of host immune signaling[J]. Parasit Vectors, 2018, 11(1): 174.

[21] MA JS, SASAI M, OHSHIMA J, et al. Selective and strain-specific NFAT4 activation by the *Toxoplasma gondii* polymorphic dense granule protein GRA6[J]. J Exp Med, 2014, 211(10): 2013-2032.

[22] MATTA SK, PATTEN K, WANG Q, et al. NADPH oxidase and guanylate binding protein 5 restrict survival of avirulent type III strains of *Toxoplasma gondii* in naive macrophages[J]. mBio, 2018, 9(4): e01393.

[23] MASON NJ, LIOU HC, HUNTER CA. T cell-intrinsic expression of c-Rel regulates Th1 cell responses essential for resistance to *Toxoplasma gondii*[J]. J Immunol, 2004, 172(6): 3704-3711.

[24] MELO MB, KASPERKOVITZ P, CERNY A, et al. UNC93B1 mediates host resistance to infection with *Toxoplasma gondii*[J]. PLoS Pathog, 2010, 6(8): e1001071.

[25] MENNECHET FJ, KASPER LH, RACHINEL N, et al. Intestinal intraepithelial lymphocytes prevent pathogen-driven inflammation and regulate the Smad/T-bet pathway of lamina propria $CD4^+$ T cells[J]. Eur J Immunol, 2004, 34(4): 1059-1067.

[26] MOREIRA-SOUZA ACA, ALMEIDA-DA-SILVA CLC, Rangel TP, et al. The P2X7 receptor mediates *Toxoplasma gondii* control in macrophages through canonical NLRP3 inflammasome activation and reactive oxygen species production [J]. Front Immunol, 2017, 8: 1257.

[27] MUKHOPADHYAY D, SANGARÉ LO, BRAUN L, et al. *Toxoplasma* GRA15 limits parasite growth in IFNγ-activated fibroblasts through TRAF ubiquitin ligases[J]. EMBO J, 2020, 39(10): e103758.

[28] OLDENHOVE G, BOULADOUX N, WOHLFERT EA, et al. Decrease of $Foxp3^+$ Treg cell number and acquisition of effector cell phenotype during lethal infection[J]. Immunity, 2009, 31(5): 772-786.

[29] OLIAS P, ETHERIDGE RD, ZHANG Y, et al. *Toxoplasma* effector recruits the mi-2/NuRD complex to repress STAT1 transcription and block IFN-gamma-dependent gene expression[J]. Cell Host Microbe, 2016, 20(1): 72-82.

[30] PELLEGRINI E, PALENCIA A, BRAUN L, *et al.*, Structural basis for the subversion of MAP kinase signaling by an intrinsically disordered parasite secreted agonist[J]. Structure, 2017, 25(1): 16-26.

[31] REESE ML, ZEINER GM, SAEIJ JP, *et al.* Polymorphic family of injected pseudokinases is paramount in *Toxoplasma* virulence[J]. Proc Natl Acad Sci USA, 2011, 108(23): 9625-9630.

[32] ROSOWSKI EE, LU D, JULIEN L, et al. Strain-specific activation of the NF-kappaB pathway by GRA15, a novel *Toxoplasma gondii* dense granule protein[J]. J Exp Med, 2011, 208(1): 195-212.

[33] SAEIJ JP, COLLER S, BOYLE JP, et al. *Toxoplasma* co-opts host gene expression by injection of a polymorphic kinase homologue[J]. Nature, 2007, 445(7125): 324-327.

[34] SANGARÉ LO, YANG N, KONSTANTINOU EK, et al. *Toxoplasma* GRA15 activates the NF-κB pathway through interactions with TNF receptor-associated factors[J]. mBio, 2019, 10(4): e00808.

[35] SALAZAR GONZALEZ RM, SHEHATA H, O'Connell MJ, et al. *Toxoplasma gondii*-derived profilin triggers human toll-like receptor 5-dependent cytokine production[J]. J Innate Immun, 2014, 6(5): 685-694.

[36] SARAF P, SHWAB EK, DUBEY JP. On the determination of *Toxoplasma gondii* virulence in mice[J]. Exp parasitol, 2017, 174: 25-30.

[37] SCHULTHESS J, MERESSE B, RAMIRO-PUIG E, et al. Interleukin-15-dependent $NKp46^+$ innate lymphoid cells control intestinal inflammation by recruiting inflammatory monocytes[J]. Immunity, 2012, 37(1): 108-121.

[38] SILVA-GUTIERREZ N, BAHSAS ZAKY R, BOUCHARD M, et al. T-cell profiles elicited by *Toxoplasma gondii* in acutely/chronically infected humans[J]. Parasite Immunol, 2018, 40(6): e12532.

[39] SILVA JL, REZENDE-OLIVEIRA K, DA SILVA MV, et al. IL-17-expressing $CD4^+$ and $CD8^+$ T lymphocytes in human toxoplasmosis[J]. Mediators Inflamm, 2014, 2014: 573825.

[40] SOUZA MC, FONSECA DM, KANASHIRO A, et al. Chronic *Toxoplasma gondii* infection exacerbates secondary polymicrobial sepsis[J]. Front Cell Infect Microbiol. 2017, 7: 116.

[41] SUZUKI Y, WANG X, JORTNER BS, et al. Removal of *Toxoplasma gondii* cysts from the brain by perforin-mediated activity of $CD8^+$ T cells[J]. Am J Pathol, 2010, 176(4): 1607-1613.

[42] TOMBACZ K, BURGESS G, HOLDER A, et al. *Toxoplasma gondii* profilin does not stimulate an innate immune response through bovine or human TLR5[J]. Innate Immun, 2018, 24(7): 422-429.

[43] TORRES M, GUITON R, LACROIX-LAMANDÉ S, et al. MyD88 is crucial for the development of a protective CNS immune response to *Toxoplasma gondii* infection[J]. J Neuroinflammation, 2013, 10(19): 1-12.

[44] WANG C, CHENG W, YU Q, et al. *Toxoplasma* Chinese 1 strain of WH3rop16(I/III)deletion with gra15(II)genetic background contributes to abnormal pregnant outcomes in murine model[J]. Front Immunol, 2018, 9: 1222.

[45] WANG P, LI S, ZHAO Y, et al. The GRA15 protein from *Toxoplasma gondii* enhances host defense responses by

activating the interferon stimulator STING[ J ]. J Biol Chem, 2019, 294( 45 ): 16494-16508.
[46] WANG ZJ, YU SM, GAO JM, et al. High resistance to *Toxoplasma gondii* infection in inducible nitric oxide synthase knockout rats[ J ]. iScience, 2021, 24: 103280.
[47] WILSON DC, GROTENBREG GM, LIU K, et al. Differential regulation of effector-and central-memory responses to *Toxoplasma gondii* Infection by IL-12 revealed by tracking of Tgd057-specific $CD8^+$ T cells[ J ]. PLoS Pathog, 2010, 6( 3 ): e1000815.
[48] WONG ZS, SOKOL BORRELLI SL, Coyne CC, et al. Cell type-and species-specific host responses to *Toxoplasma gondii* and its near relatives[ J ]. Int J Parasitol, 2020, 50( 5 ): 423-431.
[49] YAMAMOTO M, MA JS, MUELLER C, et al. ATF6beta is a host cellular target of the *Toxoplasma gondii* virulence factor ROP18[ J ]. J Exp Med, 2011, 208( 7 ): 1533-1546.
[50] YAMAMOTO M, STANDLEY DM, TAKASHIMA S, et al. A single polymorphic amino acid on *Toxoplasma gondii* kinase ROP16 determines the direct and strain-specific activation of Stat3[ J ]. J Exp Med, 2009, 206( 12 ): 2747-2760.
[51] YANG N, FARRELL A, NIEDELMAN W, et al. Genetic basis for phenotypic differences between different *Toxoplasma gondii* type I strains[ J ]. BMC Genomics, 2013, 14: 467-486.
[52] YAROVINSKY F, ZHANG D, ANDERSEN JF, et al. TLR11 activation of dendritic cells by a protozoan profilin-like protein[ J ]. Science, 2005, 308( 5728 ): 1626-1629.

# 第九章 | 弓形虫的致病机制

根据虫体在小鼠体内的侵袭力、增殖速度、包囊形成与否以及对宿主的致死率等，刚地弓形虫可分为强毒株（如 RH 和 GT1 株等）和弱毒株（如 Prugniaud，即 PRU 株和 VEG 株等）。绝大多数哺乳动物（包括人及家畜）等都是弓形虫的易感宿主。然而宿主感染弓形虫后的结局则因虫株的基因型和毒力、宿主的种类和免疫状态不同而有较大差异。速殖子是弓形虫急性感染及致病的主要阶段，在细胞内迅速增殖并破坏细胞，新的速殖子逸出后又感染邻近的细胞，如此反复而引起组织的炎症反应、水肿、单核细胞及少数多核细胞浸润等病理反应。包囊内缓殖子是慢性感染及致病的主要阶段。包囊因缓殖子增殖而体积增大，挤压组织（例如脑组织）和诱导慢性炎性反应可致宿主功能障碍。包囊破裂释放出缓殖子。释出的缓殖子多数被宿主免疫系统破坏清除，部分缓殖子可侵入新的细胞并再形成包囊。游离的虫体可诱导机体产生迟发型超敏反应，形成肉芽肿，纤维钙化灶等。这些病变多见于脑、眼等部位。宿主感染弓形虫后，正常情况下可产生有效的保护性免疫，抑制虫体的增殖，机体一般无明显症状。当机体免疫缺陷或免疫功能低下时才引起临床可见的弓形虫病。但是南美洲人兽间流行的弓形虫毒力较强，即使免疫功能正常者也常可引起弓形虫病。

## 第一节 弓形虫速殖子-缓殖子转换的机制

弓形虫感染中间宿主后，经历了由快速分裂的速殖子期和缓慢增殖的包囊内缓殖子期的相互转换过程。这种速殖子和缓殖子之间的阶段转化（stage conversion）不仅对宿主感染弓形虫后的发病以及发病时间长短至关重要，而且在建立慢性感染、隐性感染再活化的过程中起着关键的作用。在感染早期，自然杀伤细胞和巨噬细胞可不依赖于 T 细胞单独发挥抗弓形虫效应。前者分泌 IFN-$\gamma$ 活化巨噬细胞，后者可吞噬弓形虫且分泌 IL-12 活化 NK 细胞，并分泌 TNF-$\alpha$。促炎因子 IFN-$\gamma$ 和 TNF-$\alpha$ 是抗弓形虫的主要调节因子，能够刺激受感染的细胞产生抗弓形虫反应。此外，在某些情况下，$CD8^+$、$CD4^+$ T 细胞和 NK 细胞裂解被弓形虫感染的细胞也有利于对虫体的控制。尽管机体能够产生多种有效抵抗弓形虫的免疫应答，但宿主仍不能完全清除弓形虫的感染。因此，在早期感染中，弓形虫速殖子因大量增殖引起急性感染并在宿主体内广泛播散，在免疫力正常的人体内，感染后 10～14 天分化为在组织包囊内潜伏的缓殖子。在潜伏感染过程中，缓殖子一旦转化为速殖子，大多会被免疫系统所清除。相反，包囊内的缓殖子被包囊壁隔离在免疫系统之外，能够长久生存并缓慢增殖，但不引起临床可见的疾病。然而，在宿主缺乏有效免疫力的情况下，包囊释放出的缓殖子迅速分化为速殖子，从而再次引起急性感染。因此，当宿主受到诸如艾滋病病毒感染、器官移植、肿瘤化疗等因素导致的免疫力低下，或由于母体孕期发生免疫抑制，组织包囊内的缓殖子活化为速殖子，导致弓形虫病。

## 一、组织内包囊形成

在免疫正常宿主体内，组织包囊的形成与多种因素有关，具体包括以下几个方面。

### （一）宿主细胞类型

尽管弓形虫能够感染中间宿主的几乎任何有核细胞，但慢性感染期间组织包囊并不是随机分布的，其组织分布的趋向性与其寄生的宿主种类有关。尽管如此，它们还是表现出对神经和肌肉组织的偏好，包括脑组织、眼、骨骼肌和心肌组织。必须强调的是，弓形虫的组织包囊可以在不同的组织器官中形成，包括肝脏和肾脏。弓形虫慢性感染期间，大脑中的神经元是包囊寄生的主要细胞类型，然而包囊寄生于其他器官内的首选细胞类型尚不明确（Lüder 等，2017）（图 9-1）。

### （二）宿主细胞的细胞周期

人类细胞分裂自身抗原（human cell division autoantigen-1，CDA-1）可以抑制细胞生长和增殖，其强制性过表达促进了弓形虫Ⅱ型和Ⅲ型虫株缓殖子的分化，这是宿主细胞周期调节弓形虫速 - 缓殖子相互转化的证据之一。用三代吡咯（trisubstituted pyrrole，TP）诱导人源性成纤维细胞 CDA-1 的表达，或 CDA-1 在上皮细胞的异位表达都可抑制弓形虫的分裂，并诱导弓形虫缓殖子抗原 BAG-1 的表达和包囊壁的形成。然而，宿主细胞 CDA-1 如何调节弓形虫缓殖子分化，其机制目前尚不清楚（Lyons 等，2002）（图 9-1）。

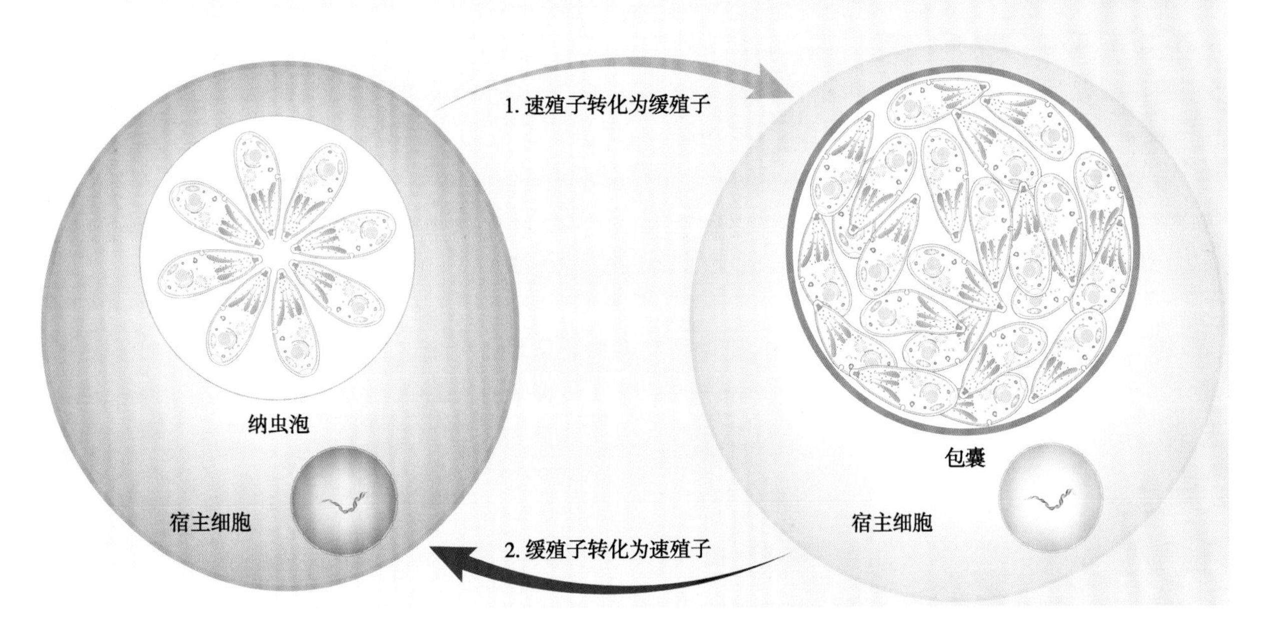


图 9-1　调控弓形虫速 - 缓殖子相互转化的因素

在免疫力正常的宿主体内，宿主的免疫压力，如促炎因子 IFN-γ、TNF-α 及 IL-12 分泌，NO 产生，T 细胞活化等，可促进弓形虫速殖子向缓殖子期转化及包囊形成。宿主细胞周期阻遏、上述的人类细胞分裂自身抗原 CDA-1 过表达也可促进弓形虫缓殖子的分化。体外细胞应激因素包括碱性及酸性 pH、热休克、药物或毒性物质处理、营养缺乏和阻遏速殖子释放等，均可体外诱导缓殖子的分化。此外，一些速殖子增殖所需的代谢产物如腺苷和乳酸，也会诱发缓殖子分化和包囊形成。在免疫抑制的宿主（如艾滋病患者、器官移植者、肿瘤化疗患者）体内，缺少 NO、IFN-γ、TNF-α 和活化的 T 细胞及 IL-12 等，可促进缓殖子向速殖子的转化，从而诱发危及生命的弓形虫病。此外，弓形虫的遗传基因也调控速殖子 - 缓殖子的相互转化。最近有学者（Waldman 等，2020）利用体外碱性条件下结合 CRISPR/Cas 鉴定出了一个转录因子，即缓殖子形成缺陷因子 1（bradyzoite-formation deficient 1，BFD1）。敲除 BFD1 的速殖子在各种应激条件下均失去了成囊的能力，在小鼠脑内也不能形成包囊；反之，组成性表达 BFD1 的速殖子即使无施加任何应激压力，也能自发地形成缓殖子。BFD1 可结合许多缓殖子特异性基因的启动子以及 AP2IX-9 启动子。虽然尚不清楚是 BFD1 缺失的速殖子到达脑组织后不能成囊，还是速殖子不能进入脑组织。这一重大发现为弓形虫病的防治提供了新的线索，也为研发减毒活疫苗提供了新的思路。

### （三）宿主的促炎免疫应答

促炎因子是最早被证实有促进缓殖子形成的宿主信号之一。用 IFN-γ、TNF-α 和 / 或 LPS 刺激小鼠巨噬细胞可有效诱导弓形虫速殖子向缓殖子期转化。但是巨噬细胞活化水平至关重要，只有适度的活化才能诱导缓殖子特异性抗原的表达（图 9-1），表现为只有那些增殖受限而不是完全停止增殖的弓形虫才能够向缓殖子转化。原因是弓形虫在有丝分裂和胞质分裂之前，需要通过 G2 细胞周期阶段的过渡，才能进入缓殖子分化程序。未活化的宿主巨噬细胞有利于弓形虫直接从 DNA 合成期（S 期）进入有丝分裂期（M 期），即速殖子细胞周期。然而，强烈活化的宿主巨噬细胞则可通过阻止弓形虫进入 G2 细胞期（G2 期为启动缓殖子分化所必需）从而阻止缓殖子的分化。

在适度活化的巨噬细胞中，缓殖子的分化与一氧化氮（NO）的生成密切相关。因此，NO 的刺激可以部分模拟被 IFN-γ/LPS 活化的结果（图 9-1）。NO 是由体内的诱导型一氧化氮合酶（inducible NO synthase，iNOS，也称为 NOS2）产生，也可由体外的 NO 供体硝普钠（sodium nitroprusside，SNP）分解产生。由 NO 介导的弓形虫速殖子向缓殖子转化的机制，可能涉及 NO 与宿主细胞线粒体电子传递链中蛋白质的铁硫中心的反应。然而，即使高浓度的 SNP 也只能部分模拟巨噬细胞活化的效果。所以除了 NO 的直接毒性外，缓殖子的分化也受其他因素的影响。例如，受感染的巨噬细胞由于其代谢的改变，可促进巨噬细胞的活化及弓形虫缓殖子的分化。弓形虫感染激活氧化爆发（oxidative burst）诱导活性氧产生，或激活吲哚胺 2，3- 双加氧酶（indoleamine 2，3-dioxygenase，IDO）诱导弓形虫色氨酸饥饿。但在人体内这些机制都需要进一步的验证。此外，由于 iNOS 通过将精氨酸转化为瓜氨酸来催化 NO 的产生，由于弓形虫对精氨酸的营养缺陷，可能有助于激活巨噬细胞中弓形虫缓殖子的转化进程。

SNP 来源的外源性 NO 在不同程度上可诱导人成纤维细胞或大鼠脑细胞中缓殖子的分化。因此，有证据显示人包皮成纤维细胞（HFF）、小鼠星形胶质细胞或大鼠神经元、星形胶质细胞和小胶质细胞，在 IFN-γ 激活后并不促进细胞内弓形虫缓殖子的分化，可能与这些细胞中 iNOS 未被激活有关。在人成纤维细胞中，IL-6 也能诱导速殖子向缓殖子转化及囊壁样结构的形成。这些结果显示，来自宿主细胞的促炎信号能够以细胞类型和环境依赖等方式，触发弓形虫缓殖子的分化。

人们普遍认为，细胞介导的免疫是稳定组织包囊和防止其再活化的必要条件，其中小鼠星形胶质细胞可支持弓形虫包囊的长期体外培养是重要证据之一。事实上，宿主的细胞免疫越强的个体，组织内包囊的密度越高，这也间接支持了促炎信号可能在感染的宿主体内触发缓殖子分化的观点。此外，人和小鼠的慢性弓形虫感染明显需要机体的免疫力来维持，以防止潜伏的组织包囊活化。然而在体外实验中，在受促炎细胞因子激活后缓殖子分化增强的宿主细胞类型，并不是机体内存在弓形虫包囊的常见宿主细胞类型。而那些在慢性感染期间含有组织包囊的宿主细胞类型，在体外对促炎信号的反应过于温和，明显不足以诱导缓殖子的分化。因此，在体内直接通过促炎因子激活宿主细胞从而触发缓殖子分化的假设，尚需直接的证据。

### （四）宿主的应激反应

细胞应激反应，包括碱性 pH、热休克或用化学物质（如亚砷酸钠或线粒体抑制剂）对感染弓形虫的宿主细胞进行刺激，可体外诱导缓殖子分化和包囊形成（Sullivan 等，2012）（表 9-1）。这些人工给予的外源性刺激有助于在体外研究弓形虫速殖子 - 缓殖子的相互转化。然而它们是直接作用于弓形虫，还是通过宿主应激反应间接作用于弓形虫，或两者共同作用，目前还没有明确的证据。在没有外源性应激处理的情况下，胞外的弓形虫在感染宿主细胞之前如果暴露在碱性 pH 或 SNP 中，也会触发缓殖子的分化。但是，与用同样的外源刺激处理受感染的宿主细胞相比，处理胞外弓形虫所诱导形成缓殖子的能力较低。尽管两组弓形虫处理时间不同，很难从这些数据中得出可靠的结论，但仍可表明弓形虫速殖子 - 缓殖子转化既是弓形虫对应激的直接效应，也是宿主细胞介导的间接效应。然而，宿主应激反应是否能在动物体内引发速殖子 - 缓殖子的转化，尚待进一步的证明。

表 9-1 体外诱导缓殖子常见的因素

| 细胞应激类型 | 应激因素 |
| --- | --- |
| 生理应激 | 酸性或碱性 pH、热休克（43℃） |
| 药物 | 硝普酸钠（sodium nitroprusside），亚砷酸钠（sodium arsenite）<br>阿托伐醌（atovaquone），衣霉素（tunicamycin） |
| 营养缺失 | 精氨酸饥饿（arginine starvation），嘧啶缺失（pyrimidine deprivation，ΔUPRT parasites，0.03% $CO_2$），无细胞培养（axenic incubation） |
| 阻断速殖子释放 | 氟脲（fluridone），阻断脱落酸介导的钙信号（abscisic acid-mediated calcium signaling） |

### （五）弓形虫的代谢特征

快速增殖的速殖子为满足其对能量和代谢的需求，从宿主细胞中摄取的营养远比缓殖子多得多。弓形虫在嘌呤、精氨酸、半胱氨酸等合成代谢上具有营养缺陷，而这些营养成分在人体也大多不能自主合成，除了赖氨酸、多胺、胆固醇、胆碱和维生素外，都必须从食物中获得。因此，这些营养获取的难易程度可能影响了弓形虫速殖子 - 缓殖子的转化过程。

**1. 精氨酸饥饿** 来自宿主细胞的上述化合物分子和基本营养素供应不足，可能限制了速殖子的增殖，从而有利于其向缓殖子转化。当胞内弓形虫在低浓度（≤5～10μmol/L）精氨酸培养基中生长时，可促进缓殖子的转化。精氨酸饥饿（arginine starvation）在很大程度上触发了缓殖子的分化，即使是对难以形成包囊的虫株（如 RH 株）亦如此。然而，包括人在内的哺乳动物的血浆精氨酸浓度一般在 100～250μmol/L，但人体细胞内精氨酸浓度为 100～1 000μmol/L，远超过触发弓形虫缓殖子分化所需的浓度。因此这些数据提示，精氨酸在人体内不太可能降到足以引发缓殖子分化的水平。

**2. 脂蛋白缺乏和 $CO_2$ 浓度降低** 除了精氨酸饥饿外，其他营养的缺乏也可能促进弓形虫缓殖子的分化。例如，培养基中脂蛋白的耗竭可诱导弓形虫速殖子向缓殖子转化；但添加低密度脂蛋白（low-density lipoproteins，LDL）则可以抑制这种转化。值得注意的是，环境中低二氧化碳浓度（0.03%）可触发弓形虫 PRU 株缓殖子和包囊的形成，并被解释可能与弓形虫嘧啶合成途径相关，其主要从氨基酸、碳酸氢盐和 5- 磷酸核糖 -1- 焦磷酸盐（5-phosphorylribose-1-phyphosphate）进行嘧啶合成。因此，有人推测，低二氧化碳 / 碳酸氢盐可能限制嘧啶的合成，从而抑制弓形虫 DNA 和 RNA 合成，进而触发缓殖子和包囊形成。但是，由于在标准大气压下，人血液中的二氧化碳 / 碳酸氢盐在 4.5%～5.8% 之间，因而在生理条件下，二氧化碳 / 碳酸氢盐等因素也不太可能是缓殖子分化的触发因素。

**3. 腺苷的缺乏** 与上述营养缺乏引发缓殖子分化的现象相反，弓形虫最佳生长所需的代谢物也能触发缓殖子分化。例如，弓形虫不能从头合成嘌呤，腺苷是嘌呤的主要来源。然而，腺苷依赖于腺苷受体信号通路可触发缓殖子分化。其证据是应激状态下 5′- 外核苷酶（5′-ecto-nucleosidase，CD73）缺陷的星形胶质细胞中缓殖子和包囊的形成显著减少，但可以通过添加外源性腺苷进行挽救。CD73 在多种哺乳动物细胞表面表达，并将单磷酸腺苷（adenosine monophosphate，AMP）脱磷酸为腺苷，很可能参与了这些宿主体内的弓形虫的成囊过程。

**4. 乳酸抑制包囊形成** 宿主细胞中乳酸的生成可抑制弓形虫缓殖子分化。NIH/3T3 成纤维细胞和 293T 胚胎肾细胞在应激条件下，糖酵解活性增加导致乳酸生成增多，从而抑制缓殖子的分化。再者，这些细胞的培养上清液也能抑制 HFF 成纤维细胞和 Vero 肾细胞中的缓殖子分化。此外，在 HFF 和 Vero 细胞中，过表达肉豆蔻酰化 Akt（即活化的 Akt 激酶）和 / 或增加葡萄糖水平，强制激活糖酵解也可抑制缓殖子的分化。究其原因可能是由于宿主细胞的高糖酵解活性为弓形虫提供足够的营养，以维持速殖子的高代谢需求，从而抑制缓殖子的分化和包囊的形成。然而，高糖酵解活性只抑制压力触发的弓形虫缓殖子的分化，但其是否也可以抑制自发的缓殖子分化，在不同的宿主细胞类型中是否也有类似的效果，尚未阐明。反之，是否宿主细胞的低糖酵解活性可以促进缓殖子的分化等问题，亦待深入研究。

总之，上述四点结果表明，宿主细胞的不同代谢特征可以促进或抑制弓形虫缓殖子的分化。

## 二、缓殖子的增殖和代谢惰性

在纳虫泡中，所有母代弓形虫速殖子可通过同步内二芽生殖同时分裂成两个子代细胞。因此，在一个纳虫泡中，弓形虫的数量通常是 $2^n$，其中 n 是从侵入宿主细胞开始的寄生虫增殖的次数。众所周知，速殖子细胞周期的减慢与弓形虫缓殖子分化程序的触发有关。虽然细胞周期的阻滞并不会导致缓殖子分化，但有学者推测，组织包囊中完全分化的缓殖子是处于细胞周期静止期（$G_0$ 期）。但也有研究证明，缓殖子在包囊内并不是静止的。有人利用内膜复合蛋白 3（inner membrane complex protein 3，IMC3）作为子代弓形虫的标记物，证明了体外形成的包囊内的缓殖子可以同步增殖（包囊内所有缓殖子间的 IMC3 染色均匀）或非同步增殖（包囊内缓殖子 IMC3 染色不均匀）。速殖子在纳虫泡内的同步增殖被认为是由于弓形虫之间的一种连接结构，当某些肌球蛋白基因被敲除后，这种连接结构会消失。尽管在缓殖子包囊内似乎不存在这种结构，但某些包囊内仍存在同步分裂的现象。宿主体内的缓殖子不仅是包囊内的“休眠体（domancy）”，它们在扩散之前在代谢和增殖上还保持惰性。与速殖子比较，缓殖子中的特异结构—支链淀粉颗粒，被认为是缓殖子的主要能量来源。参与淀粉代谢酶类的翻译后修饰是弓形虫调节支链淀粉平衡的机制（Tu 等，2018；Nagamune 等，2008）。

据报道，弓形虫包囊内的缓殖子并不是免疫沉默的。缓殖子也可被活化的细胞毒性 $CD8^+T$ 细胞和巨噬细胞杀灭。有趣的是，活化的巨噬细胞可识别包囊壁中的几丁质并产生几丁质酶破坏包囊。

## 三、缓殖子的活化

免疫力正常的宿主，其免疫应答可使弓形虫感染保持在隐性感染状态。在被弓形虫感染的宿主中，含有缓殖子的包囊在中枢神经系统、骨骼肌等处于休眠状态，并不引起宿主明显的临床表现。宿主和弓形虫之间的精细平衡是由宿主免疫因子和弓形虫对宿主因子的修饰介导的，以促进其生存与扩散，并避免宿主过度的组织损伤而导致宿主死亡。

### （一）宿主免疫力与缓殖子活化

如前所述，快速增殖的速殖子在各种压力下转化为缓殖子（图 9-1，表 9-1）。如果压力消除或宿主免疫力受损，如缺少 NO、IFN-γ、TNF-α、活化 T 细胞和 IL-12 等的情况下，缓殖子可重新活化为速殖子（Lüder 等，2017；Lyons 等，2002）。这一观点已被大量的研究所支持。事实上，宿主细胞应激不仅是促进缓殖子分化，而且也是维持包囊状态的关键因素。在免疫功能低下的患者中，弓形虫感染的活化通常出现在 $CD4^+T$ 细胞计数低于 100～200 个细胞 /ml 之后。有报道称，在极少数情况下，免疫能力正常的小鼠体内的包囊会破裂，导致炎症细胞迅速向该部位募集。在缺乏正常免疫反应的情况下，新释放的速殖子不会转化为缓殖子，将继续在宿主体内增殖和扩散，甚至导致宿主死亡。弓形虫病再活化小鼠模型的建立进一步证明了 IFN-γ 与潜伏感染控制的相关性。类固醇免疫抑制剂地塞米松也被用于活化慢性感染小鼠体内的弓形虫。目前尚不清楚宿主免疫是否直接阻止缓殖子的活化，亦或快速杀死速殖子，或触发速殖子重新转化为缓殖子。因此，这方面的机制有待新的研究结果予以阐明。

#### （二）应激信号在缓殖子增殖和维持中的作用

几乎所有类型的压力都能在体外诱导弓形虫包囊的形成。不同压力诱导缓殖子分化的共性，包括弓形虫增殖减慢、热休克蛋白的诱导产生和由真核生物起始因子 -2α（eIF2α）磷酸化介导的翻译控制。磷酸化 TgIF2α 抑制整体翻译，允许编码应激反应因子的 mRNA 亚群的优先翻译。与速殖子相比，缓殖子维持 TgIF2α 高水平的磷酸化。除了翻译控制，转录和表观遗传因子也参与了相互转化。组蛋白乙酰化尤其与期特异性基因表达相关，表现在速殖子中，速殖子特异性基因（TZ）的启动子含有乙酰化核小体，而缓殖子特异性基因（BZ）的启动子不含乙酰化核小体。组蛋白乙酰化有助于染色质的重组，创造一个更有利于基因表达的局部环境。

## 第二节　速殖子增殖导致组织炎症

弓形虫的致病性主要是其对宿主细胞的直接破坏作用，以及由此引发的免疫病理损伤。源于弓形虫的分子以及宿主细胞损伤信号可激活宿主先天免疫系统导致感染组织局部炎症，因速殖子侵袭部位和宿主机体反应性的差异表现出不同程度的炎症。本节以研究较为透彻的肠炎为主，脑炎和视网膜脉络炎等典型弓形虫病病症为辅，从诱导炎症的分子、接收信号的受体和激活的下游信号通路等角度介绍弓形虫所致炎症的研究进展。

### 一、弓形虫急性与慢性感染的炎症特征

弓形虫病因速殖子侵袭部位和宿主机体反应性的差异而呈现不同的临床表现，既与宿主的遗传背景相关，又与弓形虫虫株的毒力相关。在弓形虫感染初期，以速殖子的形式在宿主细胞内进行快速增殖。宿主细胞被裂解后，逸出的速殖子又入侵邻近的宿主细胞，如此反复，造成感染部位的细胞大量坏死，并引起以单核细胞为主的急性炎症反应，伴随着局部水肿和炎症细胞浸润。这就是弓形虫病急性感染期。然而，受宿主免疫反应或其他因素影响，速殖子会逐步转化为缓慢增殖的缓殖子，在大脑、肌肉等组织中发育成包囊，急性炎症随之逐渐消退。炎症消退后，已有的弓形虫炎症坏死灶也得以修复，如肝脏的坏死灶可以被肝细胞再生修复，心脏和脑部的坏死灶则分别由成纤维细胞增生或胶质细胞增生形成纤维瘢痕或胶质瘢痕。弓形虫包囊在这些瘢痕附近多有发现，且未见炎症反应。此时为弓形虫病慢性感染期。当宿主免疫受到严重抑制时，如感染 HIV、罹患肿瘤或因器官移植服用抗排斥药物时，包囊中的缓殖子重新被激活为速殖子，再次复发形成急性感染。

因虫株毒力差异，宿主急性感染和慢性感染的临床表现显著不同。强毒虫株感染的基本特征类似体外细胞感染实验中的虫体迅速增殖，体内转为慢性感染后组织内包囊载量较大；而弓形虫弱毒株感染的基本特征则为增殖缓慢，组织包囊负载量小。总而言之，弓形虫强毒株急性感染期炎症明显，慢性感染期包囊负载量大，且容易复发；弓形虫弱毒株感染则急性感染期短且症状不明显，很快在宿主细胞内形成包囊而转为慢性感染，包囊负载量小，不易复发。

由于弓形虫并未有产生已知的细胞毒素，所以弓形虫的致病性主要是其对宿主细胞的直接破坏，以及由此引发的免疫病理损伤。弓形虫可感染宿主全身多种器官，引起被感染组织红、肿、热、痛和功能障碍等炎症基本症状。炎性反应（发炎）是先天免疫系统被激活后出现的反应，伴随着炎性局部组织

发生组织细胞的变性和坏死等损害性病变。

参与弓形虫炎性反应的成分主要有以下四种：

(1) 外源性和内源性因子：源于弓形虫的致炎因子包括病原相关分子模式(pathogen-associated molecular pattern，PAMP)成分，如弓形虫的穿孔素(为肌动蛋白抑制蛋白)、亲环素18(cyclophilin 18)、糖基磷脂酰肌醇(glycosylphosphatidylinositol，GPI)等；源于宿主的因子包括损伤相关分子模式(damage-associated molecular pattern，DAMP)成分，如宿主细胞破裂时释放的ATP等。

(2) 识别PAMP和DAMP的细胞模式识别受体(pattern recognition receptor，PRR)，包括Toll样受体4(Toll-like receptor 4，TLR-4等)和核苷酸结合寡聚化结构域(nucleotide binding and oligomerization domain，NOD)的NOD样受体3(NOD-like receptor 3，NLRP3等)。

(3) 细胞因子：包括促炎细胞因子，如IL-1β、IL-6、IL-8(CXCL8)、IL-12、IFN-γ和TNF-α等；趋化因子如CCL2、CCL3、CCL4、CCL5、CXCL2和CXCL10等。

(4) 促炎因子的靶细胞：包括宿主免疫细胞和被感染的细胞。

弓形虫感染所致炎性反应可分为四个主要阶段：①静默期：弓形虫感染并破坏宿主细胞，释放出PAMP和DAMP分子，诱导被感染的宿主细胞和邻近的细胞合成并释放首批促炎因子；②血管期：受促炎因子调控，血管扩张和血管通透性增加，被感染的器官和组织出现血浆渗入和体液液压升高，即出现肿胀，病理机制与其他类型炎症的基本一致；③细胞期：受促炎因子等募集，免疫细胞穿过血管进入被感染和损伤组织部位，即发生炎症细胞浸润；④消退期：炎性反应的消退和组织的恢复，坏死的病灶再生或形成纤维瘢痕和胶质瘢痕填充。

## 二、弓形虫速殖子增殖导致组织炎症的机制

### (一) 弓形虫急性感染所致炎症在不同脏器的表现

弓形虫感染导致宿主死亡常因引发严重的肺炎和脑炎所致。此外，弓形虫病的其他常见表现还包括肠炎、心肌炎、肝炎和视网膜脉络膜炎等。早期小鼠模型研究发现，不同器官的炎症表现和发展进程不同，而且受小鼠的遗传背景影响。弓形虫耐受型(TR)和易感型(TS)小鼠口服ME49(Ⅱ型成囊株)包囊感染实验发现，在感染早期，耐受型小鼠体内表达极高水平的TNF-α和IFN-γ，IL-6明显上升，同时出现回肠、肝和脾的炎症，近半数的小鼠死亡；而易感型小鼠的TNF-α和IFN-γ的表达量上升幅度较小，IL-6有较显著上升，没有明显炎症，仅少量小鼠死亡。在感染三周后，耐受型小鼠的TNF-α、IFN-γ和IL-6回落至接近正常水平，肺、脑和心没有明显炎症，亦无新的小鼠死亡；而易感型小鼠的TNF-α和IFN-γ的表达量也回落至接近正常水平，IL-6则维持较高水平或更高，肺、脑和心均出现炎症，小鼠开始出现大批量死亡。病理表现为小鼠感染弓形虫早期，其回肠、肝和脾的炎症以TNF-α和IFN-γ诱导为主，而后期的肺、脑和心的炎症则以IL-6诱导为主。

### (二) 弓形虫肠炎的发生机制

健康人多因误食污染了弓形虫卵囊的水或食物，或食入含有速殖子或包囊的未煮熟的肉、蛋、奶而感染弓形虫。因此，弓形虫的入侵部位首先发生在宿主肠道，肠炎是大多数弓形虫病的初始表现。随后，弓形虫感染肠区的巨噬细胞、树突状细胞(dendritic cell，DC)等宿主免疫细胞随着细胞游走至身体其他器官，建立新的感染病灶。

**1. 静默期与弓形虫PAMP与PRR** 在炎症的静默期弓形虫入侵组织细胞，包括组织中的驻留免疫细胞。此时，弓形虫分泌重要的PAMP蛋白，包括profilin、cyclophilin-18和GPI蛋白(图9-2)。Profilin可与小鼠肾脏、肝脏和膀胱上皮细胞的TLR-11结合，激活下游MyD88(髓样分化因子)和NF-κB(nuclear factor kappa-B)通路，主要产生IL-6、IL-12和TNF-α。Profilin与小鼠DC细胞的TLR-11结合，激活下游MyD88-NF-κB通路，主要产生IL-12、IFN-γ和TNF-α。小鼠自然杀伤细胞(natural killer cell，NK)被IL-12、IL-1β、IL-18和TNF-α激活，分泌大量的IFN-γ。

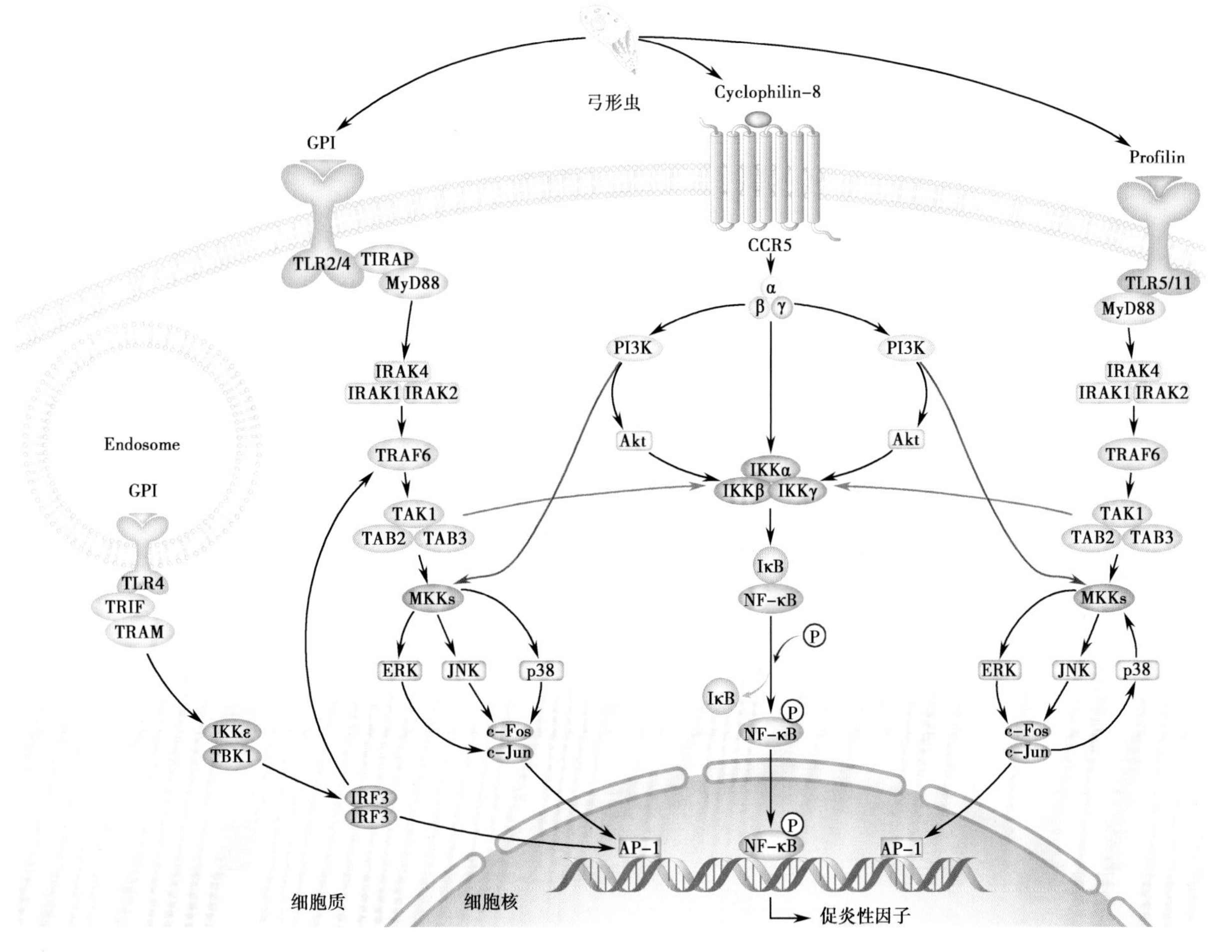


图 9-2 弓形虫的 PAMPs 及其相应的信号通路

注：弓形虫分泌的 Profilin、Cyclophilin-18 和 GPI 蛋白可分别与宿主细胞的对应受体结合，激活下游通路，产生促炎细胞因子。

由于人体细胞缺少 TLR-11，人胚肾细胞 HEK293 的实验发现，profilin 转为与 TLR-5 受体结合，激活下游通路，产生 IL-6、IL-8 和 IL-12。TLR-5 与配体结合能募集 MyD88，然后激活下游的 IRAK4、IRAK1 和 TRAF6，直到激活 IKK（IκB 激酶），诱导 NF-κB 活化，促进下游促炎因子的表达。在上皮细胞中，TLR-5 通路主要产生 IL-8；而在单核细胞和 DC 细胞中，TLR-5 通路则主要产生 TNF 和 IL-12。

弓形虫表膜上的糖基磷脂酰肌醇（GPI）可激活宿主免疫细胞膜上的 TLR-4 受体。细胞外膜的 TLR-4 继而激活自身结合蛋白 TIRAP/MyD88，而内膜的 TLR-4 则激活 TRAM/TRIF。两个途径分别激活子蛋白 -1（activator protein 1，AP-1）、NF-κB、干扰素调节因子 5（interferon regulatory factor 5，IRF-5）三个通路和 IRF3 通路，产生多种促炎因子如 IFN-β 和 IFN-α。通过类似途径，弓形虫的 GPI 也能激活巨噬细胞的 TLR-2 受体以及下游的 MyD88 信号通路，产生 TNF-α。

Cyclophilin-18 可与小鼠免疫细胞（T 细胞、巨噬细胞、DC 细胞、嗜酸性粒细胞和小胶质细胞等）中特有的趋化因子受体 CCR5 结合，在刺激免疫细胞增殖的同时，还产生大量 IL-12。但人的免疫细胞却不产生 IL-12，而是产生 RANTES（regulated upon activation，normal T cell expressed and secreted factor），巨噬细胞炎性蛋白 -1α（macrophage inflammatory protein-1α，MIP-1α）和 MIP-1β（表 9-2）。

**2. 血管期与炎症细胞募集** 弓形虫入侵肠道细胞后，免疫系统在数小时内就有反应，除偶然感染血管内皮细胞的弓形虫以外，弓形虫感染引起的血管期炎症和其他炎症的表现基本一致。血管内皮细胞、巨噬细胞和淋巴细胞等表面的细胞间黏附分子如 ICAM-1（CD54）和 PECAM-1（CD31）也在 TNF

和 IL-1β 等的作用下，表达量上升，促进免疫细胞往炎症部位迁徙。肥大细胞和嗜碱性粒细胞受促炎因子 TNF-α 激活，合成并释放组胺（histamine）等物质，促进血管内皮细胞间紧密联接松弛、细胞增加通透性，帮助免疫细胞募集到炎区。

表 9-2 小鼠弓形虫肠炎上调表达的趋化因子及其对应的受体和调控因子

| 趋化因子 | 肠壁固有层淋巴细胞（LPL） | 肠上皮细胞（IEC） | LPL+IEC | LPL 上调的受体 | 调控细胞因子 |
| --- | --- | --- | --- | --- | --- |
| MIP-2（CXCL2） | | MIP-2（CXCL2） | MIP-2（CXCL2） | | IFN-γ/ TNF-α |
| MCP-1（CCL2） | MCP-1（CCL2） | MCP-1（CCL2） | MCP-1（CCL2） | CCR2 | TNF-α |
| IP-10（CXCL10） | IP-10（CXCL10） | IP-10（CXCL10） | IP-10（CXCL10） | | TNF-α |
| MIP-1α（CCL3） | | | MIP-1α（CCL3） | CCR1 CCR5 | |
| MIP-1β（CCL4） | | | MIP-1β（CCL4） | CCR5 | IFN-γ TNF-α |
| MCP-3（CCL7） | MCP-3（CCL7） | | MCP-3（CCL7） | CCR1 | |
| RANTES（CCL5） | RANTES（CCL5） | | RANTES（CCL5） | CCR1 CCR5 | |
| C-10（CCL6） | | | C-10（CCL6） | | |

趋化因子是募集免疫细胞迁移到炎症部位的关键分子。趋化因子在弓形虫感染引起的肠炎早期就开始发挥作用，表现在各趋化因子的表达量显著增加，包括单核细胞趋化蛋白 1（monocyte chemoattractant protein-1，MCP-1，又称 C-C motif ligand 2，CCL2）、IFN-γ 诱导蛋白 10（IFN-γ induced protein 10kD，IP10，又称 CXCL10）、MIP-1α（又称 CCL3）和 MIP-1β（又称 CCL4）、MIP-2（又称 CXCL2）和 RANTES（又称 CCL5）等。

弓形虫入侵时，在 TNF-α 和 IFN-γ 联合其他促炎因子的作用下，肠道固有层淋巴细胞上调表达 CCL2、CCL5、CCL7 和 CXCL10 等趋化因子，而肠上皮细胞则上调表达 CCL2、CXCL2 和 CXCL10 趋化因子。此外，两种细胞还可协同作用进一步上调表达 CCL3、CCL4 和 CCL6 等趋化因子。

敲除 CXCR2 的小鼠不能将中性粒细胞招募到弓形虫接种的部位，致使虫荷更高，提示肠细胞分泌的 CXCL2 参与中性粒细胞的运输和清除入侵弓形虫的作用。有研究表明，CCL2/CCR2 是募集炎症细胞的重要趋化因子和受体，并调控下游的 iNOS 蛋白表达和 NO 水平。具体来说，CCR2 主要负责单核细胞在炎区的募集，但不影响中性粒细胞的炎区募集。CCL3、CCL4 负责激活并募集人体的多种粒细胞，还可诱导成纤维细胞和巨噬细胞等合成并释放更多的 IL-1、IL-6 和 TNF-α 等促炎因子，进一步加重炎性反应。CCL5 的膜受体 CCR5 是上皮淋巴细胞募集其他淋巴细胞和粒细胞，并产生 IL-12 的重要感受器。在 IL-2 和 IFN-γ 的协同作用下，CCL5 还诱导 NK 细胞的增殖和活化。

**3. 宿主细胞 DAMP 分子和相应的 PRR** 巨噬细胞是免疫系统抵抗弓形虫感染的重要效应细胞，也是炎性反应的主要参与者。巨噬细胞受促炎因子和趋化因子的募集和激活后，还会通过产生更多的免疫介质参与调节细胞免疫。速殖子刺激巨噬细胞产生 IL-12，进而激活 NK 细胞和 T 细胞，使之分泌 IFN-γ。IFN-γ 的及时生成对宿主抵抗弓形虫感染具有重要意义。IFN-γ 与 TNF-α 相互协作促使巨噬细胞产生大量 NO 分子，继而杀灭弓形虫速殖子。但是，过量的 NO 也会损伤宿主组织而加重炎性反应。DC 细胞和中性粒细胞（neutrophil）识别弓形虫后，也能释放出 IL-12，特别是 $CD8\alpha^+$ DC 是 DC 中生成 IL-12 的主体。联合上文提及的上皮细胞和巨噬细胞等分泌的 IL-12、IFN-α 等 Th1 型促炎因子，以及大量分泌的 HMGB1 的作用下，募集到炎症部位的免疫细胞行使杀灭弓形虫和被感染宿主细胞的功能，并误伤部分正常宿主细胞。

随着弓形虫速殖子的增殖，宿主细胞被裂解并释放出细胞内容物。内容物中许多成分都是 DAMP 分子，可引起强烈的炎性反应（图 9-3）。譬如，宿主细胞释放出来的胞外 ATP（eATP），可与正常宿主细胞膜表面的嘌呤能受体 P2X7 结合，导致 $Ca^{2+}$ 内流和 $K^+$ 的外流，这是激活永离有丝分裂 a- 相关激酶 7

(never in mitosis A-related kinase 7，Nek7）和炎性小体 NLRP3 的重要信号。NLRP3 激活 caspase-1，引起促炎细胞因子 IL-1β 和 TNF-α 的水平显著上升，IL-12 和 IFN-γ 等水平也有所上升。

其他重要的 DAMP 包括线粒体 DNA、细胞色素 C 和核蛋白 HMGB1 等。其中，线粒体 DNA 可与粒细胞上的 TLR-9 受体结合，激活下游的 NF-κB 通路。而 HMGB1 则是炎症细胞期的重要 DAMP 分子。在弓形虫感染的静默期，HMGB1 仅由已死亡细胞的细胞核中释放。而在细胞期，炎性区的单核巨噬细胞大量分泌 HMGB1，使得血清中的 HMGB1 浓度在较长时间（24 小时以上）内维持在较高的水平。与此同时，HMGB1 又刺激单核巨噬细胞分泌更多促炎因子，如 TNF-α、IL-1、IL-6、IL-8 等（但不分泌 IL-10 和 IL-12），继续促进单核巨噬细胞分泌 HMGB1。这种正向调控的炎性反应若持续过长时间，则有导致脓血症的风险。

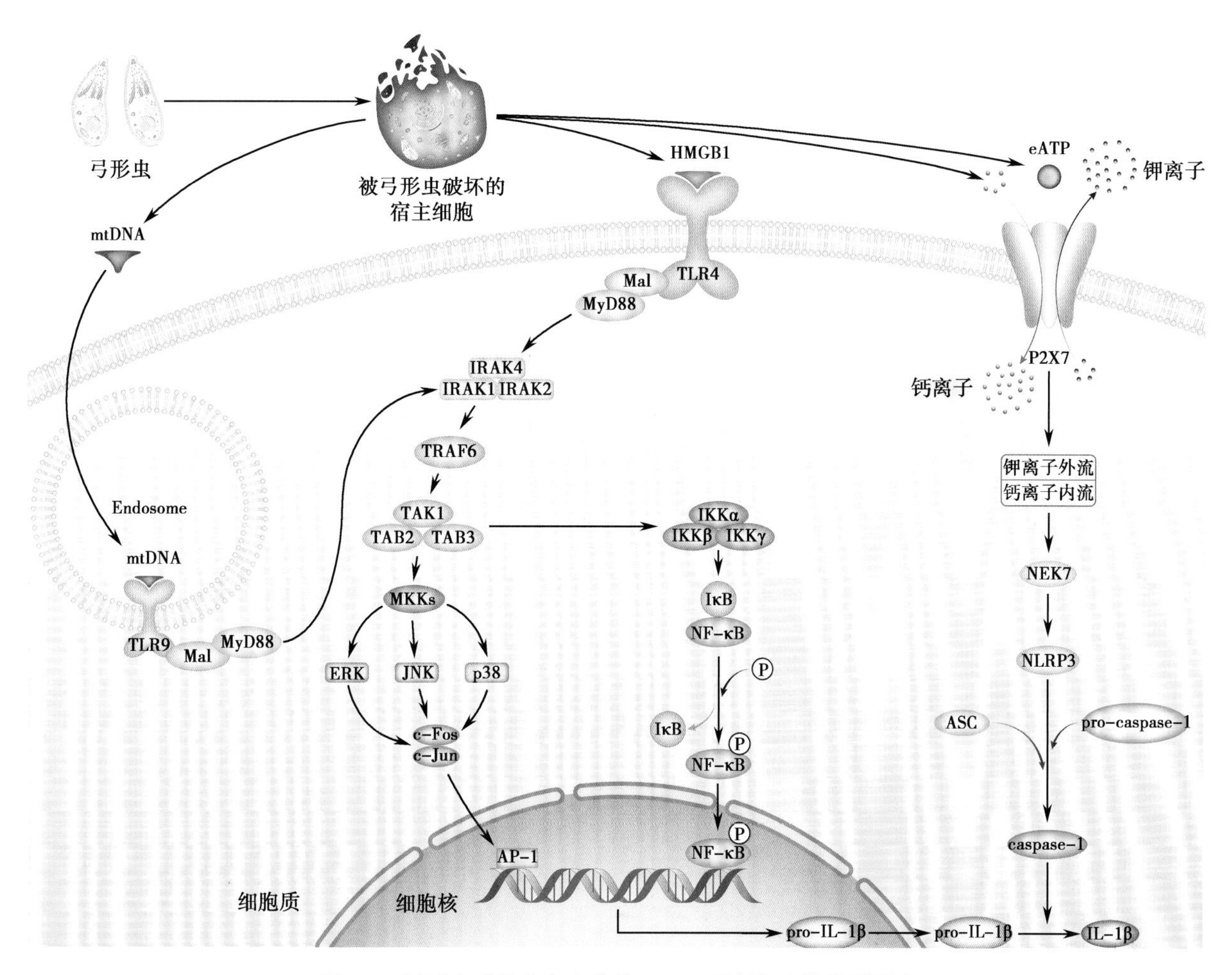


图 9-3　弓形虫感染宿主产生的 DAMP 及其相应的信号通路

注：弓形虫裂解宿主细胞时产生的 eATP、HMGB1、mtDNA 和 $Ca^{2+}$ 可结合于宿主细胞的对应受体或进入细胞，激活下游通路，诱发炎症反应。

**4. 消退期**　在免疫力正常的宿主中，弓形虫增殖导致炎症发生后，炎症很快就转入消退期。相关的机制有以下三个方面：①弓形虫积极抑制宿主细胞的免疫反应。弓形虫的裂解物，如弓形虫热激蛋白 *Tg*HSP70 和棒状体蛋白 ROP16，可以结合宿主细胞 TLR4 受体，抑制包括 TNF-α 在内的促炎因子的合成与分泌。有研究发现，弓形虫能抑制宿主细胞 NF-κB 的信号入核，刺激 Th2 型细胞因子 IL-10 的分泌，抑制宿主细胞 MAPK 和 TRAF6 通路。②弓形虫由速殖子转化为缓殖子，并分泌相关成分形成包囊壁，避开宿主免疫系统的监控。此时弓形虫的抗原不会从包囊壁中逸出，但虫体仍维持缓慢增殖。

③宿主免疫系统清除了所有可识别的病原和损伤细胞，炎症消退。

### （三）弓形虫眼病（视网膜脉络膜炎）的发生机制

弓形虫眼病主要是指视网膜脉络膜炎。小鼠实验发现，视网膜脉络膜炎的病理特征为眼底可见视盘区边界不清，视网膜血管充血，视网膜水肿、出血。炎症病征出现由视盘区开始逐渐向周边血管扩展，并随时间延长逐渐加重，血清 IgG 滴度也显著升高。视网膜及脉络膜组织切片可见明显水肿，组织间隙疏松，有腔隙形成，可见炎症细胞浸润。

从病情发展上看，感染初期眼底可见视盘区边界不清，视网膜颜色较对照组深，出现水肿及炎症反应。感染两个月后，眼底可见视网膜充血水肿，病变区域沿血管分支逐渐扩展，伴小片状出血，炎症表现逐渐加重。感染三个月后，眼底仍可见视盘边界不清，视网膜出现弥漫性水肿，静脉充盈，弥漫性眼底出血，炎症表现进一步加重。

从致病机制上看，弓形虫眼病患者的房水样本中很少能检测出弓形虫。这表明弓形虫的增殖可能只发生在检测前，即发生在感染早期。那么视网膜损伤则可能多由感染后伴发的炎性反应所致。研究发现，弓形虫性视网膜脉络膜炎患者的 IL-1 水平高于无症状患者。与 IL-1 高表达相关的基因型，以及与抗炎性细胞因子 IL-10 低表达的相关基因型也与视网膜脉络膜炎的发生概率有关。然而，TNF-α 的基因多态性却未见与弓形虫性视网膜脉络膜炎的发生或复发相关。

弓形虫感染人视网膜色素上皮细胞后，患者的 IL-1β、IL-6、粒细胞 - 巨噬细胞集落刺激因子（granulocyte-macrophage colony stimulating factor，GM-CSF）、细胞间黏附分子（intracellular adhesion molecules，ICAM）等多种细胞因子的表达增强。基于小鼠弓形虫眼病模型的研究结果也发现，C57BL/6 小鼠感染弓形虫后大量表达促炎因子和 Th1 型细胞因子。具体表现包括：感染三天时上调表达 GM-CSF、趋化因子 CXCL1、CCL5、IL-6、IL-12 等；感染七天时上调表达 IL-17A、IL-17F、IFN-γ 和趋化因子 CCL4 等。其中，IL-6、IL-12、MCP-1（CCL2）在 C57BL/6 小鼠表达的上调均不依赖于 IFN-γ，而无炎症的 Swiss-Webster 小鼠则高表达 Th2 型细胞因子 IL-31 和细胞因子信号抑制物 SOCS3。这些证据进一步提示，弓形虫导致的视网膜脉络膜炎的组织炎症很大程度上由宿主自身的免疫状况所决定。

弓形虫眼病的另一诱因可能是误诊所致的不当用药。弓形虫眼病需要抗虫药与皮质类固醇联合使用，杀虫的同时必须减少炎症反应，避免导致的二次组织损伤。若临床上不能正确诊断按一般眼病抗炎治疗，则弓形虫持续增殖，造成眼部永久损伤，还增加弓形虫扩散导致弓形虫脑病的机会。人体的弓形虫眼部病变通常表现为局部坏死性视网膜脉络膜炎，常有复发，表现为萎缩性瘢痕的邻近出现新病灶，这是弓形虫视网膜脉络膜炎的重要鉴定标准。但是，这一表征在初次感染时难以查见，极易误诊。此外，弓形虫病所致的视乳头炎最明显的病征是玻璃体炎，若缺少该病征，也往往导致误诊。

### （四）弓形虫脑炎的发病机制

弓形虫作为嗜神经性胞内寄生原虫（neurotropic intracellular protozoon），可引起弓形虫脑炎（*Toxoplasmic* encephalitis）。弓形虫脑炎诱发宿主脑组织炎症、神经细胞凋亡和坏死等复杂的病理过程，对宿主大脑造成严重损害，是弓形虫病最致命的病症之一。尽管上文肠炎部分提到趋化因子 CCL2 和受体 CCR2 对炎症细胞的募集和炎性反应很重要，但在脑部的炎症中，CCR2 并不是主要的炎性反应通路，这可能是由于脑部的免疫环境和免疫细胞与肝脾肠等器官有巨大差异所致。近年的研究结果逐步揭示出弓形虫脑炎的发病机制，明确了重要的发病相关因子，包括在宿主神经系统中表达的特异因子，为进一步阐明弓形虫脑炎的神经病理学提供了新的线索。

**1. 速殖子增殖与宿主细胞的内质网应激** 在弓形虫的入侵过程中，虫体侵入并修饰宿主细胞质膜，形成纳虫泡膜（parasitophorous vacuole membrane，PVM）。纳虫泡膜与宿主的内质网等重要细胞器发生接触或部分融合，从而使弓形虫的分泌蛋白也能与宿主的内质网蛋白发生互作，引起下游的一系列反应。其中，研究得比较透彻的是弓形虫棒状体蛋白 ROP18。ROP18 是重要的弓形虫毒力相关因子，其在强毒力的弓形虫Ⅰ型和Ⅱ型虫株中高表达，而在弱毒力的Ⅲ型虫株中几乎检测不到其表达。弓形虫虫株毒力的强弱，整体上表现为对宿主的致病性，局部则表现为弓形虫的增殖能力和诱导炎症反应的强弱。在弓形虫 PRU 株（Ⅱ型株）感染的无症状小鼠，用环磷酰胺处理 15 天损害宿主的免疫系统后，可诱发弓形虫转化为速殖子，并检测到 ROP18 的激酶活性明显升高，弓形虫包囊周围出现明显的神经组织坏死和炎症（图 9-4）。通过 caspase-3 活性染色可见炎症导致脑皮质神经细胞出现大量凋亡。随后的实验结果揭示宿主脑神经组织的坏死和炎症是由于发生了内质网应激所致（图 9-5）。

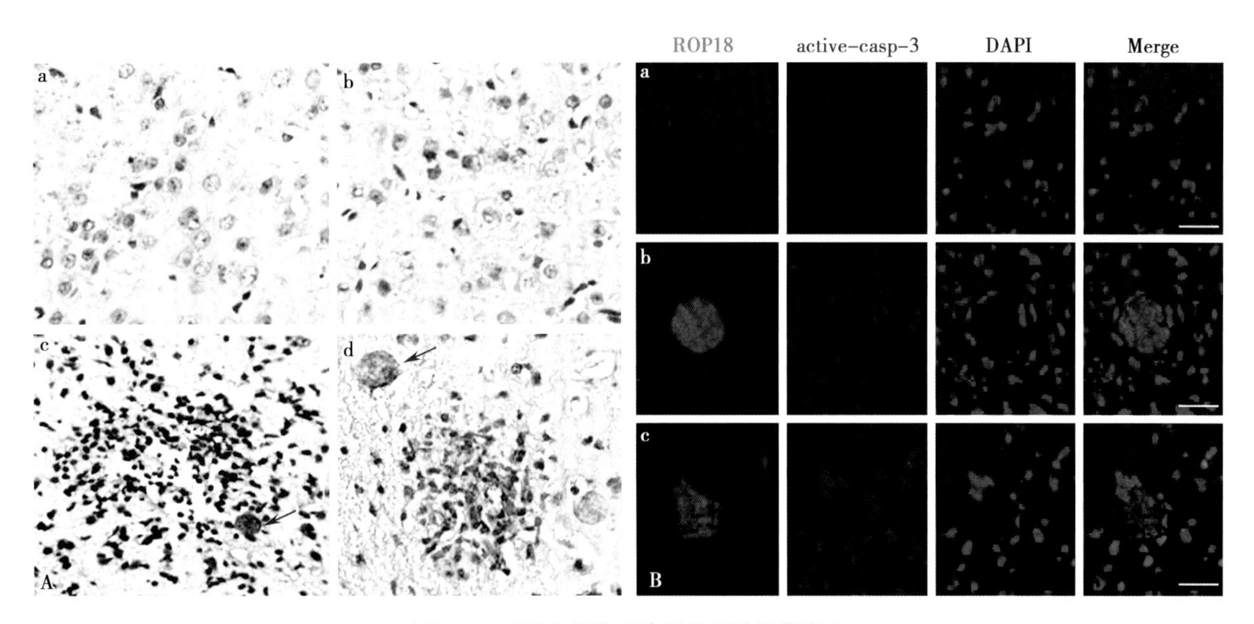


图 9-4　弓形虫慢性感染活化导致脑部炎症

A. 小鼠 PRU 株感染活化后脑组织切片 ROP18 免疫组化染色（a 和 b：正常对照；c 和 d：脑组织炎性浸润和坏死，可见组织包囊，红色箭头示）；B. PRU 株弓形虫慢性感染小鼠复发后脑组织的免疫荧光染色。脑皮质区用 ROP18（绿色）和 caspase-3（红色）双染色；DAPI（蓝色）染色示细胞核（a. 正常小鼠对照；b. 隐性感染；c. 隐性感染活化）（都建　供稿）

ROP18 是弓形虫棒状体分泌的丝氨酸 / 苏氨酸激酶（serine/threonine kinase）。应用 ROP18 敲除虫株和突变虫株进行体内外的实验发现，ROP18 的激酶活性是诱导神经细胞凋亡所必需的。弓形虫 ROP18 的底物蛋白是宿主细胞内的一种内质网蛋白 RTN1-C。RTN1-C 是 RTN1 通过信使 RNA 选择性剪接而产生的蛋白亚型 C。RTN1 又被称作神经内分泌特异性蛋白，在不同脑区的神经细胞中均有表达。RTN1-C 则在中枢神经系统中大量表达。RTN 家族成员均有一个位于 C 末端的保守的 RTN 结构域，而 N- 末端区域则序列多变，决定其特异的生理功能，RTN1-C 也是如此。ROP18 通过与 RTN1-C 蛋白 N 端的 20 个氨基酸残基紧密结合，进而磷酸化修饰 RTN1-C 的 5 个位点，即第 7 位、第 134 位的丝氨酸残基和第 4 位、第 8 位、第 118 位的苏氨酸残基。磷酸化修饰的 RTN1-C 能与组蛋白去乙酰化酶（histone deacetylase，HDAC）、葡萄糖调节蛋白（glucose regulated protein 78kD，GRP78）组成复合体，降低 HDAC 的去乙酰化活性，造成 GRP78 的高度乙酰化。GRP78 的高度乙酰化是宿主内质网应激的重要标志。总体而言，弓形虫速殖子通过 ROP18 的激酶活性，造成了宿主细胞的内质网应激，引起细胞凋亡（An 等，2018）。

**2. 弓形虫感染诱导的宿主细胞内质网应激**　葡萄糖调节蛋白是内质网中的主要分子伴侣。在非应激的生理情况下，GRP78 可与内质网膜上的三种感应蛋白，即蛋白激酶 R 样内质网激酶（PERK）、需肌醇酶 1（IRE1）以及活化转录因子 6（ATF6）结合，使其处于未激活状态。当未折叠蛋白增多，致其与 GRP78 的结合增多，导致 GRP78 与感应蛋白解离，从而激活感应蛋白，启动下游的未折叠蛋白反应（unfolded protein reaction，UPR），导致内质网应激（endoplasmic reticulum stress，ER stress）。GRP78 高

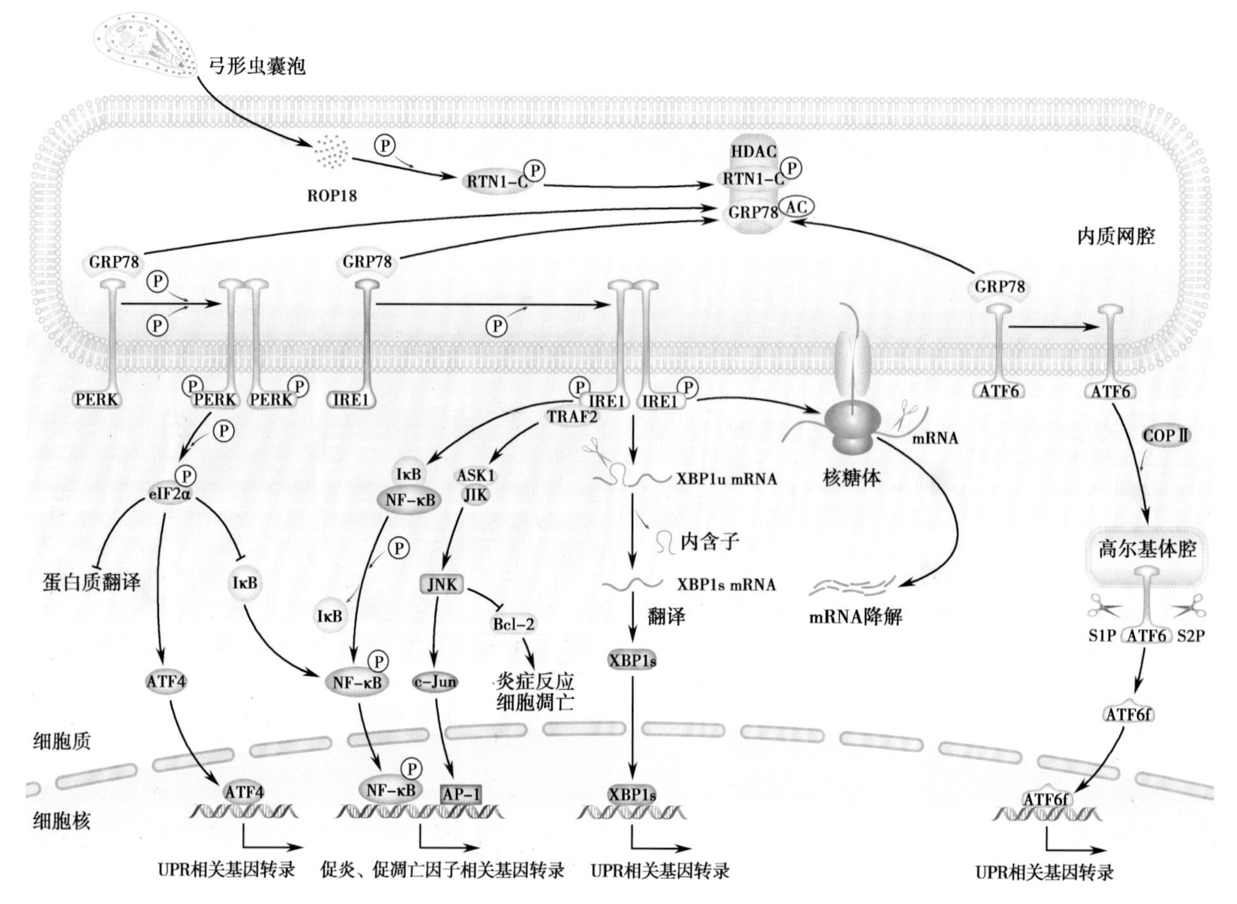


图 9-5 弓形虫诱导内质网应激通路的激活导致脑组织炎症

注：弓形虫入侵导致神经元细胞 RTN1-C 磷酸化（P），结合 HDAC，使其去乙酰化酶活性降低，进而导致 GRP78 高度乙酰化（Ac），使其无法抑制下游通路，从而诱导内质网应激（UPR）和炎性反应直至凋亡。ATF6f：ATF6 的 N 端；COPⅡ：负责内质网到高尔基体的囊泡运输蛋白复合体；S1P 和 S2P：高尔基体蛋白酶 1 和 2；JNK 和 ASK1：MKKs 通路蛋白；IκB 和 NF-κB：经典促炎通路。

度乙酰化将导致持续的内质网应激，主要反应包括：①ATF6 与 GRP78 蛋白解离后，被转运到高尔基体，进而被高尔基体蛋白酶 S1P 和 S2P 酶切激活，ATF6 的 N 端进入细胞核，促使下游的 UPR 通路蛋白表达；②IRE1 与 GRP78 蛋白解离后，IRE1 形成二聚体激活核酸内切酶活性，从而促进了 X 盒结合蛋白 1（XBP1）的 mRNA 剪接，进而合成 XBP1 蛋白，XBP1 进入细胞核启动下游的 UPR 通路蛋白表达；③PERK 与 GRP78 蛋白解离后，形成二聚体激活丝氨酸 / 苏氨酸蛋白激酶活性，从而磷酸化真核起始因子 eIF2α，进而上调表达活化转录因子 ATF4，ATF4 进入细胞核启动下游的 UPR 通路蛋白表达。

**3. 过度的内质网应激诱导宿主细胞凋亡和炎症反应** 首先，未折叠蛋白反应 UPR 通路的生长阻滞和 DNA 损伤诱导基因（growth arrest and DNA damage inducible gene 153，GADD153，又称 CCAAT-增强子结合蛋白同源蛋白，CHOP）编码的蛋白，能抑制 B 细胞淋巴瘤基因 2（B-cell lymphoma-2，Bcl-2）的表达，增加宿主细胞对凋亡诱导信号的敏感性。更重要的是，CHOP 能激活下游的内质网氧化还原素 1（endoplasmic reticulum oxidoreductin，ERO1）和死亡受体蛋白 5（death receptor 5，DR5）等凋亡反应蛋白（图 9-6）。DR5 若被激活，也能通过激活半胱天冬酶 8（caspase-8），进一步激活 caspase-3，诱导宿主细胞凋亡。ERO1 激活内质网膜上的通路蛋白肌醇三磷酸受体 1（inositol-1，4，5-trisphosphate receptor 1，IP3R1），把内质网腔内的 $Ca^{2+}$ 释放至胞质。$Ca^{2+}$ 激活 calapin，对内质网膜上的 caspase-12 蛋白切割活化，进一步激活 caspase-3，诱发宿主细胞凋亡。内质网应激所释放的 $Ca^{2+}$ 由胞质进入线粒体，引起线粒体细胞色素 c（cytochrome c，Cytc）的释放，Cyt C 结合凋亡肽酶激活因子 1（apoptotic protease activating factor-1，APAF1），激活 caspase-9，从而激活 caspase-3，诱发宿主细胞凋亡。过多的 CHOP 还会促进炎症小体 NLRP3 的形成，激活 caspase-11 和 caspase-1，合成 IL-1β 和 IL-18，产生炎症反应。

上述内质网应激的感应蛋白 PERK 和 IRE1 还可以激活硫氧还蛋白相互作用蛋白（thioredoxin i*nteraction* protein，TXNIP），进而激活 caspase-1，参与由内质网应激到诱导炎症反应的过程（图 9-5）。IRE1 也会募集肿瘤坏死因子受体相关因子 2（TRAF2）、凋亡信号调节激酶（ASK）和 JIK 蛋白（JNK 抑制激酶）形成三聚体，激活 JNK（c-Jun 氨基端激酶，又称应激活化蛋白激酶 SAPK）。随后 JNK 激活 c-Jun（一种亮氨酸拉链转录调节因子），引起凋亡和炎性反应。IRE1 本身还具有弱磷酸化活性，可磷酸化抑制蛋白 IκB，从而激活核因子 NF-κB，诱发炎症反应。磷酸化 eIF2α 会下调 IκB，从而激活 NF-κB，诱发炎症反应。同时，IRE1 通路所激活的 JNK，可以抑制 Bcl-2，进一步提高宿主细胞对凋亡信号的敏感性。

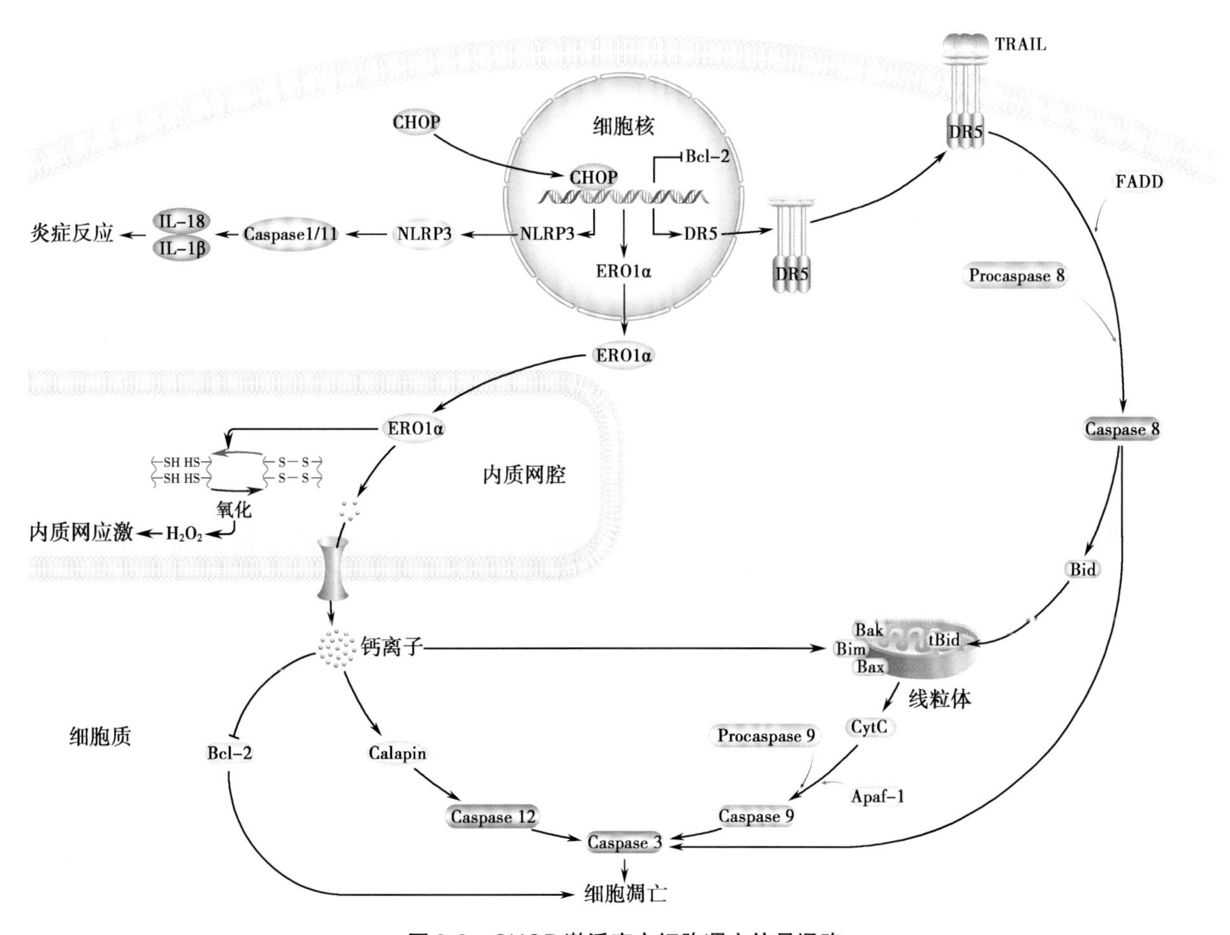


图 9-6 CHOP 激活宿主细胞凋亡信号通路

注：CHOP 既能解除 Bcl-2 对炎症反应的抑制，又可通过 ERO1α 和 DR5 分别促进 $Ca^{2+}$ 分泌和多种 Caspase 的活性，导致炎症反应和细胞凋亡。

**4. 其他导致宿主细胞凋亡和炎症的机制** 小胶质细胞活化介导的炎症反应也是导致神经细胞损伤的重要机制。小胶质细胞激活时，形态由分支状转变为体积较大的圆形胞体，功能上具备分泌 TNF-α、IL-1β 和 IL-6 等促炎因子的能力，并且高表达 iNOS。IL-1β 是极强的炎症因子，可间接导致神经细胞损伤；TNF-α 是重要的凋亡诱导因子。iNOS 作为 NO 生成的关键酶，生成过多的 NO，在杀死弓形虫的同时，也可导致组织的过氧化损伤，加重炎性反应。

## 第三节 弓形虫诱导宿主细胞凋亡

细胞凋亡（apoptosis）或程序性细胞死亡（programmed cell death，PCD）是细胞维持内环境稳定，由基因控制的细胞自主的程序性死亡过程。与细胞坏死不同，细胞凋亡过程并不伴随炎症的发生，细胞膜结构保持完整。细胞凋亡过程受到严格的控制，任何不平衡都可能导致疾病发生。细胞过度凋亡可导致退行性疾病，细胞凋亡缺陷可导致自身免疫性疾病或癌变的发生。多种刺激均可引起细胞凋亡，如生长因子剥夺（growth factor deprivation）、紫外线照射或癌变刺激等其他外源性因素。

细胞凋亡机制作为NK细胞和细胞毒性T淋巴细胞（cytotoxic T lymphocyte，CTL）清除被感染靶细胞的效应机制，以及作为机体细胞感染胞内病原体后的先天免疫机制，在调节机体免疫反应中起着关键作用。已有研究证实，弓形虫同时具备促细胞凋亡和抑制细胞凋亡的双重作用。一方面，弓形虫通过抑制宿主细胞凋亡促使其在细胞内的发育不受干扰，从维持虫体在细胞内的生存和繁殖；另一方面，部分下调宿主对弓形虫的有效免疫反应，实现免疫逃避。当然，宿主细胞的凋亡及由寄生虫引发的调节不仅有利于弓形虫生长，这也是机体控制因炎症反应（如免疫病理）引起的组织损伤所必需的。

### 一、弓形虫分泌蛋白与宿主细胞凋亡

基于小鼠和人源性细胞的多项研究表明，弓形虫在入侵宿主时通过抑制宿主细胞的凋亡来实现成功感染。利用人早幼粒细胞白血病细胞（HL-60）和人组织细胞淋巴瘤细胞（U937）的实验，证实弓形虫形成纳虫泡（parasitophorous vacuole，PV）寄生在人细胞内，同时具有抑制或启动细胞凋亡的能力。纳虫泡起源于宿主细胞膜，并由弓形虫的分泌细胞器，即微线体（microneme，MIC）、棒状体（rhoptry）以及致密颗粒（dense granule）连续分泌蛋白组成的膜结构。弓形虫分泌的这些蛋白与其毒力特性和细胞凋亡的调节过程密切相关。纳虫泡的优势是形成一个虫泡内部网络结构（intravacuolar network，IVN），使得弓形虫与纳虫泡膜间形成密切联系，并已证实IVN在小鼠体内有免疫调节作用。

弓形虫分泌的致密颗粒蛋白GRA15和GRA16，被分泌并转运至宿主细胞，参与调节细胞周期和p53抑癌通路相关基因的表达。GRA15参与了促凋亡通路的激活过程，激活巨噬细胞并刺激Th1型免疫反应，随后NK细胞和Th17细胞活化导致氧化应激。此外，GRA15还可引起体外培养细胞凋亡及小鼠妊娠异常。

有研究表明，在小鼠神经细胞中，ROP18可以使一种内质网相关蛋白网状蛋白1-C（reticulon 1-C）发生磷酸化，促使因内质网应激介导的细胞凋亡的发生（详见本章第二节）。另一棒状体蛋白ROP16将抑制STAT3/6依赖的巨噬细胞的活化，减少IL-12p70亚基的合成与分泌。此外，在人神经母细胞瘤细胞系中，ROP16能激活p53蛋白，促使细胞周期停滞以及激活p53依赖型细胞凋亡。

### 二、弓形虫对宿主细胞凋亡的调节

根据弓形虫感染阶段（急性或慢性）、虫株毒力差异以及受感染细胞的类型，弓形虫靶向调节的凋亡路径可能有所不同（Mammari等，2019）。

#### （一）阻断促凋亡蛋白活性

**1. 抑制线粒体细胞色素C的释放** 小鼠胚胎成纤维细胞（mouse embryonic fibroblast，MEF）感染Ⅰ型强毒株RH株速殖子后，线粒体细胞色素C的释放受到抑制，从而阻断凋亡进程。

**2. 抑制半胱天冬酶（caspase）的活性** Ⅱ型弱毒株NTE虫株的速殖子在感染人早幼粒细胞白血病细胞（human promyelocytic leukemia cell，HL-60）后通过直接抑制caspases 3和caspases 9的活性来抑制凋亡。

**3. 降解半胱天冬酶原(procaspase)8 蛋白** 在人源 B 淋巴母细胞系(human B lymphoblastoid cell,SKW6.4)中,弓形虫 RH 株通过降解 procaspase 8 蛋白,诱导经 Fas/CD95 途径凋亡通路的改变。

**4. 下调肿瘤坏死因子受体 1 或 TNFR2 的表达** 人类胚胎成纤维细胞(human embryonic fibroblast,MRC5)在感染弓形虫 RH 株后,肿瘤坏死因子受体 1(tumor necrosis factor receptor1,TNFR1)和 TNFR2 的表达受到抑制。

此外,鼠源性 T 淋巴细胞和 $CD8^+$ T 细胞感染弓形虫后可以抵抗穿孔素和颗粒酶(granzyme)诱导的细胞凋亡。弓形虫 NTE 弱毒株感染鼠源性巨噬细胞后,细胞的多聚腺苷二膦酸 - 核糖聚合酶(poly-ADP-ribose polymerase,PARP)的表达受抑制,说明弓形虫可以通过抑制 DNA 的降解来抑制细胞凋亡的发生。从我国分离的弓形虫 WH3 虫株感染巨噬细胞后,使细胞 STAT3 发生磷酸化,进而导致 mir-17-92-miRNA 过表达,导致促凋亡蛋白 Bim 的表达受到抑制,使感染该虫株的巨噬细胞与弓形虫都得以存活。粒细胞集落刺激因子(G-CSF)和粒细胞 - 巨噬细胞集落刺激因子(GM-CSF)等生长因子也是弓形虫调控细胞凋亡的靶点。在 RH 株感染的神经干细胞中,C/EBP 同源蛋白和 caspase 12 高表达,JNK 凋亡路径被激活,说明 RH 株可通过内质网途径诱导神经干细胞凋亡。

### (二)上调抗凋亡蛋白活性

**1. 上调抗凋亡蛋白 Bcl-2 家族的表达** 抑制促凋亡蛋白 Bax 的作用,防止经 BH3 家族成员激活 Bax/Bak 凋亡信号。

**2. 激活 HSP70 家族蛋白** 热休克蛋白(HSP70)家族蛋白是一类内源性的、多效性的细胞凋亡抑制剂,通过抑制线粒体促凋亡活性来抑制细胞凋亡。热休克可诱导细胞凋亡,而且促使细胞启动合成热休克蛋白。弓形虫感染细胞合成的 HSP70 有助于控制宿主免疫反应,无论是急性或慢性感染期,尾静脉注射弓形虫 HSP70 都会明显降低 B6 和 BALB/c 小鼠各器官内的弓形虫虫荷。人单核细胞(THP1)感染弓形虫后表达 Bcl-2 和 HSP70 蛋白将抑制线粒体通透性转变孔活性,阻断线粒体释放细胞色素 C 和凋亡诱导因子(apoptosis inducing factor,AIF),抑制 ATP 介导的 procaspase 3/9 活性。

**3. 诱导丝氨酸蛋白酶抑制剂的产生** 弓形虫 RH 株感染 THP-1 细胞后,使 STAT6 活化,合成具抗凋亡活性的丝氨酸蛋白酶抑制剂 B3(serine peptidase inhibitor B3,serpin B3)和 B4。Serpin B3 和 B4 作为细胞因子参与了寄生虫调控的细胞凋亡过程。

### (三)弓形虫调控宿主细胞凋亡的信号通路

大量研究结果显示,弓形虫有多个分泌蛋白及分子参与细胞凋亡的调控过程,且可调控多种细胞凋亡路径(图 9-7)。

**1. NF-κB 通路** NF-κB 通路由初级核转录因子家族组成,保守存在于所有的多细胞真核生物中,几乎所有的细胞类型均有表达。这些核转录因子可以调节抗凋亡和促炎细胞因子的表达。NF-κB 通路对弓形虫感染和调节宿主的免疫进程发挥非常重要的作用。弓形虫可通过 Bcl-2 家族的抗凋亡分子 A1-a 抑制细胞凋亡,这可能是宿主细胞应激反应中的一个重要的促炎反应调节,其结果可导致非凋亡细胞中寄生虫虫荷增加。RH 株也可上调 Bcl-2 家族的另一个抗凋亡蛋白——骨髓细胞白血病蛋白 1(myeloid cell leukemia 1,Mcl-1)及凋亡蛋白抑制因子(inhibitor of apoptosis protein,IAP)的表达。研究发现,多种细胞的 IAPs 受 NF-κB 调节。例如,在 NIH 3T3 Balb/c 品系小鼠成纤维细胞中,IAPs 能促进宿主促生存机制和促炎因子的表达。NF-κB 通路在先天和适应性免疫调节中均发挥着重要作用,当细胞遇到各种有害刺激时,NF-κB 活化而促进抗凋亡作用。体内外实验中,小鼠骨髓来源的巨噬细胞在感染 RH 株后,p50、p65 和 RelB 被活化,抑制细胞凋亡。基于凋亡蛋白 Bcl-3(一种 NF-κB 调节蛋白)缺陷小鼠的实验,证实经 NF-κB 路径的免疫应答对弓形虫急性感染的建立非常重要。通过 DNA 阵列分析结果发现,野生型小鼠 Bfl-1、IAP2 和 TNFR1 的表达量至少比 NF-κB p65 亚基缺陷型小鼠高出 3 倍。弓形虫介导的 Bfl-1 的诱导作用可能主要是通过改变线粒体功能如膜去极化、Cyt C 的释放和 caspase-9 活化来阻止宿主细胞的凋亡。IAP1 和 IAP2 的激活使得 T 细胞的活性增强。NF-κB 活性

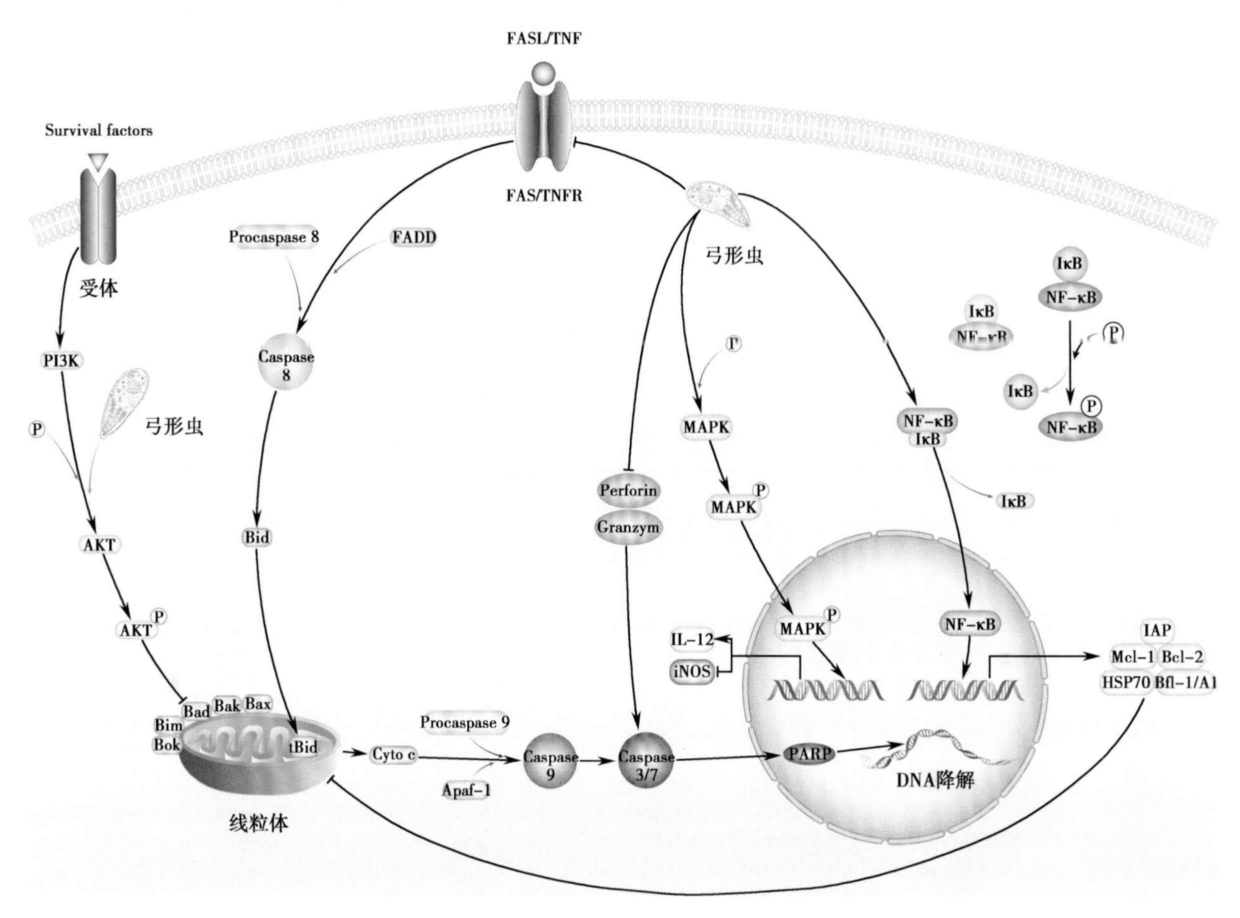


图 9-7 弓形虫感染调控宿主细胞凋亡的信号通路

缺失可以提高生存基因的表达水平，如感染弓形虫的小鼠脾脏细胞中具抗凋亡作用的 Bcl-2 家族成员被激活，而不是促凋亡通路被激活。NF-κB 活化促进了抗凋亡基因的转录，而促凋亡蛋白 caspase-3 和 PARP 的活性受到抑制。因此，感染弓形虫后，宿主细胞 NF-κB 的活化与抗凋亡蛋白表达密切相关。弓形虫 ME-49 虫株通过上调泛素修饰酶 A20（ubiquitin-modifying enzyme，A20）来抑制 NF-κB 的活化，这是通过抑制 T 细胞受体（T-cell receptor，TCR）信号通路实现的。

**2. MAPK 信号路径** 促分裂原蛋白活化激酶（mitogen-activated protein kinase，MAPK）通路也具备机体对弓形虫的先天或获得性免疫的活化作用。弓形虫诱导小鼠巨噬细胞 P38 促分裂原活化蛋白激酶发生自磷酸化，促进 IL-12 的分泌。弓形虫促分裂原活化蛋白（*Toxoplasma* mitogen-activated protein，*Tg*MAPK）是一种毒力因子，具有调节宿主免疫和速殖子增殖的功能。此外，*Tg*MAPK 可以控制 IFN-γ 介导的 iNOS 表达和 NO 的产生，并激活宿主细胞 p38 MAPK 的活性，从而抑制机体 iNOS 的表达。人源性胎盘细胞（BeWo 细胞）感染 RH 株后出现凋亡抑制现象，这与抗凋亡蛋白 ERK1/2 的磷酸化程度增强有关。弓形虫 PAPK1 基因与哺乳动物的 MAPK P38α 是同源基因，它参与弓形虫缓殖子分化及无性增殖过程，这一点在感染Ⅰ型弓形虫的非洲绿猴肾细胞（Vero cell）中得到证实。此外，弓形虫也可通过致密颗粒蛋白 GRA24 与 p38α 亚基相互作用，促进宿主激酶的活性，多数情况下可导致宿主死亡。

**3. JNK 通路** C-Jun 氨基末端激酶（C-Jun N-terminal kinase，JNK）作为促凋亡或促生存的调节者，其作用取决于 JNK 活化的程度和持续时间，与细胞类型相关。虽然 NF-κB 对 JNK 活性起负调节作用，但是在感染弓形虫的人 Hela 细胞中，JNK 通路与 NF-κB 通路没有关联性。在受感染的小鼠骨髓源性巨噬细胞和人外周血单核细胞中，弓形虫诱导 B7-2 蛋白的产生，启动 T 细胞增殖。B7-2 的产生是受 JNK 信号通路调节的。然而，到目前为止，弓形虫感染时 JNK 信号通路的有效作用尚不清楚。

**4. PI3K/Akt(PKB)通路** 磷酸肌醇 3 激酶（phosphoinositide 3 kinase，PI3K）是一个信号转导酶家

族，涉及细胞生长、增殖和存活等功能，以确保内稳态的稳定。PI3K 和下游直接效应分子蛋白激酶 B（protein kinase B，PKB，亦称 Akt）在细胞存活和凋亡抑制中起重要作用。这一途径在弓形虫感染过程中被激活，对寄生虫入侵和在宿主细胞中的增殖至关重要。

在体内外实验中，弓形虫感染小鼠巨噬细胞后可激活宿主 Akt，通过宿主 G- 蛋白依赖的 PI3K 信号来增强对细胞凋亡的抑制作用。此外，在 THP-1 细胞和脾细胞中，弓形虫也通过这种信号通路抑制凋亡。Akt 蛋白的磷酸化使得 Bad 蛋白发生磷酸化，Bad 蛋白可以通过阻断 Bax 转位、Cyt c 的释放和 caspase 3/9 的活化来抑制细胞凋亡。

### （四）弓形虫促进宿主细胞凋亡

人或小鼠感染弓形虫后的急性期，宿主抗体和 T 淋巴细胞对同源或异源抗原的反应均有所降低，这被认为是弓形虫诱导机体出现短暂的免疫抑制现象。另外，由弓形虫引发的 T 淋巴细胞凋亡可以抑制机体对虫体的免疫作用。近期研究发现，脾细胞的高水平凋亡与弓形虫不受限的增殖有关，从而导致宿主各组织虫荷加重。发生在脾脏内的细胞凋亡并不限于单一的、特定的细胞类群，其中 $CD4^+$ T 淋巴细胞和 $CD8^+$ T 淋巴细胞、B 淋巴细胞、NK 细胞和粒细胞均有凋亡发生。然而，需要强调的是，弓形虫的基因型和毒力决定了脾细胞凋亡水平。这说明，由弓形虫感染引发的广泛的白细胞凋亡并不是一种普遍现象，而是弓形虫病发展特征的决定因素。此外，经口感染弓形虫引起的派耶氏斑 T 细胞（Peyer's patch T cell）凋亡，进一步说明淋巴细胞凋亡也可影响寄生虫经肠道自然传播时的局部免疫反应。目前这种局部的肠道细胞坏死现象仅在易感性强的近交系小鼠中发现，可见这种细胞坏死情况存在于特定的弓形虫感染过程。

早在 1996 年，科学家已证实 $CD4^+$ T 细胞的凋亡是在对抗原或有丝分裂刺激无反应的状态下发生的。而且，研究证实 Fas 及其配体相互作用在弓形虫诱导的 T 细胞凋亡中起着至关重要的作用。事实上，弓形虫感染上调 Fas 基因的表达首先发现在派耶氏斑 T 细胞、脾细胞及眼组织中。而在 Fas-FasL 系统缺失的突变小鼠内，弓形虫感染并不引发细胞凋亡。而且感染弓形虫后小鼠体内的 Fas 基因表达及 Fas-FasL 介导的细胞凋亡受到机体分泌的促炎细胞因子如 IL-12 和 IFN-γ 的调节，相反激活 NF-κB 也可抵消活化状态。

近期有研究发现，人源性树突状细胞感染弓形虫后，T 淋巴细胞同样出现凋亡现象，但经证实此凋亡过程是不依赖于 Fas 路径的接触依赖性激活。除激活诱导细胞死亡（activation induced cell death，AICD）外，缺乏 Fas 连接反应下产生的 T 细胞坏死也可能导致弓形虫感染期间机体 T 淋巴细胞功能的紊乱。但是，尽管这种细胞凋亡机制是否在体内起作用尚不清楚，但是得出了一种可能性，即在弓形虫病程中，Fas 依赖和非依赖细胞凋亡都会消耗 T 细胞（Lüder and Gross，2005；Payne 等，2003）。

### （五）弓形虫抑制宿主细胞凋亡

弓形虫感染宿主后既可促进机体不同类群细胞的凋亡，又可调控机体实现抗细胞凋亡。弓形虫介导的抗凋亡作用在啮齿动物（大鼠和小鼠）和人源细胞系中均得到证实。弓形虫感染经多种凋亡诱导物（包括 CTL 介导的细胞毒性、辐射、生长因子消退、TNF-α 和 / 或其他毒性物质）处理过的细胞，表现出抗细胞凋亡的现象。即使在生长因子消除的条件下，弓形虫感染还能抑制体外培养的原代细胞的凋亡。在经腹腔感染弓形虫的小鼠体内也发现抗凋亡的现象。

虽然与 caspase 无关的细胞凋亡可能发生在一定条件下，但凋亡调节通路大多集中在激活的 caspase 3 和其他效应 caspases 的水平，最终导致那些与细胞凋亡相关的细胞的变化。多项研究已证实，弓形虫可通过不同机制抑制宿主细胞的凋亡。然而，弓形虫对宿主细胞凋亡的直接抑制作用仅限于被感染细胞，而利用间接抑制机制可同时调控受感染和未受感染的细胞（Lüder and Gross，2005；Payne 等，2003）。

**1. 弓形虫间接抑制宿主细胞凋亡** 人成纤维细胞感染弓形虫后分泌的 G-CSF）和 GM-CSF）能提高抗凋亡 Bcl-2 家族成员 Mcl-1 的表达，并能消除体外培养中性粒细胞的凋亡。这种现象在体内可能存在类似的凋亡抑制机制。小鼠经腹腔感染弓形虫后产生炎症反应，同时类 Mcl-1 的抗凋亡蛋白 A1 水平升高。弓形虫诱导 A1 的高表达导致腹腔巨噬细胞和中性粒细胞的数量增加，这可能抑制这些细胞类群的凋亡。

另外，炎症巨噬细胞感染低毒性弓形虫虫株后，其表达的 HSP65 可以阻止此类细胞的凋亡。然而，γδ T 细胞的消耗将废除弓形虫引发的 HSP65 表达，从而诱导弓形虫感染后小鼠巨噬细胞的凋亡。一定条件下，弓形虫或其产物可通过 γδ T 淋巴细胞间接调控炎性巨噬细胞的凋亡，然而，体内 HSP65 表达的增加是否通过分泌炎性细胞因子介导仍不清楚。

**2. 弓形虫直接抑制宿主细胞凋亡** 对宿主细胞凋亡发生过程的直接抑制作用依赖于寄生虫的存在，因此这种直接抑制作用仅仅发生在弓形虫感染的宿主细胞内，而不是旁边接触的、未被感染的细胞。这种直接抑制作用已在体外培养的、经促凋亡因子刺激的宿主细胞中得到证实；同时在感染弓形虫的小鼠腹腔收集的细胞中也得到证实。这说明弓形虫可能直接干扰了细胞内的信号通路从而起到抑制凋亡的作用。

首先，弓形虫通过干扰 caspase 级联激活路径，从而消除核靶蛋白的裂解。有研究证实，弓形虫可以抑制经线粒体途径激活的 caspase 9 和 caspase 3 的活性；然而尚没有确凿的证据证实弓形虫对死亡受体途径中 caspase 8 的活性具有抑制作用，但是在鼠成纤维细胞中弓形虫对其 caspase 8 活性有抑制作用，而这种抑制作用在人组织细胞中并未发现。这或许是生物种属特异性差异或细胞类别特异性差异的结果。在某些细胞类群中，死亡受体途径与线粒体途径有部分重叠，或许弓形虫可经由线粒体途径抑制 caspase 8 的活性。

caspase 9 和 caspase 3 的活性与线粒体中细胞色素 C 的释放量有关，感染弓形虫可导致人源性肿瘤细胞内细胞色素 C 的释放量降低，进而抑制 caspase 9 和 caspase 3 的活性。感染弓形虫后，通过调节抗凋亡基因 Bcl-2 家族蛋白，主要是升高 Mcl-1 和 Bfl-1 /A1 蛋白（并非 Bcl-2 家族的其他蛋白）的表达量来实现抑制作用。同时这些蛋白水平的升高可能会降低促凋亡蛋白 Bax、Bak 和 Bok 的活性，从而影响受感染细胞线粒体释放细胞色素 C。

除 Bcl-2 家族蛋白的表达水平升高外，弓形虫也可能激活一类由寄生虫驱动的凋亡抑制剂（inhibitors of apoptosis，IAP），如 NAIP1，IAP1，IAP2，进而抑制凋亡。有研究结果表明，IAPs 可直接抑制不同的 caspases，进而调节下游细胞色素 C 的释放和 caspase 8 的活性来起到凋亡抑制作用。另外，胞内弓形虫能有效降解多聚腺苷二膦酸 - 核糖聚合酶（poly-ADP-ribose polymerase，PARP），这可能也抑制了细胞凋亡。然而，在某些条件下，PARP 也会促进细胞死亡。虽然目前缺乏直接的证据，但在感染弓形虫的细胞中 PARP 的水平降低，且可能以不依赖于 caspase 的方式抑制细胞凋亡。但是，在弓形虫感染细胞内，抑制细胞凋亡且具有功能意义的其他机制仍需作进一步研究；同时这些不同的机制间是相互联系还是独立调节也有待更多的证据支持。

在小鼠模型中，弓形虫阻断小鼠成纤维细胞的凋亡需要 NF-κB 的活化，进而激活编码抗凋亡分子（如 Bcl-2 和 IAP）的基因转录从而介导凋亡抑制作用。看起来弓形虫的抗凋亡活性机制相互间似乎存在一定的关联。然而，在人源性早幼粒细胞 HL-60 中，当 NF-κB 丧失了 DNA 结合活性的情况下，弓形虫可以抑制经放线菌素 D 诱导的细胞凋亡，这说明弓形虫介导的抑制细胞凋亡作用并不一定依赖于 NF-κB 的激活。此外，有研究证实弓形虫并不激活 NF-κB，甚至还对脂多糖处理的小鼠巨噬细胞或成纤维细胞的 NF-κB 活性有抑制作用。由此看来，NF-κB 的激活似乎并不代表胞内弓形虫的一般特征，因此，NF-κB 在弓形虫抑制细胞凋亡中的作用仍需更多的证据予以阐明。

事实上，目前对干扰宿主细胞凋亡调节信号级联的寄生虫分子的认识仍然有限。细胞凋亡的抑制需要胞内寄生虫的存在，而弓形虫在胞内的复制对细胞凋亡的作用看来是可有可无的，也就是说感染单个活的弓形虫足以阻止宿主细胞的凋亡。然而，一旦弓形虫死亡，其对宿主细胞凋亡的抑制作用随即解除。这些结果表明，弓形虫代谢产物和 / 或分泌物是阻止细胞凋亡所必需的。由于弓形虫是寄生在细胞内一个特殊的膜结构，即纳虫空泡中，因此人们猜测弓形虫某些小分子可通过膜内的孔隙进行扩散，或者被插入或通过尚不清楚的转运途径进行跨膜转运。已证据证实 IκB（NF-κB 活化抑制剂）积聚在小鼠成纤维细胞中的纳虫泡膜上，这证明弓形虫某些分子进入宿主细胞细胞质后，可能确实干扰了宿主细胞的信号级联，从而消除细胞凋亡。

## 三、抑制细胞凋亡对于弓形虫胞内生存的意义

弓形虫的复制和生长依赖于宿主细胞的持续生存。然而，目前有关宿主细胞凋亡对弓形虫繁殖的影响仍不清楚。但是，宿主细胞的凋亡不仅干扰胞内弓形虫的分裂增殖，而且可促进某些病原体的传播。体外实验证实，经细胞毒性 T 淋巴细胞（cytotoxic T lymphocyte，CTL）介导引发弓形虫感染细胞的凋亡并不会导致虫体死亡。然而，在体内，含有活寄生虫的凋亡小体被吞噬细胞吞噬，随后寄生虫被消灭，可能在很大程度上导致寄生虫因凋亡而死亡。但是，目前并不清楚凋亡小体内的弓形虫是否具备继续入侵新的宿主细胞的能力，毕竟弓形虫可以不依赖宿主细胞的吞噬机制而主动入侵细胞。因此对于弓形虫在宿主体内传播，宿主细胞凋亡的作用并非是必需的。但是，有大量研究结果表明，弓形虫抑制宿主细胞的凋亡有利于虫体在宿主细胞内的发育，增加虫荷。也有实验证明，巨噬细胞凋亡过程中弓形虫数量明显减少。值得关注的是，某些病毒完成发育周期依赖于抑制宿主细胞凋亡，但是弓形虫的增殖是否依赖于其抑制宿主细胞的凋亡仍有待进一步研究。

另外，有研究报道弓形虫感染可以触发间接机制抑制被感染细胞的凋亡。抑制宿主不同类群细胞的凋亡可增强对弓形虫的炎症反应。炎性白细胞通过 T 细胞独立效应机制限制弓形虫的复制，但也会因过度的免疫病理反应引起宿主死亡。因此，由于宿主和弓形虫虫株差异以及感染量和感染途径等的不同，提高炎症细胞的存活在弓形虫病的病程中具有双重作用。事实上，有研究结果显示，感染弓形虫弱毒株后，小鼠体内 γδ T 细胞的耗竭消除了腹腔巨噬细胞中因弓形虫触发的凋亡抑制作用，进而降低宿主存活率。这表明，利用间接机制抑制弓形虫感染后的细胞凋亡，可有效控制弓形虫病的发展。相反，减少细胞死亡也可增加对弓形虫强毒株的炎症反应，从而导致免疫病理和宿主死亡。基于小鼠模型实验，可以推断弓形虫间接地抑制宿主细胞凋亡在调节免疫应答及感染结局中起着至关重要的作用。

## 四、细胞凋亡在弓形虫病中的作用

细胞凋亡可能在宿主抵抗弓形虫的过程中发挥多种固有免疫和适应性免疫效应以及调节功能。然而，弓形虫感染对宿主细胞的凋亡有着各种不同的影响。在弓形虫病的发生发展过程中，宿主细胞凋亡的作用值得深入研究。

早期研究证实，$CD8^+$ T 细胞是机体有效控制弓形虫感染的重要效应细胞。因此，通过诱导凋亡产生的细胞毒性被认为是控制弓形虫复制的重要机制。目前，人们已成功分离出对弓形虫感染的宿主细胞具有溶解活性的免疫细胞，包括 $CD8^+$T 和 $CD4^+$ T 细胞。然而，$CD8^+$ T 和 $CD4^+$T 细胞不仅发挥细胞毒作用，而且可产生保护性的细胞因子 IFN-γ。利用敲除穿孔素（perforin）的小鼠模型证实，在弓形虫急性感染期，经颗粒介导的 T 淋巴细胞和 NK 细胞的细胞毒作用对控制弓形虫的复制是必不可少的。相反，穿孔素介导的靶细胞裂解在一定程度上限制了脑内弓形虫包囊的发展，从而降低了慢性弓形虫脑炎期间小鼠对弓形虫的易感性。以上提示，含弓形虫缓殖子或包囊的宿主细胞比含弓形虫速殖子的宿主细胞更容易发生凋亡。因此有学者认为，弓形虫缓殖子和速殖子对宿主细胞信号级联的干扰作用不同：只有速殖子在很大程度上阻止了细胞凋亡。另外，小鼠感染弓形虫后脑内不同部位或条件，也可能导致含弓形虫包囊的宿主细胞对细胞毒性 T 淋巴细胞（CTL）介导的细胞毒性更为敏感。

除了颗粒介导的细胞毒作用外，CTL 或许还可通过死亡受体途径诱导细胞凋亡。但是，这种诱导

凋亡机制具体对宿主控制弓形虫的影响尚无明确结论。然而，CTL 经该途径介导的细胞凋亡在机体免疫反应中起重要调节作用，并不是依赖胞内病原体的效应分子。因此，宿主在控制弓形虫的过程中，它可能只起了很小的作用。

细胞凋亡是细胞的一种自杀程序，其作为一种先天效应机制在抵抗胞内弓形虫时似乎并未发挥重要作用。这可能与弓形虫的多种抗凋亡机制有关。此外，潜伏的弓形虫缓殖子对宿主细胞凋亡的影响也不清楚，但并不排除在弓形虫慢性感染期细胞凋亡对弓形虫发育的限制有一定的作用。

综上所述，细胞凋亡在急性弓形虫感染的固有和适应性免疫中作用不大，但在慢性弓形虫脑炎期间可能有助对弓形虫的控制。

虽然细胞凋亡在宿主抵御弓形虫感染方面作用有限，但是在弓形虫病的发病机制中起着至关重要的作用。小鼠感染弓形虫后诱导脾细胞、肠道集合淋巴结（Peyer's patch）T 细胞和腹腔巨噬细胞的凋亡，结果降低了宿主对弓形虫的免疫应答。广泛的细胞凋亡与弓形虫的严重虫血症相关，同时也增加了小鼠死亡率。例如，小鼠感染弓形虫低毒株后，脾细胞凋亡明显减少，寄生虫虫荷下降。说明 T 淋巴细胞和其他白细胞的凋亡可能与宿主的病理程度相关。至少在某些情况下，细胞凋亡可引起机体免疫应答失调，进而导致寄生虫不受限制地增长并引发机体组织损伤。相反，较低或适度水平的 T 细胞死亡将有助于弓形虫维持感染。

## 第四节　弓形虫突破宿主血脑屏障与胎盘屏障

前已述及，弓形虫具嗜神经特性，感染后易导致弓形虫脑炎，表现为弥散或局部性的神经组织损伤，引起特定的行为变化及神经退行性疾病，对人类健康及畜牧业经济发展造成严重影响。但是，弓形虫如何通过血脑屏障（blood-brain barrier）进入中枢神经系统（central nervous system，CNS）至今仍无确切的证据。目前认为弓形虫入侵 CNS 的机制包括跨细胞迁移（transcellular migration、特洛伊木马（Trojan Horse）以及细胞旁入侵（paracellular invasion）机制。

### 一、虫体经口感染并抵达入侵部位

宿主摄入被弓形虫卵囊污染的食物或水后，卵囊破裂所释放出的子孢子会穿过小肠上皮细胞进入肠细胞（enterocyte）和杯状细胞（goblet cell），进入小肠固有层。在小肠固有层中，弓形虫分化为速殖子感染外周血白细胞，并通过体循环将速殖子转运到外周循环系统（Gregg 等，2013；Courret 等，2006；Coombes 等，2013），感染实质器官，包括 CNS 和视网膜，从而建立慢性感染（Dubey 等，1998）。宿主感染弓形虫后，可以迅速在其血液中检测到感染速殖子的白细胞（Konradt 等，2016）。鉴于游离速殖子对补体系统和宿主 IgM 很敏感，且弓形虫可以在白细胞内存活（Feustel 等，2012），白细胞为弓形虫在宿主体内的扩散提供了安全的胞内转移工具。小鼠肺中弓形虫速殖子感染的白细胞与内皮细胞的黏附会触发速殖子释放，进一步证实白细胞作为"载体"对弓形虫的扩散具有促进作用（Baba 等，2017）。其中，弓形虫可能只是将单核细胞（$CD11b^+$）作为其搭载的"便车"，将其运送到奶牛乳腺上皮细胞（bovine mammary epithelial cell，bMEC）附近并释放，并以游离速殖子形式突破血脑屏障而进入 CNS。

### 二、弓形虫入侵宿主中枢神经系统

弓形虫具有嗜神经特性，宿主感染后可引起弓形虫脑炎，表现为宿主特定的行为变化及神经退行性疾病，（Xu 等，2015；Liu 等，2017），并与自闭症、阿尔兹海默病、帕金森病等精神疾病相关（Abdoli 等，2014；Kusbeci 等，2011；Miman 等，2010）。弓形虫脑炎是患者死亡的主要原因。据报道，全身性弓形虫病患者 90% 以上死于弓形虫脑病。在免疫力低下的人群中，脑弓形虫包囊中的缓殖子会被重新激活引起急性脑炎，对人类及动物健康造成严重后果甚至威胁生命。弓形虫急性感染和继发感染均可导致 TE，其关键原因是弓形虫可穿过宿主的血脑屏障，侵入 CNS。推测弓形虫入侵宿主 CNS 有三种机制，即跨细胞迁移机制、特洛伊木马机制及细胞旁入侵机制（Huang 等，2019）。

### （一）免疫细胞浸润

弓形虫进入 CNS 的机制之一是通过“特洛伊木马”机制，即弓形虫在外周感染宿主的免疫细胞，通过免疫细胞的募集作用进入宿主 CNS。早期体外模型研究表明，受感染的免疫细胞的运动能力增加，并且能够穿过内皮屏障（Ueno 等，2014）。体内研究结果发现，与静脉接种游离弓形虫速殖子相比，注射预先感染弓形虫的巨噬细胞或树突状细胞的小鼠，CNS 中弓形虫的出现速度更快（Lambert 等，2006；Courret 等，2006）。这表明“特洛伊木马”机制可能发生早于“跨细胞迁移”机制。但随后体内实验研究发现，过继转移感染的单核细胞只存在于脑血管中，在脑实质里并未检测到（Konradt 等，2016）。弓形虫诱导的单核细胞运动性增强的方法主要是促进其在组织间质中转运，而不是通过外渗穿过血脑屏障来转运，因为弓形虫感染降低了单核细胞对内皮的黏附与迁移能力。由于条件不同，“特洛伊木马”效应的存在与否存在很多争议，还需更多实验结果予以验证（详见第十章）。

### （二）虫体的跨细胞迁移

跨细胞迁移是指弓形虫感染肠上皮细胞，在细胞内复制后进入肠固有层，最后从基底外侧裂解释放。利用动物模型结合转基因报告系统和多光子体内成像技术也证明，跨细胞迁移机制也发生在弓形虫穿过血脑屏障的过程中。有研究结果显示，血液中游离的速殖子也能够黏附到 CNS 内皮细胞并侵入和在其中复制，最终速殖子从 CNS 内皮细胞中释出，然后进入 CNS 实质（Konradt e 等，2016）。体外发现，弓形虫能够附着和侵入内皮细胞。推测弓形虫感染内皮细胞可能主要在直径较小的血管发生。最近的研究显示，弓形虫感染内皮细胞是其穿过 CNS 所必需的。至于弓形虫如何感染内皮细胞则有不同的意见，有人认为是弓形虫速殖子直接感染内皮细胞，但也有人认为可能性是白细胞将弓形虫“递送”到内皮细胞。

### （三）细胞旁入侵

弓形虫入侵 CNS 除上述两个可能的机制外，还有人认为虫体可通过细胞旁途径进入 CNS。也就是说弓形虫不需要宿主细胞辅助，直接从上皮细胞间隙穿过。虽然弓形虫缺乏纤毛和鞭毛，但弓形虫能够通过肌动蛋白和肌球蛋白的作用推动虫体的滑动，从而入侵第一道屏障，即小肠上皮屏障。研究表明，小肠上皮屏障与血脑屏障有许多相似的特征，包括细胞间的紧密连接、细胞旁连接、屏障功能调节方式和免疫屏障等。在体外实验中，有证据显示弓形虫能够顺利穿过效仿血脑屏障和肠上皮屏障已极化的单层上皮细胞和细胞外基质（Barragan 等，2002；Barragan 等，2005）。此外，利用活细胞微流培养系统，尽管没有观察到典型的弓形虫通过细胞旁穿入过程，但发现弓形虫速殖子能够黏附并迁移到血管内皮细胞上（Harker 等，2014）。

最新研究发现，宿主感染弓形虫后，弓形虫在 CNS 中形成的包囊，其持续存在的调控取决于宿主的免疫系统，其中补体系统是一个重要因素（Barnum 等，2017）。弓形虫入侵 CNS 成功与否，与宿主血脑屏障的紧密连接（tight junction，TJ）结构的状态有密切关系。

补体 C3 是激活补体系统的关键分子；而 C3 的激活同时会导致 C3a 的生成。C3a 是一种过敏毒素，它可以促进炎症反应和神经胶质增生。C3a 分子作为信号分子，作用于由基底层、周细胞、内皮细胞和星形细胞末端共同构成的 BBB 膜上的 C3aR。内皮细胞、活化的星形胶质细胞、上皮细胞、平滑肌细胞和肾小管上皮细胞都受 C3a-C3aR 信号的调节。补体分子 C3a 可以通过诱导神经营养蛋白抵抗神经毒性，以抗炎的方式在 CNS 中发挥作用。因此，有人认为，C3 可能通过破坏血脑屏障的 TJ 来介导弓形虫 - 宿主相互作用机制的差异，从而允许弓形虫入侵宿主大脑实质。然而，具体的精细通路仍需进一步的证据予以支持（详见第十章）。

## 三、弓形虫慢性感染对宿主神经系统的损伤

弓形虫包囊在宿主脑部的分布情况及其引起的病变，是弓形虫感染导致宿主行为改变的原因之一。弓形虫包囊在大脑皮质、中脑、海马、脑干和小脑中的数量存在显著的差异，其中在海马区包囊分布最多，在小脑和脑干区分布最少。包囊主要分布在宿主脑部的几个重要功能区，包括本体感觉、学习记忆、躯体运动、防御行为和焦虑等。弓形虫进入宿主中枢系统后，会在虫体增殖和代谢上建立一种平衡关系，这不但可以抑制宿主免疫系统的过度激活，而且也有利于宿主修复因弓形虫产生的免疫病理变化。弓形虫感染会导致活化的 $CD4^{+}T$ 和 $CD8^{+}T$ 细胞大量穿过血脑屏障进入 CNS，并大量产生 IFN-γ（Suzuki，2020）。IFN-γ 是宿主抗弓形虫的主要细胞因子，可以通过多种作用机制抑制弓形虫的增殖和发育，并且在维持弓形虫包囊中起重要作用。弓形虫感染后，脑组织中 IL-6、IFN-γ 和 TNF-α 表达量下降，有利于弓形虫对宿主免疫的逃避，使得虫体在脑内得以存活。宿主多种细胞因子分泌失衡，使弓形虫慢性感染时所致的病理变化与弓形虫包囊共存。

## 四、虫体突破胎盘屏障

有证据显示，如果妊娠母体是初次感染，那么弓形虫通过胎盘屏障垂直传播给胎儿的发生率会显著提高。在垂直传播的患者中，约 60% 表现为亚临床感染，死亡率约为 9%。但 30% 胎儿脑功能可能受到严重损害，包括脑积水、脑钙化、视网膜脉络膜炎和智力低下（Larry Roberts，2013）。对于亚临床病例，受感染的胎儿在出生之后同样可能出现临床症状，主要表现为视网膜或神经系统损害，包括发育迟缓和智力损伤。

### （一）人体胎盘的结构

人体胎盘由母体的基蜕膜和胎儿的丛密绒毛膜共同组成，具有两个表面，即母体面和胎儿面。母体面即胎盘与子宫壁相连的一面，为剥离后的基蜕膜。胎儿面为胎盘与胎儿相对的面，为丛密绒毛膜，中央或稍偏处有脐带附着，其上有羊膜覆盖，透过羊膜，脐血管呈放射状行走。从密绒毛膜上共有 40～60 个绒毛干，绒毛干的分支呈树枝状，可深入基蜕膜。绒毛干与绒毛干之间有间隙，子宫螺旋动脉开口于绒毛间隙，血液流入间隙内，呈游离状的大量绒毛分支浸浴于母血之中，绒毛内有大量毛细血管与胎儿的脐动脉与脐静脉相连，实现胎血与母血间的物质交换。

母胎界面是母体组织与胎儿成分直接接触的界面。在人类和真兽亚纲的动物中，母胎界面由胎儿来源的滋养层祖细胞分化为具有增殖能力的细胞滋养层（cytotrophoblast，CTB）以及最终分化、融合成多核细胞的合体滋养层（syncytiotrophoblast，SYN）组成。在受精后 5～6 天内，人类胎盘开始形成。合体滋养层包围囊胚，并开始锚定到母体子宫上。在怀孕 10～12 周时，母体的血液循环开始重塑。通过螺旋动脉的形成，人的胎盘变成了血绒毛膜组织。绒毛膜是母体血液与胎儿直接接触的结构基础，调节母胎之间的气体交换、提供营养和排出代谢产物。胎盘绒毛在结构上分为游离绒毛及绒毛干两部分，游离绒毛浸于绒毛间隙的母体血液中。绒毛干末端的细胞滋养层增生并穿出合体滋养层，延伸至蜕膜组织，将绒毛干固定在蜕膜上。这种具有高度侵袭性的细胞滋养层称为绒毛外滋养层。绒毛外滋养层形成细胞柱锚定绒毛的末端，并直接侵入基底膜和子宫肌层，被称为间质性 EVT；而那些侵入母体血管系统（螺旋动脉）的 EVT 则被称为血管内 EVT。EVT 直接侵入基底膜，将胎盘固定在子宫内，因此，EVT 能与着床部位的母体免疫细胞直接接触。无论是在游离绒毛还是在绒毛干上，由 CTB 细胞分化、融合而成的合体滋养层构成了最外层的细胞层，是母血和胎血之间屏障最重要的组成部分。除了合体滋养层以外，绒毛毛细血管内皮及其相关的基底膜，一同构成胎盘屏障（placental barrier），其中合体滋养层能抵御病原体的入侵。

### （二）弓形虫突破胎盘屏障的机制

不同宿主的胎盘结构差异显著。人体胎盘是仅含有一层合体滋养层的多绒毛胎盘，合体滋养层浸

润在母体血液中。而小鼠的胎盘结构分为3层：蜕膜区（decidua），连接区（junctional zone）及迷路区（labyrinth zone），具有2层合体滋养层，分离胎儿毛细血管和母体血液。羊母体的血液则不直接接触滋养层。母体内皮、结缔组织、上皮及合体滋养层将母体的血液与胎儿组织阻隔。因此，由于缺乏合适的动物胎盘模型，对于弓形虫如何突破人胎盘屏障的机制研究仍十分有限。

弓形虫可能主要感染EVT从而突破人胎盘屏障（图9-8）。尽管SYN与母体血液直接接触，但SYN对弓形虫感染具有较强的抵抗力，弓形虫主要入侵EVT。将三种基因型弓形虫速殖子（RH株，PRU株及CTG株）与人胎盘外植体体外共培养，24小时后观察弓形虫在胎盘外植体中的定位。三种基因型弓形虫虫株均能感染EVTs且侵入EVT能力并无显著的差异。尽管EVT仅占胎盘外植体面积的5%，但80%左右弓形虫纳虫泡（parasitophorous vacuole，PV）位于EVTs（Robbins等，2012）。弓形虫不但可以感染EVTs，而且可以感染CTB并在其细胞内持续增殖，尽管跟EVTs相比，感染弓形虫的CTB数量较少。覆盖于CTB表面且细胞核更紧凑、密度更大的SYN，对弓形虫感染具有较强的抵抗力，SYN可能通过分泌CC类趋化因子22（CC chemokine ligand 22，CCL22）从而抑制弓形虫的黏附及增殖（Ander等，2018）。另一方面，SYN完整性受损会增加弓形虫侵入绒毛干的概率，从而加重感染。SYN损伤主要见于3种情况。①继发感染；②外伤；③妊娠，在妊娠三个月后，支持SYN的细胞滋养层变薄，且部分不连续。在合体滋养层破裂之后，弓形虫随之锚定位于紧靠SYN的细胞滋养层，并且在细胞滋养层大量增殖，随后通过感染绒毛干和胎儿血管系统感染胎儿。因此，与SYN及CTB相比，弓形虫更易感染EVTs。

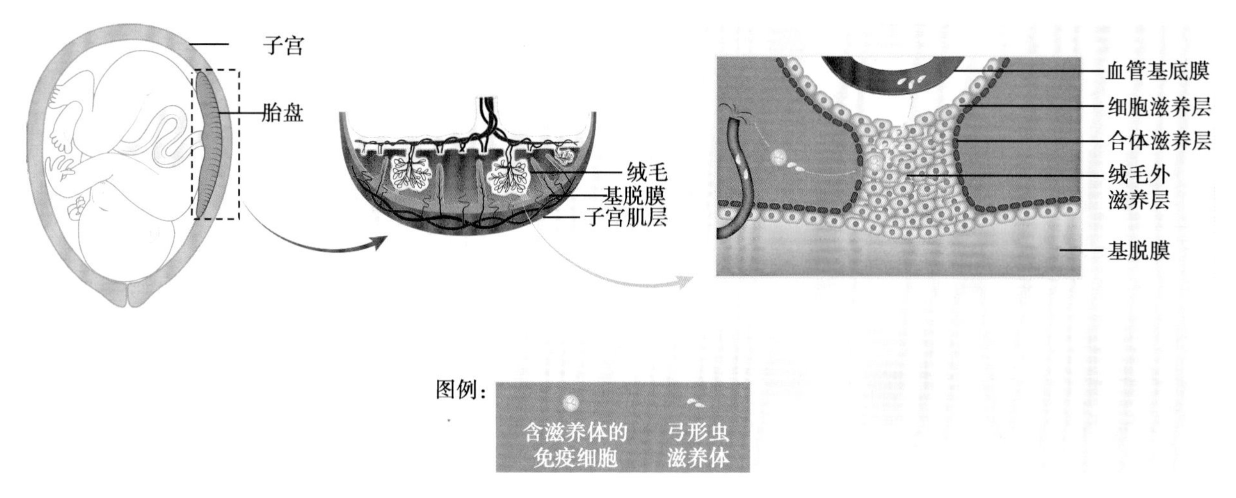


图9-8 胎盘结构与弓形虫穿过胎盘屏障示意

弓形虫除了可能通过侵入EVTs突破胎盘屏障外，还可能先侵入母体免疫细胞，进而转移至EVTs，最终进入绒毛干。构建Vesper孕鼠模型，在妊娠第1天感染弓形虫ME49株，同时动态观察胎盘不同部位及细胞感染弓形虫的情况。在妊娠13天，在蜕膜的母体白细胞中观察到弓形虫PV；在妊娠15天，弓形虫侵入胎盘的巨细胞（等同于人胎盘的EVTs）；在妊娠16天，弓形虫侵入Vesper孕鼠胎盘的迷路滋养层（相当于人胎盘的绒毛膜组织）及胎鼠的神经系统。同时，运用IFN-γknock-out（GKO）C57BL/6孕鼠模型，在孕7天感染弓形虫Fukaya株（弱毒株），在感染后3天，胎盘中可检测到弓形虫表膜抗原1（SAG1）基因。直到感染后11天，才能在胎鼠的脑及肝脏中检测到弓形虫（Shiono等，2007）。在感染弓形虫的羊模型中，坏死灶首先出现在子宫中，随后在胎盘绒毛中观察到坏死灶。这些动物的实验模型结果支持弓形虫首先侵入母体的免疫细胞，随后感染母胎界面及胎儿的假说，但弓形虫是否通过同样的途径，突破人体的胎盘屏障，目前缺乏直接证据。

因此，弓形虫可能通过直接感染EVTs或首先感染母体免疫细胞，继而转移至EVTs，随后到达绒毛干和胎儿血管系统，最终感染胎儿。很明显，弓形虫如何顺利通过胎盘屏障感染胎儿的确切机制仍需大量的证据。

### （三）弓形虫感染导致胎盘免疫功能的紊乱

胎盘不仅为胎儿提供营养物质，而且能分泌妊娠相关激素和生长因子，形成免疫微环境，维持正常妊娠。蜕膜中的免疫细胞及其分泌的细胞因子共同组成了免疫微环境。在早、中期妊娠时，其局部的免疫微环境有利于妊娠的建立、维持以及胎儿的生长发育；至妊娠晚期，其局部的免疫微环境逐渐为分娩的发动作内源性准备。胎盘免疫功能的紊乱又会导致妊娠失败、妊娠并发症等病理妊娠的发生。

胎盘蜕膜中 40% 是免疫细胞，其中 70% 左右是蜕膜特有的蜕膜自然杀伤细胞（decidual natural killer，dNK）、20%～25% 巨噬细胞，以及 3%～10% 的 T 细胞。基蜕膜除了作为胎盘植入的部位，在耐受异体胎儿来源的滋养层过程中同样发挥着重要作用。在基蜕膜中，胎儿来源的滋养层与母体细胞直接接触，母体不诱发免疫排异反应，可能通过控制免疫细胞数量以及调节局部趋化因子表达，从而维持母体及胎儿的免疫耐受。

**1. dNK** 在妊娠的早期，dNK 细胞约占蜕膜免疫细胞的 50%～90%，在妊娠中后期含量逐渐下降。dNK 细胞来源主要有两种：①由外周血 NK（peripheral NK，pNK）细胞迁移而来。妊娠早期 pNK 细胞从外周迁移到蜕膜，在蜕膜的细胞因子、激素和不同的细胞类型等特定微环境的影响下，形成为具有独特功能特征的 dNK 细胞。②由子宫内膜的幼稚 NK 细胞 /NK 前体细胞分化而来：人蜕膜中 $CD34^{+}$ 的 dNK 前体细胞，在生长因子刺激下或与蜕膜基质细胞（decidual stromal cell）共培养，在体外能分化为功能性的 $CD56^{bright}CD16^{-}$dNK 细胞。dNK 细胞在胎盘形成、滋养细胞的侵入和蜕膜动脉的重建方面发挥重要作用。dNK 细胞具有两种受体：活化性受体及抑制性受体。活化性受体包括 NKp46（natural cytotoxicity triggering receptor 1）、NKp30（natural cytotoxicity triggering receptor 3）、NKp44（natural cytotoxicity triggering receptor 2）、NKG2D（NK cell receptor G2D）、NKG2E、NKG2C；而抑制性受体有 NKG2A（NK cell inhibitory receptor G）、KIR2DL4（killer cell immunoglobulin-like receptor 2DL4）、KIR2DL1、KIR2DL2/L3 及 ILT-2（immunoglobulin-like transcript-2）。dNK 细胞维持低杀伤活性和调节细胞因子分泌，主要取决于抑制性受体和活化性受体表达的平衡。分离纯化人胎盘的 dNK 细胞在体外与弓形虫共培养，$CD56^{dim}CD16^{+}/CD56^{bright}CD16^{-}$dNK 比率显著升高。弓形虫感染能诱导 dNK 受体 KIR2DL4、ILT-2 和 NKG2D 表达增加，但 NKG2D 增加的程度显著高于 KIR2DL4 和 ILT-2。因此，弓形虫在体外能增强 dNK 细胞毒活性作用（Xu 等，2013）。

**2. 蜕膜巨噬细胞（decidual macrophage，DM）** DM 占蜕膜免疫细胞的 20%～25%，是母胎界面除了 dNK 以外的第二大类蜕膜免疫细胞。DM 在妊娠早期发挥抗炎和吞噬作用，并通过调节蜕膜局部免疫微环境、重塑螺旋动脉，参与胚胎植入和维持妊娠等过程。若 DM 表型和功能发生异常，将会导致早期妊娠失败或妊娠中、晚期并发症。巨噬细胞按诱导因素、表型及功能的不同，可分为 M1 及 M2 型细胞。M1 型细胞以高表达 CD80 及 MHCⅡ为特征，分泌 IL-12、IL-23、IFN-γ 及 TNF-α 等促炎因子，引发 Th1 型免疫应答。M2 型细胞则高表达 CD163，CD206 及 CD209 等，分泌 IL-10、IL-4 及 TGF-β 等抑炎因子，促进 Th2 型免疫应答，发挥免疫调节功能。根据局部组织微环境，巨噬细胞可以从一种表型极化为另一种表型。在正常妊娠期间，DM 以 M2 极化的免疫抑制表型为主，促进 Th2 型免疫应答，抑制炎症反应，参与形成母胎界面免疫微环境，维持妊娠期免疫耐受。弓形虫 PRU 株感染孕鼠，可以促使 DM 向 M1 型细胞极化。弓形虫 PRU 株在体外能抑制人 DM 的人白细胞免疫球蛋白样受体亚家族 B 成员 4（human leukocyte immunoglobulin-like receptor subfamily B member 4，LILRB4）表达下降。随着 LILRB4 基因的敲除，胎盘及胎鼠的重量进一步下降，胎鼠异常的比例增加。弓形虫在体外与人 $CD14^{+}$ DM 共培养，弓形虫能抑制人 DM 的 T 细胞免疫球蛋白结构域和黏蛋白结构域 -3（T cell immunoglobulin domain and mucin domain-3，Tim-3）的表达。Tim-3 下调能进一步诱导 DM 表达 CD80，同时抑制 CD163，CD206 及 CD209 表达。$Tim-3^{-/-}$ 孕鼠感染 RH 株，胎盘及胎鼠的重量进一步下降，流产率增加（Zhang 等，2019）。因此，弓形虫感染可以促使 DM 向 M1 型细胞极化，通过抑制 LILRB4 或

Tim-3 的表达，导致不良妊娠结局。

**3. 蜕膜T细胞（decidual T cell）** 孕早期，蜕膜T淋巴细胞约占免疫细胞的10%左右，其中$CD8^+$T细胞占45%～75%，$CD4^+$T细胞占30%～45%；孕晚期时，$CD8^+$T细胞占比下降，而$CD4^+$T细胞比例增加。

（1）蜕膜$CD8^+$ T细胞：人蜕膜$CD8^+$ T细胞与外周$CD8^+$ T细胞相比呈低毒性。人蜕膜$CD8^+$ T细胞高表达共抑制分子，如程序性死亡蛋白1、Tim-3、细胞毒性T淋巴细胞相关蛋白4（cytotoxic T-lymphocyte-associated protein 4，CTLA4），以及低表达穿孔素（perforin）。因此在胎盘免疫微环境中，人蜕膜$CD8^+$ T细胞呈现低毒性，以维持对胎儿抗原的免疫耐受（van der Zwan等，2018）。另一方面，活化的蜕膜$CD8^+$T细胞可显著增强孕早期滋养层细胞的侵袭能力。蜕膜$CD8^+$ T细胞可能通过识别滋养层细胞表达的人类白细胞抗原（human leukocyte antigen，HLA）-C，介导细胞毒性反应，以调节滋养层侵袭的程度和深度。蜕膜$CD8^+$T细胞在妊娠中的作用及机制研究仍处于探索阶段，尤其是在弓形虫感染导致不良妊娠中的作用，仍待进一步研究阐明。

（2）蜕膜$CD4^+$ T细胞：包括Th1（T helper type 1，Th1）、Th2、Th17细胞以及调节性T细胞（regulatory T cell，Treg）等。

1）Th1，Th2及Th17细胞：这些细胞类型主要通过分泌相应的细胞因子，构建胎盘细胞因子平衡网络，维持妊娠免疫耐受。Th1细胞主要分泌IL-2与IFN-γ，Th2细胞分泌IL-4、IL-5、IL-6及IL-10为主，而IL-17是Th17细胞的主要效应因子。正常妊娠是以Th2型细胞因子占优势。IL-4和IL-6可诱导滋养层细胞释放人绒毛膜促性腺激素（human chorionic gonadotrophin，hCG）并刺激产生孕酮，孕酮刺激Th2细胞大量分泌细胞因子。当胎盘细胞因子平衡被打破，向Th1型细胞因子方向偏移时，将导致病理妊娠。弓形虫WH3株感染孕鼠后，诱导胎盘中$CD4^+IFN\text{-}\gamma^+$细胞比例增加，伴随着分泌大量的IFN-γ及IL-12。弓形虫WH3株感染同样促使胎盘$CD4^+IL\text{-}17A^+$细胞占比增加，诱导胎盘组织分泌更多的IL-17。因此，弓形虫WH3株促进小鼠胎盘Th1及Th17型免疫应答，导致不良妊娠结局（Wang等，2018）。

2）Tregs：是一类具有免疫负性调节功能的$CD4^+$细胞，通过分泌多种抑制性的细胞因子（IL-10，TGF-β等），或通过细胞与细胞之间的直接接触，发挥免疫抑制作用。在正常妊娠过程中，蜕膜Tregs在妊娠早期即增殖，在孕中期达到峰值，在妊娠晚期下降。Tregs所介导的免疫抑制在母体免疫耐受中起关键作用，Tregs数量下调和或功能失调可能导致不良妊娠结局。Tregs通过分泌IL-10、TGF-β等抑制性细胞因子，或通过共抑制分子CTLA-4和PD-1等，抑制效应T细胞（effector T，Teff）介导的抗原特异性免疫应答，保护含有同种异体抗原的胎儿免受免疫攻击。同时，Tregs调节其他免疫细胞共同维持免疫耐受。Tregs诱导DM细胞向M2型极化，同时促进耐受性树突状细胞（tolerogenic DC，tDC）产生IDO，进而损害Th1细胞的存活。此外，Treg释放血红素加氧酶-1（heme oxygenase-1，HO-1），靶向子宫DC并维持其不成熟状态。反之，M2型细胞及tDC进一步促进Tregs增殖。叉头/翅状螺旋转录因子3（forkhead/winged helix transcription factor 3，Foxp3），决定着Treg功能状态。弓形虫RH株感染孕鼠下调胎盘Treg（$CD4^+Foxp3^+/CD4^+$）比例及绝对数量，同时降低$PD\text{-}1^+$Treg占胎盘$CD4^+$的比例（Zhang等，2019）。

因此，弓形虫可能增强dNK细胞毒活性，促使DM向M1型细胞极化，诱发Th1及Th17型免疫应答以及抑制Treg的数量及功能，在某个因素或这些因素的共同作用下，破坏免疫微环境，导致胎盘免疫功能的紊乱，引发不良的妊娠结局。

（彭鸿娟　赖德华　高江梅　袁子国　陈金铃）

## 参考文献

[1] ANDER SE, RUDZKI EN, ARORA N, et al. Human placental syncytiotrophoblasts restrict *Toxoplasma gondii* attachment and replication and respond to infection by producing Immunomodulatory chemokines[J]. Mbio, 2018, 9(1): e01678.

[2] ABDOLI A, DALIMI A. Are there any relationships between latent *Toxoplasma gondii* infection, testosterone elevation, and risk of autism spectrum disorder[ J ]? Front Behav Neurosci, 2014, 8: 339.

[3] AN R, TANG Y, CHEN L, et al. Encephalitis is mediated by ROP18 of *Toxoplasma gondii*, a severe pathogen in AIDS patients[ J ]. Proceedings of the National Academy of Sciences of the United States of America, 2018, 15( 23 ): E5344–E5352.

[4] BABA M, BATANOVA T, KITOH K, et al. Adhesion of *Toxoplasma gondii* tachyzoite-infected vehicle leukocytes to capillary endothelial cells triggers timely parasite egression[ J ]. Scientific Reports, 2017, 7: 5675.

[5] BARNUM S R. Complement: A primer for the coming therapeutic revolution[ J ]. Pharmacology and Therapeutics, 2017, 172: 63 72.

[6] BARRAGAN A, BROSSIER F, SIBLEY LD. Transepithelial migration of *Toxoplasma gondii* involves an interaction of intercellular adhesion molecule 1( ICAM-1 )with the parasite adhesin MIC2[ J ]. Cellular Microbiology, 2005, 7( 4 ): 561–568.

[7] BARRAGAN A, SIBLEY L D. Transepithelial migration of *Toxoplasma gondii* is linked to parasite motility and 72virulence[ J ]. Journal of Experimental Medicine, 2002, 195( 12 ): 1625–1633.

[8] COOMBES JL, CHARSAR BA, HAN SJ, et al. Motile invaded neutrophils in the small intestine of *Toxoplasma gondii*-infected mice reveal a potential mechanism for parasite spread[ J ]. Proceedings of the National Academy of Sciences of the United States of America, 2013, 110( 21 ): E1913–E1922.

[9] COURRET N, DARCHE S, SONIGO P, et al. CD11c-and CD11b-expressing mouse leukocytes transport single *Toxoplasma gondii* tachyzoites to the brain[ J ]. Blood, 2006, 107: 309–316.

[10] DUBEY JP, LINDSAY DS, Speer CA. Structures of *Toxoplasma gondii* tachyzoites, bradyzoites and sporozoites and biology and development of tissue cysts[ J ]. Clinical Microbiology Reviews, 1998, 11: 267–299.

[11] FEUSTEL SM, MEISSNER M, LIESENFELD O. *Toxoplasma gondii* and the blood-brain barrier[ J ]. Virulence, 2012, 3 ( 2 ): 182–192.

[12] GREGG B, TAYLOR BC, JOHN B, et al. Replication and distribution of *Toxoplasma gondii* in the small intestine after oral infection with tissue cysts[ J ]. Infection and Immunity, 2013, 81: 1635–1643.

[13] HAILEY DW, RAMBOLD AS, SATPUTE-KRISHNAN P, et al. Mitochondria supply membranes for autophagosome biogenesis during starvation[ J ]. Cell, 2010, 141: 656–667.

[14] HARKER KS, JIVAN E, MCWHORTER FY, et al. Shear forces enhance *Toxoplasma gondii* tachyzoite motility on vascular endothelium[ J ]. Mbio, 2014, 5( 2 ): e01111–e1113.

[15] HUANG WAN-YI, WANG YA-PEI, MAHMMOD YASSER S, et al. A Double-Edged Sword: Complement Component 3 in *Toxoplasma gondii* Infection[ J ]. Proteomics, 2019, 19: e1800271.

[16] JOYNSON DH, WREGHITT TJ. Toxoplasmosis: a comprehensive clinical guide Cambridge[ M ]. UK: Cambridge University Press, 2001.

[17] KONRADT C, UENO N, CHRISTIAN DA, et al. Endothelial cells are a replicative niche for entry of *Toxoplasma gondii* to the central nervous system[ J ]. Nature Microbiology, 2016, 1( 3 ): 160001.

[18] KUSBECI OY, MIMAN O, YAMAN M, et al. Could *Toxoplasma gondii* have any role in Alzheimer disease[ J ]? Alzheimer Dis Assoc Disord, 2011, 25( 1 ): 1–3.

[19] LAMBERT H, HITZIGER N, DELLACASA I, et al. Induction of dendritic cell migration upon *Toxoplasma gondii* infection potentiates parasite dissemination[ J ]. Cellular Microbiology, 2006, 8( 10 ): 1611–1623.

[20] LARRY ROBERTS JJ, JR., STEVE NADLER: Foundations of parasitology[ M ]. 9nd ed. McGraw-Hill Publishing Company, 2013: 136.

[21] LIU X, ZHOU K, YU D, et al. A delayed diagnosis of X-linked hyper IgM syndrome complicated with toxoplasmic encephalitis in a child: A case report and literature review[ J ]. Medicine( Baltimore ), 2017, 96( 49 ): e8989.

[22] LÜDER CGK, RAHMAN T. Impact of the host on *Toxoplasma* stage differentiation[ J ]. Microb Cell, 2017, 4( 7 ): 203–211.

[23] LÜDER CG, GROSS U. Apoptosis and its modulation during infection with *Toxoplasma gondii*: molecular mechanisms and role in pathogenesis[J]. Curr Top Microbiol Immunol, 2005, 289: 219-237.

[24] LYONS RE, MCLEOD R, ROBERTS CW. *Toxoplasma gondii* tachyzoite-bradyzoite interconversion[J]. Trends Parasitol, 2002, 18(5): 198-201.

[25] MAMMARI N, HALABI MA, YAACOUB S, et al. *Toxoplasma gondii* modulates the host cell responses: An overview of apoptosis pathways[J]. Biomed Res Int, 2019, 6152489.

[26] MIMAN O, KUSBECI OY, AKTEPE OC, et al. The probable relation between *Toxoplasma gondii* and Parkinson's disease[J]. Neurosci Lett, 2010, 475(3): 129-131.

[27] NAGAMUNE K, HICKS LM, FUX B, et al. Abscisic acid controls calcium-dependent egress and development in *Toxoplasma gondii*[J]. Nature, 2008, 451(7175): 207-210.

[28] PAYNE TM, MOLESTINA RE, SINAI AP. Inhibition of caspase activation and a requirement for NF-kappaB function in the *Toxoplasma gondii*-mediated blockade of host apoptosis[J]. J Cell Sci, 2003, 116(Pt 21): 4345-4358.

[29] ROBBINS JR, ZELDOVICH VB, POUKCHANSKI A, et al. Tissue barriers of the human placenta to infection with *Toxoplasma gondii*[J]. Infection and Immunity, 2012, 80(1): 418-428.

[30] SCORRANO L, ASHIYA M, BUTTLE K, et al. A distinct pathway remodels mitochondrial cristae and mobilizes cytochrome c during apoptosis[J]. Developmental Cell, 2002, 2: 55-67.

[31] SHIONO Y, MUN HS, HE N, et al. Maternal-fetal transmission of *Toxoplasma gondii* in interferon-gamma deficient pregnant mice[J]. Parasitology International, 2007, 56(2): 141-148.

[32] SULLIVAN WJ JR, JEFFERS V. Mechanisms of *Toxoplasma gondii* persistence and latency[J]. FEMS Microbiol Rev, 2012, 36(3): 717-733.

[33] SUZUKI Y. The immune system utilizes two distinct effector mechanisms of T cells depending on two different life cycle stages of a single pathogen, *Toxoplasma gondii*, to control its cerebral infection[J]. Parasitol Int, 2020, 76: 102030.

[34] TU V, YAKUBU R, WEISS LM. Observations on bradyzoite biology[J]. Microbes Infect, 2018, 20(9-10): 466-476.

[35] UENO N, HARKER KS, CLARKE EV, et al. Real-time imaging of *Toxoplasma*-infected human monocytes under fluidic shear stress reveals rapid translocation of intracellular parasites across endothelial barriers[J]. Cellular Microbiology, 2014, 16(4): 580-595.

[36] VAN DER ZWAN A, BI K, NORWITZ ER, et al. Mixed signature of activation and dysfunction allows human decidual CD8(+)T cells to provide both tolerance and immunity[J]. Proceedings of the National Academy of Sciences, USA, 2018, 115(2): 385-390.

[37] WALDMAN BS, SCHWARZ D, MARC H, WADSWORTH MH, et al. Identification of a master regulator of differentiation in *Toxoplasma*. Cell, 2020, 180(2): 359-372.

[38] WANG C, CHENG WS, YU Q, et al. *Toxoplasma* Chinese 1 strain of WH3 delta rop16(I/III)/gra15(II)genetic background contributes to abnormal pregnant outcomes in murine model[J]. Front Immunol, 2018, 9: 1222.

[39] XU S Q, BURASCHI S, MORCAVALLO A, et al. A novel role for drebrin in regulating progranulin bioactivity in bladder cancer[J]. Oncotarget, 2015, 6(13): 10825-10839.

[40] XU XY, FU Q, ZHANG Q, et al. Changes of human decidual natural killer cells cocultured with YFP-*Toxoplasma gondii*: implications for abnormal pregnancy[J]. Fertility and Sterility, 2013, 99(2): 427.

[41] ZHANG D, REN LQ, ZHAO MD, et al. Role of Tim-3 in decidual macrophage functional polarization during abnormal pregnancy with *Toxoplasma gondii* infection[J]. Front Immunol, 2019, 10: 1550.

[42] ZHANG HX, CUI LJ, REN LQ, et al. The role of decidual PD-1(+)Treg cells in adverse pregnancy outcomes due to *Toxoplasma gondii* infection[J]. Inflammation, 2019, 42(6): 2119-2128.

# 第十章 | 人体弓形虫病

免疫功能正常的人群感染弓形虫后多呈慢性隐性的带虫状态，感染主要侵犯宿主的中枢神经系统，可在脑等部位形成组织包囊并持续终生，但无明显临床症状和体征。在免疫功能缺陷的人群如艾滋病患者、器官移植的受体以及长期接受化疗或免疫抑制治疗的患者等，体内潜伏的弓形虫可重新活化，包囊破裂后释放出缓殖子，进而快速转化为速殖子，常引起严重的中枢神经系统感染，亦可造成在全身其他器官如眼、淋巴结、肝和心等重要脏器的播散。弓形虫感染也可发生在怀孕期间，经母体 - 胎盘途径将速殖子垂直传播给胎儿，导致先天性弓形虫病。近年动物研究发现，母体感染弓形虫后诱导的免疫应答亦可导致母胎界面的生理性免疫耐受失衡，引起胎盘损伤和不良妊娠结局。被弓形虫感染后宿主按照感染器官和部位的不同呈多样性病变，既可表现为轻微的视力减退，也可造成严重的视网膜脉络膜炎、脑积水和脑内钙化等。本章主要介绍先天性弓形虫病、弓形虫脑病、弓形虫感染与精神障碍性疾病、弓形虫性眼病、弓形虫性肝病、弓形虫性肺炎、弓形虫性淋巴结炎、弓形虫感染与器官移植以及弓形虫病与肿瘤等。

## 第一节　孕期感染与先天性弓形虫病

先天性弓形虫病（congenital toxoplasmosis）一般只发生于孕期初次感染的孕妇，虫体可穿过胎盘屏障致胎儿感染。受染胎儿或婴儿多数表现为隐性感染，有的在出生后数月甚至数年才出现临床表现。孕妇也可出现流产、早产、畸胎或死产等。尤其是孕早期感染，上述病症出现的概率明显增大。据 2013 年世界卫生组织发布的数据显示，全球每年新发先天性弓形虫病约 20 万例（Torgerson 等，2013）。孕妇感染弓形虫后多数不出现明显的临床表现，或仅表现为烦躁、低热或淋巴结肿大等。若感染孕妇未获得及时治疗，随着孕周增加，弓形虫发生垂直传播的风险也随之增加。孕妇孕早期感染，10%～25% 的胎儿可能受到感染；孕中期为 30%～50%；孕晚期为 60%～65%。然而，胎儿感染发生越早，后果就越严重，例如流产、死胎等。

### 一、孕早期感染与不良妊娠结局

孕早期是指怀孕的前三个月，是胚胎各组织器官发育成形的关键时期，是胚胎发育中的稚嫩和敏感时期，对各种外界刺激的抵抗力和适应性较弱。若此期胚胎遭受弓形虫感染，很可能会导致流产、死胎等严重不良妊娠结局的发生。

**1. 孕妇对弓形虫的易感性**　怀孕发生后，体内雌激素、孕酮等性激素水平迅速升高，不仅参与维持和促进胚胎发育，还可影响母体免疫系统的功能，理论上也可改变机体对弓形虫的易感程度。性激素能够抑制机体的细胞免疫功能而促进机体的体液免疫。妊娠是一种 Th2 优势应答现象，Th2 型细胞因子在整个妊娠期占主导地位；而 Th1 型细胞因子仅在孕早期有适量表达，机体整个免疫反应趋向以抗体介导的体液免疫为主。Th2 型细胞因子可抑制 Th1 型细胞因子的生成，降低巨噬细胞、NK 细胞的杀伤活性和细胞毒性 T 细胞(cytotoxic T cell)的细胞毒性，使机体细胞免疫功能下降，从而增加母体罹患弓形虫病的可能性。动物实验表明，孕鼠对弓形虫更易感染且死亡率较高，其机制主要与怀孕后 IFN-γ 等 Th1 型细胞因子的水平降低有关。利用 IFN-γ 和 IL-2 治疗可以纠正这种状况。此外，IL-4 基因敲除可降低小鼠先天性弓形虫病的发生率。雌激素可以增加动物对弓形虫的敏感性，而性腺切除可以降低其感染的严重程度。

**2. 孕早期感染与妊娠结局** 一般来说，在怀孕之前感染弓形虫，对胎儿几乎没有风险。然而，若感染发生在孕期，则很可能会对胎儿造成不良影响。人体先天性弓形虫病的发生率和严重程度与孕妇被感染时间的早晚密切相关。如前所述，孕早期感染发生垂直传播的概率较低，约为 15%，若接受药物治疗，则发生的概率更低；但孕早期感染容易导致严重的不良妊娠结局。

胎盘屏障(placental barrier)是胎盘绒毛组织与子宫血窦之间的屏障，由子宫内膜的基蜕膜和胚胎绒毛滋养层细胞共同组成，除具有母胎间营养物质交换功能外，还可防止病原体和有害物质进入胎儿体内，是体内的天然防御屏障。然而，弓形虫能够穿过胎盘屏障而发生母婴垂直传播。与孕中、晚期相比，孕早期弓形虫感染发生垂直传播的概率相对较低，这可能与胎盘屏障的结构有关。孕早期胎盘屏障厚度可达 50～100μm，能够更有效阻挡弓形虫播散。不同类型滋养层细胞对弓形虫的易感性有所差异：覆盖于胎盘绒毛表面的合体滋养层细胞(syncytiotrophoblast，STB)不易被弓形虫感染，且对胞内弓形虫复制有一定的抑制作用；而绒毛细胞滋养层细胞(cytotrophoblast，CTB)和绒毛外滋养层细胞(extravillous trophoblast，EVT)较易被弓形虫感染。其原因可能与各类滋养层细胞的模式识别受体的差异表达(如 TLR2 和 TLR4 局限表达在 CTB 和 EVT，而 STB 不表达)以及弓形虫感染诱发的细胞因子表达差异(如弓形虫可特异性诱导 STB 表达 CCL22)有关。由于孕早期胚胎发育不成熟及对弓形虫感染的抵抗力较弱，一旦感染引发的炎症损伤破坏了胎盘屏障或弓形虫直接通过胎盘屏障，使胚胎发生感染，将会造成流产、死胎或畸胎，如无脑儿(anencephalus)、小头畸形(microcephalus)和脊柱裂(rachischisis)等严重的出生缺陷。

**3. 不良妊娠结局发生的免疫机制** 在母胎界面，胎儿来源的滋养层细胞与母体来源的免疫细胞直接接触。滋养层细胞含有一半来自父系基因编码产生的抗原，对母体来说属同种异型抗原。理论上，整个孕期始终存在着母胎免疫排斥的可能。事实上，在人绒毛膜促性腺激素、雌激素和孕酮等激素调节下，母胎界面形成了独特的妊娠期间免疫微环境。此微环境由母体免疫细胞和子体滋养层细胞以及两者产生的细胞因子等构成，在维持母胎免疫耐受中发挥着重要作用。妊娠发生后，母体免疫细胞在母胎界面大量聚集，主要包括蜕膜 NK 细胞(decidual NK cell，dNK)、蜕膜巨噬细胞(decidual macrophage)、蜕膜 Treg 细胞和蜕膜 DC 等，它们参与了正常妊娠的维持。孕期(尤其是孕早期)弓形虫感染可导致母胎界面免疫细胞功能紊乱和母胎免疫耐受功能减弱，这可能是孕早期弓形虫感染导致不良妊娠结局发生的最主要原因(图 10-1)。

(1) 蜕膜 NK 细胞：在孕早期，NK 细胞在母胎界面大量聚集，其数量可达蜕膜免疫细胞总数的 70%。根据表型，人类蜕膜 NK 细胞可分为 $CD56^{bright}CD16^{-}$dNK 和 $CD56^{dim}CD16^{+}$dNK 两个亚群。前者约占 90%；而后者约占 10%。这明显不同于外周血中 NK 细胞这两个亚群之间的比例。dNK 两亚群功能不同，$CD56^{bright}CD16^{-}$ dNK 对胚胎发育起营养作用，参与维持母胎免疫耐受，而 $CD56^{dim}CD16^{+}$ dNK 对胚胎具有细胞毒性，该亚群比例增多不利于胎儿的生长。$CD56^{bright}CD16^{-}$ dNK 与 $CD56^{dim}CD16^{+}$ dNK 之间的平衡是维持正常妊娠所必需的。弓形虫感染可导致 $CD56^{bright}CD16^{-}$ dNK/$CD56^{dim}CD16^{+}$ dNK 比值下降。二者之间平衡紊乱，还可导致 dNK 活化性受体 NKG2D 与抑制性受体 NKG2A 间比值升高、颗粒酶和穿孔素产生增加、IFN-γ 分泌增多，致使 dNK 母胎耐受功能降低而对胎儿的细胞毒性增强。对孕早期弓形虫感染的孕鼠给予 TGF-β1 治疗，可在一定程度上纠正 $CD56^{dim}CD16^{+}$ dNK 与 $CD56^{bright}CD16^{-}$ dNK 亚群之间平衡的紊乱，导致其表面活化性受体 NKG2D 及接头蛋白 DAP-10 表达水平降低，进而导致 dNK 分泌颗粒酶、穿孔素及 IFN-γ 减少，从而明显改善感染孕鼠的不良妊娠结局(Xu X 等，2017)。

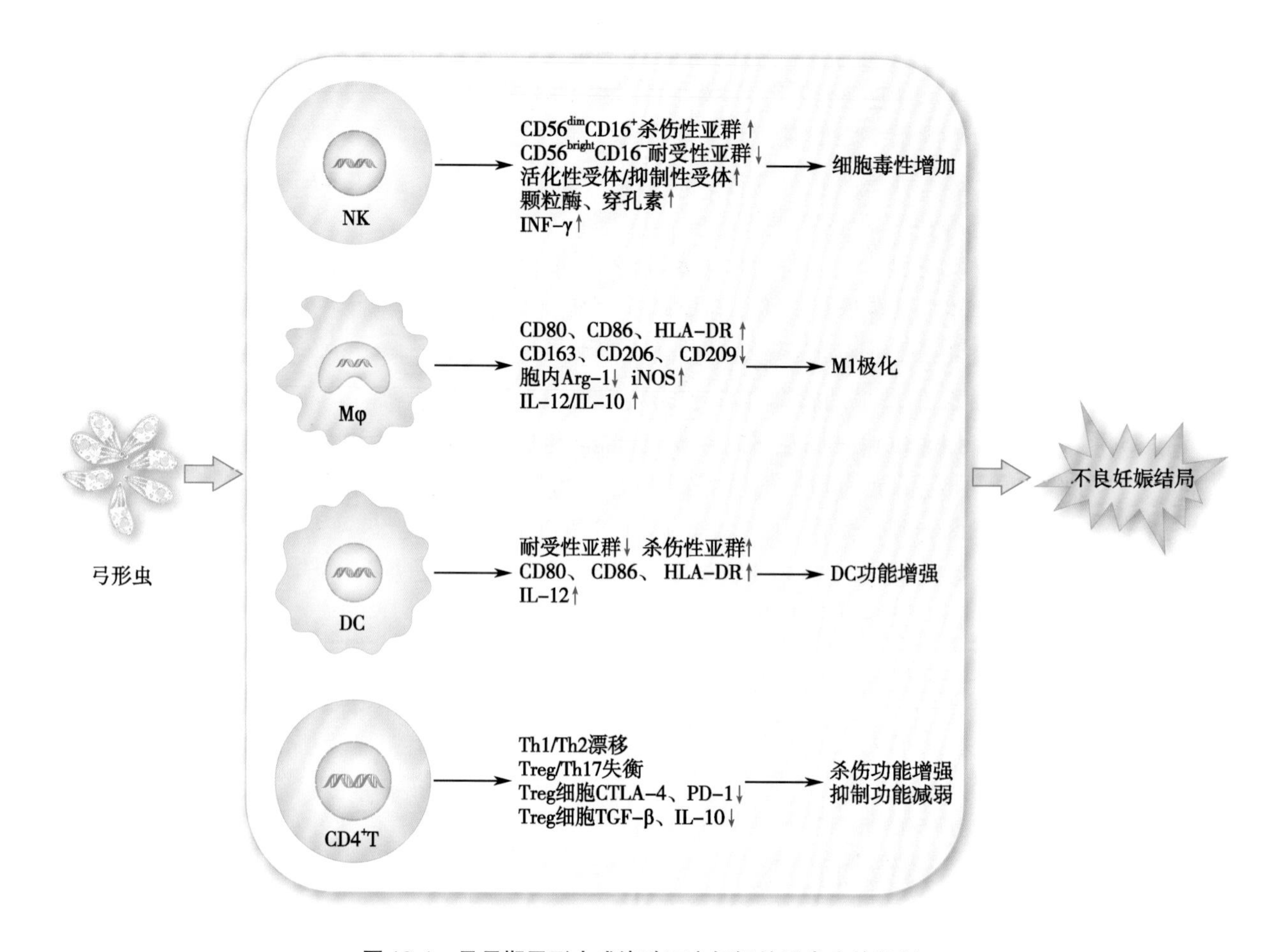


图 10-1 孕早期弓形虫感染致不良妊娠结局发生的机制

（2）蜕膜巨噬细胞：占蜕膜免疫细胞的 20%～25%，数量仅次于 dNK 细胞，且在整个孕期其数量保持相对恒定。根据表型和功能，蜕膜巨噬细胞也可分为 M1 型巨噬细胞（classically activated macrophage）和 M2 型巨噬细胞（alternatively activated macrophage）。M1 型蜕膜巨噬细胞高水平表达 CD80、CD86、iNOS 和 TNF-α 等，在妊娠过程中主要参与抗宫内感染和介导炎症反应；M2 型巨噬细胞高水平表达 CD163、CD206、CD209、精氨酸酶 1（arginase-1，Arg-1）和 IL-10，主要发挥免疫抑制、母胎耐受和组织重建等功能。正常妊娠过程中，蜕膜巨噬细胞以 M2 型为主，在胚胎植入、子宫血管重塑、胎盘和胎儿生长发育等过程中发挥着重要作用。当蜕膜巨噬细胞因各种因素导致由 M2 型向 M1 型偏移 / 极化，常会导致不良妊娠结局。孕早期弓形虫感染可导致孕鼠蜕膜巨噬细胞 CD206、MHCⅡ、Arg-1 和 IL-10 等 M2 表型分子的表达水平显著降低；而 M1 表型分子 CD80、CD86、iNOS、TNF-α 和 IL-12 的表达水平明显升高。蜕膜巨噬细胞由 M2 型极化为 M1 型，这很可能是导致孕期弓形虫感染所致不良妊娠结局发生的免疫机制之一。弓形虫 ROP16 和 GRA15 参与调控宿主巨噬细胞极化。基因Ⅰ型和Ⅲ型弓形虫的 ROP16（$ROP16_{Ⅰ/Ⅲ}$）可以诱导巨噬细胞发生 M2 型极化；而Ⅱ型弓形虫的 GRA15（$GRA15_{Ⅱ}$）可诱导巨噬细胞向 M1 型极化。与野生型 RH 株感染的孕鼠相比较，利用 ROP16 基因敲除的 RH 虫株（RHΔrop16）感染的孕鼠发生了更为严重的不良妊娠结局。RHΔrop16 感染孕鼠的蜕膜巨噬细胞呈现更加明显的 M1 极化，其胎盘组织炎性因子 IL-12 和 TNF-α 的表达水平显著升高（Cui 等，2020）。

蜕膜巨噬细胞表达的免疫抑制分子如 LILRB4、Tim-3 等对维持其免疫耐受功能至关重要。孕早期弓形虫感染可以导致蜕膜巨噬细胞膜表面 LILRB4、Tim-3 的表达水平显著下降，进而诱导其 CD206、MHCⅡ、Arg-1 和 IL-10 等 M2 表型分子的表达水平显著降低；而 M1 表型分子 CD80、CD86、iNOS、

TNF-α 和 IL-12 的表达水平明显升高。蜕膜巨噬细胞由 M2 型极化为 M1 型，出现蜕膜巨噬细胞功能的紊乱（Zhang 等，2019；Li 等，2017）。研究发现，弓形虫感染所致蜕膜巨噬细胞 Tim-3 表达水平降低，可通过 PTEN/PI3K/AKT 信号通路抑制转录因子 C/EBP-β 的表达，从而减弱其对胞内精氨酸代谢酶和相关细胞因子表达的调控作用。同时，弓形虫感染的 LILRB4、Tim-3 基因敲除孕鼠所发生的不良妊娠结局程度均较感染的野生型孕鼠更为严重。因此，蜕膜巨噬细胞表面免疫抑制分子 LILRB4 和 Tim-3 在孕早期弓形虫感染所致不良妊娠结局的发生中发挥着重要作用。

（3）蜕膜树突状细胞：蜕膜树突状细胞（decidual dendritic cell，dDC）的数量较少，占蜕膜免疫细胞总数的 1%～2%，但同样在维持母胎免疫耐受中扮演着重要角色。在功能上，dDC 可通过抑制 T 细胞应答、诱导 Treg 细胞的产生以及抑制 dDC 自身的终末分化而维持母胎免疫耐受。此外，dDC 在胚胎植入、子宫血管重塑和胎盘的生长发育等过程中均发挥着重要的作用。根据 CD8α 是否表达，小鼠 dDC 可分为 $CD11c^+CD8α^-$ 髓系 DC 和 $CD11c^+CD8α^+$ 淋巴系 DC。小鼠 dDC 以 $CD11c^+CD8α^-$ 髓系 DC 为主，可诱导初始 $CD4^+T$ 细胞向 Th2 细胞分化，有利于维持正常妊娠；而 $CD11c^+CD8α^+$ 淋巴系 DC 相对较少，主要为成熟 dDC 表型，可以使初始 $CD4^+T$ 细胞分化为 Th1 细胞，诱导免疫应答，抵抗孕期宫内感染。人 dDC 可分为三个亚群：$BDCA\text{-}1^+CD19^-CD14^-$ 髓系 1 型（MDC1）、$BDCA\text{-}3^+CD14^-$ 髓系 2 型（MDC2）和 $BDCA\text{-}2^+CD123^+$ 浆细胞样 DC（PDC）亚群，且这三群 dDC 均可发挥免疫耐受功能，有利于维持胚胎的生长发育。dDC 与外周 DC 不同，绝大多数属于髓系 DC，低水平表达共刺激分子，高水平表达免疫抑制性受体，分泌细胞因子以 IL-10 为主，呈现为不成熟表型。

LILRB4 是表达于 dDC 上功能十分重要的免疫抑制分子。孕早期弓形虫感染可导致孕鼠 dDC 表面 LILRB4 表达水平显著下降，dDC 中耐受亚群 $CD11c^+CD8α^-$ 比例减少，且其表面 LILRB4 降低的程度较 $CD11c^+CD8α^+$ 杀伤亚群更为明显。在体外，弓形虫感染可导致人 dDC（尤其是 MDC2 和 PDC 亚群）表面 LILRB4 的表达水平显著下降，进而上调膜表面功能分子 CD80、CD86 和 HLA-DR 的表达水平，提高 IL-12 的分泌水平，最终导致 dDC 母胎免疫耐受功能的减弱（Zhan 等，2018）。此外，dDC 分泌的 IL-12 可与 dNK 表面的 IL-12 受体结合，上调 dNK 活化性受体 NKG2D 的表达以及促进 IFN-γ 的分泌，进而增加 dNK 对胚胎的细胞毒性。

（4）Th1/Th2 平衡：Th1/Th2 平衡对维持正常妊娠起着非常重要的作用。Th1 细胞因子或 Th1 型免疫应答对胎儿有害，不利于妊娠；而 Th2 型细胞因子或 Th2 型免疫应答是母体对滋养层细胞的正常反应，有利于妊娠。正常妊娠是一种 Th2 占优势的生理现象。胎盘局部 Th2 型细胞因子主要包括 IL-4、IL-5、IL-6 和 IL-10，其中 IL-10 的作用更为重要。孕早期胎盘滋养层细胞可分泌大量 IL-10，能有效抑制蜕膜免疫细胞产生 Th1 型细胞因子，促使母胎界面免疫应答向 Th2 偏移。孕早期弓形虫感染可诱导孕鼠胎盘表达 Th1 型细胞因子（如 IL-12、IFN-γ 和 TNF-α 等），而 Th2 型细胞因子 IL-10 和 TGF-β 等的表达受到抑制，使维持正常妊娠的 Th1/Th2 平衡被打破。IL-10 治疗孕早期弓形虫感染的孕鼠，可以纠正母胎界面 Th1/Th2 细胞因子平衡紊乱，并减轻感染所致蜕膜 Treg 细胞凋亡，从而在一定程度上改善感染孕鼠的不良妊娠结局。

（5）Treg 和 Th17 细胞：蜕膜中存在有大量的 $CD4^+CD25^+$ 调节性 T 细胞（regulatory T cell，Treg），在维持正常妊娠和调节母胎耐受中发挥着非常重要的作用。怀孕后，母胎界面 Treg 数量显著增加，可达蜕膜 $CD4^+T$ 细胞的 30%，为外周血的 3 倍，且这群细胞 Foxp3 的表达水平明显上调。Treg 通过直接接触和 / 或分泌抑制性细胞因子（如 IL-10、IL-35 和 TGF-β 等）作用于其他效应性免疫细胞，抑制母体免疫系统对胚胎的排斥反应。孕早期弓形感染会导致蜕膜 Treg 绝对数量减少，且影响其功能分子 CTLA-4 和 PD-1 的表达（Zhang 等，2012）。Foxp3 是维持 Treg 分化和功能最关键的转录因子，弓形虫排泄 - 分泌抗原（excreted/secreted antigen，ESA）能够通过上调 PI3K-AKT-mTOR 信号通路抑制 Foxp3 的表达。将正常孕鼠蜕膜 Treg 过继转输给孕早期弓形虫感染的孕鼠，可以使受体鼠母胎界面 $CTLA\text{-}4^+Treg$ 和 $PD\text{-}1^+Treg$ 的细胞数量明显增加，且产生高水平的 TGF-β 和 IL-10，从而有效改善感染孕鼠的不良妊娠结局（Liu 等，2014）。

Th17 也是一群 $CD4^+T$ 细胞，主要诱导中性粒细胞为主的炎症反应，参与固有免疫应答，在正常妊娠时所占蜕膜淋巴细胞比例很低。孕早期弓形虫感染导致孕鼠蜕膜 Th17 亚群比例明显增加，其胎盘组织中 Th17 相关转录因子 RORγt 和细胞因子 IL-17 的表达水平明显升高（Zhang 等，2012）。因此，孕早期弓形虫感染打破了母胎界面 Treg/Th17 平衡，是孕期弓形虫感染导致不良妊娠结局发生的重要致病机制。

（6）滋养层细胞与 HLA-G：滋养层细胞来源于胚胎外的滋养层，是构成胎盘屏障的主要细胞，对维持胚胎正常生长发育至关重要。弓形虫可感染胎盘滋养层细胞，尤其是细胞滋养层细胞更容易被侵犯。在体外，弓形虫感染所诱发的滋养层细胞凋亡程度与弓形虫的毒株类型密切相关，这可能与不同毒株所诱发宿主细胞产生细胞因子类型差异有关。Angeloni 等（2013）发现，强毒株（RH）感染可抑制人胎盘绒膜癌细胞系 BeWo 发生凋亡，而弱毒株（ME49）感染则促进 BeWo 细胞发生凋亡（检测时间点在 12 小时内）。ME49 株感染的 BeWo 细胞可上调 MIF、TNF-α、IL-12、IL-6 和 IL-17A 等炎症细胞因子的表达水平，下调 IL-10 和 TGF-β1 等抑制性细胞因子的表达水平。与此相反，RH 株感染 BeWo 细胞可使其炎症细胞因子的表达水平下降，而抑制性细胞因子的表达水平升高。用 MIF、IFN-γ 或 TNF-α 等炎症因子处理弓形虫感染的 BeWo 细胞可显著增加其凋亡程度。

人类白细胞抗原 -G（human leukocyte antigen-G，HLA-G）在孕早、中期胎盘滋养层细胞上的表达水平较高，而在足月胎盘上表达甚少。HLA-G 通过与 dNK 的抑制性受体 KIR 结合，向 dNK 传导抑制信号，有利于 EVT 向子宫蜕膜浸润而免受 NK 细胞的杀伤。Xu 等（2013）利用 EVT 与 dNK 共培养体系研究发现，弓形虫感染可导致 EVT 的 HLA-G 表达水平升高，可能有助于抑制弓形虫感染所致活化 dNK 对 EVT 的过度杀伤。此外，弓形虫感染也可导致两者共培养上清中可溶性 HLA-G（sHLA-G）的含量升高，而 sHLA-G 能够通过 caspase 途径诱导 NK 细胞凋亡。临床资料显示，孕期弓形虫感染可导致孕妇羊水中 sHLA-G 含量升高，sHLA-G 可能有助于降低弓形虫感染导致的流产，但增加了弓形虫母婴垂直传播的概率。

HLA-G 还可以与 $CD8^+T$ 的 CD8 分子结合，但不发挥经典 HLA I 类分子的功能，使其不产生杀伤作用，反而阻止 HLA Ⅰ类分子与 $CD8^+T$ 细胞的作用，并诱导其凋亡。母胎界面存在一定比例的 $CD8^+T$ 细胞（部分为 γδT 细胞），其在孕期弓形虫感染致不良妊娠结局发生中的作用机制尚未见报道，值得深入研究。

**4. 组学研究** 组学（omics）是从组群或集合的角度检测遗传信息传递链中各类分子（DNA、RNA、蛋白质和代谢物等）的结构和功能以及它们之间的联系。按照生物遗传信息流方向，可将组学分为基因组学、转录物组学、蛋白质组学和代谢组学等层次。组学通过整体分析反映人体组织器官功能和代谢的状态，为探索人类疾病的发病机制提供了新的思路。有学者采用转录物组学研究方法，分别从孕前 3 天、孕后 3 天和孕后 5 天感染弓形虫 RH 株的小鼠子宫 RNA 提取物中筛选出 4 561 个、2 345 个和 2 997 个相对于各自正常对照组差异表达的基因，这些差异表达基因主要参与子宫和胚胎发育、物质运输、激素合成、细胞分化、免疫应答和信号转导等，提示弓形虫感染可导致子宫妊娠微环境紊乱，阻碍胎盘和胚胎的生长发育等过程（Zhou 等，2020）。

差异蛋白质组学（differential proteomics）是通过寻找各种因素引起的蛋白质表达差异，以解释细胞生理和病理机制的研究方法，也可有效应用于孕期弓形虫感染致病机制的研究中。Jiao 等（2017）采用无标记液相 - 串联质谱技术筛选孕早期弓形虫感染致孕鼠胎盘差异表达的蛋白，从检测的 792 种小鼠胎盘蛋白中筛选出 58 种与弓形虫感染密切相关的差异表达蛋白。经生物信息学分析发现，这些差异表达蛋白大多数与滋养层细胞侵入、胎盘发育和宿主免疫应答等妊娠活动密切相关。蜕膜免疫细胞及其表达的免疫分子对维持母胎耐受至关重要，孕期弓形虫感染所导致的免疫细胞功能异常是引发不良妊娠结局的主要原因。Zhang 等（2018）采用串联质谱标签（tandem mass tag，TMT）标记定量技术对弓形虫感染人蜕膜免疫细胞表达的蛋白进行分析，从检测的 5 510 种蜕膜免疫细胞蛋白中筛选出 181 种与弓形虫感染相关的差异表达蛋白，这些蛋白主要参与了胎盘生长发育、物质合成转运和免疫炎症反应等，这为全面揭示孕期弓形虫感染致不良妊娠结局发生的分子机制奠定了坚实的基础。

## 二、孕中-晚期感染与先天性弓形虫病

孕中期感染弓形虫的孕妇可引起 30%～50% 的胎儿先天性感染，出现脾大、肝大、脑钙化、肺炎、贫血、癫痫、血小板减少引起的瘀斑、皮疹和视网膜脉络膜炎等多种并发症。婴儿出生时出现症状或发生畸形者病死率为 12%，而存活者中 80% 有精神发育障碍，50% 有视力障碍。先天性弓形虫病临床症状出现的时间很不一致，可以在出生后立即或出生后数月出现症状，也可以在幼儿期或青少年期或直至成年期才被发现。脑积水、大脑钙化灶、视网膜脉络膜炎和精神、运动障碍为先天性弓形虫病的典型症候。此外，可伴有全身性表现，在新生儿期即有发热、皮疹、呕吐、腹泻、黄疸、肝脾肿大、贫血、心肌炎和癫痫等。

当母体感染发生在妊娠晚期时，大多数新生儿（80% 以上）没有症状。但是，如果这些新生儿在早期没有得到适当的治疗，可能会在儿童期或成年早期发展成视网膜脉络膜炎和神经功能缺陷等。

**1. 先天性畸形** 已经报告的弓形虫感染所致的先天性畸形病例有：无脑儿、脑积水、脑膜脑炎、脊膜膨出、囊性或隐性脊柱裂、颅骨缺损或颅骨骨裂、小眼裂、小眼、单眼、腭裂、悬雍垂缺如、唇裂、鼻正中裂、漏斗胸、短手臂、六指、六趾、肢体内翻或外翻、食管闭锁、肛门闭锁、食管气管瘘、直肠阴道瘘、脐疝、多囊肾、肾上腺缺如、双阴道、双子宫、短阴茎和联体畸形等 37 种。

**2. 眼弓形虫病** 先天性弓形虫病患眼疾最为常见，称之为眼弓形虫病（ocular toxoplasmosis）。其中以脉络膜视网膜炎（chorioretinitis）最为多见，一般多在 20～40 岁出现症状，多为一只眼首先发病，其临床表现为视物变小、变形、视物模糊，眼底检查可见黄斑区发暗、视网膜水肿，在水肿边缘可见圆形、椭圆形或不规则反射光晕，1～3 个视乳头大小。眼弓形虫病另一表现为葡萄膜炎，葡萄膜是由虹膜、睫状体和脉络膜 3 部分构成。葡萄膜炎临床表现与体征有一定特殊性，不同部分的炎症表现各有特点，其中虹膜睫状体炎，如不及时治疗可使虹膜与晶状体粘连，影响眼内房水循环，致使眼压升高，出现继发性青光眼。后部葡萄炎表现为视物模糊、眼前常感到有点状、条状或块状黑影飘动，后部葡萄膜炎常可引起视乳头水肿、视乳头炎、黄斑区水肿和黄斑色素沉着，严重影响视力。弓形虫病性葡萄膜炎常见的并发症有：①继发性青光眼；②玻璃体混浊；③继发性白内障；④视网膜及黄斑水肿、变性和视神经萎缩等。

**3. 弓形虫脑炎** 弓形虫脑炎（*Toxoplasmic* encephalitis）多由弓形虫隐性感染活化所引起。一种观点认为，脑炎病灶是由于包囊内虫体逸出或包囊发生破裂，引起脑组织急性坏死性病变，并有迟发性变态反应参与，形成神经胶质结节；另一种则认为，颅内病灶是由外周器官包囊内活化的速殖子不断经血源播散至中枢神经系统所致。弓形虫脑炎与脑膜脑炎多呈急性或亚急性起病，其临床表现与其他病原体引起者相类似，可有高热、头痛、嗜睡、昏迷、脑膜刺激征、颅内高压症、癫痫发作、精神障碍、脑神经损害及各种中枢神经局限性体征等。急性者以弥漫性脑损害为主，亚急性者多以局灶性脑损害起病，逐渐发展至脑部弥漫性损害，其表现也随病灶所在部位与程度而异。弓形虫脑炎患者脑脊液检查显示压力正常或稍增高，球蛋白试验多呈阳性，细胞数稍增高，以淋巴细胞为主，蛋白含量增加，葡萄糖含量正常或下降，氯化物正常。CT 检查可见脑实质多发性等密度或低密度病灶，增强后表现为环状增强与结节样增强两种类型，两者可单独或混合出现。病灶在脑灰质与白质交界区、基底节区分布较多，少数弓形虫脑炎有弥漫性脑肿胀或脑积水。

**4. 弓形虫病脑积水** 卢慎（1986）报道先天性弓形虫病脑积水病理表现为：软脑膜及脉络丛均有不同程度的水肿，毛细血管充血，淋巴细胞和单核细胞浸润。大脑、中脑和小脑均见大量胶质细胞增

生。增生的胶质细胞呈弥漫性、局灶性、带状或围绕血管呈套袖状浸润。室管膜细胞胞浆空染，灶性坏死脱落，胶质细胞增生浸润。神经细胞肿胀，中脑导水管因管腔旁脑组织坏死被大量增生的胶质细胞浸润而向腔内隆起致导水管狭窄、堵塞或脑室管膜炎、室管膜细胞坏死脱落，胶质细胞浸润使导水管呈节段性狭窄及闭塞。小脑浦肯野细胞层及颗粒层胶质细胞增生。大脑、中脑、小脑和脊髓组织中均见弓形虫滋养体及假包囊。

**5. 弓形虫唇腭裂** 小儿先天性弓形虫病的另一表现为唇腭裂。本病可能由于弓形虫破坏了上颌窦与同侧的内侧鼻突及两外侧腭突愈合的机制所致。唇腭裂畸形处两侧组织切片光镜下显示：真皮层淋巴细胞呈灶性或散在分布浸润。横纹肌间纤维组织增生，淋巴细胞、单核细胞和嗜酸性粒细胞浸润，多围绕于肌间小血管周围，呈套袖状浸润。

**6. 先天性弓形虫病发病机制** 新生儿感染后，弓形虫经血行扩散可侵犯多个器官和组织，在宿主细胞内寄生和繁殖，使细胞破坏。速殖子逸出后又侵犯邻近细胞，如此反复破坏，产生坏死灶，引起组织强烈的炎症反应。弓形虫在感染后，可使宿主的 T 细胞和 B 细胞功能受抑制，以致在急性感染期虽存在高浓度的循环抗原，但缺乏相应抗体；且特异性抗体的保护作用较弱，其滴度高低对机体的保护作用并无重大意义，仍有再感染可能。由于细胞免疫应答受抑制，T 细胞亚群可发生明显变化，症状明显者，CD4/CD8 比例倒置。而 NK 细胞活性先增加后抑制，但所起的免疫保护作用不明显。Gómez-Chávez 等（2019）发现，炎症免疫反应有利于弓形虫的垂直传播并导致先天性感染的新生儿出现严重的临床症状，临床表现严重的患儿出现更强的炎症反应，包括大量淋巴细胞增殖、高水平的 TNF-α 和低水平的 TGF-β。

胎盘作为胎儿与母体进行营养与代谢产物交换的唯一组织，也是保护胎儿免受病原体感染的关键屏障。人孕中期的胎盘绒毛组织来源的合体滋养层细胞能抵抗弓形虫的感染，其主要的机制是通过诱导合体滋养层细胞高水平表达趋化因子 CCL22，以阻断弓形虫附着于靶细胞（Ander 等，2018）。也有研究发现，大量产生的 IFN-γ 能够诱导滋养层细胞表达 ICAM-1，增强了弓形虫感染的单核细胞与滋养层细胞之间的黏附，增加了滋养层细胞被感染的概率。感染弓形虫（尤指强毒株）的滋养层细胞失去凋亡能力，导致弓形虫在胎盘组织中持续存在，成为弓形虫垂直传播的主要源头。

## 三、先天性弓形虫病的治疗

**1. 孕期弓形虫病的治疗** 孕前感染弓形虫的孕妇，如果不伴随有免疫功能缺陷，孕期一般不会发生全身性复发，因此不会将感染传染给后代。但是，妊娠期间或怀孕前后原发性弓形虫感染可发生垂直传播感染胎儿导致先天性弓形虫病的发生。先天性弓形虫病的严重程度从无症状感染到严重的神经系统疾病甚至胎儿死亡。如前所述，弓形虫感染对胚胎的影响取决于母体感染时所处的孕期：垂直传播发生率随着母体感染时所处孕期进展而逐渐升高，但感染对胚胎的损害程度却逐渐降低。孕早期弓形虫感染可引起流产，孕中期感染可致死胎或胎儿畸形，而孕晚期感染则主要发生胎儿神经管发育缺陷及其他远期后遗症。有学者对 603 例孕期原发性弓形虫感染的研究中，母婴传播（垂直传播）的总风险为 29%，从 13 周的 6% 增加到 36 周的 72%。先天性弓形虫病患者 3 岁前的临床症状发生率从妊娠 13 周时的 61% 下降到妊娠 36 周时的 9%。由于孕龄对弓形虫垂直传播风险和先天性弓形虫病严重程度的影响是相反的，因此，当母体感染发生在妊娠 24～30 周之间时，发生有症状的先天性弓形虫病的总体风险最高，估计约为 10%。

由于母亲孕期原发感染可能会造成先天性弓形虫病，因此通常需要接受产前治疗，以防止垂直传播和 / 或在胎儿感染情况下降低感染的严重程度。用于孕期治疗先天性弓形虫病的给药方案参考表 10-1。产前应用螺旋霉素（spiramycin）治疗可以降低先天性弓形虫病的发生率，螺旋霉素治疗组中 22% 的患者发生先天性弓形虫病，而未治疗组有 45% 的患者发生先天性弓形虫病。产前治疗的良好效果，支持早期开始接受抗弓形虫治疗。

表 10-1　孕妇和新生儿急性弓形虫病的治疗 *

| 感染期 | 治疗方案 | 注解 |
|---|---|---|
| <孕 14 周母亲感染，无胎儿感染 | 螺旋霉素（分娩前 1.0g/8h[300 万单位]） | 螺旋霉素不能有效治疗已建立的胎儿感染，因此只能用于预防垂直传播<br>应行羊水穿刺及胎儿超声检查，以排除胎儿感染 |
| >孕 14 周母亲感染[#] | 乙胺嘧啶（每天 100mg，持续 2d，然后每天 50mg）加磺胺嘧啶（1.0g/8h[体重<80kg]或 1.0g/6h[体重≥80kg]）加叶酸（10～20mg/d，进行胎儿超声心动图与羊膜腔穿刺）<br>如果胎儿被证实感染（异常超声和 / 或羊水 PCR 阳性），继续使用乙胺嘧啶 - 磺胺嘧啶加叶酸直到分娩<br>如果胎儿没有被感染（例如超声波和羊水 PCR 阴性），乙胺嘧啶 - 磺胺嘧啶加叶酸可以转换成螺旋霉素<br>或者，乙胺嘧啶 - 磺胺嘧啶加叶酸可以持续到分娩或每月与螺旋霉素交替使用 | 乙胺嘧啶是致畸药，不应用于孕早期感染<br>妊娠 18 周时应进行连续胎儿超声及羊水 PCR 检测 |
| 新生儿先天性感染 | 乙胺嘧啶[1mg/（kg•12h），2d，然后 1mg/（kg•d），2～6m，然后 1mg/（kg•d），3 次 /w]加磺胺嘧啶[50mg/（kg•12h）]加叶酸（10mg，3 次 /w） | 出生后应尽快开始治疗，并至少持续 1 年 |

注：* 具体用药剂量请参考药典说明；# 在不同国家，孕妇开始服用乙胺嘧啶 - 磺胺嘧啶的孕 14 周截止期可能有所不同。

1999—2006 年，人们对产前治疗降低先天性弓形虫病发病率和严重程度的效果提出了质疑，而 2007 年以来一直支持产前治疗的有效性。导致 1999—2006 年研究出现误导性结论的原因主要有两个：一是与排除严重病例和胎儿死亡病例有关；二是错误地认为螺旋霉素会增加出生时患有轻微感染但可能患有其他严重疾病婴儿的死亡风险。此外，在 1999—2006 年的研究中，异质群体被纳入研究范围，由于对先天性弓形虫病发病机制的了解不足，导致解释有偏差。

早先对 144 名感染孕妇的研究发现，产前治疗似乎对垂直传播没有影响。在欧洲一项大规模先天性弓形虫病研究中，无论何时开始使用抗虫药物，产前螺旋霉素或乙胺嘧啶（pyrimethamine）- 磺胺嘧啶治疗并不能阻止垂直传播。在欧洲另一项研究中，血清转阳后 4 周内的产前治疗可减轻临床症状，但乙胺嘧啶 - 磺胺嘧啶和螺旋霉素之间没有差异性。在 1987 年至 1995 年欧洲多中心的妊娠期原发性弓形虫感染研究中发现，在进行产前强化治疗方案的中心，先天性弓形虫病患儿的母胎垂直传播和临床表现均较低；但在对 554 名有原发感染的法国孕妇进行单独分析时发现，早期开始（血清转阳后 4 周内）或选择抗虫治疗（螺旋霉素或乙胺嘧啶 - 磺胺嘧啶）并不会降低传播风险。当分析仅限于 181 名先天性弓形虫病存活儿童时，研究未能证明产前乙胺嘧啶 - 磺胺嘧啶或螺旋霉素治疗对临床表现的有益影响，且与治疗时机无关。

自 2007 年以来，来自不同队列和国家的几项研究一致表明，产前治疗与传播率降低和感染症状减轻有关。在 2007 年的一篇 Meta 分析中显示，早期的产前治疗可以减少垂直传播，但对那些先天性弓形虫病患者的临床表现并没有影响；在这项分析中排除了严重病例和胎儿死亡病例。对 300 名新生儿先天性弓形虫病的回顾性研究表明，产前治疗的延迟增加了 2 岁前弓形虫眼病的发病风险，从而间接支持了产前治疗的效果。Hotop 等（2007）也证明晚期治疗（母亲血清转阳后 8 周以上）是先天性弓形虫病的危险因素。一项包括严重先天性弓形虫病病例的 14 个欧洲中心的先天性弓形虫病研究（不同于以往排除严重先天性弓形虫病病例的研究）的随访显示，产前治疗显著降低了严重神经后遗症或死亡的风险，妊娠早期疗效最好；也没有发现乙胺嘧啶 - 磺胺嘧啶比螺旋霉素更有效。在法国 1985—2008 年关于产前治疗影响的调查报告中证明，在 1992 年实行每月强制性弓形虫血清学筛查后，先天性弓形虫病的发病率明显下降，可能是由于母亲感染被早期诊断，并从感染早期开始接受了抗弓形虫治疗。此外，对发生先天性弓形虫病的新生儿的分析显示，通过 PCR 检测羊水弓形虫 DNA 方法在感染早期获得诊断的胎儿，临床预后明显较好。这可能是因为得到早期诊断的感染胎儿，较早开始了抗弓形虫治疗，因此有效减轻了先天性弓形虫病的临床症状。奥地利的一项研究表明，接受适当产前治疗的母亲所生婴儿的先天性弓形虫病发生率比未接受治疗的婴儿低 6 倍。最近在 36 个法国中心进行的一项试验比较了乙胺嘧啶 - 磺胺嘧啶加叶酸与螺旋霉素在孕妇血清转阳后的胎盘传播率，发现乙胺嘧啶 - 磺胺嘧啶与螺旋霉素的胎盘传播率较低，且血清转阳后 3 周内开始治疗时，接受乙胺嘧啶 - 磺胺嘧啶治疗的患者超声检查异常的发生率明显低于接受螺旋霉素治疗的患者。

尽管在早期的研究中观察到相互矛盾的结果，但最近的数据支持抗虫治疗能够防止弓形虫的垂直传播和减少神经后遗症的发生。如果母体感染发生在妊娠 14 周前，应使用螺旋霉素以防止胎儿感染。羊水穿刺用于羊水 PCR 分析并进行超声波检查，尽快确定胎儿是否感染。如果胎儿感染被证实或怀疑，螺旋霉素应改用乙胺嘧啶 - 磺胺嘧啶：尽管乙胺嘧啶具有致畸性，在孕早期应避免使用，但螺旋霉素只能预防胎儿感染，在治疗既定感染方面无效。如果母体感染发生在妊娠 14 周后，在胎儿超声波检查和羊膜腔穿刺之前，应经验性地使用含叶酸的乙胺嘧啶 - 磺胺嘧啶，因为母体感染时随着孕龄的增加，胎儿感染的可能性越高。对于确诊或疑似胎儿感染的病例，应继续使用含叶酸的乙胺嘧啶 - 磺胺嘧啶至分娩。如果排除胎儿感染，乙胺嘧啶 - 磺胺嘧啶可以转为螺旋霉素或继续使用乙胺嘧啶 - 磺胺嘧啶直到分娩。其他抗弓形虫疗法，例如阿托伐醌（atovaquone）、乙胺嘧啶 - 克林霉素（clindomycin）和乙胺嘧啶 - 阿奇霉素（azithromycin）等在妊娠中的作用尚未确定，不应使用。甲氧苄啶 - 磺胺甲噁唑（TMP-SMX）未证实可用于妊娠，但可有效预防先天性弓形虫病。与单独使用螺旋霉素相比，螺旋霉素和 TMP-SMX 的联合使用降低了垂直传播概率。尽管与乙胺嘧啶 - 磺胺嘧啶相比没有显著性差异，但 TMP-SMX 可引起新生儿核黄疸，尤其是在妊娠晚期使用。因此，在妊娠期常规使用 TMP-SMX 之前，还需要更多关于其安全性和有效性的数据。

**2. 新生儿先天性弓形虫病的治疗** 先天性弓形虫病的严重程度，从出生时的无症状到严重的神经系统疾病甚至新生儿死亡不等。在一些国家如法国，孕妇普遍接受原发性弓形虫感染筛查（每月进行一次弓形虫血清学检查），并根据检测结果提供产前治疗。大多数先天性弓形虫病病例没有任何明显的症状或体征，如果出生后开始接受抗弓形虫治疗，通常预后良好。在那些母亲未经产前诊断或治疗的原发性弓形虫病患者中，临床表现可能会很突出。在没有治疗的情况下，即使是没有临床疾病迹象或症状的新生儿，以后也可能会出现临床表现，包括明显的后遗症。产后治疗不仅可以减少新的症状和体征的出现，还可以延缓现有症状和体征的临床恶化。因此，发生弓形虫感染的母亲的新生儿均应进行血清学、头颅影像学和眼科检查，以发现无症状病例。McLeod 等（2006）在 1981—2004 年间的一项大型先天性弓形虫病研究中，对 120 例先天性弓形虫病新生儿应用乙胺嘧啶 - 磺胺嘧啶治疗 1 年，并对其临床疗效进行前瞻性监测，即使在出生时有严重症状的儿童中，80% 的运动功能正常，73% 的智商为>70，64% 的人没有出现新的眼部病变，也没有人出现感音神经性听力损失，接受治疗的儿童的神经系统预后明显优于未接受或未经最佳治疗的儿童。

由于大多数先天性弓形虫病患儿在接受治疗后神经系统发育正常（即使是出现严重中枢神经系统受累的婴儿，如小头症和脑积水）。因此，在先天性弓形虫病患儿出生后应尽快开始治疗，包括无症状患者。短疗程的治疗和延迟的治疗可导致严重残疾，尤其是当出现先天性弓形虫病征象被忽略，或患有先天性弓形虫病的婴儿在出生时无症状，但几周后出现症状的。正确的处理方法是乙胺嘧啶 - 磺胺嘧啶加叶酸或用乙胺嘧啶 - 磺胺多辛加叶酸治疗。由于某些临床表现，特别是眼部病变，可能要到晚年才能显现，因此需要长期随访。

**3. 先天性弓形虫病动物模型的实验性治疗** 由于实验模型的复杂性和与人类疾病过程缺乏相似性，先天性弓形虫病治疗的动物研究显得十分重要。1974 年，Araujo 和 Remington 研究评价克林霉素预防急性感染动物模型先天性弓形虫病的能力。妊娠小鼠经腹腔感染弓形虫后，立即在饮食中给予克林霉素治疗，接受克林霉素治疗的感染孕鼠子代没有被弓形虫感染，而未接受治疗的感染孕鼠所产出的胎鼠几乎都被感染。乙胺嘧啶 - 磺胺嘧啶加叶酸治疗对恒河猴妊娠中期弓形虫感染所导致的先天性弓形虫病具有较好的疗效，在胎儿感染建立后开始联合治疗，可清除羊水样本和新生儿出生时的弓形虫。用螺旋霉素治疗几周的被弓形虫感染的猴子，胎盘、羊水和新生儿组织中没有发现弓形虫，这表明用螺旋霉素进行初步治疗能够防止弓形虫的垂直传播。此外，用大鼠模型证明了阿奇霉素具有预防先天性弓形虫垂直传播的作用，弓形虫经口感染后，对照组和乙胺嘧啶 - 磺胺嘧啶加叶酸处理的胎鼠的眼睛中检测到速殖子，而阿奇霉素处理的胎鼠的眼睛中没有检测到速殖子。因此，阿奇霉素有可能成为治疗妊娠期弓形虫病的有效替代药物。

# 第二节　弓形虫脑病

弓形虫可以穿过血脑屏障侵入宿主的脑组织中，引起严重的弓形虫脑病（*Toxoplasmic* encephalopathy）。弓形虫脑病是弓形虫对宿主机会性致病最主要的表现之一，常在宿主免疫缺陷（如 AIDS、肿瘤、器官移植）时形成弓形虫脑炎等，甚至导致死亡。国外报道，弓形虫是艾滋病患者脑炎最常见的原因，在弓形虫血清学阳性的 AIDS 患者中 30%～40% 发生了弓形虫脑炎。在免疫功能正常的中间宿主体内，弓形虫速殖子的增殖受到免疫应答的抑制，转化为缓殖子，形成包囊。弓形虫包囊可长期存在于宿主的脑组织中，呈隐性感染状态。当各种原因引起宿主免疫功能受损时，包囊活化或再燃，缓殖子转化为速殖子侵入单核细胞和树突状细胞，并通过一定的方式穿过血脑屏障侵入脑组织引起中枢神经系统（CNS）的炎症，如脑炎、脑膜脑炎等弓形虫脑病。

## 一、弓形虫脑病的发病机制

弓形虫脑病的发病机制与弓形虫脑部包囊的形成和活化、脑部免疫反应、神经细胞的活化和宿主的基因型等有关。

**1. 弓形虫脑部包囊的形成和活化**　弓形虫侵入人体后，随其寄生的有核细胞，尤其是单核巨噬细胞随血液进入全身许多器官和组织，在宿主有效的免疫应答产生后，大部分虫体可被巨噬细胞杀灭，但由于弓形虫具有嗜神经性，脑部血管丰富，以及抗体不易通过血脑屏障等特点，致使细胞内残存的弓形虫速殖子形成包囊得以在脑、眼、肌肉等组织内潜存数月、数年乃至终身。当机体免疫系统功能低下时，包囊破裂，囊内的缓殖子转化成速殖子大量增殖并释放，可引起局灶或播散性脑膜脑炎。局部的抗原抗体反应引起细胞水肿及毛细血管周围炎症或微血栓形成，导致脑微循环障碍。

根据小鼠模型发现，弓形虫在初始感染阶段会渗透到脑实质，在血脑屏障接触内皮后，穿过由基底层和星形细胞端足构成的另一层屏障。然而，在这一过程中很少发现星形胶质细胞感染的证据（Cabral 等，2016），这间接支持了免疫细胞可作为载体以介导运输的概念。另一种可能是，小胶质细胞在弓形虫感染时也表现出超迁移表型，它们作为“特洛伊木马（Trojan Horse）”（图 10-2）在脑实质中寄生性传播（Dellacasa-Lindberg 等，2011）。在小鼠模型上发现，弓形虫包囊可以在大脑的任何区域形成，但丰度可能在杏仁核、丘脑和纹状体中更高（Melzer 等，2010）。小鼠激活或再激活模型研究发现，与小脑或其他皮质区域相比，再激活优先发生在额叶和顶叶皮质的灰质区域，这种皮质寄生病灶的分布模式可能与原发性感染时大脑中动脉的血运和分支的外渗相一致。

艾滋病患者弓形虫脑炎常表现为弓形虫抗体阳性，但抗体滴度较低。一般认为脑炎是隐性感染活化的结果。如前所述，对包囊活化的机制有两种解释。一种是包囊破裂学说，认为脑炎病灶是因为包囊内虫体逸出或包囊发生破裂，从而引起脑组织急性坏死性病变，且有迟发性变态反应参与，形成胶质结节，通过免疫组化的方法证实结节中存在抗原或包囊。另一种则认为颅内病灶是外周器官包囊内活化的速殖子不断地经血源播散至中枢神经系统所致。此观点似乎更能解释 AIDS 脑炎患者的 CT 或磁共振显示颅内有多个病灶存在。

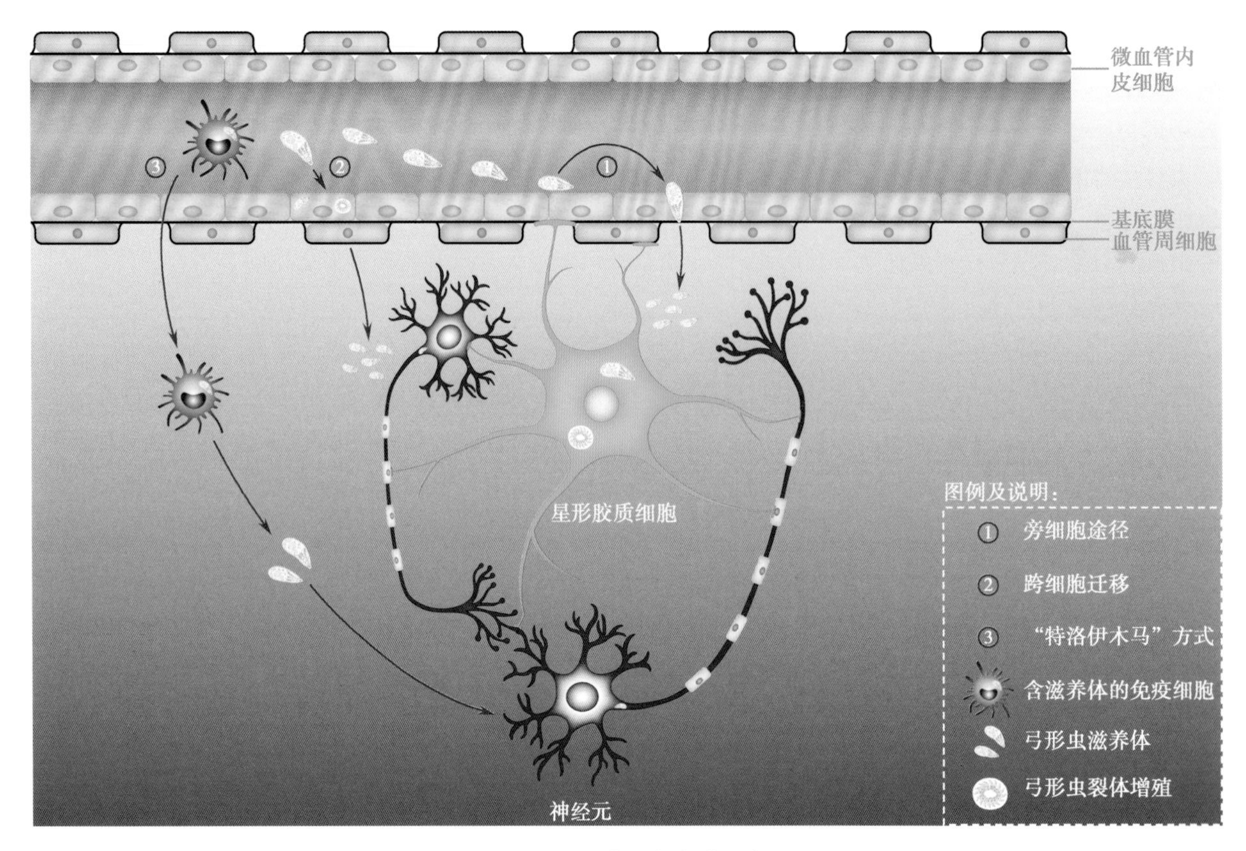


图 10-2 弓形虫入侵大脑示意图

**2. 弓形虫诱发宿主脑组织的免疫应答** 弓形虫诱发宿主的抗感染免疫主要为细胞免疫，包括 $CD4^+$ T 细胞、$CD8^+$ T 细胞以及多种细胞因子的参与。在寄生虫扩散到脑组织的同时，炎性细胞被招募到中枢神经系统。这些炎症浸润主要有 $CD4^+$ T 细胞、$CD8^+$ T 细胞、F4/$80^+$ 巨噬细胞、CD11$c^+$ DC 和 Ly6$C^{high}$ 炎症性单核细胞。弓形虫在脑内的寄生会引起大量 $CD4^+$ T 细胞和 $CD8^+$ T 细胞通过血脑屏障进入 CNS。

（1）$CD8^+$ T 细胞：$CD8^+$ T 细胞识别分泌的弓形虫抗原，在弓形虫脑病的控制中发挥关键作用。$CD8^+$ T 细胞通过释放穿孔素等细胞毒性物质杀伤靶细胞，同时吸引小胶质细胞和巨噬细胞大量聚集，并渗透入包囊内使包囊被破坏清除。$CD8^+$ 细胞毒性 T 细胞侵入刚地弓形虫的组织包囊后，包囊的消除与小胶质细胞和巨噬细胞的积累有关。T 细胞共刺激受体（ICOS）及其配体（ICOSL），相互作用对激活 $CD8^+$ 细胞毒性 T 细胞，开始破坏弓形虫包囊至关重要，而 CXCR3、CXCR6 和 IL-18R 参与招募和激活小胶质细胞和巨噬细胞到 T 细胞攻击的包囊中并将其杀灭（Lutshumba 等，2020）。

（2）$CD4^+$ T 细胞：$CD4^+$ T 细胞主要通过分泌 IFN-γ 抗胞内感染。研究表明，IFN-γ 在弓形虫感染急性期表达升高，IFN-γ 可激活巨噬细胞杀死胞内寄生的弓形虫。在给小鼠体内注入足量的 IFN-γ 抗体后发现，巨噬细胞的活化受抑，机体对弓形虫的抵抗能力被大大削减，小鼠在急性期死亡。快速入侵的 Ly6$G^+$ 中性粒细胞是 IFN-γ 的早期非淋巴来源，在选择性清除 Ly6$G^+$ 中性粒细胞后，中枢神经系统中 IFN-γ 减少引起弓形虫包囊负荷增加，说明 IFN-γ 在机体抗弓形虫感染中发挥关键作用。IFN-γ 的产生诱导 CXCL9 和 CXCL10 趋化因子的表达，以招募免疫 T 细胞进入大脑，并上调 MHCⅠ和 MHCⅡ类分子在大脑中的表达，使抗原递呈到被招募的 T 细胞中，以激活其 IFN-γ 的产生。实验表明：IFN-γ 可抗致死性弓形虫感染，减少脑炎发病的严重程度。用抗 IFN-γ 单抗处理感染弓形虫的小鼠，其脑内弓形虫包囊数较对照组多 5 倍，并出现包囊破裂且有大量的炎性细胞浸润，但小鼠血清抗体滴度与包囊是否破裂无关。由此可见，IFN-γ 对预防包囊破裂及弓形虫脑炎的发生、发展有直接作用。

（3）树突状细胞（DC）：除了 T 细胞外，还有几种类型的骨髓细胞，包括 $CD8\alpha^+CD11c^+$ 淋巴样 DC，$CD11b^+CD11c^+$ 髓样 DC 和 $PDCA^+B220^+$ 浆细胞样 DC 被招募到感染弓形虫的大脑中。在中枢神经系统中，DC 产生 IL-12，有助于维持 T 细胞产生 IFN-γ（Fischer 等，2000）。此外，炎症因子通过 $Ly6C^{hi}CCR2^+GR1^+$ 单核细胞产生保护性细胞因子（IL-1α、IL-1β、IL-6、TNF）、抗弓形虫效应分子活性氧（ROS）和一氧化氮（NO）来控制寄生虫（Biswas 等，2015）。细胞因子诱导的抗弓形虫效应机制在小鼠和人之间不同。即使在小鼠中，抗寄生虫效应分子的功能相关性也是宿主依赖的。然而，在易感 C57BL/6 小鼠中，NO 对于弓形虫的脑内控制是必不可少的。

弓形虫在脑中通过非典型信号通路劫持免疫细胞，调节其迁移特性，从而促进其自身的传播。弓形虫侵入免疫细胞，通过"特洛伊木马"方式将免疫细胞作为其传播的穿梭体。最近的研究揭示这种单细胞真核寄生虫可以影响单核吞噬细胞的迁移，促进其传播，特别是 DC 和单核细胞（Ólafsson 等，2020）。在活跃的寄生虫入侵后不久，树突状细胞形态就会发生阿米巴样转变，并采用高速阿米巴样的运动模式。研究发现，GABA/L-VGCC/Cav1.3 信号轴，可在弓形虫感染时触发树突状细胞和脑小胶质细胞的迁移激活（称为超迁移表型）（Bhandage 等，2019）。此外，TIMP-1-CD63-ITGB1-FAK 信号轴通过受体酪氨酸激酶（MET）发出的信号，促进了寄生树突状细胞的持续过度迁移。最近的研究表明，激活的信号通路聚合在小的 GTPase Ras 上，激活 MAPK Erk 信号级联，这是细胞运动的中心调节因子。到目前为止，已有 3 个从弓形虫衍生的假定效应分子与超迁移相关：Tg14-3-3、TgWIP 和 ROP17（Ólafsson 等，2020）。

有充分的证据表明，自噬相关分子在杀死寄生虫中发挥作用，GABARAP 自噬蛋白在干扰素诱导的 GTPase 介导的宿主防御中具有重要作用（Sasai 等，2017）。此外，IRG 家族的小 GTPase，特别是 Irga6 和 Irgb6，对弓形虫的细胞内控制至关重要（Hunn 等，2008）。这些 IRGs 通过破坏 PV，破坏弓形虫的细胞内复制生态位，Irga6 和 Irgb6 活性受损，导致调控 Irgm1 和 Irgm3 缺失的小鼠死亡（Haldar 等，2013）。

**3. 神经细胞对弓形虫的调控作用** 弓形虫具有嗜神经性，能够侵入神经细胞，包括星形胶质细胞、小胶质细胞和神经元。神经细胞对弓形虫有不同的调控作用。

（1）神经元：在中枢神经系统中，神经元是弓形虫的主要靶细胞。包囊形成时，寄生虫倾向定位于神经元，这一观点最初被 Ferguson 和 Hutchison 确认，其他人也证实了这一点（Cabral 等，2018）。弓形虫究竟是如何到达神经元的还不清楚，而使其停留在神经元而不是星形胶质细胞中的机制仍然是个谜（Melzer 等，2010）。在某些情况下，神经元表达 MHC Ⅰ类分子，具有活动依赖、长期结构和突触修饰等功能（Huh 等，2000）。然而，是否所有感染弓形虫速殖子或包囊的神经元都表达 MHC Ⅰ和可被 $CD8^+$ T 细胞识别的寄生抗原，是一个有待解决的问题。

然而，弓形虫对神经系统调控的分子机制尚不清楚。在体外感染时，神经元产生 IL-6、TGF-β1、CCL3 和 CCL4。有趣的是，神经元中常见的 IL-6 细胞因子家族受体的表达是防止炎症、神经元丢失、弓形虫复制和死亡所必需的（Handel 等，2012）。因此，gp130 受体介导炎症条件下神经元的存活，诱导 TGF-β1 和 IL-27 表达，对神经元产生免疫抑制具有重要作用。

国内学者研究发现，ROP18 等弓形虫毒力因子可介导弓形虫脑炎（*Toxoplasmic* encephalitis）的发生。ROP18-pRTN1-C-HDAC 信号通路可能参与了艾滋病患者的弓形虫脑炎的致病。ROP18 可结合神经元的内质网高表达蛋白 RTN1-C，从而触发内质网应激（ER stress）介导的神经元凋亡；RTN1-C 的磷酸化抑制了组蛋白去乙酰化酶（histone deacetylase，HDAC），上调了葡萄糖调节蛋白 78（GRP78）的表达，加重了神经元的凋亡（An 等，2018）。此外，我国流行的刚地弓形虫 Chinese 1 型虫株也可通过内质网应激（ERS）信号通路诱导神经干细胞 C17.2 的凋亡。弓形虫 WH3 虫株（Chinese 1 型的强毒株）可能通过上调与 ERS 信号通路相关的 caspase-12、CHOP 和 p-JNK 诱导 C17.2 细胞凋亡，从而揭示了 Chinese1 型弓形虫株诱发宿主脑炎病理的机制及 ERS 抑制剂在未来治疗这类相关疾病上的潜在价值

(Zhou 等，2015)。

(2) 星形胶质细胞：在弓形虫感染的小鼠中，强烈激活的星形胶质细胞(astrocyte)大量增殖，在弓形虫引起的病变周围形成“环状壁”，在没有 gp130 受体的情况下，星形胶质细胞的凋亡将导致无法控制的炎症病灶，从而导致脑内广泛的炎症，最终导致动物死于弓形虫脑炎(Drogemuller，2008)。gp130 受体对 IL-6 家族细胞因子的信号传导具有重要作用。星形胶质细胞的重要功能在缺乏 GFAP(星形胶质细胞的主要中介丝)的小鼠中得到进一步证实，星形胶质细胞中 GFAP 的缺失也会导致炎症和寄生虫负荷的增加(Stenzel 等，2004)。此外，体外和体内的研究表明，星形胶质细胞以 STAT1 依赖的方式(Hidano 等，2016)产生大量细胞因子(IL-1α、IL-6、GM-CSF)和趋化因子(CXCL10、CCL2)，所有这些因子在弓形虫脑炎中具有重要的免疫调节功能。如前所述，IL-27 对星形细胞限制脑内免疫反应的激活至关重要。与此同时，星形胶质细胞活性的抑制也需要 TGF-β 来限制神经炎症、控制寄生虫负荷和防止神经元损伤(Cekanaviciute 等，2014)。因此，星形胶质细胞在平衡寄生虫控制和脑内免疫反应方面发挥着重要的促炎和抗炎作用。

(3) 小胶质细胞：小胶质细胞起源于 $CD45^+$ 骨髓前体细胞，它在出生前迁移到脑组织，而后进入脑实质，形成一群能自我更新的细胞群。小胶质细胞是参与中枢神经系统固有免疫应答的主要成分。在弓形虫感染时，小胶质细胞分泌 IFN-γ，诱导前炎症因子和趋化因子产生，和 T 细胞一起发挥抗弓形虫脑炎的作用。小胶质细胞是构成中枢神经系统免疫保护的重要防线，但是弓形虫感染诱导的某些杀伤性小胶质细胞的活化可导致脑组织的损伤。尽管小胶质细胞的活化和神经炎症是重要的宿主防御机制，能保护中枢神经系统和防止感染的扩散，但是慢性的小胶质细胞活化对神经元是有害的，可通过持续分泌神经毒性分子，如 NO、S100β 以及前炎症因子 TNF 等导致组织的损伤。

活化的小胶质细胞可以促进神经元的再生和杀伤神经元。依据不同的功能分别称为杀伤性小胶质细胞和保护性小胶质细胞。感染弓形虫小鼠的小胶质细胞能够迅速活化，高表达 TNF、NO 和 CCL，损伤神经元。流式细胞术检测感染弓形虫的小胶质细胞有 CCR9 表达，且 CCL 能诱导感染弓形虫的小胶质细胞趋化迁移，在海马区还有免疫应答基因 1(immune responsive gene 1，Irg 1)的表达，这表明小胶质细胞主要是通过表达的趋化因子受体 CCR9、趋化因子配体 CCL 以及免疫应答基因 Irg 1 即 CCR9/CCL25/Irgl 通路发挥作用(Li 等，2006)。CCR5 参与了弓形虫在大脑中的感染，有助于炎症反应和寄生虫的消除。神经胶质细胞通过 CCR5 介导的炎症反应可能与弓形虫感染过程中的神经损伤有关(Kobayashi 等，2019)。弓形虫感染诱导小胶质细胞 M1 型极化，抑制 IFN-γ 受体介导的炎症反应。M1 型小胶质细胞在控制弓形虫、抑制 STAT1 磷酸化和诱导 SOCS1 介导的 iNOS/Arg1 比值降低，减少有害炎症免疫反应方面起重要作用(Hwang 等，2018)。

**4. 宿主的基因表达与弓形虫脑病的关系** 弓形虫分泌产物能改变宿主一些重要基因的表达，这些基因与神经发育、神经元的死亡以及脑部免疫功能的改变有关。在慢性感染小鼠脑室周围有 ABCA4 基因的表达，它能将有毒的氧化脂质转运出细胞，而它的等位基因与人先天性感染形成的脑积水有关。此外，VCAM 和 ICAM 基因也与弓形虫感染有关，其中弓形虫微线体蛋白 2(MIC2)与 VCAM 相关联，在弓形虫入侵细胞时发挥重要作用。MyD88 也在弓形虫感染的小鼠脑中具有重要的保护作用。

另外，宿主基因的差异也影响着弓形虫脑病的发生、发展及其严重程度。弓形虫脑炎的发生受 H-2D/L 基因的调控。H-2D/L 区有 $L^d$ 基因的小鼠脑包囊数明显少于 $L^d$ 基因完全缺失者，说明 $L^d$ 基因在抗弓形虫脑炎中起关键作用。已知 MHC Ⅰ类分子在 $CD8^+$ T 细胞抗原识别方面起关键性作用，而 H-2D 就是 MHC Ⅰ类基因之一。因此，不同基因差异的小鼠通过 H-2D 区基因调控，出现弓形虫诱发脑炎的不同结局，这为进一步了解人体复杂的抗弓形虫感染免疫机制，以及人类易感性的基因调控提供了实验依据。

## 二、弓形虫脑炎的动物模型

建立适宜的弓形虫脑炎的动物模型，是进行相关弓形虫和弓形虫脑病研究的基础。弓形虫的宿主广泛，几乎可以感染全部脊椎动物。因此，用来研究弓形虫的实验动物种类繁多，既包括较低级的、应用最广泛的小鼠，也包括大鼠、豚鼠、新西兰兔、猫以及高等级的非人灵长类动物（如恒河猴、猕猴）等。

不同品种的动物对弓形虫的易感性不尽相同。如绵羊、大鼠对弓形虫感染的易感性较低，和人相接近，一般情况下都不表现出临床症状，可终生带虫。而小鼠对弓形虫极其易感，甚至只需 1 个弓形虫 RH 株速殖子就可将一只 Swiss Webster 小鼠致死，而接种了 $10^7$ 个 RH 株速殖子的 SD 大鼠和 Wistar 大鼠仍不表现临床症状。大鼠与人类对弓形虫的易感性相比更为接近，以不同弓形虫感染大鼠，可形成与人类相近的慢性感染。大白鼠可以用作弓形虫隐性感染动物模型的研究。如以强毒株弓形虫 RH 株感染大鼠，其可存活 3 个月以上，血清学检测结果表明其呈慢性感染状态。无胸腺大鼠感染弓形虫后发展为慢性弓形虫病，可用于研究 AIDS 患者发生弓形虫脑炎的病理过程。以弱毒株弓形虫，如 ME-49、PRU 株等感染对弓形虫非常易感的小鼠，也能使其形成慢性感染，其脑部可检测到大量缓殖子和包囊。

根据啮齿动物感染模型的数据，在原发性感染之后，弓形虫在大脑中建立了一种持久的慢性感染。寄生虫在小鼠中的毒力和持久性强烈依赖于宿主的遗传背景。不同宿主对弓形虫感染敏感性的差异主要归因于感染途径、宿主遗传背景和弓形虫种类。弓形虫虫株不同，其致病阶段也具有一定差异性，因此所采取的感染途径也不同。强毒株的弓形虫（如 RH 株）一般只存在速殖子致病阶段，因此常以腹腔注射方式感染实验动物，而中等毒性虫株（如 B36 株）和弱毒株（如 Fukaya、K76、ME-49、PRU 株等）既可以通过经口感染包囊或卵囊方式，也可以通过腹腔注射速殖子方式感染实验动物。Fukaya 株弓形虫速殖子分别以腹腔感染、皮下感染和经口感染的途径感染小鼠，研究其在脑部形成包囊的情况，发现经口感染 Fukaya 株速殖子，在小鼠脑内不易成囊，而经腹腔、皮下感染弓形虫 Fukaya 株速殖子，比口服易成囊，经腹腔感染方式建立弓形虫慢性感染动物模型较稳定。以 C57BL/6 小鼠为实验对象，用弓形虫 Fukaya 株对其进行感染，建立了弓形虫慢性感染小鼠模型，再以小鼠白血病病毒 LP-BM5 对其进行攻击，结果导致小鼠形成明显的免疫缺陷，小鼠呈现出典型的弓形虫性脑炎，这与艾滋病患者感染弓形虫导致弓形虫性脑炎的发病情况相似（Watanabe 等，1993）。

研究发现，小鼠对弓形虫感染的相对抵抗力、生存时间和脑内寄生虫数量与 MHC 位点内外的基因存在关联。远交系小鼠（如 NMRI 小鼠）和 $H\text{-}2^d$ MHC 单体型小鼠（如 BALB/c 和 B6.C H-2d 小鼠）发展成隐性脑弓形虫病的概率较低，而 H-2b 背景（如 C57BL/6）和 H-2K 背景（如 CBA/Ca）小鼠则可以形成慢性进行性弓形虫脑病，伴随脑部高虫负荷和广泛炎症。研究发现，感染弓形虫的幼龄 C3H 小鼠是一种新的脑积水的实验模型。

此外，寄生虫的基因型也可能对包囊的形成产生影响。已知欧美和非洲大陆的弓形虫主要由 3 个主要的基因型（Ⅰ、Ⅱ和Ⅲ型）组成；我国（可能包括亚洲其他地区）人兽间流行的弓形虫优势基因型为 Chinese 1 型。不同基因型虫株的毒力各不相同；而相同基因型的虫株对不同种的动物宿主显示出不同的毒力。例如Ⅰ型虫株的弓形虫可对小鼠造成致命感染，但对大鼠毒力较弱；Ⅱ型和Ⅲ型虫株为轻度毒性，在小鼠中建立慢性或慢性进行性感染，但是却可引起免疫力低下患者的严重感染；在小鼠体内，Chinese 1 型弓形虫显示强毒（例如 WH3 株）和弱毒（例如 WH6 株）两种不同的毒力，以强毒株多见。大多数弓形虫基因型，如欧美国家人群常感染的Ⅱ型，在小鼠和人体内形成包囊。相比之下，Ⅰ型虫株能在小鼠中迅速引起致命感染，但在其他物种（包括人类）中能形成包囊并产生慢性感染。值得注意的是，流行于南美洲的弓形虫具有十分复杂的遗传特征，即使在免疫力正常的人群也可导致严重感染。

## 三、弓形虫脑病的临床表现

弓形虫穿过血脑屏障侵入脑组织引起弓形虫脑炎，主要表现为发热、头痛、意识障碍、神经损害及其他中枢神经系统损害的体征，严重者可致患者死亡。弓形虫脑病分为先天性弓形虫脑病和获得性弓形虫脑病。

**1. 先天性弓形虫脑病** 感染弓形虫的孕早期妇女，可经胎盘血流将弓形虫传播给胎儿。妊娠初次感染者，约 45% 可感染胎儿，通过胎盘是主要感染途径。可引起胎儿的流产、死胎和畸形，而且活产婴儿可发生先天性的弓形虫病，以弓形虫脑病最为多见。先天性弓形虫脑病多见于婴幼儿，多为小头畸形、脑积水、无脑儿等。受染胎儿或婴儿多数表现为隐形感染，有的出生数月甚至数年后才出现临床症状和体征。

先天性弓形虫脑病的临床表现为：脑膜脑炎、脑积水、大脑、小脑畸形、脑钙化灶和精神障碍等。经感染而能存活的儿童常因脑部先天性损害而遗留智力发育不全或癫痫。国内外研究证实，在先天性弓形虫病中，63% 的患儿有大脑钙化，60% 有意识和运动障碍，因脑积水引起的大头症和脑萎缩引起的小头症各占 50%。

**2. 获得性弓形虫脑病** 出生后由外界获得的脑内感染称为获得性弓形虫脑病。多见于免疫功能低下者，如器官移植的受体、长期免疫抑制剂治疗者、肿瘤患者及艾滋病患者等。弓形虫感染累及脑和眼，引起中枢神经损害。获得性弓形虫脑病临床表现为：弥漫性脑炎，伴有癫痫、脑膜脑炎、精神异常、知觉和运动障碍等。临床上分型包括脑型、癫痫型、神经衰弱型和精神病型等。

国内报告，在 267 例获得性弓形虫患者中，脑型 72 例占 27%，其中脑膜炎 25 例，脑血管病变型 14 例，癫痫型 5 例，神经衰弱型 4 例。中枢神经系统其他异常表现（头痛、呕吐、全身痉挛抽搐、发热、精神错乱、意识障碍、共济失调和偏瘫等）18 例。

弓形虫脑病是艾滋病患者最常见的合并症之一，其发病率达 10%～33%。艾滋病患者由于细胞免疫功能受到损害，免疫功能低下，潜伏感染的活化导致中枢神经系统感染的机会较正常群体明显增加。国内外研究还认为，艾滋病患者的弓形虫脑炎主要发生在原有的隐性弓形虫感染者。据美国疾病控制中心报道，在 14 510 例 AIDS 患者中，并发弓形虫脑炎的有 508 例（占 3.50%），大多在 2～8 个月内死亡。

## 四、弓形虫脑病的实验室诊断

病原学诊断仍然是弓形虫脑病诊断最可靠的依据。影像学检查是对难以获取病原诊断材料的一个很好的弥补。血清免疫学诊断简便易行，微量快速，且具有很高的特异性和敏感性。对免疫功能低下或丧失的患者，可选择基因诊断。新的诊断技术的应用，如实时定量 PCR、基因芯片、宏基因组测序等，为诊断技术的规范化、标准化、判定结果的客观化以及大规模临床现场检测提供了重要的保证。检测技术详见第十二章。

**1. 病原体检查** 病原体分离是最直接的确诊方法。在脑脊液中找到游离的或细胞内弓形虫滋养体，或在脑组织内找到弓形虫的包囊即可确诊。

（1）涂片染色法：取患者的脑脊液、其他体液、羊水或血液离心沉淀后作涂片，也可采用活组织穿刺物涂片，经吉姆萨染液染色，镜检弓形虫滋养体。直接涂片一般用于急性感染的确诊。慢性感染一般通过银染色检查包囊壁和 PAS 染色的缓殖子确诊。但常规染色方法虫体常难以辨识，轻度感染可能出现假阴性结果，应反复检查，避免漏诊。

（2）动物接种分离法或细胞培养法：将待检样本（一般为患者的组织或体液）接种于小鼠腹腔，一周后麻醉剖杀，取腹腔液镜检速殖子。由于动物伦理的限制，待检样本亦可接种于离体培养的单层有核细胞中。

**2. 免疫学检查** 取患者血清，采用间接血凝试验（商品化试剂盒）、酶联免疫吸附试验（商品化试剂盒）和放射免疫标记技术等。

（1）间接血凝试验：弓形虫的抗体，一般在感染后1个月左右出现阳性。血清抗体效价1∶64为既往感染，1∶256可能为近期感染，1∶1 024为急性感染。IHA操作简便，敏感性高，适用于现场检测，可用于辅助诊断及作为流行病学调查和综合查病的方法；缺点是重复性差，致敏红细胞不稳定。

（2）酶联免疫吸附试验（enzyme linked immunosorbent assay，ELISA）：酶联免疫吸附试验与间接血凝试验检出率无显著差异，对阳性血清可进一步作间接免疫荧光法（OFAT）检查，阳性则考虑近期感染。弓形虫循环抗原（CAg）的双抗体夹心ELISA一步法，检出率高，可用于早期急性弓形虫感染的检测。该法利用酶的高催化效率，显著放大反应效果，使检测灵敏度大大提高。

（3）放射免疫标记技术（radioimmunolabeling technique）：该方法是以放射性同位素为示踪物的免疫标记测定方法，此技术具有灵敏度高、特异性强，样品用量少，重复性强，测定方法易规范化和自动化等优点，但是因为此技术需要放射性同位素、一定的仪器和设备及其安全保护装置，在推广应用上受到一定限制。

（4）改良凝集试验（modified agglutination test，MAT）：MAT的基本原理为待检血清中的弓形虫特异性IgG抗体与速殖子表面抗原发生结合反应，通过伊文思蓝（Evans blue）染色，在反应板孔（U形或V形）底部形成肉眼可见的虫体的凝集薄层，即为抗体阳性；如果虫体聚集在孔底即为阴性。该凝集试验不需制备针对不同物种的抗体的二抗，且操作简易快速、敏感性和特异性高，与其他动物寄生虫均无特异性交叉反应，已被广泛应用于人及动物弓形虫病的个例诊断以及血清流行病学调查和研究。

此外，尚有染色试验（dye test，DT）可供选择。该方法是弓形虫病所特有的免疫血清反应诊断方法。其原理是弓形虫在与阴性血清作用后仍能被碱性亚甲蓝染液深染，但与阳性血清（抗体）作用后则不着色或着色很淡。据此便可判断被检者血清中是否含有弓形虫抗体。一般认为，抗体滴度1∶8为隐性感染；1∶256为活动性感染；1∶1 024以上为急性感染。该法的优点是特异性强、敏感性高，感染后数天即可出现这种抗体，可用于早期诊断。缺点是所用抗原为活虫，存在实验室生物安全隐患，而且正常人的血清辅助因子不易获得。目前该方法已少用。

**3. 核酸检测技术** 随着弓形虫基因组测序的完成和众多虫株的分离，采用若干扩增引物进行核酸检测已被广泛应用。核酸检测技术具有高度的敏感性、特异性和可靠性，适用于几乎所有的待测样本。目前常用的技术包括以下几种：

（1）聚合酶链反应（polymerase chain reaction，PCR）：PCR是20世纪80年代发展起来的一种体外核酸扩增系统。其快速、灵敏、操作简便等优点使之在短时间内即被广泛应用。1989年，Burg等首先将PCR技术用于弓形虫病诊断的研究，克隆了B1基因并依据其基因序列设计了一对引物，建立了弓形虫DNA的PCR方法，其灵敏度达到可检测出单个弓形虫水平，且其不受机体免疫力等因素的影响，靶基因的高度保守性决定了PCR检测的高度特异性。目前常用检测弓形虫的PCR目的基因有B1、529bp DNA片段或P30基因等。B1基因由于其在虫体基因组DNA上重复35次，因此敏感性较高。目前各实验室多采用PCR及其衍生技术进行DNA诊断，获得了良好效果。

（2）定量PCR：定量PCR（quantitative PCR，qPCR）的出现，不仅弥补以往PCR只能定性的缺点，更是以其低污染、高灵敏、高特异性、准确定量和实时监测等特点，受到临床实验室的欢迎。近些年来还出现了双重和多重实时定量PCR（quantitative real-time PCR，qRT-PCR）的技术，实验结果表明双重RT-PCR是一种简便快速、敏感，重复性好的方法，尤其适用于大样本的分析，提高了实验室检测的效率。

（3）核酸分子杂交：该法所用探针多为病原体的特异核酸序列，可用来检测组织病原体是否存在，其技术关键在于获得特异性核酸探针，该法直接检测寄生虫基因，比血清方法可靠。

（4）DNA芯片技术：近年来发展起来的DNA芯片技术，以其特异性强，灵敏度高，操作简便和可实现自动化以及高通量高精确的优点，成为疾病诊断的一个有力工具。与传统的检测方法相比，DNA

芯片可在一次实验中同时快速、敏感地检测上千个基因，获得大量诊断信息，解决了操作效率低和结果客观性差等问题，适合大规模流行病学调查。

## 五、弓形虫脑病的影像学诊断

由于弓形虫虫体微小，脑组织取材困难，抽取脑组织或脑脊液活检属于有创手术，具有一定的风险性。影像学诊断方法具有定位准确，检测无创伤等优点，结合病原学或病理学有利确诊。因此在弓形虫脑病的诊断与鉴别上有其独到的价值。目前CT（计算机断层扫描）和MRI（磁共振成像）是主要的首选检查手段。其他方法有B超、X线及同位素扫描等。

脑弓形虫病常见的典型CT表现为脑实质低密度、脑内钙化及脑积水。CT平扫见颅内双侧大脑半球散在多发斑片状低密度影，有占位征象。边界不清，脑回呈“指套”样改变，幕上脑室系统对称性变窄。增强扫描病灶呈环状、靶形或结节状强化，周围伴有水肿，病灶常位于皮髓质交界处、基底节及丘脑。皮质和皮质下区见大小不等、环壁不均，近皮质侧环壁有向环内突出的小节影是特征性的CT征象。也有学者认为，皮质多发肉芽肿，基底节有条索状或点状钙化或脑室周围为主的双侧脑部对称性钙化影及脑积水征为弓形虫脑病的CT特征（图10-3）。

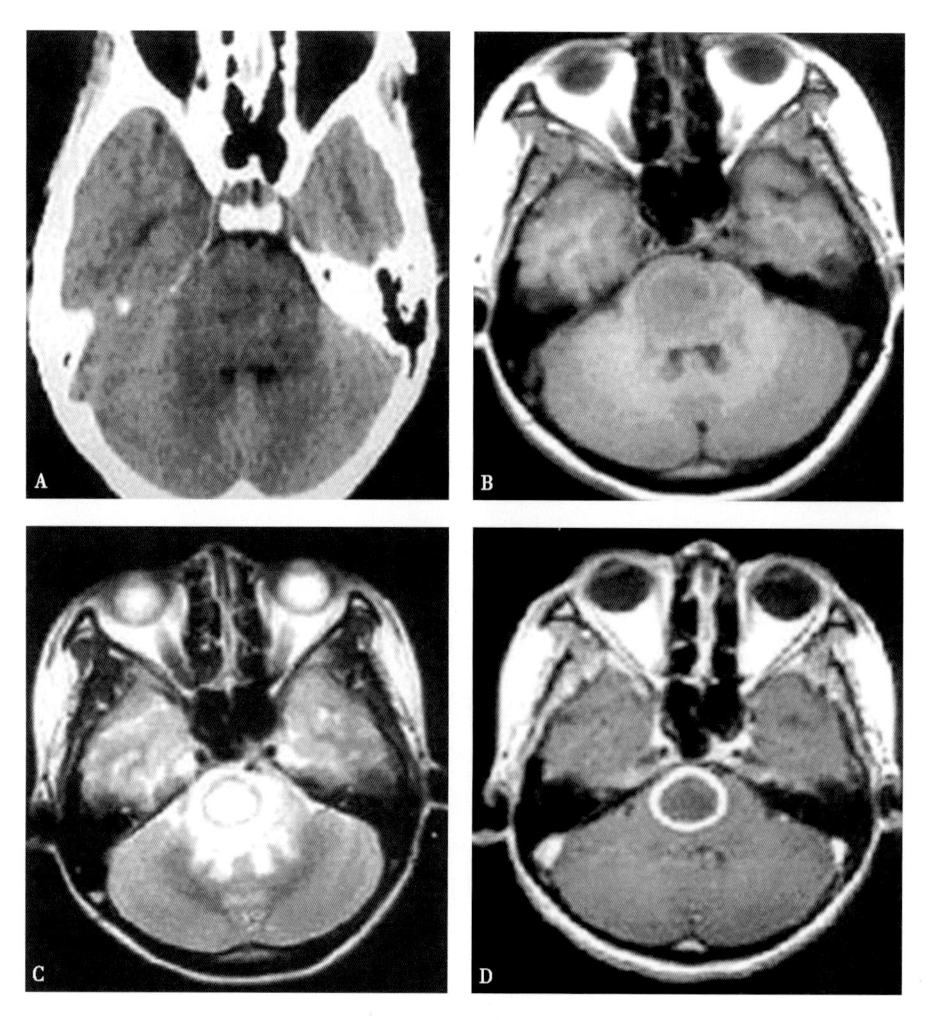


图10-3 弓形虫脑炎的CT影像

注：示脑干部位弓形虫脑炎。A，CT显示病灶呈片状低密度影且欠均匀；B，T1WI显示病灶呈不规则片状低信号，内见略呈环状稍高信号；C，T2WI序列显示病灶呈高信号内见环状低信号；D，增强后显示病灶明显环状强化。

AIDS 继发弓形体脑炎患者 21 例 CT 平扫，表现为多发斑片状、片状低密度灶，部分病灶内见点片状较高密度影。在免疫功能正常者，也可发生弓形虫脑炎。南美洲流行的非典型基因型虫株引起的脑炎，也可发生在免疫功能正常者。我国有报告免疫功能正常者的脑组织炎性肉芽肿（Li 等，2014）。患者因语言障碍和肢体麻痹就医，检查血清弓形虫抗体阳性；眼底检查见视乳头水肿；CT 见脑组织等密度病灶，周围水肿；磁共振（magnetic resonance imaging，MRI）检查见左侧颞叶的蘑菇形占位性病变（图 10-4）。病理组织检查见到弓形虫。

弓形虫脑炎头部 CT 主要可见：脑发育不良、脑软化、脑室扩大、阻塞性脑积水、基底节钙化。病灶多位于颞叶、顶叶、小脑及三、四脑室，呈片状多发低密度灶，可有环行或结节状强化。

MRI 特征则是脑室周围白质与皮质区不规则长 T1、长 T2 异信号区伴脑积水。MRI 平扫，弓形虫脑病的病灶主要表现为 T1WI 呈低信号，T2WI 和 FLAIR 多呈高信号，周围伴有水肿（图 10-4）；如合并坏死或出血则病灶密度不均或信号不均匀，可见小片状低信号或层状较高信号灶，增强后病灶呈环状及斑片状强化，MRI 较 CT 更清晰，亦可呈套环状强化，有学者认为斑片状强化较环状强化多见于弓形虫脑炎。病灶多发为弓形虫脑炎的另一特征，病灶多发、多部位、形态多样被称为“三多”征。另外，部分病例可出现以脑室扩大为主的脑萎缩征象。

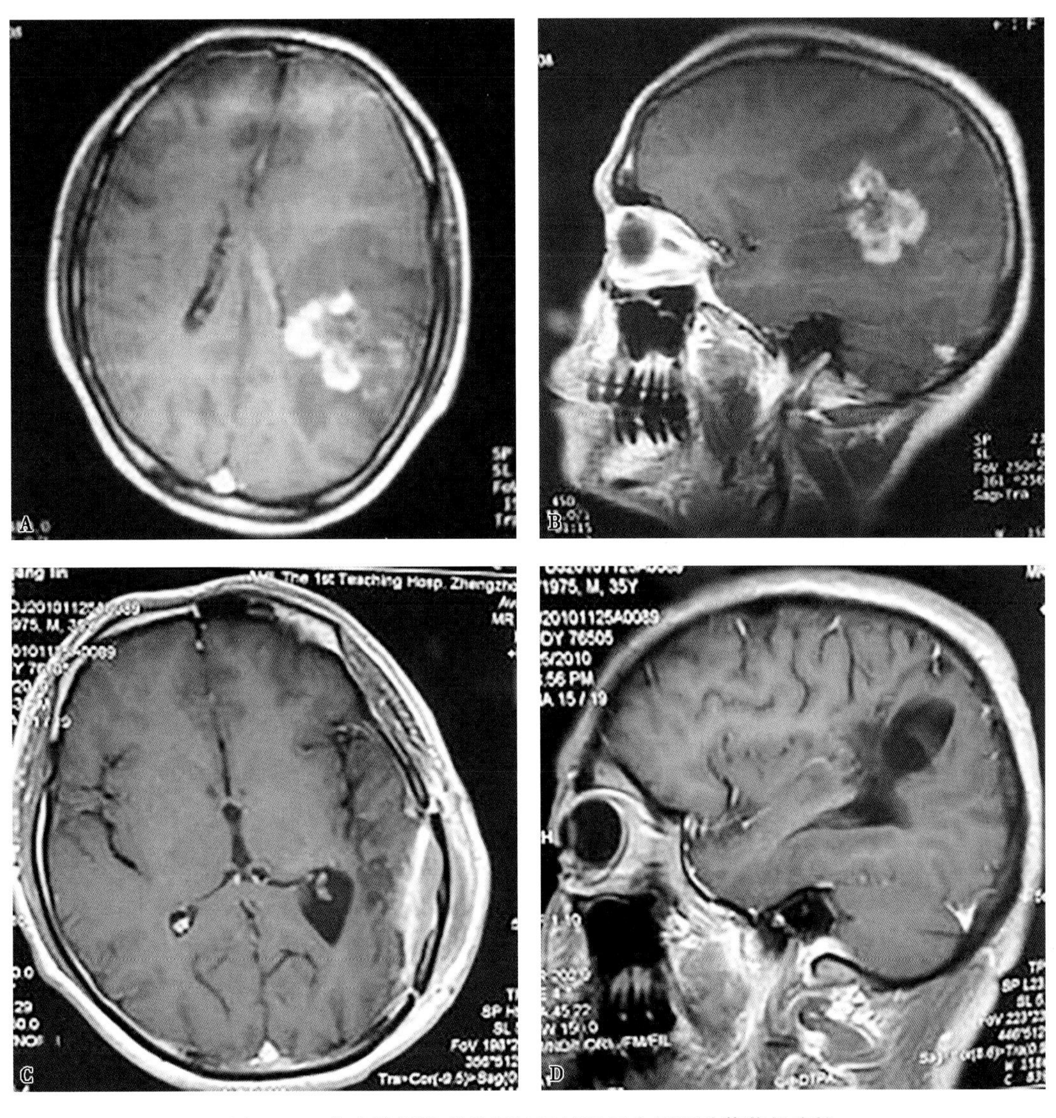


图 10-4　患者脑部核磁共振（MRI）显示左侧颞叶蘑菇状病灶

注：示蘑菇状密度影，周围脑组织水肿（A，B）；病变组织手术切除后（C，D）未见复发。

MR 平扫病灶表现为斑片状、块状及结节状，T1 WI 呈低信号，T2 WI 及 FLAIR 序列病灶呈高信号，呈长 T1 长 T2 信号，FLAIR 序列呈低信号，表现为单发或多发环状强化。

弓形虫脑炎病灶特点为双侧、多发，单发较少。文献报道：70%～75% 侵犯基底节区，病灶多发时可累及小脑、脑干和皮髓质交界区，病灶直径 0.4～5cm，周围水肿效应明显。CT 表现呈低密度，MRI 表现呈长 T1 长 T2 信号，病灶信号可低于水肿信号，病变与周围水肿分界尚清。增强扫描 CT 或 MRI 表现均明显异常增强，小结节灶强化较均匀，大灶呈螺旋状、环状或肿块状不均匀强化。

艾滋病并发弓形虫脑炎的影像表现评估的诊断价值显示，CT 和 MRI 是对弓形虫脑炎有效的诊断方法，CT 和 MRI 是首选检查，但 MRI 对病灶检出率明显高于 CT。当 CT 是阳性结果时，MRI 能够发现更多病灶，即使 CT 不能显示存在的病灶，MRI 仍可显示出来。因此，MRI 检出的病变率比 CT 更多、更敏感和更全面，没有检查盲区，更有利于对其诊断和鉴别诊断。

影像学检查是弓形虫脑炎非常有效的诊断方法，可以明确病变部位、数量，初步推断其性质，结合病原学或病理学是不难做出诊断的。

## 六、弓形虫脑病的治疗

弓形虫脑病的治疗主要采用以特异治疗为主的综合性治疗。特异性治疗是以杀灭病原体的药物为主的一种治疗方法，目前普遍认为乙胺嘧啶（pyrimethamine）和磺胺类药物的联合应用是已知疗法中最有效者。一般是以磺胺嘧啶（sulfadiazine）或磺胺二甲基嘧啶与乙胺嘧啶联合应用 5～10 天为 1 个疗程，成人每日口服磺胺嘧啶 4g，分 4 次服，每次 1g，首剂加倍，同时服用等量碳酸氢钠，每日乙胺嘧啶 25～50mg，连服 5～7 天，根据病情决定服药疗程。

大环内酯类抗生素是当前常用的抗弓形虫药物包括阿奇霉素、乙酰螺旋霉素（acetylspiramycin）、罗红霉素（roxithromycin）等。螺旋霉素是较早应用的大环内酯类抗生素，具有抑制弓形虫细胞活性的作用，对弓形虫脑炎的预防或治疗无效。罗红霉素能有效保护小鼠脑膜弓形虫感染，但对脑弓形虫包囊形成无抑制作用。体内、体外实验均表明阿奇霉素抗弓形虫的作用效果显著。通过建立小鼠模型来研究阿奇霉素的抗虫效果，结果表明，低剂量的阿奇霉素对弓形虫病具有预防作用；高剂量具有治疗作用。同时，体外实验还证实阿奇霉素对弓形虫的速殖子和包囊都有作用。延长药物作用时间、增加药物浓度可以抑制体外弓形虫速殖子生长。

克林霉素（clindamycin）从 1973 年开始用于治疗脑内弓形虫感染，近年来更发现口服克林霉素和乙胺嘧啶可替代磺胺类药物治疗弓形虫脑炎。阿奇红霉素、6- 氯甲基红霉素和克拉红霉素（clarithromycin）对本病均有明确疗效。用阿奇霉素治疗病情持续恶化的弓形虫脑膜脑炎患者，不仅脑部 CT 显示病灶完全消失，临床上言语功能和定向力障碍亦完全治愈，且未出现副反应，因而认为该药物是目前仅有的既能杀灭弓形虫滋养体，又能消灭包囊的药物。多西环素（doxycycline）和米诺环素（minomycin）、羟萘甲酸喹啉（quinoline hydroxynaphthoate）、三甲氧蝶呤（trimethotrexate）等单用或与磺胺类药物联用等均具有一定疗效。多西环素和米诺环素是四环素类药物，对弓形虫感染的治疗有显著的效果。国内学者用四种广谱抗菌药对小鼠的急性弓形虫感染进行治疗，结果发现，米诺环素对急性弓形虫感染的小鼠有较好的效果，而且其治疗效果与药物浓度呈正相关性。此外，米诺环素可杀灭弓形虫速殖子，从而使脑内的包囊数减少。

中药及免疫疗法也起到一定的抗虫作用。研究发现青蒿素、蒿甲醚和松萝酸等具有直接作用于虫体发挥抑制弓形虫的作用。另外，肿瘤坏死因子、白细胞介素、γ 干扰素等免疫制剂正越来越多地应用于临床。从当前弓形虫病的治疗趋向看，推荐采用药物疗法和免疫疗法联合使用进行抗虫治疗。

# 第三节　弓形虫感染与精神疾病

弓形虫作为一种机会性致病原虫，过去一直认为在免疫功能正常的宿主体内，呈无症状的隐性感染的状态。然而，近年来，越来越多的研究发现，弓形虫隐性感染并不是无症状的带虫状态，而是以一种非常精妙的方式侵入宿主的中枢神经系统，引起宿主智力改变、行为异常或其他神经精神疾病。例如有报道显示，弓形虫感染的动物宿主减少了对天敌的天然恐惧，甚至对猫尿产生了趋向性。虽然从寄生虫 - 宿主共进化的视角认识，感染动物的精神行为改变的结果是增加了被捕食的概率，有利于在终末宿主体内的发育和弓形虫生活史的完成，但是同时也导致了慢性感染宿主精神行为异常（Ajai 等，2007）。

## 一、发病机制

弓形虫对人的中枢神经系统的危害包括包囊的形成、对宿主神经细胞的损害，以及弓形虫对宿主神经递质分泌的影响等方面。

**1. 弓形虫包囊的形成**　弓形虫引起宿主神经系统的改变可能与包囊在脑部的形成及引起的损伤有关。现提出三种弓形虫穿越血脑屏障的途径：一是细胞旁进入；二是细胞外迁移；三是受感染免疫细胞的浸润。寄生虫也可能通过这些策略的组合来进入中枢神经系统。前已述及，弓形虫速殖子可以侵入单核细胞和树突状细胞以“特洛伊木马”的方式穿过血脑屏障，随着宿主的免疫反应，速殖子转化为缓殖子形成包囊。

虽然弓形虫包囊的数量和定位对宿主精神行为改变的关系尚存争议，但弓形虫包囊对小鼠脑组织不同区域有一定的选择性。研究发现，包囊主要分布于大脑皮质、小脑、杏仁核、海马、嗅球和基底核部位，这些部位是学习记忆以及防御行为最重要的脑部结构。因此，包囊在脑部的形成和分布对宿主的精神行为改变有可能产生一定的影响。但也有研究认为，包囊的形成是弓形虫感染与宿主免疫反应达到一种暂时的平衡状态。弓形虫速殖子进入脑部，引发了宿主有效的免疫应答。大部分虫体可被巨噬细胞杀灭，细胞内残存的虫体得以在脑、眼和肌肉等组织内潜存数月至数年。当宿主免疫系统功能低下时，包囊破裂，囊内的缓殖子转化成速殖子大量增殖并释放，造成脑部的损伤。

最近的研究提出，大脑中弓形虫包囊引起的免疫炎性反应是宿主行为改变的基本病理过程。包囊在小鼠皮质（大脑外层）的分布大致均匀。对脑组织的遗传分析揭示了某些炎症标志物、包囊的数量和炎症水平都与被感染小鼠的行为改变程度呈正相关。感染了弓形虫的小鼠服用抗炎药治疗后可以逆转受染动物行为变化（Boillat 等，2020）。因此，弓形虫感染引起的神经系统的异常与包囊在脑部的分布及引起的免疫反应有关。

**2. 弓形虫对神经细胞的损害**　弓形虫具有高度的嗜神经性，可主动侵袭宿主的神经细胞，引起神经细胞的直接和间接损害。有报道在弓形虫脑炎患者脑部的胶质细胞中发现了速殖子，说明小胶质细胞是构成中枢神经系统免疫保护的重要防线。然而，弓形虫感染诱导的某些杀伤性小胶质细胞的活化可导致脑组织的损伤。研究发现，弓形虫穿过宿主的血脑屏障后侵入中枢神经系统，诱导神经细胞活化、神经元的凋亡和神经递质分泌异常（Wang 等，2018）。小胶质细胞和星形胶质细胞的活化能保护中枢神经系统和防止感染的扩散，但是持续分泌的细胞因子会激活炎性通路，引发过度的免疫反应，导致神经元的凋亡及神经递质的分泌异常（图 10-5）。

在中枢神经系统中，弓形虫对神经元细胞有选择性的趋向性，而非固有神经胶质细胞，并通过转化为包被的缓殖子而形成潜在的慢性感染。神经元的变化是由这种细胞内寄生虫直接引起

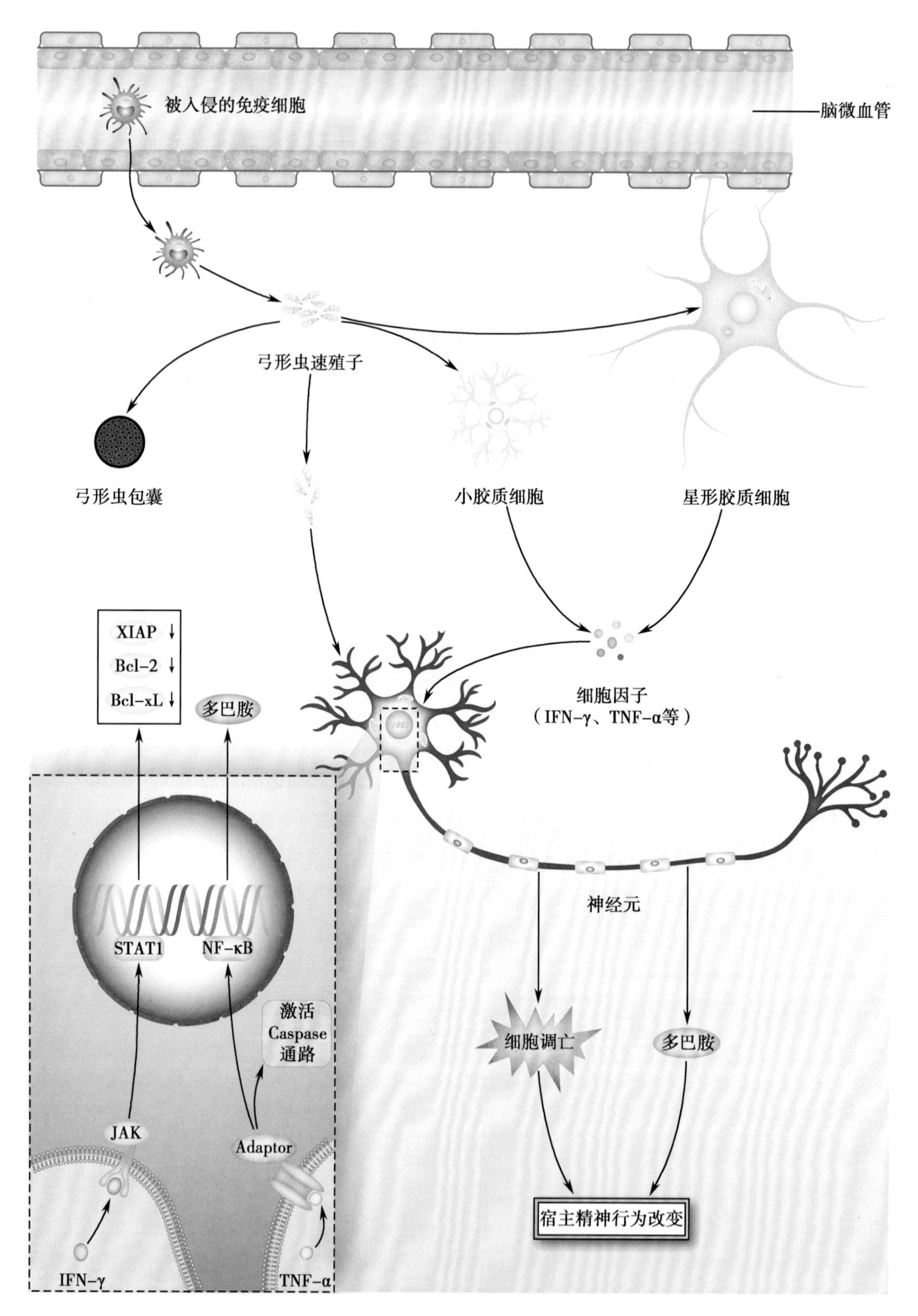


图 10-5 弓形虫感染激活小胶质导致宿主精神行为的异常

注：弓形虫穿过血脑屏障激活脑中的星形胶质细胞和小胶质细胞，分泌细胞因子和趋化因子，激活NF-κB 通路，过度的炎症反应引起神经元凋亡。神经元凋亡和多巴胺神经递质分泌失调可以解释弓形虫感染导致宿主精神行为改变的机制。

的，而间接的变化是由中枢神经系统内的免疫系统激活引起的，或者两者兼而有之。研究发现，宿主抗弓形虫的细胞因子 IFN-γ 限制虫体复制的能力依赖于信号传感器和转录激活 1（STAT1）信号。星形胶质细胞中 STAT1 的缺失导致弓形虫复制失控（Hidano 等，2016）。研究发现，神经营养蛋白信号通过神经营养素受体 p75（NTR）影响先天免疫细胞行为，从而影响弓形虫感染诱导的神经炎症条件下神经元的结构可塑性（Düsedau 等，2019）。弓形虫潜伏感染对大脑造成的损害可诱发大脑的神经炎症和微循环功能障碍，导致血管生成减少，并可能导致神经退行性病变（Estato 等，2018）。

此外，弓形虫溶酶体细胞器（空泡室或 VAC）内的蛋白水解酶在自噬体周转和神经感染期间持续发挥关键作用。阻断半胱氨酸蛋白酶会损害 VAC 的消化功能，并显著减少慢性感染。缺乏 VAC 蛋白酶的弓形虫的死亡是由于细胞质中未消化的自噬体的积累所致（Di Cristina 等，2017）。

**3. 弓形虫感染对神经递质分泌的影响** 大量研究表明，弓形虫感染引起脑部神经递质的分泌异常，进而影响神经系统的功能。弓形虫感染小鼠学习记忆能力下降，对新事物的探索能力下降，可能与小鼠脑内去甲肾上腺素和 5- 羟色胺下降而多巴胺浓度升高有关。去甲肾上腺素参与改善记忆和促进多巴胺（dopamine）释放；5- 羟色胺与调节情绪、动机和食欲有关。研究发现，弓形虫感染潜伏期小鼠脑组织多巴胺水平高于正常。弓形虫具有多巴胺合成酶的相关基因。多巴胺主要负责大脑的情欲和感觉。多巴胺的升高可能与行为异常有关。弓形虫感染的多巴胺能神经元释放的多巴胺增加，促进了多巴胺的信号传递，使宿主的行为发生改变。采用多巴胺拮抗剂可以使感染小鼠的行为恢复正常。γ- 氨基丁酸（GABA）是一种抑制性神经递质，通过结合脑部的受体来调节恐惧和焦虑行为，而它的受体主要位于大脑皮质、杏仁核和海马。感染弓形虫的大鼠在迷宫实验中更加焦虑，与大脑皮质 GABA 功能下降、海马区 5- 羟色胺（5-hydroxytryptamine）功能增强有关，进一步证实了 GABA 是抑制性神经递质，而 5- 羟色胺与调节情绪有关。弓形虫感染诱导宿主神经递质分泌的变化见图 10-6。

近年来，随着高通量测序技术的发展，转录组学已成为人们发现病原体致病机理和深入了解其分子机制的有力工具。长链非编码 RNA 表达基因芯片检测发现，弓形虫感染小鼠脑中 lncRNA 和 miRNA 的表达模式发生变化。lncRNA 11496 通过调控肌细胞增强因子 Mef2c 调节突触的数量、结构和可塑性，引起突触损伤，抑制 GABA 能神经元分泌 GABA，引起宿主精神行为的改变（Sun 等，2020）。

**4. 表观遗传调控** 有报道显示，慢性弓形虫感染的宿主可发生全身或器官组织的 DNA 高甲基化。例如小鼠睾丸组织整体甲基化水平提高，某些与精子形成的相关基因（*Crem*、*Creb1* 和 *Hspa1*）的甲基化水平明显增高。这一现象提示，弓形虫感染与雄性不育有关（Dvorakova-Hortova 等，2014）。对速殖子感染的视网膜细胞系的全基因组甲基化水平和转录组测序结果表明，宿主的多巴胺 -DARPP32 反馈途径和淀粉样蛋白途径均发生了明显变化（Syn 等，2018），而这两种途径正好对应精神分裂症、帕金森病和阿尔茨海默病。

有研究发现经包囊感染的小鼠，其后代出现了与亲代相似的行为改变；临床也见到孕妇弓形虫感染后，其子代患精神分裂症的概率显著增加，提示弓形虫感染导致的精神行为异常具有表观遗传学特征。其可能的机制是弓形虫可通过表观遗传调控方式改变宿主转录元件，在转录和翻译后修饰水平调控宿主基因的表达。有学者发现小鼠感染弓形虫后杏仁核的精氨酸加压素基因（AVP）启动子 DNA 发生了去甲基化，确认了一种可介导受感染小鼠对猫尿气味趋向吸引的相关基因。感染导致 AVP 基因高表达，睾酮分泌量增加，小鼠对猫尿气味恐惧感下降；且这种恐惧下降可被受感染动物的系统性高甲基化逆转，并通过定向低甲基化杏仁核而再现。这强烈提示宿主的系统性甲基化修饰与精神行为障碍之间存在密切相关性，具体调控机制尚待深入研究。

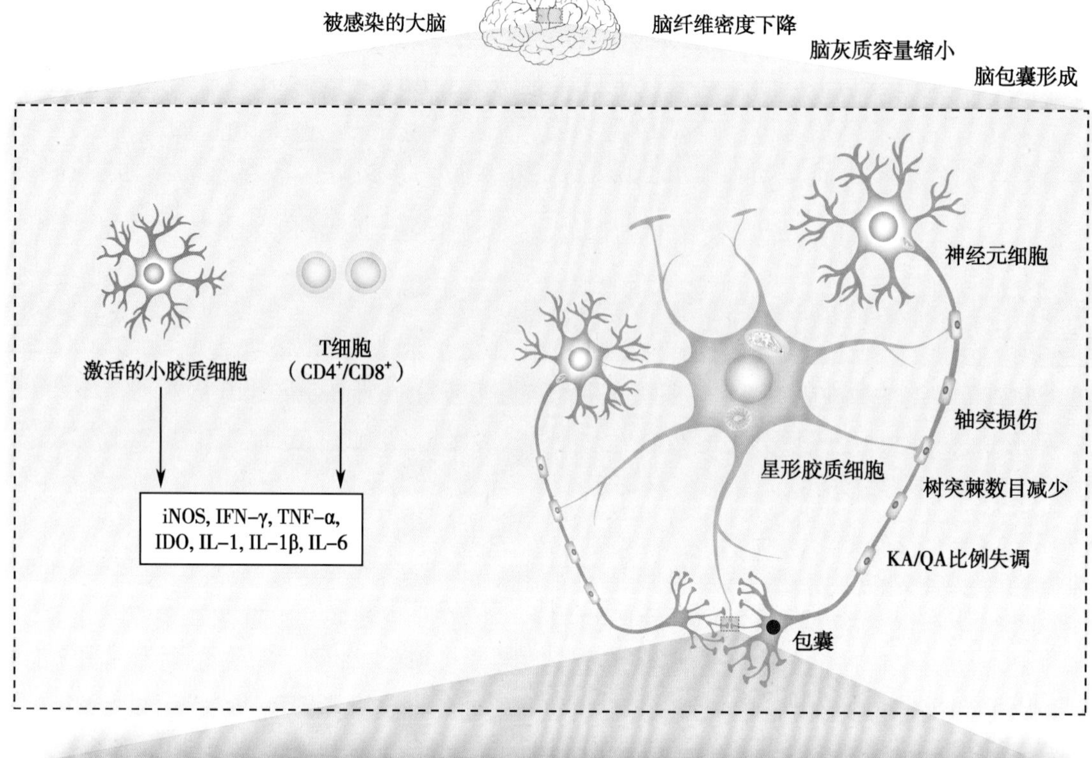


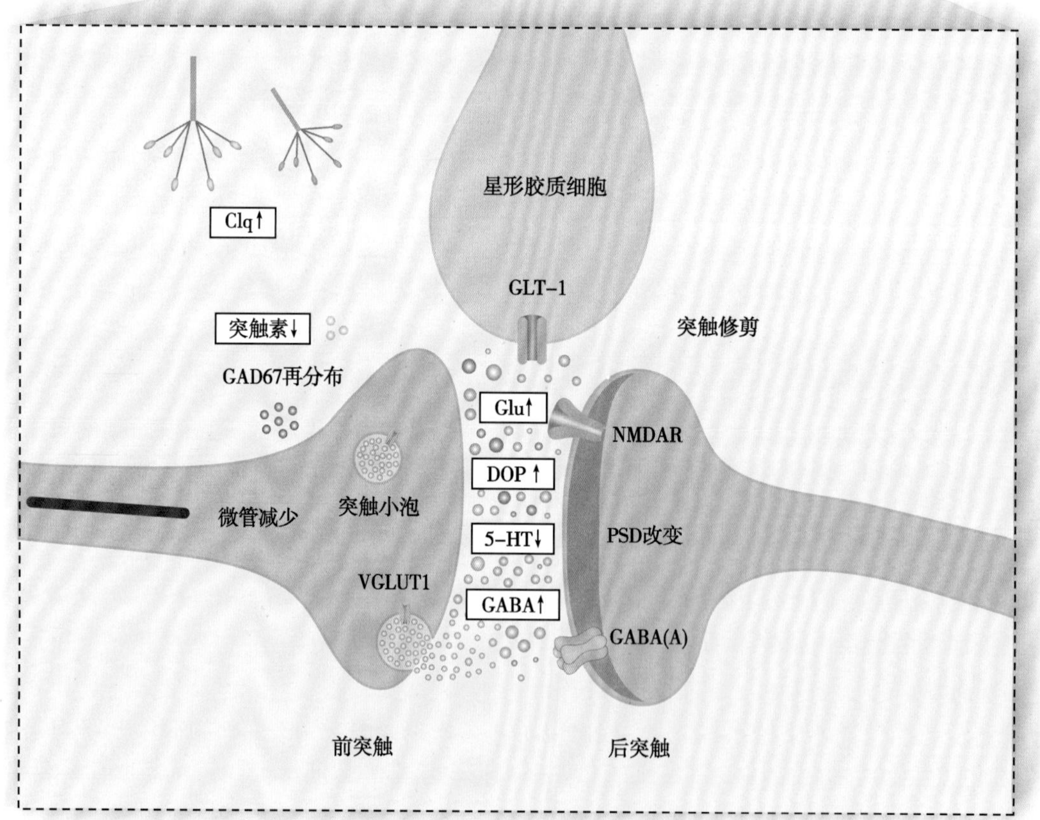


图 10-6 弓形虫感染诱导小胶质细胞活化和大脑神经递质传导障碍

注：5-HT，5- 羟色胺；DOP，多巴胺；GABA，γ- 氨基丁酸；GABA（A），γ- 氨基丁酸受体 A；GAD67，谷氨酸脱羧酶 67；GLT-1，谷氨酸转运体 -1；GLU，谷氨酸；IL，白介素；iNOS，诱导型一氧化氮合酶；IDO，吲哚胺 2、3- 加双氧酶；IFN-γ，干扰素 -γ；KA，犬尿酸；NMDAR，NMDA 受体；PSD，突触后密度；QA，喹啉酸；突触素（synaptophysin）；TNF-α，肿瘤坏死因子 -α；VLGUT1，泡状谷氨酸转运体。

## 二、临床表现

隐性弓形虫病在世界范围内的流行率约为30%。弓形虫的血清阳性与行为、认知和神经系统异常有关，是几种精神疾病的危险因素，包括精神分裂症（schizophrenia）、帕金森病（Pakinson's disease）和双相情感障碍。近年来，越来越多的证据表明，弓形虫慢性感染可以引起精神异常如抑郁和自杀倾向；弓形虫感染与精神分裂症的发生呈明显的正相关；弓形虫与癫痫（epilepsy）和神经退行性疾病如帕金森和阿尔茨海默病（Alzheimer's disease，AD）之间的关系也引起国内外研究学者的广泛关注。另外，孕妇孕早期感染可以造成胎儿脑积水、大脑钙化、小脑畸形和精神运动障碍等为典型症状的先天性弓形虫病。由此看来，不论先天感染还是获得性感染，弓形虫都会对宿主中枢神经系统产生损害，从而引起宿主精神行为的异常。

中枢神经系统感染弓形虫后，患者主要的症状和体征包括发热（10%～25%）、头痛（38%～77%）、中枢神经系统弥漫性损害（如精神状态改变、恍惚、昏睡、妄想行为、昏迷、帕金森综合征等，占10%～62%）、局灶损害（如轻偏瘫、脑神经麻痹、失音、失语、失读、小脑性震颤、复视、异常动作和脊髓损害等，占26%～67%）、癫痫发作（占8.0%～66%）以及脑膜刺激征（占10%～25%）。脑瘫和精神发育迟滞患儿的弓形虫感染率为41.8%和38.6%；精神分裂症患者为10.6%；癫痫患者为22.0%。具体改变如下：

**1. 患者情志和行为的改变**

（1）性格改变：Flegr等（2009）调查研究了隐性弓形虫感染者和正常人群各自的性格特点。通过问卷调查发现，弓形虫感染者和对照组之间存在明显差异。弓形虫感染对男性和女性有不同的影响。使用Clonginger气质性格量表调查发现弓形虫感染男性反应迟钝、控制欲下降、警觉性提高、探索能力下降、多疑、嫉妒；而感染弓形虫的女性控制欲提高、更加热情、认真和固执。男性和女性都变得更加焦虑（anxiety）。

下丘脑是神经系统对内分泌调节的高级整合中枢，中枢神经递质主要通过下丘脑释放激素对垂体激素进行调节。下丘脑促肾上腺皮质激素释放激素（corticotropin releasing hormone，CRH）与焦虑水平相关。在弓形虫感染压力下，CRH的合成增加，促使内啡肽（endorphin）和促肾上腺皮质激素ACTH释放，而ACTH引起糖皮质激素的合成和释放。

（2）智力改变和行为异常：Alford等系统地分析了弓形虫隐性感染儿童的认知能力。对比家庭背景、行为表现以及智商，发现各组之间家庭背景不存在明显差异，但是弓形虫感染儿童的智商是93，明显低于对照组110。在智力测试中，弓形虫抗体阳性的个体比弓形虫抗体阴性的个体得分更低。在一个年龄40～70岁的成年人社区样本中对弓形虫和认知功能之间的联系研究发现，弓形虫血清阳性和抗体滴度与成人执行功能较差有关（Gale等，2020）。Flegr等2013年对439名献血者和623名军人的调查发现，弓形虫病可以改变人的个性和行为。弓形虫隐性感染者发生交通事故的风险增加。弓形虫感染者交通事故发生率明显增加，可能是由反应时间延长所致。弓形虫感染使宿主精力集中持续时间缩短，反应迟钝。

**2. 弓形虫感染与精神分裂症** 国内外学者的多项研究表明，弓形虫感染与精神分裂症密切相关。潜伏期弓形虫病患者表现出严重的精神分裂症的症状；弓形虫感染者探索新奇事物的能力受损；抗体阳性者的认知功能受到更大的损害。因此认为弓形虫感染可能是精神分裂症的发病原因之一。

很多临床研究已经证实，精神分裂症患者的弓形虫抗体阳性率明显高于正常对照组。但是，有的学者认为精神分裂症本身具有的特点就为弓形虫感染提供良机。不过越来越多的学者认为，首先是弓形虫感染导致脑组织神经元不同程度受损，从而恶化了精神分裂症的表现或诱发精神分裂症的产生（Xiao等，2018）。弓形虫IgG抗体阳性与思维刻板、不寻常的思维内容、兴奋、敌对性、注意力障碍等五个方面存在相关性。这些结果表明，部分精神分裂症临床表现可能和弓形虫感染有关。Meta分析证实了弓形虫感染提高了患精神分裂症的风险。大量研究也证实了精神分裂症与弓形虫感染之间存在相关性。弓形虫与大脑中的星形细胞和神经元有着特殊的亲和性，可产生各种细胞因子导致炎症，合成过多的多巴胺，多巴胺浓度的增加是诱发精神分裂症的原因（Babaie 等，2017）。一项聚焦于弓形虫引起的脑部病变部位的研究发现，纤维密度改变、纤维连续性丧失、突触蛋白 PSD95 和突触素水平降低，证明弓形虫引起脑部局部连通性受损（Lang 等，2018）。此外，神经元形态学（树突棘的减少）和网络活动的改变，大脑连接的改变可能会对神经递质传递途径产生潜在的影响。

研究发现，弓形虫感染后很多神经递质途径被破坏，包括多巴胺、γ- 氨基丁酸（GABA）和谷氨酸。谷氨酸可能是大脑中最重要的神经递质，与精神分裂症的发病机制有关。越来越多的证据支持弓形虫感染后谷氨酸信号中断。首先，星形胶质细胞谷氨酸转运体（glutamate transporter-1，GLT-1）显著减少。GLT-1 的下调与受感染动物细胞外谷氨酸的增加有关（David 等，2016）。谷氨酸信号可能被 GABA 能信号中断。另外，弓形虫存在色氨酸营养缺陷。IFN-γ 抑制寄生虫的生长主要是通过加速色氨酸的耗竭。IFN-γ 是调节犬尿氨酸（kynurenine）通路（色氨酸代谢的主要途径）的关键一步。犬尿酸水平升高可阻断谷氨酸受体（NMDAR）的谷氨酸识别位点。随着感染弓形虫的啮齿动物和精神分裂症患者大脑中犬尿酸水平的增加，犬尿酸被认定为弓形虫感染导致精神分裂症的重要致病因素。

**3. 弓形虫感染与癫痫和阿尔茨海默病** 弓形虫感染导致癫痫的发生率上升，因此弓形虫病是导致癫痫发作的重要危险因素。为了评估弓形虫感染与癫痫风险之间的关系，一个包含了 7 897 名参与者（3 771 癫痫患者，4 026 健康人）的 Meta 分析支持弓形虫感染与癫痫发作有相关性（Sadeghi 等，2019）。39 例临床确诊的癫痫型弓形虫病患者，均以癫痫大发作的形式发病，发作时间短则数秒，长则数分钟。发作前有明显的先兆，常在发作前 1～2 天表现头痛、头昏和乏力。

弓形虫感染导致的癫痫不仅与其在脑组织形成的包囊有关，还与其相关血清抗体阳性有关。一项采用 ELISA 法检测 207 例未知 CNS 疾病患者和 203 名健康人血清抗弓形虫抗体的研究结果表明，207 例 CNS 疾病患者血清弓形虫 IgG 阳性率为 19.81%，而健康人血清 IgG 阳性率为 5.42%，两组间比较有显著差异。提示弓形虫感染导致癫痫的机制可能与相关免疫反应产生的抗体密切相关。

弓形虫感染可引起小胶质细胞与神经元的接触，并导致周围抑制性突触的缺失，从而导致癫痫和精神疾病。最近一项研究表明，弓形虫感染改变了中枢神经系统的 GABA 能突触和信号传递，被用作弓形虫代谢的碳源，并通过刺激树突状细胞运动促进虫体的传播。弓形虫感染可降低小鼠脑组织中 GABA 神经递质的水平，从而使得兴奋性和抑制性神经递质失衡，导致癫痫发作（Brooks 等，2015）。

弓形虫的感染也导致类似焦虑的行为，改变对社交新知的认知，改变空间记忆，降低嗅觉敏感度。研究发现，弓形虫可诱导野生型小鼠 AD 的晚期征象。弓形虫感染在 C57BL/6 雄性和雌性小鼠的大脑中诱发了 AD 的两个主要特征，即 β- 淀粉样蛋白（Aβ）免疫反应性和过度磷酸化的 Tau 蛋白，感染的小鼠出现明显的神经元死亡，谷氨酸受体（NMDAR）表达缺失，嗅觉神经元缺失（Luisa 等，2018）。

## 三、实验室诊断

**1. 病原体检查** 病原体分离是最直接的确诊方法。在脑脊液中找到游离的或细胞内弓形虫滋养体或脑中发现弓形虫的包囊可以确诊。

**2. 免疫学检查** 取患者血清采用弓形虫间接血凝试验（IHAT）、酶联免疫吸附试验（ELISA）、免疫荧光、胶体金等试验方法检测弓形虫的抗原、抗体。

**3. DNA 检测** 通过 PCR、QPCR 技术扩增弓形虫的 B1、P30 和 529bp 保守靶基因片段，以其高灵敏、高特异、准确定量和实时监测等特点，受到临床实验室的欢迎。

**4. 神经递质的检测** 神经递质是一类调节精神和活动的化学物质，在精神性疾病的诊断过程中起重要作用。根据理化性质的不同，可将神经递质分为单胺类、氨基酸类、肽类及其他类。单胺类主要包括多巴胺、去甲肾上腺素、肾上腺素等儿茶酚胺类，以及由 5- 羟色胺和 5- 羟基 -3- 吲哚乙酸组成的吲哚胺类。它们与精神分裂症、抑郁等精神疾病密切相关。氨基酸类主要是抑制性递质γ-氨基丁酸和兴奋性递质谷氨酸，与帕金森病、AD等密切相关。弓形虫感染可引起神经递质的变化，多巴胺和肾上腺素水平升高，去甲肾上腺素、5-羟色胺和γ-氨基丁酸水平下降。可通过电化学或质谱的方法检测弓形虫病患者脑脊液中神经递质的含量。

**5. 患者精神和行为的检测** 经过与患者的交流进行病史采集、精神专科检查、相应的量表测查以及相应的辅助检查，对患者精神和行为的异常进行明确诊断。

### 四、临床治疗

**1. 抗虫治疗** 目前为止，乙胺嘧啶和磺胺类药物的联合应用是已知疗法中最有效者。研究表明服用抗弓形虫药物后，患者的精神行为症状大为改善。抗虫药物参见本章弓形虫脑炎的治疗。

**2. 缓解神经精神症状** 服用相应的抗精神病药物可以缓解相应症状，如抗癫痫药包括苯妥英钠和卡马西平等。抗精神分裂症药物包括氯丙嗪、氯氮平、利培酮和舒必利等。此外还有丙咪嗪、马普替林、舍曲林、托洛沙酮和阿米替林Q等抗抑郁药物。最近研究发现，胍那苄（guanabenz）可通过减少神经炎症，逆转由弓形虫潜伏感染引起的小鼠行为改变。

## 第四节 眼弓形虫病

在人类弓形虫病中，眼弓形虫病的发生率仅次于脑弓形虫病。弓形虫侵入人体后可在眼部引起局灶性坏死性视网膜炎或视网膜脉络膜炎。本病是一种致盲性眼病，是世界范围内免疫健全人群眼后葡萄膜炎最常见的病因。眼弓形虫病多数是先天性的，80%～90%的先天性弓形虫病伴有眼部疾病；后天获得性急性弓形虫视网膜脉络膜炎多为隐性感染。眼弓形虫病的预后取决于宿主的免疫力。正常人感染可呈现隐性或亚临床症状，但在免疫缺陷的患者，隐性感染的弓形虫活化可产生严重后果。近年有报道越来越多免疫功能正常的人罹患眼弓形虫病，尤其在南美。弓形虫的地理株、宿主的遗传背景和免疫水平以及先天或获得性感染等因素均可能影响眼弓形虫病的发病、临床表现、复发率以及眼部损伤的程度。本节内容包括眼弓形虫病的病因、感染方式、地域特征、临床症状和病理、免疫致病机制、治疗和风险因素等。

### 一、眼弓形虫病的地域特征

环境因素、宿主的营养状况以及弓形虫的基因型等均可对眼弓形虫病的发生和临床表现产生重要影响。调查显示，眼弓形虫病的流行具有地理分布上的差异。北美洲和亚洲地区的眼弓形虫病流行程度接近，但低于南美洲和非洲的患病率。社会经济因素及饮食习惯也会对弓形虫感染的流行病学产生影响。

**1. 眼弓形虫病发病率的地理差异** 北美洲和亚洲的弓形虫血清阳性率低于南美和非洲一些地区，而欧洲的弓形虫血清阳性率介于二者之间。产生这些差异的原因可能与动物传染源的弓形虫感染率、环境中的虫荷量、当地居民的生活习惯、宿主的遗传背景以及某些地区强毒虫株的存在等因素有关。将食物烹饪至半熟不能杀死弓形虫，食用后仍有可能被感染；但在–20℃以下冻存3天以上可杀死从组织中分离的包囊。不同国家和地区各自的肉类烹制方式和不同的杀死肉类中弓形虫包囊的储存温度，可能是导致不同地区弓形虫感染率差异的一个原因。此外，世界各国经济状况差异也是影响弓形虫病发生率的一个重要因素。由于弓形虫感染可通过被卵囊污染的水源引起，因此人们的饮用水清洁状况可能是造成全球弓形虫血清阳性率差异的另一个原因。2004年8月至2005年7月在印度局部地区发生的248人眼弓形虫病暴发流行，可能就是由于自来水的污染所致（Balasundaram等，2010）。

弓形虫感染是导致视力损伤的重要原因。眼弓形虫病是先天性和获得性弓形虫病潜在的并发症。此外，眼弓形虫病越来越多地发生在免疫功能健全的人群，且已从免疫功能健全的机体分离到弓形虫强毒株（Maubon 等，2008）。据估计，眼弓形虫病的人群罹患风险为 18/100 000 人；其中哥伦比亚眼弓形虫病的年发病率为 3/100 000 人；英国新生儿眼弓形虫病的年发病率为 0.4/100 000 人。对哥伦比亚人群的调查发现，获得性弓形虫病患者中有 5.5% 出现视网膜脉络膜瘢痕，其中 20% 的人出现视力减退（de-la-Torre 等，2009）。弓形虫病是继先天性葡萄膜炎和眼弓蛔虫病（ocular toxocariasis）之后引起葡萄膜炎最常见的病因之一。一项对 693 名哥伦比亚葡萄膜炎患者的回顾性调查结果显示，其中 60.2%（417/693）的葡萄膜炎并非弓形虫感染所致；39.8%（276/693）是由弓形虫感染所致（Gilbert 等，2008）。南美和欧洲的先天性弓形虫眼病患者之间在感染率、临床症状、眼部炎症严重程度和眼内特异性抗体水平方面均存在着显著差异。

**2. 弓形虫基因型** 弓形虫经口感染后可活跃地穿过生物屏障如小肠、血脑屏障和胎盘，进入组织引起严重病变。弓形虫强毒株具有更强的迁移能力，提示弓形虫基因型与其致病性相关。从北美和欧洲的人和动物体内分离到的大多数弓形虫虫株可归类于三个基因型，即Ⅰ型、Ⅱ型和Ⅲ型。通常采用实验室小鼠检测弓形虫虫株的毒力。研究显示，弓形虫Ⅰ型、Ⅱ型和Ⅲ型株对小鼠的毒力强弱不同。Ⅰ型株的毒力最强，对小鼠的致死剂量（$LD_{100}$）为大约 1 个弓形虫速殖子；Ⅱ型和Ⅲ型株为弱毒或无毒，对小鼠的半数致死剂量（$LD_{50}$）为 $10^5$ 个虫体或以上（Howe 和 Sibley，1995）。Howe 等（1997）报道南美洲的虫株在遗传学上呈现更多样性，有性生殖阶段发生的基因突变和重组以及种群迁移等可能是造成这些差异的原因。北美和欧洲人及家畜的弓形虫感染主要是由Ⅱ型株引起的。Ⅱ型株也是引起北美先天性弓形虫感染和艾滋病患者弓形虫感染最常见的基因型。弓形虫非典型基因型与南美地区严重的弓形虫感染密切相关。我国流行的弓形虫基因型为 Chinese 1 型、Ⅰ型和不典型基因型。

**3. 引起弓形虫眼病的虫株基因型** 弓形虫眼病与多种因素相关，包括宿主的遗传背景和免疫状况、弓形虫基因型以及感染的时间（先天感染或出生后感染）等。Holland（2004）报道欧洲和北美大多数人的眼弓形虫感染可归为 3 个基因型（即Ⅰ型、Ⅱ型和Ⅲ型）。Sauer 等（2011）报道弓形虫虫株高度的遗传多样性或许可在一定程度上解释南美洲先天性弓形虫病的症状比欧洲的更加明显的原因，而世界各洲不同的先天性弓形虫病患病率也证实了这一现象。在美国和欧洲，大约 2% 的弓形虫感染者患有弓形虫眼病；而在巴西这一比例上升至 18%，且弓形虫眼病患者的失明比例高达 25%（Holland，2003）。Bottos 等（2009）对巴西和欧洲先天性弓形虫病患儿对比的前瞻性队列研究发现，巴西患儿中出现眼损伤的更多，且更倾向于损伤敏锐视觉的视网膜中心部位。调查发现，巴西患者中还存在高度异质性非典型弓形虫感染引起的严重的非典型双侧视网膜脉络膜炎临床病例。

## 二、弓形虫眼病的感染方式

捷克眼科医师 Janku 于 1923 年首次发现先天性弓形虫眼病可引起视网膜脉络膜炎，但这一发现直到 20 年后才被广泛认可。弓形虫眼病的预后可因其感染方式（先天性或获得性）、感染弓形虫的数量以及患者的年龄而有很大的差别。以往认为弓形虫眼病是先天性弓形虫病所特有的损伤，后来的研究发现获得性弓形虫感染也是导致弓形虫眼病的重要原因之一。先天性和获得性弓形虫眼病均可引起视网膜脉络膜炎、视网膜分离、继发性白内障、血管阻塞和继发性青光眼，且其症状无明显区别。Holland（2004）在弓形虫病暴发流行时对成人患者进行的调查发现，与先天性弓形虫眼病相比，获得性弓形虫眼病的症状更加明显，具有更严重、更大的损伤范围以及更多的眼玻璃体渗出物。究其原因可能是由于大多数获得性弓形虫眼病的感染方式是食入卵囊而不是组织包囊所致。

**1. 先天性眼弓形虫病** 眼弓形虫病常是先天性弓形虫感染的后遗症，感染后可以潜伏多年，甚至 20～30 年后才被发现，可引起严重的视网膜脉络膜炎。弓形虫的基因型是决定先天性弓形虫病的发生及其严重程度的重要因素。在美洲，研究发现艾滋病和眼弓形虫病之间存在着相关性。在欧洲，

70%～80% 的人弓形虫感染、85% 的胎儿先天性弓形虫感染以及法国大多数的眼弓形虫病均是由Ⅱ型虫株引起的（Fekkar 等，2011）。妊娠期妇女感染弓形虫后，速殖子可经胎盘传播给胎儿，是眼弓形虫病的主要感染途径。如果孕妇怀孕前患过眼弓形虫病，由于该病复发的母体具有保护性免疫，一般不存在感染给未出生胎儿的风险。然而，有报道（Silveira 等，2003）一例有 20 年眼弓形虫病病史的妇女所生男婴患先天性弓形虫病的病例。孕妇在妊娠期初次受染，无论是显性或隐性，均可传播给胎儿，但一般仅传播 1 次。弓形虫包囊潜伏于胎儿视网膜内，胎儿出生后经一段时期活化，引起眼弓形虫病。孕妇在妊娠不同时期的感染与胎儿发生先天感染的危险性相关。国内（李文玺和杨俊宇，2004）对 1 270 例孕期妇女弓形虫感染的前瞻性研究发现，怀孕早期的感染者，其母胎传播率为 1.2%，停经后 6～16 周、17～20 周和 21～35 周的孕期感染者，其母胎传播率分别为 4.9%、17.3% 和 28.9%。以上表明妊娠早期感染的孕妇其母胎传播率低，妊娠后期感染者其母胎传播率高，与妊娠初期的胎盘滋养层不利于弓形虫繁殖，且能阻止弓形虫通过胎盘屏障有关。

**2. 获得性眼弓形虫感染** 急性获得性弓形虫感染也可引起视网膜脉络膜炎。弓形虫Ⅰ型虫株可引起加拿大和巴西南部免疫功能正常人群急性弓形虫病的暴发，导致严重的眼弓形虫病（Holland 等，1999）。已从少数患有严重眼弓形虫病的免疫功能正常的人群中检测出Ⅰ型、Ⅳ型（从几个独立患者获得的相同的基因型而命名）和全新的基因型株，但未检测出Ⅱ型和Ⅲ型株（Burnett 等，1998）。在免疫功能正常的视网膜脉络膜炎患者，无论是由潜伏多年的弓形虫感染所致还是由急性弓形虫感染所引起，均可通过适当的药物和类固醇来抑制其炎症，达到有效的治疗效果。后天获得性眼弓形虫病是人体由外界环境感染弓形虫所致。人主要因食入含有弓形虫卵囊或包囊的食物或饮水经消化道感染，也可因密切接触携带病原体的动物而感染。此外，在实验室的操作过程中，弓形虫偶可经过皮肤或黏膜感染人体。输血或器官移植也可感染该病。后天感染多呈隐性表现。当机体免疫力受损时，组织内的包囊活化、破裂，缓殖子释出并侵入新的组织细胞内继续发育繁殖而致病，通常有全身表现，并发眼部症状者少见。免疫力低下的人群患眼弓形虫病的危险性远高于免疫力正常的人群。在艾滋病患者中，当 $CD4^+$ T 细胞减少到 250 个 /ml 以下时，更容易引起急性和反复的弓形虫感染。其他具有潜在患严重眼弓形虫病的危险人群包括老年人、皮质类固醇局部注射或系统性治疗的患者和服用系统性免疫抑制剂的患者。

## 三、眼弓形虫病的临床症状

**1. 眼弓形虫病的典型表现** 眼弓形虫病通常表现为典型的相关眼科症状，虽然没有任何实验室确认的弓形虫感染，通过临床检查即可达到诊断。视力障碍可能继发于黄斑病变，而周边视网膜病变通常会导致继发于严重的玻璃体炎症的视力丧失。视神经受累较少见，但可能引起严重的视野缺损以及色觉丧失，活动性病变与有症状的玻璃体炎症有关。弓形虫病的典型眼部表现是患眼视力下降，眼底病变多位于黄斑部或视盘周围，病灶处视网膜呈灰白色水肿，境界不清。通常弓形虫引起的活动性病变被严重的玻璃体炎所掩盖，产生经典的"雾中大灯"眼底特征（Park 和 Nam，2013）。也有报道眼弓形虫病的其他常见临床体征包括卫星病变、视网膜脉络膜瘢痕、局灶性或广泛性血管炎以及炎性高眼压综合征（Wakefield 等，2011）。非典型性表现包括多灶性视网膜脉络膜炎、低度玻璃体浸润或无玻璃体浸润、无相关的脉络膜瘢痕、无视网膜脉络膜瘢痕、双侧性视盘受累、脉络膜炎、无视网膜炎、出血性血管炎、浆液性视网膜脱离和视网膜新生血管形成。

在欧美国家，眼弓形虫病是后葡萄膜炎最常见的病因，弓形虫性视网膜脉络膜炎约占全部后葡萄膜炎的 30%～50%。Holland 等（1996）对眼弓形虫病的临床表现进行了描述。儿童的眼弓形虫病可无临床表现，也可表现为视力下降、眼痛、白瞳症或斜视；成年人通常表现为飞蚊症或相关的视力低下。典型的眼弓形虫感染症状表现为坏死性视网膜炎或视网膜脉络膜炎，常可见毗邻的脉络膜瘢痕着色。先天性弓形虫病的眼部表现多为胚胎期炎症损害引起的先天畸形，主要有小眼球、无眼球、先天性无虹膜、脉络膜缺损、玻璃体动脉残存、视神经萎缩、先天性白内障和斜视等。对于患有先天性弓形虫病的儿童，白内障可能与视网膜脉络膜炎有关，并可能伴有严重的虹膜睫状体炎。后天性全身弓形虫病感染并发眼部症状者少见。有报道（Balasundaram 等，2010）免疫功能正常的人群感染弓形虫后，无论是初次感染或是复发，其中 72%～83% 的眼弓形虫病仅涉及单眼。如发生眼部损害，其临床表现为局限性渗出性视网膜脉络膜炎，2～3 个月后视网膜水肿渗出逐渐消退，最后呈瘢痕性病灶。当弓形虫病发生在艾滋病患者时，预后往往很差，不治疗而缓解的现象只发生在极个别的艾滋病病例。眼弓形虫病另一个突出的表现是复发。曾有学者对 143 名荷兰患者 41 年的随访显示，未经调整的复发比例为 0.2 人次 / 年，复发风险随着无病间隔的延长和最初发病年龄的增长而降低（Bosch-Driessen 等，2002）。怀孕和白内障手术均可增加眼弓形虫病复发的风险。在艾滋病患者和 $CD4^+$ T 细胞减少的患者中，缺乏长期抗弓形虫治疗往往会导致复发。非活跃的弓形虫视网膜瘢痕患者，复发的风险则非常低（Pivetti-Pezzi 等，1994）。

**2. 眼弓形虫病的非典型表现** 除了视网膜脉络膜炎等典型表现外，玻璃体炎也是一个较突出的特征，临床表现可以从无症状到出现严重的症状。视神经网膜炎是眼弓形虫病的另一个非典型表现，与患者新获得的全身感染潜在相关。视网膜血管炎常涉及附近的静脉血管以及视网膜动脉，血管炎也可发生在离活跃病灶较远的部位。出现肉芽肿性或非肉芽肿性前葡萄膜炎，表明视网膜炎相对严重，常与眼压增高和年长有关。对 926 例弓形虫所致视网膜炎患者的回顾性研究发现，弓形虫视网膜炎偶尔会涉及视神经，视神经改变的发生率为 5%。与急性期相比，慢性期的系统性感染在近视乳头位置视神经病变的风险增加。眼弓形虫病常见黄斑盘状变性和严重的黄斑区水肿。有人报道 94 例证实有先天性眼弓形虫病的病例，其中 55% 的病变涉及黄斑，55% 涉及双眼（Mets 等，1996）。其他非典型的眼弓形虫病包括视网膜色素变性、视网膜血管闭塞、罗斯斑、浆液性视网膜脱离、视神经盘肉芽肿和巩膜炎等。虽然学术界对眼弓形虫病和福氏异色性虹膜睫状体炎之间潜在的联系一直存在争议，但目前多数的观点支持这二者之间存在因果关系。

**3. 眼弓形虫病的临床病理** 目前尚不清楚弓形虫是如何侵入人视网膜的。速殖子可能是通过自由移动迅速侵入视网膜；也可能如特洛伊木马理论所述，弓形虫躲藏在树突状细胞（dendritic cell，DC）内，不仅使 DC 变得活跃，而且还躲过了人体免疫系统的监视（Lachenmaier 等，2011）。体外试验显示，自由移动的速殖子可穿过单层视网膜内皮细胞，移动到视网膜图层集合内，感染神经胶质细胞。虽然光镜下可以观察到人血液中自由移动的弓形虫速殖子，但速殖子活着离开血液的概率较小，因为血流中的速殖子与抗弓形虫抗体结合后会迅速被补体系统杀死。尽管弓形虫几乎可以感染任何类型的有核细胞，但主要还是感染活化的巨噬细胞和 DC。这些细胞在感染弓形虫后迁移能力增强，且这一变化可因感染不同的弓形虫虫株而有差异。或许弓形虫隐藏在 DC 内是一个有效逃避宿主免疫杀伤的方式。感染弓形虫Ⅱ型株后，人 DC 或巨噬细胞变得最为活跃，体内的 DC 通过释放大量的 γ- 氨基丁酸（γ-aminobutyric acid，GABA），高度迁移；GABA 是大脑中主要的神经传导物质之一，推测弓形虫可利用这一通路进行传播。视网膜血管内皮在弓形虫移行进入组织的过程中起着重要作用，Furtado 等（2012）的研究发现被弓形虫感染的 DC 多见于大脑和视网膜的血管内皮。在视网膜内，感染了弓形虫的 DC 通常借助黏附分子穿过血管壁，人视网膜内含有丰富的 DC 和小神经胶质细胞网络，并不断从血液中得到补充。

## 四、眼弓形虫病的细胞免疫

弓形虫感染后的免疫反应主要由包括吞噬细胞、B 淋巴细胞、T 淋巴细胞和自然杀伤细胞等在内的细胞群产生。细胞免疫反应在弓形虫感染的控制、传播和维持弓形虫隐性感染等方面起着重要作用。特异性抗原刺激淋巴细胞后引起特异性免疫应答，$CD8^+$ T 细胞产生的细胞因子在弓形虫急性感染阶段发挥作用，而 $CD4^+$ T 细胞则在弓形虫慢性感染阶段发挥作用。研究发现，$CD8^+$ T 细胞介导的免疫反应可抑制包囊的形成，辅助性 T 细胞 / 诱导性 T 细胞的功能缺陷可影响对 $CD8^+$ T 细胞的诱导转化，从而促进包囊的形成。这一理论可解释为什么艾滋病患者在几年后才出现弓形虫病的原因，尤其是当 $CD8^+$ T 淋巴细胞减少时弓形虫病愈发严重。

**1. 遗传因素与眼弓形虫病** 采用不同遗传背景的小鼠建立眼弓形虫病模型，探讨弓形虫 RH 株、PLK 株或表面抗原 1（SAG1，P30）缺陷的 RH 突变株对实验性眼病的影响。感染后第 11 天，C57BL/6 小鼠眼部感染上述各虫株后均出现严重的炎性病变和大量虫体。与 RH 株感染相比，感染了 $SAG1^{-/-}$ RH 株或毒性较低的 PLK 株后，眼部组织早期的病变较轻，小鼠存活期延长。相反，BALB/c 和 CBA/J 小鼠感染弓形虫后眼组织损伤程度较轻、虫荷较低，感染可发展为慢性期。弓形虫感染眼组织后，C57BL/6 小鼠血清 IFN-γ 和 TNF-α 的水平显著高于 BALB/c 和 CBA/J 小鼠。上述结果表明，弓形虫感染的途径对小鼠的存活时间有明显的影响；宿主和弓形虫虫株的遗传因素对决定实验性小鼠眼弓形虫病的敏感性至关重要（Lu 等，2005）。

**2. 参与眼弓形虫病的主要免疫细胞类型**

（1）Müller 细胞：Müller 细胞是视网膜中的主要胶质细胞，参与视网膜炎症病程。研究发现，被弓形虫感染的视网膜中 Müller 细胞的数量显著增加并出现病理形态学改变。Lahmar 等（2014）报道人眼弓形虫病所致严重的视网膜损害和视力损伤可能不仅是由弓形虫感染直接引起的，弓形虫感染引发的反应性 Müller 细胞增生也间接参与其中。

（2）T 细胞和 B 细胞：采用 $CD4^+$ T 细胞、$CD8^+$ T 细胞或 B 细胞缺陷的 C57BL/6 小鼠建立眼内弓形虫感染模型，结果发现 $CD8^+$ T 细胞或 B 细胞缺陷小鼠眼组织中的炎症增强、虫荷增加；而 $CD4^+$ T 细胞缺陷小鼠眼组织中的炎症减轻、虫荷增加且血清中的 IFN-γ 和 TNF-α 水平下降。结果证明 $CD4^+$ T 细胞介导眼弓形虫病的炎症反应，而 $CD8^+$ T 细胞和 B 细胞对控制眼组织中的弓形虫繁殖具有重要作用（Lu 等，2004）。

（3）调节性 T 细胞（Treg）/Th1/Th2 细胞：Sauer 等（2013）的研究显示，与弓形虫初次感染相比，弓形虫重复感染时 Th17 反应下降，Th2 和 Treg 反应增强。Th1 分泌的 IFN-γ 与控制弓形虫感染呈平行关系。弓形虫重复感染时，免疫反应从 Th17 向更有效的抗弓形虫 Treg/Th1/Th2 模式偏移。

（4）CD40：共刺激分子 CD40 存在于各种内皮细胞上，如人脑微血管内皮细胞、人脐静脉内皮细胞、小鼠内皮细胞系以及人和小鼠的视网膜色素上皮细胞上。Portillo 等（2010）采用 CD40 和 CD40L 敲除小鼠的研究发现，CD40-CD40L 信号通路可以降低大脑和视网膜中的虫荷，有效预防弓形虫脑病和眼弓形虫病的发生。弓形虫感染宿主细胞后，CD40-CD40L 通过多种机制诱导宿主细胞自噬以清除细胞内的弓形虫。弓形虫感染巨噬细胞后，细胞内的 CD40 一方面通过 TNF-α 调节 JNK 蛋白，活化的 JNK 蛋白使其下游底物 Bcl-2 的第 87 位丝氨酸被磷酸化，导致 Bcl-2 和自噬关键蛋白 Beclin1 的结合解离，从而增加细胞内游离 Beclin1 的浓度；而 Beclin1 蛋白浓度的增加可上调宿主细胞自噬的水平。溶酶体相关膜蛋白 -1（lysosome-associated membrane protein-1，LAMP-1）聚集在被 CD40 激活的细胞内的弓形虫周围，发挥依赖于溶酶体酶的弓形虫杀伤作用，而 LAMP-1 聚集对弓形虫的杀伤依赖于自噬蛋白 Beclin1 和自噬相关蛋白 7（autophagy-related protein 7，Atg7）（Van 等，2013）。

**3. 参与眼弓形虫病的主要细胞因子**

（1）IL-10：为探索 IL-10 在眼弓形虫病中的作用，研究者采用弓形虫易感的 C57BL/6 和抗性的 BALB/c IL-10 缺陷小鼠实验性眼内感染弓形虫后，与野生型小鼠相比，在两种 IL-10 缺陷小鼠眼组织中均观察到显著增加的细胞浸润和组织坏死。相反，C57BL/6 背景的 IL-10 转基因小鼠眼内感染弓形虫后，眼组织中炎症反应显著减轻。结果表明 IL-10 对调控急性眼弓形虫病炎症反应具有重要作用（Lu 等，2003）。

（2）IL-33/ST2 和 IL-27/IL-27R：Tong 和 Lu（2015）的研究发现，眼弓形虫病小鼠眼组织中的 IL-33 阳性细胞数量显著增加，伴随着眼组织 IL-33、ST2（IL-33 的受体）、IL-1β、IFN-γ、IL-12p40、IL-4、IL-10

和 IL-13 mRNA 水平的显著增加。眼组织中 IFN-γ 和 ST2、IL-4 和 ST2、IL-1β 和 IL-33 以及 IL-13 和 ST2 之间均存在着显著的相关性，表明 IL-33/ST2 可能参与眼弓形虫感染诱发的眼组织免疫病理。Tong 等（2018）报道眼弓形虫感染小鼠眼组织中的 IL-27p28、WSX-1 和 gp130 的表达升高，并且 IL-27 和 SAG1 表达水平之间存在显著的相关性。推测弓形虫感染诱导的 IL-27 / IL-27R 表达可能在小鼠急性眼弓形虫病中参与肥大细胞介导的免疫反应的调节。

（3）趋化因子受体 10（chemokine receptor 10，CXCL10）、髓样细胞触发受体 -1（triggering receptors expressed on myeloid cells-1，TREM-1）和 Toll 样受体（Toll-like receptor，TLR）：弓形虫感染可激活眼组织内的 T 细胞，这些细胞表达趋化因子受体 3（chemokine receptor 3）并产生 IFN-γ 和 TNF-α，同时促进 $CD8^+$ T 细胞表达颗粒酶 B。在慢性弓形虫感染期间，视网膜内的 CXCL9 和 CXCL10 呈现高表达。Norose 等（2011）的研究发现 CXCL10 在慢性弓形虫感染过程中起着维持 T 细胞应答和控制眼内弓形虫繁殖的作用。采用弓形虫易感的 C57BL/6 和抗性的 BALB/c 小鼠眼内感染弓形虫后，与 BALB/c 小鼠相比，眼弓形虫感染可刺激 C57BL/6 小鼠表达高水平 TREM-1、IL-33、ST2、TLR11、TLR12 和 TLR13（Zhang 等，2019）。这些基因与易感小鼠眼弓形虫病之间的关系有待进一步研究。

（4）Ⅰ型干扰素：Chen 等（2017）采用 C57BL/6 和 BALB/c 小鼠眼内感染弓形虫后，与 BALB/c 小鼠相比，C57BL/6 小鼠表现出更严重的眼部病理和更高的弓形虫虫荷，眼组织中的 galectin（Gal）-9 及其受体（Tim-3 和 CD137）、IFN-γ、IL-6 和 IL-10 的水平均显著高于 BALB/c 小鼠。然而，BALB/c 小鼠眼组织中 IFN-α 和 IFN-β 的水平显著高于 C57BL/6 小鼠。推测Ⅰ型干扰素可能在实验性眼弓形虫病中起保护作用。

## 五、眼弓形虫病的风险因素

**1. 密切接触猫科类动物** 对北美 148 例弓形虫感染者和 413 个未感染者进行的独立病例对照研究显示，至少 3 人显示养猫是感染弓形虫病的高危因素。此外，接触猫科以外的动物如狗或兔等也有感染弓形虫的可能。

**2. 食入被弓形虫污染的食物和水** Cook 等（2000）对欧洲 252 个弓形虫 IgM 抗体阳性孕妇与 858 个正常女性的对照研究和 JonesL 等（2009）于 2002—2007 年在美国进行的一项病例对照研究均显示，食生肉或接触生肉的行为是感染弓形虫病的风险因素。然而，Alvarado-Esquivel 等（2011）的一项对墨西哥屠宰工的调查显示，124 份血样抗弓形虫 IgG 和 IgM 的阳性率和 248 个对照无差异。此外，饮用未经消毒的羊奶或者食用未经高温消毒的过滤器过滤的海鲜同样容易感染该病。

**3. 其他因素** 外出旅游或接触被污染的土壤都在很大程度上有患眼弓形虫病的风险。

## 六、眼弓形虫病的诊断

抗弓形虫血清抗体阳性表明曾经全身性接触过该寄生虫，尽管这一发现不足以证实眼弓形虫病的诊断，眼弓形虫病诊断一般依据典型的临床表现。当无法通过眼底镜检查来确定临床诊断时，需要通过血清学检测，包括检测血清中抗弓形虫 IgM 和 IgG 抗体的滴度来支持诊断。检测眼液中的抗弓形虫抗体滴度或采用 PCR 检测房水和玻璃体样品中的弓形虫基因有较高的敏感性和特异性，可以确定诊断（Harper 等，2009）。

## 七、眼弓形虫病的治疗

**1. 治疗指征** 免疫力正常患者的眼部急性炎症，临床表现包括视力降低，病变位于颞叶或毗邻视神经盘，玻璃体混浊程度在一级以上。此外非典型表现的眼弓形虫病和免疫功能低下的眼弓形虫病也被认为是治疗的指征。

**2. 治疗方法**

（1）经典疗法：经典疗法指乙胺嘧啶（每日口服 25～50mg，1～2 次），磺胺嘧啶（每日口服 1g，4 次）和系统性皮质类固醇（通常是泼尼松）的组合。此外，还应给予叶酸（隔日口服 5mg）。乙胺嘧啶能抑制二氢叶酸还原酶，而磺胺嘧啶能竞争性拮抗对氨基苯酸，从而影响弓形虫的核酸合成。Rothova 等（1993）对荷兰 149 个非艾滋病的眼弓形虫病患者的抗虫药物治疗效果进行了评估，发现用经典疗法治疗的患者比接受其他药物治疗或不治疗患者的视网膜病变范围缩小更明显，与未经治疗的对照组之间有显著性差异。但 26% 的患者也因接受二联疗法出现并发症而停止治疗。乙胺嘧啶可能导致胃肠道和皮肤的副作用，但大多数是与血液相关的不良表现，包括白细胞减少和血小板减少。因此，用药期间每周监测血液细胞应贯穿整个疗程。磺胺嘧啶是一种磺胺类抗弓形虫药物，通常可引起像皮疹这样的过敏反应。Kump 等（2005）回顾了对 4 例在怀孕期间患眼弓形虫病患者的治疗，结果认为孕妇应该避免经典治疗。因为乙胺嘧啶可能致畸，且磺胺嘧啶和其他磺胺类药物可能导致胆红素脑病（bilirubin encephalopathy）。Zhang 等（2018）采用 Meta 分析，将包括克林霉素、阿奇霉素和甲氧苄氨磺胺甲基异噁唑（trimethoprim sulfamethoxazole，TMP-SMX）在内的 6 种治疗试验与常规治疗（乙胺嘧啶、磺胺嘧啶和皮质类固醇的组合治疗）进行了比较，以评估其对视力、玻璃体炎症和眼弓形虫病复发的影响及其副作用。TMP-SMX 疗法似乎可作为免疫健全患者眼弓形虫病的替代治疗方法。

（2）复方新诺明：复方新诺明（每日口服 60～800mg，2 次）在四氢叶酸合成中有类似于乙胺嘧啶和磺胺嘧啶的作用，低成本、广泛的可用性和耐受性使这种药物组合成为一个很好的选择。Rothova 等（1993）的大型前瞻性对比试验证实，复方新诺明和强的松有相对良好的耐受性（即仅 4% 的患者因副作用需要停止治疗），但不能减少经典疗法损伤程度的大小。然而，Silveira 等（2002）发现，与未经治疗的对照组相比，复方新诺明 20 个月内每 3 日口服，可将眼弓形虫病的复发危险从 23.8% 降低到 6.6%，且这 6.6% 的患者是因磺胺类药物的相关反应（如皮肤表现）等而停止治疗的。

（3）克林霉素：克林霉素是一种林肯胺类抗生素，每日口服 300mg，4 次，可干扰顶质体的翻译，添加到经典疗法中被称为“四联疗法”。在一项 36 例患者的 37 只眼睛有活动性炎症的回顾性调查中，Lam 和 Tessler（1993）报道 81% 的眼睛在开始四联疗法后 3 周内有反应，视力和 / 或眼内炎症有明显的改善。一些情况下，克林霉素可以代替乙胺嘧啶。Tabbara 和 O’Connor（1980）使用克林霉素、磺胺嘧啶或仅克林霉素治疗眼弓形虫病，3 周内有 80% 的病例有效。但另一方面，Rothova 等（1993）的比较研究表明，与接收经典治疗的患者相比，使用克林霉素、磺胺嘧啶和皮质类固醇治疗的患者的眼部病变范围没有更明显的缩小。假膜性结肠炎是克林霉素的一种潜在并发症，患者常因腹泻而停止用药。Peyman 及其同事 1998 年以个案报告形式和对包括 4 例患者的回顾性病例分析首次表明，玻璃体内注入克林霉素和地塞米松可能对局部治疗眼弓形虫病疗法有效。随后的一组 12 个只接受玻璃体内克林霉素和地塞米松治疗或结合系统性抗虫制剂治疗的病例的结果显示，该疗法对靠近斑点或视神经的病变有益。局部治疗似乎特别适合于复发性感染的患者，全身药物毒性者如孕妇也值得关注。但这种方法并不推荐给如艾滋病患者这样有免疫缺陷的患者。目前尚无眼玻璃体内注入药物相关并发症的报道。

（4）阿奇霉素：另一种治疗眼弓形虫病的抗寄生虫药物为阿奇霉素（每日口服 250mg）。乙胺嘧啶和阿奇霉素某种程度上已成为视网膜脉络膜炎改善视力的一线治疗药物。然而，Rothova 等（1998）对 11 例病例的小型调查研究显示，虽然 64% 的患者在治疗 4 周内视网膜病变炎症缓解，但 27% 接受治疗的患者在随访的第一年内有过复发。随后，调查人员对 46 例颞叶或毗邻视神经盘的眼弓形虫病进行前瞻性随机临床试验，评估乙胺嘧啶 + 阿奇霉素对比经典疗法的效果，发现两组间的治疗效果没有差异，但接受阿奇霉素治疗的患者较少出现不良反应，而没有接受阿奇霉素治疗的患者则由于不良反应需要停止药物使用。

（5）存在的问题：虽然对眼弓形虫病的研究有了长足的进展，但由于感染个体免疫力的不同，患病后的临床表现各异，出现漏诊和误诊，常常延误眼弓形虫病的治疗。由于目前尚没有能治愈弓形虫病的药物，治疗目标只能是限制弓形虫在活动性视网膜炎的病灶中繁殖，但无法遏制疾病的复发。目前临床上多采用联合疗法，虽然可在某种程度上控制眼弓形虫病的发展，但治疗周期长、疾病易复发、药物副作用和耐药性产生等问题亟待解决。眼弓形虫病由于其发病率较低且临床表现不特异而容易被忽视，可导致失明。深入研究眼弓形虫病的免疫病理机制，可有望为该病的临床治疗提供理论和实验依据。

## 第五节 肺弓形虫病

在艾滋病患者等免疫功能缺陷宿主体内，慢性感染状态的弓形虫活化可导致脑弓形虫病或全身其他器官的损害。其中，脑外弓形虫病中，肺弓形虫病的发生率为第二或第三位。肺弓形虫病多见于艾滋病和器官移植患者，偶有免疫功能正常人群患此病的报道。值得注意的是，肺弓形虫病患者病情发展迅速、临床表现严重、病程发展快、病死率高且诊断困难。本节重点介绍肺弓形虫病的感染方式、高发人群、临床症状、免疫病理机制和诊断方法等。

### 一、肺弓形虫病的感染方式

**1. 先天性肺弓形虫感染** 先天性弓形虫感染，经母体胎盘途径将速殖子传给胎儿，常导致胎儿严重的畸形和眼部损伤。肺弓形虫病也可发生于先天性弓形虫感染的新生儿。由于新生儿的免疫功能尚未发育完全，感染弓形虫后可侵犯全身多个器官，可发生严重的弓形虫病。Al-Hamod 等（2010）报道一个出生 6 天患严重先天性弓形虫病的新生儿病例，患者表现为严重的感染性休克症状以及全身多器官功能衰竭；肺动脉高压伴有呼吸困难，神经性损伤，血小板减少以及弥漫性血管内凝血和转氨酶升高；血清学检查抗弓形虫抗体阳性，因此该患儿患肺弓形虫病的可能性极大。先天性弓形虫感染中的肺弓形虫病很少见，常见于有全身多个器官受侵犯且病情极其严重的病例。由于该病致死率高，一旦确诊，需及时给予抗弓形虫治疗。

**2. 获得性肺弓形虫病** 后天感染主要通过食入含有弓形虫包囊的肉类或被卵囊污染的食物或水而感染，也可通过器官移植和输血途径感染。初次感染多无明显症状，但当宿主免疫功能受损时，组织内的包囊可破裂，缓殖子释出并侵入新的组织细胞，形成包囊或假包囊，并继续发育繁殖。肺弓形虫病多为后天性感染。弓形虫感染在艾滋病患者中多以脑弓形虫病的形式出现，但在免疫功能严重受损的患者，弓形虫可进一步侵犯脑外多个器官，其中肺是最易受侵犯的器官之一，且临床表现最为严重。由于肺弓形虫病的临床表现不特异，与其他多种肺部非典型机会性感染性疾病相似，故常被忽视或难以诊断，常在死后尸检才被确诊。器官移植患者在接受免疫抑制治疗后，受体体内潜伏的弓形虫或者供体器官内原有的弓形虫可重新活化，病情严重的患者也可有全身多个器官受累，其中同样以肺弓形虫病的临床表现最为严重。

### 二、肺弓形虫病的高发人群

肺弓形虫病常见于免疫功能缺陷的患者，最高发的两大人群是艾滋病患者和器官移植患者。肿瘤患者常接受放疗和化疗，可造成机体免疫系统不同程度的损害，临床亦有此类患者患肺弓形虫病的相关病例报道。Apetse 等（2011）报道艾滋病患者有严重的免疫功能缺陷，常罹患多种机会性感染性疾病，其中以肺部感染最为多见。艾滋病患者机会性感染性肺炎的相关病原体种类广泛，包括多种细菌、真菌、病毒和寄生虫等。肺弓形虫病的出现往往预示着患者已经发生全身播散性感染，预后很差。据统计，在 20 世纪 90 年代，艾滋病患者的肺部感染疾病有 1%～4% 由弓形虫引起。Velásquez 等（2016）报道 2 例经抗逆转录病毒疗法治疗的 HIV 患者由弓形虫感染引起的肺炎，其临床表现和放射学特征均不特异。然而，近年来随着抗逆转录病毒治疗的广泛应用以及预防性抗寄生虫药物的使用，艾滋病患者肺弓形虫病的发病率有所下降。Sumi 等（2013）报道肺弓形虫病的另一主要高发人群是器官移植患者，以骨髓干细胞移植者的报道最多见，其他如心脏、肝脏、胰、肾、肺和皮肤等器官移植者也有报道，可能由受体体内的弓形虫活化引起，也可能由供体器官或者血液内的弓形虫引起。虽然肺弓形虫病在艾滋病患者和器官移植患者中的发病率非常低，但该病病情严重且发展迅速、病死率高，相关病因常常被临床医生忽略，因此建议临床上在这两类患者出现严重肺部感染症状时，特别是在患者血清抗弓形虫抗体阳性的情况下，有必要考虑肺弓形虫病的可能。肿瘤患者常接受放疗和化疗，可造成机体免疫系统不同程度的损害，临床上亦有此类患者患肺弓形虫病的病例报道。Herold 等（2009）报道了一个非霍奇金淋巴瘤患者患弓形虫病的病例。该患者在化疗缓解 6 周后出现右臂进展性疼痛，怀疑肿瘤复发，并及时地给予放疗和化疗，但患者最终于 5 天后死于全身多器官功能衰竭。尸检确诊为全身播散性弓形虫病，弓形虫侵犯了患者的脑、骨髓、心和肺等多个器官。有学者报道肺癌患者中弓形虫感染率显著增高（Bajnok 等，2019）。因此，对肿瘤患者，特别是淋巴瘤患者在化疗期间或化疗后出现不明原因的严重神经系统和肺部症状以及发热等，应考虑患弓形虫病的可能。

偶有免疫功能正常人群患肺弓形虫病的报道，可能与非典型基因型虫株的感染有关，例如流行南美洲的不典型基因型弓形虫。De Salvador-Guillouet 等（2006）报道一例法国南部免疫功能正常的 19 岁男子患肺弓形虫病的病例，患者出现高热、肌痛、干咳和呼吸困难等症状，支气管肺泡灌洗液检查未发现相关细菌病原体，但检出少量的弓形虫速殖子，且血浆抗弓形虫抗体阳性，上述依据符合肺弓形虫病的诊断。进一步检测支气管肺泡灌洗液，对弓形虫 DNA 片段 LPN-2003-FOU 进行检测分析，发现其序列不同于典型的弓形虫Ⅰ、Ⅱ或Ⅲ型虫株，而是表现为非典型基因型特征。Karina 等（2014）报道采用 CT 在 3 例免疫功能正常者发现急性肺弓形虫病，患者入院前出现了两周的高热和进行性呼吸困难。实验室检查显示淋巴细胞增多，CT 检查结果显示支气管血管平滑肌增厚（100%）、玻璃样混浊（100%）、肺不张（33%）、肺部散在结节（33%）、淋巴结肿大（33%）和胸腔积液（66%）等。所有患者在治疗后症状均得到改善，并在随访中发现病症消失。

## 三、肺弓形虫病的临床表现和免疫病理

**1. 临床表现** 肺是出现严重脑外弓形虫感染时最常累及的器官之一，肺弓形虫病既可发生在免疫功能缺陷人群又可发生在免疫功能正常的人群，但两者的临床表现有一定差异。本病最常见的症状是呼吸困难和干咳。患者早期可出现胸腔积液，最常见的体征是发热和肺啰音；淋巴结和肝脾肿大更多见于免疫功能正常人群的肺弓形虫病（Goodman 和 Schnapp，1992）。Escuissato 等（2004）报道胸片主要显示双侧肺间质浸润，表现为双侧肺叶毛玻璃样改变、肺纹理增粗、受累的肺段和肺叶稍模糊。肺弓形虫病的影像学特征与耶氏肺孢子菌感染很相似，有学者认为肺弓形虫病较为显著的胸片特征是双侧肺粗糙结节影，由此可与耶氏肺孢子菌感染相鉴别，但对两者之间临床表现上的区别有必要进行进一步的观察和研究。此外，肺结核、肺组织胞浆菌病、肺球孢子菌病及巨细胞病毒感染等肺部非典型性感染性疾病的临床表现均与肺弓形虫病相似，临床上有必要进行相互鉴别。总之，肺弓形虫病临床上无特异表现，其确诊有赖于实验室病原体检测以及相关的辅助诊断。患肺弓形虫病时，患者常呈现全身播散性感染，脑、骨髓、心等器官常同时受累，可出现相应临床表现，需引起临床医生的注意。一般情况下抗弓形虫抗体在免疫功能正常人群中常呈阳性，但在免疫功能缺陷人群则阳性率低，且抗体滴度一般也较低。

**2. 肺弓形虫病的免疫病理** 肺弓形虫病的免疫病理机制目前尚不完全清楚。国内学者研究发现，如果大鼠肺泡巨噬细胞低表达诱导型一氧化氮合酶（inducible nitric oxide synthase，iNOS）而高表达精氨酸酶 1（arginase-1，Arg-1），则对弓形虫易感。肺部感染的临床结局较差（Zhao 等，2013）。临床上在对肺弓形虫病患者进行肺活检或尸检时，弓形虫包囊并不多见。因此，目前多数学者认为本病的发生机制是源于其他器官如脑的弓形虫通过血液传播到肺。然而，亦有少数病例的支气管肺泡灌洗液标本中可同时检测到包囊和速殖子，表明肺本身的包囊破裂也可以促使肺弓形虫病的发生（Lavrard 等，1995）。当机体的免疫功能受损时，包囊活化为速殖子，感染肺出现肺弓形虫病，在此免疫过程中肺泡巨噬细胞和 IFN-γ 是两个最重要的因素。目前关于肺弓形虫病的病理特征尚没有统一的认识，主要是

因为报道较少，且病理表现变化多样。Nash 等（1994）分析了 4 例肺弓形虫病患者的尸检病理报告，其中 2 例表现为病灶大小和程度不一的肺部损害，速殖子含量较少且多分布在细胞内；而另 2 例则表现为严重的间质性肺炎，呈现广泛的肺泡损伤，细胞内外皆有速殖子分布。病理特征的个体差异可能和感染阶段及感染程度相关。Pomcroy C 等（1991）发现肺弓形虫病患者肺内淋巴细胞数量增多，尤其是 $CD8^+$ T 细胞数量增多，$CD4^+/CD8^+$ 比值变小，同时脾细胞增殖受抑制。Filice GA 等（1999）对肺弓形虫病小鼠模型支气管肺泡灌洗液和肺组织中的细胞因子检测发现，IFN-γ、IL-2、IL-4 和 IL-10 的 mRNA 和蛋白表达量均升高，由此推测 Th1 和 Th2 细胞因子在肺弓形虫病肺组织中的表达量均有升高。

## 四、肺弓形虫病的诊断方法

以往肺弓形虫病诊断困难，死亡率高，常常是在死后依靠血清学检查和尸检才得以确诊。近年来依靠检测支气管肺泡灌洗液和肺活检，很多现症患者得以确诊。痰涂片检查弓形虫速殖子是比较传统的方法，简单、快速且价廉，对诊断肺弓形虫病以及评价其轻重程度具有一定的价值，特别是在侵入性操作不允许的情况下，但 Laibe 等（2006）报道该法假阴性率高。血浆检测抗弓形虫抗体有助于判断弓形虫在机体内的活动状态以及机体的免疫状况，但对肺弓形虫病或其他器官弓形虫病的诊断帮助不大。因为患者常是免疫功能缺陷的患者，不同患者的免疫状况差异大，血浆中的抗体滴度变化也大，某些患者甚至表现为特异性抗体阴性。检测支气管肺泡灌洗液的方法有三种：吉姆萨染色查找弓形虫速殖子或免疫荧光检测弓形虫抗原、PCR 法检测弓形虫 DNA 以及采用 MRC-5 人胚肺成纤维细胞等培养弓形虫。吉姆萨染色查找弓形虫速殖子或免疫荧光检测弓形虫抗原是传统的检测方法，简单、快速且价廉，不足之处是易漏检。PCR 检测弓形虫特异性基因如 GRA6、B1、529bp 片段或 P30 等，特异性强，且准确度高。PCR 检测支气管肺泡灌洗液中的弓形虫 DNA 含量，既可作为肺弓形虫病的诊断，同时对评价其轻重程度有一定的参考价值（Ripa 等，2012）。Contini 等（1995）对 14 例疑似脑弓形虫感染或其他器官弓形虫感染的艾滋病患者分别采用染色法、免疫荧光法和细胞培养法检测其相应的脑脊液、支气管肺泡灌洗液和痰标本，结果显示染色法仅检测出 4 例阳性，免疫荧光法也仅检测出 4 例阳性，但对血标本进行细胞培养 48 小时后则检测出 11 例阳性；脑脊液培养 8 例阳性；支气管肺泡灌洗液和痰标本培养 6 例阳性，且该 6 例均有相应的呼吸系统症状。因此，相对于染色法和免疫荧光法，细胞培养法检测敏感性更高，对辅助诊断肺弓形虫病具有非常重要的参考价值。与传统检测方法相比，用 PCR 检测和细胞培养法诊断肺弓形虫病，其敏感性更高，值得推广。由于 PCR 检测弓形虫特异性基因片段具有特异性强、准确性好等优势，可作为肺弓形虫检测的首选方法，在本方法检测阴性的情况下，建议使用细胞培养法进行进一步确认。痰涂片法和染色法等传统方法因其简单、快速和价廉等优点仍然是临床上不可或缺的检测方法。其他弓形虫感染的辅助诊断技术详见第十二章。

## 五、存在的问题

肺弓形虫病多属获得性感染，临床上发病率低，且由于其临床表现不特异，常被临床医生忽视。该病发展迅速，病情严重，患者往往由于无法得到及时的抗弓形虫治疗而死亡。近年来随着诊断技术的提高，此状况正逐渐得以改善。然而，目前肺弓形虫病的发病机制尚不清楚。因此，深入研究肺弓形虫病的免疫病理机制，将为该病的临床防治提供理论依据。

# 第六节　肝脏弓形虫病

弓形虫感染主要侵犯宿主的淋巴结、眼、中枢神经系统、肝和心脏等重要脏器并损害其功能。弓形虫感染肝脏后可引起一系列的肝脏病理改变，如肝大、肝炎和肝肉芽肿等。此外，流行病学研究显示弓形虫感染还与肝硬化相关。Alvarado-Esquivel 等（2011）对墨西哥北部人群的弓形虫感染与肝脏疾病的病例对照研究结果显示，肝脏病患者和对照组人群的弓形虫血清抗体阳性率之间无显著差异。因此，有必要采取更大数量的样本，对弓形虫感染与肝脏疾病的相关性进行进一步的研究。本节主要介绍弓形虫感染所引起的肝脏病变及其相关的临床症状等。

## 一、弓形虫感染与肝大

弓形虫感染可引起组织细胞坏死性淋巴结炎，患者常有淋巴细胞减少、脾大和肝大等临床表现。对 300 个肝大儿童进行全套临床和实验室检查。免疫学检测结果显示，125 个儿童存在寄生虫感染，其中血吸虫病占 10%（30/125）、片形吸虫病占 8.7%（26/125）、弓蛔虫病占 6%（18/125）、弓形虫病占 11.7%（35/125）、棘球蚴病占 1%（3/125），以及混合寄生虫感染占 4.3%（13/125）。另外 58.3%（175/300）的儿童无寄生虫感染。血吸虫病可引起中度或重度肝大，大部分其他寄生虫感染都是引起轻度肝大，其中 50% 的弓形虫或弓蛔虫感染者有发热。因此，弓形虫感染应被考虑为儿童肝肿大的重要原因之一（Hassan 等，1996）。

## 二、弓形虫感染与肝炎

**1. 弓形虫感染与动物实验性肝炎** Dubey 等（2001）和 Sedlak 等（2004）分别发现鹊雁（属于雁形目鸭科鹊雁亚科）和蓝牛羚（又名四角羚羊，属于牛亚科）等感染弓形虫之后，弓形虫肝炎和肺炎可能是造成其死亡、晚期流产或新生动物在出生后 2 天内死亡的主要原因。Dubey 等（1990）对发热和出现呼吸窘迫 5 天内死亡的猫进行尸体剖检发现：所有组织都有黄疸，肝脏有弥漫性网状影。组织学观察发现弓形虫肝炎和脑炎都与弓形虫速殖子繁殖有关；在完整的绒毛上皮细胞和脱落入管腔的上皮细胞中均检查到弓形虫配子体和卵囊。Rifaat 等（1981）在慢性弓形虫感染小鼠的肝脏观察到小的坏死灶，在一些肝细胞内观察到弓形虫，但大部分肝细胞正常且酶的活性也正常。有关动物弓形虫病详见第十一章内容。

**2. 弓形虫感染与人体肝炎** 弓形虫感染可能导致慢性肝病患者严重的疾病，因为这些患者的免疫系统受损，从而改变疾病的进程。Brion 等（1992）报道尽管弓形虫在 AIDS 患者中主要造成中枢神经系统的疾病，但在 HIV 血清阳性的患者也可出现急性弓形虫肝炎。在非免疫抑制患者也有急性弓形虫肝炎的报道（Lesur 等，1994）。Averbach 等（1972）认为家族性肝炎的流行可能与弓形虫感染有关。免疫功能健全者感染弓形虫后发生肝炎的病例报道举例如下。Dogan 等（2007）报道一例 61 岁患者出现厌食、乏力和右下腹痛 5～6 周就诊。腹部超声检查显示肝大。ELISA 检测抗弓形虫 IgG 抗体阳性。肝组织活检标本病理观察显示，肝脏组织呈现轻到中度的肝细胞损伤；肝细胞板由于细胞肿胀等而导致紊乱，并且有小的坏死病灶；在窦状隙可见到丰富的库普弗细胞和轻度的淋巴细胞浸润。高倍镜下在肝细胞和窦状隙均观察到弓形虫速殖子，用弓形虫抗体进行免疫组织化学染色同样证明组织病理学的诊断。八天后重复采用 ELISA 检测，血清抗弓形虫 IgM 抗体呈阴性，抗弓形虫 IgG 和 IgA 均呈阳性。眼部检查未发现弓形虫性脉络膜视网膜炎，因此患者被诊断为急性弓形虫肝炎。Nunura 等（2010）报道一例免疫功能健全的患者患有严重的弓形虫病，表现为肺炎、视网膜脉络膜炎、肝炎和肌炎。Pazoki 等（2020）的一个系统综述和 Meta 分析显示弓形虫感染是慢性肝病的潜在风险因素，因此这些患者需要增加其他诊断手段。Alvarado-Esquivel 等（2011）使用 ELISA 对 75 名肝病患者和 150 名普通人群对照进行抗弓形虫 IgG 和 IgM 抗体检测，这些对照在性别、年龄和居住条件等方面均与肝病患者匹配；结果显示弓形虫血清抗体阳性与肝病的诊断之间没有相关性，但患者的弓形虫血清抗体阳性与食用鹿肉和鹌鹑肉有相关性。Huang 等（2018）的研究显示弓形虫感染者非酒精性脂肪肝的患病率可能更高，年龄可能对弓形虫血清抗体阳性人群非酒精性脂肪肝的增加有影响。Tian 等（2017）采用 ELISA 检测 1 142 例我国山东和河南的肝病患者和当地 1 142 例对照血清中的抗弓形虫 IgG 和 IgM 抗体，结果显示肝病患者的抗弓形虫 IgG 阳性率为 19.7%，对照组的阳性率为 12.17%，其中肝癌患者的血清抗体阳性率最高（22.13%），其次是肝炎患者（20.86%）、肝硬化患者（20.42%）和脂肪变性患者（20%），这些结果表明肝病患者更易罹患弓形虫病。

采用 RT-PCR 对 70 例埃及慢性肝病患者和 50 例当地正常对照的弓形虫虫血症进行检测，结果显示，与对照组 6%（3/50）相比，30%（21/70）慢性肝病患者弓形虫虫血症呈阳性，弓形虫 / 乙型肝炎（HBV）和弓形虫 / 丙型肝炎（HCV）合并感染率分别为 33.3%（23/70）和 31.4%（22/70）；弓形虫虫血症与 HCV 病毒载量之间存在高度相关性。与阴性患者相比，弓形虫阳性患者血清中的肝脏酶水平显著增加，提示弓形虫感染与慢性肝病之间存在相关性（El-Sayed 等，2016）。

## 三、弓形虫感染与肝肉芽肿

**1. 弓形虫感染与动物实验性肝肉芽肿** Stahl 等（2004）的研究发现孕鼠感染弓形虫后，可在孕第 7 天发生胎盘吸收、流产和死产。出生后的胎鼠呈现多种病理改变，多是恶病质和 / 或智力障碍，且胎鼠在第 1 个月的死亡率很高。对死亡的胎鼠进行尸体剖检发现肝有斑点和脾大，肝脏病理变化广泛而显著，表现为肝细胞坏死、钙化，肝窦扩张和巨细胞肉芽肿，其他器官的病理改变也很明显。Rifaat 等（1981）发现，急性弓形虫感染的小鼠肝细胞变性可从水肿发展为脂肪变性，被损害的细胞琥珀酸脱氢酶活性减低，而磷酸酯酶活性增高，在一些肝细胞中可以查见弓形虫。在形成肉芽肿的血管周围可以观察到显著的细胞浸润，同时网状内皮细胞、库普弗细胞和吞噬细胞的碱性磷酸酶的活性显著增高。因此，弓形虫感染与实验性肝肉芽肿的形成有一定相关性。

**2. 弓形虫感染与人体肝肉芽肿** Marazuela 等（1991）对 23 例特征性肝肉芽肿患者的研究发现：Q 热占 43%（10/23），内脏利什曼病占 22%（5/23），南欧斑疹热占 9%（2/23），弓形虫病、霍奇金病和嘌呤醇过敏各占 4%（1/23）以及病因不明肝肉芽肿 13%（3/23）。弓形虫感染与肝肉芽肿相关的病例还见于 Ortego 等（1990）的报道：患者 71 岁，因发热、不适和体重减轻两个月就诊，体检诊断为视网膜脉络膜炎。实验室检查显示抗弓形虫特异性 IgG 抗体呈强阳性；碱性磷酸酶、γ- 谷氨酰基转肽酶、天冬氨酸转移酶以及丙氨酸转移酶显著升高；肝穿刺活检显示肝肉芽肿。虽然该例肝肉芽肿患者伴抗弓形虫特异性 IgG 抗体阳性，但临床上尚缺乏弓形虫感染引起肝肉芽肿的直接证据。

## 四、弓形虫感染与肝硬化

Ustun 等（2004）采用 IFAT 和 ELISA 对 108 名肝硬化患者和 50 名健康献血者血清中抗弓形虫 IgG 和 IgM 抗体进行检测，研究弓形虫病在肝硬化患者中的发病率。结果发现，在 108 例肝硬化患者中有 74 例（68.5%）、50 例对照组中有 24 例（48%）抗弓形体 IgG 和 IgM 抗体阳性。肝硬化患者的弓形虫血清抗体阳性率显著高于对照组。Abd El-Rehim El-Henawy 等（2015）采用 ELISA 对 180 例肝病患者和 180 个健康对照的血液样本进行抗弓形虫 IgG 抗体检测，结果显示 32.8%（59/180）的患者和 22.2%（40/180）的对照发现抗弓形虫 IgG 抗体，弓形虫血清抗体阳性与患者的淋巴结肿大、输血史和反射障碍之间显著相关；慢性 HCV 组中血清抗弓形虫抗体阳性率与肝组织活检疾病进展（肝纤维化和炎症病理评分）之间显著相关。肝硬化患者中的弓形虫血清抗体阳性率较高，并且弓形虫血清抗体阳性率与严重肝组织炎症和坏死相关程度更高。以上表明肝硬化患者可能是弓形虫病的罹患人群。Alqurashi（2009）对单纯肝硬化患者与弓形虫病伴有或不伴有肝硬化的患者血清中锌和镁的水平进行比较，发现弓形虫感染伴有肝硬化的患者血清中锌和镁的含量均显著降低。然而，弓形虫感染与肝硬化之间是否存在一定的相关性，尚需进一步进行大样本分析。

## 五、存在的问题

肝脏的生理功能包括解毒、代谢和分泌胆汁等，肝脏在全身以及局部防御中均发挥着非常重要的作用。弓形虫感染可引起一系列的肝脏病变，包括肝肿大、肝炎、肝肉芽肿和肝硬化等。进一步研究弓形虫感染引起肝脏病变的机制，可为寻找控制弓形虫肝脏感染的针对性措施提供依据。

# 第七节　弓形虫性淋巴结炎

弓形虫性淋巴结炎（*Toxoplasmic* lymphadenitis）首先由 Siim 于 1954 年报道。1969 年世界卫生组织报告在淋巴结肿大原因不明病例中约有 15% 由弓形虫感染引起。我国学者徐秉锟等（1979）对来中山大学附属第一医院外科就诊的一例左侧颈后淋巴结肿大（1cm×1cm），质实、活动和无压痛，X 线胸透无异常发现的病例，摘下肿大淋巴结并活检。将一半组织送病理检查，另一半装入无菌研磨器立即磨成匀浆，加入 2ml 灭菌生理盐水，按无菌操作腹腔内接种 3 只小鼠。第 7、8 天各杀死一只小鼠，检查腹腔液，镜检发现弓形虫假包囊和速殖子。另一只小鼠于第 40 天死亡，并在脑组织找到了弓形虫包囊。该虫株命名为 ZS1。徐秉锟等（1981）对 19 例疑为肿瘤而进行颈后淋巴结切除做活检时，取一块淋巴结组织加生理盐水磨成匀浆后腹腔内接种小鼠。其中 1 例第 5 天在小鼠腹腔渗出液查到弓形虫速殖子，该虫株命名为 ZS2。弓形虫性淋巴结炎除了显著的淋巴结肿大外，缺乏特征性的临床表现，临床上误诊和漏诊率较高，故弓形虫性淋巴结炎应包括在淋巴结肿大的鉴别诊断之内。弓形虫性淋巴结炎的诊断依据主要为病原学检查和组织病理。对确诊病例，需给予抗弓形虫治疗，直至临床症状及体征完全消失。

## 一、临床表现

弓形虫性淋巴结炎几乎均为获得性感染，常见于免疫功能健全的儿童和中青年，大多为女性。弓形虫侵入人体后，可通过淋巴道播散累及淋巴结，最常发生在头颈部，亦可见于双侧腋下、耳后、枕部、颌下、锁骨上、腋下和腹股沟，甚至全身淋巴结。在播散性弓形虫病中，纵隔、主动脉旁、肠系膜和肺门淋巴结亦可受累。动物接种显示，急性感染虫血症 1～2 周便可在淋巴结分离出虫体。

急性弓形虫淋巴结炎的症状主要包括双侧对称性的非触痛性颈部或枕部的非化脓性淋巴结肿大，通常 < 3cm 大小，还伴随有发热、头痛、肌肉痛、淋巴结炎和易疲劳，症状有时类似于传染性单核细胞增多症。在急性发病期血清 IgM 水平增加。慢性病的症状主要是淋巴结炎，偶尔有皮疹、肝炎、脑脊髓炎和心肌炎。1992 年，卢慎将弓形虫性淋巴结炎的临床表现分为三型：Ⅰ型为单纯淋巴结肿大，可发生于一个部位，也可发生在身体多个部位，肿大的淋巴结可单枚或数枚，不伴有其他症状，病程常较长。此型在一定条件下，如患者免疫功能低下，可转为Ⅱ型或Ⅲ型。Ⅱ型病例除淋巴结肿大外，尚伴有发热、肌肉及关节酸痛等其他临床症状。Ⅲ型为淋巴结肿大作为弓形虫病全身型或其他临床类型局部表现的体征之一，淋巴结肿大不仅可在发病时出现，也可在病程进展中发生。该型患者的临床症状及体征复杂多样，视弓形虫侵犯的器官受损害程度轻重而出现相应的症状和体征。

## 二、临床与实验室诊断

由于很多疾病均可导致淋巴结肿大，故弓形虫性淋巴结炎的临床诊断较为困难。通常需要通过淋巴结活检和 / 或血清学检测来诊断，在病变组织中查见弓形虫具有确诊的价值。弓形虫假包囊（速殖子位于宿主细胞内）及包囊在常规 HE 染色下即可识别；而速殖子易与坏死组织碎片相混淆。为准确起见，可利用抗弓形虫特异性抗体进行免疫组化或免疫荧光标记。Giemsa、Wright 和 PAS 等染色对识别弓形虫亦有帮助，尤其在涂片和印片中显色反应较好。如有条件，亦可采用动物接种、分离培养、电镜或 PCR 等技术，以确定弓形虫感染。有关检查技术详见第十二章。

**1. 病原学检查**

（1）化学染色：对活检的淋巴结组织，一般常用涂片、印片或石蜡包埋切片做 HE 染色或特殊染色来查找病原体。在HE染色片中除非用油镜清晰地观察到呈弓形或香蕉形，核位于虫体中央或偏向一侧的典型虫体，或查见弓形虫假包囊/包囊才能确诊。但在淋巴结组织切片中确诊弓形虫较为困难。因为在病理切片制作过程中，组织经固定、脱水处理，组织细胞及虫体均收缩，且虫体在组织中的位置不同，切片角度不同致虫体形态多样，上述典型的虫体极难清晰辨认，加上淋巴结组织中细胞碎屑较多，难与切片组织中形态多样的虫体鉴别。因此，对可疑病例需进一步做Giemsa或PAS染色，提高弓形虫的检出率。

（2）免疫组化染色：与单纯HE染色相比，运用免疫组化技术可以显著提高弓形虫的检出率，减少该病误诊和漏诊的发生。刘翠梅等（1997）应用间接免疫酶法检测淋巴结病组织中的弓形虫获得了很好的效果。冯堃等（2002）应用免疫组化S-P法染色，在57例诊断为慢性非特异性淋巴结组织中检出22例弓形虫性淋巴结炎，较HE染色检出典型弓形虫速殖子而确诊的病例多1倍。

（3）核酸分子杂交：用弓形虫特异的DNA或RNA片段，标记放射性同位素或非放射性物质（如酶、生物素等）制备探针，用此探针来检测样品中的基因核苷酸序列。虽然核酸分子杂交技术灵敏度高、特异性强，可用于弓形虫DNA和RNA的定性、定量检测，但由于操作复杂、实验条件要求较高等原因，限制了核酸分子杂交技术在弓形虫病临床诊断中的应用。

（4）PCR：用PCR技术检测弓形虫的基因是一种敏感和特异的方法。弓形虫病分子诊断中常用的引物靶基因有B1基因、P30（SAG1）基因、核糖体内转录间隔区（ITS）和529bp重复序列等，这些基因均为在所有弓形虫虫株中高度保守的DNA序列。有学者采用半巢式PCR，对18例组织病理符合弓形虫性淋巴结炎诊断的石蜡包埋淋巴结组织以及17例组织学特点需与弓形虫性淋巴结炎相鉴别的淋巴结组织进行弓形虫DNA检测。结果显示，PCR结果阳性率在组织病理符合组为94.4%（17/18），而在鉴别诊断组为11.76%（2/17），提示PCR技术辅以组织病理检查可提高弓形虫性淋巴结炎诊断的准确率。卢慎（2008）应用间接原位PCR技术检测人病理诊断为慢性非特异性淋巴结炎组织中的弓形虫，86例中有47例阳性，占54.65%。结果提示，在病理诊断为慢性非特异性淋巴结炎病例中，存在被误诊的弓形虫淋巴结炎病例；而原位PCR技术应用可显著降低弓形虫性淋巴结炎的误诊率。

**2. 血清学检测** 弓形虫性淋巴结炎诊断常需借助于血清学检测。临床上常用的检测方法有间接免疫荧光抗体试验（indirect immunofluorescent antibody test，IFA）、改良凝集试验（modified agglutination test，MAT）、间接血凝试验（indirect hemagglutination assay，IHA）和酶联免疫吸附试验（enzyme linked immunosorbent assay，ELISA）等。这些方法在敏感性、特异性、可靠性、可重复性和简便性上各有优缺点。应针对感染处于活动期、潜伏期或复发等不同情况，适当选择不同的血清学实验作为辅助诊断方法。间接荧光抗体试验以全虫体为抗原，采用荧光标记的二抗检测特异性IgG和IgM抗体。此法具有灵敏、特异、快速和重复性好等优点，适用于定性和定量的检测，也可用于临床弓形虫病的分期诊断。其中，检测IgM抗体具有早期诊断的价值。ELISA可检测宿主的抗弓形虫IgG、lgM、lgA和IgE抗体或循环抗原（CAg）。循环抗原是弓形虫急性感染期虫体分泌代谢释放的抗原成分，CAg检测有助于判断急性或慢性弓形虫感染。

**3. 病理特征** 弓形虫性淋巴结炎典型的组织病理改变为所谓的三联征。

（1）淋巴滤泡反应性增生：淋巴滤泡形状和体积可有很大变化，但结构尚完好，都有一个由淋巴细胞组成的套区或帽区和淡染的生发中心，其中含成簇的或单个的上皮样细胞。生发中心由中心母细胞和中心细胞构成。前者体积大，有显著核仁；后者较小，核有切迹。小团的上皮样细胞可混杂于其中。Michal等在30例经血清学证实的弓形虫性淋巴结炎中，发现生发中心的母细胞过度增生，并见受上皮样细胞侵犯的生发中心内有母细胞转化，母细胞类似于中心母细胞或免疫母细胞。

（2）淋巴滤泡间和滤泡内上皮样组织细胞不规则聚集：体积较大，胞浆嗜酸性，或淡染，较透明。单个分布或聚成小团小簇，散布于淋巴结内，呈星星空（starry sky）样表现，或形成相当大的团块，称为类肉瘤（sarcoid）型滤泡或类肉瘤样肉芽肿。其边界不清，其中偶见郎罕氏巨细胞。当大团上皮样细胞互相融合形成类肉瘤型滤泡时，滤泡中心可发生坏死，皮质和副皮质区有显著的上皮样组织细胞浸润。有时上皮样细胞簇侵犯滤泡边界，使边界消失。上皮样组织细胞也可出现在生发中心。

（3）淋巴滤泡旁存在单核细胞样B细胞：淋巴结内可见淋巴窦扩张，充满淡染的不成熟性窦性组织细胞或单核细胞样细胞，体积较小，现已证明为B淋巴细胞，有时伴有大量浆细胞。滤泡旁也可有大量单核细胞样B细胞。

**4. 诊断程序与标准** 一般认为，弓形虫性淋巴结炎的诊断应结合血清学检查。有学者（Argyle等，1983）指出，诊断本病要有特征性病变、确认弓形虫、动物接种分离阳性、特异性抗体效价升高等条件。1984年，Kean提出“效价第一，针吸第二，活检（切除）第三”的诊断程序。但弓形虫抗体效价的诊断标准不同的技术方法和不同的疾病进展阶段难以统一。在世界各地的一般人群中弓形虫抗体阳性率约为25%，我国约为7%。在淋巴结肿大时效价可高达1∶16 000或更高。以往认为以Sabin-Feldman染色试验最为可靠。有人引证23例组织学证实的弓形虫性淋巴结炎中，18%患者的染色实验效价从未超过1∶1 024。在AIDS患者中，则仅关注其阳性结果。但是染色试验在操作中因为需要活虫体和人的新鲜血清作为辅助因子（补体），因而逐渐弃用。血清弓形虫抗体效价升高（尤其IgM、IgA）和血液循环抗原阳性，均提示急性感染。结合淋巴结中典型的三联征表现及发现弓形虫，应是最可靠的诊断依据。三联征配合抗体阳性或确认弓形虫，亦可诊断弓形虫性淋巴结炎。典型三联征或虫体亦可作诊断依据。

### 三、临床治疗

针对弓形虫性淋巴结炎，大多患者需接受口服乙胺嘧啶 / 磺胺多辛（500mg/25mg），每周3片，为期四周，或三硝酚 - 磺胺甲噁唑（160mg/800mg），每12小时，持续6周。卢慎（1992）分析了所在医院经病理确诊的15例弓形虫性淋巴结炎病例的治疗及随访。其中除2例分别因转院及经济问题自动出院而未能给予弓形虫病特异性药物治疗外，9例用螺旋霉素治疗，4例口服复方新诺明（co-trimoxazole，CTM）。11例发热患者分别在服药后3～10天体温恢复正常，其中1例在治疗结束后1个月又出现发热达39℃，未予以处理，2天后热退。13例曾分别随访6个月至2年余，均未见复发。治疗好转后推荐终生二级预防。

2005—2007年，在伊朗的一个传染病门诊，Alavi等（2010）将46例经临床检查、血清学检查和组织病理学检查确诊为弓形虫性淋巴结炎的患者纳入随机、双盲和安慰剂对照试验研究。其中23名（15名男性，8名女性）患者接受CTM治疗1个月，剂量为每公斤体重40mg磺胺甲噁唑+8mg甲氧苄啶，每日2次；另外23名（17名男性，6名女性）患者接受安慰剂片治疗。如果淋巴结不再触及，IgM<6 IU，则认为治愈。1个月后，CTM组15例（65.2%）和安慰剂组5例（21.7%）观察到临床反应。CTM组1个月治愈率为65.2%，安慰剂组为13.0%。两组治疗效果差异显著。鉴于CTM的临床和血清学反应，以及该药物的良好的可用性和成本效益，而且该药物对脑和眼弓形虫感染的治疗效果研究已被明确描述，CTM可被推荐作为弓形虫性淋巴结炎治疗的替代药物。而且与更复杂和更容易出现不良反应的磺胺嘧啶 + 乙胺嘧啶 + 叶酸方案相比，CTM的剂量更易于使用。

## 第八节　器官移植与弓形虫病

弓形虫感染在免疫功能低下的患者中可能出现严重的临床症状，甚至导致致命的后果。由于实体器官移植受者需长期使用免疫抑制剂治疗，因此被认为是弓形虫病的高危人群。器官移植后的弓形虫病可由免疫抑制导致受者体内弓形虫隐性感染的活化，也可从携带有弓形虫包囊的供体移植器官中获得原发性感染、食用被弓形虫卵囊污染或含有包囊的食物等所导致。由于器官移植者实体移植器官的多样性、免疫抑制程度的差异性以及弓形虫病发病率相对较低等特点，造成临床医生对器官移植患者弓形虫感染的风险认识不足。同时由于我国实体器官移植后的弓形虫病病例较少见，且缺乏特异的临床表现，导致临床上对这类患者弓形虫病缺乏明确的或达成共识的治疗方案。本节分析了心脏、肝脏和肾脏移植后弓形虫病的发病机制、诊断、预防和治疗方案。

## 一、临床表现和发病机制

器官移植前、后免疫抑制药物的使用可导致受者的 $CD4^+$ T 细胞水平降低，器官移植时弓形虫可由弓形虫抗体血清阳性(隐性感染)的供体($D^+$)传染给弓形虫血清抗体阴性的受者($R^-$)(供体 / 受者为 $D^+/R^-$)，或由血清抗体阳性(隐性感染)受者($R^+$)移植后隐性感染的活化引起，还可能存在器官移植时血清抗体阳性(隐性感染)供体将弓形虫传染给血清抗体阳性受者(供体 / 受者为 $D^+/R^+$)。但通过输血传播弓形虫的情况较为少见。由于弓形虫感染好发于心肌，因而心脏移植者的弓形虫病比其他器官移植者的发病率高。Campbell 等(2006)的统计显示，心脏移植以外的弓形虫病例数以肾脏移植者为最多，其次是肝脏移植者。目前有关多器官移植，如肝 - 肾 - 胰腺、肝 - 肾移植、肾 - 胰腺移植等引起的弓形虫感染病例仅有数例报道。而胰腺和小肠移植的弓形虫感染病例仅各有 1 例报道。本节对 1980—2020 年 PubMed 和中国知网上实体器官移植后 101 例弓形虫病病例的统计结果显示，心脏移植后弓形虫病占 41.58%(42/101)、肾移植占 31.68%(32/101)、肝移植占 19.80%(20/101)、多器官移植占 4.95%(5/101)。本节选择性地对目前报道的病例数最多的三类实体器官(心脏、肝脏和肾脏)移植后弓形虫病的临床症状和发病机制进行了分析。

**1. 心脏移植与弓形虫病** 弓形虫的组织包囊通常存在于骨骼肌和心肌，因而造成心脏移植受者较高的弓形虫感染风险。Fernàndez-Sabé 等(2012)报道一项西班牙多中心的研究数据显示，实体器官移植受者弓形虫病的发病率为 0.14%，其中心脏移植受者弓形虫病的发病率最高为 0.6%。该发病率与西班牙的 Munoz 等(2003)报道的另一项研究结果一致。该医院的 315 例心脏移植受者中有 0.6%(2/315)的弓形虫病病例。心脏移植受者的弓形虫病可由弓形虫血清抗体阳性(隐性感染)供体的移植器官传染给血清抗体阴性受者($D^+/R^-$)，或者是血清抗体阳性受者移植前弓形虫隐性感染的活化所引起。美国斯坦福大学医学中心长达 16 年(1980—1996 年)的研究结果显示，在 620 例心脏移植受者中的 98 例术前弓形虫血清抗体阳性患者(包括 $D^-/R^+$ 组和 $D^+/R^+$ 组)在移植术后均未出现感染活化的临床症状，但在 $D^+/R^-$ 组观察到 4 例移植后感染弓形虫的病例，且这 4 例患者最终均死于弓形虫病(Montoya 等，2001)。McGregor 等(1984)的一项研究显示，4 例血清抗体阴性受者在接受弓形虫血清抗体阳性供者心脏移植后($D^+/R^-$)有 2 例出现弓形虫病，但 16 例血清抗体阳性受者心脏移植后无 1 例受者出现弓形虫病。上述资料表明，心脏移植前血清抗体阴性受者的弓形虫病大多来源于血清抗体阳性(隐性感染)的心脏供体。Fernàndez-Sabé 等(2012)和 Mastrobuoni 等(2012)的研究发现，与隐性弓形虫感染的活化相比，器官移植传染的弓形虫病以急性弓形虫病更常见，临床症状通常发生在移植术后的前 3 个月，最常见的临床症状为弓形虫脑炎、发热性心肌炎、肺炎或累及多器官的播散性弓形虫病。心脏移植后弓形虫血清抗体阳性受者弓形虫病活化的病例极少，且无明显的临床症状，可能与其体内有一定的免疫保护力有关。Castagnini 等(2007)报道一个 58 岁糖尿病女性因缺血性心肌病接受心脏移植的病例。患者在移植前，血清抗弓形虫 IgG 抗体阳性、IgM 抗体阴性，接受的供体器官弓形虫血清抗体阳性，未采取抗弓形虫预防方案。在随后的 5 次术后检查中，受者的抗弓形虫抗体与移植前的检测值相同(IgG 抗体呈阳性且 IgM 抗体呈阴性)，组织学检测未发现弓形虫感染的复发。临床表现仅见发热，心肌内膜活检结果提示患者发生 3 级急性排斥反应，并伴有心血管炎的症状。患者在移植后第 41 天死亡，尸检组织学观察发现患者存在弥漫性的肺、脑和心脏弓形虫病。推测可能是由于患者手术中大量出血，于手术期间或术后多次接受输血，导致其血液稀释，间接影响血清学检测的灵敏度。另外，弓形虫也可能通过供体的器官或血源传染给受者，或是受者体内隐性弓形虫感染的活化所致。因此弓形虫血清阳性受者在心脏移植术后应特别注意弓形虫复发的可能性。

国内曾发现一例心脏移植的老年患者，并发全身感染而未能等到病原体的鉴定。后于 ICU 采用宏基因组测序发现，患者为急性播散性弓形虫病（Ⅲ型虫株引起）。在患者的外周血液、脑脊液中均查见速殖子（陈剑等提供，内部资料，2021）。

**2. 肝移植与弓形虫病** Antony 于 1972 年首次报道了肝移植相关的弓形虫病。Barcán 等（2002）报道在 2002 年以前只有 7 例肝移植后弓形虫病的确诊病例报道，其中 2 例为原发性感染、3 例为移植前隐性感染的活化、2 例发病机制不明。作者还报道了 1 例移植前血清学阳性，供体血清学阴性，但肝移植后第 41 天该受者弓形虫隐性感染活化引起肺炎的病例。该患者虽然接受过预防性治疗，但并未完全阻止弓形虫病的发展。Fernàndez-Sabé 等（2012）报道了包括 11 家医院在内的多中心（2000—2009 年）的研究结果，15 800 例实体器官移植受者中有 22 例出现弓形虫病，其中心脏移植者 12 例，肾脏移植者 6 例，肝移植者 4 例。Fabiani 等（2018）在对 1998—2018 年实体器官移植后出现的寄生虫感染（非肠道原虫、肠道原虫、肠道蠕虫和非肠道蠕虫感染）的分析发现，肝移植后的弓形虫病占该文献报道的所有移植后弓形虫病病例的 11.7%（19/162）。有文献报道，在近 40 年里，血清抗体阴性受者在移植血清弓形虫抗体阳性供体的肝脏后，确诊为弓形虫病的病例数量占肝移植后弓形虫病总病例量的 30%（10/31）（Autier 等，2018）。有文献综述显示 4 例移植前弓形虫感染阳性的受者从血清抗体阴性供体获得肝脏器官后（$D^-/R^+$），血清学检测结果显示 3 例受者器官内的弓形虫包囊活化，出现临床并发症而死亡（Galván-Ramírez 等，2018）。作者还观察到，所有移植前血清学阳性受者在接受同样是血清学阳性供体的肝移植后（$D^+/R^+$），移植受体隐性感染的活化可导致患者体内均可检测到弓形虫 DNA，且受者移植后血清抗弓形虫 IgG 和 IgM 水平升高。此外，孙雁和于立新（2018）报道 1 例术前血清抗弓形虫 IgM 阳性受者在移植弓形虫血清学阴性供体的肝脏后，出现高热和意识障碍，IgM 水平较术前升高 2 倍以上。推测可能是因为术后使用免疫抑制剂导致受者免疫功能下降和弓形虫感染的活化。Munoz 等（2003）报道肝移植后感染弓形虫的患者多出现播散性弓形虫病，临床表现为脑膜炎、大面积脑水肿和癫痫发作，且常合并巨细胞病毒感染。文献分析显示，尽管大约 70% 的肝移植后弓形虫感染受者接受了治疗，但其中仍有 40% 的患者因弓形虫病而死亡（Galván-Ramírez 等，2018）。上述数据表明，隐性感染的活化是肝移植后弓形虫病发病和死亡的主要原因。

**3. 肾移植与弓形虫病** 与心脏移植的主要发病机制相似，肾脏移植后的原发性弓形虫感染主要是由供体传染给受者引起的。有人报道 1 例 30 岁的男性患者，因肾小球硬化导致的肾衰竭而接受肾移植，移植前受者血清学抗弓形虫 IgG 和 IgM 抗体呈阴性。在接受抗弓形虫 IgG 抗体阳性供体的肾脏移植后第 29 天，因呼吸困难入院，影像学检查提示该受者患有肺炎，血清学检测抗弓形虫 IgM 和 IgG 抗体均呈阴性，聚合酶链反应（PCR）检测肝、肺组织和血液中的弓形虫抗原呈阳性。患者于第 2 天死于心源性休克。尸检组织学观察显示，受者心、肺和肝内存在弓形虫（Rogers 等，2008）。另 1 例为一 59 岁女性，因患有终末期肾病而接受了弓形虫 IgG 抗体阳性供体的肾脏，患者移植前的抗弓形虫 IgM 和 IgG 抗体均呈阴性，在移植后的第 28 天出现发热、血小板减少等症状，PCR 检测血液中的弓形虫基因呈阳性，X 线影像结果显示患者双侧肺间质浸润，经抗生素（美罗培南）和抗病毒（更昔洛韦）治疗后无好转，出现全身多器官衰竭后转入 ICU，并在转入后的第 4 天死于心源性休克。组织学观察发现受者心、肺和肝等多个脏器组织内存在弓形虫，推测患者的主要死因是播散性弓形虫病。Segall 等（2006）报道一例因肾衰竭而接受肾移植的患者，患者移植前抗弓形虫抗体阴性，而供体抗弓形虫 IgM 和 IgG 抗体均呈阳性。在移植后的第 10 天，患者因高热入院，之后出现急性肺水肿、呼吸困难及休克，血清学检测显示患者抗弓形虫 IgM 和 IgG 抗体均呈阳性，通过骨髓活检确诊为弓形虫病。移植后的第 21 天患者死亡，主要死因是播散性弓形虫病及并发的噬血细胞综合征。Martina 等（2011）报道了 2 例肾移植后弓形虫病病例。一例为一 57 岁男性，因肾血管硬化导致终末期肾衰竭而接受抗弓形虫 IgG 抗体阳性供体的肾移植，受者的巨细胞病毒、血清抗弓形虫 IgG 和 IgM 抗体均呈阴性。移植后使用 TMP-

SMX 6 个月预防耶氏肺孢子菌感染。但在移植后一年多，患者因发热入院，血清学检查证实为弓形虫原发性感染，无明显临床症状，持续治疗一个月后患者痊愈出院。另 1 例为一个 39 岁男性，移植前未做弓形虫血清学检测，在接受血清学阳性供体的肾脏后 8 个月出现发热，无其他临床症状，血清学检测显示抗弓形虫 IgM 抗体阳性、IgG 抗体阴性。给予磺胺类药物治疗后，患者出院时血清抗弓形虫抗体 IgM 抗体阴性、IgG 抗体阳性。对上述病例的分析发现，所有死亡患者均是在移植后的早期（即移植 90 天内）出现弓形虫病临床症状，而移植后晚期（即移植 90 天后）的获得性弓形虫病患者均存活。推测可能是由于移植晚期免疫抑制药物剂量的减小使患者免疫能力较之前有所恢复。但也不能排出摄入被猫粪污染的水、食物或未煮熟的肉类，经口感染的获得性弓形虫病。此类获得性弓形虫感染发展缓慢、症状较轻以及临床诊断及时，因而移植后晚期获得性弓形虫病患者的存活率高。

肾移植受者感染弓形虫的临床表现有多种，发热是最常见的临床症状，其次是肺部不适，在弓形虫肺炎的 X 线影像中常可见肺间质浸润，患者还可出现弓形虫病神经系统症状如嗜睡、意识混乱、意识改变、癫痫发作和头痛等。少数患者可并发噬血细胞综合征，患者出现高热、全血细胞减少以及肝功能异常等临床症状，可能是弓形虫感染后引起淋巴细胞活化从而刺激巨噬细胞广泛增殖，吞噬大量的血细胞并产生 IFN-γ、TNF-α 和白细胞介素所致。虽然噬血细胞综合征在肾移植受者中并不常见，但这种并发症的死亡率极高。

## 二、器官移植后弓形虫病的诊断

器官移植后，有初始弓形虫感染临床表现的患者应尽早诊断，及时的治疗对受者的预后有很大的帮助。然而，在临床实践中实体器官移植受者弓形虫病的诊断仍然很困难，原因是临床表现不典型、患者免疫力低下或应用免疫抑制剂后机体内抗体产生的动力学改变，致使血清学诊断的敏感性降低，早期容易漏诊。

**1. 血清学诊断** 血清学检测如 ELISA、免疫吸附凝集试验和免疫荧光等方法是必不可少的手段。器官移植前的血清学检测有助于确定移植前供者和受者血清中的弓形虫抗体状况，以判断潜在高危受者和供者。移植后可通过血清学检测测定患者抗弓形虫 IgM 或 IgG 抗体的滴度，区分原发性感染或隐性感染的活化。对于 $D^+/R^-$ 移植者，若受者移植后早期发生血清学转换，出现 IgM 抗体阳性，则存在从供体获得感染的可能。对于 $D^+/R^+$ 或 $D^-/R^+$ 移植者，若受者移植后出现 IgM 抗体阳性且 IgG 抗体滴度较移植前升高，则可能是感染的活化（Autier 等，2018）。由于免疫抑制剂的大量使用，可导致血清学检测的敏感性降低，抗体滴度的降低或升高并不能可靠地说明疾病进展。

**2. PCR 诊断** PCR 技术可通过扩增 B1 和 AF146527 基因来直接识别弓形虫 DNA，特异性为 100%，灵敏度在 16%～100% 之间，检测血液样本诊断弓形虫病的敏感性和特异性可分别达 80% 和 98%，近年来已成为诊断实体器官移植受者弓形虫感染的主要方法。由于 PCR 技术可检出早期弓形虫感染，因此对弓形虫感染高风险的移植受者或不接受药物预防的移植受者应同时进行 PCR 和血清学检测来监测其预后情况。Derouin 和 Pelloux（2008）认为，尽管移植后无器官受累的临床表现，但若 PCR 检测出血液呈阳性结果，也可诊断为弓形虫感染。因此，对临床上高度怀疑弓形虫病但血清学无法诊断的移植后患者，可优先选择 PCR 检测血液和其他受感染组织来进行诊断。

**3. 显微镜检查** 显微镜直接观察组织抽吸物或支气管肺泡灌洗液的吉姆萨染色涂片查找速殖子是诊断弓形虫病简单而快速的方法，也可以对活组织切片进行苏木精或吉姆萨染色，查找病变脏器中的弓形虫。虽然这些技术快速且廉价，但灵敏度较低。此外，小鼠接种患者的组织或抽吸物也是诊断弓形虫病的有效方法，但需在接种数周后才能得到明确的结果。

## 三、器官移植后弓形虫病的预防

尽管移植前检测供体和受者的血清学抗体可降低移植后受者感染弓形虫的风险，然而目前仅有少数国家对器官捐赠者及移植前的受者进行强制性弓形虫血清学检测，欧洲大部分国家皆是由移植中心决定是否进行血清学筛查（Robert-Gangneux 等，2018）。TMP+SMX、即复方新诺明可有效地预防弓形虫病，目前在临床上的应用最为广泛。研究表明，给予 $D^+/R^-$ 的移植受者 6 个月以上的 TMP+SMX 可有效预防弓形虫病。若患者出现磺胺类药物耐受不良，可单独使用乙胺嘧啶作为替代药物，应用乙胺嘧啶可减少实体器官移植者弓形虫病的发病率。然而，预防性用药并不能完全消除实体器官移植患者感染弓形虫的风险。有报道显示，停止使用 TMP+SMX 预防性治疗后，移植受者出现弓形虫病症状，认为该复合药虽能有效地延缓弓形虫感染的发生，但不能预防弓形虫病。预防性治疗失败的原因可能是由于药物口服吸收不完全、引起血液毒性致使治疗中断以及胃肠道不耐受所导致。此外，对于移植前和移植后血清学为阴性的低风险受者，应避免来自环境中弓形虫的感染。

### 四、器官移植后弓形虫病的治疗

目前尚无明确的移植受者弓形虫病标准化治疗的指南，临床上也无治疗移植后弓形虫病的最佳方案。多以乙胺嘧啶加磺胺嘧啶作为首选药物，因为这两种药物对弓形虫有高度的协同作用，通过阻断弓形虫核酸生物合成通路来抑制速殖子的增殖，对其有快速的杀伤作用（Kortagere，2017）。由于这两种药物均为叶酸抑制剂，可能会引起皮疹，贫血、白细胞减少或肾毒性等副作用及不良反应，临床上还会辅用叶酸或亚叶酸来预防上述药物引起的严重毒性作用。另外，大环内酯（螺旋霉素、克拉霉素、罗红霉素和阿奇霉素）以及克林霉素也具有一定的抗弓形虫作用。然而，目前大部分药物仅对杀灭速殖子有效，而对杀灭弓形虫包囊没有明显效果。也可通过减少免疫抑制药物的剂量使淋巴细胞数量增加，帮助患者恢复免疫功能，避免患者出现弓形虫原发性感染或隐性感染的活化。

### 五、存在的问题

实体器官移植受者感染弓形虫后具有很高的发病率和死亡率，移植前应对受体和供体进行血清学检查，以评估弓形虫病发生的风险。移植前弓形虫血清抗体阳性是实体器官移植受者弓形虫感染的主要危险因素，接受血清阳性供体移植器官的血清阴性受者发生这种机会性感染的风险最高，且由于弓形虫对组织器官的趋向性，心脏移植受者的发病率最高，且移植后不同时期感染的弓形虫病可导致不同的预后。器官移植后弓形虫病的临床表现呈多样化和非特异性的，可使用 PCR 检测外周血或受累器官进行早期诊断，并采用血清学检测区分感染的类型，如果患者被证实为弓形虫病，应立即给予治疗。

## 第九节　弓形虫感染与肿瘤

### 一、获得性弓形虫病与肿瘤

**1. 肿瘤与弓形虫病的发病率**　在经济发达国家，癌症是导致死亡的首要原因；在发展中国家，则是第二大死因。全球癌症死亡人数预计将继续上升。到 2030 年，年死亡人数将达到 1 100 万。肿瘤患者机体免疫力低下，在长期进行相关治疗过程中，如化疗等，机体免疫功能严重受损，潜在的弓形虫感染可能被激活。包囊破裂导致活动性寄生虫血症，进一步诱发危及生命的疾病，加重临床病情。

多项研究综合表明，抗弓形虫 IgG 抗体血清学检测结果显示肺癌、鼻咽癌和直肠癌阳性率均达 45% 以上；乳腺癌、胃癌、肝细胞癌和子宫颈癌阳性率为 4.5%～15% 不等。英国和中国科学家联合研究发现，在肺癌患者的肺泡灌洗液中检出特异性弓形虫 IgM 抗体（Bajnok 等，2019）。在沙特阿拉伯中部地区，137 名肿瘤患者弓形虫抗体血清阳性率为 30.60%。患者年龄 1.5～84 岁，平均 42.7 岁。40～80 岁组（71.4%）的血清阳性率明显高于 0～39 岁组（28.60%）。初步显示在癌症患者中弓形虫的患病率随着年龄的增长而增加。

我国是世界上人口最多的国家，癌症发病率高，且癌症新发病例和死亡人数逐年增加。我国学者收集了900例癌症患者和相应对照组病例来检测弓形虫抗体，结果显示肿瘤患者的弓形虫IgG抗体阳性率为35.56%，明显高于对照组（17.44%）。肺癌患者血清弓形虫抗体阳性率最高（60.94%），其次为宫颈癌患者（50%）、脑癌患者（42.31%）和子宫内膜癌患者（41.67%）（Jiang等，2015）。以上结果提示，如果认为肿瘤患者罹患的弓形虫病是在肿瘤患病之前弓形虫隐性感染的活化，亦即肿瘤患者罹患（而非易感）弓形虫病，那么难以解释国内文献报告的肿瘤患者的抗体阳性率较正常人明显增高。因为一旦存在隐性感染，肿瘤患者发病前后弓形虫抗体水平应该无明显差异。因此，这一问题值得深入研究。

**2. 我国肿瘤患者感染的弓形虫基因型** 世界各地弓形虫株具有丰富的遗传多样性，基因型众多。其中Ⅰ型为强毒株（如RH、GT1株），Ⅱ型毒力较弱（如PRU、ME49株），Ⅲ型为无毒株（如CTG株）。弓形虫的上述3个基因型虽然全球分布广泛，但在欧洲、北美和非洲大陆为优势基因型。在中南美洲分离株为Ⅲ型和ToxoDB#7型多见，显示出多达上百个基因型。我国学者对猫源性和人源性基因分型结果显示，不同于上述3个原型克隆谱系（archetypal clonal lineage），Chinese 1（即ToxoDB#9）占所有分离株的70%以上，为中国流行的优势基因型。在一份对安徽省1 014份恶性肿瘤患者的血清学检测中，显示其中弓形虫IgG抗体阳性者61例（6.02%），IgM抗体阳性者16例（1.58%），两者均阳性者8例（0.79%），弓形虫*gra6*基因巢式PCR检测36例阳性（3.55%）。随后对DNA阳性样本采用PCR-RFLP法对10个国际通用的弓形虫基因分型位点（sag1、sag2、sag3、btub、gra6、l358、c22-8、c29-2、pk1和apico）进行基因分型，均显示出Chinese 1基因型虫株共同的遗传特征（Wang等，2015）。

## 二、弓形虫与抗肿瘤免疫

**1. 弓形虫感染诱导抗肿瘤免疫** 众所周知，当正常细胞转化为无限分裂的细胞时，癌症就会发生。通常情况下，机体免疫系统会主动识别转化细胞并抑制其发展，识别抗原性较强的实体瘤细胞产生细胞免疫应答，发挥主要抗肿瘤作用。此外，宿主可以通过体液免疫针对抗原性较弱的游离肿瘤细胞发挥协同免疫应答。但是，肿瘤细胞能够抑制免疫细胞应答、改变表面抗原，逃避免疫系统识别，诱发免疫耐受等策略，参与免疫逃逸，维持和促进肿瘤的发生、发展和转移。

早在100多年前，Willian Coley便成功利用细菌毒素进行免疫治疗，抑制某些肿瘤的生长。越来越多的证据显示，感染诱发的急性炎症常诱导机体免疫向M1-Th1偏移，并且与肿瘤的自发消除有关。弓形虫急性感染可以诱导机体的固有免疫应答，促进IL-12释放，激活NK细胞分泌IFN-γ，发挥$CD8^+T$淋巴细胞毒性作用，抵抗弓形虫感染。许多由弓形虫感染引起的细胞因子、趋化因子和细胞免疫应答均展现出优越的抗肿瘤免疫的能力。例如，弓形虫感染会导致大量IL-12的产生。IL-12用于肿瘤免疫治疗可诱导Th1分化并重塑功能失调的肿瘤相关T细胞。此外，IL-12还能增强T细胞和NK细胞的免疫应答，抑制血管生成，并促进巨噬细胞向M1表型分化等。IFN-γ作为重要的免疫应答调节剂能够激活细胞免疫，诱导多种细胞表达MHCⅠ类和MHCⅡ类分子，从而增强抗原递呈，在免疫应答的效应阶段发挥作用，直接参与肿瘤细胞的杀伤。弓形虫感染还能够募集新的抗肿瘤$CD8^+T$细胞，也可能重新激活肿瘤微环境中被抑制的$CD8^+T$细胞免疫反应能力。国内报道了Ⅱ型或Chinese 1型弓形虫虫株来源的致密颗粒蛋白15（GRA15）可驱动巨噬细胞向M1极化。将GRA15诱导的M1表型的巨噬细胞输入荷瘤小鼠体内，可显著抑制移植瘤体的增长（Li等，2017；Cai等，2020）。

**2. 弓形虫相关抗肿瘤疫苗研究** 在五十多年前，科学家已经发现弓形虫具有抗肿瘤的作用。在弓形虫慢性感染过程中可以抑制小鼠肿瘤的生长，如纤维肉瘤、黑色素瘤、肉瘤以及化学制剂诱导的肿瘤。急性弓形虫感染可以减缓膀胱癌、脑癌、Lewis肺癌等病症的进展。但是，由于弓形虫的毒性作用以及在免疫力低下的肿瘤患者体内容易增殖复制，因此，限制了其临床应用。

（1）减毒弓形虫虫株：21世纪初期，学者们采用基因工程技术构建出一种弓形虫非复制型减毒尿嘧啶营养缺陷型虫株(non-replicating avirulent uracil auxotroph vaccine strain),即cps株。通过在虫体基因组对氨甲酰磷酸合成酶Ⅱ基因中靶向插入序列,破坏嘧啶合成途径的第一步生成突变株,表现出合成尿嘧啶退化和毒力极度衰减。如果在培养基中提供尿嘧啶,cps虫株在体外可以正常侵入和复制。由于哺乳动物细胞内不存在尿嘧啶,因此cps虫株在入侵宿主细胞后不能够继续复制增殖。实验结果显示,正常小鼠接种cps虫株后可以形成针对Ⅰ型或Ⅱ型毒株保护性免疫并且终生免疫。即使在IFN-γ和MyD88免疫缺陷小鼠体内,也能够成功诱导$CD8^+T$细胞免疫。cps株接种可促进体内炎性细胞募集、激活局部和/或全身免疫应答、快速生成高水平IL-12p70并持续表达、促进细胞分泌IFN-γ以及固有免疫的细胞因子和趋化因子、活化依赖IFN-γ的巨噬细胞。以上研究结果表明,cps虫株具有促进Th1免疫应答偏移,抵抗肿瘤相关免疫抑制的能力。在卵巢癌中,cps株接种后能迅速诱发肿瘤微环境中IL-12p40和IL-12p70表达上调,抑制血管生成;$CD45^+CD11c^+$细胞活化,表达高水平的CD86和CD80分子。脾脏和肿瘤微环境中促炎细胞募集,如$CD45^+CD11c^+$细胞、巨噬细胞、B细胞、NK细胞、$CD4^+T$细胞和$CD8^+T$细胞,同时$Foxp3^+CD4^+Treg$群体下调。有趣的是,在缺乏Th17细胞的小鼠(IL17a基因敲除小鼠)体内也产生与正常小鼠相同的针对cps虫株的免疫应答。cps介导的黑色素瘤免疫治疗通过上调T细胞上表达的CXCR3趋化因子受体的表达,同时肿瘤微环境中趋化因子CXCL9和CXCL10表达增多进一步募集$CXCR3^+$ T细胞。实验数据证明cps能有效地激活肿瘤微环境中的免疫抑制状态,有助于肿瘤的免疫治疗(Sanders等,2015)。

(2)弓形虫效应分子:弓形虫入侵宿主细胞过程中通过注入虫体蛋白,或影响周围未感染细胞,操控细胞级联信号,如STAT3和STAT6信号通路,早期激活免疫细胞,驱动抗肿瘤免疫抑制过程。通过4-溴苯那基溴(4-bromophenacyl bromide,4BPB)化学处理可以不可逆地抑制弓形虫棒状体的分泌和侵袭,4BPB处理后的cps虫株无上述抗肿瘤反应。同时,经过Mycalolide B处理的弓形虫由于运动缺陷不能入侵宿主细胞,但仍然可以从其细胞器中分泌蛋白,在此情况下,可以检测到明显的抗肿瘤反应。这说明,在肿瘤微环境中,弓形虫分泌的GRA蛋白、MIC蛋白以及纳虫泡膜(PVM)相关ROP蛋白均可以发挥抗肿瘤作用。PVM相关ROP5/ROP17/ROP18虫体效应分子可介导抗肿瘤作用。ROP18可通过宿主IRG和内质网压力效应分子ATF6β触发抗肿瘤机制。ROP38操控宿主MAPK信号通路在肿瘤微环境中抑制肿瘤生长。Ⅱ型虫株GRA24也可诱导IL-12产生,参与抗肿瘤作用。

弓形虫进入体内后,优先入侵树突状细胞(DC)和巨噬细胞,通过直接激活Toll样受体(TLR),分泌效应分子进入宿主细胞内调控细胞信号等多种途径操控抗原递呈的能力。肿瘤相关巨噬细胞(tumor-associated macrophage,TAM)在肿瘤微环境中发挥重要的促肿瘤作用,刺激血管新生,促进肿瘤细胞生长、侵袭和转移,同时抑制免疫应答,有利于肿瘤免疫逃逸,影响药物在血液中的运输以及消弱肿瘤细胞凋亡信号等。临床研究表明,肿瘤微环境中TAM数量越多,患者的转移复发时间越快、生存期越短、预后越差。巨噬细胞CD86的高水平激活依赖于活性弓形虫侵袭及宿主细胞JNK信号途径的激活。不同基因型的虫株诱导机体内巨噬细胞向不同的方向偏移,甚至极化。其中两种多态性效应分子发挥重要影响:ROPs家族的蛋白成员ROP16和GRAs家族蛋白成员GRA15。两者均具有丝氨酸-苏氨酸蛋白激酶活性,同时具有基因型或虫株的多态性。Ⅱ型虫株的ROP16($ROP16_{Ⅱ}$)的第503位点氨基酸为丝氨酸(serine,S);而Ⅰ型和Ⅲ型虫株的ROP16($ROP16_{Ⅰ/Ⅲ}$)的第503位点氨基酸为亮氨酸(leucine,L)。$ROP16_{Ⅱ}$无磷酸化STAT3/6的激酶活性,但$ROP16_{Ⅰ/Ⅲ}$能够磷酸化STAT3/6,驱动巨噬细胞向M2极化,抑制IFN-γ表达,同时高表达精氨酸酶1(arginase-1,Arg-1),诱导宿主Th2型免疫应答。Ⅰ型虫株的GRA15($GRA15_{Ⅰ}$)基因序列长度为1 908bp;而Ⅱ型虫株的GRA15($GRA15_{Ⅱ}$)序列长度只有1 653bp。$GRA15_{Ⅰ}$的C末端存在第290~312位氨基酸的移码突变和第312~635的323个氨基酸的大片段缺失;而$GRA15_{Ⅱ}$在第519~602位点之间存在84个氨基酸的缺失。除此之外,还存在5个氨基酸多态性和另外一种单氨基酸的插入缺失。$GRA15_{Ⅰ}$不具有激酶活性;而$GRA15_{Ⅱ}$能够直接激活宿主细胞的NF-κB,驱动巨噬细胞向M1极化,诱导IL-12高表达,刺激NK细胞和T细胞分泌IFN-γ,发挥Th1型免疫应答。因此，研究者将特异性表达 $GRA15_{II}$的巨噬细胞输注入 C57BL/6 肝细胞癌荷瘤小鼠的体内，发现肿瘤微环境中的巨噬细胞从 M2 向 M1 偏移，IL-6 表达下降；IL-12 和 TNF-α 表达上调；MMP-9 和 MMP-2 表达下降，明显抑制肿瘤组织的生长。弓形虫具备强大的、可控的活化固有免疫应答的能力，在逆转肿瘤微环境中免疫抑制状态过程中展现出巨大的潜能。目前，科学家们仍在从基因组学、细胞生物学和免疫学等角度不断研究弓形虫作为肿瘤免疫治疗制剂和抗肿瘤疫苗的机制及其临床应用的可行性。

（吕芳丽　胡雪梅　丛　华　蔡亦红）

## 参考文献


[1] 冯堃，卢慎，陆天才. 弓形虫病淋巴结炎 22 例临床病理分析[J]. 江苏临床医学杂志，2002；6(6)：608，623.

[2] 刘翠梅，欧阳颗，潭德明，张铮. 间接免疫酶染法检测淋巴结病理组织中的弓形虫[J]. 中国人兽共患病杂志，1997；13(5)：54.

[3] 刘金贵，喻齐志，李由. 艾滋病继发弓形体脑炎的 CT 及 MRI 表现[J]. 中国介入影像与治疗学 2010，7(5)：525-528.

[4] 卢慎. 弓形虫性淋巴结炎 15 例报告[J]. 中国血吸虫病防治杂志，1992；4(3)：172-173.

[5] 卢慎. 应用间接原位 PCR 诊断弓形虫淋巴结炎[J]. 江苏大学学报(医学版)，2008；18(1)：70-72.

[6] 徐秉锟，陈观今，刘达宏. 我国人体弓形虫感染[J]. 广东寄生虫学会年报，1981，3：1-2.

[7] 徐秉锟，陈观今，武承英，等. 广东弓浆虫一例初报[J]. 广东寄生虫学会年报，1979，(1)：86-87.

[8] 杨培梁，王元占，陈晓光. 弓形虫感染实验动物模型的特点及建模方案的选择[J]. 中国比较医学杂志，2009，19(6)：82-86.

[9] ABD EL-REHIM EL-HENAWY A，ABDEL-RAZIK A，ZAKARIA S，et al. Is toxoplasmosis a potential risk factor for liver cirrhosis[J]? Asian Pac J Trop Med，2015，8(10)：784-791.

[10] AJAI VYAS，SEON-KYEONG KIM，NICHOLAS GIACOMINI，et al. Behavioral changes induced by *Toxoplasma* infection of rodents are highly specific to aversion of cat odors[J]. P Nati Acad Sci USA，2007；104(15)：6442-6447.

[11] Alavi SM，Alavi L. Treatment of *Toxoplasmic* lymphadenitis with co-trimoxazole：double-blind，randomized clinical trial[J]. Int J Infect Dis. 2010；14 Suppl 3：e67-e69.

[12] AN R，TANG YW，CHEN LJ，et al. Encephalitis is mediated by ROP18 of *Toxoplasma gondii*，a severe pathogen in AIDS patients[J]. P Natl Acad Sci USA，2018，115(23)：E5344.

[13] ANDER SE，RUDZKI EN，ARORA N，et al. Human placental syncytiotrophoblasts restrict *Toxoplasma gondii* attachment and replication and respond to infection by producing immunomodulatory chemokines[J]. mBio，2018，9(1)：e01678.

[14] ARGYLE JC，SCHUMANN GB，KJELDSBERG CR，et al. Identification of a *Toxoplasma* cyst by fine-needle aspiration[J]. Am J Clin Pathol. 1983；80(2)：256-258.

[15] AUTIER B，DION S，ROBERT-GANGNEUX F. The liver as an organ at risk for *Toxoplasma* transmission during transplantation：myth or reality？[J]. J Clin Pathol，2018，71(9)：763-766.

[16] BAJNOK J，TARABULSI M，CARLIN H，et al. High frequency of infection of lung cancer patients with the parasite *Toxoplasma gondii*[J]. ERJ Open Res，2019，28；5(2)：00143-2018.

[17] BALASUNDARAM M B，ANDAVAR R，PALANISWAMY M，et al. Outbreak of acquired ocular toxoplasmosis involving 248 patients[J]. Arch Ophthalmol-Chic，2010，128(1)：28-32.

[18] BANDO H，LEE Y，SAKAGUCHI N，et al. Inducible nitric oxide synthase is a key host factor for *Toxoplasma* GRA15-dependent disruption of the gamma interferon-induced antiparasitic human response[J]. mBio，2018，9(5)：e01738.

[19] BHANDAGE A K，BARRAGAN A. Calling in the CaValry-*Toxoplasma gondii* hijacks GABAergic signaling and voltage-dependent calcium channel signaling for Trojan horse-mediated dissemination[J]. Front Cell Infect Mi crobiol，2019，9：61.

[20] BOILLAT M, HAMMOUDI PM, DOGGA SK, et al. Neuroinflammation-associated aspecific manipulation of mouse predator fear by *Toxoplasma gondii*[J]. Cell Reports, 2020, 30(2): 320-334.

[21] BURNETT AJ, SHORTT SG, ISAAC-RENTON J, et al. Multiple cases of acquired toxoplasmosis retinitis presenting in an outbreak[J]. Ophthalmology, 1998, 105(6): 1032-1037.

[22] CAI Y, YU Y, WANG Y, et al. The role of macrophage reprogramming induced by GRA15II, a polypeptide effector molecule of *Toxoplasma gondii*, in liver diseases in model mice[J]. Cell Mol Immunol, 2020, 17(7): 788-790.

[23] CARRILLO G L, BALLARD V A, GLAUSEN T, et al. *Toxoplasma* infection induces microglia-neuron contact and the loss of perisomatic inhibitory synapses[J]. Glia, 2020, 68(10): 1968-1986.

[24] CUI W, WANG C, LUO Q, et al. *Toxoplasma gondii* ROP16I deletion: The exacerbated impact on adverse pregnant outcomes in mice[J]. Front Microbiol, 2019, 10: 3151.

[25] DE-LA-TORRE A, LOPEZ-CASTILLO CA, RUEDA JC, et al. Clinical patterns of uveitis in two ophthalmology centres in Bogota, Colombia[J]. Clin Exp Ophthalmol, 2009, 37(5): 458-466.

[26] DI CRISTINA M, DOU Z, LUNGHI M, et al. *Toxoplasma* depends on lysosomal consumption of autophagosomes for persistent infection[J]. Nat Microbiol, 2017, 2: 17096.

[27] EL-SAYED NM, RAMADAN ME, RAMADAN ME. *Toxoplasma gondii* infection and chronic liver diseases: Evidence of an association[J]. Trop Med Infect Dis, 2016, 1(1): 7.

[28] ESTATO V, STIPURSKY J, GOMES F, et al. The neurotropic parasite *Toxoplasma gondii* induces sustained neuroinflammation with microvascular dysfunction in infected mice[J]. Am J Pathol, 2018, 188(11): 2674-2687.

[29] FEKKAR A, AJZENBERG D, BODAGHI B, et al. Direct genotyping of *Toxoplasma gondii* in ocular fluid samples from 20 patients with ocular toxoplasmosis: predominance of type II in France[J]. J Clin Microbiol, 2011, 49(4): 1513-1517.

[30] FLEGR J. Neurological and neuropsychiatric consequences of chronic *Toxoplasma* infection[J]. Curr Clin Microbiol Rep, 2015, 2(4): 163-172.

[31] GALE SD, ERICKSON LD, THACKER EL, et al. *Toxoplasma gondii* seropositivity and serointensity and cognitive function in adults[J]. PLoS Negl Trop Dis, 2020, 14(10): e0008733.

[32] GALVAN-RAMIREZ MD, SANCHEZ-OROZCO LV, GUTIERREZ-MALDONADO AF, et al. Does *Toxoplasma gondii* infection impact liver transplantation outcomes[J]? A systematic review[J]. J Med microbiol, 2018, 67(4): 499-506.

[33] GILBERT RE, FREEMAN K, LAGO EG, et al. Ocular sequelae of congenital toxoplasmosis in Brazil compared with Europe[J]. Plos Neglect Trop D, 2008, 2(8): e277.

[34] GOODMAN PC, SCHNAPP LM. Pulmonary toxoplasmosis in AIDS[J]. Radiology, 1992, 184(3): 791-793.

[35] HARPER TW, MILLER D, SCHIFFMAN JC, et al. Polymerase chain reaction analysis of aqueous and vitreous specimens in the diagnosis of posterior segment infectious uveitis[J]. Am J Ophthalmol, 2009, 147(1): 140.

[36] HASSAN MM, FARGHALY AM, GABER NS, et al. Parasitic causes of hepatomegaly in children[J]. J Egypt Soc Parasitol, 1996, 26(1): 177-89.

[37] HOLLAND GN. Ocular toxoplasmosis: a global reassessment. Part I: epidemiology and course of disease[J]. Am J Ophthalmol, 2003, 136(6): 973-988.

[38] JIANG C, LI Z, CHEN P, et al. The seroprevalence of *Toxoplasma gondii* in Chinese population with cancer: A systematic review and meta-analysis[J]. Medicine(Baltimore), 2015, 94(50): e2274.

[39] KORTAGERE S. Novel molecules to treat chronic central nervous system toxoplasmosis[J]. J Med chem, 2017, 60(24): 9974-9975.

[40] LACHENMAIER SM, DELI MA, MEISSNER M, et al. Intracellular transport of *Toxoplasma gondii* through the blood-brain barrier[J]. J Neuroimmunol, 2011, 232(1-2): 119-130.

[41] LANG D, SCHOTT BH, VAN HAM M, et al. Chronic *Toxoplasma* infection is associated with distinct alterations in the synaptic protein composition[J]. J Neuroinflamm, 2018, 15(1): 216.

[42] LAVRARD I, CHOUAID C, ROUX P, et al. Pulmonary toxoplasmosis in HIV-infected patients: usefulness of polymerase chain reaction and cell culture[ J ]. Eur Respir J, 1995, 8( 5 ): 697-700.
[43] LESUR G, TURNER L, BOUGNOUX M E, et al. Acute *Toxoplasmic* hepatitis in a non-immunosuppressed patient[ J ]. Gastroenterol Clin Biol, 1994, 18( 8-9 ): 798-799.
[44] LI Y, POPPOE F, CHEN J, et al. Macrophages polarized by expression of ToxoGRA15$_{II}$ inhibit growth of hepatic carcinoma[ J ]. Front Immunol, 2017, 8: 137.
[45] LI Z, ZHAO M, LI T, et al. Decidual macrophage functional polarization during abnormal pregnancy due to *Toxoplasma gondii*: Role for LILRB4[ J ]. Front Immunol, 2017, 8: 1013.
[46] LIU Y, ZHAO M, XU X, et al. Adoptive transfer of Treg cells counters adverse effects of *Toxoplasma gondii* infection on pregnancy[ J ]. J Infect Dis, 2014, 210( 9 ): 1435-1443.
[47] LU F, HUANG S, KASPER LH. Interleukin-10 and pathogenesis of murine ocular toxoplasmosis[ J ]. Infect Immun, 2003, 71( 12 ): 7159-7163.
[48] LU FL, HUANG SG, HU MS, et al. Experimental ocular toxoplasmosis in genetically susceptible and resistant mice[ J ]. Infect Immun, 2005, 73( 8 ): 5160-5165.
[49] LU FL, HUANG SG, KASPER LH. CD4( + )T cells in the pathogenesis of murine ocular toxoplasmosis[ J ]. Infect Immun, 2004, 72( 9 ): 4966-4972.
[50] LUTSHUMBA J, OCHIAI E, SA Q, et al. Selective upregulation of transcripts for six molecules related to T cell costimulation and phagocyte recruitment and activation among 734 immunity-related genes in the brain during perforin-dependent, CD8( + )T cell-mediated elimination of *Toxoplasma gondii* cysts[ J ]. mSystems, 2020, 5( 2 ): e00189.
[51] MARTINA MN, CERVERA C, ESFORZADO N, et al. *Toxoplasma gondii* primary infection in renal transplant recipients. Two case reports and literature review[ J ]. Transpl Int, 2011, 24( 1 ): e6-e12.
[52] MAUBON D, AJZENBERG D, BRENIER-PINCHART MP, et al. What are the respective host and parasite contributions to toxoplasmosis? [ J ]. Trends Parasitol, 2008, 24( 7 ): 299-303.
[53] MONTOYA JG, GIRALDO LF, EFRON B, et al. Infectious complications among 620 consecutive heart transplant patients at Stanford University Medical Center[ J ]. Clin Infect Dis, 2001, 33( 5 ): 629-640.
[54] NGO HM, ZHOU Y, LORENZI H, et al. *Toxoplasma* modulates signature pathways of human epilepsy, neurodegeneration and cancer[ J ]. Sci Rep, 2017, 7( 1 ): 11496.
[55] O'BRIEN CA, BATISTA SJ, STILL KM, et al. IL-10 and ICOS differentially regulate T cell responses in the brain during chronic *Toxoplasma gondii* Infection[ J ]. J Immunol, 2019, 202( 6 ): 1755-1766.
[56] OLAFSSON EB, BARRAGAN A. The unicellular eukaryotic parasite *Toxoplasma gondii* hijacks the migration machinery of mononuclear phagocytes to promote its dissemination[ J ]. Biol Cell, 2020, 112( 9 ): 239-250.
[57] PARK YH, NAM HW. Clinical features and treatment of ocular toxoplasmosis[ J ]. Korean J Parasitol, 2013, 51( 4 ): 393-399.
[58] RIPA C, COJOCARU I, LUCA M, et al. Pulmonary toxoplasmosis in immunosuppressed patient[ J ]. Rev Med Chir Soc Med Nat Iasi, 2012, 116( 1 ): 30-33.
[59] ROGERS NM, PEH CA, FAULL R, et al. Transmission of toxoplasmosis in two renal allograft recipients receiving an organ from the same donor[ J ]. Transpl Infect Dis, 2008, 10( 1 ): 71-74.
[60] SANDERS KL, FOX BA, BZIK DJ. Attenuated *Toxoplasma gondii* stimulates immunity to pancreatic cancer by manipulation of myeloid cell populations[ J ]. Cancer Immunol Res, 2015, 3( 8 ): 891-901.
[61] SASAI M, SAKAGUCHI N, MA JS, et al. Essential role for GABARAP autophagy proteins in interferon-inducible GTPase-mediated host defense[ J ]. Nat Immunol, 2017, 18( 8 ): 899-910.
[62] SCHLUTER D, BARRAGAN A. Advances and challenges in understanding cerebral toxoplasmosis[ J ]. Front Immunol, 2019, 10: 242.
[63] SCHNEIDER CA, VELEZ DXF, AZEVEDO R, et al. Imaging the dynamic recruitment of monocytes to the blood-brain

barrier and specific brain regions during *Toxoplasma gondii* infection[ J ]. P Natl Acad Sci USA, 2019, 116( 49 ): 24796–24807.

[64] SILVEIRA C, FERREIRA R, MUCCIOLI C, et al. Toxoplasmosis transmitted to a newborn from the mother infected 20 years earlier[ J ]. Am J Ophthalmol, 2003, 136( 2 ): 370–371.

[65] SYN G, ANDERSON D, BLACKWELL JM, et al. Epigenetic dysregulation of host gene expression in *Toxoplasma* infection with specific reference to dopamine and amyloid pathways[ J ]. Infect Genet Erol, 2018, 65: 159–162.

[66] TORGERSON PR, MASTROIACOVO P. The global burden of congenital toxoplasmosis: A systematic review[ J ]. Bull World Health Organ, 2013, 91( 7 ): 501–508.

[67] TYEBJI S, SEIZOVA S, HANNAN AJ, et al. Toxoplasmosis: A pathway to neuropsychiatric disorders[ J ]. Neurosci Biobehav R, 2019, 96: 72–92.

[68] VANGROL J, MUNIZ-FELICIANO L, PORTILLO JAC, et al. CD40 induces anti-*Toxoplasma gondii* activity in nonhematopoietic cells dependent on autophagy proteins[ J ]. Infect Immun, 2013, 81( 6 ): 2002–2011.

[69] WANG L, HE L Y, MENG D D, et al. Seroprevalence and genetic characterization of *Toxoplasma gondii* in cancer patients in Anhui Province, Eastern China[ J ]. Parasit Vectors, 2015, 8: 162.

[70] WANG ZT, HARMON S, O'MALLEY KL, et al. Reassessment of the role of aromatic amino acid hydroxylases and the effect of infection by *Toxoplasma gondii* on host dopamine[ J ]. Infect Immun, 2015, 83( 3 ): 1039–1047.

[71] XU X, ZHANG J, ZHAN S, et al. TGF-beta1 improving abnormal pregnancy outcomes induced by *Toxoplasma gondii* infection: Regulating NKG2D/DAP10 and killer subset of decidual NK cells[ J ]. Cell Immunol, 2017, 317: 9–17.

[72] YAMAMOTO M, STANDLEY DM, TAKASHIMA S, et al. A single polymorphic amino acid on *Toxoplasma gondii* kinase ROP16 determines the direct and strain-specific activation of Stat3[ J ]. J Exp Med, 2009, 206( 12 ): 2747–2760.

[73] ZHAN S, ZHENG J, ZHANG H, et al. LILRB4 decrease on uDCs exacerbates abnormal pregnancy outcomes following *Toxoplasma gondii* infection[ J ]. Front Microbiol, 2018, 9: 588.

[74] ZHANG D, REN L, ZHAO M, et al. Role of Tim-3 in decidual macrophage functional polarization during abnormal pregnancy with *Toxoplasma gondii* infection[ J ]. Front Immunol, 2019, 10: 1550.

[75] ZHANG H, HU X, LIU X, et al. The Treg/Th17 imbalance in *Toxoplasma gondii*-infected pregnant mice[ J ]. Am J Reprod Immunol, 2012, 67( 2 ): 112–121.

[76] ZHANG Y, HE J, ZHENG H, et al. Association of TREM-1, IL-1beta, IL-33/ST2, and TLR expressions with the pathogenesis of ocular toxoplasmosis in mouse models on different genetic backgrounds[ J ]. Front Microbiol, 2019, 10: 2264.

[77] ZHAO ZJ, ZHANG J, WEI J, et al. Lower expression of inducible nitric oxide synthase and higher expression of arginase in rat alveolar macrophages are linked to their susceptibility to *Toxoplasma gondii* infection[ J ]. Plos One, 2013, 8( 5 ): e63650.

[78] ZHOU X, ZHANG XX, MAHMMOD YS, et al. A transcriptome analysis: Various reasons of adverse pregnancy outcomes caused by acute *Toxoplasma gondii* infection[ J ]. Front Physiol, 2020, 11: 115.

# 第十一章 | 动物弓形虫病

弓形虫的宿主非常广泛，包括哺乳动物、鸟类、两栖类和人等。不同动物对弓形虫的易感性不同，感染弓形虫后的临床表现差异也很大。弓形虫对宿主的致病作用与宿主类型、虫株毒力、机体免疫状态等多种因素密切相关。在家畜中，弓形虫病对猪和羊的危害最为严重。病畜表现为高热、呼吸困难以及运动功能障碍等多种临床症状和体征，怀孕母畜可发生流产和死胎。其他多种宿主也可发生急性弓形虫病，给畜牧业生产和动物健康造成严重危害。宿主感染后，一部分出现急性弓形虫病，有明显的临床症状，但大多数宿主则呈慢性或隐性感染状态。弓形虫在动物体内形成包囊，感染动物临床症状不明显。家畜家禽是人类重要的肉食品来源，慢性和隐性感染动物体内的弓形虫可通过食物链传播至人，成为人类弓形虫感染的重要来源。

## 第一节　猪弓形虫病

猪是弓形虫最常见的中间宿主。猪弓形虫病的流行十分广泛，呈世界性分布。猪可以通过多种途径和来源感染弓形虫，大多数感染呈亚临床症状。我国于 1957 年在猪体内首次分离到弓形虫。20 世纪 60 年代末，我国许多地区发生猪“无名高热”，病因一直未查明。直到 1977 年，才从病猪体内分离出弓形虫，证实了弓形虫是所谓“无名高热”的病原体，此后猪弓形虫病逐渐受到重视。20 纪 80 年代猪弓形虫病在中国广泛流行，至今虽然暴发性发病较少，但是猪的感染率依然很高，给养猪业造成了巨大的经济损失。经济发达国家的工业化养殖水平较高，弓形虫的感染率有所下降。但在发展中国家和不发达地区猪弓形虫病仍是阻碍养猪业发展的重要寄生虫病。猪肉是人类重要的肉食品来源，含弓形虫的猪肉是人感染的重要来源，可通过食物链进入人体导致人弓形虫病。

### 一、流行概况

**1. 血清流行病学**　猪弓形虫的感染率和发病率在不同国家、不同地理位置、不同地区之间甚至不同养殖场的差异很大。Foroutan 等（2019）对 1990—2018 年发表的来自 47 个国家的 148 092 头猪弓形虫血清抗体检测数据进行了系统评估和分析，结果发现全球猪弓形虫血清抗体阳性率约为 19%，其中欧洲的猪血清阳性率 13%；非洲和北美猪血清的阳性率高达 25%；亚洲和南美地区的猪血清抗体阳性率分别为 21% 和 23%。不同地理区域的血清抗体阳性率的变化可能由多种原因造成，包括气候、饲养方式和管理措施等。

在美国，猪大多饲养在有设施良好的室内，能够有效防止猪与猫和啮齿动物等的接触，弓形虫的感染率从 20 世纪 80 年代开始大幅下降。某地区的检测结果显示，1983—1984 年商品猪的血清抗体阳性率为 23%；种猪（母猪）的血清抗体阳性率为 42%；1992 年该地区的血清抗体阳性率下降到 20.8%；育种猪和育肥猪为 3.1%。美国的国家动物健康监测系统（NAHMS）分别在 1990 年、1996 年、

1998 年和 2006 年进行四次调查，发现猪弓形虫的感染率呈稳定下降趋势。其他国家和地区对猪弓形虫血清抗体检测结果也有很多报道。部分结果显示，阿根廷为 37.8%～63.3%；墨西哥为 8.9%；巴西为 1.32%～90.4%；加拿大为 0.74%～9.4%；澳大利亚为 0.8%～43.4%；德国为 4.1%～20.5%；意大利为 10.4%～64.4%；瑞士为 1%～27%；荷兰为 0～30.9%；波兰为 26.4%～36.4%；韩国为 15.1%；越南为 27.2%；印度尼西亚为 6.25%。由上可见，不同国家和地区，猪的弓形虫感染虽有差异，但是感染较为普遍。

我国自 1979 年开始陆续出现猪弓形虫病血清学调查的报道。不同年代、不同地区猪的弓形虫检测阳性率亦有很大差异。对调研报告中的血清学检测结果进行统计显示，1995 年之前，猪血清弓形虫抗体的平均阳性率为 31.3%（4.0%～71.4%）；1985—2008 年阳性率为 3.32%～66.39%；2010 年以后阳性率一般为 30%～50%。2000—2017 年对中国猪弓形虫感染和流行状况分析显示，血清抗体的平均阳性率为 32.9%；与 2000—2010 年血清抗体阳性率 27.58% 相比，2011—2017 年血清抗体阳性率显著上升为 36.64%，(Dong 等，2018)。对 2010—2017 年的中、英文文献报道数据进行统计分析，发现我国各地均存在较严重的猪弓形虫感染。其中，华东地区猪弓形虫血清抗体阳性率为 39.7%（14.4%～53.4%）；华南和华中地区为 25.7%（22.9%～31.3%）；华北地区为 28.9%（26.1%～29.8%）；西北地区为 40.3%（12.7%～82.7%）；西南地区为 30.2%（22.7%～70%）；东北地区为 12.0%（4.6%～19.1%）。国内学者对安徽的 41 份市售猪肉采用 RT-PCR 和 ELISA 方法进行检测，并从阳性样本中分离出虫体。结果 DNA 检测阳性率 18.03%；抗体阳性率为 10.10%；对 DNA 和分离出的一株弓形虫基因分型，经鉴定为 2 个基因型（Chinese 1 和 ToxoDB#213）（Wang 等，2012）。可见，我国不同地区猪的弓形虫感染虽有差异，但是感染较为普遍。

影响猪感染弓形虫的因素很多，即使在同一地区，不同场区的感染情况也有所不同。如北京地区猪场普遍存在弓形虫感染，但各猪场的抗体阳性率存在显著差异，主要是由不同养殖类型猪场的弓形虫病流行的风险因素差异造成的。散户猪场的感染率高于规模化猪场，保育猪和母猪的抗体阳性率（15%～20%）较高，育肥猪抗体阳性率较低（<1%）。上海及周边地区肉联厂待加工育成猪的抗体阳性率为 10.1%～41%，平均抗体阳性率为 21.77%；种猪抗体阳性率 0～30%，平均 9.12%；种猪的抗体阳性率低于育成猪。不同年龄猪弓形虫的感染率差异很大。猪场管理水平和饲养条件的差异也是不同猪场感染率差异的重要原因。对国内近 5 年（2015—2020 年）猪弓形虫感染的血清学调查文献的数据统计发现，猪弓形虫血清抗体的平均阳性率为 16.64%（934/65 709，6.83%～70%）。

纵观不同时段对猪弓形虫血清抗体的检测结果，我国猪弓形虫的感染依然普遍，但是血清抗体阳性率总体呈下降趋势，这与近年来国内养猪业逐步实行集约化养殖，饲养管理水平不断提高密切相关。特别是在猪的多种传染病，如非洲猪瘟、高致病性蓝耳病等的威胁下，猪场的饲养管理水平和对疫病防控的重视程度不断提高，一定程度地减少了猪感染弓形虫的机会。

**2. 影响流行的因素** 影响猪弓形虫病流行的因素很多，如猪的来源和年龄、管理方式、防疫措施、饲养量和水源等。此外，猪场的海拔高度、环境中其他动物的种类和数量也是重要的影响因素。地理和气候因素对猪弓形虫感染的影响很大。随着纬度的升高，猪血清抗体阳性率呈显著下降趋势；温度升高，则血清抗体阳性率呈显著上升趋势。这种变化与弓形虫的生活史及其对生态环境的要求有关。弓形虫卵囊在 15～30℃温度下和潮湿土壤中存活时间长，发育率和存活率较高，在气温较低时存活时间缩短，发育率和存活率均下降。与寒冷地区相比，高温和降雨适中的地区感染性卵囊存活时间长，感染弓形虫的风险更高。高饲养密度也会增加猪感染弓形虫的风险。海拔较高（>200m）和饲养量少于 50 头的猪场，感染率较低。

同一地区，不同季节猪的弓形虫血清抗体阳性率也存在显著差异。廖光宇等（2016）检测了湖南永州地区规模化养殖猪群，在 1 302 份猪血清中检出 351 份阳性，血清抗体阳性率为 26.96%。分析发现夏秋季节的阳性率明显高于冬春季节。蔡泽川等（2017）对北京市郊区猪的血清抗体进行检测，在655份猪血清中检出191份阳性，血清抗体阳性率为29.16%。不同季节采集血清的抗体阳性率有显著差异：春季为24.52%、夏季为36.21%、秋季为35.63%、冬季为18.71%。Li等（2019）对我国东北地区辽宁、吉林和黑龙江的6个地区的散养猪弓形虫感染状况进行调查，各地区猪的抗体阳性率为12.99%～22.22%，夏季和秋季的血清抗体阳性率高于冬季。2020年，对上海地区屠宰猪场血清样本的检测、分析发现，弓形虫血清抗体阳性率在不同地区（4.0%～17.6%）和不同季节（冬季为6.7%，秋季为17.8%）均存在明显差异。一般来说，夏秋季节的猪弓形虫感染率高于冬春季节。弓形虫的血清抗体阳性率还与气温有关，年平均温度较高的地区，弓形虫的血清抗体阳性率也相应较高。

野猪弓形虫感染也很普遍，Rostami等（2017）对1995—2017年报道野猪弓形虫感染的文献进行统计分析，23个国家16 788只野猪中4 759只野猪的弓形虫血清抗体阳性。对全球野猪检测数据进行综合，弓形虫血清抗体平均阳性率为23%，其中北美洲32%，欧洲26%，亚洲13%；南美洲地区的野猪血清抗体阳性率最低，仅为5%。此外，野猪的血清抗体阳性率随年龄增长而增加，12月龄以上野猪的弓形虫血清抗体阳性率（28%）高于12月龄以下的野猪（12%）。生活在大陆板块上平原和森林地区的野猪感染受周围环境因素的影响，一般均有较高的阳性率。格鲁吉亚沿海的一个偏远岛屿Ossabaw Island的野猪血清抗体阳性率仅为0.9%（11/1 264），或许与这个岛上无猫科动物的活动有关。轻微感染的原因可能是从美国大陆进口的用做猪饲料的谷物被弓形虫卵囊污染，或者来源于感染弓形虫的候鸟。相比之下，大陆野猪的血清抗体阳性率更高，达19.2%（31/170）。在美国和欧洲国家，野猪弓形虫的血清抗体阳性率高于家猪；而在中国和巴西，野猪的血清抗体阳性率低于家猪。这与野猪的食物来源、生活环境等多种因素密切相关。值得注意的是，在野猪弓形虫感染率高的地区，家猪的血清抗体阳性率也较高，野猪的弓形虫感染在人类和家畜感染和流行病学中具有重要作用，食用未煮熟的野猪肉可能成为人类感染的来源。

**3. 弓形虫分离株** 从屠宰场或猪场收集的带虫猪组织中可分离出弓形虫，但分离的成功率差异很大。由于猫易于接种更多种类的病料，因此接种猫比接种小鼠更容易分离到虫株。Dias通过接种小鼠，在巴西的149个新鲜猪肉香肠中的13个分离鉴定出弓形虫，从其中1个样品中成功分离到活虫；在另外12个样品接种的小鼠体内检测到弓形虫抗体，但未分离到活的弓形虫。将来自马萨诸塞州农场的55头弓形虫感染猪的心肌和舌肌接种猫，被接种的55只猫中有51只排出了弓形虫卵囊。其中，供体猪的弓形虫血清抗体效价达1∶100或更高时，被接种的猫都排出了卵囊。另一批接种的25只猫中有21只排出了卵囊，未排出卵囊的4只猫的供体猪血清改良凝集试验（modified agglutination test，MAT）效价低于1∶10。但是也有2只成功分离到弓形虫的供体猪血清抗体效价较低，分别为1∶10和1∶20。因此，在接种猫之前，可通过检测供体猪的弓形虫抗体来筛选用于接种的病料组织。从血清抗体效价高的猪组织内分离弓形虫容易获得阳性结果，但也不排除有些弓形虫感染猪的血清抗体检测出现阴性结果。

如前所述，猪肉是人类感染弓形虫重要的来源之一。对猪源弓形虫分离株与人源分离株的基因型比较分析，有利于了解猪源弓形虫感染人的风险。Dubey（2009）用10个PCR-RFLP标记（SAG1、SAG2、SAG3、BTUB、GRA6、c22-8、c29-2、L358、PK1和Apico），对美国182株弓形虫分离株（命名为TgPgUs1-182）进行了基因分型，从182个弓形虫分离株的分离物中鉴定出9个基因型（#1～9）。其中102个分离株（56%）是Ⅱ型虫株（基因型#1和#2），49个分离株（27%）是Ⅲ型虫株（基因型#3）。#4基因型具有Ⅱ型等位基因，但Apico和L358位点的Ⅰ型等位基因除外。#5基因型（8个）在不同位点具有等位基因Ⅰ、Ⅱ和Ⅲ的组合。其余6个分离株被分为#6～9基因型，且具有不同等位基因的组合。伴随着Ⅱ型和Ⅲ型虫株的流行，在家猪弓形虫分离株中也发现了多种基因型。dos Santos等（2005）使用SAG2 PCR-RFLP标记，发现来自巴西猪的7个弓形虫分离株中，有2株是Ⅰ型，有5株是Ⅲ型；2006年

de Sousa 从葡萄牙的猪体内分离出 15 个虫株，其中 11 个Ⅱ型，4 个Ⅲ型。从巴西的猪肉样品中扩增弓形虫 DNA，19 个来自香肠的弓形虫 DNA 样品中的 14 个属于Ⅰ型，5 个属于Ⅲ型。但是，近期使用 10 个 RFLP 标记和测序的研究表明，巴西的分离株与其他国家和地区不同，具有突出的遗传多样性，来自多种动物的弓形虫分离株中很少有属于Ⅱ型的。

从中国的猪体内分离的弓形虫有 5 个基因型，ToxoDB#1（Ⅱ型）、ToxoDB#3（Ⅱ型变体）、ToxoDB#9（Chinese 1）、ToxoDB#10（Ⅰ型）和 ToxoDB#213。在吉林省和辽宁省的农村散养猪中检测到 Chinese 1 和Ⅰ型两种基因型。在中国，Ⅰ型为北极狐分离株的主要基因型；Chinese 1 基因型也在多种动物体内发现，包括猫、鼠、黑山羊、蝙蝠、貉和水貂等。来源于猪的Ⅰ型分离株，P32、P75 和 P101，被认为是中国的猪中第二常见的流行基因型。

## 二、传播来源和途径

猪感染弓形虫的来源较多，可经水平传播和垂直传播感染，其中水平传播是主要途径。猫是弓形虫的终末宿主，感染弓形虫的猫在相当长的时间内随粪便排出卵囊并很快孢子化。孢子化卵囊污染饲料、饮水、饲槽等，成为猪感染弓形虫的主要来源。调查显示，猪场中血清抗体阳性猫的存在是猪场弓形虫感染的主要风险因素之一。

啮齿动物是猪感染弓形虫的另一个主要来源。啮齿动物感染弓形虫的途径非常多，可通过吞食猫排出的卵囊、相互之间捕食或垂直传播而感染。受感染的啮齿动物体内存在弓形虫速殖子或包囊。猪是杂食动物，在管理不善的猪场中非常容易吞食小型啮齿动物，造成弓形虫的水平传播。多个研究报道显示，控制啮齿动物可有效降低猪场弓形虫的感染。例如，当对荷兰某猪场的啮齿动物进行有效控制后，猪弓形虫血清抗体阳性率从 10.9% 下降到 3.3%。在放松对啮齿动物的控制后，啮齿动物的数量持续增加，猪的弓形虫血清抗体阳性率也随之上升。啮齿动物的控制对荷兰有机农场预防猪弓形虫病发挥了积极作用。

病死猪和带虫动物的血液、肉、乳汁、内脏以及多种分泌液中都可能含有弓形虫，也是猪弓形虫的感染来源。发现死猪应及时转移并妥善处理，以防止同类相食而感染。猪场中死猪尸体的处理方式，比如埋葬或堆肥增加了啮齿动物感染的机会，也是影响猪场血清抗体阳性率的风险因素。苍蝇、蟑螂等昆虫可携带弓形虫起到机械传播作用。蟑螂吞食卵囊后 2～4 天其粪便仍具传染性。猪吞食了携带弓形虫的昆虫也有可能被感染。垂直传播在猪弓形虫病中并不常见，猪的先天性弓形虫感染率低于 0.01%。影响血清抗体阳性率的主要因素是环境中弓形虫卵囊的污染程度以及被感染啮齿动物的数量。

此外，猪弓形虫的感染来源还包括猪舍附近的其他野生动物和家养动物，猪的感染也可能成为猪场附近其他动物的感染来源。Lehmann 等（2003）运用遗传学和生态学方法研究了新英格兰猪场弓形虫病的传播来源，探究猪的感染是由于一次感染事件（如暴发）还是由于多次事件（如有动物感染情况下）引起的，明确了猪的主要感染源，并评估周围环境在农场猪感染中的作用。研究者从某农场猪及环境中其他家养和野生动物中分离出弓形虫，并对猪和猪场中不同动物的分离株进行了基因比较。从该猪场内分离到 25 个弓形虫分离株，其遗传特征显示为 3 种不同的基因型。由于未观察到重组基因型，提示至少发生了三次独立的感染事件。这种基因型多样性与猪场中其他动物感染的弓形虫是一致的。该猪场呈现高血清抗体阳性率（>95%），怀疑猫排出的卵囊是猪感染的主要来源。同时，该农场散养鸡的分离株中存在两种最常见的弓形虫基因型，也证实了猫是主要的传播来源，鸡可能也是通过摄入环境中的卵囊而感染。收集猪场周边 163 种野生动物血清，来源于 8 种哺乳动物和 14 种鸟类，弓形虫血清抗体阳性率为 13.1%，感染机会随着与猪舍距离的增加而显著下降。猪圈附近动物的弓形虫感染高于周围地区，因此猪群中弓形虫的感染很可能来源于猪舍内，而不是猪舍之外。该猪场可能充当了弓形虫的“虫源库”，增加了该地区野生动物和家畜的感染风险。

## 三、致病机制

根据虫株的毒力、繁殖速度、能否形成包囊及对小鼠的致死率等，弓形虫被分为强毒株和弱毒株。弓形虫感染导致动物发病是宿主和寄生虫之间相互作用的结果，其致病作用与虫株毒力和宿主的健康状态有关。强毒株侵入机体后迅速繁殖，可引起急性感染，甚至死亡；弱毒株侵入机体后增殖缓慢，在脑或其他组织形成包囊。

猪摄入孢子化卵囊（成熟卵囊）或组织包囊都可以被感染，人工接种弓形虫速殖子也可以成功感染。卵囊或组织包囊通过胃进入宿主肠道，子孢子或缓殖子释出，进入肠道固有层的有核细胞内寄生和增殖，释放出的裂殖子进入淋巴液或血液，再随淋巴或血液循环系统扩散到全身器官和组织，侵入新的有核细胞内进行增殖。感染初期，机体尚未建立特异性免疫，速殖子反复侵入、增殖和逸出，破坏宿主细胞，导致局部组织损伤，进而形成坏死灶，同时伴有以单核细胞浸润为主的急性炎症反应，这是弓形虫病最基本的病理变化。病变的大小和严重程度取决于虫体增殖的速度、组织的坏死时间以及机体的免疫状态。

猪的感染强度、机体状况以及年龄差异等多方面因素，可能影响猪感染后的临床症状及其程度，如发热、腹泻、呼吸困难甚至死亡等。感染后，宿主启动自身免疫系统，在细胞免疫及体液免疫的协同作用下，免疫压力促使速殖子最终转换为缓殖子并形成包囊。包囊多位于神经和肌肉组织，长期潜伏在体内。如果母猪在妊娠期间感染，母体血液中的速殖子可由母体传给胎仔，导致流产、死胎或产弱胎等一系列繁殖障碍。

## 四、临床症状和病理变化

**1. 临床症状** 虽然猪可能发生急性弓形虫病，但是一般情况下猪的弓形虫感染多是亚临床的，重度弓形虫病较为罕见。断奶猪和新生仔猪中有发生临床弓形虫病的报道。猪摄入卵囊比包囊更容易发生临床疾病。疾病的严重程度与摄入卵囊的数量密切相关，随着年龄增长，临床症状的严重程度随之降低。猪弓形虫病的急性暴发可能与猪摄入被卵囊污染的饲料有关。急性弓形虫病猪的体温可升高到40.5～42℃，呈稽留热（continued fever）。精神委顿，食欲减退或废绝，渴欲增加。多数大便干燥，个别病猪粪便带有黏液，腹股沟淋巴结明显肿大。病猪常呈腹式呼吸，严重者呈犬坐姿势，流水样或黏液性鼻涕。随着病情发展，在耳翼、鼻端、下肢、股内侧、下腹部等处出现紫红斑或有小出血点。耳、唇、腹部及四肢下部皮肤前期充血发红，特别是耳外侧皮肤充血，薄皮猪可见耳外侧皮肤充血发亮，后期发绀或有淤斑。有的病猪耳廓上有痂皮形成，耳尖发生干性坏死。仔猪多数下痢，稽留热，全身症状明显。不管是仔猪或成年猪，都可能出现后肢无力、行走摇晃、喜卧等症状。后躯摇晃或卧地不起，体温急剧下降而死亡（图 11-1）。对死亡猪进行组织病理学检查，可在病灶中检出弓形虫。病猪耐过后，往往遗留咳嗽、呼吸困难以及运动障碍等症状。有的病猪转为慢性，外观症状不明显，食欲和精神稍差，生长发育受阻，成为僵猪（田克恭，2013）。

成年猪感染弓形虫后常呈现亚临床感染，流产不常见，但妊娠期间感染弓形虫的母猪中可发生流产。对某流产、死胎严重的种猪场调查发现，弓形虫病是该猪场母猪繁殖障碍的主要病因。感染母猪出现流产、死胎或产出患有先天性弓形虫病的仔猪，胎盘和胎儿组织中出现与速殖子相关的退行性变化。经胎盘感染弓形虫的仔猪可能出现早产、死产，或出生不久即死亡的弱胎。存活仔猪出现震颤、步态不协调等神经症状，伴有呼吸困难、咳嗽和腹泻。剖检可见脑炎、肺炎和淋巴结坏死，免疫组化、病原分离和弓形虫特异性抗体检测可辅助诊断。在流产猪或死胎的心脏、肺、肝脏、脾脏、视网膜等组织学切片中均可发现弓形虫。

尽管弓形虫可垂直传播，但猪群中很少持续出现先天性弓形虫病，原因尚不清楚。感染弓形虫的时间、途径和母猪品种可能是其中的一些原因。Dubey 和 Urban 给处于妊娠期 32～92 天的 17 只母猪

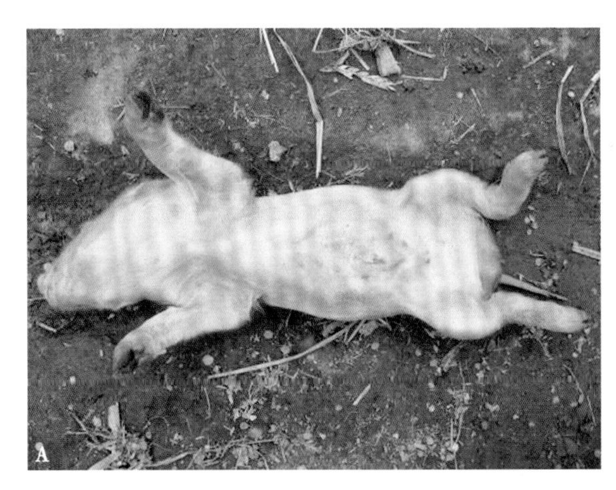

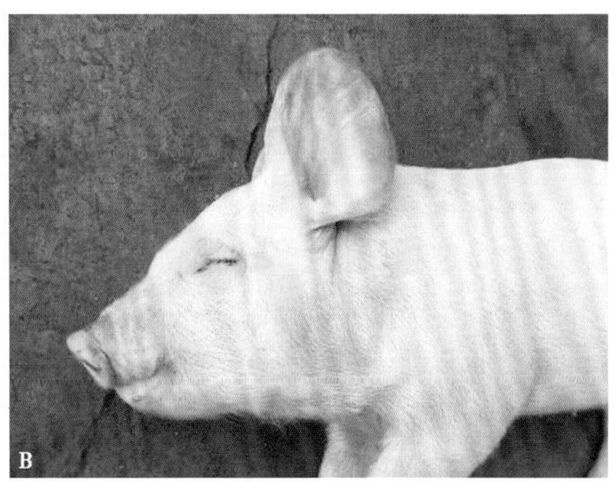


**图 11-1　猪弓形虫病临床表现**

A. 病猪全身充血；B. 病猪全身苍白，耳外侧充血、发绀（江苏省沛县兽医站　张弥申　供图）

接种了 1 000 个卵囊 / 猪，其中 6 头母猪产出先天感染的仔猪，1 头母猪在摄入卵囊后 17 天发生流产，流产胎儿被弓形虫感染，更多胎儿表现为木乃伊化。出生前后的血清抗体检测表明抗体不能通过胎盘传递，但是可以通过初乳传递。来源于初乳的抗体滴度在母猪产后逐日下降，产后 3 个月左右消失（Dubey 等，1990）。某实验研究中，给妊娠 60 天母猪接种卵囊，接种 49 天后处死，发现它有 8 个死胎，其中 1 个木乃伊化。另一头母猪妊娠 45 天时接种卵囊，接种 62 天后（妊娠期 120 天）处死检查，11 个胎儿中的 4 个木乃伊化、2 个死亡，另外 5 个存活。这两头实验感染母猪的 10 个胎儿中发现了病变和弓形虫。主要病变表现为坏死性胎盘炎，滋养层细胞中的大量速殖子位于胎盘乳突上。这 10 个患有弓形虫病的胎仔中，速殖子在器官中的分布不一致，大脑 8 个、心脏 7 个、脊髓 6 个、肺 4 个、骨骼肌 4 个、肝脏 3 个、舌头 3 个、肾脏 1 个和眼睛 1 个。值得注意的是，尽管组织学上观察到了速殖子，但未能分离到弓形虫，可能流产胎仔中的速殖子已经死亡。

**2. 病理变化**　猪的急性弓形虫感染导致速殖子在宿主细胞内快速增殖引起全身性病变，表现为全身淋巴结肿大、出血以及形成小坏死灶。肺高度水肿，有出血斑点和白色坏死灶，小叶间质增宽，其内充满半透明胶冻样渗出物；气管和支气管内有大量黏液和泡沫，有的并发肺炎；脾大，呈棕红色；肝脏呈灰红色，散在有小点坏死；肠系膜淋巴结肿大，肠道重度充血，肠黏膜上常可见到扁豆大小的坏死灶，肠腔和腹腔内有多量渗出液。肾皮质有出血点和灰白色坏死灶。膀胱有少数出血点。弓形虫病心肌炎的特征是多灶性坏死性心肌炎，病灶中存在弓形虫速殖子。自然感染猪较常见的病变为肠炎、淋巴结炎、脾炎、肝炎、肺炎，肌炎和脑炎病变较少见（图 11-2）。剖检时取肝、脾、肺和淋巴结等器官制备组织抹片，染色后油镜下可见月牙形的速殖子。网状内皮细胞和血管结缔组织坏死，炎性细胞浸润，细胞内或细胞外均可能检出速殖子。急性病变主要见于幼龄猪。

速殖子在宿主细胞内增殖引起的坏死病灶可被新细胞修复，也可能形成纤维瘢痕。在瘢痕组织周围常见有包囊，包囊破裂后释出缓殖子。多数缓殖子在免疫过程中被破坏，可引起宿主产生迟发型变态反应，导致邻近组织坏死，形成肉芽肿病变，病变中央为局灶性坏死。周围有淋巴细胞、浆细胞、组织细胞和中性细胞，偶见嗜酸性粒细胞浸润。脑组织内小胶质细胞增生。弓形虫所致的局灶性损伤，也可引起其他继发性病变，如血管炎症可造成血管栓塞，引起组织梗死，多见于脑部。

多数情况下，猪对弓形虫有一定的耐受力，感染后多不表现出临床症状。慢性感染病变主要为各内脏器官的水肿，伴有散在坏死灶。淋巴结、肾、肝和中枢神经系统网状内皮细胞增生明显，但不易观察到虫体。虫体最终在组织内形成包囊转为隐性感染。隐性感染猪的病理变化不明显，主要是在中枢神经系统（特别是脑组织）内见有包囊，有时可见有神经胶质增生性和肉芽肿性脑炎。包囊是弓形虫在中间宿主体内的最终形式，可以存在数月甚至终生。

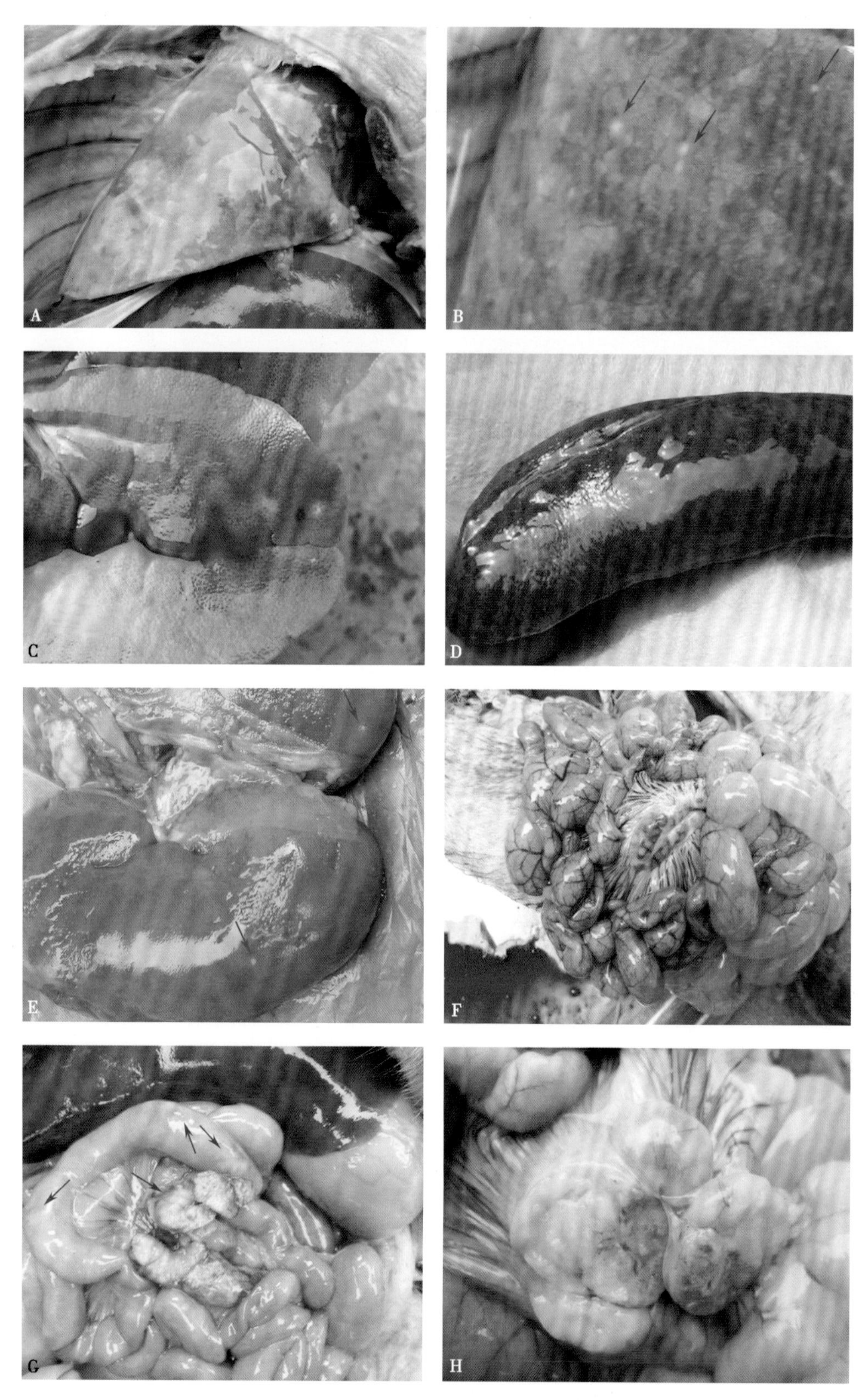


**图 11-2 猪弓形虫病病理变化**

A. 胸腔积液，肺脏水肿；B. 胸腔积液，肺有白色坏死灶；C. 肝脏可见明显坏死灶；D. 脾脏可见明显坏死灶；E. 肾脏出现坏死灶；F 肠系膜淋巴结出血、肿大；G. 肠道肉芽肿；H. 肠系膜淋巴结外观灰白色肿大，切面出血（江苏省沛县兽医站 张弥申 供图）

## 五、免疫应答特点

猪对弓形虫感染具有良好的保护性免疫。实验感染卵囊或组织包囊的断奶仔猪出现体重减轻、厌食、发热等症状。但无论接种哪种弓形虫分离株，都会引发宿主体温升高、炎症等系列反应，这些症状通常会在接种 3 周后恢复。弓形虫侵入宿主体内后会随循环系统进入到全身各处组织细胞中，在此过程中宿主的免疫系统被不断激活，产生 $CD4^+$ T 细胞为主的免疫反应，初期分泌高滴度的 IgM 以及 IgA、IgE，产生的 IgG 水平低且呈现低亲和力，然后 IgA 和 IgE 先于 IgM 下降，IgG 水平逐渐升高，并呈现高亲和力。免疫功能正常的宿主能将大多数胞外游离的速殖子逐渐清除，或者使弓形虫速殖子在免疫系统的压力下转变为缓殖子，形成包囊，机体呈隐性感染状态。

人工接种弓形虫速殖子、包囊或卵囊的猪都可产生特异性抗体。静脉注射接种速殖子的猪在接种后 8～10 天可检测到 IgM 抗体，10～17 天出现 IgG 抗体。腹腔注射 RH 株速殖子，感染后 2～4 天体温快速升高，5 天后体温逐渐恢复正常，第 6 天可检测到 IgM 抗体，感染后 22 天仍保持较高的抗体水平。接种 1～10 个卵囊的仔猪感染后 3 周可检测到抗体。弓形虫特异性抗体与猪的米氏住肉孢子虫（*Sarcocystis miescheriana*）抗原存在低交叉反应性。尽管猪感染犬新孢子虫（*Neospora caninum*）的报道不多，但鉴于新孢子虫与弓形虫存在大量交叉抗原，也应考虑到弓形虫特异性抗体与犬新孢子虫抗原的交叉反应性。

感染了卵囊的猪产生 Th1 相关细胞因子反应。急性感染期，出现发热、腹泻、呼吸困难等症状，可能发生死亡。急性期促炎性细胞因子，如 IFN-γ 的产生被认为是引起这些症状的主要原因。IFN-γ 和 $CD8^+$ T 细胞都参与了猪急性弓形虫病的病程。在感染后期抗炎细胞因子 IL-10 表达量增加，可能是为了避免由促炎细胞因子介导的更严重的病理反应（Aguilar 等，2001）。未见宿主 MHC 在介导保护性免疫方面发挥作用。猪接种 S48 速殖子活疫苗和 / 或弓形虫卵囊后，猪产生细胞介导的免疫反应和先天免疫反应，其中淋巴组织 IFN-γ 和 CD8α 表达量显著上升，咽后淋巴结中 MyD88 表达量显著增加。由此可见，IFN-γ、MyD88 和 CD8α 在猪感染弓形虫免疫应答反应中发挥重要作用。

猪接种弓形虫弱毒株、突变株或辐照卵囊制备的致弱疫苗均可产生保护性免疫。弓形虫 RH 株对小鼠有高度致病性，但对猪的致病性较弱。有研究显示，接种 $10^5$ 个 RH 速殖子后，猪仅发热而无其他明显临床症状；接种后 14 天内可在猪体内检出活虫体，随后即消失。但猪对再次接种产生良好的保护性免疫，即使用致死剂量的卵囊攻虫，也不会导致猪只死亡，且再感染的 8 头猪中有 5 头未检测到弓形虫。用于攻虫接种的卵囊包括 3 种基因型的 10 个弓形虫分离株，可见这种免疫力并非是虫株特异性的。猪的年龄、接种途径和弓形虫免疫虫株的差异可能会影响免疫结果。3 日龄的仔猪经静脉注射接种 RH 株可死于急性弓形虫病，但若静脉注射 RH 株的温度敏感突变株 Ts-4 则不会出现任何症状，且再接种卵囊后，产生的组织包囊比未免疫组显著减少。饲喂经铯辐照的弓形虫卵囊的猪也会产生保护性免疫，再次接种致死剂量的卵囊临床上无异常表现，但仍能在猪体内检测到组织包囊，说明其不能完全阻断弓形虫的再次感染。鉴于活虫疫苗存在毒力返强和在体内形成包囊等潜在威胁，且猪体内虫体具有通过食物链传播给人的可能性，故活疫苗用于猪的接种存在很大风险。为此，人们一直致力于开发用于猪弓形虫病的非感染性疫苗，比如接种棒状体蛋白的猪受到卵囊攻击后产生的包囊数量减少且有部分保护作用，皮内注射 GRA1-GRA7 鸡尾酒 DNA 疫苗的猪会产生一定程度的体液和细胞免疫应答。但是至今尚无有效的疫苗用于现场猪弓形虫病的预防。

## 六、猪弓形虫病的诊断

**1. 病原学诊断** 猪弓形虫病的诊断需基于弓形虫在宿主体内的寄生特点、病理过程及宿主免疫应答规律进行。目前主要依靠实验室检测，其中病原学检测是诊断弓形虫病的金标准。病原学检测多采用病料涂片镜检和 / 或动物接种实验的方法，组织学检查可根据病变特征和免疫组织化学法进行辅助诊断。

（1）组织学诊断：急性感染期可从动物淋巴细胞穿刺液、腹水等体液中观察到速殖子，淋巴结、肝脏、肺脏等组织触片经吉姆萨液染色，也可观察到速殖子。通常情况下，弓形虫在猪体内的分布密度非常低，25～100g组织中约有1个包囊，导致病理组织学对检测包囊的敏感性较低，通过弓形虫特异性抗体的免疫组织化学法可在一定程度上提高检出率。

（2）分子生物学诊断：PCR检测的灵敏度较高，可检测到极少量宿主组织中的寄生虫（<1个虫体）。PCR的检测效率取决于用于提取DNA的样品量、PCR类型和检测的基因。例如，在498个猪隔膜样本中，应用529bp可检测到150个样本中的弓形虫DNA；而B1基因仅检测到134个样本中的DNA（Veronesi等，2017）。

（3）动物接种诊断：将待检组织接种小鼠，检测小鼠腹腔液中的速殖子、组织内包囊或血清中弓形虫抗体也可作为猪弓形虫病原学诊断的方法。但周期较长，动物接种多用于分离猪体内的弓形虫。在接种前检测供体猪的弓形虫抗体，选择高抗体滴度的猪组织接种可有效提高弓形虫的分离效率。

组织病理学、动物接种和分子生物学对病原的检测结果存在很大差异。有学者报道10头人工感染弓形虫卵囊的猪，在接种60天后处死取组织作为检测样本，比较以上几种方法的灵敏性。98个实验接种小鼠的肌肉样本中，检出率为55.1%，150个肌肉样本中PCR方法的检出率16.6%，病理组织学方法未检测到弓形虫。

**2. 血清学诊断** 可检测弓形虫感染的全身性扩散以及长期存在的抗体。由于所用血清学技术和判断标准的不同，不同实验室间血清学的检测结果难以比较，只有少数研究对这些检测方法进行了比较。改良凝集试验（modified agglutination test，MAT）曾被认为是检测猪弓形虫潜在感染最敏感和特异的方法。Tamayo使用染色试验（dye test，DT）和间接血凝试验方法检测1 474头智利猪的血清弓形虫抗体，血清抗体阳性率分别为28.1%和30.1%。Chang等用乳胶凝集试验（latex agglutination test，LAT）和酶联免疫吸附试验（enzyme linked immunosorbent assay，ELISA）检测台湾地区3 880头猪的血清弓形虫抗体，血清抗体阳性率分别为27.5%和47.1%。Hirvelä-Koski比较发现检测猪血清抗体时，ELISA和IFAT之间的一致性比ELISA和IHA更好。

Hill等比较了血清学检测（ELISA和MAT）、组织提取物的抗体检测（ELISA）、实时荧光定量PCR、巢式PCR和直接PCR检测猪弓形虫的效果。样本来源包括来自农场的25只自然感染猪、10只实验感染猪和34种零售的猪肉样品，检测的灵敏性排序为血清ELISA（100%）、血清MAT（80.6%）、组织液ELISA（76.9%）、实时荧光定量PCR（20.5%）、半巢式PCR（12.8%）和直接PCR（0%）。检测弓形虫血清抗体方法的灵敏性最高，缺陷是ELISA和MAT都不能有效地检测出冷冻和融化的肌肉样品中的抗体。

## 七、猪弓形虫病的治疗

猪的弓形虫病通常是亚临床性的，治疗常用于猪急性弓形虫病。多种磺胺类药物对猪弓形虫病都有较好的治疗作用。高品质的磺胺类药物具有安全性高、肾毒性低的特点。但是磺胺类药物也不能杀死包囊内的缓殖子，如用药较晚，虽可使临床症状消失，但不能抑制虫体进入组织形成包囊，从而使病猪成为带虫猪。

使用磺胺类药物首次剂量应加倍，给药后1～3天体温即可逐渐恢复正常，一般需连用3～4天。对动物弓形虫病常选用磺胺甲氧吡嗪（sulfamethoxizine），加用甲氧苄啶（trimethoprim）、磺胺六甲氧嘧啶（sulfahexathoxine）、磺胺嘧啶加甲氧苄啶、磺胺嘧啶也可与乙胺嘧啶联合使用，此外长效磺胺嘧啶和复方新诺明对猪弓形虫病也有良好的治疗效果。

在使用药物预防和治疗的过程中应避免长期使用药物，育肥猪出栏前必须有一个月休药期。此外，泊那珠利和托曲珠利（Toltrazuli）对猪的弓形虫病也有一定疗效。

### 八、猪弓形虫病的防控

目前尚无用于预防猪弓形虫病的商品化疫苗。对于集约化养猪场，通过采取加强饲养管理、定期检测血清抗体、阻断传播来源以及适当的药物干预，可以把猪场弓形虫的血清抗体阳性率控制在较低水平，以期能够逐步净化。

预防猪的弓形虫感染要严格执行猪场疫病防疫制度，对新引进猪必须进行弓形虫抗体检测，防止引进感染猪。定期对种猪场或重点疫区的猪群进行流行病学监测，阳性猪只及时隔离饲养或有计划淘汰，以消除传染来源。减少猪只暴露在开放环境中，猪场应建砖体围墙，禁止在饲养猪或存放饲料的建筑物中养猫；禁止犬、猫、鼠及其他小动物等进入猪场，控制啮齿动物。及时清理猪舍粪便，制定良好的饲料生产和存储规范，保持饲料和饮水清洁。防止猪饲料中混入动物尸体以及蝇蛆、甲虫等小动物。

猪肉中的弓形虫包囊是人的重要感染来源，猪肉必须保证熟制才能使组织包囊内虫体完全失活。弓形虫感染是重要的公共卫生问题，我国消费猪肉的人口数量很大，期望国家能够出台政策，将猪肉中的弓形虫纳入肉品检验项目，阻断猪源性弓形虫传播给人。

## 第二节　羊弓形虫病

绵羊和山羊都是弓形虫的易感宿主。弓形虫感染羊可引起多种临床症状，最主要的危害是导致羊繁殖障碍性疾病，临床可见早期胚胎死亡和吸收，胎儿木乃伊化、流产、死产和新生儿死亡，给养羊业造成严重经济损失。携带弓形虫的羊肉、内脏、血液、分泌物和羊奶都可能是其他动物和人类的重要感染来源。

### 一、流行概况

**1. 血清流行病学**　绵羊弓形虫病和山羊弓形虫病呈世界性流行，血清抗体阳性率在不同国家和同一国家不同地区差异很大。有大量关于羊弓形虫病血清学的调查研究报告，摘录绵羊弓形虫的部分血清学数据如下：澳大利亚 66.4%，加拿大 57.6%，阿根廷 41.4%，德国 33%，挪威 16.2%，塞尔维亚 84.5%，荷兰 65%，捷克共和国 4%～59%，埃及 29%～49%，巴西 7%～47.8%，法国 2%～65.2%，印度 8%～25%，伊朗 13.8%～72.6%，意大利 13%～28.5%，墨西哥 27.6%～29%，西班牙 34.9%～42.7%，土耳其 9.5%～95.7%，美国 6%～73.8%。我国 2010～2017 年间绵羊弓形虫的血清抗体阳性率平均为 11.8%，不同地区的血清抗体阳性率在 0.8%～39.3% 之间，平均抗体阳性率普遍低于其他国家（Pan 等，2017）。山羊弓形虫血清抗体阳性率的检测数据：阿根廷 15%，澳大利亚 68.7%，法国 46%，泰国 27.9%，墨西哥 44%，孟加拉国 12.1%～36.4%，巴西 5.0%～68%，捷克共和国 20.2%～62.1%，埃及 11.6%～74.8%，意大利 12.3%～61.7%，美国 4.5%～68.6%。我国山羊弓形虫的血清抗体阳性率在 2.39%～41.2% 之间，各地区之间差异显著。其中黑龙江 3.8%，上海 2.39%，西藏 5.7%，辽宁 8.92%，山西 14.1%，广西 41.2%，青海 17.29%。

羊的年龄、环境中是否有猫的存在、饮水来源及流产的发生时间等都是羊弓形虫感染的影响因素，农场环境、所处地理位置、海拔高度和农场规模等也会影响羊群的感染率。绵羊弓形虫血清抗体阳性率随年龄增长而增加，有报道某些羊群 6 岁母绵羊的抗体阳性率达到 95%，大多数绵羊在 4 岁之前就已被感染。发生流行性流产的饲养场中母羊弓形虫的感染率更高。集约化管理的绵羊群血清抗体阳性率低于非集约化饲养的羊群；自由放牧羊比圈养羊有更多摄食弓形虫卵囊的机会，血清抗体阳性率更高。对意大利南部 62 个农场绵羊的调查发现，农场中猫的存在、饮用水源为地表水以及农场规模等都与血清抗体阳率显著相关。在西班牙的研究也发现，环境中猫的存在和羊发生流产均与绵羊和山羊弓形虫感染密切相关。相对而言，低海拔地区和大型牧场的羊弓形虫病的发生率较高。

**2. 弓形虫分离株** 以PCR-RFLP对源于羊分离株的分型结果显示，欧洲、非洲、亚洲和北美地区绵羊弓形虫分离株的遗传多样性较低，而南美地区的遗传多样性较高。从感染弓形虫的绵羊组织，如肌肉、心脏、大脑、隔膜等处均可分离到弓形虫。弓形虫的羊源分离株主要是Ⅱ型，其次是Ⅲ型；尚未在绵羊中发现Ⅰ型弓形虫分离株。在法国绵羊分离的46个分离株中，45株是Ⅱ型，只有1株是Ⅲ型（Zia-Ali等，2007）。在伊朗成年绵羊分离的4个分离株中，2个是Ⅱ型，2个是Ⅲ型。Duby等（2008）使用PCR-RFLP的10种标记分析，发现在57个弓形虫分离株中存在15个基因型，显示来自美国各州羔羊的弓形虫分离株具有较高的遗传多样性。系统发育分析表明，Ⅱ型虫株及其密切相关的基因型占分离株的68%（39/57），Ⅲ型虫株占14%（8/57）。杨玉荣等（2017）从绵羊心肌内分离获得2个弓形虫分离株，基因型均为Chinese 1型。这2个弓形虫分离株速殖子对小鼠的毒力较强，100～1 000个速殖子接种小鼠的死亡率为100%。小鼠存活时间较短，分别为10.5天和22天。

Cavalcante（2007）从巴西山羊心脏组织中分离得到2个弓形虫分离株，分别命名为G1和G2。其中G1对小鼠的毒力较强，给小鼠接种10、100、1 000个速殖子，死亡率均为100%；G2接种以上3个剂量均未导致小鼠死亡。PCR-RFLP分析表明，两株分离株均为Ⅰ-Ⅲ型重组体。Ragozo等（2009）从143只巴西山羊中分离出12株弓形虫，分别命名为TgGtBr1-12，从心脏和大脑的分离效率比从骨骼肌高。12个分离株中的10株对小鼠有强致病性，接种后小鼠在19～30天内全部死亡，另2个分离株（TgGtBr8和TgGtBr10）接种的小鼠全部存活。Miao（2015）在我国云南黑山羊体内检测到弓形虫DNA，经PCR-RFLP分析，其中7个样本属于Ⅰ型（ToxoDB#10），1个样本属于Chinese 1型（ToxoDB #9）。

## 二、传播途径

一般情况下，绵羊出生后即可感染弓形虫。自然条件下，水平传播是主要传播途径，感染来源主要是随猫粪便排出的弓形虫卵囊。实验条件下，14月龄的羊接种20个卵囊即可成功感染，母羊接种100个卵囊可产下先天感染的羔羊。绵羊感染后发热，偶尔出现呼吸困难，在感染后14天左右恢复正常；未发生因接种弓形虫卵囊导致的绵羊死亡。羊弓形虫病也存在垂直传播。早期研究认为只有不到2%的羔羊先天感染弓形虫，不到4%的被弓形虫感染母羊可通过胎盘将虫体传给子代羔羊，即弓形虫感染的母羊将弓形虫传播给子代羔羊的机会较少。对135只自然感染弓形虫的母羊产出的178只羔羊进行检测，均未检测到弓形虫抗体，仅在1个胎盘中检测到了虫体（Munday等，1972）。2006年，Rodger等在苏格兰持续观察和检测了31只血清抗体阳性母羊和15只血清抗体阴性母羊的后代羔羊，抗体阳性母羊共产出43只活羊羔和6只死亡羊羔，在进一步的组织病理学、DNA检测和免疫组织化学分析中，所有羊羔均未感染弓形虫，在羊羔的胎液和血清中也未检测到弓形虫抗体（Rodger等，2006）。

近年来的研究报道一定程度上颠覆了之前的认知，发现羊经胎盘垂直传播导致胎羊或羔羊的感染较为普遍，在某些品种的绵羊中可能更普遍发生。英国学者在70只存活羔羊的37个胎盘中检测到弓形虫特异性基因片段，说明其中42%的羔羊发生了先天性感染；在其中18个胎盘和胎羊组织中的17个检测到弓形虫特异性基因片段（Duncanson等，2001）。Morley等（2008）选择了29只母羊进行观测，其中的9只（31%）连续产出两代弓形虫感染的羔羊，35只子代羔羊只有12只存活，22只流产或木乃伊化，且其中的33只羔羊检测到弓形虫特异性基因。

由此可见，早期研究报道认为羊的先天性感染发生率较低，是因为在一定程度上受到了当时检测技术的限制。羊的弓形虫病既有水平传播，亦有垂直传播。早期认为羊弓形虫主要是水平传播的认识已经被颠覆，但确认垂直传播需要更多的临床病例研究，并结合病理组织学和病原分离来进一步证实。

## 三、致病机制

羊的弓形虫感染和发病的机制与其他动物有很多相似之处。母羊摄入卵囊后，弓形虫在肠黏膜下层和相关的淋巴结中繁殖，并通过淋巴和血液迅速扩散到其他器官。感染羊可表现出腹泻、呼吸窘迫以及鼻腔分泌物增多等症状，通常会在感染后 14 天左右自行恢复。弓形虫感染母羊可能导致早期胚胎死亡和吸收、木乃伊胎、流产、死产、新生羔羊死亡以及产弱胎等一系列繁殖障碍。

理论上，弓形虫感染诱发的流产可发生于母羊妊娠期的各个阶段。当弓形虫感染母羊，并传给发育中的胎羊时，所处的妊娠阶段对最终的结果至关重要。妊娠早期摄入卵囊对胎羊的威胁最严重，妊娠晚期感染则更可能垂直传播给胎羊，产出体弱或临床上表现正常的羔羊。妊娠前 2 周的母羊感染一般不会导致流产，这是因为速殖子在感染后的前 2 周主要在血液中循环，羊的卵细胞受精并定植胎盘也需要大约 2 周的时间；弓形虫对感染母羊的影响只可能发生在卵细胞定植后。弓形虫感染对妊娠 1 个月左右的胎羊可能是致死性的，妊娠 50 天左右的胎羊（小于 100g）流产后还可能被母体吸收。妊娠中期（60～90 天）母羊感染最易发生可见的流产，发生流产的母羊无其他临床表现，羔羊可能出现木乃伊化、流产和死胎，或者在出生后一周内因体弱而死亡。存活的羔羊也可正常生长到成年并产出无弓形虫感染的羔羊。母羊在妊娠最后 1 个月时感染弓形虫对羔羊的影响不大。弓形虫感染发生流产的母羊不影响其重新受孕，羊弓形虫病引起的流产与永久性不育之间无明显相关性。人工感染发现，从弓形虫接种到母羊流产一般需要 4 周时间，只有少数母羊在摄入卵囊后的急性感染期（7～14 天）出现非特异性流产，这是由于发热和胎盘滋养层细胞中弓形虫繁殖相关的激素失调所致。

山羊对弓形虫感染更敏感，甚至有些成年山羊死于急性弓形虫病。山羊感染后的临床表现与感染剂量密切相关，呈明显的剂量依赖性。Dubey（1989）的研究显示，山羊在人工感染后 2～5 天可出现发热，体温高达 40℃或 40℃以上，持续 2～10 天。接种 100 个以上卵囊的山羊出现精神沉郁、食欲下降、呼吸困难等一系列症状，其中一半山羊发生腹泻；感染 1 000 个以上卵囊的山羊在接种后的 7～20 天死亡；感染 10 或 100 个卵囊的山羊未发生死亡。对所有确认怀孕羊进行弓形虫人工接种，分别接种 10 个、100 个或 1 000 个卵囊的母山羊，17 个胎儿全部发生流产或先天性弓形虫感染。感染弓形虫山羊所处的妊娠阶段也影响了妊娠结局，在妊娠的 51 天、68 天和 79 天分别接种弓形虫的 3 只母山羊的胎儿都存活或被母体吸收。在妊娠 83～130 天接种弓形虫的母山羊，则出现流产、死胎及产出先天感染的羔羊。

迄今为止，羊弓形虫病导致流产发生的机制尚不十分清楚。但研究者提出了几种假说，均认为与宿主的免疫应答有关。妊娠期间母体和胎羊的免疫反应与弓形虫感染的后果密切相关。胎羊的免疫能力在整个妊娠过程中不断发展，直到妊娠中期以后才会引起更特异性的免疫应答。到妊娠中期，胎羊体内弓形虫的增殖被抑制，胎羊的存活率比妊娠早期感染更高。与此同时，母体的免疫反应也影响感染后果。值得一提的是，胎盘在妊娠期间处于免疫调节状态，此时胎盘局部的免疫反应和外周免疫反应是不同的。近年有小鼠实验显示，弓形虫感染后诱导的 M1-Th1 型免疫应答颠覆了母胎界面的生理性免疫耐受，可导致胎盘的炎性损伤和胚胎的宫内发育受限，也是导致不良妊娠结局的原因之一。以上机制是否在孕羊同样存在，尚需深入研究。

## 四、免疫应答特点

配种前感染弓形虫的母羊产生的免疫应答反应，有助于控制随后疾病发展以及妊娠期间弓形虫的感染。弓形虫感染激活了机体的先天性和适应性免疫反应。急性感染的绵羊会产生高水平的弓形虫抗体，并可以持续数月或数年。弓形虫特异性 IgM 抗体在感染后第 3 周达到峰值，随后出现 IgG 抗体。实验感染发现，经口接种卵囊的绵羊和胃肠道外接种速殖子的绵羊血清中都出现类似的特异性 IgG 抗体变化。经静脉接种 RH 株速殖子的绵羊，在感染后 1 个月检测到抗体，抗体持续存在 3 个月；经口接种卵囊的绵羊，14 天后可检测到抗体；腹腔接种速殖子的绵羊，24 天后可检测到抗体。有关山羊的免疫学研究报道很少，给妊娠母羊接种速殖子后可在胎液中检测到弓形虫抗体，也有报道山羊最早可在感染后1周内产生IgM抗体。

绵羊对弓形虫感染的保护性免疫与其他宿主类似，以细胞免疫应答为主。苏格兰研究人员用S48疫苗接种绵羊，使用插管引流技术，收集感染部位淋巴液监测弓形虫急性感染过程中机体的免疫反应；同时，检查接种动物的免疫细胞的变化来观察其抗寄生虫活性。发现接种后绵羊的$CD4^+$T细胞数量先增加，$CD8^+$T细胞随后增加，与淋巴母细胞的应答高峰相吻合。感染后第6天$CD4^+$T细胞开始发挥抗弓形虫的作用，引流出的淋巴细胞能抑制体外弓形虫细胞内增殖。绵羊初次接种弓形虫疫苗株S48 2～5天后开始出现IFN-γ，并持续6～9天。再次接种S48后IFN-γ出现速度变快，感染后24小时即可检测到，并持续4～5天。初次感染后第6天开始，引流出的淋巴细胞用弓形虫抗原刺激即可在体外产生IFN（Innes等，1995；Wastling等，1995）。以上研究表明T细胞（CD4+，CD8+）和IFN-γ在绵羊抗弓形虫感染中至关重要。

## 五、临床症状

自然条件下，大多数成年绵羊呈隐性感染。急性弓形虫病偶见于羔羊，表现为发病急、精神沉郁、呼吸频率加快且明显腹式呼吸，流泪、流涎、走路摇摆、运动失调，体温可达41℃以上，呈稽留热。病羊眼内有大量的浆液性或粘脓性分泌物。伴随病程的延长，病羊最终死亡。青年羊出现全身震颤、腹泻、粪便恶臭，少数病羊出现神经系统和呼吸系统症状。老年羊的临床症状通常不明显，可能仅表现为采食量下降、消瘦等。妊娠羊的典型症状为发生流产，妊娠早期胚胎死亡和吸收、胎儿死亡和木乃伊化，其他症状不明显（图11-3）。

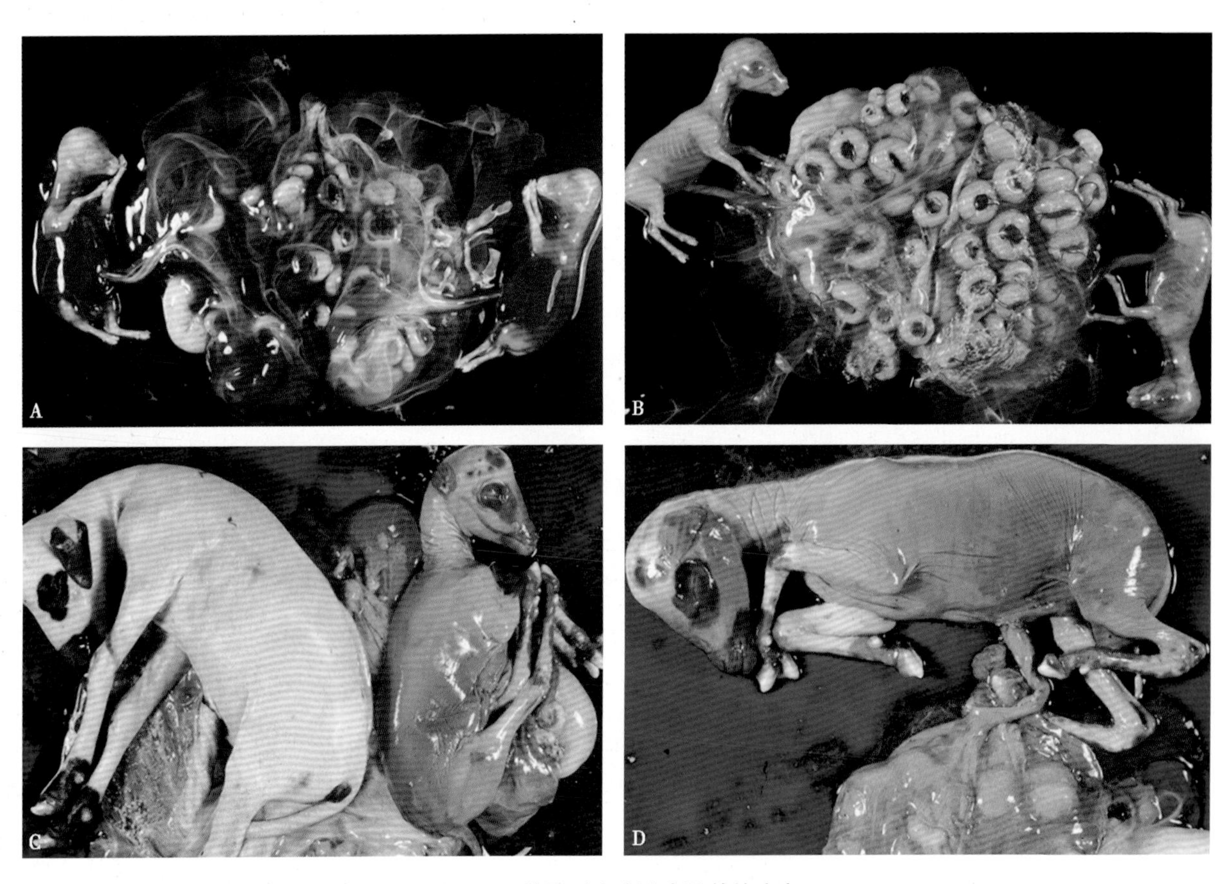


**图11-3 羊弓形虫病流产胎羊的病变**

A. 感染弓形虫母羊的胎儿，腹腔出血；B. 对照组未感染弓形虫的母羊胎儿；C. 感染弓形虫母羊的胎儿出现不同程度的自溶，说明其死亡发生在弓形虫感染后的不同天数；D. 流产胎儿和胎盘，胎盘组织变性软化和自溶（采自Castaño等，2016，47: 43）

妊娠羊的流产常发生于正常分娩前4～6周。在新西兰、澳大利亚、英国、挪威和美国，弓形虫感染被认为是绵羊流产的主要原因之一。但由于弓形虫引发的流产通常是散发的，且母羊没有其他临床症状，血清学检查的特异性差，往往导致流产羊未能得到正确诊断。仅有少量的流产胎羊被送往实验室诊断，有时因病料的不适当运输和保存也会导致检测结果错误。Dubey（2009）对因弓形虫感染而导致流产的绵羊胎儿进行鉴定，仅在23%的流产胎羊中分离到弓形虫或检测到弓形虫DNA。由此可见，弓形虫感染并不像细菌病和病毒病那样被重视，实际生产中由于弓形虫病导致流产造成的损失往往难以估计。

## 六、病理变化

羊弓形虫病临床表现和病理变化差别很大，主要依据感染后机体自身状态、发病情况、发病类型等而不同。

急性发病羊的全身多处淋巴结肿大，淋巴结切面可见大量出血点，有些出血点局部已转变为坏死灶。肺脏肿大，肺小叶间质增宽。肝脏表面密布大量的点状坏死灶。有些羊的肾脏亦有出血和坏死。病羊胸腹腔积液。隐性感染羊部分内脏器官可能出现水肿和坏死，在神经系统内可能检测到包囊。偶尔会从山羊的精液、尿液、唾液和奶汁中发现速殖子。

弓形虫病引发流产的机制尚不清楚，但是弓形虫感染引起胎盘的病理变化非常明显。山羊和绵羊的胎盘由大量子叶组成，在怀孕中期发生的“经典”流产可见胎盘子叶中大量白色坏死灶，但急性期的胎盘通常没有明显坏死灶（Benavides等，2017）。感染羊中约有一半的胎盘有肉眼可见的病变，主要表现为胎盘子叶的局灶性炎症和坏死。特征性病变为白色斑点或直径2mm以内的多个白色结节，这些病灶可能出现在子叶的任何平面中，稀疏或密集，有时病灶汇合成片，不是所有子叶都会出现相同程度的病变（图11-4，图11-5）。必要时，需在盐溶液中彻底清洗子叶，以暴露更深部位的病变便于观察，否则可能会被忽略。早期病变为胎盘绒毛间质细胞坏死，胎盘绒毛水肿，伴有增生和滋养细胞上皮单核细胞浸润。陈旧性病变表现为胎儿和母体绒毛干酪样坏死灶。在间质细胞的早期病变和邻近坏死灶的滋养细胞中可见少量速殖子。陈旧性病灶中，速殖子可能出现在干酪样坏死病灶的边缘，偶尔也会发现组织包囊。

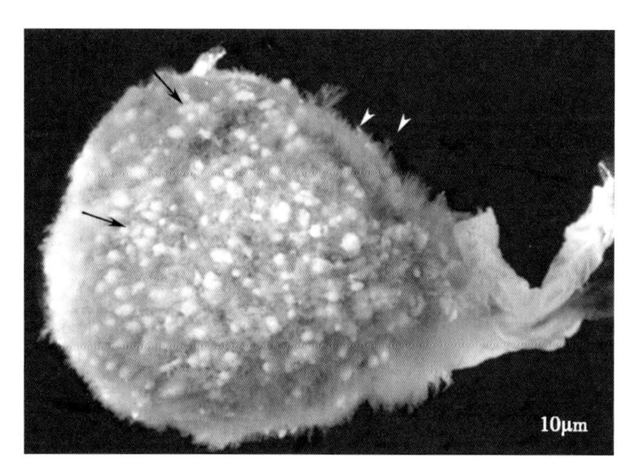


**图11-4 自然感染弓形虫的绵羊的流产胎盘子叶**
（无尾箭头表示正常绒毛，有尾箭头表示坏死的绒毛，采自Dubey等，1986）

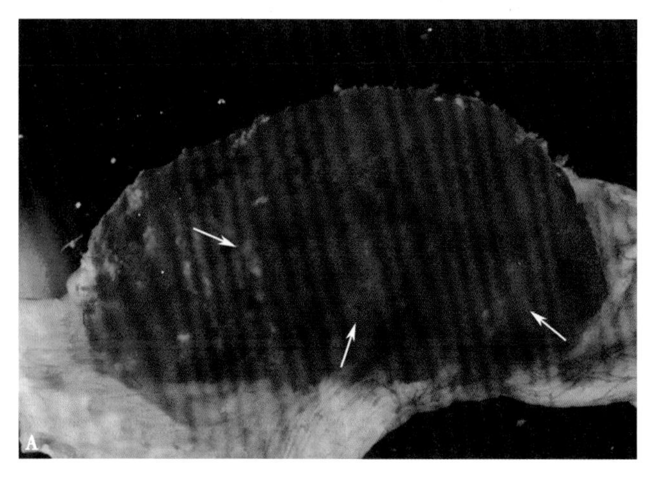


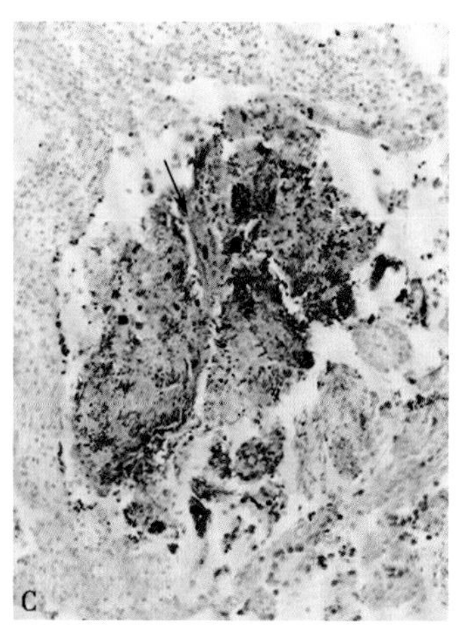

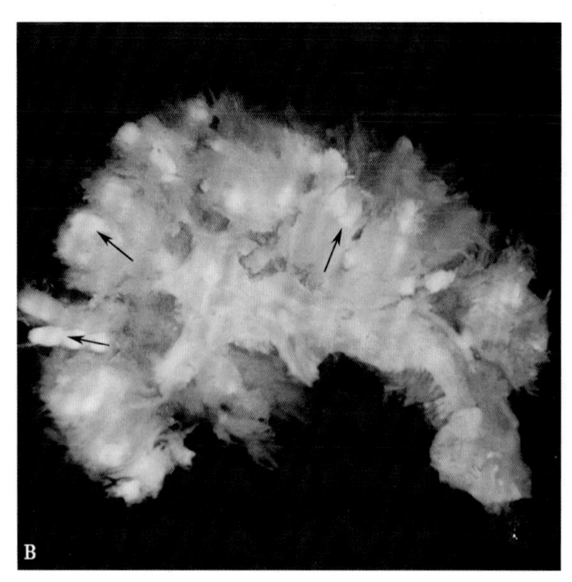

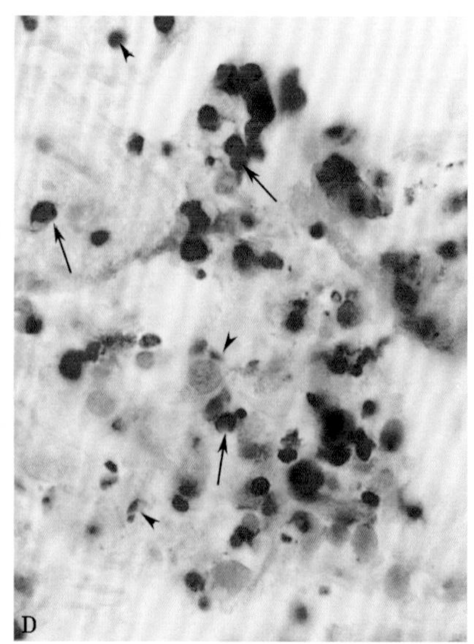


**图 11-5 自然感染弓形虫羊的胎盘炎(免疫组化染色)**

A. 山羊胎儿子叶,可见坏死灶(箭头);B. 绵羊胎儿子叶,可见坏死灶(箭头);C. 山羊胎盘子叶的组织学切片;D、C 图病变处的局部放大,可见大量完整的速殖子和速殖子退化形成的颗粒抗原(采自 Dubey 等,2004)

一般情况下胎羊无肉眼可见的病理变化,但是可以观察到多部位的组织学病变。弓形虫感染导致的胎羊损伤通常是非特异性的,如多部位水肿、腔内积液等,可能与胎羊的营养不良和宫内死亡有关。极少数病例会在肝脏中出现直径不超过 1mm 的小白色结节,脑白质中可见直径不超过 2mm 的散在白色病灶和多处小出血点。最常见的病变出现在胎羊大脑,产前感染胎羊的 90% 左右的大脑中都会出现特征性组织学病变,主要是脑白质软化和胶质细胞增生。乳头状病变分布广泛,多见于前脑室周围白质,包括局灶性髓磷脂丢失、轴突肿胀和变性。陈旧的病灶表现为周围神经胶质细胞增生和中央钙化;局灶性慢性炎性病变可出现在大脑的任何部位,显示中心性干酪化,很少见钙化;偶尔会出现轻度至中度非化脓性脑膜脑炎,有时在神经胶质病灶附近可见组织包囊。极少数情况下,可在血管内皮中见到速殖子。

典型的肝脏病变是局灶性肉芽肿,有些病变中央出现坏死。肝小叶的不同部位可见单核细胞局部浸润,在肝脏切片中很少见到弓形虫。有时可见心肌炎和肺炎等其他病变。

## 七、羊弓形虫病的诊断

由于感染弓形虫的羊通常不表现流产以外的临床症状,因此对母羊流产进行诊断以判断流产是否因弓形虫感染所致最为常见。

**1. 病理组织学检查** 通过病理组织学检测,可在流产胎儿和胎盘及胎羊脑中发现弓形虫感染的特征性病变和虫体。间接免疫荧光抗体技术可以用于识别胎盘或组织中的弓形虫抗原,并且比常规组织学检查效率更高;免疫组织化学染色可用于识别组织切片中的虫体。

**2. 分子生物学检测** 检测流产胎羊和胎盘组织中的弓形虫 DNA 也是最常用的诊断方法,可有效避免因胎儿自溶导致无法进行组织学检查的缺陷。常用于检测的样本包括胎盘以及胎儿的肌肉、大脑、肝脏和脾脏等器官组织(具体诊断技术见第十二章)。

**3. 血清学检测** 因为母源抗体不会通过胎盘传递给胎羊,出生后的羔羊可通过乳汁获得母源抗体,因此从哺乳前羔羊的胎液或血清中发现弓形虫抗体具有重要诊断价值。但是,未检出弓形虫抗体并不能排除弓形虫感染的可能,因为胎羊的抗体滴度取决于感染时母羊妊娠时间以及从感染到检测的时间间隔。弓形虫抗体可以通过DT、MAT、IFAT和ELISA等方法检测，IHA和LAT对绵羊胎儿抗体检测不敏感。对比从组织中成功分离弓形虫的结果和羔羊血清MAT滴度之间的对应关系发现，从血清抗体阳性羔羊组织中分离出弓形虫的成功率为77.9%（53/68）。在这些成功分离出弓形虫的案例中46.1%（6/13）羔羊血清MAT效价为1∶50和1∶100，87%（47/54）的血清MAT效价为1∶200甚至更高，未能从MAT效价为1∶25或更低的45只羔羊中分离出弓形虫（Dubey等，2008）。以上研究表明当动物血清抗体MAT滴度为1∶100或更高时，可能存在弓形虫的持续感染。对MAT和IFAT检测结果比较发现，2 306份羔羊血清在1∶40、1∶80、1∶160和1∶320稀释的情况下，分别用两种方法检测，MAT的血清抗体阳性率分别为42.7%、33.7%、29.3%和21.2%，相对应的IFAT阳性率分别为38.1%、35.2%、34.8%和33.7%。在血清稀释度为1∶80时，MAT和IFAT之间符合率较高。

ELISA可检测绵羊血清中的弓形虫抗体。弓形虫全虫蛋白包被的ELISA和免疫印迹方法检测自然感染绵羊有较高的符合率，90.29%（93/103）的样本检测结果相同。免疫印迹的灵敏度较高，ELISA的特异性较好。弓形虫ELISA检测方法的标准化比较困难，只有少数几个商品化的ELISA试剂盒可用于动物弓形虫病的诊断。有些商品化试剂盒适用于检测小反刍动物血清和血浆样品中的弓形虫抗体。将MAT和ELISA试剂盒检测结果比较，在特定的血清稀释条件下（1∶40），两者之间的符合率较高。

值得注意的是，在吮食过初乳的羔羊血清中检测到弓形虫抗体对诊断先天性弓形虫病无价值。这是因为抗体可能通过初乳转移到羔羊体内。由于初乳中的抗体水平是母羊血清中抗体水平的数倍，因此羔羊血清中抗体滴度高于母羊血清中的抗体滴度也不具备诊断价值。被动转移的弓形虫抗体在3个月后会从羔羊体内消失。虽然母羊弓形虫抗体的存在不能作为羔羊先天性弓形虫病的诊断依据，但是对流产母羊进行血清学检测依然有助于了解羊群感染弓形虫的情况。羊的弓形虫感染很常见，即使是未怀孕的母羊也常有高滴度的抗体。由弓形虫病导致流产时，母羊的抗体会达到峰值，所以如果母羊未检测到弓形虫抗体则可以将先天性弓形虫病排除。

**4. 动物接种** 通过接种动物，从胎盘和胎儿组织中分离弓形虫也可以用于确诊羊先天性弓形虫病。但很多情况下，不能及时对组织病料进行处理，导致接种时病料中的弓形虫已经同组织一起自溶，因此不能分离出弓形虫，但并不意味着没有弓形虫感染。胎盘和胎儿脑是用于接种小鼠和分离弓形虫的最佳组织。如果上述组织都不能使用，也可以用骨骼肌。但动物接种分离弓形虫用于确诊的时间较长，并不适用于大多数诊断实验室。

**5. 细胞培养接种** 将接种动物的病料如胎盘、胎脑研磨消化后接种传代细胞，用于分离组织中的弓形虫。通常需要盲传数代才会在培养细胞内观察到速殖子。这种方法周期较长，适用于有细胞培养条件的实验室。

## 八、羊弓形虫病的防治

**1. 治疗** 磺胺类药物是治疗羊急性弓形虫病的主要药物。发病早期治疗效果较好，若治疗不及时，临床症状消失，病羊的组织中可出现包囊，成为带虫者。

有报道显示，莫能菌素（monensin）可用于母羊弓形虫病的预防，可预防并降低弓形虫病引起的胎羊死亡率。服用莫能菌素母羊的流产率低于未用药的母羊。在母羊妊娠91～94天时接种弓形虫卵囊，饲喂莫能菌素的母羊的后代羔羊死亡率为16.7%，未饲喂莫能菌素的母羊后代羔羊的死亡率为55.2%。服用磺胺丁胺（sulfanilamide butylamine）、乙胺嘧啶或去甲喹啉也获得相似的结果。

**2. 羊弓形虫病的防控** 羊弓形虫病防控与其他家畜有很多相似之处。养殖场内严禁养猫，防止猫的粪便污染饲料和饮水，有效切断弓形虫在羊群中的水平传播途径。对发病羊及时治疗，对病死羊、流产胎儿和胎盘进行无害化处理。引种前要进行血清学检测，防止引入弓形虫感染的羊。定期进行全群血清学检测，对患病羊及时治疗和淘汰。在日常饲养管理中，要加强圈舍内外的清洁卫生和消毒，及时处理粪便。对于放牧羊则难以采取上述措施进行防控。

已有商品化的羊用疫苗用于弓形虫病防控。Toxovax® 是目前为止世界上唯一的商品化弓形虫病活疫苗。在新西兰、几个欧洲国家和美国获得注册，用于免疫预防弓形虫病引起的母羊流产，减少先天性弓形虫病给绵羊养殖业造成的损失。该疫苗来源于从新西兰流产羔羊分离出的弓形虫 S48 虫株，在小鼠中经多年重复传代，失去了形成组织包囊和卵囊的能力。商品化疫苗成分为细胞培养的速殖子，在配种前 4 周使用，接种后 6 个月在羊体内检测不到活虫，可诱导至少 18 个月的保护性免疫。接种疫苗的绵羊能够产生良好的体液和细胞免疫应答。但是，由于活疫苗的保质期短、运输和贮藏条件要求较高、可能存在返强以及羊肉产品内可能存在包囊对人有潜在威胁等安全性问题，该疫苗并未得到广泛的推广和应用。

## 第三节　牛及骆驼弓形虫病

牛肉是世界上许多国家居民的肉食品主要来源之一，牛奶在人们生活中的作用不可替代，牛在人类，尤其是在流行地区人弓形虫病流行链中的重要性不容忽视。骆驼肉也是某些国家和地区居民的主要肉品来源，因此保证骆驼肉的食品安全也应该受到重视。弓形虫病对大型反刍动物的危害以及食用生的、未煮熟的肉或奶对人的潜在威胁，应该受到重视。

### 一、流行概况

**1. 血清流行病学**　许多国家和地区都有在牛体内检出弓形虫血清抗体的报道。牛不是弓形虫的最适宿主，但是牛感染后虫体可以在其体内增殖并以包囊形式长期存在，人食入带有包囊的牛肉可以被感染，可见牛的弓形虫感染具有一定的公共卫生意义。在弓形虫病的流行史上，美国两次人群弓形虫病局部暴发都与食入被带有弓形虫的牛肉的汉堡有关。

牛的弓形虫血清抗体阳性率在不同国家和同一国家不同地区差异很大。报道显示，北欧地区牛弓形虫血清抗体阳性率平均为 7%，巴西的牛弓形虫血清抗体的阳性率在 1%～89.1% 之间，非洲地区的阳性率 12%，越南 10.5%，印度 52%，阿根廷 1%～71%，法国 7.8%～27.5%，西班牙 1.6%～40.1%，美国 5.0%。这些数据见于一些研究报道或者综述，未必完全能够代表某个国家或地区牛的感染状况，但是还是可以一定程度地反映当地牛感染的基本情况。

在中国，不同地区、不同品种以及不同养殖方式下牛的弓形虫感染普遍存在，但是感染率存在明显差异。从 2010—2019 年中国牛的弓形虫血清流行病学的 5 个数据库中筛选出 71 份相关研究进行分析，39 274 头牛弓形虫的血清抗体阳性率平均为 10.1%。2017 年之后血清抗体阳性率（5.8%）明显低于 2013—2014 年（11.3%）和 2015—2016 年（13.0%）。这可能与 2013 年国家发展改革委出台《全国牛羊肉生产发展规划（2013—2020 年）》，加强牛羊病防控，大力发展规模化养殖，全面实施一系列牛病防控措施有关（Gong 等，2020）。我国弓形虫血清流行病学调查具有区域多样性。温暖潮湿的环境也是造成牛弓形虫血清抗体阳性率高的原因之一。中国西南地区气候温暖潮湿，当地报道的弓形虫的血清抗体阳性率最高（21.6%），中国中部、北部、东北和西北地区的气温低环境干燥，血清抗体阳性率也较低，北部最低（4.5%）。12 月龄以上牛的血清抗体阳性率（9.6%）高于犊牛（6.7%），母牛的血清抗体阳性率（12.5%）略高于公牛（11.7%），夏季检测的血清抗体阳性率（11.8%）是所有季节中最高的。自由放牧的牛比舍饲的奶牛有更多机会摄取弓形虫卵囊因而血清抗体阳性率也更高，调查显示牦牛平均血清阳性率为 14.3%，黄牛平均血清阳性率为 11.2%。中国的水牛一般见于淮河以南地区，对水牛弓形虫感染情况的研究报道很少，已有调查显示水牛的血清抗体阳性率一般很低，尚无从水牛组织中分离出弓形虫的报道。应用间接血凝抑制试验对广西水牛弓形虫病进行血清学检测，阳性率为 2.1%（19/929）。

2010—2013年，杨娜等对北京和沈阳的4个奶牛场进行牛场饲养情况的调查并连续3次取样检测，每次间隔8个月，分析奶牛流产与弓形虫感染间的相关性。3次抗体检测结果显示4个牛场牛群弓形虫抗体阳性率为7.04%～13.6%，个体牛抗体滴度处于动态变化之中；弓形虫抗体阳性率随年龄呈上升趋势，但差异不显著。与流产的相关性分析发现其中2次检测的抗体阳性率与流产相关性不显著，另1次检测的抗体水平与流产具有相关性。说明弓形虫感染在一定程度上增加奶牛的流产率，但可能不是导致奶牛流产的直接因素。

骆驼也是一种常见的大型反刍动物，关于骆驼的弓形虫病报道很少。在中国青海省234头双峰驼（*Camelus bactrianus*）中发现7头血清存在弓形虫抗体。骆驼的年龄或性别与血清抗体阳性率没有显著相关性。

**2. 弓形虫分离株** 从牛组织中难以成功分离弓形虫，Dubey等（1992）从1头弓形虫MAT效价为1∶1 600的肉牛的肠道匀浆中分离出1个分离株CT1，该虫株对小鼠具有高致病性，接种1个卵囊或1个速殖子就能导致小鼠死亡。在中国多种动物中弓形虫流行株的主要基因型是Chinese 1，但源于奶牛的弓形虫株基因分型仅有1篇报道，从2头牛体内扩增的弓形虫DNA鉴定为ToxoDB#225，但未获得分离株（Qian等，2015）。

Hilali等（1995）将骆驼肉喂猫，从埃及的无临床症状骆驼组织中分离出弓形虫，且在接种猫的粪便中检出了弓形虫卵囊。这是从骆驼中分离出弓形虫的首次报道。

## 二、临床症状和传播途径

牛感染弓形虫后临床发病较少见。牛可以成功被弓形虫卵囊感染，但由于先天性抵抗力，可在数周内将虫体消灭或降低至难以检测的水平。人工接种犊牛10 000个弓形虫卵囊后，除了在接种后第4～10天出现轻度的厌食和腹泻外，被接种的牛只无其他明显临床症状，在接种后2周内产生高滴度的抗体，接种后2～7个月的抗体水平一直较高，感染15个月后血清抗体转为阴性。水牛、黄牛均有弓形虫病发生的报道，但临床症状不明显，水牛被认为对弓形虫具有较强的抗性。巴西科学家给4～6个月大的3头犊牛饲喂200 000个弓形虫卵囊，3头小牛均表现出轻度临床症状，出现短暂性虫血症。感染后70天处死动物，将组织接种小鼠。从1头小牛的肝脏和骨骼肌检测出弓形虫，证据是基于接种小鼠的血清抗体转为阳性，但在小鼠体内未观察到虫体，这3头人工接种犊牛的组织学切片中也均未发现弓形虫（de Oliveira等，2001）。

弓形虫和犬新孢子虫是形态相似、亲缘关系和生物学特性相近的两种寄生虫，后者是引起牛流产的主要病原。在发现新孢子虫是牛流产的主要原因之前，牛的流产常被误诊为由弓形虫引起。尽管弓形虫也可以在牛中经胎盘传播，但并不常见。对83头流产胎牛的分子生物学检测中，在24个胎牛体内检测到犬新孢子虫DNA，4个胎牛体内检测到弓形虫DNA。在其中1头胎牛中同时检测到两种寄生虫的DNA。Ellis（1998）从40例确诊为脑炎的胎牛中检测到2个弓形虫DNA和16个犬新孢子虫DNA。此外，巴西的科学家用口服卵囊或RH虫株速殖子皮下接种的方式感染牛，然后从牛的精液中检测到弓形虫，提示弓形虫可能通过性传播。尽管牛的弓形虫感染并不是引起临床疾病或生殖障碍（例如流产）的主要原因，但牛肉作为人类的重要肉品来源，牛的弓形虫感染也是重要的公共卫生问题。

骆驼弓形虫病临床病例报道很少。一头6岁的母骆驼因持续的呼吸困难被爱荷华州兽医教学医院收治，骆驼入院前4周流产，并出现厌食症状，胸腔积液。在胸膜液涂片的巨噬细胞中观察到大量弓形虫速殖子；胸膜积液检测出高滴度的弓形虫抗体（MAT，1∶20 000；DT，1∶8 000）。骆驼用甲氧苄啶磺胺嘧啶治疗7天后，仍然死亡，流产胎儿和尸体均没有进行进一步剖检。但是前期发现的大量速殖子和高血清抗体滴度提示骆驼患有急性弓形虫病（Hagemoser等，1990）。由此可见，虽然没有大量调研报告，骆驼的弓形虫感染仍然不应忽视。

### 三、致病机制

牛抵抗弓形虫感染的机制尚不完全清楚，与宿主的先天免疫有关。中性粒细胞在先天免疫中的主要作用是清除进入机体的病原体。感染触发中性粒细胞胞外陷阱（extracellular trap）结构的形成，有助于限制弓形虫速殖子的活动。有学者评价了牛和绵羊中性粒细胞在先天性免疫中抵抗弓形虫的机制。发现牛中性粒细胞形成的细胞外陷阱对速殖子具有致命作用，而绵羊中性粒细胞仅将寄生虫固定。作者认为这些结构有助于牛的抗弓形虫感染。尽管如此，牛体内的组织包囊仍具有感染能力，被新宿主摄入后会启动新一轮感染（Yildiz 等，2017）。

### 四、牛和骆驼弓形虫病的诊断

病原学诊断，可通过 PCR 方法扩增牛组织中弓形虫特异性基因进行直接检测；或者将牛组织在体外进行消化并接种到小鼠体内，监测血清转化和临床体征变化。尽管敏感性高，但耗时、费力，从动物福利（animal welfare）角度来看存在问题，并且不适用于大规模筛查。

目前对牛弓形虫感染的血清学诊断的特异性和敏感性了解有限。用于诊断人类弓形虫病的几种检测方法用于牛血清检测结果不稳定，易出现假阳性。相比之下，改良凝集试验（MAT）、间接免疫荧光抗体试验（IFAT）和酶联免疫吸附试验（ELISA）可用于检测牛是否感染过弓形虫，并适用于流行病学监测研究。为进一步提高检测弓形虫特异性抗体的效率，不同类型的 ELISA 用于牛血清学检测。最初使用全虫抗原提取物的间接 ELISA，但由于可能与其他原虫如新孢子虫存在大量交叉抗原，导致特异性低，包被抗原逐渐被具有优势的重组抗原所取代。不同的血清学方法可能具有不同的敏感性和特异性，需要进一步的比较验证。IDEXX 公司 ELISA 检测试剂盒也可用于检测牛的弓形虫血清抗体。

### 五、牛和骆驼弓形虫病的防控

牛的弓形虫高血清抗体阳性率意味着局部地区的高感染率，是人类感染的风险因素之一。疫病防控措施可在预防和控制弓形虫感染中发挥积极作用，针对不同地区采取相应措施可能有助于降低局部感染率。因此，应进一步做好牛弓形虫病的检测，以更好地控制该疾病，减少牛肉成为人类感染源的风险。牛场应通过严格执行卫生防疫措施、监测牛群弓形虫血清抗体，逐步减少和控制奶牛场弓形虫感染。此外，做好牛场防疫制度，坚持自繁自养。有必要引种时，对引进牛进行抗体检测并隔离观察和监测。禁止猫、犬、鼠类及其他动物进入养牛场。保持牛舍、运动场的卫生；及时清理粪便，并进行无害化处理；保持饲料和饮水清洁。流产胎牛及胎盘必须无害化处理，尤其是不要将流产胎牛及胎盘饲喂猫和犬。

目前对大型反刍动物的弓形虫感染情况了解甚少，但它们的肉、奶等产品很容易进入人类的食物链。有必要更深入了解包囊在这些动物体内存活的时间和感染的有效性，进而评估弓形虫感染牛、骆驼等反刍动物对人类的潜在威胁和在公共卫生方面的意义。

## 第四节　马属动物弓形虫病

马、驴和骡是重要的家畜，曾经是使役和军用动物，目前主要为肉用和比赛用动物。弓形虫可以感染马属动物，人类也可以通过摄入带有弓形虫感染的马肉遭受感染。

### 一、流行概况

**1. 血清流行病学**　多个国家和地区都有在马和驴中检出弓形虫血清抗体的报道。自然感染马的血清抗体阳性率在0～90%之间变化。这种差异可能与血清学检测方法的敏感性、动物的年龄、所处区域、牧场管理方法以及卫生状况密切相关。

通过数据检索，Li（2020）从35种出版物中，获取12 354匹马的检测资料，其中弓形虫抗体阳性马1 580匹，血清抗体阳性率平均为11.29%，不同国家和地区报道的马弓形虫血清抗体阳性率各不相同。巴西10.3%～43.7%，法国58.9%，伊朗11.5%～71.4%，韩国2.9%，墨西哥6.1%，西班牙10.8%，美国11.9%～73%。我国不同地区报道马的弓形虫血清抗体阳性率为4.7%～31.4%，调查地区主要集中在内蒙古、新疆、云南和辽宁等饲养马匹的省、市和自治区。与中等收入国家（16.4%）相比，高收入国家的弓形虫抗体检出率（8.9%）较低，可能是高收入国家具备更好的卫生设施和饮水来源，减少了马食入弓形虫卵囊的机会。

驴也是一些国家和地区的重要家畜之一，被用于肉奶生产、使役以及其他用途。近年来，欧洲国家的一些居民将驴作为宠物，驴乳也可作为牛奶过敏儿童的食用奶源，还有报道建议使用驴乳作为预防动脉粥样硬化和肿瘤治疗的辅助手段。弓形虫可能通过摄入被感染的未煮熟的驴肉或生乳传播给人（Dubey等，2020）。报道的驴弓形虫血清抗体阳性率在11%～62%之间，其中巴西0～72.7%，意大利5%～25%，埃及26.6%～45%，墨西哥10.9%，西班牙25.6%，美国6.4%。我国对山东、辽宁和云南三个省的局部调研数据显示，驴弓形虫血清抗体阳性率为16.7%～23.6%。

马属动物为食草动物，摄入被弓形虫卵囊污染的饲草、饲料和饮水是感染的主要来源。5岁以上马的弓形虫血清抗体阳性率较高，因为年长的马具有较大的活动范围，与幼龄马相比，它们更容易接触到被弓形虫卵囊污染的食物和水。母马和公马的血清抗体阳性率没有显著差异。马属动物弓形虫血清抗体阳性率与农场中猫的存在有显著相关性，保证马匹不要摄入可能被弓形虫卵囊污染的饲料和饮水，并避免与猫接触可以有效降低血清抗体阳性率。

**2. 弓形虫分离株** 迄今为止，通过接种小鼠从3匹马和1头驴的组织中分离出弓形虫，来自巴西的2个分离株（1个源于马，1个源于驴）分别是基因型ToxoDB#228和#163，来自塞尔维亚的分离株是基因型ToxoDB#2。另有一个从巴西马体内分离的独特基因型，命名为TgHorseBrRS1，对小鼠有较强毒力。我国尚未见从马属动物中分离到弓形虫活虫株。基于自然感染马组织的弓形虫DNA的特征，中国马中见于报道的基因型是Chinese 1型和Ⅰ型（ToxoDB#10）。

## 二、临床症状

尚无关于马临床弓形虫病的明确报道。另外两种与弓形虫相似的神经住肉孢子虫（*Sarcocystis neurona*）和胡氏新孢子虫（*Neospora hughesi*）也可引起马的临床疾病，二者在形态上与弓形虫相似，而且与弓形虫之间存在多种交叉抗原。英国报道的马弓形虫病死亡病例仅根据弓形虫DNA检测结果认定，应该进行进一步的组织学以及其他技术确诊。

值得注意的是，未见在马的组织病理学检查中检出弓形虫的报道，提示马对弓形虫有抵抗力。分别给2匹马静脉接种2 000万和3 200万RH株速殖子，在接种后6～12天出现了短暂的发热，接种后4～8天检测到特异性抗体，但在接种3个月后未在组织中检出弓形虫。

## 三、马属动物弓形虫病的诊断

诊断马弓形虫感染的血清学方法中，最常用的是MAT和IFAT。Ghazy等报告了用不同技术检测的埃及420匹马的血清弓形虫抗体结果，IFAT（1∶64）阳性率为40.5%，MAT（1∶25）阳性率为48.1%，ELISA阳性率为37.1%。尽管多种方法都可以用于马属动物的血清抗体检测，但不同检测方法的临界值和判断标准不同，血清抗体阳性率之间存在显著差异。阿尔及利亚的一项研究报告称，在736份马血清中，LAT的血清抗体阳性率为18%，IFAT的血清抗体阳性率为24%，ELISA的血清抗体阳性率为43%。

### 四、马属动物弓形虫病的防治

未见对马属动物弓形虫病治疗的报道，可参照猪弓形虫病和羊的弓形虫病的治疗与防控措施。

## 第五节　猫弓形虫病

猫和其他猫科动物既是弓形虫的终末宿主又是中间宿主，在弓形虫的发育和传播过程中起着非常重要的作用。弓形虫在猫的肠道内完成球虫型发育，随粪便排出卵囊，在外界环境中进行孢子化发育，形成孢子化卵囊，即感染性卵囊。弓形虫卵囊在土壤和水中可存活数月甚至数年，对许多化学消毒剂具有强抵抗力，从而增加了传播给鸟类、啮齿动物和人类等中间宿主的机会。尽管很多时候人和动物的感染是由于食用未煮熟的肉或生肉导致，但是人和动物通过误食入土壤、水或未煮熟蔬菜上附着的卵囊遭受感染是另一个重要途径。猫又是人类常见的伴侣动物，常与主人密切接触，一定程度上也增加了人感染弓形虫的风险。流浪猫活动范围大，当下城市里流浪猫增加了猫作为人弓形虫感染来源的风险。

### 一、流行概况

**1. 血清流行病学**　猫的弓形虫感染在世界各地都有报道，Elmore 等（2010）统计了已经发表的数据，显示全球家猫的血清抗体阳性率为 30%～40%。不同国家、同一国家不同地区甚至同一城市内，猫的弓形虫血清抗体阳性率都可能存在很大差异（Elmore 等，2010）。影响因素多种多样，其中猫的饮食来源是重要的影响因素。泰国曼谷猫的血清抗体阳性率较低（7.3%～11%），因为被调查的猫大部分居住在佛教寺庙周围，由公众或僧侣喂养，主要饮食是煮熟的鱼和米饭，感染来源和机会少。法国里昂城市家猫弓形虫血清抗体阳性率为 18.6%，约为其他欧洲国家的一半，主要原因一方面是该地区定期灭鼠，鼠类等啮齿动物数量大大减少，另一方面市民普遍饲喂猫粮。Ding 等（2017）对中国 1995～2016 年间 15 个省市报道的 7 258 只猫的血清学检测结果汇总，发现我国不同地区猫弓形虫感染的差异较大，弓形虫血清抗体阳性率在 3.9%～79.4% 之间。中南部省份猫弓形虫感染率高于西北、东北等地猫，同一地区宠物家猫的感染率显著低于流浪猫。

弓形虫的血清抗体阳性率因猫的饲养方式而异。对北京地区流浪猫和宠物猫的弓形虫血清抗体检测发现，流浪猫的血清抗体阳性率（24.1%），显著高于家猫（13.4%）（于姗姗等，2016）。流浪猫生活在户外，通过捕获野生啮齿动物、鸟类和爬行动物感染弓形虫的机会大大增加。宠物猫的血清抗体阳性率低于流浪猫，但喂养宠物猫生肉会增加其感染弓形虫的风险，而且宠物猫与主人接触密切，其感染后传播给人的机会增加。年龄是动物弓形虫病流行的另一个重要因素，血清抗体阳性率随猫的年龄增加而增加。断奶后 6～10 周即可在幼猫体内检测到弓形虫抗体，这很可能是来自于母源抗体；12 周龄左右母源抗体就会在幼猫体内消失。随着年龄增长，弓形虫感染率增加。弓形虫分布广泛，特别是在温暖、潮湿和低海拔的温带至热带地区，卵囊可在环境中保持感染性长达 1.5 年，更增加了猫的感染概率。

**2. 弓形虫分离株**　弓形虫可以从自然感染猫的组织中分离出来，骨骼肌、心肌、舌肌、脑、肝脏、脾脏都有成功分离出弓形虫的报道。弓形虫寄生在猫的肌肉和脑组织中更普遍。在世界各国报道的猫科动物分离的弓形虫基因分型中，非典型基因型占主导地位，其次为Ⅱ型基因型。基因型 ToxoDB#3 在非洲、欧洲和大洋洲大陆占主导地位；Chinese 1 基因型和 ToxoDB#5 分别在亚洲和美洲盛行；基因型 ToxoDB#2，ToxoDB#3，ToxoDB#5 和 ToxoDB#20 是来自猫科动物的家养和野生动物循环中的常见基因型（Amouei 等，2020）。

Qian 等（2012）针对北京地区流浪猫体内的弓形虫进行分离鉴定，在 23 只流浪猫的 11 只体内成功分离到弓形虫，命名为 TgCatBj1-11。应用 PCR-RFLP 对这 11 个分离株进行基因型鉴定，均为同一个基因型，即 Chinese 1 型，其对 BALB/c 小鼠具有中度致病力。Tian 等（2014）从云南的 44 只（44/75，25.1%）猫组织中（脑、肝脏、心肌、舌肌）检测到弓形虫 DNA。PCR-RFLP 鉴定发现其中 11 个分离株为 Chinese 1 型，2 个为 ToxoDB #225，1 个为 ToxoDB#1，1 个为 ToxoDB#20。Yang 等（2015）从猫组织中分离出 8 株弓形虫，分别命名为 TgCatCHn1-3 和 TgCatCZg1-5。经 PCR-RFLP（SAG1、SAG2、SAG3、BTUB、GRA6、c22-8、c29-2、L358、PK1 和 Apico）分析，其中 6 株属于 Chinese 1 型、1 株 ToxoDB#2 和 1 株 ToxoDB#17。此外，他们从猫的粪便中分离出一株弓形虫，命名为 TgCatCHn4，属于 ToxoDB#1。

## 二、致病机制

猫既可作为弓形虫的终末宿主，也可作为其中间宿主。当猫作为终末宿主时，弓形虫在其肠上皮细胞内进行球虫型发育，最终形成卵囊随粪便排出体外。猫吞食动物组织中的包囊，在胃蛋白酶和胃酸作用下包囊破裂，缓殖子释出。缓殖子侵入猫的肠上皮细胞发育为裂殖体，在两天内裂殖体进一步发育为裂殖子，如此经过 2～4 次裂殖生殖，最后一代裂殖子分化发育为大配子体和小配子体。大配子体和小配子体继续发育为大、小配子，二者结合形成合子，合子发育为卵囊，卵囊随上皮细胞脱落并随粪便排出，排出的卵囊在外界环境中完成孢子发育形成孢子化卵囊（图 11-6）。猫摄入孢子化卵囊，卵囊在胃肠消化液作用下释出子孢子，如果子孢子侵入肠上皮细胞同样进行球虫型发育。弓形虫在猫肠上皮细胞中寄生和发育的致病作用较轻，一般情况下无明显的临床表现。

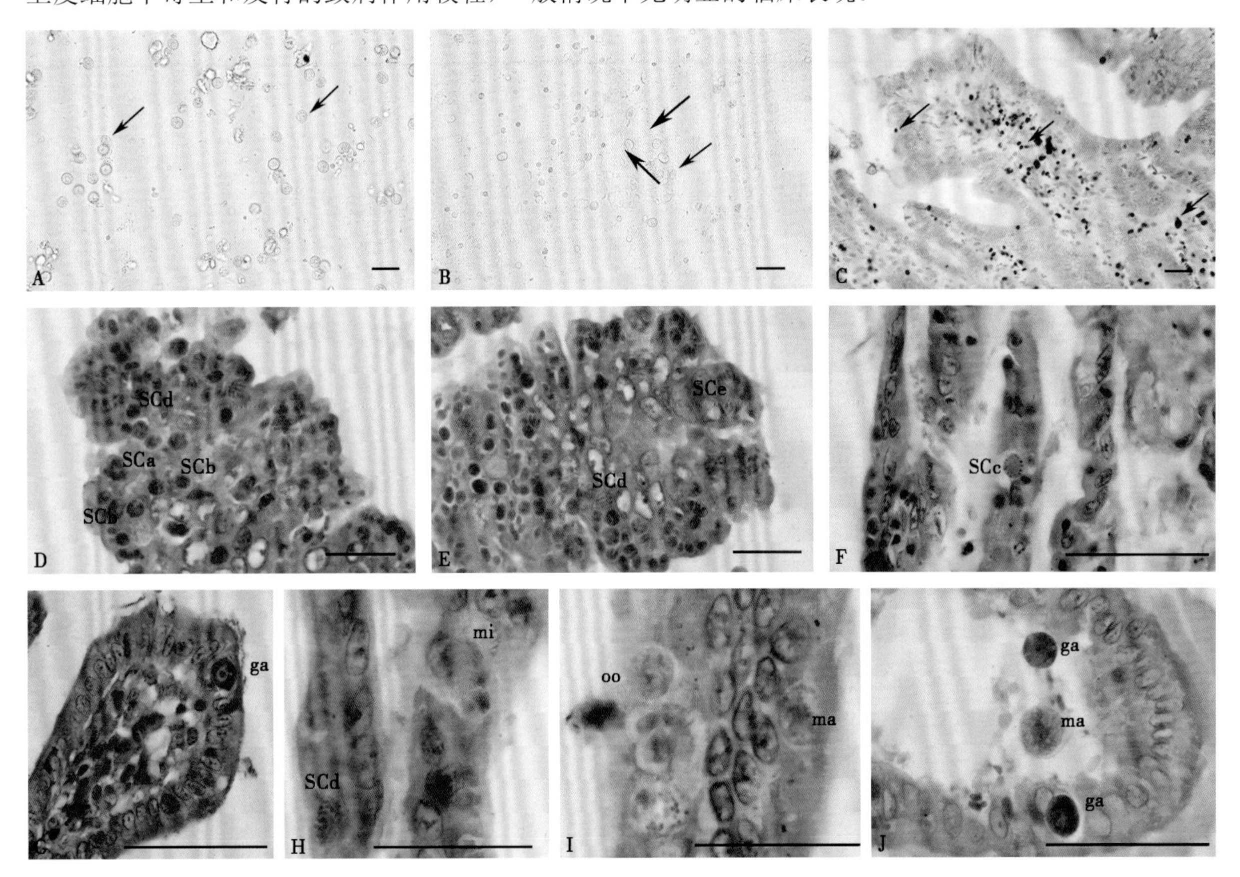


图 11-6 猫感染弓形虫包囊后回肠黏膜虫体形态和卵囊

A. 猫粪便未孢子化的弓形虫卵囊（箭头示），未染色；B. 回肠黏膜细胞涂片的裂殖子（粗线箭头示）和未孢子化的卵囊（细线箭头示），未染色；C. 回肠的弓形虫虫体（箭头示），IHC 染色；D. 回肠弓形虫裂殖体 A 型（schizont A，SCa）、B 型（SCb）、D 型（SCd），HE 染色；E. 回肠弓形虫裂殖体 D 型（SCd）、E 型（SCe），HE 染色；F. 回肠弓形虫裂殖体 C 型（SCc）呈花瓣状，HE 染色；G. 回肠弓形虫配子体（gamont，ga），HE 染色；H. 回肠弓形虫小配子（microgamete，mi）和裂殖体 D 型（SCd），HE 染色；I. 回肠弓形虫大配子（macrogamete，ma）和卵囊（oocyst，oo），HE 染色；J. 回肠弓形虫大配子（ma）和配子体（ga），HE 染色（标尺 =50μm）。（河南农业大学杨玉荣供图）

猫摄入不同阶段的虫体，排出卵囊的时间也不同。当猫摄入包囊时，在感染后5～10天排出卵囊；而摄入卵囊感染的猫，约在感染后20天排出卵囊；速殖子感染的猫，约在感染后19天排出卵囊。猫体内的卵囊排出会持续一段时间，最长排卵囊的时间可达3周，每天可排出2万～2 000万个卵囊。在适宜温度和湿度下，卵囊经过2～3天即完成孢子发育。孢子化卵囊内含有两个孢子囊，每个孢子囊内有4个单倍体子孢子，孢子化卵囊才具有感染性，亦称感染性卵囊（图11-7）。虽然猫的弓形虫感染很常见，但其作为终末宿主时的卵囊排出的持续时间较短。因此，在猫粪中不易检出弓形虫卵囊，有报道称只有不到1%的感染猫粪便中能检测到弓形虫卵囊。

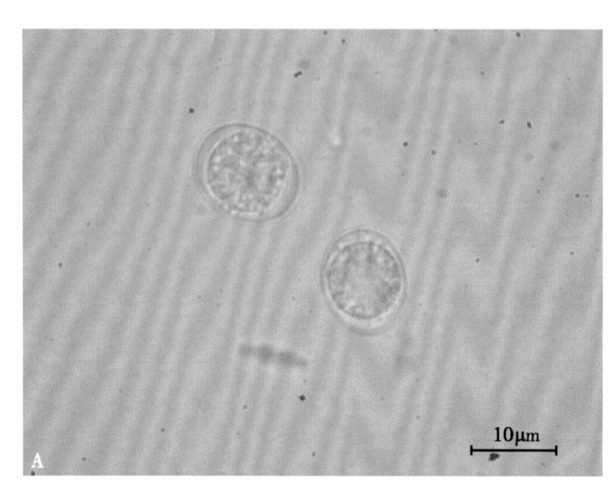


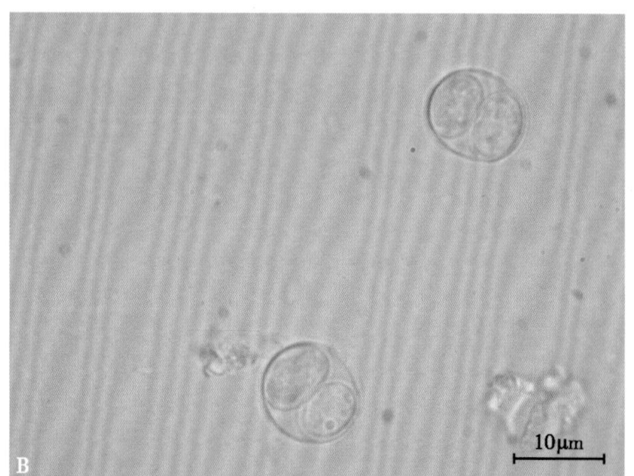


**图11-7 弓形虫卵囊**

注：猫粪便直接镜检；A. 猫粪便新鲜排出的未成熟卵囊；B. 体外发育的卵囊。

（杨玉荣供图）

猫作为中间宿主时，弓形虫在其体内的发育和增殖与其他中间宿主一致，通过淋巴和血液循环侵入有核细胞，形成纳虫泡，虫体在其内以二分裂方式繁殖。此时，弓形虫对猫的致病性较强，用速殖子、缓殖子肠外接种任何年龄的猫都可能发展成严重的弓形虫病，甚至引起猫的死亡。妊娠猫感染弓形虫可发展为胎盘炎，传播给胎儿，导致猫的先天感染，先天感染幼猫会表现为严重的弓形虫病。对于猫摄入虫体后，猫作为终末宿主或中间宿主的原因和机制，至今尚不清楚。

研究发现，缓殖子对猫的感染力很强。摄入少量的缓殖子，即能排出数百万个卵囊。以卵囊感染猫的致病性较低，即便喂食数百万个卵囊，猫仍然不表现出临床症状。究竟是由于猫肠道中子孢子侵入或发育的低效性还是其他原因，尚不清楚。自然感染条件下，猫对弓形虫的免疫持续时间很长，初次感染弓形虫的猫会排出成千上万个卵囊，再次感染弓形虫的猫一般不再排出卵囊。实验条件下，给猫接种弓形虫的同时给予高剂量类固醇皮质激素，免疫抑制的猫会再次排出卵囊。当猫严重营养不良或同时患有其他肠道疾病时，也可能再次排出卵囊。Zulpo等（2018）报道，实验条件下猫在初次感染弓形虫后的12个月、24个月和36个月后可被成功再次感染，并排出卵囊，距初次感染的时间越长，卵囊排出的数量越多，特别是使用异源虫株再次感染时卵囊排出量明显增加。

迄今为止，对于自然感染猫排出弓形虫卵囊的规律知之甚少。Dubey报道的100例发生致死感染的病例中，发现有3例弓形虫进入肠上皮阶段，2例在2～3周大的幼猫粪便中观察到类似弓形虫的卵囊，1例患有严重肠炎的14个月大的猫肠道内发现了弓形虫裂殖体，但未发现卵囊。还有1例因弓形虫病死亡的猫，肠道组织学切片中发现卵囊，并通过免疫组化确认为弓形虫卵囊。

## 三、临床症状与病理变化

**1. 猫为终末宿主** 猫作为终末宿主时，弓形虫在猫的肠上皮细胞内寄生，很少出现临床症状。在经口接种弓形虫组织包囊 1～2 周内，只有 10%～20% 的猫会出现自限性腹泻，此阶段的猫服用抗弓形虫药物有很好的疗效。

**2. 猫为中间宿主** 猫作为弓形虫的中间宿主时可出现明显临床症状和体征。致死性弓形虫病可能是由原发感染后大量速殖子在细胞内快速增殖所致。因为虫体的快速增殖和释放，宿主细胞被大量破坏，导致肝脏、肺脏、中枢神经系统和胰腺等器官的损伤。常见临床症状，初期发热、精神沉郁以及食欲减退等，继而可出现体温过低、腹腔积液、黄疸和呼吸困难。猫很少有明显的神经系统症状，胸或腹部的症状较常见，出现腹部疼痛，呼吸障碍。个别猫出现神经症状，如肢体僵硬、共济失调、耳抽搐、斜颈、头部晃动和癫痫发作等。还可能出现皮下结节和溃疡，关节疼痛和跛行，眼部出现房水耀斑、前房积血、虹膜炎、视网膜出血、瞳孔散大和虹膜闭塞等。与人的弓形虫眼病不同，猫弓形虫眼炎最常见的是多灶性虹膜睫状体脉络膜炎（cyclochoroiditis），人的弓形虫眼病主要表现为视网膜脉络膜炎（retinochoroiditis）（Calero-Bernal 等，2019）。

处于应激状态幼龄猫感染时，可急性发作，常表现为持续性发热。急性弓形虫病最常见的变化是肺炎，引起肺泡间质的弥漫性扩散病变。可在猫的气管分泌物和胸腔或腹腔积液涂片中观察到弓形虫速殖子，剖检可见肺脏、肝脏、脾脏、淋巴结、心肌、脑等处有炎性坏死性变化，坏死灶周围有速殖子，有的在心、脑、骨骼肌等处有包囊（图 11-8）。同时，可能伴有中性白细胞增多、淋巴细胞增多、单核细胞增多、嗜酸性粒细胞增多、蛋白尿和胆红素尿，以及血清蛋白和胆红素等指标增高的变化。

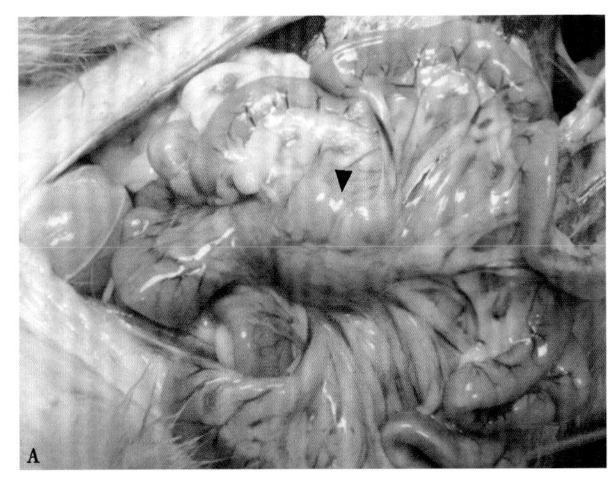


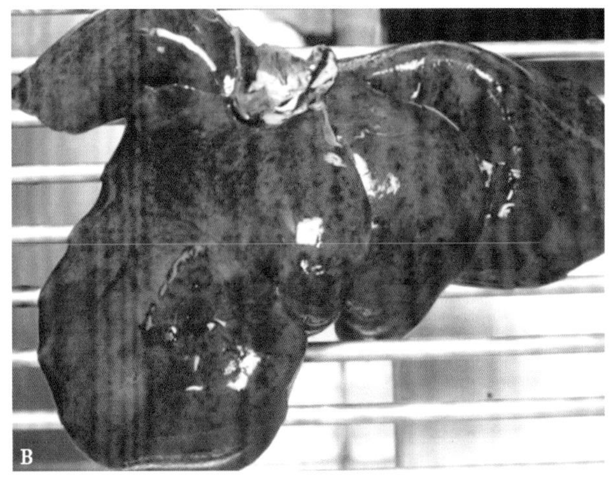


**图 11-8 猫弓形虫病内脏病变**

A. 猫弓形虫病导致肠系膜淋巴结肿大（箭头示）和大网膜脂肪轻度黄疸；B. 肝脏苍白并伴有突出的小叶（采自 Tamara 等，2016）

通常在出现急性中枢神经系统症状的猫中发现中性粒细胞增加。实验条件下，猫很容易感染弓形虫。猫的年龄、所接种寄生虫的发育阶段以及接种途径都会影响弓形虫病的发生和发展。新生幼猫感染会引发急性弓形虫病并导致死亡。从母猫获得的母源抗体不能帮助幼猫抵挡弓形虫病。3 个月龄以上的猫经口感染组织包囊后不容易出现临床症状。

猫的慢性弓形虫病可能表现为皮肤损伤、发热、心律不齐、体重下降、食欲减退、抽搐、共济失调、黄疸，腹泻或伴有心肌炎、胰腺炎。弓形虫病是猫葡萄膜炎的常见病因，可发展为前葡萄膜炎或后葡萄膜炎，单侧或双侧发生（图 11-9）。经胎盘垂直传播或哺乳期感染的小猫通常会患眼病。

对 1952—1990 年间对确诊的 100 个弓形虫感染病例的回顾分析发现，其中 36 例出现全身感染症状，26 例肺部病变，16 例腹部病变，12 例肝炎，7 例神经系统，4 例眼炎，2 例皮肤炎，1 例胰腺炎和 1 例心脏病变。总之，猫的弓形虫病可能损害多个器官，肺炎是最常见的临床症状（Dubey 等，1993）。

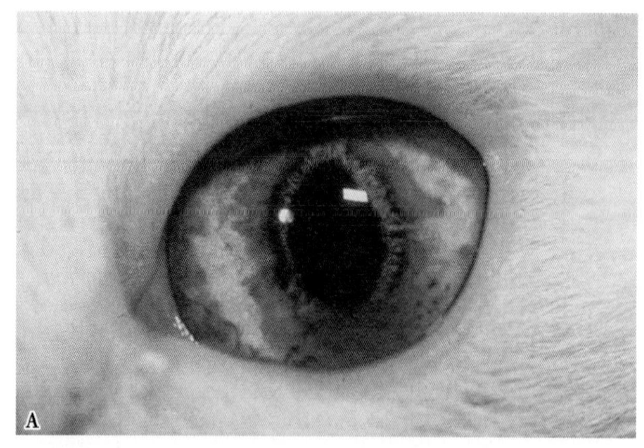

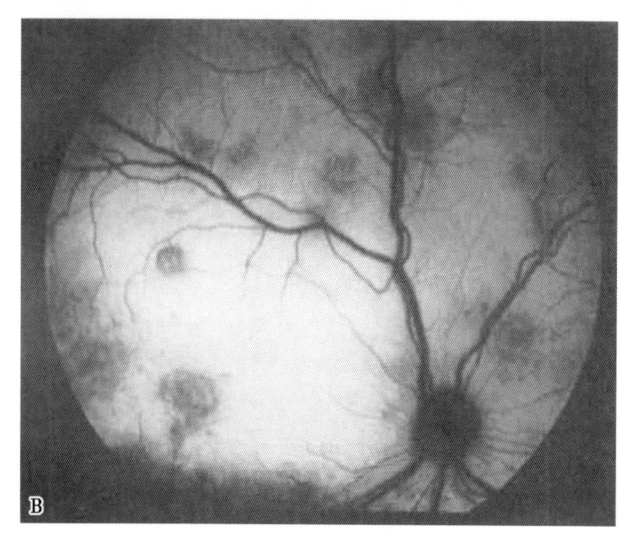

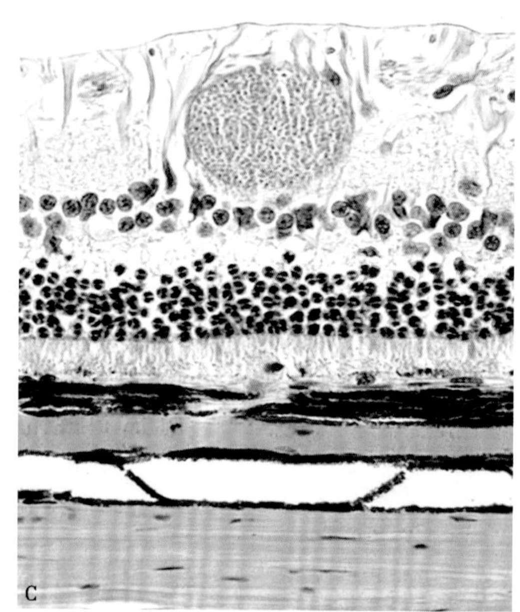

图 11-9　猫弓形虫眼病

A. 猫慢性前葡萄膜炎，可见靠近瞳孔边缘的虹状结节和角状沉淀物；B. 猫弓形虫眼病（感染第 14 天），多发灰色病变为脉络膜视网膜炎；C. 猫视网膜内弓形虫包囊（采自 Davidson 等，1993）

**3. 与其他病原的混和感染**　当弓形虫与其他病原同时感染猫时，可能影响猫的临床表现。猫免疫缺陷病毒（feline immunodeficiency virus，FIV）会引起猫的免疫抑制。实验条件下，FIV 与弓形虫共感染可加重急性弓形虫病，但对处于隐性感染弓形虫的猫，FIV 感染不会重新激活弓形虫的增殖。虽然 FIV 与弓形虫双重感染猫无明显的临床症状，但是其弓形虫血清抗体阳性率和抗体水平都更高。猫白血病病毒（feline leukemia virus，FeLv）也可引起猫的免疫抑制，但是临床上未发现弓形虫与 FeLv 并发感染猫的临床症状更严重。迄今为止，已有许多调查研究报道猫的弓形虫合并免疫抑制病毒的感染，但在临床或流行病学上的意义尚不清楚，有待于进一步研究。

## 四、猫弓形虫病的诊断

猫感染弓形虫后，通常没有明显的临床症状。因此，猫弓形虫病的诊断要通过病原学、病理组织学、免疫学以及分子生物学等检测以进行综合诊断。

猫作为终末宿主时的排卵囊持续时间并不长，因此在猫粪中检出卵囊的机会较低。对德国等几个欧洲国家猫的调查发现，在 24 106 份猫粪样本中只有 26 份检测到弓形虫，检出率仅为 0.12%。检查粪便中的弓形虫卵囊需与猫的其他球虫类原虫卵囊进行鉴别，如猫囊等孢球虫（*Cysfoisospora felis*）、哈蒙球虫（*Hammondia hammondi*）和贝诺孢子虫（*Besnoitia* spp.）。仅通过检查粪中的卵囊难以确诊猫的弓形虫感染，常要血清学检测和分子生物学检测进行判定。

多种血清学检测可用于猫弓形虫病的辅助诊断，染色试验（dye test，DT）、凝集试验（agglutination test，AT）、改良凝集试验（modified agglutination test，MAT）、乳胶凝集试验（latex agglutination test，LAT）、酶联免疫吸附试验（ELISA）、间接血凝试验（indirect hemagglutination test，IHA）、间接荧光抗体试验（indirect fluorescent antibody test，IFAT）和免疫胶体金技术等均可应用于猫弓形虫抗体检测。IgG抗体阳性表示猫曾经感染过弓形虫，临床弓形虫病可同时检测到IgM抗体或高水平的IgG抗体。一般情况下，猫在检测到抗体时已经度过了短暂的排卵囊期，因此血清抗体检测能够确认猫感染过弓形虫，但是对宠物猫是否能够排卵囊感染人的警示作用有限。

Dubey应用MAT、IHA、DT和ELISA方法比较研究了经口感染组织包囊猫的血清抗体。从感染后7天开始，持续检测了6年。四种方法中MAT最敏感，在感染后10天即可检测到血清抗体，感染6年后仍保持高水平。用MAT和ELISA检测IgM抗体的效果最好。DT对组织包囊感染的猫血清抗体的检测不敏感。需要注意的是血清学检查只能辅助弓形虫病的诊断，不能排除临床弓形虫病。弓形虫抗原或组织或体液中的弓形虫DNA的检测也是常用的诊断手段。

血清生化分析、X射线检查和其他实验室检查都可以作为猫弓形虫病的生前辅助诊断方法。肺部的弥漫性增生和界限分明的病灶是猫弓形虫病的特征性病变，但患有血源性细菌性肺炎和哮喘的高热猫或严重肺炎的猫也具有类似的特征，因此在做X射线检查时要考虑鉴别诊断。

猫临床型弓形虫病由于高热、饮食量下降、呕吐或腹泻等均会导致脱水，通常尿液比重很高。还会出现轻度蛋白尿、透明玻璃管铸型、高胆红蛋白尿和尿胆原性尿（Lappin等，2010）。胰腺炎则导致胆总管部分或完全阻塞，表现为高胆红素血症和高胆红素尿。将可疑组织或样品接种小鼠，可能在5～40天之内分离弓形虫。

## 五、猫弓形虫病的治疗

治疗临床猫弓形虫病常用磺胺类、甲氧苄啶、乙胺嘧啶和克林霉素，单独或联合应用。通常急性弓形虫病在开始治疗后24～48小时之内病情好转。神经症状，尤其是下肢运动神经元受损和肌肉萎缩等，则需要几周时间才会减退至消失。帕托珠利（Ponazuril）是一种被批准用于治疗由神经住肉孢子虫（*Sarcocystis neurona*）引起的马脊髓性脑炎的药物，在治疗小鼠急性弓形虫病和预防小鼠再发性脑炎方面效果良好，可考虑在家猫治疗中试用。

弓形虫病应尽量做到早诊断早治疗，发病初期用药效果较好。如表现为急性或亚急性的猫弓形虫病，近一半的死亡病例发生在发病后的2周内。如果用药较晚，仅可以使临床症状消失，但不能杀死组织包囊内缓殖子，使患猫成为带虫者。患猫体内的虫体可能存在于口腔分泌物、呕吐物、粪便、尿液以及溃疡的皮肤渗出液中，因此治疗和护理病猫时应做到严格的个人防护。

## 六、猫弓形虫病的防控

猫是弓形虫的终末宿主，是动物和人弓形虫感染的重要来源，从弓形虫病传播的角度考虑，防控猫弓形虫病是人和其他动物弓形虫病有效防控的重要环节。建议采取以下措施：①不放养，不让猫在外捕食，避免因吃老鼠或鸟类而被感染，给猫吃熟食或者猫粮；②及时清除粪便并进行无害化处理，卵囊在环境中至少需要1～2天才能发育成为孢子化卵囊；③流浪猫的弓形虫感染率明显高于宠物猫，宠物爱好者不应遗弃宠物猫，政府应加强对流浪猫的管理；④注意个人防护，清理猫粪及其清洗其用具时戴手套，孕妇及免疫抑制病患者应尽可能避免与猫及猫用品的密切接触；⑤加强科普教育，使人们了解弓形虫危害、传播途径及其防控方法，主动防控弓形虫病。

猫弓形虫病的特效药物或疫苗的研发，是目前关注的焦点。能够阻止猫排出卵囊的药物或疫苗的应用将从源头上切断弓形虫的传染源，再通过治疗或净化等方法逐渐减少弓形虫感染的中间宿主数量，从而达到消灭各种动物弓形虫病的目的。

# 第六节 犬弓形虫病

犬是广大农村常见的家畜，也是最重要的伴侣动物。家犬也是弓形虫的易感中间宿主，可能在人和其他动物弓形虫的传播中具有重要作用。犬也可以作为人类弓形虫感染的哨兵动物（sentinel animal），因为犬的感染率与环境中卵囊的污染程度明显相关。

## 一、流行概况

犬弓形虫感染呈世界性分布。已有的报道显示，全球被检测犬的血清抗体阳性率为6%～88%。对我国1998—2016年间发表的60篇文章中78 719只犬的数据进行统计分析，宠物犬弓形虫的平均血清抗体阳性率为11.10%；7个北方城市的流浪犬的血清抗体阳性率为14.05%。不同性别犬的血清抗体阳性率没有显著差异。不同饲养方式下，犬的弓形虫血清抗体阳性率差异大。北京地区宠物犬和乡村犬的弓形虫血清抗体阳性率分别为14.5%和24.6%，差异显著（于姗姗等，2016）。犬的血清抗体阳性率随年龄增长而增加。犬的年龄与弓形虫血清抗体阳性率之间存在显著正相关，因年龄增长接触弓形虫的机会以及随后感染的风险会逐渐增加。老龄犬和农村地区犬的血清抗体阳性率较高。Gao（2016）报道我国犬的弓形虫血清抗体阳性率在华北地区最低（5.80%），西南地区最高（16.80%）。可见气候和地理环境也影响犬的弓形虫感染。西南地区的气候温和湿润，有利于弓形虫卵囊的孢子化和卵囊的存活。

## 二、感染途径

犬的弓形虫感染多是水平传播的。农村犬和流浪犬的户外活动空间大，宠物犬也会到户外活动，接触到带有卵囊的猫粪和被卵囊污染的物品而被感染的机会较大。犬捕食被弓形虫感染的野生动物或饲喂生肉是感染弓形虫的另一途径，犬感染后产生的弓形虫抗体会持续数年。尽管抗体检测不能完全反映犬当下的感染情况，但可以间接反映当地弓形虫卵囊的污染状况。

迄今为止，对经胎盘垂直传播的犬先天性弓形虫病知之甚少。普遍认为犬弓形虫垂直传播的发生率不像其他动物那么高。1988年前弓形虫感染导致幼犬死亡的病例报告非常多。但随着犬新孢子虫（*Neospora caninum*）被鉴定和了解后，之前报告的幼犬弓形虫病更有可能为犬新孢子虫病的误诊。从流产幼犬的肝脏和大脑中检测到弓形虫DNA才能确诊。Bresciani（1999）报道，实验条件下，在妊娠32天、40天和56天时分别给3只母犬经口感染15 000个弓形虫卵囊，其中2只产出先天性感染的幼犬，另外1只发生了流产。Bresciani（2009）将弓形虫再次感染12只已经自然感染的怀孕犬。其中3只皮下接种速殖子，3只口服卵囊接种，6只为未再次感染的对照组。所有再感染的犬都发生流产或死产，而对照组中只有1只母犬产的4只幼仔中的1只为死胎。感染后主要临床症状表现为发热、淋巴结肿大、流产和胎儿死亡。IFAT检测弓形虫血清抗体滴度发现，接种速殖子组抗体滴度最高为1∶1 024；口服卵囊组最高为1∶4 096；自然感染的对照组，抗体滴度介于1∶64～1∶256之间。应用免疫组化法在新生犬的脑和死胎的脊髓中检测到虫体，证实幼犬被弓形虫感染。由此证实，弓形虫可经胎盘传给胎犬并导致流产和胎犬死亡。这种现象不仅发生于实验条件下大剂量感染弓形虫的孕犬，自然感染的孕犬也可能造成流产和死产。

除了获得性水平传播和经胎盘的垂直传播之外，犬也可以通过性传播途径感染弓形虫。收集实验感染犬的新鲜精液，经检测为弓形虫阳性，将其用于母犬的人工授精。人工授精后7天，所有母犬均转为弓形虫血清抗体阳性，其中2只母犬的胎儿发生重吸收，其余的母犬虽然完成足月妊娠，但在4个子代幼犬的大脑中检测到弓形虫包囊（Arantes等，2009）。Koch等（2016）检测11只血清抗体阳性的自然感染犬中的新鲜精液，在5只中检测到弓形虫DNA，并成功地分离出虫体。在动物精液中的弓形虫经性传播的现象，在人类值得关注。

弓形虫在犬体内形成包囊，食用犬肉的人可以被感染。犬在外界环境中沾染到的卵囊，也可机械传播给亲密接触的主人。

## 三、临床症状与病理变化

犬的弓形虫感染很少发展为临床弓形虫病。大多数情况下，犬临床型弓形虫病与其他免疫抑制性病原如犬瘟热病毒（canine distemper virus，CDV）合并感染有关。犬临床弓形虫病的常见症状为发热、神经系统以及呼吸系统症状。发病犬体温维持在40～42℃，呈稽留热。可见癫痫发作、脑神经损伤、震颤、共济失调、角弓反张和脑脊髓炎及麻痹、脓性鼻液、肺炎、心力衰竭以及腹泻等多种表现。病犬常见弓形虫性肌炎，表现为步态异常和肌肉萎缩。个别犬出现皮炎，通常与肾上腺皮质激素治疗和器官移植有关。皮肤的病变特征是表皮红斑结节，伴有肾盂肉芽肿和坏死性皮炎、脂膜炎、多灶性血管炎和血管血栓形成。妊娠母犬发病可能引起流产或死胎。因为犬新孢子虫是引起犬皮肤损伤最常见的原因，临床上发现类似病变应注意两种病的鉴别诊断。

病理变化包括中枢神经系统的广泛损伤，脑、脊髓组织内有灰白色坏死灶；内脏器官形成肉芽肿，肝、肾和脾大并有灰白色坏死灶。肌肉，特别是膈肌有黄白色的条纹和皮肤溃疡（Calero-Bernal等，2019）。

当与其他病原合并感染时，可能出现更加复杂的症状和病理变化。神经羊肉孢子虫（*Sarcocystis tenella*）和弓形虫双重感染的犬出现四肢瘫痪，表现为下行运动神经元麻痹和脊髓结节。犬弓形虫病的其他报道病例还包括对噪声敏感性提高、初期步态异常、肌肉消瘦和肌炎、眼部发生坏死性结膜炎、前葡萄膜炎、眼内炎和脉络膜视网膜炎等。

早在1910年，Mello报道了首例致死性的犬弓形虫病病例。此后有许多此类报道。1988年发现和鉴定了另一种与弓形虫形态结构非常相似的原虫，即犬新孢子虫（*Neospora caninum*）。后者对犬的致病性和发病率都远高于弓形虫。早期报道的大量犬弓形虫病例很可能是犬新孢子虫病的误诊。近20年来，犬弓形虫病的临床病例报道较少，其原因是大多数宠物犬都接种了犬瘟热病毒和犬细小病毒（canine parvovirus virus，CPV）疫苗，显著减少了以往被误诊的犬弓形虫病的临床病例。

近期报道的犬临床弓形虫病中，并发犬瘟热依然占主导地位。Dubey等对一家医院的13例犬弓形虫病例的回顾性研究发现，只有3例是原发性弓形虫病，其中7例并发犬瘟热病毒，1例患有淋巴瘤，1例患有先天性二尖瓣狭窄，1例患有埃希氏菌病。这3只原发性弓形虫病犬中有一只患有睾丸炎，睾丸中可见大量速殖子（Dubey等，1989）。用减毒的活犬瘟热病毒疫苗接种也会加重犬弓形虫病的症状。用含有犬瘟热病毒和传染性肝炎病毒的活疫苗接种犬后，四只工作犬产下的20只死亡幼犬，在其体内检出弓形虫速殖子，并出现心肌炎、肾炎、肺炎、肝炎、肾上腺炎和非化脓性脑炎的病变。肾小管中亦可见大量速殖子。在一只没有合并感染犬瘟热病毒的9岁犬中有肝坏死、双眼眼炎的病变，并检出大量弓形虫速殖子和包囊。实验条件下，胃肠外接种大剂量弓形虫速殖子的犬也会出现临床症状，并在接种后的两周内发生血清抗体转化，接种后第7天即可检测到IgM抗体，可持续3周。犬对经口接种卵囊具有抗性，未表现临床症状（Dubey等，2010）。

## 四、犬弓形虫病的诊断

犬弓形虫病的诊断包括临床症状、病原学、组织学、血清学和基因扩增等多种方法。弓形虫与犬新孢子虫存在多种交叉抗原，血清学诊断和基因检测必须注意与犬新孢子虫的鉴别，必须使用两种病原的特异性抗原和基因片段。临床上也常存在两种原虫的双重感染，需要双重检测才能确认。

临床上，幼犬的犬新孢子虫病常出现明显临床症状，肢体麻痹，后肢僵直是其典型特征，可作为与犬弓形虫病鉴别诊断的参考依据。

### 五、犬弓形虫病的防控

犬是弓形虫的中间宿主。犬感染弓形虫后的临床症状不明显，但是农村犬和流浪犬的弓形虫病仍具有重要公共卫生与健康的意义。可以采取以下防控措施：禁止宠物犬在外捕食，避免因食入啮齿动物或鸟类以及环境中的卵囊而被感染；给犬喂熟食或者犬粮，减少食生肉感染弓形虫的机会。严格管控流浪犬和农村犬。不食用狗肉。加强科普教育，使居民了解弓形虫病危害、传播途径及其防控方法，主动防控弓形虫病。

## 第七节　鸡及其他禽类弓形虫病

鸡及多种禽类都是弓形虫的易感中间宿主。虽然有些种类的禽弓形虫感染后的临床症状不明显，但是禽肉中的弓形虫包囊是人和食肉动物的感染来源之一，在弓形虫病的流行病学上具有重要意义。禽类常是猫的感染源，猫感染后又排出卵囊，人和其他动物食用未煮熟的感染鸡肉或其他禽肉后可能被感染。一般情况下，鸡及其他禽类对弓形虫有较强抵抗力，但是禽群中的弓形虫血清抗体阳性率较高，而且可在鸡肉中检出弓形虫，尤其是散养鸡。因此鸡弓形虫病在公共卫生上具有重要意义。

### 一、鸡弓形虫病流行概况

**1. 血清流行病学**　普遍认为散养鸡的弓形虫感染率很高，散养鸡的感染状况也是局部地区弓形虫卵囊污染土壤的指示性标志之一，因为散养鸡活动范围大，在地面采食很容易摄入环境中的卵囊，遭受感染的鸡又会成为猫科动物的感染来源。受感染的鸡肉也是人和其他动物弓形虫的感染来源之一。鸡的弓形虫感染相当普遍，鸡的血清抗体阳性率与鸡的来源和饲养方式密切相关。有些地区散养鸡的弓形虫感染率高达100%。Feng等（2016）检测了中国的700只散养鸡，发现血清抗体阳性率为18.86%，从散养鸡心脏中扩增出弓形虫特异性基因的阳性率为16%（4/25）。中国南部的某些地区散养鸡的弓形虫血清抗体阳性率达20%以上。一般情况下，笼养和圈养鸡弓形虫血清抗体阳性率显著低于散养鸡。

**2. 分离株**　与其他动物弓形虫感染一样，利用小鼠接种可以较容易分离出鸡体内的弓形虫，分离的成功率取决于鸡的年龄、数量和接种组织来源。已有多篇从感染鸡组织中分离到弓形虫的报道。Dubey（2010）对149只弓形虫感染鸡的多个组织进行小鼠接种分离实验，分别在心脏（89.5%，129/144）、脑（49.2%，67/136）、腿部肌肉（44.1%，15/34）和胸肌（18.6%，16/86）中分离出弓形虫，可见分离成功率很高。啮齿动物中的研究表明，弓形虫是一种嗜神经系统寄生虫，但是对鸡的弓形虫感染研究显示，虫体更常见于肌肉组织中，而不是神经系统内。

不同地区的鸡感染的弓形虫基因型不同。欧洲和北美洲的散养鸡感染的弓形虫基因型有Ⅰ型、Ⅱ型和Ⅲ型，其中欧洲地区以Ⅱ型和Ⅲ型为主；北美洲地区出现了Ⅰ/Ⅱ重组型和Ⅰ/Ⅲ重组型；南美洲除巴西以外国家的散养鸡弓形虫基因型以Ⅲ型为主，兼有Ⅰ型或Ⅱ型和重组型。巴西的散养鸡感染的弓形虫有更丰富的遗传多样性，弓形虫的基因型不仅有Ⅲ型，还出现大量的新型和非典型，如BrⅠ型、BrⅡ型、BrⅢ型、BrⅣ型以及ToxoDB#1～ToxoDB#215型等。

我国散养鸡的弓形虫感染较普遍，但对我国散养鸡感染的弓形虫基因型的研究鲜见报道。Wang等（2013）从感染的鸡组织中分离出1个弓形虫株，命名为TgCksz1，PCR-RFLP分析（遗传标记为SAG1、SAG2、SAG3、BTUB、GRA6、c22-8、c29-2、L358、PK、Apico和CS3）显示该株弓形虫的基因型为 ToxoDB#225。

## 二、临床症状与病理变化

鸡的弓形虫感染很少出现临床疾病。但有报道显示，鸡弓形虫病临床症状可表现为斜颈和侧卧位等神经症状，剖检病变仅限于大脑，大脑有多个坏死灶，出现血管周淋巴细胞套和神经胶质细胞增生。病变部位可检出弓形虫包囊和速殖子。在美国的伊利诺伊州，14 只散养鸡群中的 3 只突然死亡，除出现斜颈、无法站立和侧卧位外，没有其他明显的临床症状。病死鸡出现多处组织坏死，血管周围淋巴细胞套，及大脑的神经胶质细胞增生。脑中可检测到与弓形虫抗体呈阳性反应的区域，病变中存在许多组织包囊和速殖子。此处的描述与前述认为鸡的弓形虫主要存在于肌肉组织似乎是矛盾的，分析认为之所以出现明显临床症状就是由于虫体聚集在脑部，而大部分感染无明显症状。

鸡对弓形虫有较强的抵抗力。经口接种弓形虫卵囊的鸡无症状或仅出现轻度症状，如发热、产蛋量下降和鸡胚死亡。1 月龄鸡经口接种 $10^5$ 个弓形虫 ME49 虫株卵囊，未出现任何临床症状；但 $1\times10^5$ 个 GT1 虫株卵囊接种 5 只鸡后的第 4～7 天出现食欲下降，1 只鸡接种 7 天后死亡，剖检后在肠、肝和脾中观察到局灶性的坏死病变；接种后 15 天鸡的大脑中检出组织包囊。通过小鼠接种实验，从 5 只鸡的大脑、3 只鸡的心脏和 2 只鸡的腿部肌肉中分离出弓形虫，未从心肌或肝脏中分离到弓形虫。经口接种组织包囊也出现类似的结果。

给 1 月龄的肉鸡分别经口接种弓形虫 $5\times10^3$、$5\times10^4$ 或 $5\times10^4$ 个卵囊，除了大剂量（$5\times10^4$）接种卵囊的鸡体温升高外，未出现其他临床症状。但是，当弓形虫和贝氏隐孢子虫（*Cryptosporidium baileyi*）混合感染时，临床症状明显加剧。

## 三、诊断方法

临床上多种血清学检测方法可用于鸡及其他禽类弓形虫感染的检测，但是已有研究发现，DT、补体结合实验（complement fixation test，CFT）以及 IHA 不适用于检测鸡弓形虫血清抗体。ELISA 是检测鸡弓形虫感染的常用方法。Biancifiori 等（1986）报道给鸡接种弓形虫卵囊，研究 IgG 的动态变化，感染后第 12 天，IgG 滴度达到 1∶800 或更高，感染后第 41 天至试验结束时，抗体滴度达到 1∶12 800。Dubey 的实验室以弓形虫成功分离为标准，对自然感染鸡中改良凝集试验（modified agglutination test，MAT）的敏感性和特异性进行研究，发现 MAT 可有效检测鸡中的弓形虫抗体。在摄食卵囊后第 15 天，1∶100 稀释的鸡血清 MAT 检测呈阳性（Dubey 等，1993）。

如果感染鸡或其他禽类出现临床症状，常用的病原学、组织学、分子生物学方法均可用于诊断。

## 四、鸡弓形虫病的防控

鸡感染弓形虫的来源主要是从环境和饲料中摄入卵囊或包囊。有效防控鸡弓形虫的感染措施包括：禁止饲养环境中猫或其他猫科动物进入；杀灭环境中可能机械性携带弓形虫卵囊的蟑螂等昆虫；人不食用生的或未煮熟的鸡肉。鉴于鸡在弓形虫感染和弓形虫病传播中的作用，有必要开展国内散养鸡感染的弓形虫基因型的相关研究，分析鸡弓形虫基因型与家畜弓形虫基因型和人弓形虫基因型之间的关系，为鸡肉制品的安全供给提供帮助，也为公共卫生的安全提供数据支撑。

## 五、其他禽类弓形虫病

弓形虫的禽类宿主种类很多，目前公认的可以从组织中分离出弓形虫的禽类宿主才是真正的宿主。进行血清学调查时应谨慎，因为哺乳动物中使用的所有血清学检查并非均适用于禽类。而且不同种类的禽类感染后的临床表现可能各不相同。散养家鸭、家鹅、鹌鹑、鸵鸟等主要禽类以及原鸽、黑盖、孔雀、鹦鹉、鸦类等观赏鸟类，有典型的Ⅰ型、Ⅱ型、Ⅲ型以及 Chinese 1 型；雁雀等野生珍稀鸟类，有典型的Ⅱ型、Ⅲ型以及Ⅱ型非典型基因型，可见禽类弓形虫感染的基因型较为丰富。

鸽子的临床弓形虫病报道比较多，流行病学调查的报道也较常见。某些种类的鸽子更容易罹患弓形虫病。例如，澳大利亚和新西兰的冠鸽、新西兰绿毛鹦鹉和观赏鸽都有发生严重的弓形虫病的报道。

其他鸟类中，报道出现严重弓形虫病的是金丝雀（*Serinus canarius*），主要临床症状为眼炎、白内障和失明；眼神呆滞，闭眼，缩头，但是鸟却仍表现机警并继续进食，有些鸟可出现神经系统症状。

夏威夷乌鸦（*Corvus hawaiiensis*）是一种濒临灭绝的物种，在野外捕获或发现死亡的5只鸟体内检测到弓形虫。其中2只鸟的主要病变是脑炎；另1只乌鸦脑中分离出弓形虫；第4只乌鸦表现为全身性急性弓形虫病，包括脾脏、肝脏、大脑、肾上腺和骨骼肌的广泛性炎症，肝脏和脾脏中存在大量速殖子，从该乌鸦的大脑中分离出弓形虫；第5只鸟精神沉郁和体重减轻，在检测到弓形虫血清抗体，给予抗球虫药地克珠利（10mg / kg）治疗18天后，其临床症状得到改善（Work等，2000）。

夏威夷毛伊岛动物园中的2只夏威夷鹅（*Nesochen sandvicensis*）出现急性弓形虫病。两只鸟突然死亡并出现肺水肿，雌性雏鹅有严重的单核细胞性间质肺炎，肝、脑、心脏和肌肉坏死。肠壁的坏死贯穿固有层和肌层，病变中可见速殖子。这种急性弓形虫病很可能是通过摄入被卵囊污染的食物引起的（Work等，2000）。

石鸡（*Alectoris graeca*）对弓形虫高度敏感，接种10个弓形虫卵囊即可致其死亡，而接种100 000个相同分离株卵囊的野鸡则存活下来。死亡石鸡的肠道充血，并伴有纤维蛋白坏死性肠炎，有时整个黏膜脱落。肠损伤是由于固有层中的弓形虫速殖子的大量繁殖所致，固有层的内容物渗出到肠腔中，表面上皮脱离导致溃疡；有时溃疡扩展至浆膜层。发生肠炎后耐过的鸟恢复正常，感染后15天部分鸟出现脑炎，大量速殖子侵入神经系统，感染后3周的鸟组织中可观察到组织包囊。

猫头鹰和其他掠食性鸟类对弓形虫感染具有抵抗力。Dubey等（1992）经口接种包囊的7只猫头鹰和3只红尾鹰（*Buteo jamaicensis*）均感染成功，且都检测到弓形虫抗体和分离出弓形虫，但均未出现临床症状。

鸡、鸭、鹅等禽类是人类动物源性食品主要来源之一，观赏鸟类和野生鸟类在公共卫生、食品安全、动物保护等方面均具有重要意义。此外野生迁徙候鸟的弓形虫致病性、基因型、传播路线途径等对研究弓形虫的分布和种群结构等有重要意义，也是兽医公共卫生的重要内容。

## 第八节　野生动物弓形虫病

野生动物种类众多，猫科动物既是弓形虫的终末宿主又是中间宿主，非猫科动物几乎都是弓形虫中间宿主。关于野生动物弓形虫感染和流行已屡有报道，但弓形虫对于多种野生动物的致病性尚不清楚。野生动物弓形虫病在流行病学和公共卫生上的重要意义已被人们所认识。尤其是野生猫科动物，其排出的卵囊污染水源、食物和环境，是与其同一环境中其他动物的主要感染来源。非猫科野生动物感染后，可能在相互捕食过程中感染其他动物。不同种类野生动物的采食方式、食物种类和生活环境等存在多方面差异，它们的弓形虫感染率有所不同，感染后的病理特征和临床变化也有很大差异。由于野生动物的感染，形成弓形虫病的自然疫源地，最终成为其他动物和人的感染来源。近些年由于食用野生动物而造成人的弓形虫感染屡有报道，对野生动物弓形虫感染和发病特征的了解更具重要意义。

### 一、野生猫科动物弓形虫病

弓形虫对猫科动物有较强的感染性，其作为终末宿主是弓形虫发育史和传播过程中的重要环节。

应用MAT对来自巴西12个动物园中37只圈养的猫科动物进行弓形虫血清抗体检测，24只(64.9%)动物检出了弓形虫抗体，包括1只欧洲山猫(*Lynx lynx*)、2只丛林猫(*Felis chaus*)、2只薮猫(*Leptailurus serval*)、2只老虎(*Panthera tigris*)、3只豹(*Panthera pardus*)和14头狮子(*Panthera leo*)。说明野生猫科动物的弓形虫感染率较高。波多黎各莫娜岛上野猫的弓形虫血清抗体阳性率高达84.2%，且从无明显临床症状的野猫体内成功分离到了7个不同基因型的弓形虫虫株。西班牙东部马洛卡地区的野生猫科动物弓形虫的检测显示，当地的野猫弓形虫抗体阳性率达84.7%。巴西的研究表明，热带野生猫科动物弓形虫抗体阳性率平均为55%左右。在美国宾夕法尼亚州，山猫弓形虫抗体阳性率高达83%。在中国，对某动物园引进的狮子弓形虫的血清抗体阳性检出率高达33%。

帕拉斯猫(*Felis manul manul*)对弓形虫高度敏感。帕拉斯猫的自然栖息地是西伯利亚西部、突厥斯坦蒙古的高山地区、西藏以及中国西部其他地区。与人类不同，在妊娠之前感染弓形虫的帕拉斯母猫可以多次将弓形虫传播给小猫。有病例报道，圈养小猫的50%死于急性弓形虫病。沙猫(*Felis margarita*)是沙漠中的小型猫科动物，适宜的生活地为干旱以及温度变化剧烈的地区，与帕拉斯猫一样，其弓形虫感染母猫的垂直传播较多见。

从野生猫科动物中分离到弓形虫的报道较少。曾有报道在美国乔治亚州1只山猫脑中分离出了弓形虫；Dubey等通过胃蛋白酶消化后接种小鼠，在5只血清阳性的山猫心脏中分离出弓形虫；Miller等从1只山猫和2只美洲狮的脑匀浆培养物中分离出3株弓形虫；Demar等从意外死亡的野生美洲虎(*Panthera onca*)心脏中分离出1株强致病性的虫株，基因分型鉴定为GUY-2004-JAG。此外，从加拿大的2只美洲狮直肠和粪中分离出的弓形虫卵囊，接种小鼠均可引起弓形虫病，这2个虫株分别命名为TgCgCa1和TgCgCa2。

## 二、野生犬科动物弓形虫病

犬科动物较易感染弓形虫，不同的犬科动物感染弓形虫的临床表现差异很大。食肉的野生犬科动物，如浣熊、狐狸、臭鼬和貂等宿主可出现类似于狂犬病症状的临床弓形虫病。多种野生犬科动物常常感染犬瘟热病毒，导致免疫抑制，可能加重其弓形虫感染的症状。

Prestrud等(2008)从167只血清抗体阳性的挪威北极狐组织中的55只中扩增出弓形虫特异性基因片段，其中的46个为Ⅱ型，7个为Ⅲ型，2个为非典型基因型。爱尔兰的赤狐弓形虫抗体阳性率高达56%，剖检发现明显的弓形虫性脑炎病灶；Smith等(2003)在英国检测了61条狐狸的舌头，发现5.6%的样本中含有弓形虫DNA。Dubey等(2002)报道了美国威斯康星州一个水貂养殖场的暴发性弓形虫病，7 800只母貂中26%出现流产或新生儿死亡。经IHC检测，诊断为弓形虫病，发病水貂的大脑、心脏、肝脏和肺部均有病变，在病变部位观察到弓形虫速殖子。美国肯塔基州圈养的雪貂出现弓形虫病的临床症状，包括厌食、角膜浮肿和共济失调等，患病动物血清中检出高滴度的弓形虫抗体，最终确诊为弓形虫病。美洲貂广泛分布于智利南部，主要捕食啮齿动物。有研究表明在智利南部的野生美洲貂的弓形虫感染率相当高，被调查的70%野生美洲貂呈弓形虫抗体阳性，而且发现成年貂弓形虫抗体阳性率明显高于幼龄貂。可见，貂感染弓形虫后症状较明显，会出现不同的临床症状。赤狐和土狼则对弓形虫有较强耐受性，一般不表现出临床症状。

犬科动物弓形虫病常表现出类似于狂犬病的症状，如精神委顿，食欲下降，眼睛和鼻子等处出现分泌物增多，甚至出现抽搐、运动失调等神经症状，老年动物的表现更为明显。在偏远地区，用厨余垃圾喂狗，特别是用生食材喂养的狗，神经症状的出现频率更高。犬瘟热病毒有强大的免疫抑制作用，也可能是弓形虫感染的一个诱发因素。

## 三、野猪弓形虫病

在巴西圣保罗地区，有研究人员在野猪的血清样品中检测到了弓形虫抗体，但阳性率较低。在西班牙，野猪的弓形虫抗体阳性率高达38.4%。野猪弓形虫病的临床症状与其感染弓形虫的基因型有关。通过对感染弓形虫怀孕母猪的研究发现，Ⅰ型虫株感染妊娠母猪可见其胎儿鼻尖、鼻软骨口鼻及双眼的发育不全，比正常胎儿更小和体重更轻。Ⅲ型虫株感染后的胎儿出现胸膜炎，肺间质水肿明显；还见到有些胎儿的眼角膜缺损，眼部肌肉出现间质性肌炎，炎症细胞以淋巴浆细胞为主，病变处存在速殖子。在母体的骨骼肌和心肌中可见类似病变，具有高滴度的抗弓形虫IgG抗体，母体和胎儿的多个组织均能够检测到弓形虫特异性基因片段。

## 四、有袋动物弓形虫病

在澳大利亚，已经有多种有袋动物感染弓形虫的报道，有多起动物园有袋动物的弓形虫病死亡病例报告。

Canfield等（1990）报道澳大利亚有袋动物的弓形虫病病例，在4只袋鼠、2只考拉（*Phascolarctos cinereus*）、2只袋鼬、1只袋熊（*Vombatus ursinus*）和1只负鼠（*Trichosurus* sp.）的组织切片中鉴定出弓形虫。在澳大利亚塔斯马尼亚州自由散养的袋狸鼠（*Perameles gunnii*）中也检出弓形虫。弓形虫的感染导致这些动物表现出明显的失明和步态不稳等症状，病理剖检显示其主要病变为心肌炎和脑炎。

小袋鼠对弓形虫高度易感，感染后出现典型弓形虫病症状。世界各地动物园中的小袋鼠和其他袋鼠最初都是从新西兰和澳大利亚进口，之后有些动物园有自繁动物，常有小袋鼠死于弓形虫病的报道。小袋鼠是食草动物，摄食环境中污染的卵囊可能是大多数小袋鼠的感染来源。此外，圈养条件下，饲喂未煮熟的肉可能是其感染的原因。新生有袋动物的弓形虫病病例报告极少。有用阿托伐醌治疗小袋鼠的急性弓形虫病成功的报告，治疗剂量是人的10倍。

## 五、鹿和熊弓形虫病

已有的报告显示，鹿和熊的弓形虫血清抗体阳性率很高。鹿是严格的食草动物，其弓形虫感染主要源于环境和食物中污染的卵囊。熊是杂食动物，其弓形虫感染来源为污染的卵囊和食入带有弓形虫的其他动物组织。

在一份对鹿弓形虫感染的调查报告中，高达60%的白尾鹿（*Odocoileus virginianus*）弓形虫血清抗体阳性。从白尾鹿的胎儿中分离到15株弓形虫，分别被命名为TgWtdUs1-15，分型显示9株为弓形虫Ⅱ型、2株Ⅲ型和4株为非典型基因型。美国鹿的弓形虫感染普遍，加大了弓形虫从猎物传播给人类的机会。曾有报告美国得克萨斯州休斯敦某动物园的驯鹿（*Rangifer tarandus*）死亡胎儿被诊断为弓形虫病，其母鹿的弓形虫抗体滴度很高，胎儿呈现脑炎和胎盘炎等病理症状。免疫组化法检测发现胎儿、胎盘均存在弓形虫速殖子或包囊。麋鹿（*Elaphurus davidianus*）是中国特有物种，属于国家一级保护动物，Han等（2016）利用IFAT检测北京某麋鹿苑弓形虫血清抗体阳性率为4.0%（2/49）。

有报道某群黑熊的弓形虫血清抗体阳性率高达80%左右。Dubey（1995）从28只熊的心脏中的10个成功分离出弓形虫，Howe和Sibley（1995）对其中7个分离株的卵囊进行基因分型，4株为Ⅲ型，2株为Ⅱ型，1株为Ⅱ型和Ⅲ型的重组体，可见黑熊感染弓形虫的基因型多样性。目前尚未有关于熊的临床弓形虫病报告，可能黑熊对弓形虫有较强的耐受性。

## 六、啮齿动物及其他小型哺乳动物弓形虫病

啮齿动物是地球上数量最多的哺乳动物，成熟期较短，具有在树木、水域和陆地环境中多栖生存的强适应能力。啮齿动物在病原传播和转移中的作用是显而易见的。它们被视为细菌、病毒、真菌和寄生虫等多种病原的载体或贮藏库，可通过多种途径传播病原。啮齿动物是弓形虫的易感宿主，它们被猫、犬、野生食肉动物以及家畜捕食后都能够进行高效传播。啮齿动物在农村和城市地区、家养动物和野生动物的弓形虫生活史循环中发挥潜在作用，是人类和家畜的弓形虫病流行中的重要环节，具有重

要公共卫生意义。

相关报道显示，加利福尼亚中心海岸野生鼠弓形虫的阳性率高达17%。由于啮齿动物数量多，繁殖快，适应力强，带来的安全隐患不容忽视。Bangari等在土拨鼠和红松鼠中确诊弓形虫病，病理剖检观察到脑膜脑炎、心肌炎、肝炎等病理变化。对野生啮齿动物进行实验感染，发现肝脏是弓形虫感染最严重的器官，其次是脾、肺、肠、脑和肾脏（Favoreto-Júnior等，1998）。

**1. 鼠类动物** 啮齿动物在自然界中如何传播弓形虫尚不清楚。宿主种类或感染虫株可能起重要作用，远交白化病小鼠（*Mus musculus*）和田鼠（*Apodemus sylvaticus*）的母鼠妊娠时可将弓形虫反复传播给子代鼠，而近交的BALB / C小鼠和大鼠的母鼠妊娠后仅传播给子代一次。

捷克共和国的Hejlíček和Literák对来自不同地点的5 166只小型哺乳动物中的17种进行检测，发现其中0.9%的动物感染了弓形虫。Hughes等报道在英格兰曼彻斯特市区的褐家鼠大脑弓形虫基因检测的检出率高达42.2%。Kijlstra等报道在荷兰的3个养猪场的101只啮齿动物中检出弓形虫。其中一个管理差的农场中的1只木鼠（*Apodemus sylvaticus*）、8只家鼠、3只大鼠（*Rattus norvegicus*）、1只欧洲棕背䶄（*Clethrionomys glareolus*）和1只普通田鼠（*Microtus arvalis*）体内检出弓形虫基因片段。

家鼠的弓形虫感染率也很高。在英格兰曼彻斯特市中心城区诱捕的200只家鼠中59%检出弓形虫基因，但仅在1只小鼠中检测到弓形虫抗体。弓形虫也可在家鼠中进行垂直传播。对被捕获的弓形虫感染孕鼠的78个胎儿进行检测，其中的74.6%（63个）检测到弓形虫基因，每胎幼鼠中至少有1个胎儿被感染。在美国加利福尼亚州莫罗湾的18个采样点对弓形虫感染的啮齿动物进行流行病学调查，发现生活在房屋附近的啮齿动物感染弓形虫的概率高于远离房屋的啮齿动物，大龄鼠的弓形虫血清抗体阳性率是幼鼠的3倍，说明后天感染也是鼠感染弓形虫的主要途径之一。我国与人类生活密切的家鼠弓形虫感染情况亟待调查。

**2. 野兔和家兔** 人类食用兔肉的需求正在增加，兔弓形虫病的流行病学和公共卫生意义不言而喻。对野兔及养兔场的调查表明，兔的弓形虫感染普遍存在，从兔子的膈肌、大脑、肝脏等组织均有分离到弓形虫或检测到弓形虫基因的报告。

西班牙五个地区野兔的血清抗体阳性率为14.2%，幼兔（小于7月龄）(16.4%)比大龄兔（大于7月龄）的阳性率（11%）稍高。在欧洲，野兔弓形虫感染的报道较多，通过DT和IHC染色分别检测弓形虫抗体和抗原，在德国318只被猎杀的野兔中，46%的野兔弓形虫抗体阳性；201只野兔中，57%可检测到弓形虫抗原。智利的报道显示，在8%的野兔中检测到弓形虫抗体。

在捷克，用304只家兔的膈肌、大脑和肝脏的匀浆分别接种小鼠，可从54%的样品中分离出弓形虫。值得注意的是，在54只分离出弓形虫的家兔中，有18只经DT检测血清抗体阴性，说明感染兔的抗体水平不高，或者说明DT不适合兔的弓形虫抗体检测。

**3. 松鼠** 血清学调查表明，松鼠弓形虫的血清抗体阳性率较低。Smith和Frenkel从美国堪萨斯州的两只血清抗体阳性灰松鼠中分离出了1株弓形虫。有报道认为，松鼠的弓形虫病也有类似狂犬病的临床表现，出现厌食、腹泻、嗜睡、恶心和呼吸困难等症状。

**4. 水豚** 水豚是南美热带地区的一种食草的啮齿动物，许多国家和地区的人会食用水豚肉。有报道，64只水豚的75%呈弓形虫抗体阳性，并从36只水豚的组织中分离出弓形虫，这些分离株被命名为TgCyBr1-36。其中的17株对小鼠有强致病力，小鼠感染后100%致死；11个分离株能够导致25%～90%的感染小鼠死亡；8个分离株对小鼠无致病性。所有水豚的临床表现正常，说明无症状的水豚可以携带强致病性的弓形虫，可能成为人类的感染源。

## 七、海洋哺乳动物弓形虫病

人们对海洋哺乳动物的弓形虫感染知之甚少。有限的调查报告表明，弓形虫可以感染海洋哺乳动物，包括鳍足类、鲸类、海牛类和海獭（*Enhydra lutris*），但是确切的传播方式尚不可知。弓形虫在海洋哺乳动物中的感染值得深入探讨，因为这些海洋哺乳动物大多数以水生冷血动物为食，而弓形虫只能在温血动物体内而不能在冷血动物中繁殖。推测是随感染猫粪便排出的卵囊经沿海径流和机械媒介到达海水中，继而感染海洋动物。

有报道称弓形虫病对某些海洋动物是致命的。在捕获的大西洋宽吻海豚、太平洋成年宽吻海豚和西班牙的海豚都发现了弓形虫病。搁浅在澳大利亚昆士兰海岸的 4 只太平洋驼背海豚全部死于弓形虫病。夏威夷僧海豹是一种濒临灭绝的鳍类动物，这种动物感染后可出现内脏型弓形虫病。有报道认为水獭是弓形虫从陆地向海洋环境传播的一个重要环节，与海洋哺乳动物 2% 的阳性率相比，水獭阳性率达到 28%。另一种形态上与弓形虫相似的神经住肉孢子虫也会引起水獭脑炎，一些水獭会同时感染这 2 种寄生虫。据报道，在 1 个水獭种群中，弓形虫感染造成了 16.2% 的死亡率。脑炎和心肌炎是弓形虫病的主要症状。

免疫抑制因素，例如多氯联苯和麻疹病毒感染，可能使海洋哺乳动物更容易受到弓形虫感染。尽管我们仍对海洋哺乳动物感染弓形虫的途径和危害知之甚少，但已有研究表明某些海洋哺乳动物的捕食对象，如凤尾鱼、沙丁鱼和双壳类动物能够在其体内浓缩弓形虫卵囊。由于这些海产品也被人类食用，海洋哺乳动物中的弓形虫感染可能间接增大人类感染弓形虫的风险。

野生动物的弓形虫感染数据大多来自国外的调查。我国野生动物种群繁多，尤其在若干国家级自然保护区内的野生动物弓形虫感染情况，亟待开展调查研究。

（刘 晶 刘 群 张 晓）

## 参考文献

[1] 田克恭. 人与动物共患病[M]. 北京: 中国农业出版社, 2013.

[2] 于珊珊, 钱伟锋, 许建海, 等. 北京地区犬猫弓形虫和新孢子虫感染的检测与分析[J]. 中国兽医杂志, 2016, 52(09): 31-34.

[3] AGUILAR GIS, BESHAH E, VENGROSKI KG, et al. Cytokine and lymphocyte profiles in miniature swine after oral infection with *Toxoplasma gondii* oocysts[J]. Int J Parasitol, 2001, 31(8): 852-852.

[4] ARANTES TP, LOPES WD, FERREIRA RM, et al. *Toxoplasma gondii*: Evidence for the transmission by semen in dogs[J]. Exp Parasitol, 2009, 123(2): 190-194.

[5] BENAVIDES J, FERNANDEZ M, CASTANO P, et al. Ovine toxoplasmosis: A new look at its pathogenesis[J]. J Comp Pathol, 2017, 157(1): 34-38.

[6] CALERO-BERNAL R, GENNARI SM. Clinical toxoplasmosis in dogs and cats: An update[J]. Front Vet Sci, 2019, 6: 54.

[7] Castaño P, Fuertes M, Regidor-Cerrillo J, et al. Experimental ovine toxoplasmosis: influence of the gestational stage on the clinical course, lesion development and parasite distribution[J]. Vet Res, 2016, 47: 43.

[8] DONG H, SU RJ, LU YY, et al. Prevalence, risk factors, and genotypes of *Toxoplasma gondii* in food animals and humans(2000-2017)From China[J]. Front Microbiol, 2018, 9: 2018.

[9] DUBEY JP, CARPENTER JL. Histologically confirmed clinical toxoplasmosis in cats-100 cases(1952-1990)[J]. J Am Vet Med Assoc, 1993, 203(11): 1556-1566.

[10] DUBEY JP, CARPENTER JL, TOPPER MJ, et al. Fatal toxoplasmosis in dogs[J]. J Am Anim Hosp Assoc, 1989, 25(6): 659-664.

[11] DUBEY JP, MURATA FHA, CERQUEIRA-CEZAR CK, et al. *Toxoplasma gondii* infections in horses, donkeys, and other equids: The last decade[J]. Res Vet Sci, 2020, 132: 492-499.

[12] DUBEY JP, RUFF MD, CAMARGO ME, et al. Serologic and parasitologic responses of domestic chickens after oral inoculation with *Toxoplasma gondii* oocysts[J]. Am J Vet Res, 1993, 54(10): 1668-1672.

[13] DUBEY JP, URBAN JF. Diagnosis of transplacentally induced toxoplasmosis in pigs[J]. Am J Vet Res, 1990, 51(8): 1295-1299.

[14] DUBEY JP. Toxoplasmosis of Animals and Humans[ M ]. 2nd ed, Boca Raton, FL: CRC Press; 2010.

[15] DUNCANSON P, TERRY RS, SMITH JE, et al. High levels of congenital transmission of *Toxoplasma gondii* in a commercial sheep flock[ J ]. Int J Parasitol, 2001, 31( 14 ): 1699-1703.

[16] ELMORE SA, JONES JL, CONRAD PA, et al. *Toxoplasma gondii*: epidemiology, feline clinical aspects, and prevention [ J ]. Trends Parasitol, 2010, 26( 4 ): 190-196.

[17] FAVORETO-JUNIOR S, FERRO EA, CLEMENTE D, et al. Experimental infection of Calomys callosus( Rodentia, Cricetidae )by *Toxoplasma gondii*[ J ]. Mem Inst Oswaldo Cruz, 1998, 93( 1 ): 103-107.

[18] GONG QL, LI J, LI D, et al. Seroprevalence of *Toxoplasma gondii* in cattle in China from 2010 to 2019: A systematic review and meta-analysis[ J ]. Acta Trop, 2020, 211: 105439.

[19] HAGEMOSER WA, DUBEY JP, THOMPSON JR. Acute toxoplasmosis in a camel[ J ]. J Am Vet Med Assoc, 1990, 196 ( 2 ): 347.

[20] INNES EA, PANTON WR, SANDERSON A, et al. Induction of CD4+ and CD8+ T cell responses in efferent lymph responding to *Toxoplasma gondii* infection: analysis of phenotype and function[ J ]. Parasite Immunol, 1995, 17 ( 3 ): 151-160.

[21] LAPPIN MR. Update on the diagnosis and management of *Toxoplasma gondii* infection in cats[ J ]. Top Companion Anim Med, 2010, 25( 3 ): 136-141.

[22] MUNDAY BL. Transmission of *Toxoplasma* infection from chronically infected ewes to their lambs[ J ]. British Vet J, 1972, 128( 12 ): R71-R72.

[23] PAN M, LYU CC, ZHAO JL, et al. Sixty years( 1957-2017 )of research on toxoplasmosis in China: An overview[ J ]. Front Microbiol, 2017, 8: 1825.

[24] QIAN WF, WANG H, SU CL, et al. Isolation and characterization of *Toxoplasma gondii* strains from stray cats revealed a single genotype in Beijing, China[ J ]. Vet Parasitol, 2012, 187( 3-4 ): 408-413.

[25] WANG H, WANG T, LUO QL, et al. Prevalence and genotypes of *Toxoplasma gondii* in pork from retail meat stores in Eastern China[ J ]. International Journal of Food Microbiology, 2012, 157: 393-397.

[26] WASTLING JM, HARKINS D, MALEY S, et al. Kinetics of the local and systemic antibody response to primary and secondary infection with S48 *Toxoplasma gondii* in sheep[ J ]. J Com Pathol, 1995, 112( 1 ): 53-62.

[27] WORK TM, MASSEY JG, LINDSAY DS, et al. Toxoplasmosis in three species of native and introduced Hawaiian birds [ J ]. J Parasitol, 2002, 88( 5 ): 1040-1042.

[28] YILDIZ K, GOKPINAR S, GAZYAGCI AN, et al. Role of NETs in the difference in host susceptibility to *Toxoplasma gondii* between sheep and cattle[ J ]. Vet Immunol Immunopathol, 2017, 189: 1-10.

# 第十二章 | 弓形虫病实验室诊断技术

实验室检测技术在弓形虫病的诊断与防治中有着极其重要的作用。人体感染弓形虫后临床表现复杂多变，多数是无症状的隐性感染者，仅有少数患者发病。由于弓形虫可以侵袭除红细胞外的所有有核细胞，可以累及神经系统、生殖系统和消化系统等多系统，造成脑、眼、肝肺等多脏器损伤以及流产、早产和异常产等妊娠生殖病变等。因此，弓形虫病的诊断仅依靠临床表现和体征判断很难鉴定，尤其难以区分新感染、隐性感染和复发。由于弓形虫在组织细胞内寄生的特点，传统的病原学检测方法不仅流程复杂、周期长、费时费力，且容易漏检。对于人体慢性隐性弓形虫的感染，病原体的检查几乎是不可能的。近年来，随着 PCR 等分子检测技术的自动化、小型化、多用途和高效能等方面的快速发展，以及新一代测序和微阵列等高通量分子技术成本的显著下降，弓形虫病的分子诊断学研究也得到了快速发展。同时，随着纳米抗体等新型抗体技术与各种免疫标记技术的出现以及免疫学检测试剂的标准化、方法的规范化和结果判断的程序化等不断改进与完善，免疫学检测灵敏度也显著提高。分子生物学和免疫学相关检测技术的更新迭代，大大提高了弓形虫病的辅助诊断水平及其在防治中的贡献力。

## 第一节　分子生物学诊断技术

弓形虫病的临床诊断较为困难，核酸分子杂交、聚合酶链反应（PCR）、环介导等温扩增及基因芯片等分子生物学技术的迅速发展为弓形虫病的实验室诊断提供了重要依据。核酸检测也可被认为是一种弓形虫病原学检查方法，可应用 PCR 及其衍生技术等分子生物学技术检测虫体 DNA，靶基因从 SAG1、B1 基因和 529bp 片段重复序列等选取。宿主的血液、尿液、脑脊液、羊水、眼部体液、支气管灌洗液以及其他组织液等，弓形虫 DNA 检测阳性是活动性感染的有力证据，但虫源性 DNA 阴性并不能完全排除弓形虫病。

### 一、核酸分子杂交（核酸探针）技术

核酸分子杂交技术又称为核酸探针技术，即将某一特定病原体已知的基因全长或部分序列预先分离纯化后标记酶、地高辛、生物素等非放射性物质或放射性同位素作为探针，与待检样品中核酸单链在同一退火温度下发生特异性碱基互补结合，形成杂交双链。洗掉未结合的标记物，根据标记物的性质不同采用放射自显影或底物显色等方法检测杂交信号，进而定性或定量分析样品中病原体的核酸以达诊断目的。根据性质可将核酸探针分为基因组 DNA 探针、cDNA 探针、RNA 探针和人工合成的寡核苷酸探针等。作为诊断试剂，较常使用的是基因组 DNA 探针和 cDNA 探针。根据标记物不同可分为放射性标记探针和非放射性标记探针两大类。目前应用较多的非放射性标记物是生物素（biotin）和地高辛（digoxigenin）。

中国学者首次用 $^{32}P$ 标记的弓形虫DNA探针与无脑儿、脑积水及死胎标本的DNA进行分子杂交，结果7例中有5例阳性，61例正常人中2例阳性，此2例经免疫荧光法证实为弓形虫阳性。另一项研究中，采用限制性内切酶HpaⅡ酶切弓形虫DNA得到一些重复的DNA片段作为探针，通过点杂交pTg可以检测到80pg的弓形虫DNA。以5种针对小亚单位核糖体RNA（SSrRNA）的寡核苷酸检测弓形虫RNA（探针引物及扩增产物见表12-1），可以检出1～10ng的弓形虫RNA含量，而且与其他球虫属种类无交叉反应。

表12-1 靶向小亚单位核糖体RNA的探针及引物

| 引物 | 序列（5′—3′） | 位置 |
|---|---|---|
| TGA | CCAGGGGAAGAGGCAT | 197-176 |
| TGB | AGACCGAAGTCAACGCGACC | 284-265 |
| TGC | GTGGAGAAATCCAGAA | 711-696 |
| TGD | CTGGAAAAAACTCCAC | 737-722 |
| TGF | GCACGAACGCGCCACAAA | 1693-1676 |
| AGI | AGTAGTTCGTCTTTAACAAA | 933-914 |

核酸探针技术是早期分子生物学中应用最广泛的技术之一，是定性或定量检测弓形虫特异RNA或DNA序列的有力工具。但由于同位素半衰期短、不稳定、成本高以及存在放射性污染等问题，所以在推广应用上受到较大限制，且操作复杂，费用以及实验条件要求较高等因素存在，限制了该项技术在弓形虫病临床诊断中的应用。

## 二、聚合酶链反应及其衍生技术

聚合酶链反应（polymerase chain reaction，PCR）是20世纪80年代发展起来的一种用于快速扩增特定DNA片段的分子生物学技术。该技术通过温度变化控制DNA的变性和复性，并设计引物做启动子，加入DNA聚合酶、dNTPs就可以完成特定基因的体外复制，属于生物体外的特殊DNA复制。PCR由变性、退火（复性）和延伸三个基本反应步骤构成，其特异性依赖于寡核苷酸引物与靶序列两端的互补性、Taq DNA聚合酶合成反应的高保真性以及靶基因的保守性等。

弓形虫分子诊断的靶序列主要有保守的核糖体内转录间隔区（ITS）、SAG1（P30）、B1基因和529bp重复序列等。ITS介于核糖体DNA的18s与28s之间，包括第一内转录间隔区（ITS1）和第二内转录间隔区（ITS2）两端序列。因其功能的高度保守性和种的群体特异性，多用于物种分类和遗传多态性领域的研究。P30基因编码弓形虫速殖子期特异性表面蛋白SAG1，全长1 634bp，单拷贝，可用作弓形虫分子诊断的靶基因。B1基因高度保守，在弓形虫基因组中有35个拷贝，以该基因作为靶序列的PCR是检测弓形虫DNA最敏感的方法之一。529bp重复序列高度保守，在弓形虫基因组中含有高达300多个拷贝，在低浓度弓形虫DNA条件下，采用529bp片段作为靶序列比B1基因具有更高的敏感度和准确性，灵敏度可高出10倍以上。近年来，基于常规PCR技术衍生出了巢式PCR、多重PCR、实时定量PCR、免疫PCR和原位PCR等各种新技术，并广泛应用于弓形虫病的分子诊断领域，相关引物序列见表12-2。

**1. 常规PCR** Burg等首次通过基因文库筛选到B1基因并建立了PCR技术首次应用于弓形虫病的检测，能够从单个速殖子中检测出弓形虫B1基因。

以弓形虫B1基因194bp片段为靶标建立的PCR最低能够检测0.2pg的弓形虫DNA；以ITS1序列建立的PCR敏感性最低可检测到0.1pg的DNA；以529bp序列建立的PCR最低可检测到0.6fg的DNA。

表 12-2 弓形虫病 PCR 诊断引物

| 靶基因 | 名称 | 序列(5′—3′) | 长度 |
|---|---|---|---|
| B1 | F | AACGGGCGAGTAGCACCTGAGGAGA | 115bp |
| | R | TGGGTCTACGTCGATGGCATGACAAC | |
| | F | TGTTCTGTCCTATCGCAACG | 580bp |
| | R | ACGGATGCAGTTCCTTTCTG | |
| | F | TCTTCCCAGACGTGGATTTC | 530bp |
| | R | CTCGACAATACGCTGCTTGA | |
| | F | TTCAAGCGTCAAAACGAACTAT | 209bp |
| | R | ATGGCATGACAACTGGGCA | |
| | F | AAGAAGGGCTGACTCGAACCAGATGT | 304bp |
| | R | GGGCGGACCTCTCTTGTC | |
| | F | CCGCCTCCTTCGTCCGTCGTA | 130bp |
| | R | TGAAGAGAGGAAACAGGTGGTCG | |
| | F | GGAGGACTGGCAACCTGGTGTCG | 126bp |
| | R | TTGTTTCACCCGGACCGTTTAGCAG | |
| | F | CCCCTCTGCTGGCGAAA | 98bp |
| | R | CAATCGATAGTTGACCACGAACGCT | |
| | F | AAATGTGGGAATGAAAGAGACGCTAATGT | 128bp |
| | R | ACTTTGGTGTATTCGCAGATTGGTCGC | |
| | F | AACTGCATCCGTTCATGAGC | 192bp |
| | R | TCTTTAAAGCGTTCGTGGTT | |
| | TM1 | GAGAGGTCCGCCCCCACAAG | 362bp |
| | TM2 | CTGCTGGTGCGACGGGAGTG | |
| | TM3 | CAGGAGTTGGATTTTGTAGA | |
| | F1 | TCAAGCAGCGTATTGTCGAG | 194bp |
| | F2 | CCGCAGCGACTTCTATCTCT | |
| | R1 | GGAACTGCATCCGTTCATGAG | |
| | R2 | TCTTTAAAGCGTTCGTGGTGGTC | |
| rep 529 | F | CTGCAGGGAGGAAAAGACGAAAGTTG | 529bp |
| | R | CTGCAGACACAGTGCATCTGGATT | |
| | F | AGGAGAGATATCAGGACTGTAG | 163bp |
| | R | GCGTCGTCTCGTCTAGATCG | |
| | F | AGGCGAGGGTGAGGATGA | 134bp |
| | R | TCGTCTCGTCTGGATCGCAT | |
| | F | AGAGACACCGGAATGCGATCT | 112bp |
| | R | TTCGTCCAAGCCTCCGACT | |
| | F1 | TGACTCGGGCCCAGCTGCGT | 164bp |
| | F2 | CTCCTCCCTTCGTCCAAGCCTCC | |
| | R1 | AGGGACAGAAGTCGAAGGGG | |
| | R2 | GCAGCCAAGCCGGAAACATC | |
| rDNA | F | GGCATTCCTCGTTGAAGATT | 88bp |
| | R | CCTTGGCCGATAGGTCTAGG | |
| TGR1 | F | ATGGTCCGGCCGGTGTATGATATGCGAT | 191bp |
| | R | TCCCTACGTGGTGCCGCAGTTGCCT | |

**2. 巢式 PCR** 是一种 PCR 衍生技术，使用两对引物扩增完整的片段。第一对引物扩增片段和普通 PCR 相似。第二对引物称为巢式引物，结合在第一次 PCR 产物内部，使第二次 PCR 扩增片段短于第一次扩增，增强了扩增的特异性。

以弓形虫 B1 基因为靶标建立的 AIDS 患者脑脊液弓形虫巢式 PCR 检测方法在 43 例 AIDS 患者脑脊液中检测诊断敏感性为 86.3%，诊断特异性为 100%（引物及扩增产物见表 2）。巢式 PCR 方法以弓形虫 529bp 基因和 B1 基因的为靶标的检测对比中，529- 巢式 PCR 法的检出限为 1 个弓形虫速殖子，而 B1- 巢式 PCR 法的检出限为 5 个速殖子。

**3. 多重 PCR** 又称复合 PCR 或多重引物 PCR。该方法是在同一反应体系中含有一对以上的引物，能够同时扩增出多个靶基因序列的一种 PCR 技术。在弓形虫分离株的基因型鉴定、与弓形虫感染相似或相同症状病原体的鉴别诊断等领域具有重要的应用价值。有研究运用多重 PCR 技术，对 43 个弓形虫分离株进行基因鉴定和分型，通过对 B1、B17、TUB2、W35 和 TgM-A 等 5 个靶标的同时扩增和分析，将以上分离株分为基因Ⅰ型、Ⅱ型、Ⅲ型、Ⅱ型相关型和非原型基因型，很好地揭示了弓形虫不同分离株之间的遗传多态性。包括弓形虫在内的孕妇产检 TORCH 五项病原体，例如弓形虫（*Toxoplasma*）、风疹病毒（rubella virus）、疱疹病毒（herpes simplex virus）、巨细胞病毒（cytomegalovirus），以及其他病原体多重 PCR 检测，产物均为特异性的目的片段，为 TORCH 感染的检测开创一种准确、快捷、简便和经济的诊断策略。

**4. 实时定量 PCR** 是在 PCR 反应体系中加入荧光化学物质，利用荧光信号积累实时监测整个 PCR 进程，在 PCR 扩增的指数期，模板的 Ct 值和该模板的起始拷贝数存在线性关系，最后通过标准曲线对未知模板进行定量分析的方法。根据所使用的荧光物质不同，实时定量 PCR 可分为荧光染料法、荧光探针法和分子信标法。以 B1 基因为靶标建立的 TaqMan 荧光探针实时定量 PCR 具有高度的灵敏度、特异性和重复性，最低可检测出含 0.05 个速殖子的标本，检测结果能够反应弓形虫的感染度[虫荷（parasite burden）]。

**5. PCR-ELISA** 在常规 PCR 基础上，结合酶联免疫吸附试验（ELISA）发展起来的方法。该方法使用亲和素包被微孔板，再用生物素标记捕获探针，通过生物素和亲和素的交联作用将捕获探针固定在微孔上，制成的固相捕获系统。扩增时，引物使用生物素、地高辛或荧光素酶等半抗原物质标记。扩增产物与微孔上的捕获探针杂交，靶序列被捕获。微孔中加入用辣根过氧化物酶标记的抗体与靶序列上的抗原结合，加入底物显色，PCR 产物的多少与酶标抗体的量成正比，从而实现对核酸的定量。PCR-ELISA 需要核酸扩增又要进行 ELISA 反应，而 ELISA 是一个开放的反应系统，特别是洗板，很容易产生污染引起假阳性。另外，由于操作烦琐，也制约了该技术的临床应用。

**6. 原位 PCR** 原位 PCR 结合原位杂交和 PCR 技术的优点，能够在细胞、组织切片等样品中检测到低拷贝甚至单拷贝的 DNA 或 RNA，同时实现细胞形态学上的精确定位，从而揭示核酸序列与组织结构之间的关系。原位 PCR 技术主要有直接原位 PCR、间接原位 PCR、原位反转录 PCR 和原位再生式序列复制反应。由于间接原位 PCR 克服了 DNA 修复或引物错配引起的非特异性问题，成为目前最广泛使用的方法。原位 PCR 主要应用在外源基因检测、基因变异鉴定和基因表达与定位等研究领域。研究报道，以感染弓形虫 RH 株速殖子的小鼠肝脏石蜡标本和冷冻切片标本为样品，原位扩增检测弓形虫 DNA，检出率 100%，优于免疫组化法。

## 三、环介导等温扩增（loop mediated isothermal amplification，LAMP）

2000 年日本学者 Notomi 等发明的 LAMP 技术，是一种新型的体外等温扩增特异核酸片段的分子扩增技术。该技术主要通过具有链置换活性的嗜热脂肪芽孢杆菌 BstDNA 聚合酶和两对特殊设计的引物，在 65℃左右的恒温条件下，即可在模板两端引物结合处形成茎环结构的 DNA，从而保证引物在等温条件下与模板结合并进行链置换扩增反应，形成由一系列反向重复的靶序列构成的茎环结构和多环花椰菜样结构的DNA片段扩增产物。在反应体系中加入逆转录酶，LAMP还可以实现对RNA模板的扩增。LAMP技术简单、快速、特异，已在临床病原微生物检测、遗传病诊断和SNP分型等领域显示出了巨大的应用潜力。

LAMP技术克服了传统PCR需要反复热变性获得单链模板的缺点，节省了反复升降温的时间，实现了等温条件下快速的连续扩增，具有更高的反应灵敏度，检测灵敏度可达fg级。该技术的两对引物分别针对靶基因的6个区域设计获得(图12-1)，提高了反应特异性。F2区和B2c区是位于靶序列两端的特异序列，F1区和Blc区为分别位于F2区和B2c区内侧的特异序列，F3区和B3c区为分别位于F2和B2c外侧的特异序列。4条引物可以分成一对内部引物和一对外部引物，内部引物包括上游内部引物(forward inner primer，FIP)和下游内部引物(backward inner primer，BIP)。FIP包含F1c序列和与F2c互补的F2序列，这两个序列间直接相连，即5-F1c-F2-3′；BIP包含Blc(B1区域互补序列)和B2序列，两段序列直接相连，即5′-B1c-B2-3。外部引物是分别与F3c和B3c互补的F3和B3序列。

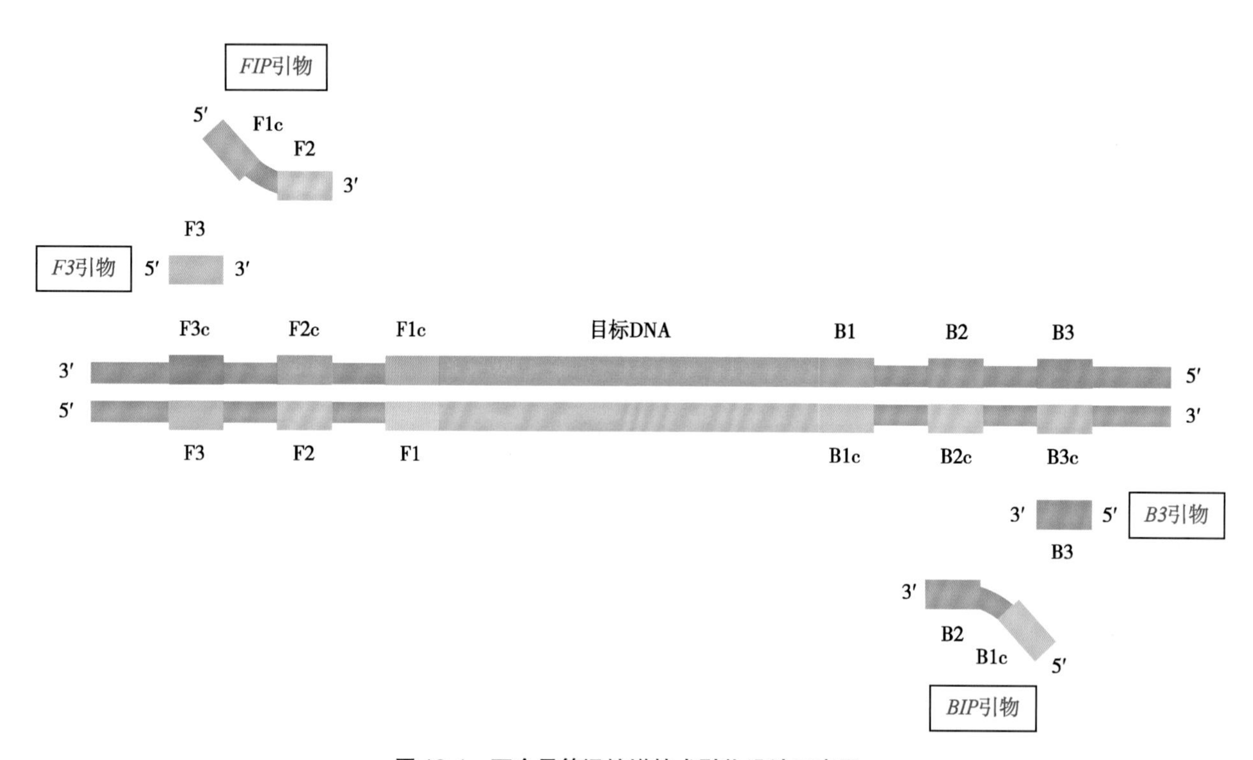


图12-1 环介导等温扩增技术引物设计示意图

LAMP扩增产物是一系列大小不一的DNA片段混合物，可以通过直观的焦磷酸镁浊度、荧光定量和电泳等方式检测。荧光定量和电泳检测方法，存在操作较为烦琐且仪器设备要求高、成本高的缺点。焦磷酸镁浊度检测和荧光目测比色法是相对简便成本较低的检测方法。焦磷酸镁浊度检测不需要加入其他试剂，可通过肉眼观察反应前后的混浊情况，判断是否扩增，也可以用分光光度计检测其400nm光吸收值，实现浊度的实时定量检测。最简便的荧光目测比色法是反应后在反应管内加入一定量的荧光染料，通过直接观察溶液颜色变化判读扩增结果。目前，荧光目测比色主要包括三种方法，第一种是直接在LAMP反应体系内加入荧光增补染料，如SYBR Green I，如果存在扩增产物，肉眼可以观察到溶液变绿色，如无扩增，溶液则为橙色，从而直接判断是否发生扩增反应；第二种是在LAMP反应体系中加入靶向扩增产物环状结构的荧光标记探针(如FITC或ROX标记)，反应完成后再加入低分子质量的阳离子多聚物聚乙烯亚胺(PEI)，利用PEI可以沉淀DNA的原理，经短暂低速离心后，在常规紫外灯照射下(365nm)，PEI-DNA复合物沉淀出现肉眼可见的标记荧光，从而判断发生了目标序列的扩增口；第三种是在LAMP反应体系中加入预先混合的钙黄素和锰离子，在反应开始前，锰离子与钙黄素结合起猝灭钙黄素的作用。扩增反应产生的焦磷酸根离子可以跟锰离子结合，并把锰离子从钙黄素上释放下来，从而使钙黄素恢复荧光。与此同时，体系中的 Mg 离子与钙黄素结合，进一步加强钙黄素的荧光。在紫外灯的照射下，发生 DNA 扩增反应的管可以明显看到钙黄素发出的蓝绿色荧光。检测方法的选用，应根据具体的目的和实际情况进行选择。直观检测方法简便快速，使 LAMP 技术从反应到检测可以在很短的时间内完成，特别适用于现场快速大量的检测。

以弓形虫基因组中的 529bp 重复序列为靶基因，建立的环媒介导等温扩增技术，可以检测到 0.6fg 的弓形虫 DNA，且与疟原虫（*Plasmodium* sp.）、伊氏锥虫（*Trypanosoma evansi*）、血吸虫（*Schistosoma* sp.）等寄生虫无交叉反应，可实现弓形虫病或弓形虫感染的早期、快速、特异性检测，相关引物序列见表 12-3。

表 12-3　弓形虫 LAMP 扩增引物

| Name | Sequence（5′—3′） |
| --- | --- |
| F3 | ACGAGAGTCGGAGAGGGA |
| B3 | TGGATTCCTCTCCTACCCCT |
| FIP | GGATCGCATTCCGGTGTCTCTTAAGATGTTTCCGGCTTGGC |
| BIP | GACGACGCTTTCCTCGTGGTCAAGCCTCCGACTCTGTCT |

## 四、基因芯片（gene chip）技术

基因芯片又称为 DNA 芯片、生物芯片（Bio-chip）、DNA 微阵列（DNA microarray）等，是 20 世纪 80 年代建立的技术。其原理是将探针杂交测序，采用寡核苷酸原位合成（*in situ* synthesis）或显微打印等技术，将数以万计的 DNA 探针片段有序地固化于尼龙膜、玻璃、硅片等固相支持物表面上，形成致密有序的二维 DNA 探针阵列，然后与经放射性同位素或荧光物质标记的样品进行杂交，通过检测、分析杂交信号来实现对生物样品的快速、并行、高效地检测或诊断。

基因芯片技术的基本步骤包括：芯片制备、样品制备、杂交反应、信号检测和结果分析。其中芯片制备，即将寡核苷酸或短肽固定到固相支持物上，分为原始合成和合成点样两种方法。原始合成法主要为光引导聚合技术（light-directed synthesis），原位合成的支持物（如玻璃片、硅片、聚丙烯膜、硝酸纤维素膜、尼龙膜等）在聚合反应前要先使其表面衍生出羟基或氨基并与保护基建立共价连接，它不仅可用于寡聚核苷酸的合成，也可用于合成寡肽分子；此外，美国 Incyte Pharmaceuticals 等公司使用压电打印法（piezoelectric printing）进行原位合成，可达到 99% 以上的高产率。样品的准备及杂交检测，由于灵敏度所限，多数方法需要在标记和分析前对样品进行适当程序的扩增，但其过程较为烦琐，替代的方法有固相克隆法和固相 PCR 法，可在一个样品中同时对数以万计的 DNA 片段进行克隆，且无须单独处理和分离每个克隆；杂交检测主要为荧光检测法，其重复性较好，主要过程为：首先用荧光素标记扩增过的靶序列或样品，然后与芯片上的大量探针进行杂交，将未杂交的分子洗去（如果用实时荧光检测可省去此步）这时，用落射荧光显微镜（epifluorescence microscope）或其他荧光显微装置对片基进行扫描，采集每点荧光强度并对其进行分析比较。经过芯片扫描仪和相关软件分析，将荧光图像转换成数据，即可以获得有关生物信息。基因芯片技术由于同时将大量探针固定于支持物上，所以可以一次性对样品大量序列进行检测和分析，从而解决了传统核酸印迹杂交（Southern blotting 和 Northern blotting 等）技术操作繁杂、自动化程度低、操作序列数量少、检测效率低等不足。而且，通过设计不同的探针阵列、使用特定的分析方法可使该技术具有多种不同的应用价值，如基因表达谱测定、突变检测、多态性分析、基因组文库作图、新基因发现、疾病诊断和预测、药物筛选等。

随着弓形虫分子遗传学研究的进展和弓形虫核酸微阵列技术的开发，基因芯片技术已在弓形虫

致病机制，分析其感染过程宿主基因表达谱等基础研究中广泛应用。基因芯片技术在弓形虫病的分子诊断中开始有了初步的探索，针对孕妇产前筛查 TORCH 五项，以及梅毒螺旋体、乙肝病毒、微小病毒 B19 等的基因序列分别设计寡核苷酸探针，点样在氨基化玻片上，制成基因芯片。将待检样本进行 PCR 扩增和荧光染料标记扩增产物，并将该产物与 DNA 芯片杂交，用芯片扫描仪进行扫描，利用软件进行数据处理和分析。用该法制备的基因芯片可同时检测 5 种致病微生物，且与用荧光定量 PCR 检测的阳性标本结果基本一致。在致孕妇早产的病原体检测中，一种多靶点液相芯片（multi-analyte suspension array，MASA），可同时对人类巨细胞病毒（human cytomegalovirus，HCMV）、单纯疱疹病毒（herpes simplex virus）Ⅰ+Ⅱ型、风疹病毒（rubella virus）、沙眼衣原体（*Chlamydia trachomatis*，*Ct*）和解脲支原体（*Ureaplasma urealyticum*，*Uu*）、淋球菌（*Neisseria gonorrhoea*，*NG*）、梅毒螺旋体（*Treponema pallidum*，*TP*）、刚地弓形虫（*Toxoplasma gondii*）等微生物进行高通量并行检测，病原体核酸检出率为 45.14%；敏感度为 95.24%～100%；特异性为 96.14%～99.11%。此外，在食品寄生虫检测、临床血液样本原虫检测中，基因芯片技术可对弓形虫、绦虫、旋毛虫、锥虫、疟原虫、利什曼原虫（*Leishmania* sp.）等十多种寄生虫的基因靶点进行检测，具有良好的敏感性和特异性，其中弓形虫的基因靶点主要为 B1 基因、pcox1。因此，基因芯片技术在弓形虫检测，尤其是多种病原体并行检测中表现出巨大的应用潜能。

基因芯片在病原体检测方面显示出的高通量、并行性、反应快、自动化等优势是其他核酸杂交技术所无法比拟的。但由于专利技术的限制、芯片制作技术复杂、样品制备和标记操作过程烦琐、实验室操作程序需要标准化、相关设备和芯片检测的费用过高等因素限制了基因芯片技术的应用与普及。相信随着基因组学和蛋白组学研究的深入和芯片技术的不断完善，这些问题最终将会得到很好的解决，基因芯片技术在弓形虫的检测诊断中将得到更广阔的应用。

## 五、宏基因组测序

宏基因组学（metagenomics）又叫环境微生物基因组学，或元基因组学。最早是在 1988 年由威斯康辛大学植物病理学部的 Jo Handelsman 等提出，随后伯克利分校研究人员 Kevin Chen 和 Lior Pachter 将宏基因组定义为：应用现代基因组学技术直接研究自然状态下的微生物有机群落，而不需要在实验室中分离单一菌株的科学。它通过直接从环境样品中提取全部微生物的 DNA，构建宏基因组文库，利用基因组学的研究策略研究环境样品所包含的全部微生物的遗传组成及其群落功能。宏基因组二代测序（metagenomic next-generation sequencing，mNGS）是对环境样品中的微生物群落的基因组进行高通量测序，是所有微生物基因组的总和。它不包含对某个特定微生物种群的靶向，即不会对微生物特定种群进行单一性测序（真菌、细菌或者病毒），无须筛选得到各微生物群落的纯培养物，直接测定样品中所有微生物的核酸序列。对于临床而言，mGNS 可以精准的分析患者样本全部微生物，对于感染性疾病的病原体研究具有极高的实际应用价值。宏基因组测序主要有 16s rDNA 测序和全基因组测序两种。16s rDNA 测序以环境样品中的 16s rDNA 为研究对象，全基因组测序（whole genome sequencing，WGS）只需直接提取出微生物基因组进行测序。微生物的传统研究方法主要是基于微生物纯培养和分离，到目前为止，绝大多数微生物（99% 以上）无法依靠上述培养方法获得，极大地限制了对微生物的研究。借助于高通量测序技术快速发展起来的宏基因组学测序技术，探索未知病因样本中可能存在的致病微生物，为揭示疾病的发生和发展提供线索。

经典的宏基因组测序分为四步：样品制备、文库构建、上机测序和数据分析。样品制备一般由两步组成，分别为样品收集和 DNA 提取，应保证避免污染，由于二代测序的高敏感性，在 DNA 文库中即便极低的 DNA 含量也会被扩增并测序，一旦引入污染菌群，就会对样品中真实的信号产生覆盖。文库构建和上机测序可根据测序平台的选择采用不同的建库方案及上机测序流程。其中常用的文库有：DNA 文库、mRNA 文库、miRNA 文库、转录组文库、表达谱文库等。主流的高通量测序方法：Roche 454 焦磷酸测序、Illumina Solexa 合成测序、ABI SOLiD 连接法测序在宏基因组测序中广泛运用，不同的测序平台构建其基因组文库，用于宏基因组测序的数据分析。

宏基因组测序近年来越来越多的应用于医学研究及临床诊断领域，如感染类型诊断、抗性基因的鉴定和传染病的防控等。在弓形虫的检测诊断方面，宏基因组测序应用于神经系统疾病，如弓形虫脑炎的诊断，表现出了巨大的优势。超过 100 种不同的病原体可以引起脑炎，通过常规方法，如涂片、血清学检查、培养和传统的聚合酶链反应（PCR），检测神经系统病原体是极其困难的，但宏基因组测序的优势在于以独立于靶标的方式识别病原体的基因组学特征。研究报道，一名 HIV 感染患者的脑磁共振成像显示弥漫性脑异常与对比度增强，利用 BGISEQ-50 测序平台对从 300μl 患者脑脊液（CSF）中提取的 DNA 进行宏基因组测序。测序检测发现了 65 357 条与弓形虫基因组唯一配对的序列。通过弓形虫特异 PCR 和 Sanger 测序，进一步验证了弓形虫基因组在脑脊液中的存在。在眼部疾病中，通常可获取的样本量较少，常规的检测方法不易检出病原体，但宏基因组测序只需极少的样本量即可检测到所有病原体的核酸信息。一项临床验证性研究中，宏基因组测序从 5 名受试者中准确地检测到了弓形虫感染（已确诊弓形虫感染），并且未检测到受试者中除已知实验室和环境污染物以外的微生物。此外，在广州献血者潜在病原体的宏基因组学测序分析中，从 300 份献血者血液样本中检出 4 份弓形虫阳性，并进行核酸检测、流行病学调查和随访，加以验证。因此，宏基因组学测序技术在弓形虫等临床病原体检测中具有极大的应用价值，可用于微量的样本、传统方法难以检测的病原体以及多种病原体的检测，达到快速、全面、准确地鉴别病原体。国内一名接受心脏移植患者伴有全身严重感染，细菌培养无法鉴定病原体，各种抗菌药物使用效果不佳。采用宏基因组测序明确是弓形虫感染，并在患者的外周血和脑脊液中分别查见速殖子，经鉴定为Ⅲ型虫株感染。

目前，宏基因组测序技术在临床应用中受限于样本数量多而导致的交叉污染、假阳性、测序结果分析的专业人员短缺、病原体的基因组数据库不够完善、检测的敏感度和特异性需要临床大数据评价及与现有方法的比较等多种因素的影响，因此宏基因组测序在弓形虫检测中还需更多的临床数据加以验证和探究。随着三代测序等高通量测序技术和基因组学的发展，宏基因组测序技术在弓形虫的检测中将发挥出更大的优势。

## 六、核酸适配体探针技术

1990 年 Tuerk 等报道了一种新的寡核苷酸筛选技术。该技术与 PCR 扩增相结合，在体外人工构建的短链核苷酸文库中筛选出能与噬菌体 $T_4$DNA 聚合酶特异性结合的 RNA 配体。其原理基于生物自然进化机制，即：变异、选择和复制，故被命名为指数富集的配体系统演化（systematic evolution of ligands by exponential enrichment，SELEX）技术，筛选出的短链 DNA 或 RNA 配体称为适配体（aptamer），又称为核酸适配体或适配子。

SELEX 技术包括 5 个步骤：结合、分离、洗脱、扩增和调节。利用分子生物学技术，设计并构建随机单短链核苷酸（single stand DAN/ single stand RAN，ssDNA/ssRNA）文库，通过靶标分子与随机文库混合后形成靶标 -ssDNA/ssRNA 复合物；洗脱掉未结合的适配体，分离结合于靶分子上的核酸分子。以后者为模板进行 PCR 扩增，进行下一轮筛选过程。通过多轮循环筛选，与靶标不结合或低亲和性结合的核酸分子被去除；而与靶分子高亲和性的“适配体”被分离出来，且纯度随着筛选进程而增高。若在 SELEX 的每轮筛选循环后增加核酸反转录步骤，则可筛选到 RNA 适配体。将筛选出的高特异性适配体进行人工体外合成，用于靶分子的识别、实验诊断和治疗研究。适配体筛选步骤主要包括：①筛选方法的选择：根据研究目的和靶标特点确定适配体应具有的特性，以此设计具体的 SELEX 筛选方法；②寡核苷酸文库的建立：依据选择的筛选方法，建立具有合适长度和足够容量的寡核苷酸组合文库；③循环筛选：以固态化或游离态的靶标为基础，通过多次循环筛选获得适配体；④特异性修饰：SELEX 筛选结束后，对适配体进行测序和特异性修饰，以提高适配体的选择性。适配体具有分子量小、靶标范围广、亲和力强、特异性高、化学性质稳定和便于修饰等优点，可筛选针对微生物某一特定蛋白或核酸的适配体，以用于其鉴定和分型（Luo 等，2013；Vargas-Montes 等，2019）。

研究发现，当溶液中有目标物存在时，核酸适配体能在特定的条件下通过氢键、静电相互作用，碱基堆积、范德华力及构象互补等方法折叠，依据靶标的空间结构进行折叠，进而形成某种特殊三维结构，如假结、发卡、G- 四分体、凸环对靶标进行特异性识别。近年发展起来的适配体检测抗原技术，采用"夹心法"将一个适配体（或抗体）末端固定于固相载体上，以捕获待测标本中的靶物质，另一个适配体序列末端标记如生物素、荧光素、胶体金或放射性同位素等指示剂而作为待检测分子，其与相应靶标结合后即可产生信号，以达到检测目的。一项针对弓形虫 IgG 的适配体研究中，首次发现了 7 个抗弓形虫 IgG 适配体。采用 SELEX 技术对配体进行系统演化、克隆并通过测序和亲和分析进行鉴定，其中，亲和度最高的两个适配体 TGA6 和 TGA7 作为捕获探针和检测探针，研制了量子点标记双传感器 Q-DAS。在抗弓形虫 IgG 存在下，形成一种适配体蛋白适配体夹心复合物（TGA6-IgG-TGA7）并捕获在多孔微板上，其荧光可通过量子点读出作为荧光标记。经 212 份临床样本检测验证表明，对抗弓形虫 IgG 的检测灵敏度为 94.8%，特异性为 95.7%。因此 Q-DAS 在大规模筛查弓形虫病中是一种有前景的方法。另一项研究中，通过指数富集配体（SELEX）的系统演化，获得了新的抗 ROP18 的适配体。利用 SELEX 衍生的适配体 AP001 和 AP002 开发了酶联适配体检测（ELAA）平台。用 ELAA 评价弓形虫 RH 株（RH Ag）的总抗原和重组蛋白 ROP18（rROP18），均表现出良好的亲和力和特异性。测定血清样品中 rROP18 蛋白的检出限，可达到 1.56μg/ml。对 62 例不同临床表现的弓形虫病血清阳性者和 20 例血清阴性者进行了检测，阳性率为 22.6%，并且在人类血清样本的 ELAA 检测阳性与严重的先天性弓形体病之间发现了显著相关性。国内学者采用原核表达 SAG1，基于 SELEX 技术从人工合成的寡核苷酸文库中筛选到了 SAG1 特异性识别探针 aptamer-2。PCR 扩增后将该探针用于直接酶联适配体试验（direct enzyme-linked apatmer assay，DELAA）检测天然 SAG1、感染小鼠血清，以及经 PCR 证实的弓形虫 DNA 阳性的人血清。结果发现该 aptamer-2 探针具有高度的特异性、敏感性和稳定性，且简便经济，可用于急性感染和慢性隐性感染活化的弓形虫病的诊断（Cui 等，2022）。

与传统的检测抗原的单抗相比，DNA 探针制备简单快速，费用低廉，试剂高度稳定，无须冷藏。基于 aptamer 的检测方法的开发和测试，为寻找生物标志物的低成本和快速测试提供了一个崭新的高特异性探针。此外核酸适配体技术有助于人们对弓形虫病发病机制中的各蛋白分子功能的理解，且具有靶向治疗的潜在价值，在弓形虫病的致病机制研究、实验诊断乃至新药研发中都表现出良好的应用潜能。

## 七、CRISPR 分子诊断技术

如前所述，核酸扩增技术是目前分子生物学领域最常用的技术之一，在诊断感染性疾病、肿瘤或遗传疾病等相关的病原体特异的基因或人体基因突变等方面起着重要作用。美国 PE-Centus 公司人类遗传研究室的 K Mullis 在 1985 年发明的聚合酶链反应（PCR）是最早的核酸扩增技术，其具有高度的灵敏性和特异性，目前已被广泛应用。然而，PCR 技术需要反复的热变性，依赖精良的仪器以及专业技术人员，从而限制了其在很多领域，尤其是偏远地区的应用。随着研究的不断深入，20 世纪 90 年代初，很多恒温扩增技术应运而生，它们的反应过程不需要热变性，对设备要求低，但其在检测灵敏度，特异性等方面仍存在一定的局限性。因此，开发具有更高的灵敏度和特异性，同时能够适用于现场快速即时诊断（point-of-care testing，POCT）的核酸检测技术至关重要。成簇的有规律间隔短回文重复序列（clustered regularly interspaced short palindromic repeats，CRISPR）/CRISPR 相关蛋白（Cas）系统，作为一种基因编辑工具已经被广泛应用于基因组编辑及调控机制的研究。近年来发现的一些 Cas 系列的核酸酶被开发为一种高效的分子诊断工具，在病原体核酸检测、单核苷酸多态性（single-nucleotide polymorphism，SNP）分析以及基因突变检测等方面具有广阔的应用前景。

将等温核酸扩增技术与 CRISPR/Cas 系统结合的方法，目前已被开发成新一代分子诊断工具。其中，等温扩增技术主要起放大待检核酸信号的作用，而 CRISPR/Cas 系统则发挥特异性核酸检测功能。

### （一）几种等温核酸扩增技术的原理

**1. 链置换扩增** 1992年，美国学者Walker等首次报道关于链置换恒温扩增（strand displacement amplification，SDA）的研究，标志着一种新的基于酶促反应的等温核酸扩增技术的诞生。其反应体系包括限制性核酸内切酶（HincⅡ）、具有链置换活性的DNA聚合酶、两对引物、dNTP、钙离子、镁离子和缓冲系统。其反应过程主要包括三个阶段，即制备单链DNA模板、产生两端带有酶切位点的目的DNA片段以及SDA循环。其反应原理是：引物分别与靶DNA序列对应的DNA单链退火，在DNA聚合酶的作用下合成新的靶DNA序列，该靶序列的5′及3′端含有HincⅡ的识别位点，该靶序列进入SDA循环；即HincⅡ识别相应位置并切割产生缺口，具有链置换活性的DNA聚合酶在缺口处合成新的DNA链替代被切割的DNA链，该新的替代链又作为新一轮扩增反应的底物，进行限制性核酸内切酶的切割，DNA聚合酶的延伸和替换以及引物的延伸等过程。这些步骤在整个反应过程中不断重复，从而达到对靶DNA序列指数级扩增的目的。

**2. 重组酶聚合酶扩增** 重组酶聚合酶扩增（recombinase polymerase amplification，RPA）最早在2006年由英国TwistDx Inc公司成功研发。RPA的反应体系主要包含三种组分，重组酶、单链DNA结合蛋白及链置换DNA聚合酶。其反应原理是：在ATP存在的条件下，重组酶与引物结合形成重组酶-引物复合体，并在双链DNA模板中寻找同源序列。复合物定位到同源序列后，会插入双链DNA模板并形成D-Loop结构。复合物水解ATP供应能量后，复合物发生构象改变，重组酶被水解，引物与DNA聚合酶结合并启动新的DNA链合成。同时，单链结合蛋白与被置换出的DNA单链结合，防止被进一步置换。RPA技术作为一种经典的等温核酸扩增技术常与CRISPR/Cas系统相结合，用于开发新一代分子诊断工具。

**3. 滚环扩增** 滚环扩增（rolling circle amplification，RCA）是一种简单有效的恒温酶促反应过程，自然界中质粒或病毒等环状DNA分子通常以此方式进行复制。RCA是以单链环状DNA为模板，利用Φ29 DNA聚合酶，将引物与模板退火而进行DNA合成过程。RCA包含线性扩增（linear RCA，LRCA）、指数扩增（hyperbranched RCA，HRCA）等形式。LRCA是指一条引物与环状DNA模板结合后，在具有强链置换活性Φ29 DNA聚合酶的作用下，边合成边取代，产生大量含有与环状DNA模板互补的重复序列的线性DNA单链。HRCA的原理与LRCA相同，但HRCA需要两条引物参与反应。其中第一条引物与LRCA的引物相同，第二条引物与环状DNA模板序列相同。第一条引物用于LRCA反应，第二条引物能够与LRCA的扩增产物结合并发生DNA链的合成，其产物又可作为第一条引物的模板参与反应，因此产物可在短时间内发生指数倍增，扩增效率极高。

**4. 基于核酸序列的扩增** 基于核酸序列的扩增（nucleic acid sequence-based amplification，NASBA）是1991年由Compton等开发，主要用于扩增单链RNA的恒温扩增技术。其反应体系主要包含：AMV逆转录酶、RNaseH、依赖DNA的T7 RNA聚合酶，以及两条特别设计的寡核苷酸引物。NASBA模拟体内的RNA逆转录过程，反应分为非循环相和循环相。在非循环相中，第一条引物与RNA模板退火，在逆转录酶的作用下合成cDNA链，随后在RNaseH的作用下，cDNA-RNA杂交链中的RNA模板链被降解。第二条引物含有与cDNA链退火，在T7 RNA聚合酶的作用下合成DNA互补链。由于第一条引物序列分为两部分，分别与RNA模板的3′端和T7启动子序列互补，所以反应过程中合成的双链DNA含有T7启动子序列。T7 RNA聚合酶识别双链DNA的启动子序列，转录合成大量RNA，RNA又可在逆转录酶的作用下合成DNA，反应进入循环相。NASBA技术已被应用于多种单链RNA的病毒核酸检测。

**5. 解旋酶依赖的恒温扩增** 解旋酶依赖的恒温扩增（helicase-dependent isothermal DNA amplification，HAD）是由美国New England Biolabs研究人员在2004年发明的一种新型等温核酸扩增技术。该技术模拟动物体内的DNA复制过程，反应体系较为简单，主要包括解旋酶、DNA聚合酶及单链DNA结合蛋白。其反应原理为：恒温条件下，解旋酶首先解开DNA双链，单链DNA结合蛋白随即与解开的模板单链结合，使模板单链处于稳定完整的状态。引物分别与两条模板单链的3′端结合，在DNA聚合酶的作用下合成双链 DNA。新合成的双链 DNA 可作为模板进入下一轮循环扩增反应。

### （二）CRISPR/Cas12 分子诊断技术的原理

CRISPR/Cas 系统是广泛存在于细菌及古细菌中的适应性免疫防御系统，主要由 Cas 效应蛋白及 CRISPR RNAs（crRNAs）组成。其中，CRISPR/Cas9 系统已被广泛应用于基因编辑领域。此外，其他种类的 CRISPR/Cas 系统，包括 Cas12、Cas13、Cas14 蛋白，由于具有间接的非特异催化活性而被应用于分子诊断领域。

CRISPR/Cas12 系统属于Ⅴ型 CRISPR 系统。Cas12a 蛋白含有 RuvC 结构域，可在 crRNA 的引导下识别靶标 dsDNA 的原间隔序列邻近基序（PAM）TTTN 序列，并在 PAM 序列下游 18～25nt 发挥其核酸内切酶的功能。同时，Cas12a 的非特异性反式切割活性会被激活，可以非特异地裂解 ssDNA。2018 年，Doudna 团队将 Cas12a 的这一特殊性质与等温核酸扩增结合，开发了一种新的 DNA 检测方法，即 DETECTR（DNA endonuclease targeted CRISPR trans reporter）。该系统首先利用重组酶聚合酶扩增（recombinase polymerase amplification，RPA）样本核酸，CRISPR/Cas12a 与扩增产物混合后被靶标序列激活，切割靶标序列及反应体系中的 ssDNA 荧光探针，释放荧光信号，指示检测结果。DETECTR 仅需 1 小时即可完成检测，检测灵敏度可达 aM 级。受 DETECTR 的启发，Cas12 的另一种蛋白 Cas12b 也被用于开发核酸检测工具，Cas12b 含有单个 RuvC 结构域，同样显示出 DNA 的反式切割活性，据此创建了 CDetection，HOLMESv2 等病毒核酸检测平台（图 12-2）。

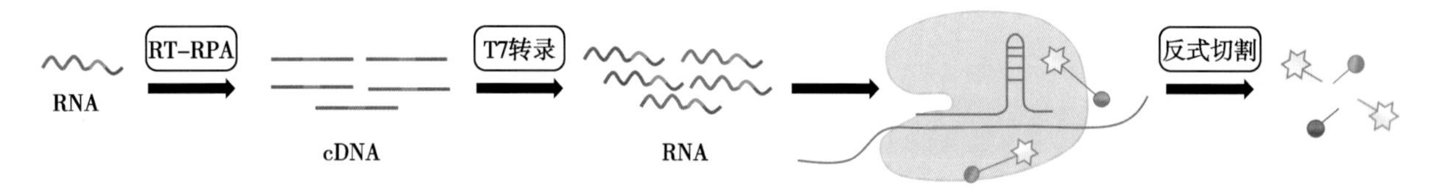


图 12-2　DETECTR 技术原理

### （三）CRISPR/Cas13 分子诊断技术的原理

Cas13 是Ⅵ型 CRISPR 系统相关蛋白，含有两个不同的 HEPN 结构域，具有 gRNA 指导的核糖核酸酶（RNase）活性。和 Cas12 相似，除了对靶标 RNA 的切割，Cas13 还有对非靶标 RNA 分子的反式切割活性。2017 年，张锋团队开发了第一个基于 CRISPR/Cas13a 的特异性核酸检测系统即 SHERLOCK（Specific high-sensitivity enzymatic reporter unlocking）。该系统首先利用 RPA 或逆转录 -RPA（RT-RPA）扩增为含有 T7 启动子的 DNA 模板，随后进行转录，获得的 RNA 作为靶标被 Cas13a 特异性识别并切割。同时，Cas13a 的非特异性反式切割活性被激活，反应体系中的 ssRNA 荧光探针被切割，使其发出荧光信号。2018 年，该团队在 SHERLOCK 基础上进一步开发 SHERLOCKv2 系统，将 Cas13a 与辅助 CRISPR-Ⅲ型核酸酶 Csm6 联用，使检测灵敏度提高了 3.5 倍。同时，Myhrvold 等将加热未提取诊断样品以消除核酸酶（heating unextracted diagnostic samples to obliterate nucleases，HUDSON）技术与 SHERLOCK 相结合，通过对样本进行快速加热处理及化学处理，实现灭活病毒和核酸酶的同时释放核酸，无须核酸提取，2 小时内即完成对临床样本的病毒核酸检测（图 12-3）。

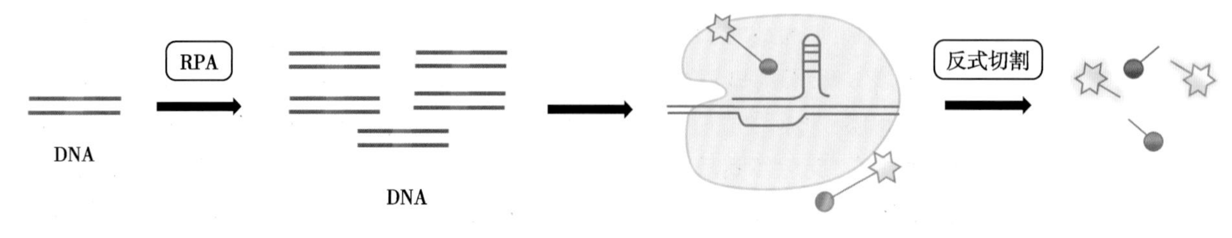


图 12-3　SHERLOCK 技术原理

### （四）弓形虫的CRISPR分子诊断

目前基于q-PCR的方法在检测低浓度的靶标DNA方面表现良好，但商品化的q-PCR试剂盒昂贵、依赖仪器且耗时长。基于CRISPR的分子诊断技术因具有快速、准确、便携等优点而在近些年发展迅速。通过CRISPR/Cas系统，可以建立针对弓形虫的新型检测方法，为弓形虫病的临床诊断提供一种新的技术手段。

CRISPR/Cas系统的检测特异性取决于crRNA的选择与设计。为了达到更高的检测灵敏度，靶基因片段可选择多拷贝序列。弓形虫的B1基因序列（GenBank登录号为AF179871）是具有35个拷贝的重复序列，并具有高度的保守性。弓形虫529bp重复序列基因（GenBank登录号为AF146527）是在弓形虫基因组中重复200～300拷贝的高度保守的基因。针对以上两个基因所设计的crRNA均可以达到高灵敏度、高特异性的检测效果。通过CRISPR/Cas系统所建立的新方法可以进行感染人群和感染动物的血液及尿液、猫科动物的粪便、土壤及水源等样本的快速准确检测。

基于CRISPR/Cas系统建立的弓形虫核酸检测方法联合了RPA恒温扩增技术，能够实现弓形虫的即时灵敏检测，整个检测流程主要有三步：样本处理释放核酸，等温扩增放大待检信号，CRISPR/Cas特异性检测。具体实验步骤如下：

**1. 样本处理**

（1）血液样本：感染者的抗凝血液可直接通过传统方法或者市面上现有的DNA提取试剂盒进行DNA提取。

（2）环境样本：由于构成自然环境的物质种类很多，包括空气、水、植物、动物、土壤和岩石矿物等，从而导致了环境样本成分的复杂性，例如土壤和水体中都含有各种杂质颗粒以及微生物群体。因此，在对环境中的弓形虫卵囊进行检测之前有必要对卵囊进行富集处理，以提高卵囊的检出率。环境中卵囊有两种浓缩方法：

1）离心浓缩法：主要是根据卵囊在不同重力下离心浓缩。

2）絮凝法：其原理是卵囊在絮凝剂（如硫酸铁和硫酸铝）的帮助下沉淀并浓缩。而土壤、瓜果蔬菜等固体基质中卵囊的浓缩步骤为：将土壤、果蔬等样品研磨碎或剪碎，通过筛过滤后进行离心、振荡、浮选等操作，即可得到大量的卵囊。经过富集处理后的环境样本可进行DNA提取。

**2. 等温核酸扩增**

（1）试剂准备：在1.5ml的PCR试管中准备以下主混合体系，冰上操作。

| 成分： | 含量/μl |
|---|---|
| 上游引物，10μM | 2.4 |
| 下游引物，10μM | 2.4 |
| Twist Amp Rehydration Buffer（from the Twist Amp Basic kit） | 29.5 |
| 无核酸酶水 | 8.65 |

（2）加入混合体系：在混有核酸外切酶的冻干粉（重组酶、聚合酶、单链结合蛋白）中加入40μl的以上混合体系，小心地将混合物置于冰上。

注意：不要在再悬浮颗粒的转移之间更换枪头，因为当使用多个枪头尖端时，RPA反应组分的黏性可能会导致反应酶的大量损失。

（3）加醋酸镁：向反应系统中加入2.5μl的280mm Twist Amp醋酸镁，然后短暂涡旋并快速离心（在室温下使用微型离心机离心2～3秒）。

注意：在RPA体系中加入醋酸镁会激活酶活性，并可能导致强引物-二聚体的形成。因此，快速进行样品添加非常重要。

（4）加入核酸：将上一步中的RPA体系转移至PCR管或PCR平板中，之后在每个反应中加入1μl的提取的核酸，仔细混匀并快速离心。包括不含核酸的阴性对照。

(5) 在预热的恒温加热器或水浴锅中，37℃的温度下进行10～30分钟的反应。如果进行RT-RPA反应，由于冻干粉中添加了M-MLV逆转录酶，需要在42℃下进行反应，对于高灵敏度的反应，反应时间可以延长到1小时。扩增完成后，可以立即对扩增产物进行CRISPR检测，也可以在4℃保存2～3天或在-20℃保存长达数周。

**3. CRISPR/Cas系统对靶点的检测(Cas12)**

建议在无酶环境下进行操作，实验中需设立阳性和阴性对照。合适的阴性对照是无核酸酶水的扩增产物。合适的阳性对照包括DNA靶标或已知存在靶标的纯化DNA。步骤如下：

(1) 使用RNase清除剂擦拭工作台；

(2) 冰上解冻crRNA、Cas12a蛋白、NEBuffer 2.1、ssDNA-FQ reporters等试剂；

(3) 配制20μl的CRISPR/Cas12a检测体系：

| 成分： | 含量/μl |
|---|---|
| LbaCas12a，1μM | 1 |
| crRNA，15ng/μl | 1 |
| NEBuffer2.1，10× | 2 |
| 无核酸酶水 | 16 |

(4) 上述体系在37℃预孵育10分钟，形成RNA-蛋白质复合物后，加入0.1μl的DNA荧光探针(浓度为100μM)；

DNA荧光探针：5′-FAM-TTATTATT-BHQ1-3′。

(5) 取18μl的检测体系加入PCR管或PCR平板中，冰上操作；

(6) 将扩增产物离心(使用小型离心机或平板旋转器在室温下离心5秒)，小心打开反应管，将2μl的扩增产物加入上述18μl体系中，短暂离心除去气泡；

(7) 样品应迅速放入荧光读取仪器中，仪器提前37℃预热；

(8) 37℃孵育1～2小时，每隔2分钟进行一次荧光数据采集；

最终的检测结果可通过紫外激发光下肉眼观察荧光、试纸带、及比色分析等进行显示。目前，Ma等将重组酶辅助扩增(RAA)与CRISPR/Cas12a相结合，开发了一种RAA-Cas12a-TG系统。通过针对529bp重复元件的系统，检测土壤样品中弓形虫。该方法在37℃下，于1小时内成功扩增，检测极限低至1fM，比常规PCR法更灵敏，且特异性高。

由于弓形虫特殊的生活史，人作为中间宿主感染弓形虫可分为急性期和慢性期。慢性感染时，弓形虫可在多种组织形成包囊，CRISPR/Cas系统无法通过血液核酸来检测弓形虫。只有在急性感染期，弓形虫速殖子入血液时，才能有效地检测到病原体，这也是目前所有的弓形虫血液核酸检测方法，甚至抗原检测均面临的问题。CRISPR/Cas系统除了能够进行弓形虫的检测，还有其他的应用拓展空间。弓形虫不同毒力的虫株间存在差异基因例如*gra15*、*sag5b*、*rop18* ups等，通过检测这些差异基因，CRISPR/Cas系统有望成为弓形虫基因鉴定及分型的新工具，为弓形虫群体生物学、流行病学、遗传性状和基因型、与疾病模式之间潜在的相关性研究等提供重要依据。

## 第二节 免疫学诊断技术

随着免疫学诊断技术的发展，抗原纯化技术的进步，诊断技术标准化的确立以及诊断方法准确性的提高，免疫学诊断技术更加广泛地应用于弓形虫感染的流行病学调查、临床诊断和疗效考核。弓形虫病的免疫学诊断主要包括用特异性抗原检测患者体内特异性抗体，或用特异性抗体检测患者体内虫体抗原。弓形虫病病原学检查主要包括直接镜检、接种易感动物和组织培养、核酸检测以及抗原检测。

传统的镜检等病原学方法检测，取材不易且灵敏度低，往往给弓形虫病的诊断及鉴别诊断造成困难。免疫学诊断技术作为一种辅助检测手段，弥补了病原学检测的不足，因而被广泛采用。血清或体液中的循环抗原比特异性抗体出现早，是病原体存在的确证。另外，通过多种抗体联合检测也能确诊弓形虫病，比如患者妊娠期采集的两份血清发生从抗体阴性到阳性的转变，可以作为确诊依据。弓形虫免疫学检测方法主要有凝集实验、免疫荧光标记技术、胶体金标记技术、酶联免疫吸附试验等。

## 一、弓形虫染色试验

弓形虫染色试验（dye test，DT）是诊断弓形虫病特有的免疫学诊断技术。其原理：将新鲜活弓形虫速殖子与正常血清（含有补体辅助因子）混合，在37℃孵育1小时或室温孵育数小时后，大多数虫体因为细胞膜损伤而失去原有的新月形特征，变为圆形或椭圆形。此时弓形虫的胞质对碱性亚甲蓝具强亲和力，能被染成蓝色。但在有辅助因子的参与下，虫体与待测样本的特异性抗体作用后，虫体细胞变性，虫体保持原有形态，但不能被亚甲蓝着色，镜检可判定结果。由于该试验需要活的速殖子，检测中尚需要筛选新鲜人血清（含补体作为辅助因子），且不适合用于大规模的血清学调查，故目前已少用。

材料和试剂：①辅助因子也称激活因子，系正常人新鲜血清成分，主要为补体等，不耐热（56℃ 30分钟即可灭活）。取正常人血清与弓形虫速殖子混合，经37℃温浴1小时后，约有90%以上虫体能被亚甲蓝染色，该血清方可使用，置-20℃保存备用，此过程为含有辅助因子的正常人血清的筛选；②抗原制备：用弓形虫速殖子经腹腔感染小鼠，3天后抽取腹水，以生理盐水离心（3 000r/min，10分钟）3次，收集纯净虫体，用含补体的血清稀释调整虫液浓度至约50个虫体/高倍视野；③碱性亚甲蓝溶液：将亚甲蓝10g溶入100ml 95%酒精中，制成饱和溶液，过滤后取3ml加pH 11.0缓冲液10ml，现配现用；④待检血清经56℃ 30分钟灭活，4℃保存备用。

操作方法：取经生理盐水倍比稀释的待检血清，每管0.1ml，加抗原液0.1ml，置37℃水浴1小时，加碱性亚甲蓝溶液0.02ml/管，继续水浴15分钟，从每管取悬液1滴镜检。

结果判断：在高倍显微镜下观察，计数100个弓形虫速殖子，统计着色和不着色速殖子比例数。以能使≥50%弓形虫不着色为该份血清的稀释度，也就是该血清染色试验的阳性效价。血清稀释度1∶8为隐性感染；1∶256为活动性感染；1∶1 024为急性感染。重复测定，效价上升4～8倍有确诊价值。

## 二、凝集试验

凝集试验是一种血清学试验方法，采用颗粒性抗原与相应的抗体结合，在适量电解质存在的条件下能够逐渐聚集，出现肉眼可见的特异性凝集小团块。1896年，Widal采用伤寒患者血清与伤寒杆菌孵育发生特异性凝集现象，成功诊断出伤寒病。凝集试验可以是定性检测，也可以是半定量检测。根据凝集反应的原理，结合凝集试验中采用的方法、使用材料及检测目的的不同，凝集试验可分为直接凝集试验（DA）、间接凝集试验（IHA）、间接血凝抑制试验、直接免疫固相凝集试验（DIFA）、乳胶凝集试验（LA）和改良凝集试验（MAT）等。目前，在弓形虫感染的诊断中，常使用间接凝集试验。

### （一）直接凝集试验

直接凝集（direct agglutination test，DA/DAT）试验是一种较为简便的血清学方法，将细菌、螺旋体或红细胞等颗粒性抗原与相应的特异性抗体混合，经过一定的反应时间后出现的凝集现象。在试验中，抗原称为凝集原，抗体称为凝集素。直接凝集试验根据使用的材料分为玻片法和试管法两种。

玻片凝集试验为定性试验，通常使用已知的抗体作为检测试剂，在玻片上与待测的细菌或红细胞悬液混合均匀，以生理盐水或正常血清对照，室温放置数分钟后观察试验结果，出现颗粒状凝集则为阳性反应。

试管凝集试验为半定量试验，以已知的抗原作为检测试剂，与一系列稀释的待测血清在小试管内混合，37℃温育一定时间后观察试验结果，以出现明显的颗粒状或絮片状凝集现象的待测血清最高稀释度为抗体滴度（或效价）。

在弓形虫检测中，也有学者使用凝集试验方法。具体为采用甲醛固定的弓形虫速殖子悬液，与受检血清直接进行反应，根据是否出现凝集反应来判断待测血清中弓形虫抗体的存在与否。

**（二）间接血凝试验**

间接凝集试验（indirect haemagglutination test，IHA）建立在抗原与抗体特异性结合基础上，当抗体和其特异性的抗原相遇时，在一定条件下便可形成抗原抗体复合物，这种复合物的分子团很小，不能形成肉眼可见的反应，若将可溶性抗原（或抗体）吸附在一种与免疫反应无关的惰性载体颗粒表面，使其成为致敏载体，在电解质存在的条件下，与相应的抗体（或抗原）结合，载体颗粒被动地发生凝集，因此称为间接凝集试验或被动凝集试验，一般称为间接血凝试验。间接凝集试验的灵敏度比直接凝集试验高2～8倍，适用于抗体和各种可溶性抗原的检测，具有微量、快速、敏感、特异、操作简便的特点，无须昂贵的实验设备，适合个例血清检测，是一种应用范围广泛的血清学检测方法。

间接血凝试验在弓形虫病检测中也有应用。将弓形虫虫体蛋白抗原吸附在经过特殊处理的红细胞表面制备致敏红细胞，当其与弓形虫病患者血清相遇，在适宜条件下，抗原和抗体便发生特异性结合反应，因此红细胞也被动地凝集起来，出现凝集反应，用于检测弓形虫病患者血清中的抗体。

**（三）间接血凝抑制试验（indirect hemagglutination inhibition test，IHAI）**

间接血凝抑制试验是由间接凝集试验衍生出来的一种试验方法。其原理是将待测抗原（或抗体）与特异性抗体（或抗原）先行混合，作用一定时间后，再加入相应的致敏载体悬液。如待测抗原与抗体对应，即先发生中和反应，随后加入的相应致敏载体颗粒不再被凝集，即原来本应出现的凝集现象受到抑制。此试验的灵敏度高于一般的间接凝集试验。检测方法有以下两种：①检测抗原法：诊断试剂为抗原致敏的载体和相应的抗体，二者混合应出现凝集。将待测标本作倍比稀释后，加入定量的特异性抗体混合，37℃作用2小时，使其充分结合。然后加入抗原致敏的载体悬液，再经37℃温育1～2小时。若不出现凝集现象，说明标本中存在与致敏载体相同的抗原，为阳性反应。②检测抗体法：诊断试剂为抗体致敏的载体和相应的抗原，二者混合应出现凝集。将待测标本作倍比稀释后与定量的已知抗原混合，37℃作用2小时。然后加入抗体致敏的载体，再次温育。若无凝集现象出现，说明标本中含有与致敏载体相同的抗体，为阳性反应。

**（四）胶乳凝集试验（latex agglutination test，LAT）**

胶乳凝集试验也是一种间接凝集试验，是以胶乳（聚苯乙烯）微粒作为惰性载体，借以检测可溶性抗原（或抗体）的凝集试验。胶乳凝集试验原理与间接凝集试验相同，将可溶性抗原（或抗体）与胶乳结合，形成致敏胶乳微粒，致敏胶乳可与相应的抗体（或抗原）结合，发生特异的凝集反应。

操作方法：在黑色背景的玻片上，滴加待测样品，再加免疫乳胶1滴，摇动混匀，2～3分钟后，肉眼观察出现明显凝集现象者为阳性。

胶乳为人工合成的载体，因此其性能比生物来源的红细胞稳定，均一性好，且实验方法简便快捷，灵敏高，因此被广泛应用于临床检验中。胶乳凝集试验被应用于检测人类抗弓形虫IgM抗体，可用于诊断早期弓形虫感染。由于胶乳与蛋白质的结合能力以及凝集性能不如红细胞，因此作为间接凝集试验，胶乳试验的敏感度不及间接血凝试验。

**（五）改良凝集试验**

改良凝集试验（modified agglutination test，MAT）是在直接凝集实验的基础上发展而来，由美国学者Dubey将直接凝集实验进行改良、发展，用于弓形虫抗体检测。该法的基本原理为待检血清中的弓形虫特异性IgG抗体与速殖子表面抗原发生交联反应，通过伊文思蓝染色，在反应孔底部形成放大镜下可见的虫体-抗原积层。方法是首先制备弓形虫速殖子悬液，用1∶6稀释的福尔马林固定24小时后，2 500g/min离心10分钟，最后以$1\times10^7$个/ml浓度作为稳定的弓形虫速殖子抗原液。将弓形虫速殖子抗原液5μl加入到96孔U形微量滴定板中，然后加入从1∶25倍比稀释至1∶3 200的试验血清25μl，之后每孔加 0.35μl 二巯基乙醇，0.5μl 伊文思蓝，并用抗原碱性缓冲液补足至总反应液 50μl；每次试验均设标准阳性血清、阴性血清和空白对照。抗原抗体混匀后，封口，于 37℃过夜，显微镜下观察试验结果。若阳性血清样本，将产生一层薄薄的如毯状平铺于孔壁的凝集层，而阴性样本将在孔底产生一个沉淀的速殖子的紧密小球。在参考阳性血清抗体滴度不低于 1∶200 的条件下，被检血清滴度达到 1∶25 即判为阳性。根据用于制备抗原的防腐剂，MAT 的结果有所不同。使用丙酮代替福尔马林，可以检测急性弓形虫感染中的 IgG 抗体，用于诊断艾滋病患者的弓形虫病和急性腺体弓形虫病。

改良凝集试验因其操作简易、敏感性和特异性高，与其他动物寄生虫均无特异性交叉反应等特点，被广泛应用于人及动物弓形虫病的大规模血清流行病学调查和研究。

#### （六）免疫吸附凝集试验（immunosorbent agglutination assay，ISAGA）

免疫吸附凝集试验（immunosorbent agglutination assay，ISAGA）方法中，将抗人 IgM 抗体包被在微量滴定板上，每孔中加入待检血清样品，37℃孵育 2 小时，使血清中 IgM 与板中的抗体充分结合。然后洗涤平板，除去未结合 IgM。将备好的无活力的弓形虫速殖子悬液加入到孔中，37℃湿盒中孵育过夜。若血清样品中有特异性抗弓形虫 /IgM，将会与弓形虫速殖子的特异性抗原结合，产生网状凝集，用肉眼或阅读放大镜观察，观察结果与 MAT 相同。这种试验简单易行，但需要大量弓形虫速殖子。此外，也可采用胶乳代替弓形虫速殖子用于此种方法。ISAGA 可用于诊断急性获得性和先天性弓形虫感染以及孕妇弓形虫病的分期诊断，该法改进成弓形虫多功能的免疫吸附凝集实验（*Toxo*-IgG/IgA/IgM-ISAGA）。

#### （七）直接免疫固相凝集试验

直接免疫固相凝集试验（direct immunofixation agglutination，DIFA）是适用于筛选诊断弓形虫病的简便、易行、特异性强、敏感性高的新技术。其原理：经二硫苏糖醇（DDT）还原后的患者特异性抗体与抗人 IgG 捕捉血清弓形虫抗原提取物产生凝集反应，并可与福尔马林固定的弓形虫反应，产生多维的免疫复合物。DDT 使血清中敏感的 IgM 降解，分离的 IgG 参与反应，从而避免了 IgM 非特异性反应。结果判断：环状或纽扣状沉淀物为阴性；网状凝集物为阳性；具有小的环状、纽扣状沉淀物为可疑阳性。

### 三、免疫荧光标记技术

免疫荧光标记技术（immunofluorescence technique）是以荧光素标记的特异性抗原或抗体作为标准试剂，用于相应抗体或抗原的分析鉴定和定量测定。免疫荧光技术分为两大类：一类是在荧光显微镜下直接观察呈现特异荧光的抗原抗体复合物及其存在部位，或是应用流式细胞术进行自动分析检测；另一类是用于体液标本中抗原或抗体的测定。在实际工作中，由于用荧光素标记抗体检查抗原的方法较为常用，所以一般通称为荧光抗体技术。目前用于标记抗体的荧光素主要有异硫氰酸荧光素（FITC）、四乙基罗丹明（RB200）及四甲基异硫氰酸罗丹明（TRITC），其中以 FITC 标记抗体检查抗原的方法应用最为广泛，所以一般称为荧光抗体技术（fluorescent antibody technique）。根据标记过程中抗原抗体反应的不同组合，经典的荧光抗体技术有以下几种方法。

#### （一）直接法

这是荧光抗体技术最简单和最基本的方法，它利用特异荧光抗体直接滴加于待检抗原标本片上，标本中如有相应抗原存在，即与荧光标记抗体发生特异性结合，使之呈现荧光，在荧光显微镜下可见有荧光的抗原抗体复合物，根据荧光分布和形态确定待检标本抗原性和部位。其反应如图 12-4 所示。

直接法的优点是：①结果判断较简单，因为只有两种因子参与反应；②特异性强，如果荧光抗体制备适当，染色滴度选择合适，将不会发生非特异染色，与异属抗原交叉染色也较少；③操作方法简便，省时。但其缺点是不能鉴定未知抗体，一种标记抗体只能检查一种相应的抗原，若检查多种抗原，均需制备相应的特异性荧光抗体，且敏感性低于间接法。

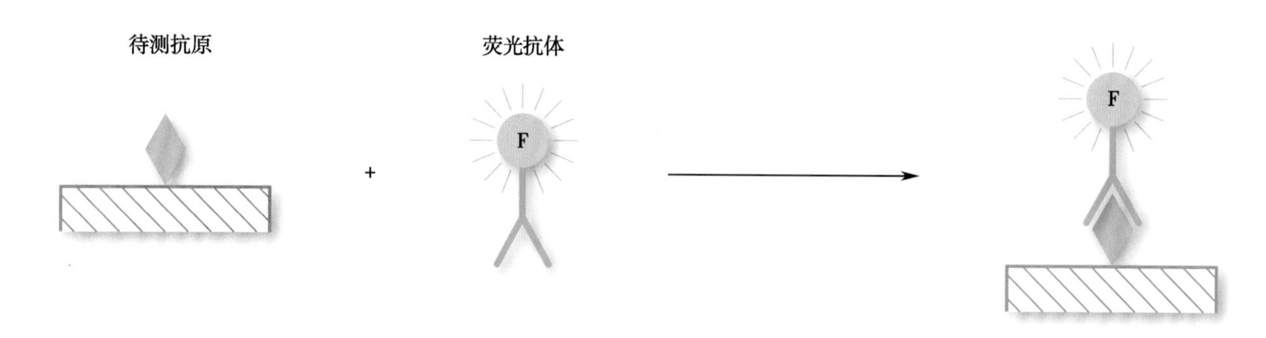


图 12-4　直接荧光抗体试验

### （二）间接法

也称间接荧光抗体法（indirect fluorescent antibody method，IFA）。本法用以鉴定未知抗原或抗体，第一步将未标记的已知特异性抗体加到未知抗原标本上，或用未知抗体加到已知抗原标本上，作用一定时间后洗去未结合的抗体，第二步再加上荧光标记的抗免疫球蛋白抗体（即抗抗体，或叫第二抗体）。如果第一步中的抗原抗体发生了反应，则抗体被固定到标本上，第二步中的抗原抗体复合物的抗体就被标记抗免疫球蛋白抗体所结合，三者的复合物可发出荧光，从而间接地显示出标本中未知抗原或未知抗体的存在。其反应如图 12-5 所示。

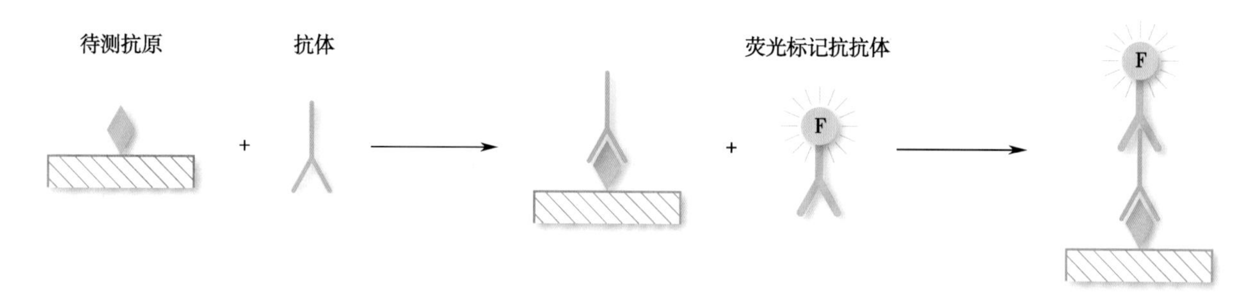


图 12-5　间接荧光抗体试验示意图

间接免疫荧光试验具有较高的敏感性、特异性和重现性，国内外广泛应用于丝虫病、血吸虫病、肺吸虫病、华支睾吸虫病、包虫病及弓形虫病的血清学诊断、血清流行病学调查和监测疫情。在弓形虫检测中，间接免疫荧光试验的抗原可用虫体或含虫体的组织切片或涂片，经充分干燥后在低温可长期保存备用，用以检测弓形虫病患者血清中弓形虫抗体。其操作方法如下：

（1）固定：将弓形虫虫体或含虫体的组织切片，浸于有丙酮的玻璃缸中固定 5 分钟，然后用 pH 7.6，0.01mol/L PBS 漂洗 3 分钟，重复 3 次，再浸于 0.01mol/L PBS 中 1 分钟，吹干备用；

（2）血清稀释：以 PBS 倍比稀释待测的弓形虫病患者血清；

（3）加稀释血清：在每个标本切片上滴加入不同稀释度的血清样本约 50μl，平置于湿盒内，37℃孵育 30 分钟；

（4）洗涤：用 pH 7.6，0.01mol/L 的 PBS 冲洗去切片上未结合的患者血清，后再置同样 PBS 液中漂洗 3 分钟，重复 3 次，最后浸于 0.01mol/L 的 PBS 中 1 分钟，吹干；

（5）染色：在切片上滴加 PBS 适当稀释的羊抗人 IgG 荧光抗体（荧光抗体工作浓度需经滴定确定），使完全覆盖切片上的标本组织，放置在湿盒内，37℃孵育 30 分钟；

（6）洗涤复染：取出切片，重复步骤（4），洗去未结合的荧光抗体，后用 0.1% 伊文思蓝液复染 10 分钟，然后以 PBS 流水冲洗 0.5～1.0 分钟，吹干；

（7）用 pH 8.5 或 8.0 的碳酸盐（或磷酸盐）缓冲甘油封片，也可加一小滴 pH 8.0 PBS 覆以盖片，在荧光显微镜下检查；

（8）结果观察：镜检应及时进行以免荧光衰变。可使用荧光光源或轻便荧光光源，配以适合的激发滤片和吸收滤片，在低倍或高倍镜下检查。以见有符合被检物形态结构的黄绿色清晰荧光发光体、而阴性对照无可见荧光者为阳性反应。根据荧光亮度及被检物形态轮廓的清晰度，把反应强度按 5 级区别（+++、++、+、± 和 −）；“+”以上的荧光强度定为阳性。

弓形虫病间接荧光抗体试验临床意义：正常值 ≤1∶16。本试验灵敏度较高，≥1∶32 为阳性，≤1∶64 为既往感染，1∶256 可能为近期感染，1∶1，024 为当前急性感染。但值得注意的是，血清类风湿因子阳性时常同时存在本试验的假阳性反应。新生儿如检出 1gM 抗体，代表婴儿出现宫内感染，自身产生了抗弓形虫 IgM 抗体。

本法的优点是制备一种荧光标记的抗体，可以用于多种抗原、抗体系统的检测，敏感度高，通常较直接法高 5～10 倍，既可用以测定未知抗原，也可用来测定未知抗体。间接法的缺点是干扰因素多，易产生非特异性荧光，结果判断有时较困难，而且该法需要对照多，时间也较长，较直接法麻烦。

### （三）补体法

此法是间接法的一种改良，它利用补体结合反应的原理，在抗原抗体反应时加入补体，再用荧光素标记的抗补体抗体，鉴定未知抗原或未知抗体（血清），以及抗原抗体复合物固定补体的情况。其检测过程也分为两步：第一步将未标记抗体和补体加到抗原标本上，一定时间后冲洗，接着第二步加上荧光素标记抗补体抗体。如果第一步抗原抗体发生反应，则补体被抗原抗体复合物所固定，第二步荧光素标记抗补体抗体即与补体发生特异性反应，结合到抗原抗体补体复合物上。其反应如图 12-6 所示。

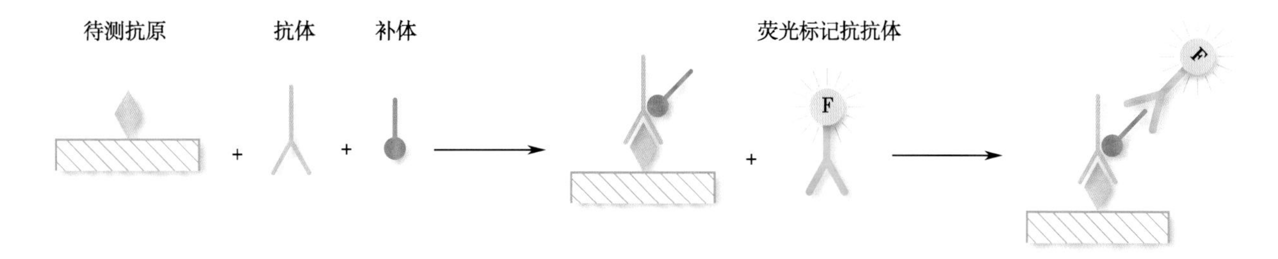


图 12-6　补体荧光抗体试验

本方法主要优点是敏感性较高，荧光抗体不受抗体来源的动物种属限制，只需制备一种荧光素标记的抗补体抗体，就可用于检测各种抗原抗体系统。其缺点是操作过程复杂，易出现非特异性染色。

### （四）双标记法

用两种荧光素（镜下显示不同颜色的荧光）分别标记所需的不同特异性抗体，进行同一标本的荧光染色，用于检测同一标本中不同的抗原。若标本中有相应的两种抗原存在，可同时见到两种荧光。

## 四、免疫胶体金标记技术

免疫胶体金标记技术（immunogold labeling technique）是以胶体金作为示踪标记物，应用于抗原抗体反应的一种新型免疫标记技术。该法已成为继荧光素、放射性同位素和酶之后免疫标记技术中较常用的一种非放射性示踪剂。胶体金是指金的水溶液，它具有一般溶胶的特性。制备胶体金的方法很多，其中应用较为广泛的是还原法，其基本原理是在氯金酸溶液加入一定量的还原剂如白磷、维生素 C、枸橼酸钠和鞣酸等，使金离子还原为金原子，聚成特定大小的金颗粒，并由于静电作用成为一种稳定的胶体状态，故称为胶体金。利用它在碱性环境中带负电的性质，与蛋白质分子的正电基团借静电吸引而形成牢固结合，除抗体蛋白外，胶体金还可与其他多种生物大分子结合。根据实验需要，可以利用不同的还原剂制备直径大小不同的胶体金颗粒。

胶体金标记技术由于标记物的制备简便，方法敏感特异，不需使用放射性同位素或有潜在致癌性的酶显色底物，应用广泛。近年来，胶体金技术已应用于流式细胞术、液相免疫测定以及各种固相免疫分析等多种标记免疫检测方法中。

### （一）斑点免疫金银染色法（DOT-IGS/IGSS）

其原理是将斑点酶联免疫吸附试验（Dot-ELISA）与免疫金银染色法相结合。蛋白质抗原通过直接点样或转移电泳吸附在 NC 膜上，与特异性抗体反应后，再滴加胶体金标记的第二抗体，结果在抗原抗体反应处发生金颗粒聚集，形成肉眼可见的粉红色斑点，再通过银显影液增强，即 Dot-IGS/IGSS。

操作方法：①抗原点样：用微量加样器在 NC 膜上直接点样 1～2μl，或经转移电泳将抗原吸附在 NC 膜上，自然干燥；②封闭未饱和的蛋白结合位点：将点样后的 NC 膜浸入 20mmol/L 的 pH 7.6 的 TBS 内，37℃下 30 分钟；③抗原抗体反应：NC 膜用 TBS 洗涤 3 次，各 5 分钟，然后与适当稀释的第抗体在室温反应 2 小时。阴性对照以稀释液代替抗体；④与金标抗体反应：即免疫金染色。金标抗体用含 0.4% 明胶和 0.1%BSA 的 TBS 适当稀释，将 NC 膜洗涤 3 次，各 5 分钟，浸入金标抗体溶液内。反应时间视金标抗体稀释度而定，一般 1∶25 稀释反应时间为 2 小时；1∶100～1∶200 稀释则需 16 小时；⑤银显影反应：需要时可将金标抗体染色后的 NC 膜，用 TBS 洗涤 3 次，各 5 分钟，再用双蒸水洗 2 次，各 5 分钟，浸入 0.2mol/L 的 pH 为 3.85 的枸橼酸盐缓冲液内 2 分钟，然后放入银显影液中，避光作用 5～15 分钟，再移入定影液中 5 分钟。自来水冲洗，自然干燥。阳性结果在 NC 膜上形成棕黑色斑点、阴性对照基本上不显色。

### （二）斑点免疫金渗滤测定法

斑点金免疫渗滤测定法（dot immunogold filtration assay，DIFA）是在斑点免疫渗滤测定法基础上，改用胶体金标记物代替酶，省却加底物显色步骤。以 NC 膜为载体，将试剂及样本滴加在膜上，通过渗滤而逐步起反应，全过程可在数分钟内完成，阳性结果在膜上呈现红色斑点。

DIGFA 操作方法如下：①胶体金的制备：根据对金颗粒直径的不同要求选取不同的方法。主要有白磷还原法、维生素 C 还原法、枸橼酸三钠还原法和鞣酸枸橼酸钠还原法，可获得 3～150nm 之间的各种大小不同的胶体金颗粒。其中以枸橼酸三钠还原法和鞣酸枸酸钠还原法较好，制备的胶体金颗粒大小直径比较均匀。②胶体金标记蛋白的制备：胶体金标记实质是抗体蛋白等生物大分子被吸附到胶体金颗粒表面的包被过程。胶体金颗粒表面带负电荷，与蛋白质分子的正电荷之间靠静电力相互吸引，形成牢固结合，胶体金颗粒的粗糙表面也是有利于形成吸附的重要条件。此过程与胶体金的颗粒大小、离子浓度、蛋白质相对分子质量等因素有关。结合过程主要是物理吸附，不影响蛋白质的生物活性。③方法步骤：测定法的装置为一塑料小盒，分底盖两部分，盖的中央有一个小孔（直径 0.5cm），盒底充填吸水性强的垫料，在盖孔下紧贴垫料处放置一片 NC 膜，紧闭盒盖，即为渗滤装置；在孔中央的 NC 膜上点加 1～2μl 特异性抗体（或抗原），室温下自然干燥，保存备用；④试验时，先在小孔的 NC 膜上加 2 滴（100μl）封闭液（含 0.2%BSA 和 0.05% 吐温 20 的 50mol/L，pH 7.2 PBS），待其渗入盒内；在 NC 膜上加待检标本 1 滴（50μl），待其渗入盒内；滴加胶体金标记的抗体 1 滴（50μl），待其渗入与 NC 膜上吸附的检品发生反应：加洗涤液 2 滴（100μl，50ml/L，pH 7.2 PBS）待其渗入阳性反应时，在小孔 NC 膜上出现红色斑点。全部试验过程可在 5 分钟内完成。

### （三）免疫层析试验

免疫层析试验（immunochromatographic test，ICT）是一种以胶体金标记的抗原或抗体为示踪剂，以纤维素膜为固体支持物的快速检测技术。将待测抗体或抗原样品滴在硝酸纤维素膜上的加样区，通过毛细管作用，样品会缓慢渗入，若有抗体 - 抗原复合物生成，则会在相应的区域出现显色反应。采用此技术，使用特异的弓形虫排泄 / 分泌抗原（ESA）IgG 抗体，研发出胶体金快速免疫层析试纸条，可在弓形虫急性感染后 2～4 天，检测血清中的 ESA，其灵敏度和特异性方面与 ELISA 高度一致。由于 ICT 技术简单、快速、方便，不需要特殊设备，适合现场应用。

## 五、酶标记技术

酶标记技术是一种将抗原抗体的特异性免疫反应和酶的专一催化反应相结合而建立的一种新技术。该法最早用辣根过氧化物酶（horseradish peroxidase，HRP）标记在抗体免疫球蛋白分子上，又称酶标记抗体技术。本技术原理与免疫荧光抗体标记技术相似，通过化学方法，先用结合剂（如戊二醛）将酶与抗体或抗原分子结合，形成酶标记物，或通过免疫学方法将酶与抗酶抗体结合，形成免疫复合物。这些酶与抗体或抗原结合后，既不改变抗体或抗原的免疫学反应的特异性，也不影响酶本身的酶学活性。在遇到相应酶的底物时经催化水解及氧化还原等反应，形成有色产物。呈色反应显示了酶的存在，从而证明发生了相应的抗原抗体免疫反应。酶降解底物量与呈现色泽浓度成正比，由此可以反映被测定的抗原或抗体的量。反应生成的有色产物可用肉眼观察鉴别，若生成的产物为可溶性，可用酶标仪定量，若生成的产物为不溶性沉淀物，可用光学显微镜进行定位研究。

所以，酶标记技术是一种特异而敏感的技术，既可以在组织、细胞或亚细胞水平上示踪抗原或抗体的所在部位，又可以用于测定可溶性抗原或抗体。到目前为止，所应用的酶大多是辣根过氧化物酶，其次有碱性磷酸酶、酸性磷酸酶、葡萄糖氧化酶、BD 半乳糖苷酶，每种酶通过与其特殊作用底物反应，而产生不同的颜色。

根据酶免疫标记技术的实际应用目的，可分为酶免疫组织化学技术和酶免疫测定两大类，前者用于组织切片或其他抗原的定位，而后者用于体液中抗原抗体的定性或定量测定。按照抗原抗体反应后，是否需要分离游离的和已与抗原或抗体结合的酶标记物，酶免疫测定又分为非均相酶免疫测定和均相酶免疫测定两种类型。在酶免疫测定技术中，

非均相酶免疫测定是目前应用最广的一类免疫检测技术。在抗原抗体反应达到平衡后，需采用适当的方法将游离的和已与抗原（或抗体）结合的酶标记物加以分离，再通过酶催化底物显色进行测定。根据试验中是否使用固相支持物作为吸附抗体或抗原的载体，又可分为固相酶免疫测定和液相酶免疫测定两种类型。

### （一）酶联免疫吸附试验

酶联免疫吸附试验（ELISA）是固相吸附技术和酶标记技术结合的一种方法，被广泛应用于生物学及医学等领域。

ELISA 的基本原理为：先将已知的抗原或抗体物理性地吸附于固相载体表面，并保持其免疫学活性，酶标记的抗原或抗体通过共价键与酶连接形成酶结合物，仍保持其免疫学和酶学活性。测定时，将待检标本和酶标记的抗原或抗体按相应步骤，与固相载体表面吸附的抗体或抗原发生反应，洗涤分离出抗原抗体复合物和游离成分，然后加入酶的作用底物催化显色。根据颜色反应来判定是否有免疫反应的存在，均相定性测定。而且颜色反应的深浅是与标本中相应抗原或抗体的量成正比例的，因此，可以按底物显色的程度，进行定量测定。

ELISA 一方面建立在抗原抗体免疫学反应的基础上，因此具有高度的特异性；另一方面又由于酶标记抗原或抗体分子的形成酶结合物，可以催化底物分子发生反应，产生放大作用，使本法具有很高的敏感性。因此，ELISA 是一种既敏感又特异的检测方法。根据检测目的和操作步骤不同，ELISA 可分为以下几种。

**1. 直接法** 用于检测抗原或抗体。当用于检测抗原时，将待测抗原适当稀释后，直接包被在固相载体上，加入酶标记特异性抗体，即可测定抗原总量。其反应过程如图 12-7 所示。

当用于检测抗体（待测标本中的总抗体）时，将待测抗体适当稀释后，直接包被在固相载体上，加入酶标记对应抗原（或抗免疫球蛋白抗体），即可测定抗体总量。其反应过程如图 12-8 所示。

直接法的优势在于，操作简便，因无须使用二抗可避免交互反应。缺点则是每次试验中的特异性抗体都需用酶标记，但不是每种抗体都适合做标记，且费用相对提高。

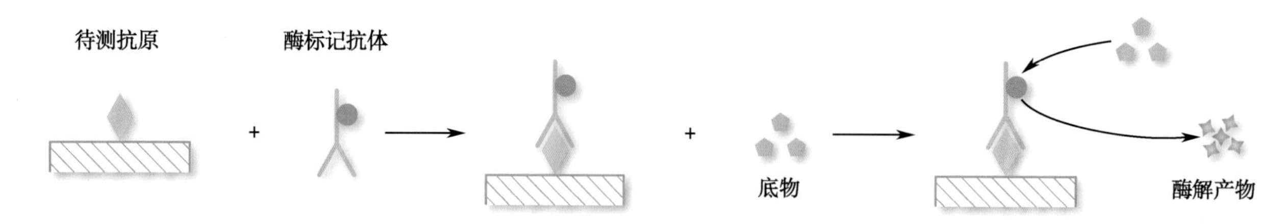


图 12-7 酶联免疫吸附试验直接法检测抗原示意图

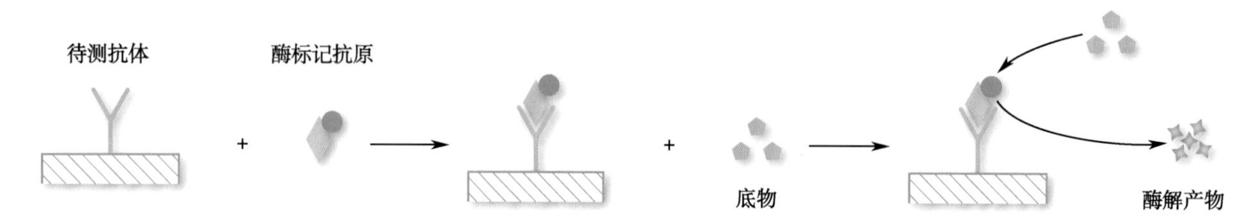


图 12-8 酶联免疫吸附试验直接法检测抗体示意图

**2. 间接法** 此法是测定抗体最常用的方法。将已知抗原吸附于固相载体上，加入待检标本（含相应抗体）与之结合，洗涤后加入酶标抗抗体（即酶标二抗，对于人的标本即加入酶标抗人免疫球蛋白IgG、IgM 的抗体）和底物进行测定。其反应过程如图 12-9 所示。

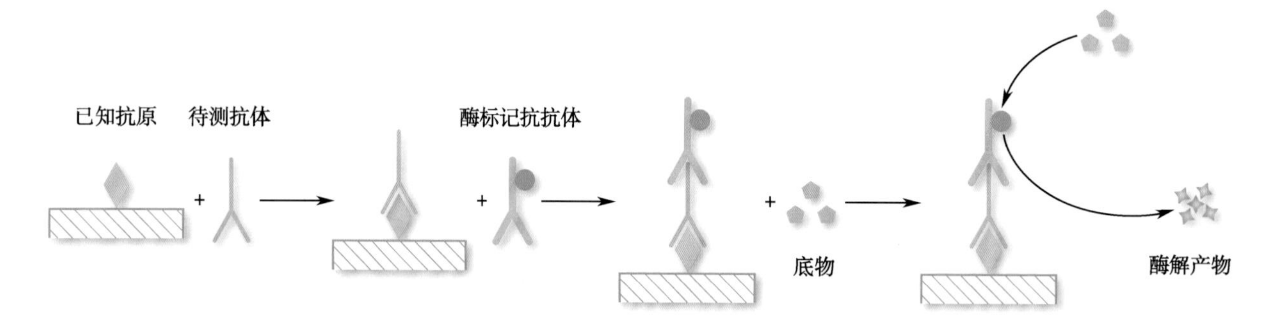


图 12-9 酶联免疫吸附试验间接法检测抗体示意图

在弓形虫病的血清学诊断中，本法用不同的弓形虫抗原包被固相载体后，只需制备一种酶标记的抗人免疫球蛋白抗体，即可作弓形虫病患者血清中多种抗原的检测。如用酶标记抗人 IgM，则可用于弓形虫感染的早期诊断。

间接法操作步骤：①用已知抗原包被固相载体；②洗涤 3 次，每次 5 分钟，除去未吸附的抗原和无关物质；③加待检标本，37℃温育 1～2 小时，使相应抗体与包被抗原结合；④洗涤 3 次，每次 5 分钟，除去未结合的抗体和无关的物质；⑤加入酶标二抗，再次 37℃温育 1～2 小时；⑥洗涤 3 次，每次 5 分钟，除去未结合的酶标二抗；⑦加底物，室温作用 30 分钟显色；⑧加终止剂 2mol/L $H_2SO_4$ 终止反应；⑨结果观察：目测或用酶标仪测定 OD 值。

**3. 双抗体夹心法** 此法常用于测定抗原。将已知的特异性抗体包被于固相载体，经洗涤后加入含有相应抗原的待检标本，经温育后，抗原即可与包被于固相载体上的特异性抗体结合，洗涤除去无关物质，加入酶标记特异性抗体，再经温育洗涤后，加底物显色进行测定，底物降解的量即为待测抗原的量。其反应过程如图 12-10 所示。

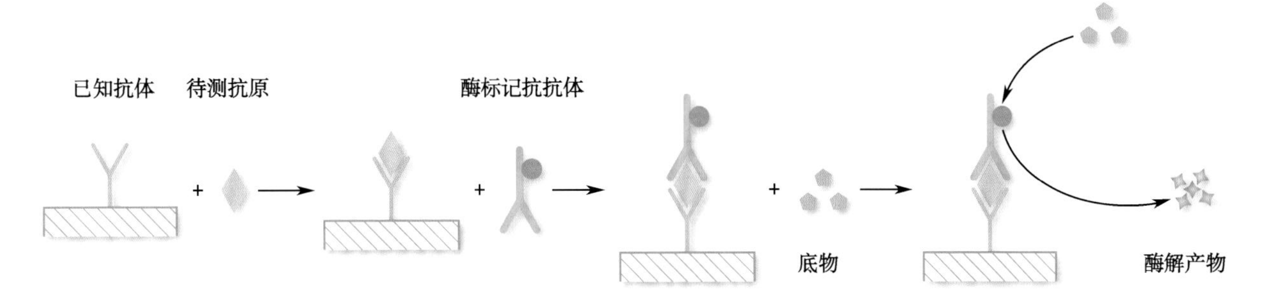


图 12-10 酶联免疫吸附试验双抗体夹心法检测抗原示意图

双抗体夹心法操作步骤：①用已知特异性抗体包被固相载体；②洗涤 3 次，每次 5 分钟，除去未吸附的特异性抗体和无关物质；③加入待检标本，37℃温育 1～2 小时，使标本中的抗原与结合在固相载体上的特异性抗体反应，形成抗原抗体复合物；④洗涤 3 次，每次 5 分钟，除去标本中未结合的抗原和无关物质；⑤加酶标特异性抗体，37℃温育 1～2 小时，是酶标抗体与抗原反应；⑥洗涤 3 次，每次 5 分钟，除去未结合的酶标抗体和无关物质；⑦加底物，室温作用 30 分钟显色；⑧加终止剂 2mol/L $H_2SO_4$ 终止反应；⑨结果观察：目测或用酶标仪测定 OD 值。

此法适用于多价大分子抗原的检测，而不能用于测定半抗原等小分子物质。

**4. 竞争法** 又称竞争性抑制法，主要是根据标记抗原和同种未标记待测抗原与抗体间可发生竞争性结合的原理。此法可用于小分子抗原和半抗原的定量测定，也可用于测定抗体。以测定抗原为例，首先将特异性抗体吸附于固相载体表面，经洗涤后加入待测抗原和酶标记已知抗原的混合液，温育使二者竞争与固相载体表面吸附的特异性抗体结合，洗涤后加底物显色，最后结合于固相的酶标抗原与待测抗原含量呈负相关。其反应过程如图 12-11 所示。

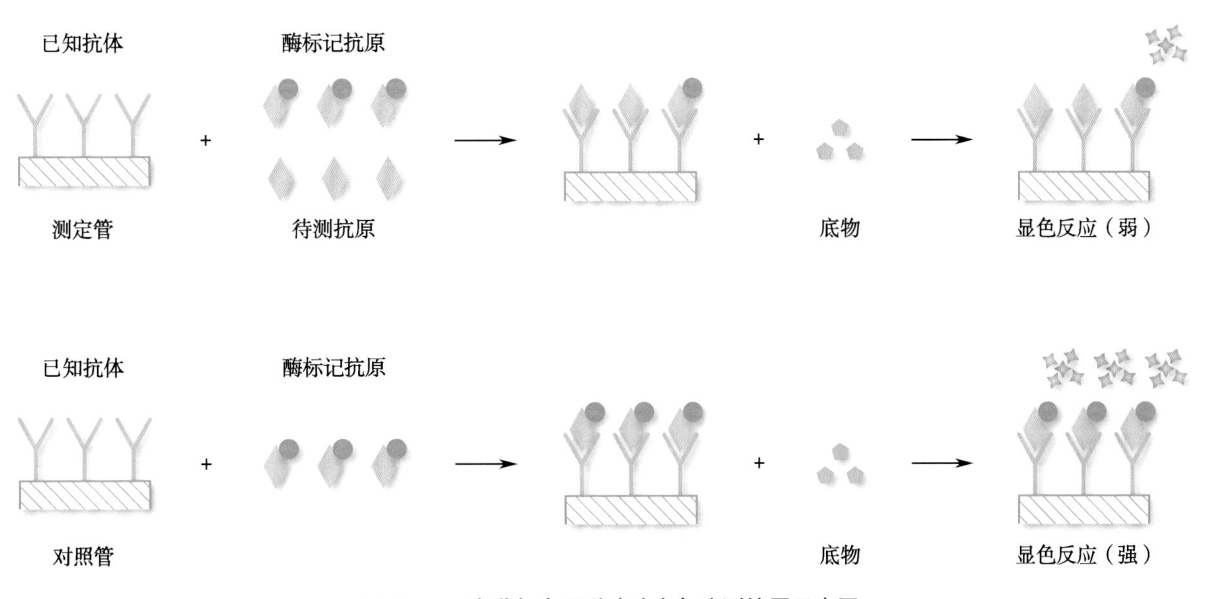


图 12-11 酶联免疫吸附试验竞争法测抗原示意图

该法的优点是迅速，因为在检测过程中，只需一次温育洗涤。其缺点为需用较多量的酶标抗原。

竞争法操作步骤：①用已知的特异性抗体包被固相载体；②洗涤 3 次，每次 5 分钟，除去未吸附的特异性抗体和无关物质；③加待测抗原和一定量的酶标抗原混合液，对照孔只加入酶标抗原，37℃温育 1～2 小时；④洗涤 3 次，每次 5 分钟，除去标本中未结合的抗原和无关物质；⑤加底物，室温作用 30 分钟显色；⑥加终止剂 2mol/L $H_2SO_4$ 终止反应；⑦结果观察：目测或用酶标仪测定 OD 值，根据对照孔与测定孔 OD 值之差，计算出标本中待测抗原含量。

在加待测抗原时，由于对照孔中只加入酶标抗原，与固相载体表面吸附的特异性抗体充分结合，分解底物显色深；而测定孔的显色程度则随着待测抗原和酶标抗原与包被抗体的竞争性结合情况而异。若待测抗原量多，竞争性抑制酶标抗原与包被抗体结合，使固相上结合的酶标抗原量减少，因此加入底物后显色反应较弱。

**5. 改良双抗体夹心法** 又称双夹心法，本法是在双抗体夹心法基础上，采用两种不同种动物免疫制备特异性的抗体 a 和抗体 b，进行检测。首先是将特异性抗体 a 包被于固相载体，经洗涤后加入含有待测抗原待样品，温育洗涤后加入未标记的特异性抗体 b，经温育洗涤后，再加入酶标记抗 b 抗体，再经温育洗涤后加底物显色进行测定。其反应过程如图 12-12 所示。

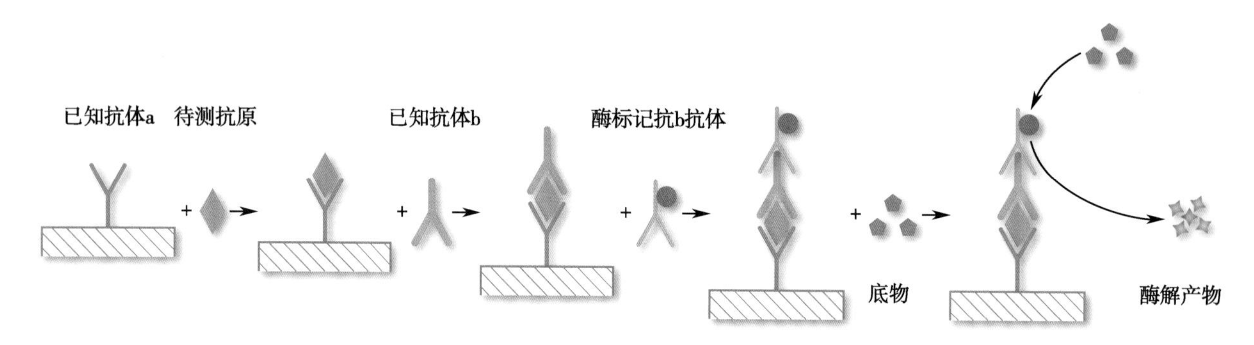


图 12-12 酶联免疫吸附试验改良双抗体夹心法测抗原示意图

与双抗体夹心法相比较，改良双抗体夹心法多加了一层抗体，因此放大的倍数更高，故比双抗体夹心法更加灵敏。同时避免标记特异性抗体，而只要标记一种抗抗体，即可达到多种应用。

酶联免疫吸附试验由于具有高灵敏性和特异性，操作简便快速，实验设备要求较为简单，结果可定量表示，可检测抗体、抗原或特异性免疫复合物，适用批量样本检测，而且 ELISA 检测无放射性同位素污染等诸多优点，因此成为目前普及应用最广，发展最快的免疫学实验技术之一。在弓形虫感染的研究和诊断领域，以及血清流行病学调查方面，ELISA 均被广泛应用，目前国内外有多种检测弓形虫感染的 ELISA 试剂盒出售。

随着技术的发展，ELISA 在方法学上不断改进和衍化，可形成一系列的新方法和新技术。

### （二）斑点 ELISA（dot-ELISA）

Dot-ELISA 是近年新发展的一种 ELISA 技术，是在进行 ELISA 测定时，借用免疫印迹技术的某些基本原理和方法，使操作更为方便、简单，几乎各种经典的 ELISA 检测都可以用本法完成。Dot-ELISA 多选用对蛋白质有很强吸附能力的硝酸纤维膜（NC 膜）作固相载体，底物经酶促反应分解后，在局部产生不溶性有色沉淀物，使 NC 膜着色，然后目测或用光密度扫描仪定量分析。Dot-ELISA 的灵敏度与普通 ELISA 相近，可达纳克（ng）水平，不需要任何特殊的设备，操作简单，目前已被广泛应用。Dot-ELISA 可用来检测抗体，也可用于检测抗原，由于该法检测抗原时操作较其他免疫学试验简便，故目前多用于抗原检测。

操作方法：将抗原（1～2μl）或血清（2～5μl）滴加于 NC 膜上，然后将待检血清作 1∶1～1∶20 稀释，用微量加样器将 1μl 血清点滴于 NC 膜上，置于 70℃下 1 小时干燥后加 1% BSA-PBS 封闭液室温封闭 1 小时；洗涤 2 次，加 1∶1 000 稀释的酶标单克隆抗体，室温摇荡 2 小时，洗涤 3 次后，加不溶性底物 3，3′- 二氨基联苯胺（DAB）或 4- 氯 -1- 乙萘酚，15 分钟后流水终止反应，以目视法判断结果。使用 DAB 显色时，显示棕色斑点者为阳性，否则为阴性，以产生棕色斑点反应的最高稀释度为抗原滴度。4- 氯 -1- 乙萘酚显紫蓝色，背景较好。

Dot-ELISA 具有以下优点：①特异性强，假阳性较少；②敏感性高，NC 膜对蛋白质的吸附性能优于聚苯乙烯，可检出 1ng IgG；检出抗原的敏感性较常规 ELISA 高 6～8 倍；③试剂用量少，比 ELISA 至少节约 10 倍；④操作简便快速，不需要特殊设备条件，适合于基层单位和现场应用，有广阔的应用前景；⑤抗原膜保存期长，−20℃可保存半年，不影响其活性，并可邮寄供现场流行病学调查使用；⑥检测结果可长期保存，便于复查。

### （三）亲和素 - 生物素复合物酶联试验（avidin-biotin HRP complex ELISA，ABC-ELISA）

本法应用生物素 - 亲和素系统（biotin-avidin system，BAS）的改良试验。BAS 是一种新型生物反应放大系统，具有生物素与亲和素之间高度亲和力及多级放大效应，广泛应用于各种免疫学实验方法，尤其是在酶标记技术中的应用更为普遍。BAS 既可与抗体等大分子生物活性物质偶联，又可被酶类等多种材料所标记，组成一种生物反应放大系统。该系统一端偶联大分子生物反应体系，另一端连结标记物。利用生物素 - 亲和素特异结合，从而产生多种放大效应。

将 BAS 系统引入常规 ELISA 系统，称为 BAS-ELISA。ABC-ELISA 是 BAS-ELISA 中放大效应较高、应用较广的一种检测抗体的改良方法，特点是以酶标记的生物素先与亲和素或链霉亲和素结合，形成可溶性的亲和素 - 生物素 - 过氧化物酶复合物，在 ELISA 流程中与生物素化的抗体反应，再与抗原结合，加底物，产生显色反应。

ABC-ELISA 操作方法：①包被弓形虫抗原；②加入待测血清，同时作空白孔、阴性孔和阳性孔对照，37℃孵育 1 小时后，洗涤；③加生物素标记二抗（B-Ab），每孔 100μl，37℃孵育 30～60 分钟，洗涤；④每孔加亲和素和辣根过氧化物酶标记生物素（B-HRP）100μl，37℃孵育 30～45 分钟，洗涤 4 次；⑤每孔加入新配制 TMB 底物反应液 100μl，37℃孵育 10～30 分钟，再加入 2mol/L $H_2SO_4$ 50μl 终止反应；⑥目测或酶标仪上测定 $OD_{450nm}$ 值，判定结果。

## 六、纳米抗体技术

纳米抗体（nanobody，Nb）是一种新的基因工程抗体。1986 年 Muyldermans 在骆驼血液中发现有半数抗体天然缺失轻链，称为重链抗体（heavy chain antibody，HCAb），该抗体后来在一些软骨鱼类的体内也有发现。HCAb 不仅完整保留了抗原结合区域结构，而且保持了与抗原的高亲和力。与传统抗体不同，Nb 是由骆驼体内天然缺失轻链的重链抗体的可变区克隆而来，仅由一个结构域组成，是最小的抗原结合片段，其内部存在二硫键，没有化学疏水性，分子结构比较稳定，对热和 pH 值有较强的抵抗力，稳定的分子特性使其比常规抗体更容易储存和运输。Nb 体积较小，相对分了质量为 15kD，仅为普通抗体的十几分之一，这使它容易接近靶目标表面的沟、缝或被隐藏的抗原表位，识别许多传统抗体无法识别的抗原。Nb 的 CDR3 形成凸形的结构，能更好地结合抗原，从而提高了其对抗原结合的特异性和亲和力。Nb 具有较强的组织穿透能力，利于它们进入致密的组织以及穿过血脑屏障。Nb 不易发生自身凝聚、不存在 Fc 引起的补体反应。Nb 由单一基因编码，结构简单，容易体外规模化合成表达。Nb 的以上特性使其具有了良好的应用前景。

随着分子生物学技术的快速发展，Nb 正以其独特的优势开始作为探针应用于分子免疫检测系统。Nb 能够以高密度牢固地结合于固相载体，并且具有避开复杂样本中的干扰因素结合更多配体的能力。而且，固态载体上的 Nb 很适合捕捉抗原，即使混合物中的抗原含量很低。Nb 与靶点结合的高亲和力、高特异性和优良的组织穿透能力，使其可以被用作靶向示踪分子构建成造影剂。与普通造影剂相比，由于靶向造影剂能够从分子水平识别并结合于病灶，在靶点产生特异性显影，因而能更加显著地提高对早期病变的诊断能力。Nb 具有较强的表位识别与结合能力，其构建及表达过程甚至不需要纯化的抗原。因此，可以充分发挥以 Nb 为基础的免疫检测方法的作用，检测与鉴别临床上较难检出的靶点以及外来病原物。在弓形虫病的实验室诊断中，杭州医学院（浙江省医学科学院）相关研究团队已制备出抗弓形虫 ROP5、ROP18、GRA7、MIC1-MAG1、硫氧还蛋白（TRX）等多种靶抗原特异的纳米抗体，并研制了基于Nb的双夹心ELISA检测方法初步应用于弓形虫病的诊断。

（陆绍红　陈盛霞　孔庆明　罗庆礼　杜忆南）

## 参考文献


[1] 戴克胜，李玉云，郝艳梅，等．先天致畸病原体感染多重PCR检测方法的建立[J]．蚌埠医学院学报，2000，25(4)：237-239.

[2] 陈龙，董亚晨，赵建华，等．宏基因组测序[J]．高科技与产业化，2017，252(5)：40-45.

[3] 高三玉．一例羊弓形虫病的诊治[J]．浙江畜牧兽医，2017，42(3)：49.

[4] 何春慧．一例中华田园犬弓形虫病的诊治[J]．畜牧兽医科学(电子版)，2017，8：70-71.

[5] 胡秀文，刘华，王宇，等．CRISPR-Cas系统在核酸检测中的应用研究[J]．生物技术通报，2021，37(09)：266-273.

[6] 贾辉，胡兰，马晓威．依赖解旋酶DNA等温扩增技术的研究进展[J]．新农业，2015，9：9-10.

[7] 李耀亮．一例仔猪弓形虫病的诊疗及体会[J]．中国动物保健，2015，17(7)：63-64.

[8] 刘文彩，黄鹏．人弓形虫病诊断方法的研究进展[J]．南昌大学学报(医学版)，2020，60(6)：99-103.

[9] 罗茗月，熊礼宽．恒温扩增技术在病原体检测中的应用[J]．国际检验医学杂志，2015，36(07)：972-976.

[10] 刘业兵，曹利利，郭衍冰，等．动物弓形虫检测方法研究进展[J]．中国兽药杂志2018，52(8)：74-79.

[11] 马巧妮，王萌，张海生，等．环境中弓形虫卵囊富集及检测技术的研究进展[J]．中国兽医科学，2021，51(3)：343-348.

[12] 舒鑫标，娄昆鹏．1例弓形虫病的PCR鉴定与诊治[J]．养殖与饲料，2019，(8)：74-77.

[13] 孙新．细胞培养和动物接种分离弓形虫病原比较研究[J]．蚌埠医学院学报，1996，21(5)：291-292.

[14] 万群，魏东芝，袁勤生．DNA芯片技术[J]．生命的化学，1999，(2)：43-48.

[15] 王克霞，郭家．免疫学诊断技术[M]// 李朝品．人体寄生虫学实验研究技术．北京：人民卫生出版社，2008：145-169.

[16] 汪琳，罗英，周琦，等．核酸恒温扩增技术研究进展[J]．生物技术通讯，2011，22(02)：296-302.

[17] 王伟．宏基因组学技术在病原体检测中的应用[D]．安徽医科大学，2015.

[18] 王亚楠，陈昌国．重组酶聚合酶扩增技术研究进展[J]．解放军医学杂志，2021，46(05)：504-511.

[19] 吴润香，杨来智，何英，等．液态芯片技术在致早产病原体诊断中的应用[J]．热带医学杂志，2009，(8)：875-878.

[20] 夏爱娣，杨惠珍．特异弓形虫DNA顺序的克隆及用于弓形体病的检测[J]．上海医学，1989，12(9)：531-532.

[21] 夏照华，何建行．宏基因组测序在传染性疾病中的研究进展[J]．中国微生态学杂志，2017，29(2)：245-249.

[22] 易广才．运用基因芯片技术研究孕妇TORCH感染[J]．中国优生与遗传杂志，2006，(5)：17-18，21.

[23] 袁永强，张先顺，米永华，等．艾滋病患者并发弓形体病误诊分析[J]．中国医药科学，2014，4(19)：138-141.

[24] 张东林，惠煜，周艳琴，等．应用细胞培养方法分离猪源弓形虫虫株[J]．河南农业科学，2009，(3)：103-105.

[25] 张义伟，鲍丽，张婷，等．弓形虫病诊断方法研究进展[J]．中国动物检疫，2018，35(5)：70-74.

[26] 张媛，童睿，郑秋月，等．运用基因芯片技术检测三种寄生虫方法的研究[J]．中国卫生检验杂志，2007，(12)：2168-2170.

[27] 周永安．弓形虫病基因诊断的研究进展[J]．国外医学(寄生虫病分册)，2003，(2)：64-67.

[28] ALFONSO Y，FRAGA J，COX R，et al. Comparison of four DNA extraction methods from cerebrospinal fluid for the detection of *Toxoplasma gondii* by polymerase chain reaction in AIDS patients[J]. Med Sci Monit，2008，14(3)：MT1-MT6.

[29] AWOBODE HO，OHIOLEI JA，ADEKEYE TA，et al. Shedding proportion of *Toxoplasma gondii*-like oocysts in feral cats and soil contamination in Oyo State，Nigeria[J]. Parasite Epidemiol Control，2020，11：e00181.

[30] BLANCO JC，ANGEL SO，MAERO E，et al. Cloning of repetitive DNA sequences from *Toxoplasma gondii* and their usefulness for parasite detection[J]. Am J Trop Med Hyg，1992，46(3)：350-357.

[31] CHAI JY，LIN A，SHIN EH，et al. Laboratory passage and characterization of an isolate of *Toxoplasma gondii* from an ocular patient in Korea[J]. Korean J Parasitol，2003，41(3)：147-154.

[32] CHEN JS，MA E，HARRINGTON LB，et al. CRISPR-Cas12a target binding unleashes indiscriminate single-stranded

DNase activity[ J ]. Science, 2018, 360( 6387 ): 436-439.
[33] CHEN MX, AI L, CHEN JH, et al. DNA microarray detection of 18 important human blood protozoan species[ J ]. PLoS Negl Trop Dis, 2016, 10( 12 ): e0005160.
[34] CHOI J H, LIM J P, SHIN M, et al. CRISPR-Cas12a-based nucleic acid amplification-free DNA biosensor via Au nanoparticle-assisted metal-enhanced fluorescence and colorimetric analysis[ J ]. Nano letters, 2021, 21( 1 ): 693-699.
[35] CONTINI C, ROMANI R, MAGNO S, et al.Diagnosis of *Toxoplasma gondii* infection in AIDS patients by a tissue-culture technique[ J ]. Eur J Clin Microbiol Infect Dis, 1995, 14( 5 ): 434-440.
[36] CUI W, SHEN X, WANG C, et al. Direct enzyme-linked aptamer assay( DELAA )for diagnosis of toxoplasmosis by detection of SAG1 protein in mice and humans[ J ]. Acta Tropica, 2022, 226: 106-255.
[37] DOAN T, WILSON MR, CRAWFORD ED, et al. Illuminating uveitis: metagenomic deep sequencing identifies common and rare pathogens[ J ]. Genome Med, 2016, 8( 1 ): 90.
[38] GAO L, RONG X, HE M, et al. Metagenomic analysis of potential pathogens from blood donors in Guangzhou, China [ J ]. Transfus Med, 2020, 30( 1 ): 61-69.
[39] GOOTENBERG, J S, ABUDAYYEH O O, KELLNER M J, et al. Multiplexed and portable nucleic acid detection platform with Cas13, Cas12a, and Csm6[ J ]. Science, 2018, 360( 6387 ): 439-444.
[40] GOOTENBERG J S, ABUDAYYEH O O, LEE J W, et al. Nucleic acid detection with CRISPR-Cas13a/C2c2[ J ]. Science 2017, 356( 6336 ): 438-442.
[41] HU Z, WENG X, XU C, et al. Metagenomic next-generation sequencing as a diagnostic tool for toxoplasmic encephalitis[ J ]. Ann Clin Microbiol Antimicrob, 2018, 17( 1 ): 45.
[42] KELLNER M J, KOOB J G, GOOTENBERG J S et al. SHERLOCK: nucleic acid detection with CRISPR nucleases[ J ]. Nature Protocols, 2019, 14( 10 ): 2986-3012.
[43] LAIBE S, RANQUE S, CURTILLET C, et al. Timely diagnosis of disseminated toxoplasmosis by sputum examination[ J ]. Clin Microbiol, 2006, 44( 2 ): 646-648.
[44] LIU Q, WANG ZD, HUANG SY, et al. Diagnosis of toxoplasmosis and typing of *Toxoplasma gondii*[ J ]. Parasites & Vectors, 2015, 8: 292.
[45] LUO Y, LIU X, JIANG T, et al. Dual-aptamer-based biosensing of *Toxoplasma* antibody[ J ]. Anal Chem, 2013, 85 ( 17 ): 8354-8360.
[46] MA QN, WANG M, ZHENG LB, et al. RAA-Cas12a-Tg: A nucleic acid detection system for Toxoplasma gondii based on CRISPR-Cas12a combined with recombinase-aided amplification( RAA )[ J ]. Microorganisms, 2021, 9( 8 ): 1644.
[47] MACPHERSON JM, GAJADHAR AA. Ribosomal RNA sequences for the specific detection of *Toxoplasma gondii* by hybridization assay[ J ]. Molecular and cellular probes, 1993, 7( 2 ): 97.
[48] MOSKWA B, BIEŃ J, KORNACKA A, et al. First *Toxoplasma gondii* isolate from an aborted foetus of European bison ( *Bison bonasus bonasus* L. )[ J ]. Parasitol Res, 2017, 116( 9 ): 2457-2461.
[49] QUINCE C, WALKER AW, et al. Shotgun metagenomics, from sampling to analysis[ J ]. Nat Biotechnol, 2017, 35( 9 ): 833-844.
[50] RAHIMI ESBOEI B, KAZEMI B, ZAREI M, et al. Evaluation of RE and B1 genes as targets for detection of *Toxoplasma gondii* by nested PCR in blood samples of patients with ocular toxoplasmosis[ J ]. Acta Parasitol, 2019, 64( 2 ): 384-389.
[51] ROSTAMI A, KARANIS P, FALLAHI S. Advances in serological, imaging techniques and molecular diagnosis of *Toxoplasma gondii* infection[ J ]. Infection, 2018, 46( 3 ): 303-315.
[52] SHI K, SHIYI XIE S Y, TIAN R Y, et al. A CRISPR-Cas autocatalysis-driven feedback amplification network for supersensitive DNA diagnostics[ J ]. Science advances, 2021, 7( 5 ): eabc7802.
[53] VARGAS-MONTES M, CARDONA N, MONCADA DM, et al. Enzyme-linked aptamer assay( ELAA )for detection of *Toxoplasma* ROP18 protein in human serum[ J ]. Front Cell Infect Microbiol, 2019, 9: 386.

# 第十三章 | 人和动物弓形虫病的流行

弓形虫病是一种机会致病性人兽共患寄生虫病，呈世界性流行。本病宿主范围广泛，除感染人类外，还可以感染包括人类在内的200种以上温血动物。猫及其他猫科动物是弓形虫的终末宿主，也是最主要的传染源；作为中间宿主的病畜和带虫动物也是弓形虫病的传染源。弓形虫病的主要传播方式是经口传播，动物食入或饮用被速殖子、包囊或者卵囊污染的食物或水而感染。弓形虫病还可以经胎盘垂直传播，也可通过器官移植及输血造成个体之间的传播。本章将主要介绍弓形虫病在人与动物中的流行。

## 第一节　流行与易感因素

弓形虫病的流行呈世界性分布，人群感染较为普遍，主要的原因可能是：弓形虫生活史中各阶段均具有感染性；弓形虫无宿主和寄生组织的特异性，几乎所有温血动物均可感染，尤其与人较多接触的猫、犬、猪、羊、兔、鼠与其他啮齿动物；人与其他中间宿主、终末宿主之间可以相互传播；以及虫体在宿主体内可长期寄生，对外界环境抵抗力强。本节将围绕弓形虫自身的生物学特性，人群年龄、性别和职业等个体特征，饮食，地理、气候与环境等众多因素与弓形虫病的流行关系予以介绍。

### 一、弓形虫传播的生物因素

**1. 虫体的抵抗力**　弓形虫的三种主要存在形式（速殖子、包囊以及卵囊）对外界不利条件均具有较强的抵抗能力，后两者的抵抗力更强。例如，用DMEM培养液冲洗弓形虫感染小鼠腹腔获得的速殖子混悬液，在室温保存6天，在4℃保存20天，对小鼠仍有感染力，但加热至50℃很快死亡。速殖子在pH 5～6的人工胃液中至少能存活90分钟，但对更低的pH较为敏感。包囊比速殖子对外界的抵抗力更强。包囊可在中间宿主组织内长期存活。小鼠组织中的包囊在4℃可以存活68天；在冷冻状态下可存活35天；在−196℃的甘油保存液中可长期存活。卵囊对外界的抵抗力更强，对一般的消毒剂、酸、碱、胰酶和胃蛋白酶等有较强的抵抗力。在室温下可存活数月，在潮湿的泥土中可以存活117天，在有利于其生存的温度和湿度下，可存活数年。包囊对热敏感，在50℃下30分钟，56℃下10～15分钟即死亡。卵囊对热也较敏感，加热至70℃后10分钟可被杀死。在合适的条件下，蟑螂、苍蝇等昆虫可以扩大卵囊的传染范围，其机械性携带的卵囊可污染人或其他中间宿主的食物，造成人或动物感染。

**2. 弓形虫生活史各阶段均具有感染性**　卵囊、包囊或假包囊（含有速殖子）被哺乳动物吞食后，急性期产生大量速殖子，速殖子随淋巴和血液循环扩散到肠外的各组织器官，常侵入网状内皮细胞。当宿主细胞破裂后速殖子又侵入新的宿主细胞，连续不断循环繁殖造成严重感染。

**3. 弓形虫中间宿主种类广泛**　弓形虫在终末宿主之间、中间宿主之间、终末宿主与中间宿主之间均可相互传播。弓形虫在中间宿主组织细胞内寄生和繁殖，宿主多呈隐性感染，动物间通过捕食、撕咬等方式可造成传播。因此，理论上，弓形虫在野生哺乳动物之间可长期交替、循环传播。弓形虫也可从野生动物传播至家畜，造成家畜感染，进而对人类健康造成更大的安全隐患。

**4. 终末宿主的传播能力强** 猫及猫科动物作为弓形虫的终末宿主，是弓形虫病传播的主要传染源之一。终末宿主感染弓形虫后，排放大量卵囊。有观察显示被感染的家猫一次感染可以排出数百万个卵囊，排囊期可持续 10～14 天。刚排出的卵囊尚未孢子化，即未孢子化卵囊（unsporulated oocyst）不具感染力，在适宜的环境中，经 1～5 天孢子化后形成具有感染性的卵囊，成为人和其他中间宿主的主要感染源。

## 二、地理环境因素

与其他一些有严格地理分布的寄生虫病不同，弓形虫病在世界各地广泛流行。该病与气候等自然条件无密切的相关性。因此，无论是寒带、温带或者热带地区均具有人和动物的感染。但研究表明，弓形虫病感染率与地势高低和纬度高低呈现一定程度的反比现象，如：沿海低海拔地区的弓形虫感染率高于高原地区；热带、亚热带地区的感染率高于寒带地区；气候湿润的温暖地区高于干燥酷热地区。美国科罗拉多州落基山脉地区孕妇弓形虫的感染率只有 3%，有学者认为可能是该地区海拔较高，造成弓形虫卵囊在土壤中残存较少。因此，海拔的高低与人类弓形虫感染率的存在一定的关联性。弓形虫卵囊对环境的强大适应能力，被认为是弓形虫能在全球广泛分布、感染众多中间宿主种类、并引起广泛传播的关键因素之一。尽管弓形虫的终末宿主只有猫科动物，但水环境中也发现弓形虫卵囊的存在。因此推测卵囊可以通过雨水的冲刷从陆地进入相关的水环境，污染食物链，对食品安全造成一定的危险。人类及其他易感动物因饮用了猫科动物粪便污染的水而感染。由于弓形虫卵囊对次氯酸钠消毒剂并不敏感，所以用次氯酸钠处理的饮用水并不能有效杀灭污染水中的卵囊。事实上，弓形虫感染的猫及猫科动物排出的含有大量卵囊的粪便不但会污染周围土壤，而且卵囊会随自然因素（例如风、雨水、昆虫等）四处散播，污染环境。因此，被卵囊污染的环境也是人和其他温血动物感染弓形虫的一个重要因素。

## 三、人群特征因素

弓形虫是一类广泛分布的机会性致病原虫，但是人群的年龄、性别、职业等个体特征与弓形虫的感染密切相关。弓形虫的患病率随着年龄的增长而显著增加。调查发现，德国 6 564 名普通人群（18～79 岁）弓形虫血清 IgG 阳性率从 18～29 岁年轻人的 20% 上升到 70～79 岁老年人的 77%；罗马尼亚西部阿拉德县 1 081 名育龄妇女弓形虫的血清 IgG 阳性率从 15～19 岁女性的 32% 上升到 40～45 岁女性的 62%。弓形虫感染的性别分布一般无差异或差异甚微。对中国 13 个省、市、自治区近 6 万人的调查发现，男女性别阳性率分别为 5.1% 和 5.4%；男女性别抗体几何平均滴度分别为 1∶113.5 和 1∶104.9。无论是抗体阳性率还是几何平均滴度，两性别之间均无显著性差异。弓形虫具有宿主动物易感性。在自然感染中，猫、犬、猪、羊、兔、鼠与其他啮齿动物均易感。一般而言，动物饲养员、屠宰工人、肉类加工人员、猎人、兽医、从事弓形虫病研究的实验人员、医务人员等特定职业人群是弓形虫感染的危险人群。对于孕妇、老年人、艾滋病患者、肿瘤患者、接受器官移植而使用免疫抑制剂，以及肿瘤患者长期的化疗等免疫功能低下和免疫缺陷的人群而言，罹患弓形虫病的概率相对增加。摩洛哥拉巴特国家卫生研究所的研究表明，孕妇弓形虫感染血清 IgG 抗体阳性率为 43%。2007～2019 年埃塞俄比亚的 AIDS 患者的弓形虫感染血清 IgG 阳性率高达 85.7%。2019 年，Liu 等调查发现，6 001 名恶性肿瘤患者弓形虫血清阳性率显著高于 6 067 名对照者。随着生活水平的提高，越来越多的人选择猫作为宠物，接触猫是弓形虫感染的另一危险因素。2015 年，赞比亚卢萨卡调查了 411 名产前就诊的孕妇，弓形虫感染的血清 IgG 阳性率为 5.87%，与猫接触的孕妇感染风险是正常孕妇的 7.81 倍。中国少数民族人群的弓形虫感染率高于汉族，可能与少数民族生活习惯和卫生状况相关。对云南 15 个不同民族的近 1.5 万人调查发现，白族、景颇族、回族、汉族人口的弓形虫感染率分别为 33.3%、18.9%、11.4% 和 8.5%，具有显著性差异。

### 四、饮食因素

饮食习惯与弓形虫病的流行具有高度相关性。猪肉、牛肉和鸡肉是美国三大主要食用的肉类，这些肉类中均被报道过存在被弓形虫感染的情况。在德国弓形虫感染非常普遍，2008—2011 年德国 6 564 名普通人群（18～79 岁）弓形虫血清 IgG 阳性率平均高达 54.8%，而且几乎以每年 1% 速率递增，统计分析发现饮食习惯（食用生肉）与当地弓形虫感染的流行具有高度相关性。中国华东地区调查显示，鸡的弓形虫患病率和鸡肉传播弓形虫的风险并未成正比。其主要原因可能是大部分鸡肉是以冷冻的方式进行储存和销售，因此降低了其造成人类感染的概率。食用未煮熟的肉类和饮用未经巴氏消毒的牛奶也确定为弓形虫感染的危险因素。在美国，38% 的猪肉以新鲜猪肉被消费，2015—2016 年间对美国阿米什人的调查发现，弓形虫血清阳性率高达 56.7%。多变量 logistic 分析显示，食用生肉或未经巴氏消毒的牛奶或山羊奶制品与血清阳性率增加显著相关。羊的弓形虫感染率较高，生食或者半生食羊肉有感染的高风险。因此，注重饮食卫生和科学肉食品烹饪，可通过彻底煮熟食物来降低感染弓形虫的风险。此外，在非洲喀麦隆杜阿拉综合医院就诊的孕妇中，食用生蔬菜和饮用不安全的水是与弓形虫感染相关的两个风险因素；在埃塞俄比亚南部，不洁饮水也与弓形虫感染的风险相关。

### 五、其他因素

前已述及，弓形虫在人群中的感染相当普遍。经济、社会与文化因素影响人群弓形虫病的流行和传播。弓形虫的感染率在城乡居民之间存在差别。早在 20 世纪 80 年代，中国开展了人体弓形虫病的血清流行病学调查，在 14 个省、市、自治区有病例报道，感染率在 0.3%～11.76% 之间，其中农村居民感染率普遍高于城市。在摩洛哥的卡萨布兰卡、拉巴特和阿伊特哈尼三个地区，人群血清学调查结果显示，在农村和山区以及教育水平较低的城市女性中，弓形虫感染率较高。罗马尼亚西部阿拉德县育龄妇女的弓形虫感染情况调查发现，农村地区的患病率（46%）高于城市地区（36%），可能与农村居民从事农业、畜牧业生产劳动、饲养家猫家畜以及生活习惯、卫生状况和教育水平等相关。对巴西南部城市约 715 人的调查结果发现弓形虫抗体阳性率为 73.57%，血清阳性率较高的人群大多年龄较大、受教育程度低、家庭收入低、无良好职业，以及生活在无清洁饮用水的地区等特点。

## 第二节　人群弓形虫病的流行

弓形虫属于顶复门的专性细胞内寄生虫，是全球广泛分布的机会性致病原虫。弓形虫侵入人体后，正常人群呈现无症状表现或者亚临床感染状态，据估计，全球弓形虫感染者约占世界总人口数的三分之一。我国 2006—2012 年的调查报告显示：上海、长春和大庆三大城市正常健康人群弓形虫感染率（血清学阳性）超过 11%，由此推算我国总感染人数约 1.4 亿。作为机会性致病病原体，弓形虫感染可导致孕妇流产、死产，影响胎儿发育、严重致畸甚至死亡。对于获得性免疫缺陷综合征等免疫缺陷患者如艾滋病、恶性肿瘤和器官移植患者等，弓形虫的感染可造成致命性危害。另外，弓形虫感染与多种神经精神疾病的发生密切相关，对人类健康造成较大威胁。当前，弓形虫感染已成为一个严重的、世界性的公共卫生问题。

### 一、弓形虫病在非洲的流行

1908 年，弓形虫最早在北非突尼斯一种刚地梳趾鼠的肝脾单核细胞内发现。关于非洲的弓形虫病研究大多集中在 20 世纪，该地区人群弓形虫病的平均感染率高达 60% 以上，为世界最高，可能与非洲地区经济发展水平较低、医疗卫生条件差等紧密相关。突尼斯人群弓形虫感染率从南部地区的39.3%到北部地区的47.7%不等，其中育龄妇女的阳性率为58.4%。埃及人群弓形虫的血清学阳性率为59.6%。利比亚自然流产的妇女中弓形虫感染率达到38.5%，其北部港口城市班加西孕妇人群弓形虫感染率达47.7%。2006年加纳孕妇的弓形虫感染率高达92.5%。2009年在喀麦隆孕妇接受了弓形虫感染检测，其IgG和IgM血清阳性率分别为70%和2.73%，有吃生蔬菜习惯的阳性率显著较高可达76.39%，缺乏洁净水源的居民阳性率高达75.58%。因此，食用生蔬菜和劣质饮用水是增加弓形虫感染的风险因素。2007—2017年的调查结果显示，摩洛哥育龄妇女弓形虫的血清IgG阳性率在36.7%和62.1%之间；2011年南非共和国孕妇的血清IgG阳性率为6.4%，女性AIDS患者的血清阳性率为9.8%；2012—2013年坦桑尼亚孕妇的弓形虫血清学阳性率为30.9%；2015年埃塞俄比亚南部孕妇阳性率为23.9%；赞比亚卢萨卡孕妇的阳性率为5.87%，同时发现与猫接触的孕妇感染风险是正常孕妇的7.81倍，作为农民/从事建筑工作的孕妇感染风险是正常孕妇的15.5倍，孕妇的社会经济地位与感染呈显著相关。2016—2017年，埃塞俄比亚南部孕妇血清阳性率高达81.8%。分析发现饲养家猫、食用未煮熟的肉类和饮用未经巴氏消毒的牛奶是弓形虫感染的危险因素，血清阳性率与年龄、流产史和输血之间无显著相关性。2016—2020年，摩洛哥的卡萨布兰卡、拉巴特和阿伊特哈尼三个地区包括82名孕妇在内的349名女性弓形虫感染检测结果表明，女性血清IgG阳性率32.1%，孕妇为46.3%；在农村和山区以及教育水平较低的城市地区的女性中，弓形虫感染率显著较高。表13-1中统计了2006—2021年间非洲人群弓形虫血清流行病学调查的部分结果。

表13-1 2006—2021年非洲部分地区不同类型人群弓形虫血清流行病学部分统计

| 年份 | 国家/地区 | 方法 | 调查人群 | 阳性数/总例数 | IgG阳性率/% | 报告者，年份 |
|---|---|---|---|---|---|---|
| 2006 | 加纳 | ELISA | 孕妇 | 147/159 | 92.5 | Ay I 等，2009 |
| 2009 | 喀麦隆 | ELISA | 孕妇 | 77/110 | 70 | Njunda 等，2011 |
| 2011 | 南非 | EIA | 孕妇 | 32/497 | 6.4 | Kistiah K 等，2015 |
| 2011 | 南非 | EIA | HIV阳性 | 37/376 | 9.8 | Kistiah K 等，2015 |
| 2012—2013 | 坦桑尼亚 | ELISA | 孕妇 | 108/350 | 30.9 | Wambe M 等，2013 |
| 2015 | 赞比亚卢萨卡 | LFIA | 孕妇 | 24/411 | 5.87 | Frimpong, C 等，2017 |
| 2015 | 埃塞俄比亚 | EIA | 孕妇 | 96/401 | 23.9 | Jula J 等，2018 |
| 2016—2017 | 埃塞俄比亚 | ELISA | 孕妇 | 404/498 | 81.8 | Fenta 等，2018 |
| 2014—2018 | 摩洛哥拉巴特 | ELISA | 孕妇 | 274/637 | 43 | Laboudi 等，2021 |
| 2016—2020 | 摩洛哥 | ELISA | 女性（孕妇82人） | 112/349（孕妇38/82） | 32.1（46.3） | Mansour El 等，2021 |

注：ELISA，酶联免疫吸附试验；EIA，酶免疫分析；LFIA，侧向免疫层析检测。

## 二、弓形虫病在亚洲的流行

1957年，于恩庶在中国首次报道了弓形虫病。早期开展的血清流行病学调查显示，中国人群的弓形虫感染率在不同的地区存在较大差异，从西部内陆到东部沿海地区总体表现出逐渐增加的趋势。2001—2004年在中国15个省（自治区、直辖市）的检测结果表明，抗体阳性率在0.79%～16.80%之间，平均阳性率为7.88%。近年来，中国人群弓形虫感染率呈现逐渐升高的趋势，2000—2010年感染率平均约为7.49%；2000—2017年上升至8.2%。各地区的感染率略有不同，2015—2018年湖北省人群中弓形虫感染率为6.1%，广东8.26%，上海3.90%，河北1.00%，广西4.80%，陕西省4.98%。2010年中国台湾报道健康献血者中弓形虫感染的阳性率9.3%。

孕妇、儿童以及肿瘤患者等人群的弓形虫感染率相对较高。2000—2017年我国孕妇和患有妇科疾病的女性弓形虫感染血清阳性率平均8.6%，癌症患者的平均阳性率为16.8%。2016—2019年对中国青岛314名淋巴瘤儿童患者和314名健康儿童调查表明，弓形虫抗体阳性率分别为19.8%和9.9%；原发性结直肠癌患者和健康人阳性率分别为16%和9.1%。2015—2018年河南省小学儿童的弓形虫血清阳性率为9.51%。

以上数据表明，我国居民弓形虫抗体阳性率的差异与地区经济发展、饮食文化习俗等诸多因素相关。虽然有报道指出，在我国特定人群中，例如孕妇、儿童以及肿瘤患者等，其弓形虫感染率相对较高，但引起的原因尚待深入调查。理由是：①人体对弓形虫普遍易感，尚未见不同种族对弓形虫的感染具有先天遗传因素的显著差异；②尚无证据表明上述特定人群的弓形虫感染是发生在患病/发病之后，亦即因为生理或病理状态的改变而增加了对弓形虫的易感性，或者是对感染暴露的概率增加；③理论上，上述孕妇、肿瘤等群生理/健康状态下各自的基础（背景）弓形虫感染率（血清抗体阳性率）应该无显著变化，很有可能是由于潜在的隐性感染活化而罹患弓形虫病。值得注意的是，有关孕妇和肿瘤患者弓形虫抗体阳性率高于正常人群的报道，多来自国内的调查，因此，我国免疫力低下等特殊人群弓形虫感染的真实状况值得深入研究。

在亚洲其他国家，人群弓形虫感染的血清阳性率相对较高。2011年，韩国首尔和济州岛的调查显示该地区男性的阳性率高于女性，40～79岁的人群阳性率高于其他年龄段。伊朗北部马赞达兰省的AIDS患者弓形虫感染率高达96.3%，2014—2015年伊朗东北部呼罗珊拉扎维省阳性率为37.5%，2014—2015年泰缅边境的移民和难民孕妇的弓形虫感染率为31.7%，多胎与较高的弓形虫血清阳性率显著相关。2016—2017年越南孕妇的弓形虫阳性率在4.5%～5.8%（23/397）。同时期，也门阿姆兰市孕妇的阳性率27.9%。2020年印度尼西亚孕妇阳性率为32.6%，分析发现阳性率与食用沙爹鸡肉、饮用未煮沸的水以及与猫接触显著相关。2021年土耳其当地居民和叙利亚难民弓形虫感染血清阳性率分别为64%和41%，高于全球平均水平。表13-2中统计了2010—2020年间亚洲部分人群弓形虫血清流行病学调查的结果。

表13-2 2010—2020年间亚洲部分地区不同类型人群弓形虫血清流行病学统计

| 年份 | 国家/地区 | 方法 | 调查人群 | 阳性数/总例数 | IgG阳性率/% | 报告者，年份 |
|---|---|---|---|---|---|---|
| 2010 | 中国台湾 | PCR～RFLP | 健康献血者 | 166/1 783 | 9.3 | Chiang等，2012 |
| 2011 | 韩国首尔 | ELISA | 行政区居民 | 89/2 150 | 8.0 | Lim等，2012 |
| 2011 | 韩国济州岛 | ELISA | 行政区居民 | 117/1 036 | 11.3 | Lim等，2012 |
| 2011—2013 | 中国山东 | LISA | 孕和对照受试者 | 孕147/965<br>对照167/965 | 孕妇15.2<br>对照：17.3 | Cong等，2015 |
| 2012—2021 | 土耳其 | ECL | 叙利亚难民和土耳其当地居民 | 难民1 021/1 590<br>当地居民5 014/12 344 | 难民64；<br>当地居民41 | Hansu等，2021 |
| 2013—2017 | 中国山东 | ELISA | 口腔癌患者和对照受试者 | 口腔癌患者187/861；对照受试者71/861 | 口腔癌患者：21.72；对照受试者：8.25 | Zhou，N等，2018 |
| 2014—2017 | 中国山东 | ELISA | T1DM，T2DM，GDM | T1DM 66/400<br>T2DM 94/400<br>GDM 85/400 | T1DM 16.50<br>T2DM 23.50<br>GDM 21.25 | Li等，2018 |
| 2015—2018 | 中国河南 | ELISA | 小学儿童 | 233/2 451 | 9.51 | Wang等，2020 |
| 2015—2018 | 中国湖北 | IHA | 普通人群 | 164/2 687 | 6.1 | Shen等，2020 |
| 2016—2019 | 中国山东 | ELISA | 淋巴瘤儿童患者和健康儿童 | 淋巴瘤儿童患者48/287，<br>健康儿童26/287 | ML患者16.7，<br>健康儿童9.1 | Duan，Y等，2019 |

续表

| 年份 | 国家/地区 | 方法 | 调查人群 | 阳性数/总例数 | IgG阳性率/% | 报告者，年份 |
|---|---|---|---|---|---|---|
| 2016—2019 | 中国山东 | ELISA | 原发性结直肠癌患者和健康人 | 原发性结肠癌患者 46/287，健康人 26/287 | 原发性 CRC 患者 16，健康人 9.1 | Yu，Y 等，2020 |
| 2013 | 伊朗马赞达兰省 | ELISA | AIDS 患者 | 79/81（男 59/61，女 20/21） | 96.3（男 96.7；女 95.2） | Mohammad Taghi Rahimi 等，2015 |
| 2014—2015 | 伊朗呼罗珊拉扎维省 | ELISA | 健康献血者 | 200/491 | 40.7 | Saeed SADOOGHIAN 等，2017 |
| 2014—2015 | 马来西亚 | ELISA | 外来务工人员 | 278/484 | 57.4 | Sahimin 等，2017 |
| 2014—2015 | 泰缅边境 | ELISA | 孕妇 | 63/199 | 31.7 | van Enter 等，2017 |
| 2016—2017 | 中国山东 | IHA、ELISA | 宠物主人 | 83/460 | 18.04 | Cong，W 等，2018 |
| 2016—2017 | 越南 | ELISA | 孕妇 | 河内 18/402，太平 23/397 | 河内 4.5，太平 5.8 | Dubey 等，2021 |
| 2016—2017 | 也门阿姆兰市 | ELISA | 孕妇 | 78/280 | 27.9 | Sheiban 等，2021 |
| 2000—2017 | 中国 | IHA、ELISA、MAT、LAT | 普通人群 | 8 502 /103 383 | 8.2 | Dong，H 等，2018 |
| 2008—2018 | 马来西亚 | qPCR、LMAP、ELISA | 邦咯岛社区居民 | 206/345 | 59.7 | Nasiru Wana，M 等，2020 |
| 2018—2019 | 中国五省 | MAT | 普通人群 | 广东 80/968，上海 2/1 334，河北 1/300，广西 13/271，陕西 20/402 | 广东 8.26，上海 3.90，河北 1.00，广西 4.80，陕西 4.98 | Xin 等，2020 |
| 2020 | 印度尼西亚孟加锡 | ELISA | 孕妇 | 60/184 | 32.6 | Polanunu 等，2021 |

注：PCR-RFLP，聚合酶链反应-限制性片段长度多态分析；ELISA，酶联免疫吸附试验；ECL，电化学发光；IHA，间接血凝试验；MAT，改良凝集试验；LAT，乳胶凝集试验；qPCR，实时荧光定量 PCR；LMAP，环媒介导恒温扩增技术。

## 三、弓形虫病在欧洲的流行

欧洲不同国家和区域之间的弓形虫感染率差异较大，近年来由于肉制品上市前的预处理，欧洲弓形虫感染率有明显下降的趋势，但血清平均阳性率仍在 30% 左右。波罗的海国家的爱沙尼亚包括育龄妇女在内的人群，弓形虫血清 IgG 阳性率超过了 50%；瑞典阳性率明显较低，为 23%；冰岛最低，为 9.8%。2008—2011 年德国普通人群弓形虫阳性率高达 54.8%，其中 18～29 岁的年轻人的感染率为 20%；70～79 岁的老年人为 77%。感染率几乎以每年 1% 速率递增，在德国弓形虫感染非常普遍，其饮食习惯（食用生肉）与流行病学具有高度相关性。2011 年斯洛伐克定居点吉卜赛居民的弓形虫血清抗体阳性率为 45.0%，显著高于非吉卜赛居民 24.1%，家庭贫困和年龄是血清弓形虫阳性的相关因素。2015 年调查莫斯科普通人群弓形虫病的感染率为 25.39%，与东欧和中欧国家的患病率接近。2016 年法国围生期孕妇弓形虫病的血清阳性率为 31.3%。20 世纪 90 年代，匈牙利普通人群弓形虫的血清学阳性率为 60%，目前仍然维持在较高的感染率水平。葡萄牙人弓形虫阳性率从 1979 年的 47% 下降到 2013 年的 22%。2016—2018 年罗马尼亚西部阿拉德县育龄妇女弓形虫的血清 IgG 平均阳性率为 41%，阳性率随着年龄的增长而增加，从15～19岁女性的32%到40～45岁女性的62%，农村地区的患病率46%高于城市地区36%。2020年土耳其法提赫的孕妇血清IgG阳性率为18.12%。表13-3中统计了2008—2020年间欧洲人群弓形虫血清流行病学调查的部分结果。

表13-3 2008—2020年间欧洲部分地区人群弓形虫血清流行病学调查

| 年份 | 国家/地区 | 方法 | 调查人群 | 阳性数/总例数 | IgG阳性率/% | 报告者，年份 |
|---|---|---|---|---|---|---|
| 2008—2011 | 德国 | ELFA | 成年人群 | 3 602/6 564 | 54.8 | Wilking，H等，2016 |
| 2011 | 斯洛伐克 | ELISA | 吉卜赛居民和非吉卜赛居民 | 吉卜赛居民189/420，非吉卜赛居民93/386 | 吉卜赛人45.0，非吉卜赛人24.1 | Antolova，D.等，2018 |
| 2013 | 葡萄牙 | ELISA | 普通人群 | 316/1 440 | 22 | Gargate等，2016 |
| 2015 | 俄罗斯莫斯科 | ELISA | 普通人群 | 323/1 272 | 25.39 | Stepanova，E. V.等，2017 |
| 2016 | 法国 | ELISA | 围生期孕妇 | 4 123/13 173 | 31.3 | Robinson，E.等，2021 |
| 2016—2018 | 罗马尼亚 | CLIA | 育龄妇女 | 443/1 081 | 41.0 | Mihu，A. G.等，2020 |
| 2019—2020 | 土耳其 | NM～CLIA | 孕妇 | 110/607 | 18.12 | Takmaz等，2020 |

注：ELFA，酶联荧光免疫分析；ELISA，酶联免疫吸附试验；CLIA，化学发光免疫分析法；NM-CLIA，磁微粒化学发光免疫测定法。

## 四、弓形虫病在美洲的流行

美洲人群弓形虫阳性率差异较大，南美洲和北美洲的阳性率分别为31.2%和17.5%。中美洲危地马拉的10岁儿童阳性率为37.8%。2009—2010年美国国家健康和营养调查（National Health and Nutrition Examination Survey，NHNES）显示，6岁以上人群的弓形虫IgG抗体阳性率为12.4%，2011—2014年再次调查结果表明阳性率下降为10.4%（Jones等，2018）。2013—2014年对墨西哥北部杜兰戈州的卡车司机检测发现：有反射障碍的卡车司机阳性率为30.8%，高于没有反射障碍的10.6%。对卡车司机的工作和行为特征等多变量分析表明，弓形虫感染与墨西哥南部旅行和马肉消费呈正相关。2014—2017年阿根廷13～44岁孕妇的弓形虫阳性率为34.8%，其中城郊社区的孕妇阳性率（36.4%）高于城市的（26.8%），城郊社区较高的血清阳性率可能与不良的社会经济状况或环境有关。2008—2017年巴西对婴儿先天性感染弓形虫病的情况进行调查发现：当地先天性弓形虫病的患病率高达14.9%，其中14%无症状，12%伴随视网膜脉络膜炎、脑积水和颅内钙化的经典三联征（Vivacqua等，2021）。

对于北美洲一些特定人群而言，弓形虫感染率明显高于其他人群，2009年对加拿大因纽特人的调查研究表明：该人群弓形虫阳性率为59.8%，高感染水平可能和这一地区人们的饮食习惯相关，他们喜欢食用生海豹和驯鹿肉。2015—2016年间美国阿米什人的弓形虫血清阳性率高达56.7%，研究发现食用生肉或未经巴氏消毒的牛奶或山羊奶制品与血清阳性率增加显著有关。表13-4中统计了2009—2017年间美洲人群弓形血清流行病学调查的部分结果。

表13-4 美洲部分地区不同类型人群弓形虫血清流行病学部分统计

| 年份 | 国家/地区 | 方法 | 调查人群 | 阳性数/总例数 | IgG阳性率/% | 报告者，年份 |
|---|---|---|---|---|---|---|
| 2009—2010 | 美国 | CLIA | ≥6岁人群 | 876/7 070 | 12.4 | Jones等，2014 |
| 2011—2014 | 美国 | CLIA | ≥6岁人群 | 1 404/13 507 | 10.4 | Jones等，2018 |

续表

| 年份 | 国家/地区 | 方法 | 调查人群 | 阳性数/总例数 | IgG 阳性率/% | 报告者，年份 |
|---|---|---|---|---|---|---|
| 2013—2014 | 墨西哥杜兰戈 | ELISA | 卡车司机和对照者 | 卡车司机 23/192，对照 13/192 | 卡车司机 12，对照 6.8 | Alvarado～Esquivel C 等，2015 |
| 2014—2017 | 阿根廷 | ELFA | 孕妇 | 320/920 | 34.8 | Rivera 等，2019 |
| 2008—2017 | 巴西 | PCR | 婴儿（≤1 岁） | 43/289 | 14.9 | Vivacqua 等，2021 |

注：CLIA，化学发光免疫分析法；ELISA，酶联免疫吸附试验；ELFA，酶联荧光免疫分析；PCR，聚合酶链反应。

### 五、弓形虫病在大洋洲的流行

大洋洲弓形虫血清阳性率为 38.5%，仅次于非洲地区。2004 年新西兰的调查发现孕妇的弓形虫阳性率为 32.6%。2003—2005 年，巴布亚新几内亚独立国（巴新）的健康献血者人群中血清阳性率为 40.8%，HIV 人群中血清阳性率为 59.7%。2005 年新西兰北岛怀卡托地区的健康献血者弓形虫血清阳性率为 42.9%，与巴新国家的感染率一致。澳大利亚的弓形虫感染情况也较为普遍。2005—2007 年，澳大利亚巴瑟尔顿的社区居民弓形虫 IgG 抗体平均阳性率为 66%，IgG 血清阳性率从 18～34 岁年龄组的 44.4% 增加到 75～84 岁年龄组的 81.0%。该地区 2 型糖尿患者群的弓形虫阳性率为 62%。2010 年，新西兰奥克兰动物园工作人员的弓形虫阳性率为 41.3%。研究表明：大洋洲较高的弓形虫感染率与该地区终末宿主猫的数量以及肉制品中弓形虫的高检测率紧密相关。有研究报道：在购买的 79 份羊肉糜中，其中 34 份都发现携带弓形虫，达到了测试样品总量的 43%，澳洲 769.2 万平方公里的土地上竟然有超过 600 万只野猫，平均每一万平方公里就有近 8 000 只野猫。这些因素均与该地区的高阳性率相关。表 13-5 中统计了 2003—2010 年间大洋洲人群弓形虫血清流行病学调查的部分结果。

表 13-5　2003—2010 年间大洋洲不同类型人群弓形虫血清流行病学部分统计

| 年份 | 国家/地区 | 方法 | 调查人群 | 阳性数/总例数 | IgG 阳性率/% | 报告者，年份 |
|---|---|---|---|---|---|---|
| 2003—2005 | 巴布亚新几内亚独立国 | ELISA | 健康献血者 | 49/120 | 40.8 | L Ninmongo John 等，2012 |
| 2003—2005 | 巴布亚新几内亚独立国 | ELISA | AIDS 患者 | 108/181 | 59.7 | L Ninmongo John 等，2012 |
| 2004 | 新西兰 | ELISA | 孕妇 | 163/500 | 32.6 | Morris 等，2004 |
| 2005 | 新西兰北岛怀卡托地区 | ELISA | 健康献血者 | 60/140 | 42.9 | Zarkovic，A 等，2007 |
| 2005—2007 | 澳大利亚巴瑟尔顿 | ELISA | 社区居民 | 51/99 | 66 | Molan 等，2020 |
| 2005—2007 | 澳大利亚巴瑟尔顿 | ELISA | T2DM 患者和对照受试者 | T2DM 患者 3/150，对照受试者 99/150 | T2DM 患者 62.0，对照受试者 66.0 | Molan 等，2020 |
| 2010 | 新西兰奥克兰 | ELISA | 动物园工作人员 | 19/46 | 41.3 | Forsyth 等，2020 |

注：ELISA，酶联免疫吸附试验。

## 第三节　家畜与野生动物弓形虫病的流行

### 一、宠物弓形虫病的流行

弓形虫能寄生在除红细胞外的几乎所有有核细胞内，能够感染几乎所有的温血动物，如犬、猫等宠物。猫及猫科动物既是弓形虫病的中间宿主，又是弓形虫的终末宿主，在弓形虫病的流行与传播中起着十分重要的作用。犬也是弓形虫病的传染源。近年来，随着我国经济的迅速发展和人民生活水平的不断提高，越来越多的城市居民以犬猫作为宠物进行饲养，宠物的品种和数量也在不断增加，宠物犬猫已然成为人类的情感动物，使得犬猫与人类的接触机会越来越频繁。根据亚洲宠物展和狗民网共同调研的《2019年中国宠物行业白皮书》报道，2019年全国城镇宠物犬猫数量达到9 915万只，比2018年增长766万只，2019年全国城镇宠物犬只数为5 503万只，比2018年增长8.2%；宠物猫为4 412万只，比2018年增长8.6%，宠物猫只数增幅超过宠物犬。有很多犬猫并没有被登记，因此据统计，我国目前实际养犬数超过2亿只，养猫数超过1亿只。随着犬猫数量的增多，它们很容易将弓形虫病传染给人类，直接威胁到了人类的健康。犬猫弓形虫的感染情况与人的弓形虫感染密切相关，在人类弓形虫病的传播过程中起着非常重要的作用，对人类的潜在威胁也备受关注，危害也不容忽视。因此，了解各地犬猫的弓形虫感染情况对人弓形虫病的防控具有重要的意义。由于犬猫感染弓形虫后多呈亚临床症状，所以血清学和分子生物学检测已成为调查犬猫弓形虫病流行的主要手段。根据河南新乡的报道，宠物猫阳性率显著高于宠物狗，这与日本（猫阳性率6.7%，犬阳性率1.9%）、德国（猫阳性率33.6%，犬阳性率9.4%）、中国海南（猫阳性率5.58%，犬阳性率2.6%）结果相符（党耀宏等，2017）。目前流行于我国的人及动物源性弓形虫基因型主要是Chinese 1（即ToxoDB#9）基因型，是迄今发现的中国分离株的优势基因型。该基因型弓形虫在亚洲的越南和斯里兰卡、南美洲的巴西和哥伦比亚，以及北美洲的犬源弓形虫分离株中均有过报道，表明基因型Chinese 1在世界范围内广泛分布，并为中国的优势基因型（Chen等，2011；Wang等，2013）。

**1. 犬弓形虫病的流行** 1910年Mello在意大利首次报道了犬弓形虫病；1911年Carini等在美国患病的猎狗中首次分离出弓形虫；1952年Farrel在俄亥俄州又报道了犬弓形虫病。1971年Janitschve在柏林调查发现狗的分泌物和排泄物中有弓形虫。德国也报道了牧羊犬有弓形虫感染情况，且阳性率为46.3%。2011年日本东京报道了犬弓形虫的感染率为1.9%（Oi等，2015）；巴基斯坦报道了犬弓形虫感染率为28.43%（Ahmad等，2014）。最近几年，国外报道的犬弓形虫感染率较高，例如2019年巴西报道宠物犬的弓形虫感染率高达44.3%（Gabriela等，2019）。

在我国，1979年崔君兆等首次报道用IHA法检测广西犬血清阳性率为17.0%。1982年陈义民调查甘肃犬阳性率为40.0%。1985—2006年调查我国犬弓形虫感染率为0.66%至62.30%不等，大中城市如北京、上海、广州、武汉等一般多在13%～35%之间。由此可见，犬弓形虫病发现至今已有超过100年的历史，与人类关系密切的犬感染弓形虫病较为普遍，呈世界性分布。表13-6中统计了自2009—2019年10年间我国犬弓形虫流行病学调查部分结果。

表13-6 我国犬弓形虫流行病学调查

| 年份 | 省份/地区 | 方法 | 阳性/总样品数 | 阳性率/% | 报告者，年份 |
|---|---|---|---|---|---|
| 2019 | 东莞 | EISA | 25/299 | 8.36 | 黄炳炽等，2019 |
| 2010—2013 | 东莞 | IHA | 106/3 641 | 2.91 | 张如英等，2014 |
| 2018—2019 | 福州 | ELISA | 15/362 | 4.14 | 韩云珍等，2019 |
| 2018 | 嘉兴 | ELISA | 58/417 | 13.9 | 高海杰等，2018 |
| 2009—2018 | 上海 | IHA | 31/1 854 | 1.67 | 代鹏等，2019 |
| 2014 | 上海 | ELISA | 16/291 | 5.5 | 邓波等，2015 |
| 2012 | 上海 | ELISA | 31/167 | 18.56 | 俞向前等，2013 |
| 2017—2018 | 遵义 | ICT | 35/475 | 7.37 | 伍波涛等，2018 |
| 2017 | 遵义 | ELISA | 40/320 | 12.5 | 马晓春等，2019 |
| 2017 | 温州 | ELISA | 47/351 | 13.39 | 李培德等，2018 |

续表

| 年份 | 省份/地区 | 方法 | 阳性/总样品数 | 阳性率/% | 报告者，年份 |
|---|---|---|---|---|---|
| 2017 | 丹东 | ELISA | 121/592 | 20.4 | 温欣等，2018 |
| 2017 | 临沧 | ELISA | 14/60 | 23.30 | 杨国琴等，2017 |
| 2017 | 伊宁 | ELISA | 79/400 | 19.75 | 夏春芳等，2018 |
| 2017 | 贵阳 | ELISA | 4/34 | 11.76 | 徐丽等，2018 |
| 2011—2012 | 贵阳 | ELISA | 22/107 | 20.56 | Li 等，2015 |
| 2017 | 延吉 | ELISA | 11/72 | 15.28 | 蔡佳希等，2018 |
| 2017 | 乌鲁木齐 | ELISA | 17/121 | 14.00 | 刘丽娅等，2017 |
| 2011—2012 | 乌鲁木齐 | ELISA | 133/418 | 31.80 | 汪萍等，2014 |
| 2017 | 泰州 | ELISA | 31/385 | 8.05 | 卓国荣等，2019 |
| 2012 | 泰州 | IHA | 23/280 | 8.21 | 卓国荣等，2013 |
| 2016—2017 | 辽宁 | IHA | 13/178 | 7.30 | Wang 等，2019 |
| 2016—2017 | 黑龙江 | IHA | 29/383 | 7.57 | Wang 等，2019 |
| 2016—2017 | 河北 | IHA | 14/187 | 7.49 | Wang 等，2019 |
| 2016—2017 | 吉林 | IHA | 14/214 | 6.54 | Wang 等，2019 |
| 2014 | 吉林 | MAT | 34/372 | 9.14 | Yang 等，2014 |
| 2016—2017 | 山东 | IHA | 28/180 | 15.56 | Cong 等，2018 |
| 2016 | 北京 | IHA | 20/892 | 2.24 | 张启龙等，2017 |
| 2015 | 北京 | IHA | 7/267 | 2.6 | 程明珂等，2016 |
| 2010—2011 | 北京 | ELISA | 467/1 876 | 24.90 | 崔丽丽等，2012 |
| 2008—2011 | 北京 | ELISA | 125/820 | 15.2 | 丁珊珊等，2016 |
| 2015—2016 | 桂林 | ELISA | 3/112 | 2.68 | 秦桢富等，2018 |
| 2015—2016 | 永州 | ELISA | 241/998 | 24.15 | 廖光宇等，2016 |
| 2015 | 新疆 | ELISA | 83/292 | 28.42 | 哈西巴特等，2016 |
| 2015 | 张掖 | IHA | 32/265 | 12.1 | 何彦春等，2016 |
| 2015 | 青海 | IHA | 3/80 | 3.75 | 尹平昌和王宇宁，2015 |
| 2014—2015 | 新乡 | PCR | 13/124 | 10.48 | 党耀红等，2017 |
| 2013—2015 | 信阳 | ELISA | 150/1 324 | 11.3 | 马超锋等，2016 |
| 2014 | 库车 | ELISA | 68/262 | 25.95 | 马依兰·阿布来提，2015 |
| 2014 | 兰州 | IHA | 33/439 | 7.5 | 宋世斌等，2015 |
| 2010 | 兰州 | ELISA | 16/66 | 24.0 | 郑红星等，2010 |
| 2014 | 银川 | ICT | 42/527 | 7.96 | 郭冀宁等，2014 |
| 2014 | 东北地区 | MAT | 123/619 | 19.87 | 王大为等，2014 |
| 2013—2014 | 湖南 | ELISA | 121/870 | 13.90 | 袁田慧子等，2015 |
| 2012—2014 | 黔南州 | IHA | 2/77 | 2.62 | 董宝豫等，2015 |
| 2013 | 杭州 | ELISA | 8/60 | 13.3 | 王佳等，2014 |
| 2013 | 武汉 | IHA | 37/279 | 13.4 | 翟佳等，2014 |
| 2013 | 天水 | IHA | 5/252 | 1.98 | 车小蛟等，2015 |
| 2012—2013 | 山东四市 | ELISA | 22/628 | 3.5 | 郑世英等，2015 |
| 2012—2013 | 辽宁五市 | IHA | 79/557 | 14.2 | 于迪等，2014 |
| 2011—2012 | 长沙 | ELISA | 102/429 | 23.8 | 邓国强等，2014 |

续表

| 年份 | 省份 / 地区 | 方法 | 阳性 / 总样品数 | 阳性率 /% | 报告者，年份 |
|---|---|---|---|---|---|
| 2011 | 重庆 | ELISA | 41/732 | 5.6 | 沈克非等，2011 |
| 2010—2011 | 宜昌 | IHA | 21/268 | 8.2 | 马明筠等，2012 |
| 2010—2011 | 郑州 | IHA | 83/238 | 34.9 | 王海燕等，2012 |
| 2010 | 浙江 | ICT | 45/429 | 10.49 | 黄利权等，2011 |
| 2010 | 成都 | ICT | 33/103 | 32.0 | 张焕容等，2012 |
| 2010 | 呼和浩特 | ELISA | 14/307 | 4.6 | 高雅等，2010 |
| 2010 | 广州 | ELISA | 32/150 | 21.3 | Zhang 等，2010 |
| 2009—2010 | 内蒙古 | ELISA | 21/167 | 12.6 | 卢爱桃等，2010 |
| 2009 | 南京 | IHA | 15/77 | 19.5 | 孔猛等，2012 |

注：ELISA，酶联免疫吸附试验；IHA，间接血凝试验；MAT，改良凝集试验；ICT，抗原快速检测试纸卡。

综合以上数据显示，上述 10 年内我国犬的弓形虫感染较为普遍，感染率在 1.67%～34.9% 之间不等。犬弓形虫感染率较高的是郑州 34.9%，此外某些地区也较为严重，如成都 32.0%，新疆 28.42%（乌鲁木齐 31.80%，库车 25.95%），北京 24.90%，永州 24.15%，兰州 24.0%，长沙 23.8%，临沧 23.30%，广州 21.3%，辽宁丹东 20.4% 等。犬弓形虫的感染率具有地域差异性。例如在北京、甘肃、辽宁和新疆等北方某些地区尤为严重，且不同地区犬弓形虫病血清流行病学调查结果存在差异。其中不能排出由于各实验室调查所用的检测方法不同，此外不同地区的饲养管理、终末宿主猫活动，以及环境中卵囊的污染等因素所致。流浪犬和农村犬的血清弓形虫抗体阳性率要显著高于养殖场犬和家养宠物犬；农村犬弓形虫的感染率显著高于城市。流浪犬和农村犬生活在室外，流动性和活动空间较大，并有机会采成熟的卵囊或吞食了感染包囊、滋养体的动物肉、内脏、乳或蛋，所以感染的机会相对较高。然而养殖场犬和家养宠物犬由于饲养于养殖场或家中，其生活空间和饮食来源比较固定和清洁，且多在室内，感染的概率较小。因此，加强对流浪犬及散养犬的管理是非常必要的。对不同年龄段的犬而言，犬的弓形虫病抗体阳性率随着犬年龄的增长也在不断升高，成年犬的弓形虫抗体阳性率明显高于幼年犬，这是因为随着犬年龄增长，接触外界环境的时间越长，感染的概率越大，并且弓形虫抗体一旦形成，能终生存在。不同性别犬的弓形虫抗体阳性率差异不大。一年中春、秋两季感染较多春季采集的犬血清样本弓形虫抗体阳性率最高。伴随着我国经济快速发展，人们饲养犬的数量会越来越多，尤其是宠物犬，并且可能导致人感染弓形虫比率升高，因此需要更多的流行病学调查数据，为弓形虫病的防控提供依据。

**2. 猫弓形虫病的流行** 1956 年，Hutchison 首次发现猫的粪便可以导致人或动物感染弓形虫病。1970 年，人们在猫小肠上皮细胞中发现了弓形虫的有性生殖阶段，并在猫的粪便中检测出弓形虫裂殖生殖和配子生殖的产物，即弓形虫卵囊（oocyst）。美国在 1942 年首次报道了猫自然发生的临床弓形虫病。根据王萌等对其他国家的猫弓形虫病流行病学调查的总结显示，猫弓形虫病的流行具有明显的地理差异，世界范围内平均感染率达 30%～40%。非洲、欧洲部分地区感染率高于世界平均感染水平，如埃及野猫血清弓形虫阳性率高达 97.4%；阿尔巴尼亚 62.3%；土耳其为 40.3%～76%；芬兰为 48.4%；拉脱维亚为 51.6%；法国为 58.95%；爱莎尼亚为 60.8%；德国的流浪猫为 47.2%；西班牙为 24.2%～57.18%。亚洲大部分地区猫弓形虫感染率普遍低于世界平均水平，如科威特为 19.6%；伊拉克为 30.4%；斯里兰卡科伦坡为 30.2%；韩国为 2.2%～47.2%；泰国为 4.8%～11%；伊朗为 40%；马来西亚为 14.5%；日本为 9%～16.14%；新加坡为 30.3%。美洲国家为 8%～84.4%，例如美国为 6%～66.7%（王萌等，2019）。2014 年巴基斯坦报道了猫弓形虫感染率为 26.43%。2019 年巴西报道的宠物猫的弓形虫感染率为 50.0%。1995—2016 年，我国猫弓形虫感染率约 4%～79.4%，地理差异较明显（Ding 等，2017）。表 13-7 中统计了自 2009—2019 年 10 年间我国猫弓形虫流行病学调查部分结果总结。

表 13-7 我国猫弓形虫感染的血清流行病学调查

| 年份 | 省份/地区 | 方法 | 阳性数/总例数 | 阳性率/% | 报告者,年份 |
|---|---|---|---|---|---|
| 2019 | 东莞 | ELISA | 4/33 | 12.12 | 黄炳炽等,2019 |
| 2018—2019 | 福州 | ELISA | 6/221 | 2.71 | 韩云珍等,2019 |
| 2018 | 嘉兴 | ELISA | 29/256 | 11.3 | 禹海杰等,2018 |
| 2017—2018 | 遵义 | ICT | 29/103 | 28.16 | 伍波涛等,2018 |
| 2017 | 丹东 | ELISA | 197/856 | 21.8 | 温欣等,2018 |
| 2017 | 伊宁 | ELISA | 10/40 | 25.0 | 夏春芳等,2018 |
| 2017 | 宿迁 | IHA | 19/53 | 35.85 | 李崎川等,2017 |
| 2017 | 贵阳 | ELISA | 7/32 | 21.88 | 徐丽等,2018 |
| 2017 | 泰州 | ELISA | 41/212 | 19.34 | 卓国荣等,2019 |
| 2012 | 泰州 | IHA | 43/215 | 20.00 | 卓国荣等,2013 |
| 2016—2017 | 杭州 | ELISA | 7/34 | 20.59 | 应志豪等,2018 |
| 2016—2017 | 山东 | IHA | 39/180 | 21.67 | Cong 等,2018 |
| 2012—2013 | 山东四市 | ELISA | 23/589 | 3.9 | 郑世英等,2015 |
| 2014—2017 | 北京 | IHA | 101/3 162 | 3.5 | 张启龙等,2019 |
| 2016 | 北京 | IHA | 16/835 | 1.92 | 张启龙等,2017 |
| 2010—2011 | 北京 | ELISA | 119/561 | 21.2 | 崔丽丽等,2012 |
| 2008—2011 | 北京 | ELISA | 58/323 | 18.0 | 于珊珊等,2016 |
| 2015—2016 | 桂林 | ELISA | 5/111 | 4.5 | 秦桢富等,2018 |
| 2015—2016 | 郑州 | MAT | 2/28 | 7.14 | 陆瑶瑶等,2018 |
| 2010—2011 | 郑州 | IHA | 102/195 | 52.3 | 王海燕等,2012 |
| 2014—2015 | 新乡 | PCR | 28/54 | 51.85 | 党耀宇等,2017 |
| 2014 | 库车 | ELISA | 34/87 | 39.08 | 马依兰等,2015 |
| 2014 | 上海 | ELISA | 5/91 | 5.49 | 邓波等,2015 |
| 2012 | 上海 | ELISA | 5/27 | 18.52 | 俞向前等,2013 |
| 2013 | 福建 | ELISA | 238/530 | 45.0 | 王琨等,2013 |
| 2011—2012 | 长沙 | ELISA | 21/75 | 28.0 | 邓国强等,2014 |
| 2010—2012 | 徐州 | ELISA | 17/41 | 41.5 | 付琳琳等,2014 |
| 2010 | 浙江 | ICT | 58/278 | 20.86 | 黄利权等,2011 |
| 2010 | 成都 | ICT | 2/75 | 2.7 | 高雅等,2010 |
| 2009—2010 | 内蒙古 | ELISA | 9/87 | 10.3 | 卢爱桃等,2010 |
| 2009 | 南京 | IHA | 1/9 | 11.1 | 孔猛等,2012 |
| 2008—2009 | 兰州 | ICT | 8/94 | 8.51 | 卢旺银等,2010 |

注:ELISA,酶联免疫吸附试验;IHA,间接血凝试验;MAT,改良凝集试验;ICT,抗原快速检测试纸卡;PCR,聚合酶链反应。

表 13-7 的数据表明,上述 10 年内我国猫弓形虫感染率与世界平均感染率大致相当,各地区猫弓形虫感染率在 1.92%~52.3% 之间不等。猫弓形虫感染率较高的是郑州 52.3%。此外某些地区也较为严重,如新乡 51.85%,福建 45.0%,徐州 41.5%,库车 39.08%,宿迁 35.85%,遵义 28.16%,长沙 28.0%,伊宁 25.0%,贵阳 21.88%,辽宁丹东 21.8%,北京 21.2%,浙江 20.86%,杭州 20.59%,泰州 20.0% 等,地理差异较明显。研究发现,我国猫弓形虫病流行率总体呈波动态势。近年个别地区流行率有增高趋势,并且几乎每个省份都有猫患弓形虫病的报道。这表明我国猫弓形虫感染普遍存在,也呈逐年上升趋势。北京、上海、江苏、福建等省市猫弓形虫感染率较高,中南部省份猫弓形虫感染率高于西北、东北等北方地区,可能是由于经济发展快,猫的数量相对较多,流浪猫也较多。不同群间、不同区域和不同来源的猫弓形虫病流行率存在一定差异。很多研究发现:农村散养、动物收容所以及远郊区饲养猫的

弓形虫血清抗体阳性率普遍高于城镇；流浪猫的血清弓形虫抗体阳性率高于家养猫。农村散养和流浪猫由于在户外觅食，食入弓形虫包囊和卵囊的机会要比家养猫多。有研究表明，动物园等区域，有猫活动的区域弓形虫感染率比其他区域高。表明猫在动物弓形虫病的传播中起重要作用。一年中春、秋两季感染比率较高。春季采集的猫血清样本弓形虫抗体阳性率最高。不同性别猫的弓形虫感染率无显著差异。对不同年龄阶段分析表明，幼龄猫的感染相对较少，成年猫的弓形虫抗体阳性率明显高于幼年猫。

如前所述，猫作为弓形虫的终末宿主，感染弓形虫后，猫的粪便中每天可排出 $10^5$～$10^7$ 个卵囊。猫具有如此高的弓形虫感染率和感染虫荷，对养猫的人群来说无疑是一个极大的威胁。实际调查也显示，养猫人群的弓形虫感染率比不养猫人群高。说明猫在传播人弓形虫病上起着主要作用。宠物弓形虫病对人类健康和优生优育将造成严重威胁，所以有效地防治人畜共患弓形虫病是当务之急，必须引起足够的重视。

## 二、家畜弓形虫病的流行

家畜是人类肉食品重要来源，也是弓形虫重要的中间宿主和传染源。弓形虫不仅在世界范围内的家畜中大量存在，还可以通过家畜向人群传播，主要传播途径是人类食用了含有弓形虫包囊的未煮熟的肉类，进而被弓形虫感染，对人类健康具有严重威胁。因此弓形虫病成为全球严峻的公共卫生问题。此外，家畜感染弓形虫也可造成经济损失，因为弓形虫与流产或新生儿（特别是羊）的病理症状的发生有关。鉴于在家畜中进行流行率调查，能评估人群对肉类消费后感染的风险，因此已经有诸多研究报道了弓形虫在家病畜中的流行率，不同区域不同物种的流行情况有所差异。

**1. 家养猪** 弓形虫的中间宿主极其广泛，包括各种哺乳类动物、禽类，其中感染最为严重的动物是猪。猪弓形虫病在不同地区均有流行发生，感染率也较高。在我国，不同区域的猪弓形虫感染率不尽相同，其感染率在 1.0%～72% 之间，平均感染率为 29%。猪肉是我国肉食消费品中最重要的组成部分，因此猪弓形虫病的感染率直接影响我国的食品安全，人在摄入生的或未煮熟的含有弓形虫包囊的猪肉或内脏时可造成弓形虫感染，危害人类健康。

张晓轩等对我国猪弓形虫病的流行情况进行了系统阐述及 meta 分析，结果表明我国不同区域猪弓形虫病的患病率分布如下：东北地区 20%、华北地区 40%、西北地区 32%、华东地区 30%、华南地区 35%、华中地区 23%、西南地区 33%。在这些区域中东北地区的感染率最低。此外不同检测方法也明显影响检测结果。ELISA 检测方法明显较间接血凝法（IHA）敏感。在不同类型猪中，仔猪的感染率为 17%，明显低于育肥猪（25%）、母猪（34%）和种公猪（35%）。尽管加强饲养环节的防控，依然存在生活时间越长感染风险越大的现象。我国幅员辽阔，各地的自然环境和养殖条件千差万别，因此弓形虫病的流行率也相差较大。感染率最低的一项调查来自青海，弓形虫感染率仅为 1%，感染率最高的一项研究来自重庆，其感染率高达 72%。各省份的详细结果见图 13-1。就目前研究结果表明，我国流行的弓形虫的优势基因型为 Chinese 1 型（即 ToxoDB#9 型）；ToxoDB#10 也有报道，还存在一些其他不常见的基因型。

在世界范围内，猪弓形虫病感染的情况也较为严重，Foroutan 等对全球猪弓形虫血清流行病学研究的系统回顾和 Meta 分析，其结果表明：全球范围内猪弓形虫的平均感染率为 19%（95% *CI*，17%～22%）。各大洲的感染率也不尽相同。具体而言，欧洲弓形虫血清阳性率最低（平均 13%；10%～15%）；感染率最高是非洲（平均 25%；17%～34%）和北美洲（平均 25%；19%～33%）；其次是美洲地区（平均 23%；17%～30%）；亚洲为 21%（16%～26%）（Oi 等，2015）。研究显示，弓形虫的高感染率与年均温度的高低及纬度高低成相关性。就不同国家和地区而言，新喀里多尼亚的感染率最低，仅为 2%；泰国的感染率最高，可达 71%；哥斯达黎加、埃及和阿根廷的感染率均超过 40%，也属于高感染国家和地区。全球超过 150 篇文章对猪感染弓形虫的流行率进行调查。流行率因猪的年龄、猪的种类、地理位置和管理方式的不同而有所差别。高血清阳性率研究报道中，大多与农场管理方式不佳，饲养方式以

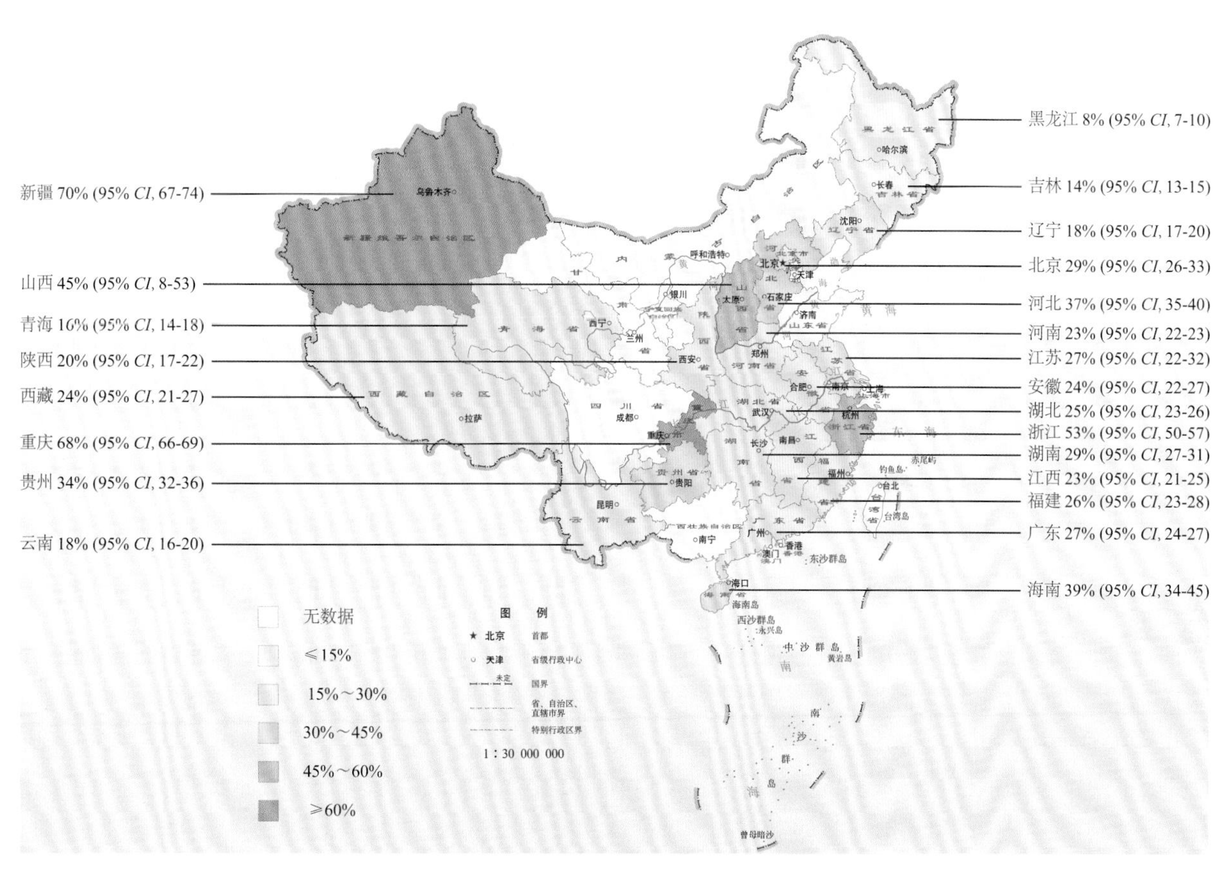


图 13-1 我国各地猪弓形虫感染血清学调查

散养为主，与弓形虫的接触率高有关。瑞典比较了传统农场和有机农场饲养的商业育肥猪的血清阳性率差异，发现两种饲养方式差异显著。有机农场的猪血清阳性率为 8.2%（40/490），显著高于传统农场（1.2%，1/86）（Ahmad 等，2014）。此外，美国调查了“有机猪”的弓形虫感染率。用 MAT 和 ELISA 的方法进行血清学检测结果一致，发现 33 只猪中 30 只呈现弓形虫抗体阳性；采集 33 只猪心脏进行小鼠接种，从 17 只猪中分离得到弓形虫。分离得到虫株全部为Ⅱ型，另外一个养猪场全部为Ⅲ型。这一研究表明，在“有机猪肉”中弓形虫的感染率非常高，也充分反映了目前食用“有机猪肉”可能增加人类患病的风险（Gabriela 等，2019）。近年来，欧洲国家的猪弓形虫感染率较低，可能归结于养猪场处于集约化管理模式较好，因此集约化养殖及良好的管理模式都是预防弓形虫病的良好方法，主要是这些良好的养殖环境可能减少猪与弓形虫接触的机会。多项研究报道支持了这一观点。如罗马尼亚最近一项报道显示，在 94 只散养猪中，近一半的猪血清呈弓形虫抗体阳性（46.8%），超过四分之一的猪 PCR 检测结果为阳性。从血清阳性猪的心脏中分离到 3 株（3/44）弓形虫，其基因型均为Ⅱ型。因此在欧洲地区和北美地区，猪中流行的优势基因型与人的优势基因型一致，均为Ⅱ型或者Ⅲ型。而巴西地区的基因型十分丰富：2017 年的一项研究表明，在南美洲，巴西猪的感染率为 1.5%，对其分离得到虫株采用 PCR-RFLP 方法进行分型，19 个虫株中存在 12 个不同的基因型，其中的 6 个为新发现的基因型。因此在巴西虽然猪受到弓形虫感染率并不是很高，但是感染的虫株具有很高的遗传多样性。2009 年法国的一项研究表明，法国弓形虫感染率为 2.9%，具体感染情况与中国相似，仔猪感染率最低，育肥猪次之，种猪感染率最高。对分离得到的虫株进行 PCR-RFLP 分型结果表明，所有虫株均属于Ⅱ型虫株，这一结果与先前结果一致，再次证明在欧洲主要流行的基因型为Ⅱ型，也从另一个角度证明猪肉是人类弓形虫病的一个重要传染源。因此对猪弓形虫病的防控具有重要的公共卫生意义。

**2. 牛弓形虫病** 牛感染弓形虫可引起发热、呼吸困难和神经系统症状和体征，也可导致牛腹泻、脱水，严重时导致死亡。对于奶牛而言，弓形虫病主要可引起奶牛的流产、胎牛畸形，导致产犊率下降及生产性能降低，当继发感染免疫功能抑制性疾病时，可造成极为严重的经济损失。同时作为重要的人畜共患寄生虫病，人类也会通过食用被感染的生牛肉和未煮熟的牛肉感染弓形虫，尤其是现在的饮食文化多样化，人们喜欢鲜美的口感，在涮牛肉时未完全煮熟，吃牛排时没有完全烤熟的牛排，都有机会造成弓形虫的感染。

根据2018年我国弓形虫病的流行情况的系统阐述及Meta分析，我国不同区域牛弓形虫的感染率分布如下：东北地区6.9%（6.1%～7.8%）、华北地区18%（12%～26%）、西北地区16%（16%～17%）、华东地区7.0%（3.9%～12%）、华中地区16%（13%～20%）、西南地区5.8%（3.8%～8.5%）。在中国这些区域中，华北地区的感染率最高，而西南地区的感染率最低。不同省份的调查研究发现，全国牛感染率最高的省份为四川，最低的两个分别是宁夏回族自治区和江苏省，目前调查的结果均为阴性（图13-2）。一项关于华北地区安阳市的调查显示，该地区平均感染率为19.12%，同时对散养及规模化养殖进行了比较，结果显示散养的牛感染率高达24.69%；而规模化养殖场的感染率为10.91%。这充分说明弓形虫的感染率与饲养方式关系十分密切。一项东北地区长春市的关于奶牛的调查研究表明，该地区的平均感染率为6%，同样证明集约化养殖感染率比散养的低。西北地区的青海牛弓形虫感染率仅为2.34%，该感染率和地理位置有较大关联。该地区长年气温较低，不利于环境中卵囊的存活。而同处在西北地区的新疆一项调查发现，该地区规模化奶牛养殖场的弓形虫感染率可达15.3%。我国各省市地区由于经济发展水平的差异，养殖条件也有较大的差别，因此各个省份感染率不同。研究最多的是奶牛的弓形虫病流行情况，如广西9.2%，辽宁6.0%，黑龙江11.7%，云南21.4%，河北26.7%。由于目前检测方法不同，各个区域的流行情况略有差异，但是总体上看，我国牛弓形虫感染现状不容忽视，应采取有效措施，控制和预防牛弓形虫病的流行。

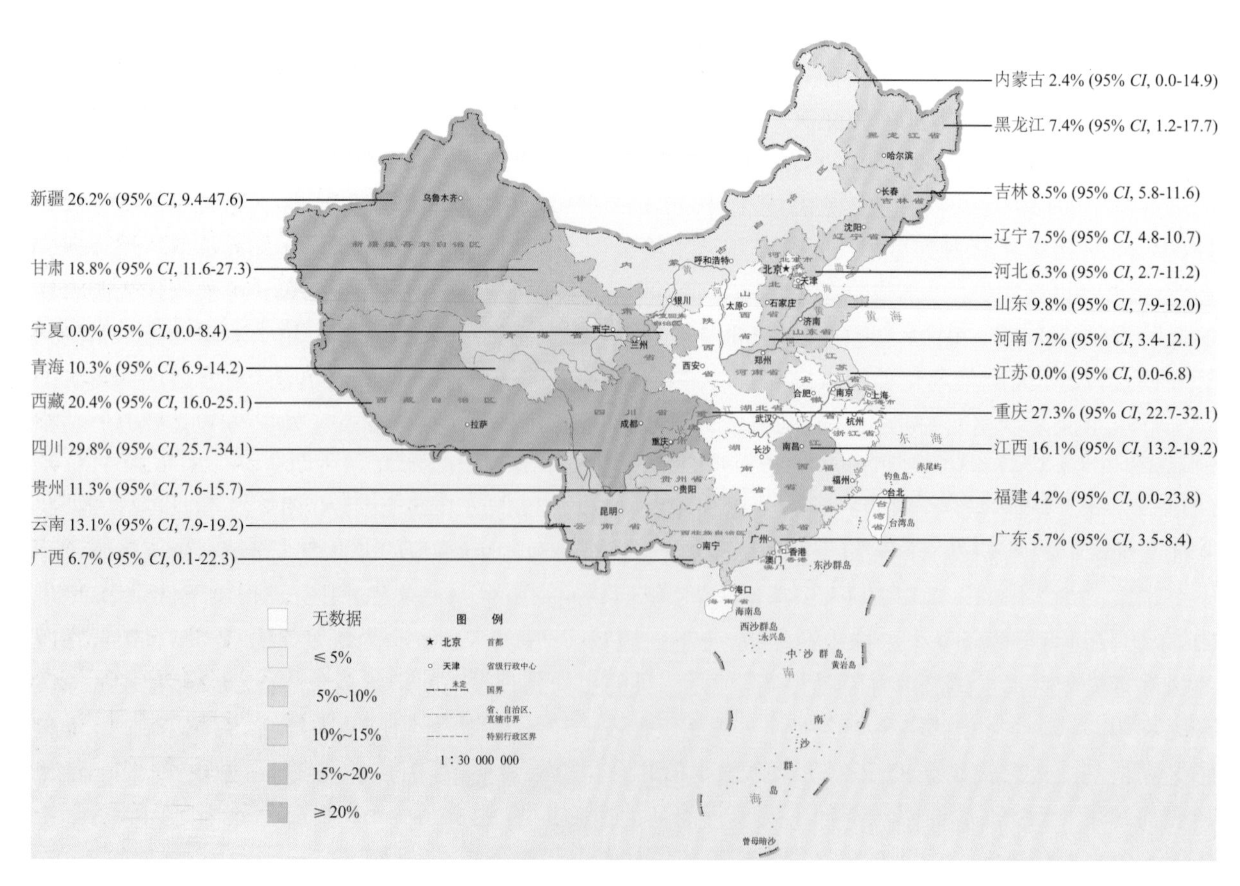


图13-2 中国牛弓形虫感染调查

世界上其他国家牛弓形虫病感染的情况也多有报道。由于饮食习惯的差别，有些国家喜欢食用生的或未煮熟的牛肉，增加了人类感染弓形虫的风险。因此对牛弓形虫病的研究也逐渐引起重视。近10年全球就有超过70篇文章对牛感染弓形虫的流行情况进行研究，平均感染率约为14.61%。在不同地区中，美洲的感染率最高达23.57%，其中巴西一项研究总结了1978—2018年的数据，估计巴西牛体内弓形虫抗体阳性率为1.0%到89.1%之间（Gomes等，2020）；非洲和欧洲分别为17.10%和15.93%；亚洲较低为10.77%，其中大部分研究报道来自中国。一项综述总结在中国的牛弓形虫的总感染率为10.6%（2 781/26 210）（Dong等，2018）；大洋洲仅一篇文献报道为3.3%。许多研究表明在牛体内发现弓形虫抗体与弓形虫包囊在牛体内的存在缺乏相关性，需要探索新方法更好地评估食用受感染的牛肉传播弓形虫的风险（Sroka等，2020）。最近一项研究收集了来自意大利、荷兰、罗马尼亚和英国385只牛，发现有6只（1.6%）生物检测为阳性（Opsteegh等，2019）。几项定量风险评估研究表明，牛肉是人类弓形虫感染的一个重要来源（Belluco等，2016；Belluco等，2018）。

**3. 羊** 绵羊和山羊对弓形虫易感，是弓形虫重要的中间宿主，感染后对母羊繁殖能力和羔羊生存能力有影响。此外，受感染的羊被认为在弓形虫向人类传播中起主要作用。根据2018年对我国弓形虫病的流行情况的系统阐述及Meta分析，我国不同区域小反刍动物弓形虫病的患病率分布如下：华中地区11%（10%～12%）、华东地区17%（15%～19%）、华北地区14%（12%～16%）、东北地区6.5%（5.6%～7.4%）、西北地区15%（14%～15%）、西南地区18%（17%～19%）。在中国这些区域中西南地区的感染率最高，而东北地区的感染率最低，感染率与地域的环境相关，也与调查的范围大小相关。局部地区的流行情况也时有报道。最近在河南的羊心脏血/组织液中的抗体分析表明，该地区羊肉感染弓形虫的比率高达25.3%。内蒙古的羊血清学调查显示15.43%的绵羊受到弓形虫的感染。大于12个月的成年羊的感染率为21.85%，显著高于小于12个月的羔羊（10.20%）。对山东市场的羊肉弓形虫感染的分析表明，该地区羊肉感染率为10.41%，其中绵羊为10.73%，山羊为9.84%，两种羊没有明显的差别，显示山羊和绵羊的感染率主要取决于环境因素，与羊的品系关系不大。全球约有38.73%的山羊和绵羊感染弓形虫，2010年以来有近200篇文章报道了绵羊和山羊中弓形虫感染的情况，其中2篇来自大洋洲。例如新西兰为87%；澳大利亚43%。欧洲和美洲分别为45.3%（2%～87.4%）和43.79%（6.81%～85%）；其次非洲为31.83%；亚洲地区最低为20.81%（1.34%～44.9%）。已有大量研究报道羊弓形虫病导致繁殖能力下降和从组织中分离出活寄生虫。例如，在美国得克萨斯州一个农场只有21%的健康羊羔出生，94.8%的母羊体内存在弓形虫抗体，并在大脑和心脏中分离出了弓形虫。伊朗收集了39只绵羊流产胎儿，在54%的脑组织中发现弓形虫DNA，并分离出活虫（Danehchin等，2016）。中国在166个羔羊心脏中分离得到11株弓形虫，基因分型为ToxoDB#2和ToxoDB#4。埃塞俄比亚从27只绵羊和20只山羊中分离出弓形虫，33株分离株中29株（87.88%）为Ⅱ型，3株（9.09%）为Ⅲ型，1株（3.03%）为非典型（Gebremedhin等，2014）。意大利一项研究将弓形虫抗体滴度高的心脏组织酶消化后，在Vero细胞上进行体外培养后基因分型，但此方法不能分离出活虫（Vismarra等，2017）。除组织外，在羊奶中也存在弓形虫DNA（da Silva等，2015）。因此，绵羊和山羊表现出较高的弓形虫患病率，这对羊养殖业造成经济损失，同时也对公共卫生安全造成重要的安全隐患。

**4. 家禽弓形虫感染** 散养的家禽是弓形虫重要的中间宿主和传染源，因为散养家禽地面采食的行为，使其易采食到被猫排放的弓形虫卵囊污染的水和食物而感染，故在本地鸡体内分离出的基因型，能反映当地的流行基因型，食用未煮熟的受感染禽肉是人类和食肉动物感染弓形虫的一个原因。流行情况与养殖模式和土壤中卵囊污染程度密切相关，散养饲养的家禽中，弓形虫的感染率通常高于室内饲养的家禽。2018年对我国弓形虫病的流行情况的系统阐述及Meta分析，结果表明我国不同区域鸡弓形虫病的患病率分布如下：华中地区17%（15%～18%）、华东地区22%（20%～24%）、华北地区38%（33%～42%）、东北地区11%（9.8%～12%）、西北地区7.7%（5.9%～9.9%）、华南地区17%（15%～19%）西南地区31%（24%～28%）。在这些区域中西北地区的感染率最低仅为7.7%，其次为东北地区，最高分布在华北地区。感染率的高低不仅反映了地域的差别，也反映出了养殖规模的差异。根据全球近10年报道，估计全球鸡弓形虫病的流行率为25.33%。在亚洲，中国针对其相关研究比较密集。一项研究总结报道流行率在2.1%～47.3%之间（Pan等，2017）。在欧洲的德国来自大型有机农场和农村小型家庭农场的产蛋鸡血清阳性率分别为3.6%和47.7%，并在农村小型家庭农场的产蛋鸡组织中分离出活的弓形虫（Schares等，2017）。葡萄牙一项研究显示在散养的肉鸡中，弓形虫特异性抗体的流行率为5.6%，在室内饲养的肉鸡中为0（Rodrigues等，2019）。在非洲地区一项研究总结了鸡弓形虫病的流行率为20%（3%～38%）（Shokri等，2017）。美洲的研究报道主要来自巴西，一项研究显示散养鸡阳性率为30.8%，这些血清阳性的鸡中有31.9%在小鼠生物检测为阳性，并分离出18株虫株。在大洋洲，对西澳大利亚州散养的商业鸡进行了一项小型调查发现20份血清样本中有18份显示抗体阳性，50个组织样本中有22个发现弓形虫DNA（Chumpolbanchorn等，2013）。

在其他家禽如鸽子、鹌鹑、鸭、鹅也有少量报道。中国食用鸽的血清阳性率为10.80%（104/963）（Zhang等，2019）；6.41%鹌鹑组织内存在弓形虫DNA，其中3个DNA样本被鉴定为弓形虫基因型为Chinese 1（ToxoDB#9）（Cong等，2017）；145/2 534（5.7%）的鸭子和25.2%（94/373）的鹅体内存在弓形虫抗体（Maksimov等，2011）。

**5. 马科动物** 马肉在一些国家很受欢迎。一项系统综述估计全球感染弓形虫的马的血清阳性率为11.29%（Li等，2020）。在最近一些研究中，中国6.06%马组织中存在弓形虫DNA，基因分型为Chinese 1型（即ToxoDB#9）（Ren等，2019）；巴西马血清阳性率为63.55%（Antonello等，2012）；塞尔维亚血清阳性率为48.6%，并从2匹母马身上分离到活的弓形虫，基因型都是Ⅲ型（Klun等，2017）。意大利的研究表明17.6%的马中存在弓形虫抗体。在三个心脏样本中检测到含有弓形虫DNA，基因分型为Ⅰ型、混合型、Ⅲ型。另有一些国家的研究也发现马体内呈现血清阳性率较高的情况，如土耳其46.3%（Zhou等，2017），法国43%（Aroussi等，2015），伊朗71%等（Hajialilo等，2010）。驴和骡子也有少量报道。在美洲，巴西一项研究发现弓形虫阳性率在驴中为67.11%；骡子中为6.84%，并从一头驴体内分离出弓形虫，鉴定出基因型ToxoDB#163（TgCkBr220）（Gennari等，2015）。美国驴感染率较低，为6.4%（Dubey等，2014）。在亚洲，中国在9.22%驴肌肉组织内检测到弓形虫DNA，此外，还鉴定出两种基因型，即Ⅱ型（ToxoDB#1）和Chinese 1型（Cong等，2018）。韩国驴血清阳性率较低为2.9%（Li等，2014）。在非洲，埃及血清阳性率较高为45%（Haridy等，2010）。与其他家畜相比较，马在全球的血清阳性率低，但部分区域阳性率较高，我国部分地区有食用马肉的习惯，食用未煮熟的马肉是人与动物感染弓形虫的潜在隐患。

**6. 其他家畜** 除了以上常见家畜外，兔子、鸵鸟、骆驼、鹿等也是常见的家畜，为人类主要肉食品的来源。因此关于这些动物弓形虫病感染的研究也屡有报道。但由于地域不同饮食结构的差异，关于这些动物的研究一般呈区域性分布。兔的研究报道集中在中国和欧洲。中国报道了家养兔血清阳性率在中部为10.55%（Wang等，2018），北方地区为4.5%（Meng等，2015）。农村散养兔为23.4%，并成功分离一株弓形虫（SHR），基因分型为Ⅲ型（Zhou等，2013）。在欧洲，捷克发现商业农场只有0.4%的家兔血清抗体呈阳性，而家庭农场为10.1%，显然饲养方式与血清阳性率密切相关（Neumayerova等，2014）。这一点在不同种动物中是一致的。意大利兔子弓形虫阳性率为14.6%（Machacova等，2015）。美洲和非洲也有零星报道，墨西哥为16.3%（Alvarado-Esquivel等，2013），埃及为11.34%（Ashmawy等，2011）。

关于鸵鸟弓形虫感染率在中国和巴西有报道。在中国中部鸵鸟弓形虫抗体检出率为6.4%（Feng等，2017）。巴西一项研究血清阳性率为11.05%，并从组织中分离出（TgOsBr1和TgOsBr2）两株虫株（da Silva等，2016）。有少量关于养殖鹿的流行率报道，在中国东北的梅花鹿和新西兰的马鹿中血清阳性率分别为13.46%（Qin等，2014）和33%（Patel等，2017）。黄思扬等发现麋鹿也能被弓形虫感染，其感染率为18.63%。沙漠戈壁地区人们常食用骆驼肉和驼奶，埃塞俄比亚一项研究发现49.62%

的骆驼感染弓形虫，并在组织中分离出弓形虫（Gebremedhin 等，2014）。中国的骆驼感染率较低仅为2.9%（Wang 等，2013），巴基斯坦和沙特阿拉伯分别为40.1%（Fatima 等，2019）和13.1%（Al-Anazi 等，2012）。人类食用来自这些受感染的动物的肉，存在很高的被弓形虫感染的风险。

## 三、野生动物弓形虫病的流行

野生动物作为弓形虫的终末宿主或中间宿主，在弓形虫病的传播过程中扮演重要的角色。近年来，人和动物在地球食物链中相互竞争又相互依存，野生动物甚至成为极少部分违法者的“盘中餐”。这种关系使得人类感染弓形虫的概率大大提高。同时野生动物感染弓形虫后因得不到良好的治疗和干预，很可能成为弓形虫的天然储存库。同时野生动物活动范围更加广泛，觅食途径更加多样化，也增加了其感染和传播的风险。因此，野生动物弓形虫的感染为弓形虫病的防控增加了难度，同时也增加了弓形虫病的传播风险。由于人们可以通过接触野生动物或摄食其肉类感染弓形虫，因此通过调查研究野生动物感染弓形虫的状况也可以在一定程度上反映人类及该地域弓形虫对环境的污染程度，进而系统评价弓形虫感染的总体情况。

**1. 野生猫科动物** 猫科动物被弓形虫感染的情况非常普遍，有较高的感染率，尤其是野猫，其活动范围大，感染率高，同时感染情况复杂。当野猫同时被不同基因型的弓形虫感染后，对弓形虫基因型的多样化演化起重要作用。因此在弓形虫演化过程中起到了不可忽视的作用。猫科动物活动范围广泛，感染情况复杂，在弓形虫病的传播中起到重要的作用。Dubey 等（2009）对波多黎各的莫娜岛上的野猫进行弓形虫病血清学检测，发现其感染率为84.2%，并且从野猫体内分离出7个不同基因型的弓形虫虫株。Millan 等调查了西班牙东部地区野生猫科动物弓形虫感染情况，其感染率为84.7%，这是欧洲地区有史以来发现的最高感染率。在南美洲的巴西，有研究发现热带野生猫科动物弓形虫抗体水平很高，阳性率在55%左右。同在北美洲的智利，研究人员对捕获的151只野生动物进行血清学检测，发现73只美国水貂的阳性率为59%，13只南方水獭的阳性率为77%，65只家猫的阳性率为68%，这表明人口和猫等家养宠物的增加对沿海生态系统的栖息地丧失和病原体污染产生重要影响。在北美洲，有人报道了美国宾州的山猫弓形虫阳性率为83%。我国学者调查了某动物园狮子的弓形虫感染情况，阳性率高达33%。野生山猫感染弓形虫，可出现明显的临床症状，与猫流感、猫瘟热等病的临床症状有很大的相似性，具体表现为精神沉郁，反应迟钝，间歇性痉挛并且连续发出叫声，且声音较细等。

**2. 野生犬科动物** 犬科动物主要包括狼、狐狸、貂等，主要遍及陆生食肉动物的所有分布地区。犬科动物感染弓形虫的临床症状和狂犬病症状类似，主要表现为精神委顿、食欲降低、眼睛和鼻子出现分泌物，有时并伴有神经症状如抽搐和运动失调。Sobrino 等调查了西班牙地区的猞猁、狼和赤狐的感染情况，发现这些野生动物都具有很高的感染率，研究人员从西班牙不同地区采集了282个野生动物的血清样本进行检测，发现伊比利亚山猫阳性率为81.5%（22/27）；欧洲野猫的阳性率为50%（3/6）；红狐阳性率为64.7%（66/102）；狼的阳性率为46.9%（15/32）；獾的阳性率为70.3%（26/37）；石貂的阳性率为85%（17/20）；松貂的阳性率为100%（4/4）；埃及猫鼬（mongoose）的阳性率为59.1%（13/22）。Mutphy 等发现在爱尔兰的赤狐弓形虫感染阳性率高达56%，且伴有明显的脑炎症状，脑组织中的病灶明显。在智利南部的野生美洲貂的弓形虫感染率高达70%，而且在研究中发现不同年龄组的弓形虫感染率有明显区别，成年动物弓形虫抗体阳性率高于幼龄组。我国患有弓形虫病的犬科动物主要分布于青海、西藏、甘肃等牧区，并且多为较为名贵的宠物犬，尹平昌等通过对青海地区160份藏獒血清样本进行检测发现阳性率为3.75%。

**3. 鸟类** 鸟类作为弓形虫的中间宿主，在家养禽类、观赏鸟类、自然野生鸟类中均有弓形虫感染的报道。对于家养禽类，通过对分布于世界南美洲、北美洲、欧洲、亚洲、非洲五大洲的国家的巴西、美国、墨西哥、葡萄牙、印度、伊朗、刚果、马里等地区散养家鸡调查发现五大洲平均阳性感染率分别为南美洲54%、北美洲46.1%、欧洲42.5%、非洲33.3%、亚洲31.3%。此外，弓形虫不仅多发于家鸡中，在养殖场中饲养的鹌鹑和鸵鸟体内也发现了弓形虫。Casagrande等在巴西农场养殖的鹌鹑中分离出弓形虫虫株。Langoni等从屠宰场的鸵鸟体内分离出弓形虫，且基因型与巴西先天性弓形虫病患者感染的弓形虫中基因型一致国内也从中国常见的鹌鹑体内分离得到了弓形虫虫株。

更重要的是，研究人员从自然界生存的鸟类中发现了弓形虫。黄思扬等在麻雀等肌肉组织中检测到弓形虫DNA，感染率为2.25%，通过PCR-RFLP分析发现感染的弓形虫的基因型为Ⅰ型和Ⅱ型变异型（ToxoDB#3）。从中国福建野生动物园的三种宠物鸟（黑盖、孔雀和虎皮鹦鹉）中发现了弓形虫的感染；有人在以色列的散养寒鸦、家鸦中分离出了弓形虫虫株。澳大利亚的牡丹鹦鹉感染弓形虫后，对其脑部损害较大，如肉眼可观察到脑出血、脑病变组织呈海绵状变化并且伴有弥漫性和非化脓性脑炎，有时会伴有严重的神经症状。其他脏器表现为脾大、右心室增厚、肝脏伴有明显的炎症症状。有学者从美国夏威夷黑雁体内分离出弓形虫；从法国灰林鸮得到弓形虫虫体；从哥斯达黎加彩虹巨嘴鸟体内分离出弓形虫。国内报道中国新疆地区的七彩山鸡、家麻雀、兰州地区的家麻雀以及吉林地区的黄雀、小云雀、花脸鸭体内均分离到了弓形虫。

**4. 非灵长类** 在我国，感染弓形虫的非灵长类多发于驯养中心，其地点主要分布于广东和广西地区，少数在云南、河南和北京。对我国广东和广西地区6个灵长类驯养中心的360头食蟹猴用MAT法进行弓形虫抗体检测发现，总阳性率为1.4%（5/360）；其中广东的样品中未见阳性，而广西样品的阳性率为2.1%（5/240）。张述义等对上海动物园非灵长类动物进行了弓形虫血清学调查，发现其感染率为25%（4/16）。

Garcia等对在巴拿马运河捕获的60只新世界猴用MAT法进行检测，其中卷尾猴阳性率为30.2%，吼猴阳性率为17.6%（3/17）。携带弓形虫病原的猫科动物是非灵长类的主要传染源，此外人类活动可能会增加非灵长类的感染风险。Kanayake等同样用MAT法检测了斯里兰卡的170只兰卡猕猴的弓形虫感染情况，其中有21头猕猴感染。Carme等对法国的50头野生吼猴进行弓形虫血清学检测，阳性率为4%（2/50）。Salant对以色列暴发弓形虫病的38只松鼠猴检测，感染率达79%（19/24）；2001年和2006年在法国圭亚那户外养殖的一群松鼠猴暴发了两次弓形虫病。JuanSalles等检测3头死亡小绢猴，结果显示均有弓形虫感染，推测感染途径可能是经口感染。Pertz等发现5头小绢猴中有4头发病并死亡，死亡原因是由于弓形虫感染，感染原因可能是食入了感染有弓形虫的老鼠。Inoue对笼养的5例弓形虫感染的松鼠猴的病例进行总结发现，早期呈全身性感染，并且在肝、肺、脾中均可发现速殖子。Cunningham等发现一群捕获的松鼠猴中，有30只死于弓形虫感染，大部分死于肺水肿，其中1只可能死于肝功能和心力衰竭。路易斯维尔动物园的2头死亡的绒毛猴均证实为弓形虫感染所致。Epiphaniol发现了32只新世界灵长类动物因弓形虫病感染而导致死亡，其患病率高达97%。Dietz等对一个包含16头狨猴（marmoset）、10头小绢猴、3头狐尾猴的猴群进行调查，发现有9头突然死亡（其中，5头小绢猴、3头狨猴和1头狐尾猴），其中在死亡的5头小绢猴和3头狨猴的组织中均检出有弓形虫。

**5. 啮齿类** 啮齿动物在哺乳动物中种类最多、分布最广。会携带各种疾病，也是弓形虫病重要的中间宿主，对人类危害十分严重。Bangari等首次报道了土拨鼠和红松鼠均可感染弓形虫病，并对其中一只日渐消瘦、并表现出精神疾病病症的土拨鼠（groundhog）进行了病理剖检，发现其脑部、心脏和肝脏中均有不同程度的炎症，经反复确诊后，是该土拨鼠感染了弓形虫；同时2只临床症状为肺炎和脑炎的红松鼠，经确诊后发现也感染了弓形虫。有报道指出在加利福尼亚中心海岸，近17%的野生鼠感染弓形虫，其中白足鼠阳性率高达26%。在我国，崔君兆等研究者对我国广西、福建、广东、内蒙古、黑龙江、浙江、云南、天津、上海、四川、湖南、新疆12个省份采集了19种啮齿动物的血液或血清，共计6 374份，进行了弓形虫抗体检测，共发现243份阳性样本，其平均阳性率为3.81%。其中兔血清阳性率4.11%（109/2 655）；板齿鼠阳性率0.73%（1/137）；黄胸鼠阳性率9.48%（42/443）；鼬鼠（weasel）阳性率0.11%（1/90）；褐家鼠阳性率3.11%（12/376）；小家鼠阳性率4.55%（1/22）；黄毛鼠阳性率1.27%（4/513）；

针毛鼠阳性率 13.16%(5/38);社鼠阳性率 5.13%(2/39);大白鼠阳性率 20%(5/25);鼩鼠阳性率 50%(1/2);鼠类不详阳性率 3.06%(60/1 963)。在其他 19 只黑腹线鼠,1 只青毛鼠,2 只田小鼠,76 只豚鼠,2 只大足鼠,47 只黑线姬鼠,123 只旱獭(marmot),1 只艾鼬(fitchew)的血清中未发现阳性抗体。在 10 个省份的家兔发现有感染,其中阳性率最高为上海 14.2%,其次是广西、福建,阳性率分别为 10% 和 9.7%,最低是内蒙古 0.1%。而我国患有弓形虫病的啮齿动物多分布于华南地区,据调查显示,野鼠弓形虫感染率较低,即便如此,老鼠在我国数量相当庞大,遍布各个角落,因此对人类健康构成的威胁是不能小觑的。

**6. 熊科动物** 熊掌作为传统珍稀的食材,熊科动物易受违法者猎杀。Dubby 在美国北卡罗来纳州东部的 1996 和 1997 年黑熊狩猎季节期间,收集了 143 份猎杀的黑熊的血清样本。通过血清学检测发现弓形虫抗体阳性率为 84%;同样从美国阿拉斯加野生黑熊 143 例样本中检测出 62 份阳性,阳性率为 43%,其中老年黑熊感染率较高。而在加拿大魁北克北部的偏远地区采集到浣熊体内,和加拿大曼尼托巴的黑熊体内均检测到了弓形虫的感染。Scimeca 等从美国俄克拉何马州采集了 44 份活熊血清样本,通过改良的凝集试验(MAT)测定血清阳性率,结果发现了 32 个阳性,其阳性率为 72.7%,并且研究人员还发现成年熊阳性率明显高于幼熊。令人意外的是,Cassandra 在北极熊体内也检测到弓形虫。

在中国延边某熊场研究人员共采集黑熊血清样本 73 份,用间接 ELISA 法检测弓形虫血清抗体。结果表明,在 73 份血清样本中,检出 21 份阳性血清,血清抗体总阳性率为 28.8%。其中,43 份雄性黑熊血清中,检出 9 份阳性血清,抗体阳性率为 20.9%;30 份雌性黑熊血清中检出 12 份阳性血清,抗体阳性率为 40.0%。2014 年在中国河南省郑州市动物园发现了一只七岁的大熊猫死于弓形虫感染,其初期症状表现为厌食,并伴有呼吸困难,病理变化为胃肠道有多灶性黏膜出血,十二指肠内有干燥硬块,肺部充血,食糜阻塞了呼吸道;组织学上,在肺泡中发现了含有弓形虫速殖子的巨噬细胞。其他病变包括肠固有层和黏膜下层充血,胃上皮坏死和脱落,通过免疫荧光检查出有弓形虫速殖子。

**7. 臭鼬、貂、獾** 貂等动物的皮毛对于人类有很高的经济价值,但该动物也是弓形虫的重要宿主。有研究表明,在智利南部的野生美洲貂弓形虫感染率可高达 70%,而且通过统计学分析发现不同的年龄组弓形虫感染率存在显著的区别:成年动物弓形虫抗体阳性率明显高于幼龄组。Anwar 等调查发现英国南部的獾(badger)血清中弓形虫抗体水平相当高,而且农村地区的獾弓形虫感染率要远高于城市地区的獾;Dubey 等首次从北美洲的加拿大的黄鼬体内分离到了弓形虫虫株。

郑文斌等通过改良凝结试验(MAT)对东北三省及山东省 8 个地区的 1 499 只水貂进行弓形虫血清学检测。结果显示,弓形虫血清学阳性率为 8.14%(122/1 499)。水貂弓形虫感染率在各个地区相差较大,并且随着水貂的患病地区、性别、季节和年龄的患病率也存在着较大的区别:从最低的 1.85%(长春)到最高的 15.75%(大连);雄性水貂的感染率为 4.31%,雌性水貂的感染率为 6.22%;春季感染率为 11.64%,夏季感染率为 7.34%,秋季感染率为 7.37%,冬季感染率为 7.32%;幼貂感染率为 5.79%,青年水貂感染率为 5.03%,成年水貂感染率为 11.08%。这些数据表明,地区和年龄是水貂感染弓形虫的主要风险因素。采用同样方法对相同地区的 1 181 只貉进行弓形虫血清学检测。结果显示,血清学阳性率为 8.64%(102/1 181)。貉弓形虫感染率在各个地区相差较大,从最低的 2.96%(烟台)到最高的 17.62%(青岛);雄性貉的感染率为 7.58%,雌性貉的感染率为 9.22%;幼貉感染率为 8.53%,青年貉感染率为 7.71%,成年貉感染率为 7.73%。

**8. 鹿** 鹿科动物是典型的食草动物,在全世界分布广泛,因其多生活在野外,因此有较高的弓形虫感染率。Jokelainen 等报道了芬兰地区野生鹿科动物的弓形虫感染情况,其中驼鹿感染率为 9.6%,白尾鹿为 26.7%,狍子(roe deer)为 17.6%。Dubey 等对来自美国华盛顿州的长耳鹿和黑耳鹿利用 MAT 直接凝集法进行检测,在黑耳鹿中发现了弓形虫抗体,阳性率为 32.56%,而在长耳鹿中没有发现弓形虫抗体。Karmen 从美国伊利诺伊州芝加哥附近的两个郊区森林保护区中采集和捕获病死的 443 只鹿体内血清进行弓形虫检测,阳性率为 55.9%。除此之外,狍子也属于鹿科动物的一种,是猫科动物重要的肉类来源，人也有食用狍肉现象。在狍子体内也发现了弓形虫的感染。Gamarra 等在西班牙的 8 个地区检测到鹿科动物狍子弓形虫感染率高达 39.2%。在我国，马迎教等对中国百色地区饲养的 121 头梅花鹿进行血清学检测，阳性率 9.09%；刘清淮等对内蒙鹿的血清学检测，阳性率为 8.9%；张金国对北京地区鹿的血清检测，阳性率为 2.9%，由此看出不同地区感染率差异较大。

**9. 蝙蝠** 蝙蝠(bat)体内存在多种包括寄生虫在内的人类病原体，其中弓形虫的感染率也较高。2013 年徐鹏等采用 PCR 方法扩增 B1 基因，检测了 550 份来自中缅边境的蝙蝠组织样本，结果发现弓形虫感染率为 29.3%。Zamora 等在哥伦比亚中部安第斯山脉昆迪奥省的内部蝙蝠体内检测出弓形虫 DNA；de Jesus 等在巴西巴伊亚州检测了野外捕获的 97 个蝙蝠样本，弓形虫阳性率为 2%；从巴西圣保罗收集了 616 个蝙蝠样本，弓形虫阳性率为 32.62%；Dodd 等从英国收集了 77 个蝙蝠样本，检出阳性率为 10.39%；Carolina 等从东非塞伦盖蒂提取的 4 个食虫蝙蝠样本全部检测为阳性。以上可见，蝙蝠可作为自然界弓形虫感染的储存宿主。

**10. 澳洲有袋类** 澳大利亚地理位置独特，与其他大陆隔绝，野生动物物种十分丰富。袋鼠等有袋类在澳大利亚分布广泛，并且与当地居民接触密切。Parameswaran 等对澳大利亚的西部灰色袋鼠(kangaroo)进行了弓形虫检测，发现成年袋鼠和其幼年袋鼠体内都含有弓形虫虫体，表明了袋鼠体内也发生了弓形虫的垂直传播。Mayberry 等在西澳大利亚州珀斯郊区，通过间接荧光抗体试验(IFAT)检测了 102 只雌性袋鼠，发现其阳性率为 20%。Fernández-Aguilar 等在西班牙东北部的野生动物园，发现一例死于弓形虫感染的贝内特小袋鼠，这是在欧洲首次出现非典型弓形虫病。Pan 等在澳大利亚西部内陆检测了 16 只无症状的有袋类动物，其中 14 只检测阳性。Dubby 也在美国从圈养的小袋鼠体内分离出弓形虫速殖子。但在南澳大利亚的考拉未发现弓形虫感染。

**11. 其他野生动物** 野猪是杂食类野生动物，由于其饮食习惯，导致此物种体内也常常存在弓形虫病原体。据报道显示，巴西是弓形虫病流行较为严重的国家之一。在巴西圣保罗地区，有研究人员在野猪的血清样品中检测到弓形虫抗体，但感染率较低。然而，在西班牙，野猪的弓形虫感染率高达 38.4%。Harrison 等对一只临床症状表现为头部倾斜、原地打转、运动失调的非洲野猪进行了弓形虫病原学检测和 PCR 检测，发现其患有严重的弓形虫病，在脑组织中发现包囊的存在，内脏组织中也出现了大面积坏死病灶。Marcoi 等在西班牙东北部地区用手捕获了一只反应迟钝、右眼萎缩但是身体状况看似良好的雄性岩羚羊，经过血液检测未发现感染弓形虫。而后发展为慢性消耗性疾病，最终在捕获 32d 后死亡，尸检发现其出现全身性寄生虫性病灶，经免疫组化确诊为弓形虫病。Carolina 等在东非塞伦盖蒂捕获的鬣狗体内检测出弓形虫，其中斑鬣狗阳性率为 93%(38/41)，条纹鬣狗(hyena)为 100%(1/1)。其中幼年鬣狗阳性率 57.9%(11/19)，明显低于成年鬣狗(92.7%，38/41)。

## 四、海洋动物弓形虫病的流行

弓形虫感染的动物种类繁多，海洋中的哺乳动物也是其感染的对象。然而有关水生生物感染弓形虫的研究相对较少，报道也较晚。1977 年有人发现一头用来进行科学研究的加利福尼亚雌性海狮有弓形虫感染。该海狮被圈养在淡水池中 4 年，在其心脏及胃的坏死斑中发现了弓形虫。此现象表明海洋中的哺乳动物也能受到弓形虫的感染，扩大了弓形虫感染的宿主范围。近年来越来越多的证据表明，弓形虫感染已经由陆生动物扩展到了海洋哺乳动物和水生动物。有报道称在 45 只海狮中有 19 只受到弓形虫感染，感染率达到 42%。美国的一项研究表明在 1998—2009 年间，海狮受到弓形虫的感染率为 2.5%。海狮受弓形虫感染的事件也在墨西哥、新西兰、智利等国家有报道。目前我国及亚洲地区尚未见关于海狮被弓形虫感染的报道。因此有必要对此进行调查，明确我国近海受到弓形虫污染的情况。1997 年在加利福尼亚东北部的一项调查研究中心显示，45% 的河獭(river otter)被弓形虫感染，这也将弓形虫感染的中间宿主的范围进一步扩大。随后关于海獭的弓形虫感染屡见文献，截至 2020 年已经有超过 55 篇报道描述了弓形虫感染海獭的事件。2001 年有人检测到，13 只海獭感染的弓形虫基因型为Ⅱ型。同年发现弓形虫能够与肉孢子虫共同感染海獭，进一步阐述了弓形虫对海獭的危害。在美国，弓形虫病是美国加利福尼亚州海獭死亡的主要病因。血清学调查显示，死亡的305只海獭中有52%感染弓形虫；存活的257只海獭中有38%感染弓形虫。这一研究表明弓形虫已经严重污染了近海。美国加州大学圣路易斯分校的研究者报道了一个新的弓形虫感染海獭的机制：随猫粪便排出的卵囊进入海带密集的区域，一部分卵囊会附着在黏性的海带生物膜上。蜗牛摄食携带卵囊的海带，从而将弓形虫传递给捕食蜗牛的海獭。随着近海污染的不断升级，有报道发现在美国华盛顿州，海獭弓形虫感染率由2002年的58%升到2011年的97%。近海的污染也会间接造成海獭易受弓形虫的感染，从而增加海獭的患病率及死亡率。感染美国海獭的弓形虫基因型主要以ToxoDB#5型为主，存在其他不同基因型混合感染的情况。同样，海獭受到弓形虫感染的病例在挪威也有报道，英格兰和威尔士也有海獭受到弓形虫感染的报道，目前关于海獭受到弓形虫感染的报道主要集中在美国，其他地域海獭受到弓形虫感染的情况尚不明确。

1990年，一只母海豚（dolphin）及其幼子死在佛罗里达的海滩上，检测结果发现两者均被弓形虫感染。这是最早的关于海豚被弓形虫感染的病例，此后陆续有海豚弓形虫感染的报道。截至2020年，海豚感染弓形虫的报道超过50篇文献。2003年澳大利亚昆士兰也发现4例弓形虫感染海豚的病例；2004年西班牙地中海海滨也发现10只海豚被弓形虫感染，同时发现一头鲸被弓形虫感染；2004年日本也报道有海豚被弓形虫感染的病例。所罗门群岛和哥斯达黎加均有海豚被弓形虫感染的病例报道，经过PCR-RFLP分析发现感染海豚的虫株为Ⅱ型。2009年Dubey等首次从加拿大的海豚中分离到弓形虫；2010年在意大利利古里亚海岸发现4只海豚被弓形虫感染；2011年在巴西的亚马逊丛林中发现淡水海豚被弓形虫感染，在95份样本中有82个呈现弓形虫抗体阳性，其感染率高达86.3%。2012年墨西哥的一项调查显示，63只海豚中有55只受到弓形虫的感染，感染率高达87.3%。海豚受到弓形虫感染的报道还包括南非、地中海等区域。从分布上来看，因为海豚和人类的接触更为密切，因此海豚受弓形虫感染分布的区域也更广。目前我国尚无关于海豚弓形虫感染的报道。也有国外报道称，弓形虫能在贝类中长期存在，主要寄生于消化腺中。用污染的贝类饲喂血清学阴性的鼠，4周后进行弓形虫特异性抗体检测，结果表明实验鼠感染了弓形虫。用弓形虫孢子化卵囊感染牡蛎，感染后第1～85天进行动物饲喂试验，结果显示：卵囊不仅在牡蛎中长期存在，且保持感染性。上述结果显示，随着水系的污染，海洋哺乳动物和水生动物正成为弓形虫的感染宿主或保存宿主，应该给予重视。

（黄思扬　杨　娜　张厚双　陆绍红　邹丰才）

## 参考文献

[1] 付琳琳，颜超，刘转转，等．徐州地区猫源弓形虫虫株的分离与鉴定[J]．中国血吸虫病防治杂志，2014，26(06)：656-657.

[2] 陆瑶瑶．猪、猫弓形虫病的流行病学分析及TgCatCHn4虫株对小鼠小肠的病理损伤研究[D]．河南农业大学，2018.

[3] 王萌，张念章，朱兴全．猫的弓形虫病研究进展[J]．中国动物传染病学报，2019，27(03)：98-106.

[4] 张启龙，傅彩霞，郑雪莹，等．2014-2017年北京市猫弓形虫病血清流行病学监测[J]．中国动物检疫，2019，36(07)：5-9.

[5] AHMAD N，AHMED H，IRUM S，et al. Seroprevalence of IgG and IgM antibodies and associated risk factors for toxoplasmosis in cats and dogs from sub-tropical arid parts of Pakistan[J]. Tropical Biomedicine，2014，31(4)：777-784.

[6] AL-ANAZI A D. Antibodies in sera from camels(*Camelus dromedarius*)in western and southern regions of Central Province，Saudi Arabia[J]. J Egypt Soc Parasitol，2012，42(3)：659-664.

[7] ALVARADO-ESQUIVEL C，ALVARADO-ESQUIVEL D，VILLENA I，et al. Seroprevalence of *Toxoplasma gondii* infection in domestic rabbits in Durango State，Mexico[J]. Prev Vet Med，2013，111(3-4)：325-328.

[8] ANTONELLO A M，PIVOTO F L，CAMILLO G，et al. The importance of vertical transmission of *Neospora* sp. in

naturally infected horses[ J ]. Vet Parasitol, 2012, 187( 3-4 ): 367-370.

[9] AROUSSI A, VIGNOLES P, DALMAY F, et al. Detection of *Toxoplasma gondii* DNA in horse meat from supermarkets in France and performance evaluation of two serological tests[ J ]. Parasite, 2015, 22: 14.

[10] ASHMAWY K I, ABUAKKADA S S, AWAD A M. Seroprevalence of antibodies to *Encephalitozoon cuniculi* and *Toxoplasma gondii* in farmed domestic rabbits in Egypt[ J ]. Zoonoses Public Health, 2011, 58( 5 ): 357-364.

[11] BACHAND N, RAVEL A, LEIGHTON P, et al. Serological and molecular detection of *Toxoplasma gondii* in terrestrial and marine wildlife harvested for food in Nunavik, Canada[ J ]. Parasit Vectors, 2019, 12( 1 ): 155.

[12] BELLUCO S, MANCIN M, CONFICONI D, et al. Investigating the determinants of *Toxoplasma gondii* prevalence in meat: A systematic review and meta-regression[ J ]. PLoS One, 2016, 11( 4 ): e153856.

[13] BELLUCO S, PATUZZI I, RICCI A. Bovine meat versus pork in *Toxoplasma gondii* transmission in Italy: A quantitative risk assessment model[ J ]. Int J Food Microbiol, 2018, 269: 1-11.

[14] BELLUCO S, SIMONATO G, MANCIN M, et al. *Toxoplasma gondii* infection and food consumption: A systematic review and meta-analysis of case-controlled studies[ J ]. Crit Rev Food Sci Nutr, 2018, 58( 18 ): 3085-3096.

[15] CHUMPOLBANCHORN K, LYMBERY A J, PALLANT L J, et al. A high prevalence of *Toxoplasma* in Australian chickens [ J ]. Vet Parasitol, 2013, 196( 1-2 ): 209-211.

[16] CONG W, ELSHEIKHA H M, ZHOU N, et al. Prevalence of antibodies against *Toxoplasma gondii* in pets and their owners in Shandong province, Eastern China[ J ]. BMC infectious diseases, 2018, 18( 1 ): 430.

[17] DA S J, ALVES B H, MELO R P, et al. Occurrence of anti-*Toxoplasma gondii* antibodies and parasite DNA in raw milk of sheep and goats of local breeds reared in Northeastern Brazil[ J ]. Acta Trop, 2015, 142: 145-148.

[18] DA S R, LANGONI H. Risk factors and molecular typing of *Toxoplasma gondii* isolated from ostriches( *Struthio camelus* )from a Brazilian slaughterhouse[ J ]. Vet Parasitol, 2016, 225: 73-80.

[19] DANEHCHIN L, RAZMI G, NAGHIBI A. Isolation and genotyping of *Toxoplasma gondii* strains in ovine aborted fetuses in Khorasan Razavi province, Iran[ J ]. Korean J Parasitol, 2016, 54( 1 ): 15-20.

[20] DING H, GAO Y, DENG Y, et al. A systematic review and meta-analysis of the seroprevalence of *Toxoplasma gondii* in cats in mainland China[ J ]. Parasites Vectors, 2017, 10( 1 ): 27.

[21] DONG H, SU R, LU Y, et al. Prevalence, risk factors, and genotypes of *Toxoplasma gondii* in food animals and humans( 2000-2017 )from China[ J ]. Front Microbiol, 2018, 9: 2108.

[22] DUBEY J P. Toxoplasmosis in pigs—the last 20 years[ J ]. Vet Parasitol, 2009, 164( 2-4 ): 89-103.

[23] FATIMA T, MEHNAZ S, WANG M, Et al. Seroprevalence of *Toxoplasma gondii* in one-humped camels( *Camelus dromedarius* )of Thal and Cholistan deserts, Punjab, Pakistan[ J ]. Parasitol Res, 2019, 118( 1 ): 307-316.

[24] FOROUTAN M, FAKHRI Y, RIAHI S M, et al. The global seroprevalence of *Toxoplasma gondii* in pigs: A systematic review and meta-analysis[ J ]. Vet Parasitol, 2019, 269: 42-52.

[25] GENNARI S M, ESMERINI P O, LOPES M G, et al. Occurrence of antibodies against *Toxoplasma gondii* and its isolation and genotyping in donkeys, mules, and horses in Brazil[ J ]. Vet Parasitol, 2015, 209( 1-2 ): 129-132.

[26] GOMES D, KRAWCZAK F, OLIVEIRA C, et al. *Toxoplasma gondii* in cattle in Brazil: A review[ J ]. Rev Bras Parasitol Vet, 2020, 29( 1 ): e15719.

[27] HANSU K, ÖZDEMIR H, HANSU Ī, et al. *Toxoplasma* comparison of the seroprevalence rates in Syrian refugee pregnant women and Turkish pregnant women[ J ]. Turkiye Parazitol Derg, 2021, 45( 4 ): 247-251.

[28] HARIDY F M, SALEH N M, KHALII H H, et al. Anti-*Toxoplasma gondii* antibodies in working donkeys and donkey's milk in greater Cairo, Egypt[ J ]. J Egypt Soc Parasitol, 2010, 40( 2 ): 459-464.

[29] HUTCHISON W M. Experimental transmission of *Toxoplasma gondii*[ J ]. Nature, 1965, 206( 987 ): 961-962.

[30] JONES J L, KRUSZON-MORAN D, ELDER S, et al. *Toxoplasma gondii* infection in the United States, 2011-2014[ J ]. Am J Trop Med Hyg, 2018, 98( 2 ): 551-557.

[31] LEE S H, LEE S E, SEO M G, et al. Evidence of *Toxoplasma gondii* exposure among horses in Korea[ J ]. J Vet Med Sci, 2014, 76( 12 ): 1663-1665.

[32] LI X, NI H B, REN W X, et al. Seroprevalence of *Toxoplasma gondii* in horses: A global systematic review and meta-analysis[J]. Acta Trop, 2020, 201: 105222.

[33] LIU L, WANG P, XU J, et al. Increased risk of *Toxoplasma gondii* infection in cancer patients: A meta-analysis of current evidence based on case-control study[J]. Acta Trop, 2019, 192: 30-40.

[34] MAKSIMOV P, BUSCHTONS S, HERRMANN D C, et al. Serological survey and risk factors for *Toxoplasma gondii* in domestic ducks and geese in Lower Saxony, Germany[J]. Vet Parasitol, 2011, 182(2-4): 140-149.

[35] MANSOURI B EL, AMARIR F, PEYRON F, et al. High performance of a novel point-of-care blood test for Toxoplasma infection in women from diverse regions of Morocco[J]. Emerg Microbes Infect, 2021, 10(1): 1675-1682.

[36] MOLAN A, NOSAKA K, HUNTER M, et al. Global status of *Toxoplasma gondii* infection systematic review and prevalence snapshots[J]. Tropical Biomedicine, 2019, 36(4): 898-925.

[37] NEUMAYEROVA H, JURANKOVA J, JEKLOVA E, et al. Seroprevalence of *Toxoplasma gondii* and *Encephalitozoon cuniculi* in rabbits from different farming systems[J]. Vet Parasitol, 2014, 204(3-4): 184-190.

[38] OLIVEIRA G M S D, SIMÕES J M, SCHAER R E, et al. Frequency and factors associated with *Toxoplasma gondii* infection in pregnant women and their pets in Ilhéus, Bahia, Brazil[J]. Revista da Sociedade Brasileira de Medicina Tropical, 2019, 52: e20190250.

[39] PAN M, LYU C, ZHAO J, et al. Sixty years(1957-2017)of research on toxoplasmosis in China-An overview[J]. Front Microbiol, 2017, 8: 1825.

[40] PATEL K K, HOWE L, HEUER C, et al. Evaluation of Western blot, ELISA and latex agglutination tests to detect *Toxoplasma gondii* serum antibodies in farmed red deer[J]. Vet Parasitol, 2017, 244: 154-159.

[41] RODRIGUES F T, MOREIRA F A, COUTINHO T, et al. Antibodies to *Toxoplasma gondii* in slaughtered free-range and broiler chickens[J]. Vet Parasitol, 2019, 271: 51-53.

[42] SCHARES G, BANGOURA B, RANDAU F, et al. High seroprevalence of *Toxoplasma gondii* and probability of detecting tissue cysts in backyard laying hens compared with hens from large free-range farms[J]. Int J Parasitol, 2017, 47(12): 765-777.

[43] VISMARRA A, BARILLI E, MICELI M, et al. *Toxoplasma gondii* in the Corniglìese sheep breed in Italy: Meat juice serology, *in vitro* isolation and genotyping[J]. Vet Parasitol, 2017, 243: 125-129.

[44] VIVACQUA D P F, PAZ A B, FROTA A C C, et al. Antenatal factors related to congenital toxoplasmosis in Rio De Janeiro, Brazil[J]. J Matern Fetal Neonatal Med, 2021: 1-7.

[45] WANG M, WANG Y H, MENG P, et al. *Toxoplasma gondii* infection in Bactrian camel(*Camelus bactrianus*)in China[J]. Vet Parasitol, 2013, 192(1-3): 288-289.

[46] WILKING H, THAMM M, STARK K, et al. Prevalence, incidence estimations, and risk factors of *Toxoplasma gondii* infection in Germany: A representative, cross-sectional, serological study[J]. Sci Rep, 2016, 6: 22551.

[47] XIAO Y, YIN J, JIANG N, et al. Seroepidemiology of human *Toxoplasma gondii* infection in China[J]. BMC Infect Dis, 2010, 10: 4.

[48] XIN S, SU R, JIANG N, et al. Low prevalence of antibodies against *Toxoplasma gondii* in Chinese populations[J]. Front Cell Infect Microbiol, 2020, 10: 302.

[49] XIN W, SI-YUAN Q, ZHENG-LIANG L, et al. Seroprevalence and risk factors of *Toxoplasma gondii* infection in domestic raccoon dogs in four provinces in northern China[J]. Microbial Pathogenesis, 2019, 128: 136-138.

[50] ZHANG X X, QIN S Y, LI X, et al. Seroprevalence and related factors of *Toxoplasma gondii* in pigeons intended for human consumption in Northern China[J]. Vector Borne Zoonotic Dis, 2019, 19(4): 302-305.

[51] ZHOU Y, ZHANG H, CAO J, et al. Isolation and genotyping of *Toxoplasma gondii* from domestic rabbits in China to reveal the prevalence of type III strains[J]. Vet Parasitol, 2013, 193(1-3): 270-276.

# 第十四章 | 抗弓形虫病疫苗

由于缺乏直接杀灭弓形虫，尤其是组织包囊的低毒且有效的药物，因此从弓形虫的致病性被充分认识之后，人们对研发抗弓形虫病疫苗的兴趣从未间断，并在近几十年得到广泛的研究。例如，用从流产的羊胎中分离、经小鼠长期腹腔内传代的弓形虫 S48 株（已失去在羊体内形成包囊的能力），研制成羊用 Toxovax 弓形虫疫苗，于 1988 年在新西兰开始使用。20 纪 60 年代开始，人们开展弓形虫减毒活疫苗的研究，其中紫外线致弱、射线致弱及基因改造活疫苗均取得有效的抗弓形虫效果。重组疫苗也受到研究者的重视，例如，重组多肽和重组多表位弓形虫蛋白疫苗接种宿主对再感染有较好的保护力，其中弓形虫表面抗原蛋白、棒状体蛋白、棒状体颈部蛋白、微线体蛋白、菱形体蛋白、钙依赖蛋白激酶及热休克蛋白作为重组蛋白均获得较好的免疫保护效果。近几年，人们将编码上述蛋白的基因应用于重组 DNA 疫苗的研究，也表现出与蛋白疫苗类似的效果。此外，疫苗佐剂也被广泛应用于弓形虫疫苗研究中，不管是微生物佐剂还是其他种类佐剂都能不同程度地提高疫苗的免疫保护作用。目前弓形虫各类疫苗研究大多采用小鼠感染模型，免疫接种后的攻击感染亦多采用强毒弓形虫株（例如 RH 株），这种模型并不适合大多数家养动物的抗虫免疫特点，更不适合用于人类。此外，从目前的研究来看，单分子或者基因拼接制备的疫苗（例如多肽疫苗、mRNA 疫苗或 DNA 疫苗），虽然在一定程度上可为宿主提供抵抗再感染的保护性免疫，但均未达到实际应用的标准。这也是原虫疫苗研发普遍遇到的棘手问题。

## 第一节 减毒活疫苗

宿主接种疫苗是预防病原体感染的最经典和最有效的方法之一。尽管目前还没有一种能完全抵抗弓形虫感染的商用疫苗，但是，随着现代技术的不断发展，人们尝试不同的方法研制不同的疫苗用于弓形虫病的预防。本节将集中介绍减毒活疫苗常用方法。

### 一、紫外线致弱疫苗

**1. 紫外线应用** 自 20 世纪 60 年代开始，人们就研究用辐照的方法致弱弓形虫并作为减毒活疫苗，而以紫外线辐照获取致弱虫株的做法则在 20 世纪 80 年代出现（Grimwood 等，1980；Endo 等，1981）。紫外线是一种低能射线，获取比较简便，广泛应用于杀菌消毒。

**2. 常用波长** 一般认为可见光波长是 400～760nm，大于 760nm 为红外光，小于 400nm 是紫外光。紫外线是指波长在 10～400nm 的光线，可分为 UVA（波长 320～400nm，长波）、UVB（波长 280～320nm，中波）和 UVC（波长 100～280nm，短波）。太阳光中的短波紫外线在经过地球表面同温层时被臭氧层吸收，不能到达地球表面，短波紫外线对人体可产生重要作用，灭菌紫外线就在短波段。照射弓形虫用的也是短波段紫外线。照射所用波长有 2 种，徐军等采用波长为 253.7nm 的紫外灯照射弓形虫研究减毒虫株（徐军等，2009），而 Grimwood 等则用波长 254nm 的紫外灯对弓形虫进行减毒处理

(Grimwood 等，1980)。

**3. 照射对虫体的影响** 照射距离与紫外灯功率相关，功率越大照射距离越远。吕芳丽等以 5cm 的距离，用 253.7nm 的紫外灯照射 ZS1 株速殖子 60 分钟以上，接种照射虫体的小鼠在接种后均正常存活，各组织未查见速殖子、假包囊或包囊(吕芳丽等，1999)。用相同的虫株速殖子攻击感染，免疫接种组小鼠较未免疫接种组小鼠存活时间延长。徐军等利用功率为 30W、波长 253.7nm 的紫外灯在 40cm 距离照射弓形虫 RH 株速殖子，照射时间从 1～35 分钟的速殖子在细胞内的增殖能力受到明显抑制，在小鼠体内不能形成致死性的感染，也未形成慢性感染，表明速殖子已被致弱。辐照时间 40 分钟以上时，速殖子完全失去活力。照射后的速殖子尽管仍有形成纳虫泡(PV)的能力，但 PV 因在没有宿主溶酶体参与下逐步退化，而 PV 的线粒体、粗面内质网及与宿主细胞微管的结合依然存在。究其原因，可能是因为紫外线辐照导致速殖子的染色体双链断裂，引起 DNA 损伤所致。限定紫外线辐照剂量可能对速殖子的某些与侵入细胞相关的细胞器的结构和功能并未产生实质性改变，如棒状体、类锥体和致密颗粒等，因而可以正常黏附并入侵宿主细胞。艾康(2020)对紫外线照射的速殖子进行转录组学分析，试图从基因水平上阐释弓形虫在紫外线作用下发生的变化。在转录组分析中，一共检测出基因 7 673 个，其中已知基因为 5 832 个，预测新基因为 1 841 个。在这些基因中，有 6 231 个是紫外线处理前后的差异基因，而且随着紫外照射时间的增加差异表达基因也越来越多。这些差异基因主要涉及氨基酸代谢、碳水化合物代谢、细胞生长与死亡、折叠分类和降解、复制和修复、运输和分解代谢、能量代谢、脂质代谢等。在这些通路中，下调的基因占绝大多数。紫外线的照射抑制了弓形虫大部分基因的表达，上调的基因是弓形虫为适应物理损伤做出的调整。以弓形虫野生株感染小鼠为对照组，作者还对减毒弓形虫疫苗免疫小鼠后的血清蛋白质图谱进行了相关的研究，共鉴定出表达的蛋白 3 674 个，其中差异蛋白 1 933 个，对照组和减毒组之间的蛋白有显著差异。

**4. 致弱疫苗引起的免疫反应** 通过对辐照计量的计算，发现获取致弱弓形虫的辐照剂量在 120～4 200J/m$^2$ 之间。当辐照剂量超出速殖子所能承受的最大辐照剂量时，速殖子会完全失去活力。有研究显示，至少 120J/m$^2$ 的辐照计量才能抑制弓形虫速殖子在 BHK-21 细胞中增殖，才能保护接种该致弱虫株的小鼠免于死亡(Grimwood 等，1980)。吕芳丽等(1999)发现，紫外线照射后，活性降低的弓形虫 ZS1 株速殖子依旧能引起有效的免疫反应。增高的 IgG 抗体滴度表明，紫外线减毒弓形虫 ZS1 株疫苗免疫小鼠后能够刺激机体产生一定的免疫保护力，体液免疫也可能发挥着一定作用。体外特异抗原刺激后，可诱导免疫小鼠脾 T 淋巴细胞增殖反应；免疫组的自然杀伤(NK)细胞活性亦明显增强。紫外线减毒弓形虫 ZS1 株速殖子疫苗能够诱导免疫小鼠产生一定的抗攻击感染保护力，其中 CD8$^+$ T 细胞和 NK 细胞可能发挥着重要作用。研究发现，小鼠在接种减毒疫苗后，激活了其体内多种免疫应答。其中，发现 NK 介导的免疫反应可能是疫苗发挥效果的重要方式。NK 细胞是先天免疫系统的重要组成部分，是抵御病原体侵扰的第一道防线。

**5. 提高对旋毛虫感染的免疫力** 国内学者(吕芳丽等，1999；郑焕钦等，2008)研究发现，紫外线致弱弓形虫免疫小鼠还能提高后者对旋毛虫(*Trichinella* sp.)的免疫力。与旋毛虫单感染相比，小鼠预先经紫外线减毒弓形虫免疫再感染旋毛虫后 5～14 天其小肠内的成虫数明显增加(肠道排虫明显延迟)，感染后 23～90 天其肌肉中的幼虫数明显下降。这些结果显示，用紫外线照射减毒的弓形虫免疫小鼠可对旋毛虫感染产生一定的免疫保护。接受一种病原体免疫的机体，对异源病原体产生一定免疫保护作用的现象在高等动物普遍存在，而且在临床上逐步显示出潜在的应用价值。

大量的研究表明，紫外线致弱弓形虫能显著提高接种者的免疫力，但不能给接种动物带来 100% 的保护力。紫外线致弱弓形虫疫苗具有制作简单、成本低等优点，但存在性能难以控制等的缺点。

## 二、射线致弱疫苗

**1. 常用射线** 除了利用紫外线致弱弓形虫外，也有学者研究利用射线来代替紫外线减毒弓形虫，并也取得良好效果。射线是由各种放射性核素发射出的、具有特定能量的粒子或光子束流。不同的射线，由于其电离密度不同，产生的生物效应也不同，所引起的变异率也有差别。为了获得较高的有利突变，必须选择适当的射线。受射线来源、设备条件和安全等的影响，目前最常用的是γ射线和X射线，其中γ射线也常应用在弓形虫致弱疫苗研究中。

**2. γ射线致弱速殖子** 弓形虫速殖子在细胞内增殖能力受γ射线剂量影响，随γ射线（30～300Gy）照射量不断增加，弓形虫RH速殖子在人白血病HL-60细胞和鼠腹膜巨噬细胞中的增殖抑制率逐渐升高，300Gy时分别达到89%～94%和80%～94%。200Gy的γ射线辐照的弓形虫RH速殖子可丧失其在体内外增殖的能力，在短期培养中，这些虫体可维持呼吸反应、入侵细胞的能力以及蛋白质和核酸合成（Kook等，1995）。用255Gy辐照的弓形虫RH速殖子免疫小鼠能提高小鼠经强毒株攻击后的存活率，而用包囊攻击，小鼠脑部病理表现也较轻（Zorgi等，2016）。

$^{60}$Co γ射线以0.4～1.0kr致弱弓形虫GJP株，既不引起猪发病又可以使猪产生免疫力。接种致弱弓形虫虫株两周后，猪体血清出现特异性抗体，第四周已有87%的猪产生高滴度的抗体，第八周达到最高，第九周大部分猪体内抗体滴度已开始下降。照射致弱的弓形虫速殖子诱导的宿主免疫反应由B细胞和$CD4^+$和$CD8^+$ T细胞介导，能够增加机体的体液和细胞免疫应答。该疫苗与自然感染相似，但不产生组织包囊。照射的弓形虫能对动物提供免疫保护，可能是弓形虫疫苗开发的替代手段，特别是对于那些面临严重免疫抑制风险的患者（Gomaa等，2019）。

**3. γ射线致弱包囊** 伽马射线控制弓形虫包囊感染的最小有效剂量为0.55kGy。剂量为0.45kGy的γ射线辐照的缓殖子，其感染力降低$10^4$倍。但有研究表明，不同弓形虫虫株所需要的最小照射量不一样。用于控制弓形虫ME49和Ts-2虫株感染性的最小γ射线有效剂量（0.6kGy）比NT株略高。

有研究发现，γ射线辐照分离自猪的弓形虫95株包囊和其他10种实验室分离株的小鼠脑内包囊，在0.4kGy下都不能存活。应用不同剂量的60Coγ射线照射含弓形虫NT株包囊的鼠脑匀浆接种小鼠，发现γ射线0.55kGy剂量是控制弓形虫NT株感染性最小的有效剂量。γ射线0.1kGy剂量对弓形虫缓殖子的感染性无明显影响，用0.45kGy照射后的感染性较前者下降$10^4$倍。辐照的弓形虫包囊能为受攻击的动物提供保护，可能成为弓形虫疫苗研发的潜在材料。

**4. γ射线致弱卵囊** 小鼠感染经γ射线照射的卵囊后，能在鼠小肠检测到子孢子，并能在肠系膜淋巴结中发现虫体。电镜观察虫体未见结构异常。在感染照射卵囊7天后小鼠的组织中未发现虫体。虽经0.8kGy照射后的卵囊仍可孢子化，但经0.6kGy和0.8kGy照射的卵囊比经0.2kGy和0.4kGy照射后的卵囊有明显不同，前者虫体中出现较多的颗粒。未孢子化的卵囊经0.35、0.4、0.6和0.8kGyγ射线照射后不能发育成具感染性的孢子化卵囊。0.35kGy照射后的卵囊偶可感染，而经0.4kGyγ射线照射的卵囊则失去感染小鼠能力，但可诱导产生抗体。实验证实，孢子化卵囊可以被低剂量的γ射线灭活。采用137Csγ辐射源对弓形虫弱毒株（VEG株）卵囊进行照射后口服免疫小鼠，然后以0.20kGy和0.40kGy辐射的卵囊攻击感染，结果发现小鼠受到部分保护。

**5. γ射线照射可溶性速殖子抗原（soluble techyzoite antigen，STAG）** 研究发现，用1.5kGy照射的STAGs免疫小鼠诱导了显著的保护作用，与未照射STAGs免疫的小鼠相比，产生更高水平的特异性$CD19^+$，$CD3^+$ $CD4^+$和$CD3^+$ $CD8^+$ T细胞活化。经辐照的弓形虫速殖子提取物也可以诱导小鼠免疫应答和保护。但是，相关的机制至今没有明确的解释。

总之，射线致弱弓形虫能显著提高接种小鼠的免疫力并延长虫体攻击小鼠的生存时间，但是与紫外线致弱疫苗一样都无法对受试动物提供100%的保护力。因此，利用射线研制具有完全保护力的弓形虫致弱疫苗仍是个棘手难题。

## 三、基因编辑弱毒株疫苗

近年来，随着基因编辑技术的迅速发展，越来越多的方法用于制备弓形虫基因缺失活疫苗。基因缺失活疫苗是利用基因编辑技术将与弓形虫有关毒力基因敲除后而构建的弱毒活疫苗。该疫苗的免疫接种与野生强毒虫株的自然感染过程极相似，机体可对其多种抗原产生免疫应答反应并且具有较好的免疫原性。此外，基因缺失活疫苗其具有较强的免疫力和较长的免疫持续时间。

目前，通过敲除特定毒力基因获得的几株弓形虫弱毒虫株已经展现出良好的抗弓形虫病效果(表14-1)。有学者通过传统的同源重组技术将弓形虫RH株的微线体蛋白MIC1和MIC3同时敲除，发现弓形虫同时缺失这两个微线体蛋白后，虫体的运动及毒力显著减弱(Ismael等，2006)。小鼠感染一定剂量的RHΔ*mic1-mic3*速殖子后不但可以存活，而且对弓形虫的再次感染可以产生有效的保护及阻断其垂直传播。通过对其诱导的免疫机制研究，发现小鼠接种RHΔ*mic1-mic3*后可诱导机体产生较强的Th1型免疫反应，伴随着较高的IL-12和IFN-γ；此外，还发现IL-10也显著升高。IL-10可以中和较强的Th1型反应，防止过强的Th1型反应对机体产生危害。另外，研究者发现绵羊接种RH Δ*mic1-mic3*速殖子后，可引起机体发生轻微的发热反应，及刺激机体产生较强的免疫保护力，可以有效的地抵抗弓形虫引起的流产，减少母羊所产羔羊体内组织包囊的数量。然而，令人遗憾的是，RH Δ*mic1-mic3*速殖子接种家猫后，虽然可诱导机体产生较强的IgG，但不能使猫体内产生足够的免疫保护力来抵抗弓形虫的再次感染，表明RHΔ*mic1-mic3*在终末宿主家猫和中间宿主中引起的免疫反应不同。因此，有必要对中间宿主和终末宿主对基因改造弓形虫活疫苗的免疫反应作深入细致的研究，为研究适合弓形虫中间和终末宿主使用的活疫苗提供理论基础。

尿嘧啶是弓形虫生长繁殖所必需的物质。氨甲酰磷酸合成酶Ⅱ(carbamoyl phosphate synthetase Ⅱ，CPSⅡ)和乳清酸核苷单磷酸脱羧酶(orotidine 5′-monophosphate decarboxylase，OMPDC)是弓形虫从头合成尿嘧啶途径中的关键调节酶，它们分别由OMPDC基因和CPSⅡ基因所编码。缺失这两个基因中的任何一个之后，弓形虫都不能再通过自身合成途径合成生长繁殖所需的尿嘧啶，因此弓形虫不能在正常的环境中生长。但是，当外界环境中含有较高浓度的尿嘧啶时，弓形虫CPSⅡ和OMPDC缺失株则可通过从外界环境中摄取尿嘧啶使其正常生长。因此，CPSⅡ和OMPDC缺失株为尿嘧啶营养缺陷(uracil auxotrophy)虫株。由于宿主细胞内的尿嘧啶浓度不能满足CPSⅡ或OMPDC缺失株正常生长的要求，因此，细胞内的虫体会逐渐饿死。研究发现，小鼠接种CPSⅡ或OMPDC缺失株后，可产生较强的免疫保护力，并能抵抗弓形虫的再次感染(Gigley等，2009)。另外，小鼠接种CPSⅡ缺失株后，会产生抗肿瘤的免疫力，可以抵抗肿瘤的扩散。

随着CRISPR/Cas9技术在弓形虫中的快速应用，许多调控弓形虫重要生命活动的基因逐渐被挖掘出来。例如GRA17和GRA23主要维持纳虫泡的稳定性及参与宿主与纳虫泡之间小分子的转运。研究发现，弓形虫缺失GRA17之后，纳虫泡的形态结构发生严重变化，而且毒力完全丧失。小鼠接种GRA17缺失株后，可诱导机体产生较强的Th1型免疫反应，而且能有效地保护弓形虫对宿主的急性、慢性及先天性感染(Wang等，2017)。遗憾的是，GRA17缺失株不能完全阻断弓形虫的垂直传播和防止包囊的形成。

钙依赖蛋白激酶2($Ca^{2+}$-dependent protein kinase，CDPK2)基因是弓形虫钙依赖性蛋白激酶家族的一员。CDPK2在调节支链淀粉的形成和降解过程中起着关键作用。弓形虫中许多支链淀粉转化所需要的酶依赖于CDPK2磷酸化。弓形虫缺失CDPK2基因后，会导致大量的淀粉颗粒在虫体中聚集。当弓形虫CDPK2缺失株由速殖子向缓殖子转化时，淀粉颗粒进一步聚集导致包囊中的缓殖子出现死亡。由于不能在宿主体内形成活的包囊，因此弓形虫PruΔ*cdpk2*可以作为弱毒株疫苗保护弓形虫的再次感染。进一步研究发现小鼠免疫PruΔ*cdpk2*缺失株后可刺激机体产生较强的Th1型免疫反应，并可有效地预防弓形虫的急性、慢性及先天性感染的发生(Wang等，2018)。

酪氨酸激酶样蛋白(tyrosine kinase-like，TKL)与弓形虫的黏附和毒力有关，弓形虫缺失TKL1蛋白后，对小鼠的毒力也会完全丧失。研究发现，小鼠接种弓形虫RHΔ*tkl1*速殖子后，可刺激机体产生较强的以CD8+ T细胞介导的Th1型免疫保护反应，并且能有效地阻断小鼠急性、慢性和先天性弓形虫感染的发生。此外，RH$\Delta$*tkl1* 免疫的小鼠死亡率和胎儿流产率均大幅度降低（Wang 等，2020）。

精氨酸作为必需氨基酸，在弓形虫体内不能自身合成，必须从宿主细胞中摄取才能满足其正常生长的需要。氨基酸转运蛋白（novel putative transporter，NPT1）作为弓形虫精氨酸转运蛋白，当其缺失可导致弓形虫不能从宿主细胞中正常摄取精氨酸，但是 NPT1 缺失的弓形虫可在含有较高浓度的精氨酸的环境中正常生长，因此 NPT1 缺失虫株是精氨酸营养缺陷型虫株。由于宿主机体内的精氨酸浓度不能满足弓形虫 NPT1 缺失株正常的生长繁殖，因此 NPT1 缺失株很快被机体所清除。小鼠接种 RH$\Delta$*npt1* 后可以有效地保护其弓形虫的急性和慢性感染（Yang 等，2019）。

**表 14-1 已发表的部分有效的弓形虫弱毒虫株疫苗**

| 目的基因 | 虫株 | 剂量 | 动物模型 | 保护性免疫 | 参考文献 |
|---|---|---|---|---|---|
| CPSⅡ | RH | $1\times10^7$ 速殖子 | BALB/c、C57BL/6 小鼠 | 急性和慢性感染 | Gigley 等，2009 |
| MIC1-3 | RH | $2\times10^1$ 速殖子 | Swiss OF1 小鼠 | 急性、慢性和先天性感染 | Ismael 等，2006 |
| OMPDC | RH、Pru | $1\times10^7$ 速殖子 | C57BL/6 小鼠 | 急性和慢性感染 | Fox 等，2015 |
| AMA1 | RH | $1\times10^6$ 速殖子 | BALB/c、C57BL/6、CD-1 小鼠 | 急性和慢性感染 | Lagal 等，2015 |
| PTS | RH | $5\times10^3$ 速殖子 | C57BL/6 小鼠 | 急性和慢性感染 | Arroyo-Olarte 等，2015 |
| GRA17 | RH | $5\times10^4$ 速殖子 | 昆明鼠 | 急性、慢性和先天性感染 | Wang 等，2017 |
| CDPK2 | Pru | $5\times10^2$ 速殖子 | 昆明鼠 | 急性、慢性和先天性感染 | Wang 等，2018 |
| TKL1 | RH | $1\times10^6$ 速殖子 | 昆明鼠 | 急性、和先天性感染 | Wang 等，2020 |
| LDH | ME49 | $1\times10^4$ 速殖子 | ICR 小鼠 | 急性、慢性感染 | Xia 等，2018 |
| ADSL | ME49 | $1\times10^2$ 速殖子 | ICR 小鼠 | 急性、慢性感染 | Wang 等，2020 |
| MIC1-3 | RH | $1\times10^5$ 速殖子 | 绵羊 | 先天性感染 | Mévélec 等，2010 |

弓形虫基因缺失弱毒活疫苗的保护效率通常取决于弓形虫的感染剂量、感染时间、弱毒株的类型和宿主的易感性等因素。因此，并不是所有的弓形虫基因改造弱毒株都能够刺激宿主产生较强的免疫应答来抵抗弓形虫的感染。已有研究表明，弓形虫分泌的棒状体蛋白和微线体蛋白可刺激宿主产生较强的免疫反应。例如，弓形虫缺失 SORTLR 基因之后其毒力丧失并影响 ROP 和 MIC 蛋白的分泌。小鼠免疫 SORTLR 基因缺失虫株后，不能有效地抵抗弓形虫的再次感染（Sloves 等，2015）。另一方面，弓形虫可通过操纵宿主的信号通路来使自身与宿主处于相对平衡的状态。弓形虫可表达某些特定的蛋白来抑制自身的生长，使其不能被宿主的免疫机制快速识别。因此，可以利用基因编辑技术对弓形虫的某些可操纵宿主细胞的重要保护性抗原过表达，或者某些抑制宿主免疫应答的基因进行敲除，增强宿主的识别或呈递弓形虫抗原的能力，进一步增强宿主的免疫保护效率。弓形虫不能够被宿主完全清除的另一原因是，当弓形虫速殖子被宿主免疫机制识别时，速殖子可迅速转化为缓殖子并形成包囊，进而逃避宿主的免疫反应。因此，可通过基因操纵技术对调控缓殖子分化的重要基因进行敲除，使可引起弓形虫转化为缓殖子的特定抗原在速殖子阶段表达，从而能被宿主快速地识别，进而产生一系列的免疫反应达到抗弓形虫感染的目的。例如，通过基因编辑技术使速殖子表达缓殖子的特异蛋白 SRS9，进而使宿主产生比野生型速殖子更强的 SRS9 特异的免疫应答（Kim 等，2005）。

弓形虫弱毒活疫苗可以使宿主产生较好的免疫保护效果。在成功获得一株安全、有效的弓形虫弱毒活疫苗之前，需要通过评估系统来证实弓形虫疫苗在临床研究中的安全性和有效性。另外，弓形虫弱毒疫苗的保存技术也需要作进一步改进。遗憾的是，目前仍没有一株弓形虫基因缺失苗可以全部清除或抵抗弓形虫包囊的形成，并阻断弓形虫的垂直传播。因此，在未来的研究中应加大对新毒力基因的挖掘和改造已知免疫效果比较好的基因缺失株，例如在已知的基因缺失虫株表达其他阶段的特异性抗原，进而实现更好的免疫效果（表 14-1）。

# 第二节 重组疫苗

近年来，生物信息学作为一门新兴的跨学科的科学，其应用范围逐渐扩大。通过统计学、物理学、计算机科学、数学、医学和生物学技术和算法来分析生物数据，包括预测蛋白质结构、生物学特性、功能、表位、新疫苗和新药的设计等，不但简便快速，且具有令人满意的精度和准确性。基于人工智能的蛋白质构象预测，可帮助人们准确地查找 T 细胞和 B 细胞表位。最近有报道，采用人工智能（AI）技术预测蛋白质三维空间构象，其效能已经逼近天然结构的水平，被认为是 2021 年科技的重大突破。AI 在药物和疫苗分子设计中的应用前景不可估量。

## 一、重组蛋白(多肽、多表位)疫苗

**1. 重组多肽疫苗** 是利用基因工程技术，将某些编码肽链的基因序列与表达载体重组后，通过宿主细胞表达重组多肽而制成的疫苗。

（1）基本策略：首先将已知或预测的某些编码肽链的基因序列串联，确保编码基因序列可被正确阅读、翻译和有效终止；选择合适的表达载体和启动子；将目的多肽 / 抗原蛋白基因构建在表达载体上，然后通过原核或真核表达系统，经适当诱导后，表达出具有抗原特性的多肽；通过分离纯化后制成疫苗。

（2）候选疫苗的选择：理论上，弓形虫生活史各期的结构蛋白和分泌蛋白均可作为候选抗原，主要取决于拟免疫接种的动物（或人群）及候选分子的结构和免疫原性。值得指出的是，疫苗抗原与其在弓形虫生理条件的功能（例如酶、毒力因子、各种信号蛋白等）无必然联系，而与其抗原表位能否诱导宿主强烈的细胞和体液免疫应答有关。

（3）表达系统的选择：目前用于外源抗原的表达系统有细菌、酵母、哺乳动物细胞、昆虫细胞和植物细胞等。表达系统的选择取决于外源抗原的免疫原性、表达效率以及产物纯化的难易程度。

大肠埃希菌是表达外源基因最常用的宿主细胞，有两种方法可实现外源基因的表达：一种是直接将外源基因接在大肠杆菌启动子的下游而且只表达该基因的产物，其优点是能够保证抗原的免疫原性；另一种是表达融合蛋白，这需要保留大肠杆菌转录和翻译的起始信号，将外源基因和细菌自身的基因融合在一起，表达出一个新的杂交多肽，其优点是可以利用细菌蛋白的一些特点来帮助所表达融合蛋白的鉴定或纯化。

酵母是一种低等真核细胞，常用来制备重组蛋白疫苗，其中乙肝疫苗就是由酵母或哺乳动物细胞表达的乙型肝炎病毒表面抗原多肽来实现其目的，也是最早、最成功的重组蛋白疫苗。

近年来，杆状病毒 - 昆虫细胞系统已成为表达异源基因的最佳表达系统之一。杆状病毒表达系统由于具有蛋白产量高，纯化过程较天然蛋白相对简单，可通过蛋白质工程进行修饰等优点，已广泛应用于各种蛋白质的表达，并利用表达产物的构象接近天然蛋白的特点，将表达产物应用于疫苗的研制。

（4）重组多肽疫苗的优点：由于重组多肽 / 蛋白的亚单位疫苗产量大、纯度高、免疫原性可以预测、安全，可以规模化生产，也可以用于研究难以培养的或有潜在致癌性的病原体及有免疫病理作用的疫苗。突出优点主要表现在：①不存在病原体毒力回升或灭活不全的问题，因此安全性较好；②可诱导交叉体液免疫反应，也可诱导交叉细胞免疫反应；③具有合理设计和优化抗原肽结构的能力，可增强免疫应答的效能；④易于制备和纯化，便于运输和保存；⑤不受材料来源的限制，能够解决疫苗生产过程中病原体不能人工培养的问题。

（5）重组多肽 / 蛋白疫苗的缺点：重组多肽疫苗的免疫效果较不稳定，通常免疫持续时间短，需要调节抗原的基因组合或添加佐剂来增强其免疫原性，或通过多次接种来提高免疫效果。主要因为：①遗传背景限制了抗原表肽的表型，多肽疫苗仅代表了蛋白抗原的一部分，难以诱导出多种免疫反应；②抗原肽的免疫原性通常较弱，很难引起较强的免疫应答，通常需要佐剂辅助；③如果采用合成肽，则结构是线性的，不具备天然蛋白抗原所具有的构象；④制备步骤较多，而且需要进一步纯化。

**2. 合成或重组多表位疫苗** 利用生物合成抗原表位获得多肽，或是利用基因重组技术，将编码不同抗原分子的功能性表位的基因片段串连，在宿主细胞内利用真核启动子来持续、高效表达出联合表位肽段而制成的疫苗。

抗原表位，又称抗原决定簇或抗原位点，是存在于抗原分子表面，具有一定组成和结构的特殊化学基团，能与其相应抗体或致敏淋巴细胞发生特异性结合的结构。抗原表位的性质、数目和空间构型决定抗原的特异性。一般情况下，一个多肽表位含5～6个氨基酸残基。位于抗原分子表面的表位易与抗原识别受体或抗体结合，即具有易接近性，可直接启动免疫应答，故称为功能性表位。存在于抗原分子内部的表位无直接触发免疫应答的功能，称为隐藏性表位。如果通过理化因素处理抗原，使其结构发生改变，内部的表位被暴露，可能成为新的有功能的表位。以下介绍近年报道的若干多表位疫苗。

（1）ROM多肽疫苗：国内有学者利用生物信息学工具对ROM4和表膜抗原SAG1的抗原特征进行了分析和比较（Han等，2017），结果提示，ROM4甚至比SAG1具有更好的抗原指数、表面概率和柔韧度（flexibility）和更好的T细胞表位。此外，与对照组相比，接种ROM4短肽的小鼠，IFN-γ、IL-2和IL-12的产量显著增加，生存时间延长，脑包囊负荷减少。据此，作者认为ROM4疫苗是一种潜在的抗慢性和急性弓形虫感染的候选疫苗。有学者使用生物信息学方法筛选并合成了一个多肽（YALLGALIPYCVEYWKSIPR），免疫BALB/c小鼠后发现，小鼠血清中的IgG抗体应答水平升高，而且在IgG的亚群中，IgG2a的优势大于IgG1。

（2）弓形虫GRAs-SAG1重组多表位疫苗：由于弓形虫生活史的复杂性和不同基因型弓形虫抗原的可变性，开发抗弓形虫的多表位疫苗是一种有吸引力的替代方法。最近有学者报告，将表达弓形虫GRA2、GRA7和SAG1等9个表位的合成疫苗免疫BALB/c小鼠。结果发现，该重组多表位疫苗能够诱导小鼠产生Th1/Th2混合免疫应答和高水平IFN-γ（Cao等，2017）。另有学者报告，他们用含有两个T细胞表位和一个B细胞表位的SAG1、GRA1和GRA4的多表位疫苗免疫小鼠，结果证明，免疫过的小鼠其细胞免疫和体液免疫均显著增强，而且弓形虫攻击后的生存时间延长（Wang等，2011）。

（3）弓形虫AMA1-RONs合成多肽疫苗：首先对TgAMA1、TgRON2和TgRON4的T和B细胞表位进行分析预测，化学合成TgAMA1、TgRON2和TgRON4含有T-B表位的肽段，通过不同的组合滴鼻免疫BALB/c小鼠。结果显示，TgAMA1+TgRON2表位肽联合免疫可产生更高水平的肠道分泌型IgA（SIgA）和血清IgA，脾细胞体外刺激可分泌高水平的Th1细胞因子；灌胃感染$10^4$个弓形虫RH株速殖子后，对照组13d内全部死亡，而免疫组30d仍有70%存活，肝和脑虫荷分别减少55.79%和55.68%（Zhang等，2015），说明该合成多肽疫苗可诱发有效的黏膜免疫和全身免疫反应，对急性和慢性弓形虫感染有部分保护作用。

（4）重组多表位疫苗的优点：①安全可靠，针对性强，不存在毒力回复致病的可能性；②可以对宿主免疫系统以持续的、多细胞群的刺激，显著提高免疫效率；③可以迅速复制、发展所需的功能性抗原分子，避免虫体来源的困难，扩大了疫苗应用范围；④由于所获得的表达产物是保护性抗原的有效片段，因此可通过降低使用剂量来减少异种蛋白过敏反应的发生；⑤容易被管理部门和公众所接受。

多表位疫苗的不足之处在于，宿主细胞产生的多表位表达产物可能不具有天然抗原的构象。目前重组蛋白疫苗在人畜弓形虫病防治中尚无成功的案例。

## 二、弓形虫多肽疫苗候选抗原

弓形虫是一种可高度分化的单细胞原虫，虫体顶端具有分泌功能的顶复体（apical complex），在虫体侵入宿主细胞的过程中发挥着重要作用。弓形虫利用独特的滑行运动主动侵入宿主细胞，在此过程中首先通过顶复器合成微线体蛋白和棒状体颈部蛋白（rhoptry neck protein，RON），将虫体锚定于宿主细胞膜并形成瞬时结构，最终形成环形的移动连接（moving junction，MJ），在 $Ca^{2+}$ 以及相关激酶和蛋白的调节下，虫体依赖肌动 - 肌球蛋白马达的驱动主动侵入细胞，同时随着虫体的移位以及细胞膜内陷，虫体分泌棒状体蛋白（ROP）参与早期纳虫泡（parasitophorous vacuole，PV）的形成及扩张，促进虫体进入细胞，最终由虫体分泌的菱形蛋白酶（rhomboid protease，ROM）将连接区域切割后完成入侵。虫体在 PV 内繁殖、逸出，造成组织破坏，亦可在组织内形成包囊引起慢性感染。由此可见，弓形虫侵入宿主细胞不仅是虫体增殖所必需，也是虫体免疫逃避及慢性感染的重要策略。目前，已发现约有 1 360 个来自弓形虫的蛋白家族，其中有很多是弓形虫疫苗的候选抗原。

**1. 弓形虫速殖子表面抗原（surface antigen，SAG）** 弓形虫速殖子胞膜是免疫防御系统识别和杀伤虫体的主要作用界面，其表面抗原分子较多，大约含有 1 000 多种蛋白，且每种抗原在体内诱导的免疫效应不同（Lekutis 等，2001）。除 SAG4 外，目前已知的多种 SAG 均属于 SAG1 相关蛋白序列（SAG1-related sequence，SRS）超家族。SRS 家族分为 SAG1 样和 SAG2 样序列家族这两个主要的类群，该家族由 161 个 SRS 编码，组成 20 种以上结构相关但抗原性不同的虫体表面蛋白。

（1）SAG1：是速殖子期特异性蛋白，均匀分布于速殖子表膜、速殖子内以及纳虫泡的管状结构中，约占虫体总蛋白的 3%～5%，可抑制患者血清中抗体活性的 50% 以上，这表明 SAG1 是速殖子的重要抗原。SAG1 在不同虫株中具有高度保守性，影响速殖子与宿主的结合和虫体对宿主细胞的入侵，且与虫株的毒力有关，强毒株入侵宿主细胞过程中 SAG1 表达量升高。另外，SAG1 能够诱导机体产生 IgG、IgM、分泌型 IgA 抗体和 IFN-γ 等细胞因子以及 CTL 反应，并具有良好的抗原性和免疫原性，是诱导宿主免疫应答的主要抗原（Wang 等，2014）。

（2）SAG2：能够被感染者血清识别，急性感染者血清与 SAG2 的结合强于慢性感染者的血清，而且抗 SAG2 的抗体能阻止弓形虫对宿主细胞的黏附和入侵。此外，SAG2 家族的 SAG2B、SAG2C 和 SAG2D 均有很高的同源性。SAG2B 在速殖子阶段表达，SAG2C 和 SAG2D 仅在缓殖子阶段表达。SAG2A 可用作弓形虫感染急性期检测的指标，SAG2C、SAGD、SAGX 和 SAGY 则对于维持虫体在脑内持续感染起到重要作用，因此它们是包囊形成的重要标志。

（3）SAG3：可通过结合唾液酸化的糖复合物介导弓形虫的入侵，利于虫体增殖，并且 SAG3 在速殖子和缓殖子中均有表达，具有较强的免疫原性。

（4）SAG4：可引起机体的早期细胞免疫和体液免疫应答，抗原性强。

（5）SAG5：比 SAG1 具有更强的免疫原性。SAG5A 不在弓形虫 RH 虫株速殖子中表达，SAG5B 和 SAG5C 在速殖子和缓殖子均有表达。SAG5D 表达仅见于速殖子，且具有免疫原性。SAG5E 是反转录假基因。

**2. 致密颗粒抗原** 弓形虫侵入宿主细胞 10～20 分钟后，虫体顶端的细胞膜融合，形成纳虫泡（PV），然后弓形虫致密颗粒细胞器分泌一类具有免疫活性的蛋白质，即致密颗粒抗原，其部分蛋白分布于纳虫泡表面，是构成弓形虫速殖子纳虫泡和包囊壁的主要成分。

（1）GRA 的功能与种类：GRA 的分子量一般为 20～50kD。GRA 虽然在入侵过程中作用不大，但却是重要的效应分子，与虫体在宿主细胞内的存活和增殖有关。GRA 分别从虫体顶端、侧面及末端分泌进入纳虫泡，最终与纳虫泡膜（PVM）或膜内微管网络关联，通过更新膜分泌及可溶蛋白分泌的形式完成对纳虫泡的修饰调理，抵抗宿主细胞溶酶体的酸化和裂解，隔离宿主的内吞噬作用，确保虫体在细胞内的存活与增殖。目前已鉴定出 20 余种 GRA，其中若干个 GRA 为分泌排泄抗原。

GRA1、GRA5、GRA6、GRA8 和 GRA14 在弓形虫的三个感染阶段均有表达。卵囊中 GRA8 的表达水平与速殖子相当，高于缓殖子。卵囊中 GRA14 的表达高于速殖子和缓殖子。GRA23 在慢性感染期间的抗原性强于急性感染。其中，针对 GRA1 和 GRA5 的抗体是慢性感染的标志物，而 GRA6、

GRA7 和 GRA8 则为急性感染的标志物。GRA4、GRA10、GRA12 和 GRA15 在速殖子和缓殖子中均有表达，具有较强的免疫原性。重组 GRA2、GRA5、GRA14、GRA17 和 GRA23 均具有较好的免疫原性。由于 GRA 具有较强的免疫原性和免疫反应性，因此在弓形虫病诊断及免疫预防的研究中备受关注。其中，GRA2 在整个弓形虫生活史周期中都具有很强的免疫原性，是弓形虫诊断及制备疫苗的重要候选分子（Rezaei 等，2019）。

此外，弓形虫丝氨酸蛋白酶抑制剂 -1（TgPI-1）也是一种 GRA，可特异性抑制胰蛋白酶、胰凝乳蛋白酶和中性粒细胞弹性酶，在虫体入侵过程和先天免疫反应的发展过程中发挥重要的调节作用。TgPI-1 在弓形虫三个感染阶段均有表达，能诱导特异性免疫应答，对弓形虫急性和慢性感染提供部分保护，并能与其他相关寄生虫抗原结合后发挥作用（Cuppari 等，2008）。

（2）重组 GRA 疫苗：Ching 等（2016）应用 GRA2 和 GRA5 复合亚单位疫苗免疫小鼠，可引起体液免疫和以 Th1 型为主的细胞免疫，IFN-γ、IL-2、IL-4、IL-10 细胞因子以及 IgG 抗体水平显著升高，对弓形虫急性感染产生部分保护作用。但也有报道，将毕赤酵母中表达纯化的弓形虫重组蛋白 SAGl-GRA2 免疫小鼠，可诱导一定水平的体液免疫和细胞免疫。弓形虫强毒虫株攻击后，小鼠生存时间与对照组比较有显著性差异。尽管弓形虫重组蛋白 SAG1-GRA2 具有免疫活性，可以诱导小鼠产生体液免疫和细胞免疫，但用弓形虫强毒株攻击的小鼠均未存活，免疫保护小鼠抗攻击感染效果并不理想（Zhou 等，2007）。

**3. 棒状体蛋白（rhoptry protein，ROP）** 棒状体是所有顶复门原虫共有的一种独特分泌型细胞器，其外形似棒状，由两个不同的部分即前导管（颈部）和后球茎（基部）组成，富含电子致密的嗜锇酸物质。目前已发现 50 多个棒状体蛋白，分为棒状体基部蛋白和棒状体颈部蛋白（rhoptry neck protein，RON）。RON（如 RON 2/4/5 等）可与顶膜抗原（AMA1）共同构成 MJ，建立弓形虫与宿主细胞间的连接。ROP 种类较多，其中 ROP 1/2/4/18 等在弓形虫入侵早期开始分泌，参与黏附及早期纳虫泡膜（PVM）的形成和延伸，促进虫体侵入细胞。

（1）棒状体基部蛋白（ROP）：一般情况下，ROP 约占弓形虫蛋白总量的 1%～30%。ROP 与虫体侵入宿主细胞有关，并参与纳虫泡的形成。近年来，ROP 已成为热门抗原，具有作为弓形虫病等同类寄生虫病的候选疫苗的潜力（Foroutan 等，2019）。

目前已从棒状体基部蛋白中纯化出多种蛋白质，其中，研究较多的是 ROP1 和 ROP2 家族。ROP1 分子量为 60kD，可被单克隆抗体 TG49 识别，其成分与穿促因子（PEF）相同，在侵入宿主细胞的早期影响宿主细胞的通透性。ROP2 家族包括 ROP2、ROP3、ROP4、ROP5、ROP7、ROP8、ROP16、ROP18 等蛋白。ROP2 分子量为 55kD，与弓形虫纳虫空泡的形成有关，参与弓形虫入侵宿主细胞的过程。ROP2 在弓形虫的速殖子期、缓殖子期和子孢子期均有表达，而且在不同虫株中都有相同的 T 细胞表位。ROP2 蛋白具有高度的保守性和免疫保护性。另外，ROP2 也是棒状体结构能够正常发生和维持的决定性因素，而棒状体结构则是负责寄生虫入侵、复制和寄生虫 - 宿主细胞相互作用的重要成分。其中，ROP2 家族中的 ROP4、ROP7 和 ROP8 也是弓形虫棒状体蛋白中最丰富的蛋白质。ROP8 是膜相关蛋白家族的一员，属于Ⅰ型跨膜蛋白，具有保守的丝氨酸 / 苏氨酸（S/T）激酶结构域，是弓形虫急性毒力的主要因子，也是导致寄生虫发病的关键蛋白，在弓形虫的缓殖子和速殖子阶段均有表达。

一些 ROP（如 ROP5、ROP16、ROP18）被称为 ROP 激酶，作为丝氨酸 - 苏氨酸激酶在弓形虫的毒力和致病性以及宿主细胞调节中均发挥关键作用。ROP5 是弓形虫的主要毒力蛋白，参与细胞内增殖。该蛋白能够显著降低免疫相关的 GTPase 在 PVM 中的积累，从而维持 PVM 的完整性。ROP5 可与 ROP18 激酶结合并在弓形虫入侵时被分泌到宿主细胞中，然后定位于寄生液泡，协同抑制免疫相关的 GTPase（IRGs）的功能和鸟苷酸结合蛋白（GBP）。由此可见，ROP5 和 ROP18 的联合活性破坏了小鼠先天免疫机制，从而确保寄生虫本身免受宿主细胞的杀伤。人类由于缺乏 GTPase，因此通过与 GTPase 通路发挥抗弓形虫的途径并不在人类发生。鉴于，ROP5 和 ROP18 蛋白可激活体液和细胞免疫，人们认为 ROP5 和 ROP18 是弓形虫感染小鼠的重要毒力因子，并可作为小鼠弓形虫疫苗的候选抗原（Foroutan 等，2019）。

Yang 等（2017）构建了弓形虫 ROP54 的重组质粒 pVAX-ROP54，并用该重组质粒肌注免疫昆明小鼠。结果显示，所有接种 ROP54 的小鼠，Th2 型细胞因子（IL-4 和 IL-10）和 Th1 型细胞因子（IFN-γ、IL-2 和 IL-12p70）均显著增加。pVAX-ROP54 显著诱导了细胞和体液（Th1/Th2）免疫应答，从而延长了弓形虫感染小鼠的生存时间，也显著降低了免疫小鼠中弓形虫包囊载量。这些结果表明，重组的 ROP54 质粒可以提供一定的保护作用，是一种潜在的抗弓形虫候选疫苗。

（2）重组棒状体基部蛋白（rROP）疫苗：为评估 ROP1 的保护效果，Sonaimuthu 等（2016）将 rROP1 重组蛋白疫苗经皮下免疫 BALB/c 小鼠，结果表明 ROP1 可诱导体液免疫，是一种免疫原性较好的抗原。通过 Western blotting 分析，在接种 rROP1 疫苗的小鼠血清中可检测到预期大小为 43kD 的蛋白条带；免疫小鼠经腹腔感染弓形虫 RH 株速殖子后，与对照组小鼠相比，其生存时间明显延长，显示 ROP1 具有良好免疫原性。

将 rROP2+CpG-ODN 混合免疫 C3H/HeN（H-2k）小鼠，可引起小鼠强烈的体液免疫反应和 Th1 型细胞免疫反应。Picchio 等报告，C3H/HeN（H-2k）小鼠经 rROP2+CpG-ODN 和 rROP2+rGRA4+CpG-ODN 免疫后，口服 20 个弓形虫 ME49 虫株包囊，其脑内包囊负荷分别减轻 63% 和 66%（Picchio 等，2018）。此外，他们将重组蛋白 rROP2 辅以弗氏佐剂或西咪替丁经皮下免疫接种 BALB/c 小鼠后，发现均可引起小鼠血清 IFN-γ 和 IgG 水平的显著增加，对弓形虫感染也有部分保护作用。重组蛋白 rROP2 和 rROP4 免疫接种 C3H/HeJ 小鼠，均可产生 IgG1 特异性抗体和 Th1/Th2 混合型免疫反应，而且对感染弓形虫弱毒 DX 株包囊的小鼠具有部分保护作用，表明 rROP2 和 rROP4 也具有较好的免疫原性。此外，有学者将重组蛋白 rROP5 皮下免疫接种 BALB/c 小鼠，可诱导 Th1/Th2 混合型免疫反应，IFN-γ、IL-2、IL-4 和 IL-10 均显著增高，小鼠生存时间延长（Zheng 等，2013）。

为了诱导黏膜保护，采用融合表达的 rTgROP17 对 BALB/c 小鼠进行滴鼻免疫，不仅诱导体液免疫和细胞免疫反应，而且在鼻腔、黏膜、阴道产生大量 SIgA，对慢性和急性弓形虫感染的小鼠均有保护作用（Wang 等，2014）。

（3）重组 ROP 蛋白复合疫苗：Picchio 等（2018）使用 rTgPI-1+rROP2、rTgPI-1+rGRA4 和 rTgPI-1+rROP2+rGRA4 等重组蛋白分别免疫 C3H/HeN 小鼠，发现其可诱导小鼠产生特异性 IgA 抗体，淋巴细胞增殖能力得到增强。用弓形虫 ME49 虫株包囊攻虫，免疫组小鼠脑内包囊数量显著降低，其中 rTgPI-1+rROP2 免疫组获得了最高的免疫保护水平，与对照组相比，弓形虫包囊数量减少了 50%。

用 PLG 包封 rROP18 和 rROP38 重组蛋白皮下免疫昆明小鼠，可以诱导体液免疫和细胞免疫，而且可是使弓形虫 PRU 株包囊感染的免疫小鼠脑内包囊减少 81.3%（Xu 等，2015），该免疫策略优于常规免疫方案，值得关注。

（4）重组棒状体颈部蛋白（rRON）疫苗：RON 的分泌受微线体调控，其中 RON2 在虫体入侵宿主细胞过程中发挥关键作用。当子孢子或速殖子黏附至宿主细胞时，虫体会迅速分泌 RON2，插入宿主细胞膜表面，与宿主细胞相应受体作用，同时与 RON4、RON5 和 RON8 蛋白，以及微线体分泌的顶膜抗原 AMA1 发生特异性结合，是虫体入侵细胞过程中 MJ 的重要组成蛋白。

RON 复合体 2/4/5/8 在入侵过程中定位于 MJ，为宿主的免疫应答提供了一个稳定的靶点。在入侵开始时，首先形成 MJ 的 RON 复合物被注入宿主细胞，RON2 跨越宿主质膜，充当膜锚，而 RON 4/5/8 定位于其胞质表面。RON8 虽然不受 RON5 基因敲除的影响，但 RON5 缺失可导致弓形虫分泌的 RON2 完全降解和 RON4 失活，虫体无法入侵新的宿主细胞。另外，RON5 缺失时，ROP 不能形成纳虫泡，而完整的 MJ 复合物是 ROP 分泌的先决条件。因此，RON5 可充当护航蛋白，确保 MJ 核心复合物的完整和运输，并在 MJ-RON 复合物的组织结构中发挥重要作用。虽然 RON2 和 RON5 对于 MJ 是必不可少的成分，而 RON8 和 RON4 是 MJ 的非必要成分，但 RON8 缺失会导致入侵力减少 70%，从而使得PVM不能完整闭合。

目前，已知的RON包括RON1-5、RON8-9、RON2-L1、RON2-L2和RON4-L1。RON4-L1与RON4、RON8具有一定的序列相似性，以宿主细胞膜的胞质面为靶点参与入侵。RON4-L1是一种球虫特异性蛋白，在无RON2、RON4和RON5的情况下，不会影响RON4-L1运输到MJ。RON2-L1、RON2-L2在子孢子或缓殖子中高表达，RON4-L1在速殖子中大量表达，也在裂殖体中表达。RON5在弓形虫三个阶段都有表达，具有强免疫原性。RON4在裂殖子中有表达，而目前RON4的DNA疫苗以及RON4重组蛋白疫苗在对抗弓形虫慢性感染的免疫保护效果较弱。RON9和RON10在虫体内通过二硫键形成复合物，敲除RON9基因，导致RON10在棒状体内定位错误；敲除RON10基因，会影响RON9分泌，但棒状体的形态、虫体入侵能力和增殖以及毒力均不受影响。

**4. 微线体蛋白（MIC）** MIC在虫体顶端与宿主细胞膜接触早期开始分泌。目前已知MIC蛋白至少20余种，包括MIC1-MIC12、AMA1、M2AP、PLP1、ROM1、SPATR、SUB1和TLN4，主要参与弓形虫识别、黏附宿主细胞等过程。MIC1含有与宿主细胞表面结合的半胱氨酸区，MIC2利用黏附素-A结构域和6个连续TSP-1识别宿主细胞膜上的黏多糖，MIC3与宿主细胞膜上N-乙酰葡萄糖胺结合并定位于宿主细胞表面，这些蛋白在分泌、运输和释放过程中多以复合体形式（MIC1/4/6、MIC3/8、MIC2/M2AP）存在。

MIC3、MIC4和MIC13在速殖子、缓殖子和子孢子阶段均表达。MIC1、MIC2、MIC2AP、MIC5、MIC7、MIC10和MIC11等7种MICs在速殖子和缓殖子中均有表达。另外，MIC3、MIC4、MIC5、MIC6、MIC8和MIC13表现出强免疫原性（Foroutan等，2018）。重组MIC蛋白复合疫苗的动物实验结果显示，复合疫苗可增强免疫效果。例如，使用重组MIC1/4/6蛋白加弗氏完全佐剂皮下免疫C57BL/6小鼠，可产生明显的保护效果，小鼠主要产生Th1型体液免疫应答，血清抗体以IgG2b为主；脾细胞用STAg刺激则产生高水平的IL-12、IFN-γ和IL-10，且为Th1/Th2混合细胞免疫应答（Pinzan等，2015）。

**5. 菱形蛋白酶（rhomboid protease，ROM）** 是一类序列高度保守的丝氨酸蛋白酶，与弓形虫的侵袭、线粒体融合和生长因子信号传导等过程有关。ROM能够识别和切割其跨膜域内的底物，可作为疫苗的新型靶点。

弓形虫有6个ROM，即ROM1至ROM6，它们在弓形虫不同发育阶段均有表达。ROM1定位于高尔基体，在速殖子阶段表达，参与入侵过程。ROM2和ROM3定位于高尔基体，主要在卵囊阶段表达。ROM4存在于质膜中，主要在速殖子中表达，在缓殖子和子孢子中表达较少。ROM5和ROM4在速殖子阶段都定位于细胞表面，其中ROM5主要位于虫体的后部，而且能够裂解MIC黏附素。ROM1、ROM4和ROM5均有较高的免疫原性并能诱导强烈的体液免疫和细胞免疫应答。

ROM可识别MIC的跨膜区，并对其进行蛋白水解，使MIC的N端片段释放到介质中并激活MIC。其中，ROM4是调节MIC2、MIC3和MIC6的中心分子，促进弓形虫完全进入细胞。ROM4参与MIC2、AMA1和MIC3表面黏附素的加工，也参与细胞表面蛋白的脱落。抑制ROM4会导致MIC2分泌减少，同时虫体表面MIC2和其他粘连蛋白表达会增加。抑制ROM4可使大多数虫体不能产生移动连接（MJ），破坏虫体正常滑行，导致虫体丧失了顶端定向能力，虫体后端发生旋转，影响虫体的高效运动和对侵袭宿主细胞起重要作用的顶后部黏附素，致虫体入侵能力严重下降。国内有学者已经克隆了弓形虫ROM1基因并原核表达了具有免疫反应性的弓形虫重组ROM1蛋白，为该蛋白的功能研究奠定了基础。

**6. 钙依赖蛋白激酶（CDPK）** 属于激酶的超家族，在钙信号级联反应中发挥着重要作用。弓形虫有14个CDPK，这些酶在弓形虫入侵细胞、滑行和增殖以及其他一些关键的发育过程中起重要作用，其中CDPK1、CDPK2、CDPK3、CDPK5和CDPK6具有良好的免疫原性，是潜在的抗弓形虫药物靶标和疫苗候选抗原。CDPK1作为弓形虫钙依赖胞吐作用的重要调节因子，在Ⅰ型和Ⅱ型虫株中是保守的，在缓殖子和速殖子阶段均有表达。另外，条件性抑制CDPK1蛋白会导致一些能力的丧失，包括弓形虫的运动、入侵和逸出。CDPK2具有功能性$Ca^{2+}$和碳水化合物结合域，参与支链淀粉的代谢过程。

CDPK2 的缺失可导致支链淀粉聚合物的过度积累，并造成虫体出现明显的形态学缺陷和无法形成包囊，最终导致虫体慢性死亡。CDPK2 也与弓形虫缓殖子的形成相关，缺失 CDPK2 的弓形虫在缓殖子阶段会发生超微结构的改变，最终丧失活力。

对重组 CDPK 蛋白疫苗研究发现，使用聚乳酸 - 乙二醇共聚物（PLG）封装重组蛋白 rROP18 和 rCDPK6，分别皮下接种昆明小鼠，免疫小鼠后经腹腔注射 $1\times10^3$ 弓形虫 RH 株速殖子和口服 10 个弓形虫 PRU 株包囊。结果显示，两种重组蛋白疫苗都促进了特异性的体液免疫和 Th1 细胞免疫反应，IFN-γ 和 IL-2 细胞因子的表达量升高和淋巴细胞增殖反应增强。免疫小鼠的 $CD4^+$ 和 $CD8^+$ T 细胞百分比均有所上升，小鼠脑组织包囊负荷较对照组降低 47.7%～73.6%。研究结果显示，用 PLG 封装的重组 CDPK 蛋白疫苗显示出良好的免疫效果（Zhang 等，2016）。

新近，国内有学者采用重组 TgCDPK3，TgMIF 和 Tg14-3-3 蛋白多组分疫苗接种 BALB/c 小鼠，结果显示，小鼠的 IFN-γ 和 IgG 抗体水平显著升高；免疫动物存活时间显著延长，脑内包囊数下降了 82.7%。以上结果提示，包括 CDPK 在内的鸡尾酒多肽疫苗具有进一步开发的前景（Liu 等，2021）。

**7. 热休克蛋白（HSP）** 作为分子伴侣，与抗原肽形成复合物后通过受体与抗原递呈细胞（APC）相互作用，刺激 APC 分泌炎症细胞因子，并介导树突状细胞（DC）的成熟。在 HSP20/30/60/70/90 中，HSP70 是研究较多的多种病原体感染宿主的主要免疫原，能够被 DC 和自然杀伤细胞（NK）识别，引发固有免疫和适应性免疫应答。功能上，HSP70 是弓形虫速殖子的特异性效应分子，通过抑制小鼠腹腔巨噬细胞产生一氧化氮（NO），下调宿主的免疫防御。此外，在应激条件下，弓形虫速殖子表达具有高免疫原性的 HSP70。

有学者评估了 rTgHSP70 联合明矾对弓形虫 ME49 虫株口服感染的保护作用及其机制（Czarnewski 等，2017）。他们观察到，用 rTgHSP70 或吸附在明矾中的 rTgHSP70 免疫小鼠，其脑组织中包囊的数量显著减少，这与器官中高表达 iNOS 的细胞数量增加有关，而与使用佐剂无关。事实上，体外实验表明，经 rTgHSP70 预刺激的腹腔巨噬细胞可以诱导 NO 的产生，增强对弓形虫的杀灭。该蛋白可以直接刺激 B 细胞产生抗体。此外，rTgHSP70 免疫可引起系统的高特异性抗体滴度和混合 IgG1/IgG2a 反应，并以产生 IgG1 为主。然而，用 rTgHSP70 免疫血清预处理弓形虫不能阻止其在成纤维细胞的复制；小鼠腹腔巨噬细胞和抗 rTgHSP70 抗体也不能通过补体介导的裂解杀死弓形虫。这表明抗体机制对免疫保护并不重要。但是，当与明矾结合时，rTgHSP70 免疫能够减轻感染小鼠脑组织的炎症，故认为 rTgHSP70 免疫诱导了 iNOS 的大量表达，减少了虫体在脑内的寄生，提示脑组织内 iNOS 的表达和 NO 的产生是 TgHSP70 免疫诱导的一种重要的保护机制。因此，rTgHSP70 可能是一种很好的抗弓形虫疫苗的候选。

**8. 重组肌动蛋白疫苗** Yin 等（2013）采用 rTgACT 蛋白对雌性小鼠进行滴鼻免疫后，发现其可同时刺激 Th1 和 Th2 型体液和细胞免疫，但 Th1 应答增强更为明显，而 SIgA 水平在免疫鼠的鼻腔、阴道和肠道冲洗液中也明显增加；小鼠灌胃 $10^4$ 个弓形虫 RH 速殖子后，免疫小鼠的存活率增加 50%，肝和脑的虫体负荷分别减少 60.05% 和 49.75%。

**9. 弓形虫其他候选疫苗抗原** CCP5A 是一种子孢子特异性胞膜蛋白，在弓形虫的子孢子阶段表达，其作为识别动物和人类感染的新标记可用于诊断和流行病学研究。弓形虫烯醇化酶 2（ENO2）在速殖子和裂殖子中均有表达，在虫体代谢中发挥重要作用，具有免疫原性。ENO2 可能与弓形虫毒力相关，参与多种细胞的正常活动。弓形虫 ENO2 序列与其他寄生虫的一致性可达 58.9%～98.9%，具有高度保守性。ENO2 在 37℃时活性最高，具有热稳定性（25～45℃），这一特性有利于在不同温度下促进弓形虫的感染。

总之，弓形虫生活史复杂，其抗原成分具有发育阶段的期特异性，致使不同阶段特异性抗原的疫苗接种只能激发阶段性保护。因此，具有免疫原性的 3 个阶段均表达的弓形虫抗原可能是疫苗研究的合适候选分子，如 MIC3、MIC4、MIC13、ROP2、RON5、GRA1、GRA6、GRA8 和 GRA14。在速殖子和缓殖子两个感染阶段均表达的抗原，例如 MIC1、MIC5、ROP5、ROP8、ROP16、ROP17、ROP19、ROP38、

ROP48、RON4、ROM4、GRA2、GRA4、GRA10、GRA12、GRA15、GRA16、SAG3 和 SAG5A。在某一个阶段表达具有强免疫原性的抗原，例如 ENO2、SAG1、SAG5D、HSP70、ROM1、ROM5、AMA1、ROP13、ROP18、RON2 和 GRA24。以上也可用于制备“鸡尾酒”疫苗以获得更好的免疫结果（Li 等，2018）。

## 三、重组弓形虫 DNA 疫苗

在 20 世纪 90 年代，利用质粒 DNA 可被直接导入动物体内，在体内编码外源蛋白并能诱导免疫应答的特性，人们提出了 DNA 疫苗的概念。DNA 疫苗具有制备简便、编码的蛋白能够在体内表达并产生构型相关的抗原、可在宿主体内诱导长期的免疫反应、可同时诱导体液免疫和细胞免疫等优点，其免疫效果已在治疗癌症以及由病毒、细菌或寄生虫引起的疫病的临床前或动物模型得到证实。

**1. 单一基因弓形虫 DNA 疫苗** 利用 DNA 疫苗策略，以实验小鼠（Kunming、BALB/c、C57BL/6 等品系）为模型，目前已研究了表膜蛋白、棒状体蛋白（rhoptry protein，ROP）、微线体蛋白（microneme protein，MIC）、致密颗粒蛋白（dense granule protein，GRA）以及其他参与弓形虫入侵、增殖和逸出等宿主细胞生物学过程的数十种蛋白、蛋白酶或蛋白激酶类候选抗原的抗弓形虫感染的免疫保护性（Zhang 等，2013）。在这些已报道的候选疫苗中，编码 ROP18 的基因抗弓形虫急性感染效果最佳。将 ROP18 基因连接 pVAX I 真核表达载体，构建 pVAX-ROP18 核酸疫苗。将 pVAX-ROP18 免疫昆明鼠，可以使小鼠的 IFN-γ 水平升高，$CD4^+$ 和 $CD8^+$ T 细胞的活性增强。以致死剂量（$10^3$ 个）弓形虫 RH 虫株攻虫，pVAX-ROP18 免疫小鼠的存活时间可延长到 27.9 天，而对照组小鼠 7 天内全部死亡（Yuan 等，2011）。另外，利用 MIC13、eIF4A、MIC6、ROM5 和 MYR1 等基因制备 DNA 疫苗，也可诱导宿主产生 Th1 型为主的免疫反应，延长弓形虫急性感染小鼠的存活时间，或降低弓形虫慢性感染小鼠脑内包囊数量（表 14-2）。但是目前为止，虽然大多数单一抗原或 2～3 个抗原基因组合的 DNA 疫苗免疫小鼠可以引起较强的 Th1 型免疫为主的应答，但抗弓形虫感染的免疫保护效果总体并不理想。以脑包囊生成数量为例，所有单一抗原免疫小鼠后都不能完全阻止体内弓形虫包囊的形成，最佳的免疫保护效果仅可使包囊减少 80%～90% 之间（Zhang 等，2015a）。在多篇弓形虫病 DNA 疫苗的研究报道中，常用的 DNA 疫苗候选抗原见表 14-2。

表 14-2 抗弓形虫病 DNA 疫苗的候选抗原

| 抗原 | 攻击感染 | 小鼠存活时间 /d | 脑包囊数（较对照组减少率） | 参考文献 |
|---|---|---|---|---|
| MIC13 | $10^3$ 个弓形虫 RH 株速殖子和 10 个弓形虫 PRU 株包囊 | 显著延长（21.3） | 57.14% | Yuan 等，2013 |
| HSP70 | 10 个弓形虫 Fukaya 株包囊 | — | 42.56% | Makino 等，2011 |
| MIC6 | $10^3$ 个弓形虫 RH 株速殖子 | 显著延长（13.3） | — | Peng 等，2009 |
| MYR1 | 100 个弓形虫 RH 株速殖子 | 显著延长（27.3） | — | Zheng 等，2019 |
| ROP21 | $10^3$ 个弓形虫 RH 株速殖子和 10 个弓形虫 PRU 株包囊 | 显著延长（13.5） | 50.57% | Zhang 等，2018 |
| IF2α | $10^3$ 个弓形虫 RH 株速殖子和 20 个弓形虫 PRU 株包囊 | 显著延长（15.9） | 44.1% | Chen 等，2013 |
| ROM4 ROM5 | $10^3$ 个弓形虫 RH 株速殖子和 10 个弓形虫 PRU 株包囊 | 显著延长，观察至 35 天，ROM5 免疫，13.3%～20% 未死亡 | ROM5：72.04%；ROM4：44.08% | Zhang 等，2015 |
| ROP5<br>GRA15<br>ROP5+GRA15 | $10^3$ 个弓形虫 RH 株速殖子和 10 个 PRU 株包囊 | 显著延长 ROP5：19.4；<br>GRA15：17.8；<br>ROP5+GRA15：22.7 | ROP5：57.4%；<br>GRA15：65.9%；<br>ROP5+GRA15：79% | Chen 等，2015 |

续表

| 抗原 | 攻击感染 | 小鼠存活时间 /d | 脑包囊数（较对照组减少率） | 参考文献 |
| --- | --- | --- | --- | --- |
| SAG2C SAG2D<br>SAG2X<br>SAG2C+SAG2D+<br>SAG2X | 20 个弓形虫<br>PRU 株包囊 | — | SAG2C：71.63%<br>SAG2D：22.75%<br>SAG2X：69.81%<br>SAG2C+SAG2D+<br>SAG2X：77.25% | Zhang 等，2013 |
| MIC3 的 Lectin 样和 EGF 样结构域 | 10 个弓形虫 76K 株包囊 | — | 55.95% | Ismael 等，2009 |
| SAG1<br>GRA2<br>SAG1+GRA2 | $10^4$ 个弓形虫 RH 株速殖子 | 显著延长 | — | Zhou 等，2012 |
| ROP5 SAG1 ROP5+<br>SAG1 | 100 个弓形虫 RH 株速殖子 | 均显著延长，其中<br>ROP5+SAG1：12.1 | — | Zheng 等，2013 |

**2. 细胞毒性 T 淋巴细胞表位弓形虫 DNA 疫苗** 细胞毒性 T 淋巴细胞（cytotoxic T lymphocyte，CTL）在抵抗弓形虫急性感染和弓形虫包囊的活化过程中发挥重要作用。有研究报道，用酶联免疫斑点试验（enzyme-linked immunospot assay）进行检测，需要有至少 1 000 个 CTL 才能产生有效的保护性免疫（Rollier 等，2011）。因此，利用 CTL 表位进行免疫，可以激活特异性 CTL，从而发挥更好的抵抗弓形虫感染的效果。

利用生物信息学方法对候选抗原的 T、B 淋巴细胞表位进行分析，将得分较高的候选抗原进一步在动物模型上完成免疫实验验证，可以降低抗原选取过程中的盲目性。利用 DNAStar 等生物信息学软件分析，比较 SAG1 蛋白和 GRA24 蛋白的线性 B 细胞表位和 MHC Ⅱ分子的结合表位肽。预测发现，GRA24 蛋白的线性 B 细胞表位得分值高于 SAG1 蛋白，而 MHC Ⅱ分子的结合表位肽的预测值略低于 SAG1，表明 GRA24 蛋白具有更好免疫原性。将 GRA24 基因构建 pVAX-GRA24 核酸疫苗，免疫 BALB/c 小鼠后，可以经 NF-κB 信号通路诱导小鼠产生 Th1 和 Th2 型细胞因子 IFN-γ、IL-12、IL-4 和 IL-10，并刺激 CD4+ 和 CD8+ T 淋巴细胞增殖，增强了 CTL 的活性。用 100 个弓形虫 RH 虫株速殖子感染后，pVAX-GRA24 核酸疫苗免疫小鼠的存活时间可以延长到 24.6 天，而对照组小鼠 7 天内全部死亡（Zheng 等，2019）。

**3. 多基因弓形虫 DNA 疫苗** 随着对弓形虫功能基因研究的逐步深入和对弓形虫抗原的免疫保护性研究的逐渐增多，选取多抗原组合免疫小鼠成为抗弓形虫 DNA 疫苗研究的主要方向之一。选取已知具有较好免疫原性的 5 个候选抗原，profilin、ROP16、ROP18、MIC6 和钙离子依赖蛋白激酶 3（calcium-dependent protein kinase 3，CDPK3），分别连接 pVAX I 载体，等比例混合后，制备多基因的 DNA 组合疫苗免疫昆明鼠。结果显示，该疫苗可诱导小鼠产生 Th1 型免疫应答为主的混合型免疫应答，与对照组小鼠相比，多基因 DNA 疫苗免疫组小鼠的总 IgG 抗体水平及 $CD4^+$ 和 $CD8^+$ T 淋巴细胞水平明显增高，细胞因子 IFN-γ、IL-2 和 IL-12 分泌量增加。小鼠用弓形虫 PRU 虫株包囊感染 6 周后，5 个抗原混合免疫组小鼠的脑包囊数量较对照组减少 80.22%（Zhang 等，2018）。他们所选取的 5 个基因分别在弓形虫的不同发育阶段发挥作用：MIC6 参与弓形虫黏附宿主细胞，CDPK3 参与信号转导和虫体逸出宿主细胞，ROP18 参与弓形虫在胞内的增殖，ROP16 参与调控宿主基因表达，而 profilin 蛋白不但参与弓形虫入侵宿主细胞的滑行运动，还可作为 TLR11/12 的配体激活 TLR11/12 介导的信号通路。免疫小鼠中，profilin 可同时兼具抗原性和免疫佐剂的作用（Tanaka 等，2014；Hedhli 等，2016）。Profilin 与其他 4 个基因联合后，可以增强小鼠产生 Th1 型免疫应答反应的效果，小鼠脑包囊的数量进一步下降。

**4. 肉用动物弓形虫 DNA 疫苗** 抗弓形虫感染的 DNA 疫苗应用于猪、羊等肉用动物上也有相关的研究报道。以 GRA1-GRA7 混合基因为抗原，并用大肠埃希菌的热不稳定抗原 A 和 B 亚基为佐剂，免疫长白猪和皮特兰猪的杂交后代，可引起较强的 IgG 抗体为特征的体液免疫反应以及 IFN-γ 分泌增加和淋巴细胞增殖为特征的细胞免疫反应。在该研究中，用 $2 \times 10^3$ 弓形虫 RH 虫株攻击 DNA 疫苗免疫的猪，其中 2 只猪的心、脑等器官未检测出弓形虫，初步证明该 DNA 疫苗能够有效减少猪肌肉组织包囊的数量（Jongert 等，2008）。以 ROP1 和 GRA7 基因为抗原制备的 DNA 疫苗免疫绵羊，可以诱导 IgG 抗体水平升高和 IFN-γ 分泌增加，提示有特异性的 Th1 型免疫应答（Hiszczyńska-Sawicka 等，2011a；2001b）。遗憾的是，对这些抗原能否减少弓形虫包囊数量或预防由弓形虫感染引起的羊流产等免疫效果，尚未见报道。

总之，目前基于 DNA 疫苗策略，评估了数十种抗原抗弓形虫感染的免疫保护效果。这些研究可以初步了解弓形虫抗原产生的特异性免疫效果和抗弓形虫感染的效力，但这仅是临床应用 DNA 疫苗预防人或动物弓形虫病所迈开的一小步。未来应对多基因 / 表位联合的 DNA 疫苗效果作进一步探索研究，借助合适的佐剂等应用于人或肉用动物，以达到完全阻止弓形虫在宿主体内形成包囊的效果。另外，对 DNA 疫苗技术本身存在的基因片段整合到宿主基因组等安全性问题和 DNA 疫苗用于大规模生产的工艺程序优化等技术问题，也需要作进一步验证与优化。受到弓形虫 S48 株灭活全虫疫苗在家畜中成功应用的先例，未来弓形虫疫苗的研发似应着眼于基因改造的无毒无成囊型疫苗虫株。

## 四、免疫佐剂的应用

### （一）佐剂的基本介绍

**1. 佐剂的概念** 佐剂（adjuvant）是一类先于抗原或与抗原同时应用，能增强机体针对抗原的免疫应答能力或改变免疫应答的反应类型的物质。佐剂的本质是一种非特异性免疫增强剂，可广泛结合多种疫苗进行使用，降低抗原使用量，减少免疫次数，延长抗原连续释放时间及迅速激活免疫系统，可有效提升疫苗的成本效益。

**2. 佐剂的分类** 按作用机制，佐剂分为两类：疫苗给药系统（如乳剂、脂质体、微粒）和免疫刺激佐剂（如脂多糖、单磷酸盐脂质 A 和 CpG DNA）。按来源，佐剂可分为非细菌来源的佐剂和来源于细菌成分的佐剂。按组成材料，佐剂可分为矿物质佐剂、油佐剂、微生物佐剂、含脂类物质、中草药类、化学物质、分子佐剂或基因佐剂等。

**3. 佐剂的作用机制**

（1）局部注射位点的抗原存储库效应：在机体局部注射抗原后，佐剂将过多的抗原募集并储存，缓慢连续释放，从而更有效刺激免疫系统。

（2）上调细胞因子和趋化因子表达，介导免疫细胞向注射位点募集：细胞因子和趋化因子在免疫应答中具有重要作用，佐剂对其上调表达的作用能够引起一系列迅速而强烈的免疫效应，发挥免疫系统的细胞间协同作用，如微生物类佐剂等。

（3）促进树突状细胞的活化与成熟，增强抗原递呈：树突状细胞是机体功能最强的专职抗原递呈细胞，可有效地摄取、加工和递呈抗原。某些佐剂可以促进树突状细胞活化成熟，从而使抗原递呈加强，增强机体的免疫应答。

（4）激活炎性小体，增强免疫应答效果：炎性小体属于 NOD 样受体家族，是胞内一个多蛋白聚合物，是天然免疫系统的重要组成部分。炎性小体能够调节胱冬肽酶 -1（caspase-1）的活化进而在天然免疫防御过程中促进细胞因子前体的切割成熟，促进免疫应答发生。

（5）增加抗原的表面积：佐剂通过包裹小分子抗原，增加其分子量及表面积，从而增强抗原的免疫原性。

（6）载体作用：一些佐剂将抗原包裹，避免抗原被酶降解，从而起到连续释放抗原，增加抗体效价，如铝佐剂等。

### （二）佐剂在弓形虫疫苗中的应用

**1. 铝盐** 主要由磷酸铝和氢氧化铝组成，是第一个被美国 FDA 批准的人用免疫佐剂。铝盐具有稳定抗原、提高抗体分泌水平、延长抗体维持时间、安全性好等特点。铝盐佐剂可以激活 NLRP3 炎症体，促使溶酶休释放组织蛋白酶 B 到细胞质。在细胞质中，该酶定位于 caspase-1 相关的炎症活性位点，诱导产生成熟的 IL-1β、IL-18 等炎性细胞因子，引起 Th2 应答，增强体液免疫。铝盐佐剂不能参与细胞免疫应答，也不能有效预防弓形虫等胞内病原体的感染。因此，提高铝佐剂刺激细胞免疫应答是扩大其应用范围的关键。研究表明，阿片类拮抗剂纳洛酮（naloxone）可以使免疫反应转向 Th1 模式，这种转变在诱导细胞免疫和增强对弓形虫等胞内寄生虫的保护方面发挥重要作用。

**2. 脂质体** 由脂质双分子层组成的闭合囊泡球形微粒，既具有免疫增强剂的功效，还具备载体的功能。脂质体通过与巨噬细胞的细胞膜融合将疫苗抗原蛋白质递送至细胞质内，增强巨噬细胞的吞噬作用和抗原递呈作用；经 MHC Ⅰ类途径激活 CTL 细胞，可有效抵抗弓形虫感染。脂质体在宿主体内可生物降解，降低抗原毒性，无局部注射反应。在弓形虫 SAG1 重组质粒中，加入脂质体，可显著增强 DNA 疫苗的免疫效果（Wang 等，2014）。另外，脂质体能调节弓形虫疫苗的免疫应答类型，可将 Th2 型转变为 Th1 型免疫。

**3. 微生物佐剂** 某些菌体及其成分、代谢产物能起到佐剂作用，具有明显增强机体特异性免疫应答的功效。

（1）霍乱毒素（cholera toxin，CT）：由霍乱弧菌产生的一种不耐热肠毒素，内含 1 个 A 亚单位（CTA）和 5 个 B 亚单位（CTB）。CTA 为毒性亚基，而 CTB 不具毒性，已成为重要的佐剂之一。在弓形虫重组蛋白 rROP18 疫苗中加入无毒性的 CT 亚基作为免疫佐剂，滴鼻免疫 CBA/J 小鼠，可引起 IgG1 为主的体液免疫和 Th1/Th2 型混合免疫，但黏膜免疫较弱，与其构建的核酸疫苗相比，对慢性感染具有更强的保护力（Rashid 等，2017）。

（2）大肠埃希菌不耐热肠毒素（*Escherichia coli* heat labile enterotoxin，LT）：由产毒性大肠埃希菌产生的一种能导致人畜腹泻的毒素，有 1 个 A 亚单位（LTA）和 5 个 B 亚单位（LTB）组成。其中 A 亚单位具有 ADP 核糖基化酶活性；B 亚单位具有与肠黏膜上皮细胞膜上的神经节苷脂 LT 的受体结合的作用。LT 是一种强烈的免疫原，也是一种黏膜免疫佐剂。以 LTB 为佐剂与弓形虫复合基因 SAG1-ROP2 疫苗通过黏膜方式免疫小鼠，不仅产生较强的系统免疫应答，而且也产生较强的局部黏膜免疫应答，说明 LTB 对弓形虫复合基因疫苗起到很好的免疫增强作用。

（3）拟菌颗粒：采用特殊工艺去除双歧杆菌表面抗原成分而保留细胞壁骨架结构、细菌 DNA 核酸等有效成分。双歧杆菌是无毒性的人体益生菌，含丰富的 LTA、肽聚糖以及高比例、高度重复的非甲基化 CpG 为核心的免疫刺激序列（ISS），所以能够吸附抗原，增强疫苗蛋白的抗原性，并可以激活巨噬细胞、NK 细胞以及其他免疫效应细胞，产生一定的 IL-2、IFN-γ、TNF-α、GMP 等，从而提高疫苗抗原的免疫效果。拟菌颗粒协助弓形虫 P30/35 抗原产生较强的细胞免疫和体液免疫，免疫效果与弗氏完全佐剂相当，且无毒副作用。

**4. 化学药物佐剂**

（1）匹多莫德（pidotimod，PT）：是一种合成的高纯度二肽类免疫促进剂，可通过增强中性粒细胞和巨噬细胞的吞噬活性、激活 NK 细胞以及促进有丝分裂原引起的淋巴细胞增殖、刺激 IL-2 和 IFN-γ 等细胞因子产生而增强细胞免疫功能。匹多莫德能辅助弓形虫 GRA1 蛋白刺激宿主产生较高的细胞免疫和体液免疫。

（2）西咪替丁（cimetidine，CIM）：是一种 H2 受体拮抗剂，由焦谷氨酸和四氢噻唑羧酸两个氨基酸组成的二肽，能明显地抑制胃酸分泌，用于消化性溃疡治疗。CIM 也能通过对抑制性 T 细胞的抑制作用而增强多种免疫功能。有研究用弗氏佐剂（FA）和 CIM 分别与弓形虫 rROP2 蛋白抗原混合免疫

BALB/c 小鼠，发现 CIM 的佐剂样作用接近于 FA，但副作用显著低于后者，具有潜在的应用价值。

（3）普萘洛尔：是一种非选择性的 β- 肾上腺素受体拮抗剂，可促进免疫系统向 Th1 模式转变，有望作为佐剂用于增强弓形虫疫苗的免疫效果。研究发现，以普萘洛尔作为佐剂联合应用弓形虫裂解物抗原（TLA）后可明显增强 TLA 的免疫原性，分泌更多的 IFN-γ 和 TNF-α，增强 Th1 细胞免疫应答。

**5. 分子佐剂**

（1）IL-12：是一种具有多种生物学活性的免疫效应细胞刺激因子，最有希望成为佐剂进入临床试验。IL-12 能诱导活化 T 细胞和 NK 细胞增殖，并促其产生 IFN-γ 等细胞因子，在抗弓形虫感染免疫过程中，发挥重要的调节作用。

（2）共刺激分子：包括表达于 B 淋巴细胞和抗原提呈细胞（APC）的 B7 家族共刺激分子 B7-1 和 B7-2，可与 T 细胞表面辅助分子 CD28 结合，发挥共刺激作用，作为介导 T 细胞活化的第二信号，促进 T 细胞的增殖及多种细胞因子的分泌。同时，B7 分子与 CD28 的结合可介导细胞间黏附作用进而间接促进 B 细胞增殖和产生免疫球蛋白，最终促使机体产生高水平的细胞免疫和体液免疫。以分子佐剂 B7-2 与编码弓形虫 ROP16 和 GRA7 基因的 DNA 疫苗免疫昆明小鼠，发现 B7-2 分子佐剂促进了 $CD4^+$T 细胞向 Th1 型细胞的分化，从而诱导出更强烈的 Thl 型免疫反应（Liu 等，2014）。

（3）CpG- 寡脱氧核苷酸（CpG-ODNs）：是人工合成的非甲基化 CpG 基序，能激活 TLR9 依赖的固有免疫应答。在抗肿瘤免疫治疗中，CpG-ODNs 不仅能促进 Th1、促炎细胞因子、趋化因子的产生，增强体内免疫应答，还能刺激 APCs 的成熟和活化，改善抗原提呈功能。基于 CpG-ODNs 强有力的免疫辅助能力，用温度敏感突变株（ts4）检测 CpG 佐剂对弓形虫免疫的影响，未发现 CpG 佐剂增强保护性免疫，可能是由于弓形虫 RH 虫株的接种剂量过大，使得整体免疫反应朝向较强的 IgG1 型发展。

（4）调节活化 T 细胞表达与分泌的调节因子（regulated on activation normal T expressed and secreted，RANTES）：是一种趋化因子，属于 CC 亚族成员，也被命名为 CCL5，由 68 个氨基酸残基构成，分子量大小为 8kD。RANTES 通过与相应受体（CCR1、CCR3、CCR4、CCR5）结合发挥相应的生物学功能，对多种白细胞如单核细胞、未刺激的 $CD4^+$、CD45 $RO^+$T 细胞、记忆 T 细胞以及活化后的 $CD4^+$ 和 $CD4^+$T 细胞具有趋化作用，也能使 B 细胞产生的 IgG 明显增加，并参与激活各种白细胞。RANTES 还可提高抗原特异性的抗体应答，诱导特异性的抗体产生，调节细胞生长与分化。RANTES 作为疫苗佐剂，可以增强 DNA 疫苗的免疫原性，增加质粒 DNA 表达，促进 $CD4^+$ 和 $CD8^+$T 细胞免疫应答。有研究表明，弓形虫多表位 DNA 疫苗与基因佐剂 RANTES 联合使用，可诱导 BALB/c 小鼠体液免疫和细胞免疫应答，显著增强免疫作用，显示 RANTES 可作为弓形虫疫苗的辅助佐剂（Cao 等，2017）。

**6. TLR 依赖性佐剂** Toll 样受体（TLR）是调节宿主固有免疫和适应性免疫重要的病原感受器，病原相关分子模式（PAMP）通过与 TLR 相互作用而活化免疫系统。以 TLR 信号途径为靶点的新型佐剂具有安全性和有效性，越来越受到重视。

（1）鞭毛蛋白：是细菌鞭毛的主要蛋白质成分，作为 Toll 样受体 -5（TLR-5）激动剂，可以激活固有免疫和适应性免疫。鞭毛蛋白可以通过 TLR-5 上调 APC 细胞表面 MHC 和共刺激分子的表达来递呈抗原，是一种有前景的分子佐剂。将弓形虫 SAG1 基因与鞭毛蛋白基因组合免疫小鼠，发现鞭毛蛋白作为佐剂能促进 IFN-γ 和 IL-12 的高表达，提高细胞免疫应答水平。

（2）热休克蛋白：又称为应激蛋白，是一种由热休克基因所编码的伴随细胞蛋白。按相对分子质量的大小，分可为 HSP90，HSP70，HSP60 以及小 HSP 等 4 个家族。HSP 的作用机制之一是它作为一种损伤相关分子模式（damage-associated molecular pattern，DAMP）能经 TLR 信号转导途径激活固有免疫系统，通过 CD91 或其他受体与 APC 作用，诱导体液免疫和 T 细胞免疫应答，可作为佐剂增强疫苗效果。以 HSP90 为佐剂同弓形虫 SAG1 共表达融合蛋白免疫小鼠，发现 HSP90 可通过产生大量 Th1 型细胞因子增强细胞和体液免疫应答（Sánchez-López 等，2019）。

（3）纤维连接蛋白外结构域 A（fibronectin extra domain A，EDA）：参与胚胎发育、创伤愈合、肿瘤组织周围表达等过程，在细胞迁移和黏附、肿瘤的浸润和转移中发挥作用，能够诱导肿瘤坏死因子 TNF-α 的产生，亦可通过 Toll 样受体 -4（TLR-4）将抗原传递给树突状细胞（DCs）以增强机体的免疫原性，间接刺激 T 淋巴细胞反应。以 EDA 作为分子佐剂，制备 pVAX1-EDA-SAG1 重组质粒免疫 BALB/c 小鼠，发现 EDA 作为佐剂明显增强了抗原 SAG1 的免疫效果。

**7. 纳米佐剂** 由纳米材料构成，其优势在于吸附能力强、缓释功能好，具有很好的靶向性和稳定性，是树突状细胞和巨噬细胞首选的吞噬目标。纳米佐剂作为异物进入机体后会引起炎症和免疫反应，发挥着免疫效应增强剂的作用，被广泛用于疫苗佐剂的研究。

（1）聚乳酸 - 乙二醇共聚物[（poly（lactic-co-glycolic acid，PLGA）：由乳酸和羟基乙酸两种单体随机聚合而成，是一种可降解的功能高分子有机化合物，具有良好的生物相容性、无毒、良好的成囊和成膜的性能，被广泛应用于制药、医用工程材料和现代化工业领域。在美国 PLGA 通过 FDA 认证，被正式作为药用辅料收录进美国药典。无论将抗原包裹在 PLGA 微粒中还是吸附于 PLGA 微粒表面，均可促进 NLRP3 炎症小体的活化，增强抗体应答及细胞免疫反应。将 PLG 包裹的弓形虫重组蛋白 rSAG1/2 腹腔免疫小鼠，可增加小鼠血清 IgG 含量，促进淋巴细胞增殖（Chuang 等，2013）。同样，用 PLGA 包裹弓形虫 CDPK6 和 ROP18 后免疫小鼠可诱导长期保护性免疫。

（2）纳米磷酸钙（calcium phosphate，CP）：CP 具有增强巨噬细胞吞噬功能、提高淋巴靶向投递、生物相容性良好、无毒、廉价、易制备、易降解等优点，是成为疫苗佐剂的主要原因。Ahmadpour 等（2017）以 CP 包被弓形虫 GRA14 抗原免疫缺陷小鼠，具有增强免疫反应的能力，可作为一种新型的纳米佐剂。

### （三）免疫佐剂在弓形虫疫苗研究中的展望

尽管应用佐剂可以提高免疫应答强度，但是弓形虫虫株、接种剂量、接种途径和实验动物模型等参数可能会影响弓形虫候选疫苗的评价（Li 等，2018）。未来应建立标准化免疫方案和评估标准，利用高通量筛选技术，发现更多新的、有效的疫苗抗原和免疫佐剂，具体应关注以下几个问题：

1. 深入研究佐剂的特性和作用机制，全面了解其对免疫系统的影响，这对推动新型高效佐剂的研发及临床转化应用具有重要意义。

2. 建立合理可靠的动物模型以及严格的临床、售后测试标准来预测免疫毒性发生的可能性，并全面评估疫苗佐剂的安全性，加速临床转化时间。

3. 结合各种佐剂的特点，将不同佐剂联合使用，更有效激活免疫应答反应。

4. 优化免疫佐剂配方、载体、传递系统研究，使其靶向特异组织和细胞，减少潜在毒性。

5. 进一步探究黏膜佐剂作用机制及免疫增强效果，设计可诱导安全有效黏膜免疫应答的佐剂。

6. 目前多数研究还局限于动物模型试验，开发研制新型的免疫佐剂以增强疫苗的免疫力并减少疫苗的毒副作用将是未来发展的方向。

### （四）弓形虫病疫苗研究与应用中的问题和解决方案

近年来，尽管弓形虫疫苗的研究取得了一定的进展，但目前仍无一种安全、有效的疫苗可百分之百地清除弓形虫包囊及完全阻断弓形虫的垂直传播（Wang 等，2019）。目前，对弓形虫的研究主要集中在速殖子阶段，很少有研究涉及弓形虫的包囊和卵囊。因此，应该加强对弓形虫缓殖子和卵囊阶段的生物学功能的研究，进一步筛选出针对弓形虫缓殖子和卵囊有效的保护性抗原。另外，弓形虫疫苗研究大部分以实验小鼠为动物模型进行评估，但小鼠的免疫系统与猫和家畜动物存在较大差别，可能对小鼠免疫保护较好的疫苗并不适用于猫科动物和家畜动物。所以未来动物实验应该加强对猫科动物和家畜动物的免疫保护评价。除此之外，目前多数体内攻虫实验使用腹腔注射弓形虫速殖子作为评估弓形虫疫苗研究的主要感染途径，而对作为自然感染的弓形虫包囊和卵囊的经口感染途径很少涉及。另外，攻虫实验主要集中于Ⅰ型的 RH 株、Ⅱ型的 PRU 株及Ⅲ型的 VEG 株这三种虫株，由于这些虫株在实验室长期培养，很多生物学特性可能已经丧失，例如 RH 株已经丧失了在终末宿主猫体内形成卵囊的能力。我国人畜间流行的优势基因型为Chinese 1型，该基因型虫株的毒力和诱导宿主免疫应答的机制与经典基因型（Ⅰ、Ⅱ和Ⅲ型）虫株有较大差别。疫苗接种的免疫宿主对Chinese 1型虫株攻击感染的免疫保护力亟待研究。此外，需要加强评估弓形虫经口包囊和卵囊感染的途径以及增加其他不同基因型虫株的感染。

利用最新技术筛选和鉴定更多的能够刺激机体产生较强的免疫性抗原仍是目前研制弓形虫疫苗的首要任务。反向疫苗学（reverse vaccinology）和免疫组学（immunomics）为大量免疫性抗原的筛选、鉴定及合理的疫苗设计奠定了理论基础。反向疫苗学是从基因组的水平来初步筛选具有保护性免疫反应的候选抗原的发展策略，它以病毒、寄生虫等微生物基因组为平台，对其外膜抗原、毒力因子及侵袭相关抗原等基因进行高通量克隆、表达，纯化出相关重组蛋白。然后再对纯化后的抗原进行体内外评价，筛选出保护性较好的抗原，进行疫苗研究。免疫组学则是以阐明与宿主免疫系统相互作用的一系列蛋白或多肽以及参与这些相互作用的潜在机制为目标，初步筛选出保护性较好的抗原，进行疫苗研究。另外，最近在计算生物信息学、生物芯片、系统生物学等方面技术的进步以及宿主和弓形虫基因组资源的可用性，促进了新的候选疫苗的鉴定。结构疫苗学（structural vaccinology）是以了解导致免疫沉默以及产生免疫优势的抗原结构为目标，更多地应用于免疫抗原的合理结构引导设计，以优化其免疫原性、稳定性和安全性，是研发弓形虫疫苗或药物的关键之处。将这些基于基因组的高通量疫苗技术应用于弓形虫疫苗的研发可加快弓形虫疫苗的研究进度。因弓形虫生活史复杂，理想的弓形虫疫苗应包含弓形虫整个生活史的重要抗原组分。

随着对弓形虫的入侵、致病机制以及与宿主相互作用机制的深入研究，分子生物学、基因编辑技术等科学技术的发展，弓形虫疫苗的研制成功指日可待。安全有效的疫苗应该搭载高效的保护抗原、合适的佐剂、合理的免疫剂量和免疫程序等，从根本上抵御弓形虫的入侵，为防控弓形虫感染、减少畜牧业经济损失和保障公共卫生安全提供有力的技术支撑。

（何深一　周怀瑜　吕　刚　王　琳　王金磊　张念章　朱兴全）

## 参考文献


[1] 艾康．弓形虫紫外线致弱株免疫小鼠过程中血清蛋白质组学研究[D]．山东大学，2020.

[2] 吕芳丽，郑焕钦，陈观今．紫外线减毒弓形虫ZS1株滋养体免疫小鼠的体液免疫反应[J]．实用寄生虫病杂志，1999，4：149-152.

[3] 沈丽英，袁行政，干小仙等．$^{60}$Coγ射线对刚地弓形虫缓殖子感染性的影响[J]．辐射研究与辐射工艺学报，1992，04：246-248.

[4] 徐军，孙新宰，杨小迪，等．紫外线辐照致弱RH株弓形虫速殖子及生物学性质的研究[J]．热带病与寄生虫学杂志，2009，7(2)：63-66.

[5] 郑焕钦，朱佩娴，许少明，等．紫外线减毒弓形虫免疫对小鼠旋毛虫感染肌肉组织病理的影响[J]．热带医学杂志，2008，8(5)：447-449.

[6] ARROYO-OLARTE RD，BROUWERS JF，KUCHIPUDI A，et al. Phosphatidyl threonine and lipid-mediated control of parasite virulence[J]. PLoS Biol，2015，13(11)：e1002288.

[7] BANDAY AH，JEELANI S，HRUBY VJ. Cancer vaccine adjuvants-recent clinical progress and future perspectives[J]. Immunopharmacol Immunotoxicol，2015，37(1)：1-11.

[8] CHEN J，HUANG SY，ZHOU DH，et al. DNA immunization with eukaryotic initiation factor-2α of *Toxoplasma gondii* induces protective immunity against acute and chronic toxoplasmosis in mice[J]. Vaccine，2013，31(52)：6225-6231.

[9] CHEN J，LI ZY，PETERSEN E，et al. DNA vaccination with genes encoding *Toxoplasma gondii* antigens ROP5 and GRA15 induces protective immunity against toxoplasmosis in Kunming mice[J]. Expert Rev Vaccines，2015，14(4)：617-624.

[10] CZARNEWSKI P, ARAÚJO E C B, OLIVEIRA M C, et al. Recombinant TgHSP70 immunization protects against *Toxoplasma gondii* brain cyst formation by enhancing inducible nitric oxide expression[ J ]. Front Cell Infect Microbiol, 2017, 7: 142.

[11] ENDO T, PELSTER B, PIEKARSKI G. Infection of murine peritoneal macrophages with *Toxoplasma gondii* exposed to ultraviolet light[ J ]. Z Parasitenkd, 1981, 65( 2 ): 121-129.

[12] FOX BA AND BZIK DJ. Nonreplicating, cyst-defective type II *Toxoplasma gondii* vaccine strains stimulate protective immunity against acute and chronic infection[ J ]. Infect Immun, 2015, 83( 5 ): 2148-2155.

[13] GIGLEY JP, FOX BA, BZIK DJ. Long-term immunity to lethal acute or chronic type II *Toxoplasma gondii* infection is effectively induced in genetically susceptible C57BL/6 mice by immunization with an attenuated type I vaccine strain[ J ]. Infect Immun, 2009, 77( 12 ): 5380-5388.

[14] GOMAA AM, EL-TANTAWY NL, Elsawey AM, et al. The Course of infection with *Toxoplasma gondii* RH strain in mice pre-vaccinated with gamma irradiated tachyzoites[ J ]. Exp Parasitol, 2019, 205: 107733.

[15] GRIMWOOD BG.Infective *Toxoplasma gondii* trophozoites attenuated by ultraviolet irradiation[ J ]. Infection and Immunity, 1980, 28( 2 ): 532-535.

[16] HEDHLI D, MOIRÉ N, AKBAR H, et al. The antigen-specific response to *Toxoplasma gondii* profilin, a TLR11/12 ligand, depends on its intrinsic adjuvant properties[ J ]. Med Microbiol Immunol, 2016, 205( 4 ): 345-352.

[17] HISZCZYŃSKA-SAWICKA E, LI H, XU JB, et al. Modulation of immune response to *Toxoplasma gondii* in sheep by immunization with a DNA vaccine encoding ROP1 antigen as a fusion protein with ovine CD154[ J ]. Vet Parasitol, 2011a, 183( 1-2 ): 72-78.

[18] HISZCZYŃSKA-SAWICKA E, OLEDZKA G, HOLEC-GASIORC L, et al. Evaluation of immune responses in sheep induced by DNA immunization with genes encoding GRA1, GRA4, GRA6 and GRA7 antigens of *Toxoplasma gondii*[ J ]. Vet Parasitol, 2011b, 177( 3-4 ): 281-289.

[19] INNES EA. Vaccination against *Toxoplasma gondii*: an increasing priority for collaborative research[ J ]? Expert Rev Vaccines, 2010, 9: 1117-1119.

[20] ISMAEL AB, DIMIER-POISSON I, LEBRUN M, et al. Mic1-3 knockout of *Toxoplasma gondii* is a successful vaccine against chronic and congenital toxoplasmosis in mice[ J ]. J Infect Dis, 2006, 194( 8 ): 1176-1183.

[21] ISMAEL AB, HEDHLI D, CÉRÈDE O, et al. Further analysis of protection induced by the MIC3 DNA vaccine against *T. gondii*: CD4 and CD8 T cells are the major effectors of the MIC3 DNA vaccine-induced protection, both Lectin-like and EGF-like domains of MIC3 conferred protection[ J ]. Vaccine, 2009, 27( 22 ): 2959-2966.

[22] JONGERT E, MELKEBEEK V, DE CRAEYE S, et al. An enhanced GRA1-GRA7 cocktail DNA vaccine primes anti-*Toxoplasma* immune responses in pigs[ J ]. Vaccine, 2008, 26( 8 ): 1025-1031.

[23] KIM SK AND BOOTHROYD JC. Stage-specific expression of surface antigens by *Toxoplasma gondii* as a mechanism to facilitate parasite persistence[ J ]. J Immunol, 2005, 174( 12 ): 8038-8048.

[24] KOOK J, OH SH, YUN CK, et al. Effects of gamma-irradiation on intracellular proliferation of *Toxoplasma gondii* RH tachyzoites[ J ]. Korean J Parasitol, 1995, 33( 3 ): 173-178.

[25] LAGAL V, DINIS M, CANNELLA D, et al. AMA1-deficient *Toxoplasma gondii* parasites transiently colonize mice and trigger an innate immune response that leads to long-lasting protective immunity[ J ]. Infect Immun, 2015, 83( 6 ): 2475-2486.

[26] LI Y. AND ZHOU H. Moving towards improved vaccines for *Toxoplasma gondii*[ J ]. Expert Opin Biol Ther, 2018, 18: 273-280.

[27] LIU F, WU M, WANG J, et al. Protective effect against toxoplasmosis in BALB/c mice vaccinated with recombinant *Toxoplasma gondii* MIF, CDPK3, and 14-3-3 protein cocktail vaccine[ J ]. Front Immunol, 2021, 12: 755792.

[28] LIU Q, SINGLA LD, ZHOU H. Vaccines against *Toxoplasma gondii*: status, challenges and future directions[ J ]. Hum Vaccin Immunother, 2012, 8( 9 ): 1305-1308.

[29] MAKINO M, UEMURA N, MORODA M KIKUMURA, et al. Innate immunity in DNA vaccine with *Toxoplasma gondii*-

heat shock protein 70 gene that induces DC activation and Th1 polarization[J]. Vaccine, 2011, 29(10): 1899-1905.

[30] O'HAGAN DT, FRIEDLAND LR, HANON E, et al. Towards an evidence based approach for the development of adjuvanted vaccines[J]. Curr Opin Immunol, 2017, 47: 93-102.

[31] PENG GH, YUAN ZG, ZHOU DH, et al. *Toxoplasma gondii* microneme protein 6(MIC6) is a potential vaccine candidate against toxoplasmosis in mice[J]. Vaccine, 2009, 27(47): 6570-6574.

[32] REED SG, ORR MT, FOX CB. Key roles of adjuvants in modern vaccines[J]. Nat Med, 2013, 19(12): 1597-1608.

[33] ROLLIER CS, REYES-SANDOVAL A, Cottingham MG, et al. Viral vectors as vaccine platforms: deployment in sight[J]. Curr Opin Immunol, 2011, 23(3): 377-382.

[34] SLOVES PJ, MOUVEAUX T, AIT-YAHIA S, et al. Apical organelle secretion by *Toxoplasma* controls innate and adaptive immunity and mediates long-term protection[J]. J Infect Dis, 2015, 212(9): 1449-1458.

[35] TANAKA S, KURODA Y, IHARA F, et al. Vaccination with profilin encapsulated in oligomannose-coated liposomes induces significant protective immunity against *Toxoplasma gondii*[J]. Vaccine, 2014, 32(16): 1781-1785.

[36] WANG JL, ELSHEIKHA HM, ZHU WN, et al. Immunization with *Toxoplasma gondii* GRA17 deletion mutant induces partial protection and survival in challenged mice[J]. Front Immunol, 2017, 8: 730.

[37] WANG JL, LI TT, ELSHEIKHA HM, et al. Live attenuated Pru: Δcdpk2 strain of *Toxoplasma gondii* protects against acute, chronic, and congenital toxoplasmosis[J]. J Infect Dis, 2018, 218(5): 768-777.

[38] WANG JL, LIANG QL, LI TT, et al. *Toxoplasma gondii* tkl1 deletion mutant is a promising vaccine against acute, chronic, and congenital toxoplasmosis in mice[J]. J Immunol, 2020, 204(6): 1562-1570.

[39] WANG L, TANG D, YANG C, et al. *Toxoplasma gondii* ADSL knockout provides excellent immune protection against a variety of strains[J]. Vaccines(Basel), 2020, 8(1): 16.

[40] XIA N, ZHOU T, LIANG X, et al. A lactate fermentation mutant of *Toxoplasma* stimulates protective immunity against acute and chronic toxoplasmosis[J]. Front Immunol, 2018, 9: 1814.

[41] YANG WB, WANG JL, GUI Q, et al. Immunization with a live-attenuated RH: ΔNPT1 strain of *Toxoplasma gondii* induces strong protective immunity against toxoplasmosis in mice[J]. Front Microbiol, 2019, 10: 1875.

[42] YANG W B, ZHOU D H, ZOU Y, et al. Vaccination with a DNA vaccine encoding *Toxoplasma gondii* ROP54 induces protective immunity against toxoplasmosis in mice[J]. Acta Tropica, 2017, 176: 427-432.

[43] YUAN ZG, REN D, ZHOU DH, et al. Evaluation of protective effect of pVAXTgMIC13 plasmid against acute and chronic *Toxoplasma gondii* infection in a murine model[J]. Vaccine, 2013, 31(31): 3135-3139.

[44] YUAN ZG, ZHANG XX, LIN RQ, et al. Protective effect against toxoplasmosis in mice induced by DNA immunization with gene encoding *Toxoplasma gondii* ROP18[J]. Vaccine, 2011, 29(38): 6614-6619.

[45] ZHANG M, ZHAO L, SONG J, *et al*. DNA vaccine encoding the *Toxoplasma gondii* bradyzoite-specific surface antigens SAG2CDX protect BALB/c mice against type II parasite infection[J]. Vaccine, 2013, 31(41): 4536-4540.

[46] ZHANG NZ, CHEN J, WANG M, et al. Vaccines against *Toxoplasma gondii*: new developments and perspectives[J]. Expert Rev Vaccines, 2013, 12(11): 1287-1299.

[47] ZHANG NZ, GAO Q, WANG M, et al. Immunization with a DNA vaccine cocktail encoding TgPF, TgROP16, TgROP18, TgMIC6, and TgCDPK3 genes protects mice against chronic toxoplasmosis[J]. Front Immunol, 2018, 9: 1505.

[48] ZHANG NZ, WANG M, XU Y, et al. Recent advances in developing vaccines against *Toxoplasma gondii*: an update[J]. Expert Rev Vaccines, 2015, 14(12): 1609-1621.

[49] ZHANG NZ, XU Y, WANG M, et al. Protective efficacy of two novel DNA vaccines expressing *Toxoplasma gondii* rhomboid 4 and rhomboid 5 proteins against acute and chronic toxoplasmosis in mice[J]. Expert Rev Vaccines, 2015, 14(9): 1289-1297.

[50] ZHANG Z, LI Y, WANG M, et al. Immune protection of rhoptry protein 21(ROP21) of *Toxoplasma gondii* as a DNA vaccine against toxoplasmosis[J]. Front Microbiol, 2018, 9: 909.

[51] ZHENG B, DING J, LOU D, et al. The virulence-related MYR1 protein of *Toxoplasma gondii* as a novel DNA vaccine against toxoplasmosis in mice[J]. Front Microbiol, 2019, 10: 734.

[52] ZHENG B, LOU D, DING J, et al. GRA24-Based DNA vaccine prolongs survival in mice challenged with a virulent *Toxoplasma gondii* strain[J]. Front Immunol, 2019, 10: 418.

[53] ZHENG B, LU S, TONG Q, et al. The virulence-related rhoptry protein 5(ROP5)of *Toxoplasma gondii* is a novel vaccine candidate against toxoplasmosis in mice[J]. Vaccine, 2013, 31(41): 4578-4584.

[54] ZHOU H, MIN J, ZHAO Q, et al. Protective immune response against *Toxoplasma gondii* elicited by a recombinant DNA vaccine with a novel genetic adjuvant[J]. Vaccine, 2012, 30(10): 1800-1806.

[55] ZORGI NE, GALISTEO AJ JR, SATO MN, et al. Immunity in the spleen and blood of mice immunized with irradiated *Toxoplasma gondii* tachyzoites[J]. Med Microbiol Immunol, 2016, 205(4): 297-314.

# 第十五章 | 弓形虫病的预防与控制

健康人群感染弓形虫后主要表现为无症状的隐性感染，但孕妇的急性弓形虫感染可能导致严重的不良妊娠结局。其危害主要是通过胎盘垂直传播，致使胎儿宫内感染而发生流产、畸胎、死产，或致新生儿中枢神经系统疾病等。所以，认真开展孕前以及孕期母体弓形虫感染的筛查，对于及早防治胎儿先天性感染具有重要意义。弓形虫作为一种食源性寄生虫，做好动物屠宰前的动物监测和监管，有效的屠宰和后续的食品加工过程非常重要。在饲养宠物时，做好宠物的病原检查与环境防控，对于弓形虫病的防控亦具有重要的公共卫生学意义。由于目前尚无临床可用的预防人类弓形虫病的疫苗，因此采取科学的、积极的防护措施可减少弓形虫感染的概率。

## 第一节　孕期血清学筛查

### 一、孕期血清学筛查与优生优育

前已述及，弓形虫是一种机会致病性的专性有核细胞内寄生原虫。据统计，全球有四分之一到三分之一的人群表现为抗弓形虫血清抗体阳性（Holliman，1997）。免疫力正常的人群感染弓形虫后的主要表现为无症状的隐性感染，但孕妇的初次弓形虫感染可能导致严重的不良妊娠结局。其危害主要是通过胎盘垂直传播，致使胎儿宫内感染而发生流产、畸胎、死产，或致新生儿中枢神经系统障碍等（Montoya and Liesenfeld，2004）。此外，近年有动物试验显示，母体孕期感染弓形虫后，虽然胎盘不能查见虫体，但是弓形虫感染可颠覆母胎界面的免疫耐受，诱发胎盘内膜的炎症和宫内胎鼠发育受限，导致不良妊娠结局（Zhidan 等，2017；Cong 等，2018；Teng 等，2021）。先天性弓形虫病的发生率随着孕产妇感染时胎龄的增加而增加（Montoya and Remington，2008）。但是当感染发生在妊娠早期时，对胎儿的危害更严重（Thiebaut 等，2007）。例如孕 6 个月内的急性感染可导致严重后果；孕 6～9 个月母体感染虽然可经胎盘传播，但新生儿的临床症状相对较轻。所以，认真开展孕前以及孕期母体弓形虫感染的筛查，对于及早防治胎儿先天性感染具有重要意义。为了优生优育，我国将弓形虫感染列为产前感染性疾病 TORCH（弓形虫、风疹病毒、巨细胞病毒、单纯疱疹病毒及其他病原体，如梅毒螺旋体等）诊断的指标之一。

弓形虫感染可以通过 PCR、杂交、分离和组织学方法直接诊断，但是直接检测的技术复杂，耗时较长，不利于快速诊断，且有的检测较为困难，成功率低，或需特殊仪器而推广不易。妊娠期妇女被弓形虫感染后可产生抗弓形虫抗体。由于检测血清抗体方法较为简便、操作易标准化、且成本较低，因而适合用于筛查（详见第十二章）。所以临床孕期筛查以血清学检测弓形虫抗体为主。目前根据中华医学会妇产科分会产科学组制订的“孕前和孕期保健指南（2018）”，不建议常规对所有孕妇进行弓形虫血清学筛查，仅在孕前筛查或孕期有针对性地筛查。确定高风险的筛查应在孕前和孕早期，越早筛查对临床提供的帮助越大。在孕中期得到的检测结果经常不能确定在孕早期是否有感染。

## 二、孕期血清学筛查结果判读

### （一）血清学筛查的方法与指标

目前，临床血清学筛查弓形虫抗体的主要方法有酶联免疫吸附试验（ELISA，分为间接法、夹心法以及 IgM 抗体捕获法等）、间接血凝试验、固相血凝试验等。其中 ELISA 是目前国际上公认的最方便的妊娠期弓形虫感染早期筛查方法，其灵敏度高、特异性强、成本低，在普通实验室中被广泛使用。通过检测血清中抗弓形虫抗体并分析，来进行早期诊断弓形虫感染。

弓形虫血清学筛查实验同时检测 IgG 和 IgM，反应虫体刺激机体后产生的免疫反应，与个体的免疫功能有关，也适合于筛查和免疫状态评估（Montoya，2002）。IgM 抗体最早是在感染后两周出现，并持续数月身子可持续数年；而 IgG 抗体是在感染后 6～8 周达到峰值，然后在两年内下降，但仍保持阳性。人体在弓形虫感染早期表现为抗弓形虫 IgM 抗体阳性，之后 IgM 抗体逐渐下降，IgG 抗体滴度逐渐升高。血清中 IgM 和 IgG 抗体的此消彼长称为血清学转换，对于孕妇产前弓形虫感染的诊断具有重要意义。

IgG 抗体亲和力是指抗体与抗原的结合能力，可以帮助确认感染时间，有助于区分近期感染还是远期感染。抗体亲和力的逐渐升高是分泌抗体的 B 细胞克隆逐步被抗原选择的结果。天然的 B 细胞库产生的 IgG 抗体一般亲和力较低（感染早期），在抗原的多次刺激（随着感染时间的延长）和选择过程中亲和力逐渐升高。如果孕妇血清 IgM 弱阳性或阴性，但是同时伴有 IgG 阳性，此时应进行 IgG 的亲和力检测。早期感染阶段高滴度低亲和力的 IgG 与 IgM 同样具有参考价值。国内多采用化学发光法用于检测 IgG 亲和力，区分新近感染和感染 5 个月后的 IgG 亲和力。

在评价各项检测指标时，应注意其敏感性。敏感性的高低决定了是否能够早期发现感染。此外还应注意其特异性，避免检测结果的不确定性，避免临床需要再次确认检查。定量检查可以了解抗体滴度的变化，如果不进行定量检查，会导致筛查结果出现较高的假阳性率。

### （二）孕期血清学筛查结果判读

**1. IgG 和 IgM 抗体同时阴性**　两种抗体菌阴性说明未被弓形虫感染，为发生妊娠期初次感染的高风险群体，在妊娠期间有获得初次感染和传染给胎儿的危险。妊娠期应动态监测抗体水平。孕早期每个月复查一次，孕中、晚期每三个月复查一次，尽早发现抗体转化。

**2. IgG 抗体阴性、IgM 抗体阳性**　说明可能处于急性感染期，也可能是受检者的 IgM 抗体持续阳性。因为急性感染后 IgM 抗体阳性可持续数月乃至数年。应两周后复查。妊娠妇女血清第 1 次出现 IgG 抗体阳性，而先前血清学试验是阴性称为初次感染。只有先前做过筛查，结果是阴性并存档（或保存孕妇血清标本），才能判定初次感染。如果是受孕前的急性初次感染，具有胎盘垂直传播的高风险。

**3. IgG 抗体阳性、IgM 抗体阴性**　说明曾经感染过弓形虫，已经获得免疫力，一般不会导致胎儿的宫内感染。但应注意在少数情况下有再次感染的风险。应警惕免疫缺陷患者慢性感染的活化，常见于艾滋病患者等，常并发有脑炎和眼部损害。

**4. IgG 和 IgM 抗体同时阳性**　提示急性感染，应测定 IgG 抗体亲和力。高滴度低亲和力的 IgG 抗体提示急性初次感染；而高滴度高亲和力的 IgG 则提示慢性的既往感染。因此对于 IgG 和 IgM 双阳性者，应进行 IgG 抗体亲和力检测，从而评估经胎盘传播的风险，以及为是否需要羊水穿刺或药物治疗提供参考。若检测结果为高亲和力，可排除最近 3～4 个月的感染；但有时较低的 IgG 亲和力也不能确认为近期感染，因为某些女性的 IgG 亲和力低可以持续数年。还应结合羊水 PCR 检测、胎儿超声诊断等辅助检查。由于 IgG 可穿过胎盘，新生儿无论有无感染均可出现 IgG 阳性（图 15-1）。

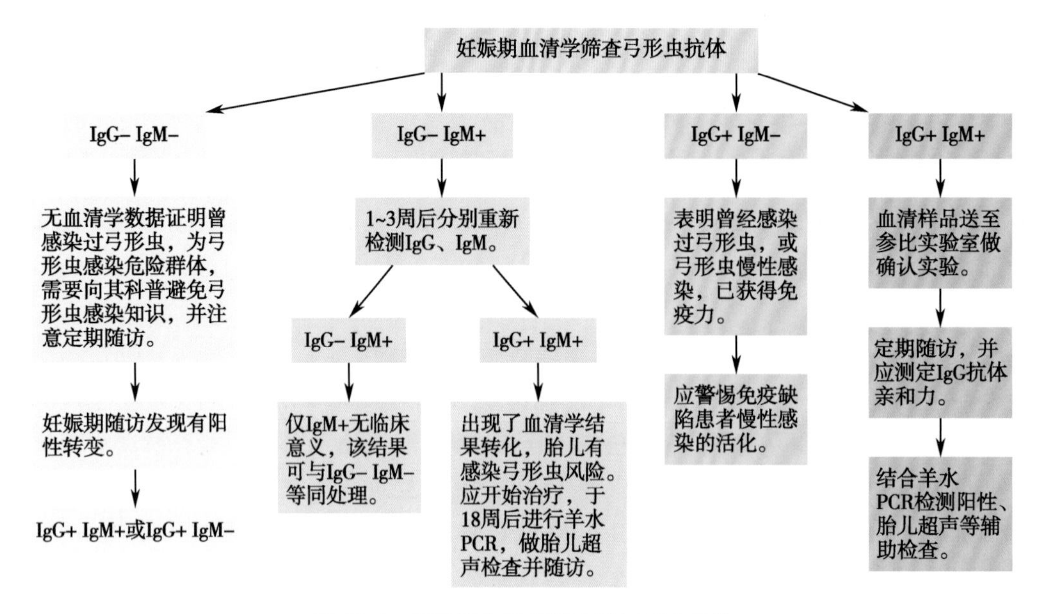


图 15-1 妊娠期血清学筛查抗弓形虫抗体

### （三）孕期血清学筛查的局限性

由于不同人群弓形虫感染后临床发病的不确定性以及对孕妇、胎儿、新生儿的危害性，加之慢性感染阶段疾病的隐匿性，使得弓形虫病的临床和病原诊断较为困难，孕期血清学筛查结果显得十分重要，甚至是唯一可取的辅助诊断指标。但目前血清学筛查手段并不成熟，还存在以下局限性：

**1. 孕期血清特异性抗体检测** 不能确诊孕妇具体何时感染、胎儿是否受累以及有无远期后遗症，也不能依据孕妇的血清学筛查结果来决定是否需要终止妊娠。

**2. 抗体检测与复发或慢性感染** 目前不能通过血清学方法区分复发感染和再次感染，还需通过虫体分离和基因测序鉴定才能确认。

**3. 存在 IgM 假阳性的可能** 主要是由于类风湿因子（RF）或者血清内其他因素引起的非特异性干扰，这是免疫学检测手段本身固有的限制所导致的，无法完全避免。如初次检测结果为 IgM 抗体阳性、IgG 抗体阴性，在 15～30 天后再次采取血样检测仍然 IgM 抗体阳性且 IgM 和 IgG 抗体的滴度变化不显著，甚至 IgM 抗体滴度降至阴性范围内，就可以认定为初次检查的 IgM 抗体为假阳性。但临床常用的定性检测方法难以通过滴度变化观察来鉴别 IgM 抗体假阳性，应通过不同时间段的抗体定量检查，根据滴度水平的变化来帮助判断。

**4. 血清学筛查不能取代病原学诊断** 病原学检查（包括 PCR 检测）仍然是弓形虫感染的"金标准"，能够对临床感染予以确认或者排除。对于高危孕妇应进行羊膜腔穿刺并运用分子诊断技术进行确认，还应对胎儿结构进行有针对性的详细的超声检查，多学科会诊，对高危新生儿进行系统的长时间随访。对于弓形虫感染 / 弓形虫病的诊断应结合患者的临床表现、病史和流行病学信息、影像学资料以及实验室辅助诊断结果做出综合判断，并给予适时适当的治疗。

## 第二节 食品卫生检（监）测

监测和干预是一个连续的不断优化的过程。为预防人类被弓形虫感染，应改善动物饲养的卫生状况并建立肉类和肉制品的严格标准，改善食品卫生体系（Alban 等，2020）。除了注重动物屠宰前的动物监测和监管之外，屠宰和后续的食品加工过程也是非常重要的。因此，从保护人群健康的角度，通过对食品和食品加工的有效监督和监测可以获取重要信息，以利于更好地评估弓形虫感染风险（Bintsis 等，2017）。在 20 世纪欧洲人群血清弓形虫抗体阳性率较高，例如法国甚至高达 80% 以上。然而近年由于采取家畜饲养、屠宰、肉类食品冷藏加工，以及饮食卫生宣教等食品安全措施，人群抗体阳性率显著下降。由于弓形虫可以引起很多食品卫生问题，本节将主要介绍肉类和肉制品以及其他食物，如奶和水中弓形虫的监测状况，以及弓形虫分离、检测和分型的可行方案（European Food Safety Authority，2007）。

## 一、肉类及肉制品

绵羊和山羊是弓形虫感染的重要来源，研究者在绵羊的许多可食用部位发现有组织包囊；其他动物如鸡、骆驼和“野味”，在可食用的部位也有弓形虫包囊，并且在动物体内可终生存活。在屠宰检验时，把感染个体从未感染个体中挑选出来仍非常困难。

在肉类食品中，猪肉也是弓形虫感染的来源。但牛肉中尚未发现有弓形虫感染。在美国某农场的研究发现，将 55 头猪的心脏和舌喂食给猫，进行弓形虫生物活性检测，发现有 51 只猫在粪便中排出 0.25 亿～8.10 亿个弓形虫卵囊。在巴西一些工厂对新鲜生产的猪肉香肠，利用小鼠做弓形虫生物活性检测，发现 13 个香肠样品（8.7%）呈阳性，其余 1 个样品中分离出弓形虫；12 个样品感染小鼠发生抗弓形虫血清阳性转化。在巴西另一项研究中，在 70 份新鲜猪肉香肠样本中，有 33 份通过 PCR 检测弓形虫呈阳性。更大的一项研究，是在美国 28 个地区的 698 家零售肉店获得的 2 094 份样品，包括猪肉、牛肉和鸡肉各 1 份，检测弓形虫的流行情况。将肉样品喂猫检查其粪便是否有卵囊排出。结果发现零售猪肉中活的弓形虫感染率非常低，最终只获得了 10 个弓形虫分离株；而喂食鸡肉或牛肉样本的猫都没有发现阳性。虽然在牛肉中没有检测到组织包囊，相比之下牛的血清抗体效价很高，反映了血清学阳性并不能说明牛肉中存有活的弓形虫。生物活性测定中卵囊数偏低的原因，可能与从屠宰场到仓库的运输过程中的有关冷冻使组织包囊失活有关。国内的猪肉是居民常食用的肉类。有学者对市售散养的猪肉进行血清学和 PCR 检测，发现有弓形虫感染，且从鲜肉中分类出活的弓形虫。在安徽省不同地区采集的新鲜猪肉样本中，采用 ELISA 和 qRT-PCR 检测。结果 ELISA 阳性率为 10.1%（42/416）；DNA 检测阳性率为 18.03%。对 14 份 ELISA 和 PCR 双阳性的标本进行虫体分离，获得了虫体并鉴定出基因型（Chinese 1，ToxoDB#213）。以上结果强烈提示，我国市售散养猪肉安全性较低（Hua 等，2012）。

## 二、奶及奶制品

有研究将 7 只实验室感染和 7 只自然感染的山羊奶接种到小鼠体内，监测弓形虫在乳汁中的排出情况。结果在感染了 10 000 个卵囊的山羊的奶中发现了弓形虫，但在感染了 100 或 1 000 个卵囊的山羊或自然感染的山羊奶中没有发现弓形虫。说明人类在食入含有自然感染的山羊奶后感染弓形虫的风险较小。然而，也有报道人类因摄入生羊奶而感染弓形虫的病例，未经巴氏消毒的羊奶被认为是农村地区儿童弓形虫感染的一个来源。弓形虫的传播既有乳汁和哺乳创伤中排出速殖子，也有因乳腺中特定的脂质分泌导致组织包囊的脱落排出而感染。

## 三、贝类

弓形虫卵囊可以在海水中孢子化成熟，并且至少可以在海水中存活 6 个月。这表明卵囊可以存活更长时间，并可寄生于多种潜在的传播宿主。用贻贝和牡蛎滤过出海水里的弓形虫卵囊，可经口感染小鼠。牡蛎很容易滤过存留弓形虫卵囊，卵囊在牡蛎中可存活长达 85 天。

## 四、水

供水如果来自地表水或间接受到地表水的影响，必须对其进行检测，以排除病原体对人类健康的潜在危险。在水中检测弓形虫很困难，而且无标准的方法。检测方法是基于隐孢子虫等其他球虫的经验，包括使用离心、过滤、免疫磁珠分离和流式细胞分选方法对卵囊进行浓缩。直接用显微镜鉴别并不可靠，因为它与其他球虫的卵囊形态非常相似。有学者报道98份欧洲饮用水中，有1份发现含有弓形虫DNA，利用小鼠生物接种实验无法证明其具有感染性。早年法国的一项调查显示，7.0%的地表水样本呈现弓形虫阳性；9.0%的井水检测样本呈阳性。在波兰的一项研究中，有114个饮用水样品（80例浅井，16例深井水泵，18例来自供水系统）通过显微镜检查和PCR进行分析，两种方法分别发现15（13.2%）和31（27.2%）弓形虫阳性。在浅井水样中的弓形虫DNA阳性率显著高于深井和供水系统。饮用未煮沸井水与弓形虫抗体阳性呈正相关，在卫生条件较差的封闭浅井的农场这种相关性更显著。以上提示引用未经净化处理的地表水有感染弓形虫卵囊的风险。

## 五、食品中的检测方法

### （一）弓形虫生物活性测定

从食品中分离弓形虫的参考方法是灌胃或接种动物。然而，小鼠和猫的生物活性测定耗时长，需要使用活体动物6～8周，不适用于屠宰场检测或市售肉制品的监测。在猫体内进行生物活性测定比在小鼠体内更容易检测到肉中的弓形虫，因为可以喂饲更多的组织。组织培养比动物接种灵敏度低，但检测需要的时间短且成本低。由于每50g肉中可能不到1个包囊，通过组织学检查弓形虫不具有可操作性。在绵羊和牛等大型动物组织中检测弓形虫的主要困难之一，是可以检测的样本重量有限，因此在组织的某些部位可能无法检测到。

为了证明牛奶中存在弓形虫，研究人员对孕猫在分娩前经口接种弓形虫卵囊（每只猫300～1 000个），检测排出粪便标本中的卵囊；采集乳汁通过PCR扩增B1基因，且用乳汁喂食小鼠做生物活性检测。结果发现，在PBS中PCR的灵敏度是10个速殖子/ml；在牛奶的灵敏度是100个速殖子/ml。通过PCR检测，在猫分娩后4～23天的乳汁中可间歇检测到弓形虫；在粪便中检测到弓形虫卵囊的时间比在乳汁中检测到的时间早1～26天。

### （二）过滤，离心和絮凝

饮用水可成为弓形虫的来源，需要实验室检测方法。基于检测隐孢子虫卵囊的方法，以每分钟4～10L的流速通过孔隙度为1μm的滤芯，过滤饮用水样品中的弓形虫卵囊。经过洗涤，离心并保存卵囊并使其孢子化后，可用生物活性测定滤过物中活性弓形虫。

评估使用离心或利用絮凝剂的絮凝作用，测定水样中加入孢子化或未孢子化的弓形虫卵囊（$1\times10^4$和$1\times10^5$）的回收率发现，两种方法的卵囊平均回收率均很高，但是絮凝作用优于离心方法。在小鼠中测试回收的孢子化卵囊的感染性，发现这两种方法均适用于检测水中的弓形虫卵囊。

### （三）PCR

已有许多基于弓形虫不同DNA序列进行PCR扩增的检测方法。通过PCR扩增弓形虫SAG1基因（即P30）检测即食腌肉样品，能够检测到每克腌肉中5 000个弓形虫滋养体；而利用组织培养可以检测到每克腌肉中含1 000个活弓形虫滋养体。腌肉的高盐含量通过抑制DNA聚合酶降低了PCR检测的灵敏度，并由于渗透压引起的细胞病变作用而降低了组织培养的灵敏度。对各种肉制品的研究表明，许多包含猪源成分的样品都可检测到弓形虫DNA。弓形虫分布在组织之中，组织包囊很可能在加工过程中被破坏，从而使样品的均质性比未加工的肉组织块更高，而未加工的肉组织块的PCR检测更具偶然性。DNA的存在表明肉类来自弓形虫感染的动物，但不一定代表该产品包含有感染性的活弓形虫。

针对不同水质和来源的天然水体和饮用水样品，采用絮凝和不连续蔗糖梯度纯化弓形虫卵囊，采用巢式PCR扩增18s rRNA基因的方法，检测水样中的弓形虫DNA。通过PCR检测发现60个样品中的4个（7.0%）为弓形虫阳性。该方法为监测环境水源水中的弓形虫提供了可行方法，尤其是在可能污染水平较高的水中进行检测。通过PCR和小鼠接种试验监测过滤纯化的水样品，以确定回收的弓形虫卵囊的存在和感染性，PCR总是比小鼠接种试验更为敏感。为了区分活卵囊和死卵囊，可以采用逆转录PCR技术，以检查卵囊的活性。

### （四）实时定量PCR（quantitative real-time PCR，qRT-PCR）

qRT-PCR是高灵敏性和特异性的实时定量PCR方法，以弓形虫ITS1基因检测和定量动物组织样品中的弓形虫。实时定量PCR与感染动物的血清学反应和感染小鼠脑中组织包囊明显相关，该测定法可用于检查猪肉及相关产品，并可诊断和定量动物组织中的弓形虫。针对弓形虫B1和ssrRNA的TaqMan实时定量PCR方法，可检测人工感染弓形虫的贻贝。与常规PCR结合凝胶电泳方案相比，TaqMan定量PCR的灵敏度提高了10～100倍。因此，TaqMan PCR检测法是鉴定弓形虫的有价值的方法。

### （五）基因分型（genotyping）

已有几种遗传标记用于鉴定弓形虫分离株，以进行弓形虫种群的遗传分析。基于PCR-RFLP分析的11个基因座或基于5个微卫星标记，进行基因分型的多种策略，它们也更适合于鉴定非典型株。

在英国零售商店获得的肉制品中弓形虫的研究，通过针对SAG2基因的PCR检测了包括57份猪肉，9份羊肉，4份牛肉以及1份猪肉和牛肉混合样品。在71个肉类样品中，有27个样品（38%）弓形虫阳性，其中包括6个羊肉样品和20个含猪肉的样品。限制性酶切分析和DNA测序表明，弓形虫感染的肉中有21个在SAG2位点含有被鉴定为Ⅰ型弓形虫；而6个样本中同时含Ⅰ和Ⅱ型弓形虫。另一项关于猪肉研究，使用SAG2基因和5个高变微卫星基因进行包囊的分子分型，显示有Ⅰ、Ⅱ和Ⅲ型弓形虫。基于SAG2 PCR-RFLP以及多位点的分型方法，在欧洲发现羊肉和鸡肉中主要是Ⅱ型，但也有发现Ⅲ型弓形虫。巴西的一项暴发调查，从疑似水源采集的样品中，利用SAG2和RFLP鉴定出具有高毒力的Ⅰ型弓形虫。我国人畜中弓形虫的优势基因型为Chinese 1型（即ToxoDB#9型）（详见第三章）。

### （六）食品监测的未来方向

弓形虫监测应重点关注绵羊、山羊、猪肉及其肉制品。应重点关注在67℃以下加工的生肉和肉类产品，它们最有可能含有活弓形虫的组织包囊。可以检测到水中的弓形虫，但是在检测水的方法中需要采用分离卵囊更简单易行的技术，并且需要进一步阐明水在弓形虫卵囊污染蔬菜和水果中的作用。

肉组织中低浓度的组织包囊或水中卵囊可能导致检测结果出现假阴性（漏检）。检测的灵敏度归因于几个因素，例如样品选择、取样部位、样品重量以及检测方法。主要用接种小鼠方法检测弓形虫活性，例如猪肉、牛肉和鸡肉中的弓形虫。但是考虑到高成本，耗时长和动物伦理问题等，这些方法不适用于常规监测。通过PCR、RFLP等分子技术可以对肉类和水中的弓形虫进行检测和分型，但必须解决可能限制敏感性和特异性的干扰因素，另外需要对这些方法进行标准化和一致性检验。如对食品中弓形虫进行常规监测，也需评价这些方法的灵敏度和特异度。

弓形虫病的疾病负担可能被低估了。因此收集有关疾病负担和食品（包括水）的科学数据，对于制定食品安全干预措施至关重要。目前尚未有简便可行的检测技术能够区分猫源传播的卵囊，还是肉类的组织包囊感染。弓形虫卵囊污染水环境和农产品可感染人；肉类和肉制品中的组织包囊也可感染人。尚不清楚二者孰轻孰重。由于抽样和检测方法上的差异，不同食品监测数据中的弓形虫感染数据并不具有可比性。生食或半生食绵羊肉和山羊肉有很大风险。牛肉作为传染源的作用仍不能明确；禽肉应被视为常见的传染源。可能散养肉食动物（猪、家禽）导致相对高的弓形虫感染率。动物饲料、新鲜食物和水中的弓形虫卵囊也需要进一步评估。关于肉类、牛奶等食物或水中的弓形虫，目前可用的检测方法仍是基于分子水平的实验，但不适用于常规的虫体感染活性的监测。

## 第三节　宠物检查与环境防控

近年来，随着我国社会经济发展和人民生活水平的提高，越来越多的人把宠物犬猫作为伴侣动物，饲养宠物的数量不断增多，这导致了人们与宠物接触机会增加，同时也增加了人们感染弓形虫的风险。

因此做好宠物的病原检查与环境防控对于弓形虫病的预防与控制具有重要的公共卫生学意义。

## 一、宠物检查

很多猫（尤其是流浪猫）感染弓形虫后，没有明显的临床症状而呈隐性感染，但可向体外排出弓形虫卵囊。感染的急性期犬猫会出现相应的临床症状。主要表现为精神萎靡，食欲下降，体温升高至40℃以上。怀孕犬猫患病会出现早产、流产、死胎或弱胎。病犬有眼鼻分泌物、呼吸次数增加甚至呼吸困难或喘息，严重的病犬会出现贫血、黄尿甚至血尿；个别会出现轻度腹泻至出血性腹泻。有些犬在患病后期会出现抽搐、运动共济失调等神经症状，体温逐渐下降，后衰竭死亡。有些病猫表现出对光反应迟钝、眼结膜充血、呕吐、腹泻、黄疸、运动无力、走路困难。有些猫出现运动失调、惊厥、瞳孔不均、视觉丧失、抽搐等中枢神经症状（卓国荣等，2019）。

用于宠物的诊断方法包括病原学诊断，分子生物学诊断及免疫学诊断。病原学检测主要有直接镜检、速殖子分离培养和包囊检查等，多用于动物感染诊断或虫体分离。但因病原学诊断阳性率低，确诊较为困难，且技术复杂，操作烦琐，仪器设备昂贵等原因不适于基层应用。分子生物学诊断方法主要有常规的聚合酶链反应（PCR）、巢式 PCR、实时荧光定量 PCR 和环介导等温扩增技术（LAMP）等。常用的检测 DNA 靶标是 B1 基因或 529bp 的重复序列、内部转录间隔序列（ITS-1）和 18s rDNA 序列。LAMP 只需要用到水浴或金属浴，可用于动物和水样本中弓形虫检测，基层可以方便应用。但核酸（RNA、DNA）提取和扩增技术因操作的专业性，费用高等原因，还需简化改进。免疫学诊断方法是犬猫弓形虫病临床诊断和流行病学调查的主要方法，包括凝集试验（agglutination test，AT）、改良凝集试验（modified agglutination test，MAT）、乳胶凝集试验（latex agglutination test，LAT）、酶联免疫吸附试验（ELISA）、间接血凝试验（indirect hemagglutination test，IHA）、间接荧光抗体试验（indirect fluorescent antibody test，IFAT）、免疫层析胶体金技术（gold-immunochromatographic assay，GICA）以及快速诊断试剂条或者试剂盒等（王萌等，2019）。ELISA 方法相对敏感、特异、简便、可肉眼观察结果，为当前弓形虫病实验室诊断技术中广泛使用的方法，但是需要更多的仪器设备，不适合普通宠物门诊应用。常用的凝集试验包括 MAT、IHA 和 LAT。ELISA 敏感性优于凝集试验，但凝集试验由于检测过程中不需要第二抗体，因而更适合于现场流行病学调查。IHA 和 GICA 方法简便、快速、无须使用特殊的设备，也是诊断该病的主要方法，因而诊所临床常用的方法是 IHA 检测试剂盒或 GICA 试纸条等技术。对于猫血清样本中弓形虫 IgG 抗体的检测，Ozkan 等的检测结果表明 DT 比 IFAT 的敏感性更高（Ozkan 等，2008），而 Macrì 等对比了 IFAT 和 MAT（Macri 等，2009），Zhu 等比较了 MAT 和 ELISA 检测，结果均发现 MAT 特异性和敏感性更高（Zhu 等，2012）。因此，MAT 更适合猫血清中弓形虫抗体的检测，用于猫科动物的检测更为普遍。国内有人研究的双抗体夹心 ABC-ELISA 方法，特异性强、敏感性高，可用于弓形虫急性感染的早期或活动期的诊断（宫枫举等，2017）。我国临床中应用较多的弓形虫抗体检测方法是 ELISA、凝集试验和 GICA。目前市面上还具有多种快速检测试纸条和试剂盒能够用于检测宠物弓形虫的抗体或者抗原，是以胶体金免疫层析技术为基础，抗体或抗原检测需要使用血清或者表现出明显腹泻排出的粪便作为样本，是目前快速检测该病的一种方法。

## 二、环境防控

目前某些地区犬猫弓形虫病的发病有进一步增长的趋势，而患病猫能排泄大量的弓形虫卵囊污染人类环境，在人类和动物感染中起到了极大的作用，犬猫弓形虫病关乎公共卫生安全，也与人类的健康息息相关，这些需要引起宠物饲养者的高度重视，因此对于宠物弓形虫病的防控尤为重要。目前对犬猫弓形虫病的防控尚无特效药物及可推广应用的疫苗，因此消灭传染源、切断疾病的传播途径是防控本病的关键。针对饲养者，应加强以下几点工作：

### （一）加强弓形虫病危害与防治宣传

建议相关部门做好对饲养者的犬猫体内弓形虫病危害与防治等卫生科普宣传工作，引导饲养者科学饲养，提高对该病的认识和防范意识，使其充分了解弓形虫病的传播方式，认识到对人的危害，强化重点区域，尤其是远郊区农户和收容所饲养犬猫的弓形虫病危害、动物卫生检疫工作、监测、防治防控等工作的宣传（胡俊菁等，2019）。

### （二）加强宠物管控，定期开展流行病学调查

加强宠物市场交易的规范化管理，对市场的动物要做好防疫、检疫和消毒工作，严格把控进入宠物市场的动物来源并做好弓形虫病血清学检测，一旦发现有阳性感染动物应立即进行驱虫治疗或淘汰，防止感染动物造成病原传播和感染人体。目前城市流浪犬猫数量激增已成为社会公共问题，流浪犬猫导致病原扩散进而增加了感染机会，有关部门需进行严格管控，加强民间组织的流浪动物救助站的管理和指导。每年需定期开展犬猫弓形虫病流行病学调查，增加采集样品的数量和覆盖面，根据流行病学调查结果制定防控措施。对于检测结果呈阳性的宠物，及时通知饲养者进行治疗，治愈后做好回访工作（代鹏等，2019）。

### （三）健全相关法律法规，提高饲养者自我防护意识

进一步建立和健全宠物管理的法律法规与标准体系。目前许多省市关于宠物管理的法律法规仍是空白。而宠物的数量与日俱增，如对宠物的饲养仍缺乏有效的约束管理，势必会给弓形虫等人畜共患病的传播带来隐患，因此有关部门需加强地方性的法律法规来约束饲养管理。与犬猫玩耍时应避免被其抓伤、咬伤。孕妇及免疫抑制或缺陷类患者应远离或不饲养犬猫，要避免接触犬、猫及其粪便，定期做好弓形虫病常规检测。孕妇怀孕期间，必须做好宠物清洁工作，这样才能更好地预防弓形虫病。

### （四）加强饲养管理，保持饲养环境清洁

远郊区散养家犬猫串户现象较多，且流浪犬猫数量也较多，相互传染该病的风险较高，饲养者需加强饲养管理，家养宠物在外出活动时，避免接触鼠类、鸟类与流浪犬和流浪猫，避免食用被粪污染的食物，降低宠物感染弓形虫的风险。流浪犬猫因预防和治疗措施的缺乏、生存环境的恶劣，携带病原微生物的概率更高，可通过多种途径传染给家养犬猫（张启龙等，2019）。因此，有关部门应完善流浪动物管理措施，对流浪犬猫进行收容统一管理，减少流浪犬猫数量及活动范围，从而减少该病的传播。宠物主人要养成良好的卫生习惯，大城市有条件的对准许饲养的犬应登记注册办证并带牌，加强饲舍日常管理，要及时进行清扫，保持舍内清洁干燥。尽量不要犬猫混养，避免所用饲料以及饮水被猫粪污染。饲舍要加强防鼠灭鼠，避免其食入鼠或者其他动物尸体。不给宠物饲喂生食、生肉和半生不熟的各种动物肉及组织脏器等其他可能感染弓形虫包囊的组织脏器，防止其因食入患病和带虫动物体内的包囊和滋养体而发生感染。此外研究还显示水源弓形虫的检测也成为公共卫生防控不容忽略的环节。保持犬猫的食物、饮水及圈舍的清洁卫生，对宠物活动的区域环境经常清理消毒，常选择使用 20% 石灰水、3% 烧碱、1% 来苏水等（刘春雨，2017）。对犬猫粪便及时清除并消毒深埋，清除猫粪便后，应反复消毒洗手，避免含卵囊的猫粪传播疾病，降低动物和人感染弓形虫病的风险。定期给犬猫投放驱虫药物，注射必要的疫苗，定期带犬猫至宠物医院进行弓形虫抗体检查，以便及时发现病例及早诊治，关爱宠物健康，提高宠物自身抵抗力，以减少传染源，确保公共卫生安全。

## 第四节　畜禽弓形虫病的预防与控制

作为人兽共患的寄生原虫，弓形虫在家禽家畜中广泛存在。绵羊，山羊，猪和鸡是其常见的中间宿主，但是，牛和马则对其有很强的抵抗力（Dubey，2009）。我国 12%～40% 的猪、8%～20% 的羊、9%～34% 的鸡均感染过弓形虫（血清学阳性）。猪和羊对弓形虫非常敏感。有些国家有多达 1/4 的羊流产案

例由弓形虫引起。有研究估计我国 3%～10% 的猪流产是弓形虫感染母猪导致的。因此，弓形虫对畜禽健康和生产效率有重要威胁（Pan 等，2017）。此外，被感染的动物组织和肉制品还能将虫体传给人类，造成人的弓形虫感染。所以畜禽弓形虫病的有效防控不仅是保障动物养殖效益的需要，也具有非常重要的公共卫生意义（李连任，2017）。

## 一、常规预防

### （一）切断卵囊传播途径。

猫是弓形虫唯一的终末宿主，它们感染后随粪便排出大量卵囊污染环境、饮水、果蔬等，是弓形虫最重要的传染源之一（Frenkel 等，1973）。然而，感染弓形虫的猫通常无显著的临床表现。因此畜禽弓形虫病的防控首先就需要在畜禽养殖场地全面禁止养猫，同时也要防止流浪猫、野猫等进入畜舍、禽舍。对于畜禽的饲料和饮用水要注意做好卫生工作，防止被猫的粪便污染（Aguirre 等，2019）。此外，由于昆虫（例如蝇等）和蚯蚓能机械性地传播卵囊，所以需经常检查圈舍内环境，可用 55℃以上的热水或 0.5% 氨水对畜舍、禽舍进行消毒来消灭弓形虫卵囊，避免畜禽食入卵囊，以防病原传播。非洲猪瘟疫情在我国暴发以后，养殖企业对生物安全措施的意识空前提高，而在生物安全标准高的养殖场所，畜禽获得弓形虫感染的机会相对较低。

### （二）切断包囊传播途径。

鼠类是弓形虫重要的中间宿主，感染后终生带虫，由于鼠的特殊活动特征，它们是畜禽另一个重要的弓形虫传染源。为此，需要做好畜舍、禽舍内的防鼠、灭鼠工作。因为一旦鼠或鼠的尸体被猪等畜禽吞食，鼠体内的组织包囊就可以传给动物，引起动物的感染。另外鼠的泛滥也会吸引猫的到来，增加弓形虫传播的风险。同时也要防止饲料、饮水等被鼠和鼠的尸体接触和污染。由于畜禽感染后动物的肌肉、脑等组织中会含有包囊，是猫、鼠、犬或其他动物的感染源。因此动物屠宰后废弃的组织不能随便丢到环境中，须经过高温或其他无害化处理；厨房垃圾和泔水也勿直接喂食畜禽，必须经过高温处理，谨防畜禽经过其他途径食用患病动物或带虫动物组织。

### （三）保护易感动物。

猪、羊等动物对弓形虫比较敏感，被感染后经常导致母畜流产、死胎等，降低养殖效益，造成经济损失。因此对这些敏感动物，需要定期对其弓形虫感染进行流行病学监控。如果动物的血清学阳性率增加，应该立即科学处理，比如对环境进行检查（驱猫灭鼠等）、消毒（消灭卵囊）；对饲料、水源进行弓形虫污染排查等。此外对于高危环境下饲养的家畜，可考虑对养殖动物群体进行药物预防，例如在每吨猪饲料中分别添加磺胺嘧啶 500g 和乙胺嘧啶 25g，连续饲喂一周，能够有效防控猪急性弓形虫病的发生。

对易感动物弓形虫病最有效的预防措施之一是使用疫苗。弓形虫病疫苗的研究有很长的历史。但遗憾的是，截至目前仍无理想的疫苗能预防所有畜禽动物的弓形虫病。20 世纪 90 年代，Buxton 等发现一个从流产的羊体内分离的虫株，经过小鼠和细胞传代后失去了完成生活史的能力（Buxton 等，1993）。用这个虫株（S48）免疫母羊后，能显著降低弓形虫感染所致的流产、死胎，提高羔羊的存活率和出生体重（Buxton and Innes，1995）。这个 S48 虫株后来就成为了商品化的疫苗 Toxovax，现在英国和新西兰等羊养殖大国均在使用。

Toxovax 疫苗的主要成分是 S48 虫株活的速殖子，所以它的保质期很短，只能在 4℃下保存 10 天。其使用方法是，根据配种计划，提前 4 周以上免疫，在母羊的颈部肌内注射 2ml 左右的 Toxovax。由于这种活虫疫苗仍存在很多不足，目前尚未在全球大面积使用。因此开发高效安全、使用便利的弓形虫疫苗仍是当前动物弓形虫病防控急需解决的问题。

## 二、紧急防控与治疗

当养殖场内频繁发生动物流产或幼龄动物死亡时，要对动物进行弓形虫病的病原学检查。当确诊是本病时，要及时对死亡动物的尸体、流产物、死胎进行无害化处理。对其他存活的动物进行弓形虫抗体检测，检查出的患病动物和带虫动物及时进行标记并隔离，以防将病原传染给健康动物。同时对全群动物进行药物治疗，使用上述的磺胺嘧啶、乙胺嘧啶等。主要动物的弓形虫病治疗方法参考如下：

**1. 猪的治疗** 主要包括以下几种方法：磺胺甲氧嘧啶，按 60～100mg/kg，口服，每日一次，连用四次，首次用量加倍；磺胺嘧啶，每 100mg/kg，口服，每日一次，连用 3～4 天。对于急性病例（猪场正发生流产或小猪死亡），可用复方磺胺嘧啶钠注射液，每 0.3mL/kg（每 10mL 内含磺胺嘧啶钠 1g、甲氧苄啶 0.2g）肌内注射，首次注射剂量加倍，每天注射 3 次，连续注射 3 天，同时配以抗生素治疗以防止继发感染（刘瑞，2017）。

**2. 羊的弓形虫病治疗** 可采用 70mg/kg 的磺胺嘧啶加 14mg/kg 的甲氧苄胺嘧啶，口服，每天 2 次，连续使用 3～4 天；30mg/kg 的磺胺甲氧吡嗪加 10mg/kg 甲氧苄胺嘧啶，口服，每天 1 次，连续使用 3～4 天（俄日姐，2016）。

## 第五节　卫生宣传与教育

预防弓形虫原发感染的基础是避免接触传染源。人类感染弓形虫除母婴传播和输血、器官移植之外，主要是由于进食生的或未熟的肉类、污染的水源或蔬菜水果等而感染。传染源主要包括：食用未煮熟的含弓形虫组织包囊的生肉，例如绵羊，猪和兔子等。牛、马和水牛的感染概率比绵羊或猪少，但弓形虫可能在动物体内以包囊的形式存活数年；食用或饮用弓形虫感染的猫粪便污染的引用水、食物等；接触泥土和其他被污染的物体（Tenter 等，2000）。目前尚无预防人类弓形虫病的疫苗。采取正确的防护可以减少弓形虫感染的概率（Opsteegh 等，2015；Woodhall 等，2014）。

**1. 生肉或未煮熟的肉是重要的传染源** 处理生肉时接触的所有物品，包括切菜板、水槽台面、刀以及双手应用肥皂和水充分清洗。处理未煮过的肉时，应避免与黏膜接触。

**2. 加热或冷冻对速殖子和包囊有杀灭作用** 食用肉类前应煮熟至 67℃以上，并避免在烹饪或调味时品尝；还可将肉类冷却至 −13℃以下持续 24 小时。肉类上市前低温冷冻是预防弓形虫病传播最有效、简便、经济的措施。

**3. 避免食用生的贝类** 海水会被未经处理的污水的污染，因此近海贝类存在弓形虫卵囊污染的风险。

**4. 确保果蔬清洁安全** 进食水果和蔬菜前应彻底洗净或煮熟或去皮。因为被弓形虫污染的水和土壤可能会污染到部分水果和蔬菜。

**5. 饮水安全** 请勿在任何情况下饮用未经处理的生水。

**6. 勿接触卵囊** 接触土壤和沙子（例如园艺管理）时应戴手套，之后注意用流水和肥皂洗手，避免经手 - 口途径感染卵囊。

**7. 宠物饮食安全** 宠物猫应喂饲商品化的猫粮或者罐头，不要喂饲生的或未煮熟的肉食；家猫应避免放出室外觅食。避免接触流浪猫，特别是幼猫（幼猫更容易接触垃圾、污染物等，容易出现首次感染）。

**8. 避免孕期感染** 妊娠妇女不要养新猫，也不要收养流浪猫。主人在孕前有饲养宠物猫时，应先对猫进行弓形虫感染（粪中的卵囊、血清抗体）的检测。

**9. 定期清洁猫舍** 卵囊经猫粪排出体外，尚需一定时间发育为成熟的卵囊才有感染性，而新鲜猫粪无传染性。故每天都要清空猫砂盆。处理猫砂时应戴手套，然后再认真洗手。换掉的猫砂不要随处扬撒。孕妇，儿童和免疫力低下者应完全避免清理猫砂。

**10. 注意自我防护** 前往弓形虫病患病率高的发展中国家时，应更加注意自我防护。应注意旅行目的地居民的饮食习惯，尽量避免食入生的或者半生的肉类和不洁蔬果等。

（都　建　申　邦　张厚双　杨　光）

## 参考文献


[1] 代鹏，朱液其，高全新．浅谈宝山区犬弓形虫病的防控对策[J]．上海畜牧兽医通讯，2019，04：59-60.

[2] 俄日姐．羊弓形虫病的危害及防控[J]．当代畜禽养殖业，2016(3)：22-22.

[3] 宫枫举，蒋蔚，陈永军，等．双抗体夹心ABC-ELISA检测弓形虫循环抗原方法的建立[J]．畜牧与兽医，2017，49(1)：65-70.

[4] 胡俊菁，陈珊，孙铭飞．犬猫弓形虫病及综合防控措施[J]．广东畜牧兽医科技，2019，44(3)：35-37.

[5] 李连任．家畜常见寄生虫病防治手册[M]．北京：化学工业出版社，2017.

[6] 刘春雨．犬弓形虫病的临床症状、实验室诊断、类症鉴别及防治措施[J]．现代畜牧科技，2017，12：10-11.

[7] 刘瑞．猪弓形虫病的预防与治疗[J]．中兽医学杂志，2017，(6)：86-86.

[8] 漆洪波，杨慧霞．孕前和孕期保健指南，中华妇产科杂志，2018，53(01)：7-13.

[9] 王萌，张念章，朱兴全．猫的弓形虫病研究进展[J]．中国动物传染病学报，2019，27(03)：98-106.

[10] 张启龙，傅彩霞，郑雪莹等．2014～2017年北京市猫弓形虫病血清流行病学监测[J]．中国动物检疫，2019，36(07)：5-9.

[11] 卓国荣，周红蕾，卢炜，等．泰州地区宠物弓形虫感染流行现状调查与防治[J]．江苏农业科学，2019，47(8)：191-194.

[12] AGUIRRE AA, LONGCORE T, BARBIERI M, et al. The One health approach to toxoplasmosis: epidemiology, control, and prevention strategies[J]. EcoHealth, 2019, 16(2): 378-390.

[13] ALBAN L, HASLER B, VAN SCHAIK G, et al. Risk-based surveillance for meat-borne parasites[J]. Experimental Parasitology, 2020, 208: 107808.

[14] BINTSIS T. Foodborne pathogens, AIMS microbiology[J], 2017, 3(3): 529-563.

[15] BUXTON D. Toxoplasmosis: the first commercial vaccine[J]Parasitology Today, 1993, 9(9): 335-7.

[16] BUXTON D, INNES EA, A commercial vaccine for ovine toxoplasmosis[J]. Parasitology, 1995, 110 Suppl, S11-S16.

[17] CONG WANG, WEISHENG CHENG, QIAN YU et al. *Toxoplasma* Chinese 1 strain of WH3Δ rop16 I/III / gra15 II genetic background contributes to abnormal pregnant outcomes in murine model[J]. Front Immunol, 2018, 9: 1222.

[18] DUBEY JP, Toxoplasmosis in sheep--the last 20 years[J]. Veterinary Parasitology, 2009, 163: 1-2.

[19] FRENKEL JK. *Toxoplasma* in and around Us[J]. BioScience, 1973, 23(6): 343-352.

[20] HOLLIMAN RE. Toxoplasmosis, behaviour and personality[J]. The Journal of infection, 1997, 35(2): 105-110.

[21] Hua Wang, Teng Wang, Qingli Luo et al. Prevalence and genotypes of *Toxoplasma gondii* in pork from retail meat stores in Eastern China[J]. International Journal of Food Microbiology, 2012, 157: 393-397.

[22] MACRI G, SALA M, LINDER AM, et al. Comparison of indirect fluorescent antibody test and modified agglutination test for detecting *Toxoplasma gondii* immunoglobulin G antibodies in dog and cat[J]. Parasitology Research, 2009, 105(1): 35-40.

[23] MONTOYA JG. Laboratory diagnosis of *Toxoplasma gondii* infection and toxoplasmosis[J]. J Infect Dis, 2002, 185 Suppl 1, S73-S82.

[24] MONTOYA JG, LIESENFELD O. Toxoplasmosis[J]Lancet, 2004, 363(9425): 1965-1976.

[25] MONTOYA JG, REMINGTON JS. Management of *Toxoplasma gondii* infection during pregnancy[J]. Clinical Infectious Diseases, 2008, 47(4): 554-566.

[26] OPSTEEGH M, KORTBEEK TM, HAVELAAR AH, et al. Intervention strategies to reduce human *Toxoplasma gondii* disease burden[J]. Clinical Infectious Diseases, 2015, 60(1): 101-107.

[27] OZKAN AT, CELEBI B, BABUR C, et al. Investigation of anti-*Toxoplasma gondii* antibodies in cats of the Ankara region of Turkey using the Sabin-Feldman dye test and an indirect fluorescent antibody test[J]. The Journal of Parasitology, 2008, 94(4): 817-820.

[28] PAN M, LYU C, ZHAO J, et al. Sixty years( 1957–2017 )of research on toxoplasmosis in China–an overview[ J ]. Frontiers in Microbiology, 2017, 8: 1825.

[29] Teng Li, Lijun Cui, Xiaoyan Xu, et al. The Role of Tim–3 on dNK cells dysfunction during abnormal pregnancy with *Toxoplasma gondii* infection[ J ]. Front Cell Infect Microbiol, 2021, 11: 587150.

[30] TENTER AM, HECKEROTH AR, WEISS LM, et al. *Toxoplasma gondii*: from animals to humans[ J ]. International Journal for Parasitology, 2000, 30( 12–13 ): 1217–1258.

[31] THIEBAUT R, LEPROUST S, CHENE G, et al. Effectiveness of prenatal treatment for congenital toxoplasmosis: a meta–analysis of individual patients' data[ J ]. Lancet, 2007, 369( 9556 ): 115–122.

[32] WOODHALL D, JONES JL, CANTEY PT, et al. Neglected parasitic infections: what every family physician needs to know[ J ]. American Family Physician, 2014, 89( 10 ): 803–811.

[33] Zhidan Li, Mingdong Zhao, Teng Li, et al. Decidual Macrophage Functional Polarization during Abnormal Pregnancy due to Toxoplasma gondii: Role for LILRB4[ J ]. Front Immunol, 2017, 8: 1013.

[34] ZHU C, CUI L, ZHANG L. Comparison of a commercial ELISA with the modified agglutination test for detection of *Toxoplasma gondii* antibodies in sera of naturally infected dogs and cats[ J ]. Iranian Journal of Parasitology, 2012, 7( 3 ): 89–95.

# 第十六章 | 弓形虫病研究常用实验室技术

自20世纪80年代寄生虫学研究进入分子生物学水平以来，弓形虫与弓形虫病的研究得到迅猛的发展，相继建立了各种定性、定量检测虫体入侵、复制、逸出、分化等的技术，并成熟地被应用于各项研究中。20世纪90年代以来，科学家利用弓形虫成功地建立了多种遗传操作技术，并解析了弓形虫寄生和病原生物学相关的很多生物学过程。但是，虫体本身及其与宿主互作关系中还存在大量尚未解决的问题。弓形虫虫体基因组编码约8 000个基因，其中三分之一以上仍是功能未知和无法预测的假定蛋白（hypothetical proteins）。近年来，CRISPR/Cas9基因编辑技术引起了生命科学研究的技术革命。该技术被成功地应用到弓形虫研究中，并得到广泛采用。目前，弓形虫的细胞、分子与动物感染模型的研究技术与工具已发展得相对完备，并极大地提高了弓形虫病原生物学与感染致病机制研究的效率。本章将对弓形虫的培养、保存、传代、检测、遗传改造以及动物模型的建立等操作进行详细介绍。

## 第一节 弓形虫的动物传代保种及纯化

弓形虫强毒株（如RH、GT1等Ⅰ型虫株）在低剂量（如<100个虫体/鼠）感染小鼠时，会导致动物的急性感染而死亡。此外，鉴于动物保护和实验动物伦理的普遍接受和实施，除了个别情况下在小鼠体内进行此类虫株的传代和保种工作以外，通常均在体外培养的细胞中进行。而中等毒力虫株（如PRU、Me49等Ⅱ型虫株）以及弱毒力虫株（如VEG株等Ⅲ型虫株和Wh6虫株等Chinese 1型虫株），低剂量感染小鼠通常不致死，并且虫体在小鼠体内15～30天可发育成为脑组织包囊。此类虫株可以采用活体动物培养包囊的方式进行传代和保种，即通过形成脑包囊库（cyst bank）实现包囊的活体传代和保种。进行该实验最佳的小鼠是远亲繁殖的CD1小鼠。该品系小鼠产生脑包囊数量适中（平均每只小鼠50～100个左右）。脑包囊以6个月为间隔进行小鼠传代实验。传代时PRU株经口感染需5～10个包囊，Me49或Wh6虫株经口感染需2～5个包囊；其他虫株感染剂量可对比上述虫株的毒力进行调整。CBA/J小鼠也可用于包囊传代，但通常传代间隔为1～3个月。相比较远亲繁殖的CD1小鼠而言，CBA/J小鼠可产生更多的脑包囊（500～1 000个胞囊）。但需要注意的是，CBA/J小鼠仅用于临时传代1～2次，不能用于弓形虫包囊长期传代和保存。因此，CD1小鼠是弓形虫传代和保存的最佳活体动物。

### 一、小鼠体内传代的实验步骤

**1. 接种前准备** 穿隔离服，戴乳胶手套，先用75%酒精对PBS溶液瓶等容器表面消毒后置于生物安全柜中。

**2. 液氮取虫** 取液氮保存的弓形虫虫株，在37℃下融化，将冻存管中液体转移至装有10ml弓形虫DMEM培养基的15ml离心管中，800g常温离心10分钟。

**3. 小鼠接种** 在生物安全柜中弃上清液，并加入 500μl PBS 重悬，使用 27G 针头将重悬液吸入 1ml 注射器中，以 200μl/ 只小鼠的剂量将弓形虫速殖子注射入小鼠腹腔内。

**注：**①也可将体外培养的弓形虫速殖子注射入小鼠，虫体需用无菌 PBS 清洗，以免注射液中存在残留的 FBS。注射剂量：200μl PBS 中重悬 100、1 000 或 10 000 个虫体；②通常强毒株在注射后第 6 天会引起小鼠死亡。因此，可在感染 3～5 天后抽取小鼠腹腔液，从而获取大量的弓形虫速殖子。以此方式可进行虫株传代或对污染时虫株进行净化。

**4. 小鼠脑包囊的获取**

（1）弓形虫感染 30 天后，采用 $CO_2$ 窒息等方法处死小鼠，随后用 75% 酒精对小鼠表面进行消毒，并用手术刀切开小鼠头部皮肤。

（2）手术剪打开小鼠颅骨，取出鼠脑置于 50ml 离心管中。

（3）在超净工作台内，向每份鼠脑样品中加入 1ml 无菌 PBS 溶液，相继用 16G、19G、21G 的针头和 5ml 注射器进行匀浆。

（4）对上述匀浆后弓形虫脑包囊进行计数，计数方法如下：

取 0.5ml 匀浆液进行离心并弃上清液，用 4% 多聚甲醛固定 20 分钟，用 PBS 清洗一次后加入含 0.5% Tritonx-100 的 PBS 溶液静置透化 15 分钟，PBS 清洗，而后用 fluorescein *Dolichos biflorus* agglutinin（Vector laboratorics，FL1031）（该荧光试剂可染包囊外壁的凝聚素）以 1∶500 比例稀释在 PBS 中并染色 30 分钟，PBS 清洗后即可在荧光显微镜下进行计数（上述每步清洗和孵育都需经 1 700r/min×5 分钟离心后收集匀浆沉淀物）。

（5）将沉淀物重悬在 0.5ml PBS 中，取 20μl 重悬液，滴在载玻片上，并用 22mm×22mm 盖玻片覆盖后利用荧光显微镜在 20× 或 40× 物镜下观察包囊并计数。

（6）计算原始匀浆中的包囊数，以灌服方式按 PRU 虫株 5～10 个包囊或 Me49 虫株 2～5 个包囊感染小鼠。

（7）每天查看小鼠健康情况（如利用 CD1 小鼠对弓形虫脑包囊进行传代和保存实验，每隔 6 个月按照上述步骤获取包囊，重复感染小鼠或用于其他实验）。

**5. 小鼠腹腔速殖子的收集**

（1）如用弓形虫速殖子接种后发现有小鼠发病，则以 $CO_2$ 窒息（或其他安乐死）处死小鼠，固定在泡沫板上，表面喷洒 75% 酒精准备抽取小鼠腹腔液，收集弓形虫速殖子；

（2）将 5ml PBS 注射入小鼠腹腔，注意不要破坏小鼠内脏。按摩小鼠腹部，让更多弓形虫渗出；

（3）用 25G 针头和注射器吸取小鼠腹腔液，转移至 15ml 离心管内，800×g 离心 10 分钟收集弓形虫。重悬在 10ml PBS 中，以 1∶10 比例稀释并用细胞计数板在倒置显微镜下计数；

（4）上述弓形虫重悬液可加入含有 HFF 细胞的培养瓶中培养，也可再次以腹腔内注射的方式感染小鼠。接种小鼠的感染计量取决于虫株的类型，需要研究者根据实验对象决定。

上述实验方案是针对虫株毒力类型根据经验摸索的感染剂量，具体研究中由于虫株毒力和小鼠品系不同，感染剂量和方式也可能不同，需要研究者以实际情况确定。

## 二、弓形虫速殖子的分离纯化

从小鼠腹腔液或者弓形虫的体外培养的细胞悬液分离纯化速殖子，以去除宿主细胞成分，并尽可能对虫体的生物学特性和表膜结构无不良影响。用免疫磁珠分离法（immunomagnetic isolation）分选弓形虫速殖子。方法采用弓形虫 Wh3 株（Chinese 1 基因型）速殖子感染小鼠，抽提取腹腔液，常规方法制备速殖子可溶性抗原，免疫家兔获得兔抗弓形虫多克隆 IgG 抗体。用此抗体包被免疫磁珠，对小鼠腹腔液内速殖子进行纯化。结果纯度达 98.2%；宿主细胞清除率为 96%；虫体回收率为 73.5%。用细胞增殖实验检测见分离后的速殖子活性为 95.6%。纯化的虫体定量分组感染小鼠后，动物死亡时间与未经免疫磁珠纯化相比无显著性差异。因此，免疫磁珠分离技术操作简便快速，无须昂贵的仪器设备，具有实用价值（楼研等，2014）。

有报道将弓形虫RH株速殖子自液氮复苏后，接种于小鼠腹腔，72小时候后收集腹腔液，用27G注射针头抽吸若干次后，进行不同组合的非连续密度梯度（1.031×$10^6$mg/L，1.056×$10^6$mg/L，1.077×$10^6$mg/L和1.123×$10^6$mg/L的Percoll）离心纯化。显微镜观察和细胞计数等方法比较各组合的纯化效果。结果显示，经注射器针头抽打假包囊破裂后，使用非连续密度梯度离心（discontinuous density gradient centrifugation），以密度为1.056×$10^6$mg/L和1.077×$10^6$mg/L Percoll经3 000g×30分钟，可以将速殖子和假包囊进行较高纯度的分离纯化（王洁琳等，2012）。此外，采用纤维素滤膜过滤也能获得较好效果。取弓形虫感染小鼠腹腔灌洗液20ml，加入无菌生理盐水至250ml，经5μm滤膜孔径的容器过滤器过滤。收集的滤液经1 512g×15分钟离心，沉淀即为纯净虫体。如果超声粉碎虫体，经11 200g×30分钟，收集上清即为弓形虫可溶性抗原。经过滤器方法纯化的速殖子，平均宿主细胞清除率为99.9%，红细胞清除率为80.3%，虫体回收率为71.0%。间接ELISA试验结果表明，纯化的抗原效价未见下降（方正明等，2010）。

# 第二节 弓形虫体外培养

## 一、用于培养的宿主细胞（HFF、Vero）

弓形虫是胞内寄生原虫，其速殖子可在实验室条件下进行几乎无限代次的传代培养，严格依赖宿主细胞。速殖子入侵宿主细胞后以无性增殖方式产生子代虫体，通常一个宿主细胞内达到64或128个虫体时，虫体会使宿主细胞破裂而逸出，随后入侵临近的细胞。多种细胞系可用于弓形虫培养，包括CHO、HeLa、LM、Vero、3T3等转化细胞系，以及如人包皮成纤维细胞（human foreskin fibroblast，HFF）等原代细胞系。由于同一虫株在不同宿主细胞中的生长速度差异较大，弓形虫体外培养使用最为普遍的是HFF细胞系。培养HFF细胞系通常采用DMEM培养基（Dulbecco's modified eagle medium）或RPMI 1640培养基，通常培养基中需加入1%～10%的胎牛血清（提前将pH调至7.2）、2mmol谷氨酰胺、10μg/ml庆大霉素和/或1%青霉素和链霉素溶液，并在37℃和5% $CO_2$培养箱中培养细胞。高pH和低$CO_2$会影响虫体生长，导致虫体向缓殖子转化。

以下为实验室常用的培养条件，并简要介绍培养基配制、HFF细胞系培养、Vero细胞培养、弓形虫速殖子体外培养等实验步骤。具体方法可参见文献（Jabari等，2018）

### （一）DMEM培养基配制

用于弓形虫培养的DMEM培养基可采用两种制备方法：第一种是最简单的方法，即从试剂公司购买DMEM液体培养基，添加血清和抗生素后直接使用。商品化DMEM液体培养基成分不同，种类较多，使用者需要注意成分；第二种方法是实验室自制，以下描述该培养基的配制方法：

**1. 器材准备** 取2个1L螺口试剂瓶，有蓝盖和黄盖之分，建议黄盖螺口试剂瓶专用配制DMEM培养基，清洗后盖好盖子，松紧适度，用锡箔纸包住瓶盖，高压灭菌。另外，将1L过滤器上杯（Jet Biofil，FPV213000）放置在超净工作台中紫外照射杀菌。

**2. 洗涤** 用去离子水（双蒸水）洗净2L烧杯和磁力搅拌器转子。

**3. DMEM配制** 用2L烧杯取去离子水（或双蒸水）1.6L，加入2袋1xDMEM粉剂（Gibco DMEM，12800017），放在磁力搅拌器上以400rmp转速搅拌溶化粉剂，称取7.4g碳酸氢钠（Sigma，S5761）和4.76g HEPES（Sigma，H3375），加入DMEM水溶液中，搅拌约20～30分钟。粉剂中含有足够量的谷氨酰胺，无需额外添加。

**4. 调准 pH** 用去离子水洗净的 500ml 烧杯清洗 pH 计探头，测定 DMEM 溶液的 pH，调节 pH 至 7.2。

**5. 加水摇匀** 添加去离子水，在 2L 量筒中定容至 1.78L，再倒回 2L 烧杯中摇匀。

**6. 过滤** 在生物安全柜中将过滤器上杯安装至 1L 黄盖螺口试剂瓶口，将真空泵（海门吉林贝尔仪器，GL-810）胶管接在过滤器过滤嘴处，将 890ml 已完全溶解的 DMEM 培养基转移至过滤器上杯，启动真空泵，待过滤完全，可转移过滤器至另一 1L 溶液瓶，完成过滤另外一半 DMEM 培养基。

**7. 加胎牛血清和双 / 三抗** 向每瓶 DMEM 溶液中添加 100ml 胎牛血清和 10ml 青霉素和链霉素混合液（SolarBio，P1400）或 10ml 青霉素、链霉素和庆大霉素混合液（SolarBio，P1410）（三抗），每瓶培养基终体积为 1L。

**注：**①胎牛血清品种繁多，注意培养 HFF 细胞对血清相对要求较高，建议选用高质量的血清，或选经自己实验室对比过多家血清在细胞和虫株培养中的表现后，选择性价比较好、较稳定的血清；②胎牛血清需要在 56℃处理至少 30 分钟，以减少血清中抗体和补体对培养细胞的影响。

**8. 污染检测** 取 1ml 新鲜配制培养基加入到 24 孔板培养孔中在细胞培养箱中放置至少 1 天时间，检测是否存在微生物污染。

**9. 配制** 确定无微生物污染后，方可用作 HFF 细胞系和虫株培养。该培养基通常被称为 D10。另外，可以根据实验情况，改变培养基中胎牛血清的浓度，即加入胎牛血清的量可改为 10～100ml，配制过滤 DMEM 溶液总体积作相应改变，以至配制培养基最后每瓶定容体积至 1L，名称亦作相应修改（如 5% 胎牛血清 DMEM 培养基成为 D5）。

上述方案虽然看似烦琐，但粉剂非常稳定，可长期保存，而且可根据实验需要进行配制，配制方法建立后其配制过程并不复杂。

上述两种制备方法各有优缺点，第一种方法需要低温保存空间较大，且成分稳定性较差；而第二种方法可根据自身实验室需要量进行配制，但相对较麻烦。综合试剂稳定性等因素考虑，以第二种方法配制 DMEM 培养基为宜。

### （二）宿主细胞系 HFF 的培养、传代和保种

世界各地实验室用的 HFF 细胞系多数来自 ATCC，可选用两个细胞株，分别是 Hs27（ATCC CRL-1634）株和 HFF-1（ATCC SCRC-1041）株。ATCC 提供的细胞代次差异比较大，传代次数越低长势越好、使用时间越长，但从 ATCC 购买时细胞的代数有一定随机性，因此初次使用时需要留心。获得该细胞株后首先进行培养传代，并尽可能地保存多管 HFF 细胞株，以下是其培养、传代和保种的方案：

**1. 细胞培养**

（1）将 15ml 离心管、T175 细胞培养瓶（以下简称 T175）在安全柜中紫外杀菌，将 DMEM 培养基 D10 置 37℃水浴中升温备用；

（2）取液氮保存的 P13 代 HFF 细胞株（ATCC 中国代理公司北京中原公司提供的最早代次），在 37℃水浴中摇晃融化，吸水纸吸去表面液体，75% 酒精喷洒杀菌，在生物安全柜中将 HFF 细胞转移至装有 10ml 上述 D10 培养基的 15ml 离心管中，800×g 离心 10 分钟；

（3）在生物安全柜中弃上清液，加入上述 D10 培养基 5ml，重悬 HFF 细胞，转移至 T175 中，再用 5ml 冲洗离心管，转移至培养瓶，额外加入 D10 培养基 20ml，标记细胞培养瓶为 P14；

（4）将 T175 中 HFF 细胞在 $CO_2$ 生物培养箱中，37℃、5% $CO_2$ 条件下培养 5～7 天，倒置显微镜下观察 HFF 细胞形态和饱满度。正常细胞应呈成纤维状，严格单层贴壁生长，细胞间隙极小，T175 底面被 HFF 细胞铺满。

**2. 细胞传代**

（1）配制细胞培养专用 PBS（SolarBio，P1010），高压灭菌冷却备用；

（2）选择生长状态良好的 HFF 细胞，弃掉培养基。用 PBS 清洗 T175 中 HFF 细胞 3 次，而后加入

2～3ml 胰蛋白酶消化液（SolarBio，P1360）在 37℃消化 2 分钟，消化好的细胞从瓶壁脱落；

（3）加入 50ml D10 培养基，用手轻拍 T175 壁，通过振荡使细胞尽可能分散，再次加入 70ml D10 培养基，摇匀；

（4）转移 30ml 至新 T175 中，按照 1 个 T175 传代到 4 个 T175 的方式扩大培养。同样培养条件下，继续培养 5～7 天，观察细胞生长状态。标记细胞培养瓶为 P15；

（5）再次重复上述步骤，可获得 16 个 T175 细胞培养瓶，标记培养瓶为 P16，再次扩大培养，可获得 64 个 T175 培养瓶，标记培养瓶 P17；

（6）待 HFF 细胞长满瓶壁，一切生长正常情况下，预备保存 HFF 细胞系，可分两天两批次进行保存，每批 32 个 T175 瓶。

**3. 细胞保种**

（1）将异丙醇细胞冻存盒置于 4 度冰箱过夜，细胞冻存管等耗材均在安全柜中紫外杀菌。配制 1×PBS 并高压灭菌，胰蛋白酶消化液 37℃温育，预备细胞保种实验；

（2）用 1×PBS 清洗 T175 HFF 细胞，2ml 胰蛋白酶 /T175 消化细胞。消化完毕后，加入 2ml 低温含 55% 胎牛血清培养基（50ml D10 + 50ml 胎牛血清），加入 4ml 20% DMSO 冻存液（20ml DMSO + 80ml D10，需冰上降温），将上述操作制备的 T175 中的 HFF 细胞悬浮液收集在 50ml 离心管中，置于冰上，并按 2ml/ 冻存管分装，在管壁标记 HFF-P17，置于冰上；

（3）将分装好的 HFF 细胞冻存管放入异丙醇冻存盒中，及时将盒子转移至 -80℃冰箱冷冻过夜；

（4）次日将 HFF 细胞冻存管转移至液氮盒中，登记细胞保存位置。

经上述方法处理保种，可以获得 P17 的 HFF 细胞冻存管 256 支（64×4），冻存管中 DMSO 终浓度约为 10%，该冻存液对 HFF 细胞系有较好保存效果。

**（三）弓形虫在 HFF 细胞系中的培养**

上述保种的 HFF P17 细胞可扩大培养，传代至 T25 细胞培养瓶（下述简称为 T25）中用于弓形虫培养，简要介绍其步骤：

**1. HFF 预培养** 取液氮保存的一管 HFF 细胞，37℃融化后，在生物安全柜中加入装有 10ml D10 的离心管内，800×g、室温离心 10 分钟，在安全柜内弃去上清，用 D10 培养基重悬细胞后转移至 T175 中，置于细胞培养箱中常规条件培养（P18 细胞）。

**2. HFF 传代** 5～7 天后 HFF 细胞长满，使用 PBS 清洗、胰蛋白酶消化后，加入 120ml D10，摇匀后以 30ml/T175 转移至新 T175（P19 细胞）。5～7 天长满后，相同的条件转移至 T175，得到 16 瓶 T175（P20 细胞）。待细胞长满后，可将 HFF 细胞以 1 个 T175 传代 30 个 T25（30×5ml=150ml），并保留 30ml D10 HFF 细胞重悬液继续在原 T175 培养细胞。未及时传代的 T175 HFF 细胞应更换 D10 培养基，可维持细胞良好生长状态。以该方式传代，实验室每周传代两次，每次使用 7～10 个 T175 大瓶，可以维持培养弓形虫的宿主细胞供应。每个代次可以获得足够量 T25，可以持续传代细胞代次 P25，即一支液氮保存的 P17 细胞可以持续培养至少 5 周时间。

**3. 培养板中培养** 上述 HFF 细胞重悬液也可传代至 6 孔板、24 孔板或 96 孔板中，通常一个 T175 可传代 6 个 6 孔板或 24 孔板，或者 10 个 96 孔板，培养 5～7 天可以用作弓形虫培养使用。

**4. 更换液氮保存的细胞** HFF 细胞不建议持续传代 25 次以上，因为 P25 代以上的细胞生长较慢，形态上也会出现异常。因此，当传代至 P2 代次时，建议重新复苏一支液氮保存的 HFF 细胞，开始下一个培养环节，以持续供应用于培养弓形虫的宿主细胞。

**5. 防治微生物（支原体）污染** 对上述培养的 HFF 细胞通常需要跟踪支原体污染，需要对每批新培养细胞系进行检测。通常采用引物 PCR 法、试剂盒法等进行检测。各实验室可按自己的实际情况确定检测方法。

**6. 弓形虫接种** 上述传代的 T25 和多孔板，待 HFF 贴壁生长良好后，可直接感染弓形虫，感染的剂量可以根据研究者培养的虫株类型确定。通常 RH 虫株可以每瓶 T25 感染 3～5×$10^6$ 个虫体，大约相当于实验滴管 4～6 滴弓形虫培养基，而Ⅱ型虫株则需要成倍地增加剂量才可以保证在虫体生长 2～3 天时间逸出宿主细胞。

**7. 更换新鲜虫体培养** 通常不建议无限代次地进行弓形虫体外传代培养，建议将常用虫株增加液氮保存数量，培养几个月后换新虫株培养。

### （四）Vero 细胞培养

培养 Vero 细胞用的培养基和上述介绍的商品化 DMEM 或实验室自备的一样。但由于 Vero 细胞系属于转化细胞系，可以无限代次传代，且生长速度快，无严格细胞接触抑制。因此，该细胞系在培养 1～2 天后即可呈现明显的细胞层加厚，需更换培养基或细胞传代。此外，不建议使用高浓度的胎牛血清，含 2% 胎牛血清的 DMEM 应该足够可以保持 Vero 细胞生长需要。

## 二、体外包囊的诱导与鉴定

弓形虫在外界压力（例如高 pH、低 $CO_2$ 或生长状态较差的宿主细胞等条件）下可被诱导向缓殖子分化而形成包囊（Soête 等，1994）。体外诱导产生的包囊，实际上并不是真正意义上包囊，与动物体内分化产生的包囊不完全相同。很多研究认为，体外诱导分化产生的包囊，实际虫体还处在缓殖子前期（pre-bradyzoite）。然而，体外诱导分化形成包囊技术却是一项重要的实验室研究技术，可用于筛查和探讨分化相关基因（例如目前已利用 CRISPR 文库技术结合体外诱导技术筛查到调控缓殖子分化的主调控基因 *bfd1*）。

### （一）RPMI 1640 培养基配制

**1. 洗涤** 用去离子水（或双蒸水）清洗 1L 烧杯、500ml 烧杯和磁力搅拌转子，清洗 1L 蓝盖螺口试剂瓶并高压灭菌，步骤与 D10 培养基配制类似。

**2. 加粉配制** 取 800ml 去离子水，溶化一袋 1L 当量的 RPMI 1640（Sigma，R6504）培养基粉末，添加 11.90g HEPES，加入磁力搅拌转子，在磁力搅拌器上匀混 20 分钟。

**3. 调节 pH** 用去离子水清洗 pH 计探头，测定 RPMI 1640 溶液的 pH 值，添加 10M NaOH 溶液若干调节 pH 至 8.2，1L 量筒定容至 980ml。

**4. 过滤** 将过滤器上杯（Jet Biofill）安装至 1L 溶液瓶口，将 RPMI 1640 溶液加入杯中，启动真空泵过滤培养基。

**5. 加胎牛血清和双抗** 添加 10ml 胎牛血清（先用 56℃灭活预处理）、10ml 青霉素和链霉素混合液（SolarBio）；取 1ml 培养基在培养箱中培养至少 1 天检测是否有微生物污染。

### （二）弓形虫缓殖子分化诱导

**1. 接种虫株** 将 HFF 细胞传代至 T25 或 24 孔板中，待 4～6 天时间细胞长好后，感染弓形虫虫株，感染剂量依研究者所用虫株类型和培养规模而定。

**2. 加培养基培养** 在 $CO_2$ 培养箱中 37℃、5% $CO_2$ 培养 5～8 小时；取出培养瓶或培养板，在生物安全柜中移出 D10 培养基，加入 RMPI-1640 培养基清洗 2 次；加入 5ml 至 T25 中，或 1ml 至 24 孔板中。然后，将培养细胞瓶或 24 孔板放入无 $CO_2$ 的细胞培养箱（37℃）中培养（培养箱水盘需要添加水，以保持培养箱适度的湿度）。

**3. 包囊诱导** 根据实验设计，确定合适的培养时间，但通常 2～3 天可诱导形成缓殖子前体。该方法可参考相关的文献（Walker 等，2013）。

### （三）弓形虫体外包囊的检测

**1. 观察包囊荧光** 若虫株中构建有 BAG1 启动子驱使表达的荧光蛋白，可直接在荧光显微镜下观察荧光蛋白的表达，判断虫体诱导分化的效果。

**2. 扁豆凝集素法检测** 若虫体没有上述系统，可采用偶联荧光的扁豆凝集素 fluorescein *Dolichos* *biflorus* agglutinin（Vector laboratories，FL1031）法检测。检测方案类似于免疫荧光实验，对 4% 多聚甲醇固定的感染有虫体的 HFF 细胞进行透化（0.25% Triton X-100），用荧光试剂孵育（稀释比率 1∶500），清洗封片后，在荧光显微镜下观察和计数。该方法可参见文献（Tobin 等，2010）。

## 第三节　弓形虫的低温和冷冻保存

弓形虫体外培养较为容易。为保存虫株，可以暂时放在低温下进行短期保存，但通常对虫株采用液氮保存。

**（一）弓形虫的低温保存**

对于实验室分离或构建的弓形虫虫株，建议应立即进行液氮长期冻存。若需短期暂时保存可在含有 10% 胎牛血清的 DMEM 培养基中置 4℃冰箱，存放时间不要超过一周。

**（二）弓形虫虫株的液氮冻存**

弓形虫低温冷冻保存，可选择冻存新鲜逸出的速殖子或冻存胞内含有弓形虫速殖子的宿主细胞（宿主细胞通常选择 HFF 细胞或者 Vero 细胞）。冻存虫株的操作均需要在生物安全柜中进行，严格避免虫株被污染，对长期冻存的虫株最好进行支原体检测，在保存前的培养阶段密切关注虫体培养中是否存在污染。谨防在生物安全柜中操作时不慎污染虫株，谨防液氮罐干涸。

**1. 离心**　离心（1 500g，4℃，15 分钟）收集新鲜逸出速殖子，但通常不建议以逸出虫体方式保存虫株。建议保存新鲜感染弓形虫速殖子 24～36 小时内生长良好的细胞和虫体。

**2. 胰酶消化**　用温浴至 37℃的胰蛋白酶 -EDTA 溶液（0.5ml）消化 T25 HFF 细胞和虫体 1～2 分钟。若需要保存的 T25 瓶数较多，可以将消化液收集在 50ml 离心管中，并置于冰上，加入 1.5ml/T25 50% 冷胎牛血清终止胰酶作用（25ml D10 + 25ml 灭活胎牛血清），再加入 20% 低温 DMSO 冻存液（10ml DMSO + 40ml D10）（温度太低 DMSO 会冻结），混匀，分装到 2ml/ 冻存管中，立即放入 4℃异丙醇保存盒中，将盒子尽快放入 −80℃超低温冰箱，一天后将冻存盒取出，迅速转移至液氮保存盒中长期保存。

**注：**冻存虫株时可能需要同时操作多个不同虫株，则先要把虫株分类，并特别小心操作每个不同虫株。一次只操作一个培养瓶，严格避免不同虫株间相互污染。在操作需要长期进行冻存的单克隆虫株时，需更加仔细。虫株的冻存方法与 HFF 细胞冻存法完全一样。

## 第四节　虫体活力与增殖的检测方法

弓形虫在宿主细胞内增殖或体外活动，可采用常规实验方案进行检测。体外虫体活动能力是虫体具有较好侵入宿主细胞能力的体现，而虫体增殖通常是一分为二的方式进行，可以通过显微镜下计数等方法检测。以下是常用的一些方案。

### 一、空斑实验（plaque assay）

虫体经过反复入侵和逸出，虫体数量不断增加，并裂解邻近的宿主细胞，形成宿主细胞层空斑，称为空斑实验。进行空斑实验的关键在于不同虫株在接种宿主细胞时的活力。因此，为确保实验成功，需要严格保证虫体逸出的新鲜度。以下简要介绍该实验步骤：

**1. 虫体计数**　不同虫株在逸出 20%～80% 时，将细胞和虫体刮下，用 21G 针头和注射器吹打破裂细胞，释放虫体，随后可直接用于虫体浓度测定。也可以用 3.0μm 滤器过滤收集虫体，采用细胞计数板计数。简要程序是将虫体稀释100倍，吸取10μl稀释液到计数板方格内，盖好玻片，静置2分钟，用倒置显微镜（20倍物镜）计数，根据计数板方格容积和稀释度计数虫体浓度。通常RH虫株可以达到（1～3）×$10^7$/ml。

**2. 接种虫体至HFF** 取16ml D10培养基加入50ml离心管中，通常将虫体原液稀释1 000倍后，从中取150×4=600个虫体，加入50ml离心管中混匀。取在6孔板中已培养3～6天长满的HFF细胞，将每个孔的培养基在添加虫体悬浮液时先吸弃，随后尽快将虫体悬浮液以4ml/孔加入到6孔板的3个实验孔中，即一个虫株进行3个重复实验。在孔板上标记虫株名称以及其他相关信息；

**3. 虫体培养** 将上述添加虫体悬浮液的6孔板放入$CO_2$培养箱，培养期间切勿移动。

**4. 洗涤、固定与染色** RH虫株通常培养7天即可结束实验。在生物安全柜中弃去培养基，PBS轻轻清洗2次，然后加入细胞固定液（如4%多聚甲醛或甲醇等），固定15分钟，弃去固定液，加入1%结晶紫溶液（用超纯水配制）染色10分钟，弃去结晶紫溶液，可吸取自来水轻轻冲洗孔板内的结晶紫染料，最后再用纯水和超纯水清洗2次，将孔板倒扣干燥。

**5. 空斑扫描** 孔板中的空斑可用扫描仪扫描成TIFF格式图片。首先，用剪刀将纯白色滤纸剪出实验孔大小相等的圆片，将6个实验孔均铺上滤纸圆片，孔板底面朝下放置孔板在扫描仪内扫描，可以对扫描仪的参数进行适当调整，尽可能拍出清洗干净的空斑图片。该方法可参见文献（Shen等，2014）。

## 二、胞内增殖计数实验（replication assay）

弓形虫感染宿主细胞后以内二分裂方式进行增殖，一个母代虫体一次分裂产生2个子代虫体。因此，纳虫泡中的虫体将以1、2、4、8、16、≥32的方式增殖。增殖计数实验往往需将虫体在长满HFF细胞的爬片上培养24小时，固定爬片，进行IFA实验，利用荧光显微镜对含不同虫体数量的纳虫泡进行计数，分析虫体胞内增殖情况。

**1. HFF培养** 在24孔细胞培养板中放入经高压灭菌处理的玻璃爬片（直径14mm），紫外照射30分钟。用胰蛋白酶消化HFF细胞1～2分钟，待大多数细胞滑落，添加120ml D10培养基终止消化；混匀细胞，尽可能让HFF细胞呈单细胞分散状态，以每孔1ml将HFF细胞重悬液加入到孔中，培养4～6天，待细胞长状态良好。

**2. 虫体计数** 保证不同虫株逸出程度大约在30%～80%，刮下细胞和虫体，21G针头和注射器吹打破裂细胞，释放虫体，用细胞计数板计数虫体，将（1～2）×$10^5$虫体接种到上述24孔板孔中（接种前需更换新培养基）。

**3. 洗涤、固定** 在培养箱中培养虫体24小时，取出24孔板，弃去培养基，PBS清洗1次，用4%多聚甲醛固定细胞和虫体15分钟，弃去固定液，PBS清洗一次。

**4. IFA试验** 进行IFA试验，详细方法见第十二章相关内容。用5% BSA+PBS封闭20分钟，用0.25% Triton X-100 + 5% BSA+PBS透化细胞和虫体15分钟；先后用兔源抗TgGAP45或抗TgSAG1多克隆抗体（1：8 000）和Alexa Fluor 488标记的山羊抗兔IgG（1∶2 000）温育各30分钟。清洗步骤用5% BSA+PBS清洗5次，每次轻晃动2分钟。在载玻片上用抗荧光淬灭封片剂封片。

**5. 荧光显微镜观察** 对含1、2、4、8、16、≥32虫体的纳虫泡分别计数，统计的纳虫泡总数要多于200个。

**6. 统计分析** 计算内含1、2、4、8、16、≥32虫体的纳虫泡所占比率。该方法可参见文献（Xia等，2018）。

## 三、间接免疫荧光检测（indirect immunofluorescent assay，IFA）

弓形虫是胞内寄生虫，其研究很大程度依赖于荧光显微镜观察，可以用于入侵、复制、逸出、滑移运动能力、蛋白定位等实验目的。因此，间接免疫荧光检测实验是弓形虫研究必备技术之一。以下简要介绍其实验步骤。

**1. 培养 HFF 细胞** 在 24 孔细胞培养板中放入经高压灭菌处理的爬片（直径 14mm），紫外照射 30 分钟。胰蛋白酶消化培养瓶中的 HFF 细胞 1～2 分钟，待大多数细胞滑落；添加若干 D10 培养基，混匀细胞，尽可能让 HFF 细胞呈单细胞分散状态；以每孔 1ml 将 HFF 细胞重悬液加入到孔中，培养 4～6 天，待细胞长满状态良好。

**2. 虫体接种** 保证不同虫株逸出程度大约在 30%～80%，刮下细胞和虫体，21G 针头和注射器吹打破裂细胞，释放虫体，对虫体用细胞计数板计数，将（1～2）$\times 10^5$ 虫体（10～15μl 虫体重悬液）接种到上述 24 孔板实验孔中（实验前更换新的培养基）。

**3. 虫体固定** 在培养箱中培养虫体 24 小时，取出 24 孔板，弃去培养基，PBS 清洗 1 次，用 4% 多聚甲醛固定细胞和虫体 15 分钟，弃去固定液，PBS 清洗一次。

**4. 一抗孵育** 5% BSA+PBS 封闭 30 分钟，用 0.25% Triton X-100+5%BSA+PBS 透化液透化细胞和虫体 15 分钟。准备金属湿盒，内铺封口膜，将封口膜横向划 6 条线，对应于 24 孔板中实验孔，用 5% 的 BSA+PBS 稀释抗血清（各自按合适比率稀释），然后将每个样品的抗血清稀释液（30～50μl）点在封口膜上，用尖头镊子从 24 孔板中取出带细胞和虫体的爬片，将细胞和虫体面朝下扣在抗体稀释液上，盖好金属盒盖子，静置 30 分钟。

**5. 洗涤** 配制清洗液（5% BSA+PBS+0.05% Tween-20），取出爬片，放回相应实验孔中，注意将细胞和虫体面朝上，加入清洗液 0.5ml，放置摇床上以 50～60r/min 摇晃，每次 10 分钟，清洗 5 次。

**6. 二抗孵育** 配制二抗稀释液。用 5% BSA+PBS 稀释抗体，通常用 Alexa Fluor-488 anti-mouse 和 Alexa Fluor-594 anti-rabbit IgG 二抗，稀释 1∶2 000～5 000，将 30～50μl 二抗稀释液点在 parafilm（更换一张新的），将 24 孔板中的爬片取出倒扣在二抗稀释液上，盖上金属盒盖子，静置 30 分钟。

**7. 洗涤** 取出爬片，相应地放回 24 孔板实验孔，加入 0.5ml 上述清洗液，放置摇床上以 50～60r/min 摇晃，每次 10 分钟，清洗 5 次。

**8. 制片** 在载玻片上点少许封片剂，可以用商品化封片剂（含或不含 DAPI/Hoechst）（需要注意封片剂是否具有自动干胶性能）。将爬片在超纯水中浸泡片刻，析出 PBS 中盐分，吸水纸吸去水分。将爬片倒扣在封片剂上，并在载玻片侧面的磨砂部位标记虫株名称，在记录表中记录虫株名称及实验所用一抗和二抗的名称。

**9. 显微镜观察记录** 荧光显微镜观察虫株。拍照时尽可能选取内含 4 个或者 8 个虫体的纳虫泡，拍照时，不同虫株尽可能采用相同的参数，以保证拍照荧光强度一致，便于后期实验分析。

## 四、半乳糖苷酶（β-galactosidase）实验

该实验可用于不同样品中弓形虫的虫体数目比较的实验，或抑制剂的筛选实验，以及不同情况下虫体生长繁殖的测定与比较的实验。该实验需要构建一个表达大肠杆菌半乳糖苷酶 LacZ 的虫株。本部分分别介绍体外和体内的半乳糖苷酶实验步骤，用于检测虫体在体内外的增殖情况。

### （一）体外半乳糖苷酶实验

该法通常在 96 孔板等微孔板中进行，具体操作如下：

**1. 培养 HFF** 在微孔板中铺上 HFF 宿主细胞，在含 10% FBS 的 DMEM 培养基中培养至单层细胞长满整个板孔。

**2. 制备虫体** 收集被检测的虫体，以新鲜逸出的虫体为最佳。用 3μm 滤膜过滤纯化虫体并计数，然后将虫体重悬于含有 2% FBS 的 DMEM 培养基中（不含酚红，否则会影响后面的检测），调整至浓度为 $10^5$ 个虫体 /ml。

**3. 接种虫体** 先将长满 HFF 细胞的微孔板中的培养基弃掉，加入纯化并已计数的虫体，感染虫体数取决于虫体生长速度和培养条件。96 孔板中每孔加入含有 $1.5\times 10^4$ 个速殖子 150μl（可作为参考）。

在指定培养条件下培养虫体3～5天。同样，培养时间也需要根据实验的实际情况予以优化调整。

**4. 细胞裂解检测** 弃掉微孔板中的培养基，加入50μl细胞裂解液（常用：1% Triton X-100，1mmol $MgSO_4$，100mmol HEPES，5mmol DTT，pH=8.0）裂解30分钟；再加入160μl检测缓冲液（常用：100mmol磷酸盐缓冲液，102mmol巯基乙醇，9mmol $MgCl_2$，pH=7.3）和底物（氯苯酚红-B-D-吡喃半乳糖苷，Chlorophenol Red-β-D-galactopyranoside，使其最终反应浓度为1mmol）。然后在37℃下反应30分钟或更长时间，以阴性和阳性对照组的颜色作参考选择反应时间。最后用酶标仪读取每个孔的 $OD_{570}$ 吸光值。由于该实验的灵敏度相对较低，每次实验、每个样品至少设置3个重复。目前，也有不少商品化试剂盒用于测定样品中的半乳糖苷酶活力，可以根据试剂盒中的说明书进行操作。为了定量检测待检样品中虫体的数量，也可以用一个计数好的虫体样品作倍比稀释（$10^8$/ml、$10^7$/ml、$10^6$/ml、$10^5$/ml...）当作标准品，用上述方法测定它们的LacZ活力值并绘制标准曲线，然后跟实验样品做比较，计算待检样品的虫体数量。详细方法可参考McFadden等（1997）。

#### （二）体内半乳糖苷酶实验

该实验也可以用于动物体内虫体繁殖的检测。

**1. 接种小鼠** 给每只小鼠腹腔注射（或根据实验目的设计的其他感染途径）$10^5$ 个表达半乳糖苷酶LacZ的弓形虫速殖子。

**2. 制片** 感染5天后（需要根据实验目的优化调整），安乐处死小鼠，取拟分析的小鼠组织制作冷冻切片。

**3. 固定** 加入适当体积的固定液（含2%甲醛、0.2%戊二醛、2mmol $MgCl_2$、0.02% Triton X-100、0.04%脱氧胆酸钠的PBS），室温固定不少于10分钟。

**4. 洗涤** PBS洗3次，每次5分钟。

**5. 染色** 加入染色液（100mmol磷酸盐缓冲液pH=7.3，1.3mmol $MgCl_2$，0.1% x-Gal，3mmol $K_4Fe(CN)_6$，3mmol $K_3Fe(CN)_6$，0.02% Triton X-100、0.04%脱氧胆酸钠），37℃反应2小时或室温下反应更长时间（比如过夜）；然后用PBS或3% DMSO清洗3次以终止反应，每次5分钟。

**6. 观察** 光学显微镜观察，组织内染色情况（蓝色）即反应虫体的数量。该方法可参考（Seeber等，1996）。

### 五、尿嘧啶掺入实验（uracil incorporation assay）

尿嘧啶掺入实验常用于检测弓形虫在宿主细胞内的生长繁殖状况。尿嘧啶是弓形虫生长过程中一个重要的营养物质，是虫体通过补救途径合成嘧啶核苷酸的重要原料。宿主细胞中尿嘧啶含量是极低的。弓形虫编码的尿嘧啶磷酸核糖转移酶（uracil phosphoribosyl transferase，UPRT）可以将尿嘧啶转变成尿苷一磷酸（uridine monophosphate，UMP），进而转化成嘧啶核苷酸整合到虫体的核酸中。哺乳动物细胞几乎没有UPRT的酶活性，所以不能整合尿嘧啶。利用这一特点，通过往培养基中加入含特定放射性标记的尿嘧啶（例如 $^3H$），放射性标记尿嘧啶掺入虫体的量就弓形虫增殖密切相关，因此可用尿嘧啶掺入实验来检测虫体的生长繁殖。具体实验操作如下。

**1. HFF培养** 在24孔板内铺上HFF细胞，培养至细胞铺满每个孔。

**2. 收集虫体** 收集新鲜弓形虫速殖子，计数 $1.6\times10^5$ 个虫体加到每个孔中，在37℃、5% $CO_2$ 条件下培养2小时，弃培养基并使用DMEM培养基轻洗几次以去掉细胞外没有入侵的虫体。

**3. 加同位素标记物** 加入含有 $^3H$-uracil（$^3H$ 同位素标记的尿嘧啶，185 Bq每孔）的培养基继续培养30小时（根据实验目的，时间可以调整），弃去培养基并使用PBS清洗数次。

**4. 细胞裂解** 每孔加入500微升裂解液/闪烁溶液（Optiphase Supermix，Perkin Elmer），裂解HFF宿主细胞和胞内速殖子。

**5. 放射性检测** 通过液体闪烁光谱仪检测同位素的放射性，定量 $^3H$-uracil的掺入量。考虑到尿嘧啶掺入实验的敏感性，每个样品需要2～3次以上的重复实验而且每个实验通常设置3个重复孔，同时设置无弓形虫感染的宿主细胞作为空白对照。

值得注意的是，尿嘧啶掺入实验在虫体表达UPRT并将尿嘧啶转变成UMP的前提下进行的。然而UPRT是弓形虫遗传改造时经常使用的一个负筛选标记基因，即把外源基因插入至UPRT位点而破坏UPRT基因，从而使虫体对5-氟脱氧尿苷（5-fluorodeoxyuridine，FUDR）有抗性，便于转基因虫株的筛选。这些UPRT基因被破坏的虫株不适合做尿嘧啶掺入实验。该方法可参考（Pfefferkorn等，1977）。

## 六、速殖子运动力检测( motility assay )

弓形虫速殖子具有在底物（体外实验常用牛血清白蛋白BSA代替）包被的表面滑行运动的能力。弓形虫通过该机制接近、入侵和逸出宿主细胞，同时滑行运动也是虫体能量代谢状态的重要表征。因此，该实验可用于检测胞外弓形虫的运动力，从而判定速殖子的状态与活力。目前常用的虫体运动实验设计包括2种，通过SAG1的染色静态表征虫体运动轨迹和视频显微技术（video microscopy）实时观察虫体运动，两个方法的具体操作简述如下：

### （一）SAG1染色观察虫体运动轨迹

**1. 培养板准备** 在24孔板中放置盖玻片，加入300μl含有50μg/ml BSA的PBS溶液，37℃孵育30分钟以上，或4℃孵育过夜。

**2. 加胞外缓冲液** 吸去BSA包被液，并用37℃的PBS洗3遍，加入37℃的胞外缓冲液（EC buffer：5mmol KCl，142mmol NaCl，1.8mmol $CaCl_2$，1mmol $MgCl_2$，5.6mmol D-Glucose，25mmol HEPES）浸润保温。

**3. 准备虫体** 收集培养好的新鲜弓形虫速殖子（临近逸出但大部分还没有逸出的状态为佳），用细胞铲刮下细胞并用注射器（针头型号为22G～25G）吹散、裂解宿主细胞以释放虫体，然后用孔径为3μm的滤膜过滤，离心收集虫体（18℃或室温，400～800g，10分钟），最后再用EC buffer洗一次，离心收集虫体重悬于EC buffer中。

**4. 虫体培养** 计数收集的虫体并将其浓度调节到$10^7$/ml，取500μL（$5\times10^6$个虫体）接种于BSA包被的盖玻片上，于5% $CO_2$的37℃恒温培养箱中静置15分钟。

**5. 固定、封闭** 弃掉虫体悬液，PBS洗3遍后，4%多聚甲醛室温固定15分钟；然后用含10%胎牛血清（FBS）的PBS在室温下封闭30分钟。

**6. 一抗孵育** 用0.05%的皂素透化15分钟，PBS洗涤后，加入稀释的抗$SAG_1$抗体（用含1% FBS的PBS稀释），室温孵育30分钟。

**7. 二抗孵育** PBS洗3～5遍后，加入荧光标记二抗（如Alexa-488标记的羊抗鼠IgG）（用含1% FBS的PBS稀释），室温孵育30分钟。

**8. 镜检、分析** PBS洗3～5遍后，用抗荧光淬灭剂封片；荧光显微镜观察并拍照，统计虫体运动轨迹的类型（旋转、滑行等），然后用Image J等软件统计虫体运动轨迹的长度。该方法可参阅文献（Child等，2013）。

### （二）视频显微技术（video microscopy）实时观察虫体运动

**1. 器材准备** 取显微镜专用玻璃底培养皿，加入500μl含有50μg/ml BSA的PBS溶液，37℃孵育30分钟以上，或4℃孵育过夜。

**2. 浸润保温** 弃去包被液，并用PBS洗3遍，加入2ml 37℃的EC buffer浸润保温。

**3. 准备虫体** 用（一）3的步骤准备虫体。但离心收集虫体以及后续的重悬、稀释均用胞内缓冲液（IC buffer：142mmol KCl，5mmol NaCl，1mmol $MgCl_2$，2mmol EGTA，5.6mmol D-Glucose，25mmol HEPES）。

**4. 观察记录** 计数收集的虫体，用IC buffer将虫体浓度调节到约$10^8$个虫体/ml，取20～50μl贴着培养皿底部缓慢加入加到 BSA 包被好的培养皿中（含有 2ml EC buffer），使虫体的环境由 IC 变成 EC buffer 环境（主要是 $K^+$/$Na^+$ 浓度的变化）以诱导虫体的运动。让虫体沉淀 1~2 分钟后，用视频显微镜拍摄虫体运动，记录 2～5 分钟。自虫体加入到 EC buffer 后，视频拍摄最好在 15 分钟内完成。15 分钟后虫体的运动将大幅减弱。

**5. 数据分析** 使用目标追踪软件分析虫体运动的类型、轨迹和速度。该方法可参见阅 Wetzel 等（2004）的报告。

## 七、逸出实验（egress assay）

虫体在宿主细胞内增殖到一定数量，通常在一个纳虫泡达到 64 或 128 个虫体时，虫体会主动逸出。该生物学过程较为复杂，与虫体内信号传递相关，也与宿主细胞相关。很多研究已经表明，虫体逸出过程严格受到虫体内钙信号传递调节，从而引起虫体内细胞骨架重组，并引起虫体内微线体的分泌，进而影响纳虫泡膜的通透性以及宿主细胞蛋白酶活力变化和细胞骨架的改变，促进虫体从宿主细胞逸出。因此，虫体内钙信号传递对虫体逸出宿主细胞具有重要意义。而钙离子通道载体分子（如 A23187），可强烈刺激虫体内钙活化，激活钙信号传递，迅速引起虫体从宿主逸出。逸出实验中通常采用 A23187 对感染弓形虫的宿主细胞进行孵育，刺激虫体在短时间内逸出宿主，进而通过免疫荧光显微实验对逸出和未逸出的纳虫泡计数，或者通过实时荧光显微视频方法获得虫体逸出情况。简要实验步骤如下。

**1. HFF 细胞准备** 培养状态良好 HFF 细胞，按照细胞传代方案，以每孔 1ml 细胞重悬液传代至含爬片的 24 孔板中，在 37℃、5% $CO_2$ 培养箱中培养 3～5 天，待生长良好，准备弓形虫感染实验。

**2. 虫体培养** 预备实验虫株，提前 2 天在 T25 HFF 细胞瓶中培养弓形虫。为保证不同虫株同步逸出宿主细胞，感染 T25 HFF 细胞时需要虫体活力较好，并计数确定感染 HFF 细胞的剂量。通常一个 T25 瓶 HFF 细胞可感染（2～3）×$10^6$ 虫体，40～48 小时后逸出。待 T25 培养的弓形虫达到 30%～80% 纳虫泡逸出后，将 HFF 细胞和虫株用细胞刮刀刮下，并用 21G 针头和注射器吹打，破裂纳虫泡，获得自由单个的虫体重悬液。

**3. 适量虫体接种** 将 T25 培养的虫体感染预铺爬片的 24 孔板；RH 虫株的逸出实验通常需要 10～15μl 虫体重悬液[（1～3）×$10^5$ 虫体]；其他虫株需要根据其生物学特性确定。例如 ME49 虫株，相对其他虫株而言其虫体活力较低，需要感染更多数量的虫体。在 24 孔板接种虫体后，放在 $CO_2$ 培养箱中继续培养。

**4. 虫体培养** 培养 2 小时后，弃去培养基，用温热的 PBS 清洗 2 次 HFF 细胞层，洗去未能入侵 HFF 细胞的虫体；继续在 $CO_2$ 培养箱中培养，总共 32～36 小时，移除培养基，用温热 PBS 清洗 1 次。

**5. 逸出虫体** 向实验孔中加入 0.5ml 温热 DMEM（商品化，无 FBS 添加），将平板底部放在 37℃ 水浴中；平板底部垫高，以免水没过平板盖子下缘；添加含 6μM A23187 的 DMEM 和无 A23187 添加的 DMEM（加入同浓度的 DMSO 做阴性对照）在水浴中温育，时间可设置 2 分钟，5 分钟，10 分钟或只设 5 分钟作为时间点。通常 5 分钟时间足够让对照组虫体全部逸出。

**6. 固定** 待温育时间结束，迅速加入 1ml 4% 多聚甲醛，轻轻混匀，在室温下静置 15 分钟，固定 HFF 细胞和虫体；移除上述反应液，用温热 PBS 清洗实验孔 2 次；加入 1ml PBS 后置 4℃低温保存，或直接进行以下免疫荧光实验。

**7. 免疫荧光检测（具体方案见十二章）**

（1）用含 0.25% Triton X-100 + 5% BSA 的 PBS 透化 HFF 和虫体 15 分钟，PBS+5% BSA 清洗 2 次，PBS+5% BSA 封闭 30 分钟；

（2）用兔源 GRA7 一抗标记纳虫泡膜（虫体逸出后仍然会存在），以小鼠源 IMC1 一抗标记虫体（未逸出和逸出虫体均会标记），用 PBS+5% BSA 稀释抗体，以 1∶1 000 比例分别进行稀释，将一抗稀释液点在金属湿盒（底面用吸水纸吸水）parafilm 封口膜上，然后用尖头镊子将爬片转移到抗体稀释液中，注意将 HFF 和虫体面朝抗体稀释液，静置 30 分钟；

（3）转移爬片至 24 孔板对应实验孔中，HFF 和虫体面朝上，用 5% BSA+PBS 清洗 5 次。预备二抗稀释液，可使用二抗 Alexa Fluor 594 anti-rabbit 和 Alexa Fluor 488 anti-mouse（ThermoFisher），以 1∶2 000 比例分别进行稀释，然而将抗体液点在金属湿盒的 parafilm 膜上；

（4）从 24 孔板转移爬片至抗体液上，HFF 和虫体面朝下，静置 30 分钟；

（5）转移爬片至相应 24 孔板实验孔，用 5% BSA+PBS 清洗 5 次，注意用锡箔纸避光；

（6）向载玻片点上封片剂，可用可自动凝固的商品化封片剂（ThermoFisher 的封片剂），也可自制封片剂，用尖头镊子取出爬片，并在双蒸水中轻轻浸泡片刻去除 PBS 的盐分，吸水纸将水吸走，然后将 HFF 和虫株面朝下口在封片剂上，并注意在载玻片磨砂部分标记样品名称；

（7）待封片剂干燥即可使用荧光显微镜观察逸出实验结果。弓形虫未逸出的纳虫泡，明显可以看见完整的虫体聚集在纳虫泡中，而已逸出的纳虫泡会显示红色荧光，显示 GRA7 抗体对纳虫泡膜的标记，同时可以看见自由单个虫体在周边。可对弓形虫已逸出和未逸出的纳虫泡进行计数，最后计算弓形虫已逸出纳虫泡占全部纳虫泡的比率。该方法可参考 Plattner 等（2008）的论文。

## 八、入侵实验( invasion assay )

弓形虫的增殖完全是在宿主细胞内进行。虫体入侵宿主细胞是虫体增殖和逸出扩散的先决条件。弓形虫以主动入侵方式进入宿主细胞，其过程包括虫体接触、顶端黏附、虫体与宿主质膜间形成移动连接、棒状体分泌、入侵、宿主质膜闭合等。该过程的发生非常迅速，只需大约 20 秒到 1 分钟就可以完成。因此，虫体入侵宿主细胞是虫体多种细胞结构和细胞器协同作用，并与虫体内多种信号传递共同作用的结果。检测虫体入侵宿主细胞的能力，需要使用新鲜逸出的虫体，保证其具有较好的入侵活力，然后在较高虫体浓度条件下让虫体尽可能地与宿主细胞接触，并静置大约 20 分钟，以此基本可以判断虫体入侵宿主的能力。

以下对该方法进行简要介绍（以 RH 虫株为例）。

**1. 计数虫体** 虫株传代尽量保证不同虫株在相同的时间段内同等程度逸出，用刮刀刮下，针头和注射器吹打破裂宿主细胞，释放虫体，用细胞计数板对虫体计数，稀释虫体 100 倍，取 10μl 置于细胞计数板，倒置显微计数。

**2. 收集虫体** 传代同等数量的虫体（$3×10^6$/T25），静置培养 40～48 小时，倒置显微镜观察逸出程度，虫体在逸出 50%～80% 时，可以开始收集虫体。

**3. 稀释虫体** 用细胞刮刀刮下细胞和虫体，使用针头和注射器吹打破裂细胞，3.0μm 孔径滤器过滤虫体悬浮液至 15ml 离心管中，置于冰水浴中（带少许冰块，保持大约 18℃），完成收集全部虫体，800×g，18℃离心 10 分钟，弃去上清液；用 5ml 18℃ DMEM 重悬虫体，置于带少许冰块的水浴中；细胞计数板计数虫体总量，再次离心收集，弃去上清液；稀释至 $1×10^7$ 虫体 /ml。

**4. 接种虫体** 预备新鲜长满 HFF 细胞（培养 4～5 天）带爬片的 24 孔板实验孔，移除培养基，加入 0.5ml 虫体重悬液，在 100×g、18℃条件下，离心 2 分钟，让虫体尽可能与宿主细胞接触。

**5. 虫体入侵** 将上述接种弓形虫的培养板放入 37℃水浴中，使底板接触没过约 0.5cm，静置 30 分钟，让虫体不受干扰地入侵宿主细胞。

**6. 洗涤、固定** 取出 24 孔板，置于冰上，终止入侵运动，移除培养基。用冷 PBS 清洗实验孔 2 次，轻轻摇晃洗除未入侵和未黏附的虫体，加入 4% 多聚甲醛固定液，静置 15 分钟，PBS 清洗 2 次，加入 0.5ml PBS，24 孔板可置于 4℃存放，亦可直接用于 IFA 实验。

**7. 一抗孵育** 用 5% BSA PBS 溶液封闭 30 分钟，5% BSA+PBS 以 1∶500 稀释小鼠抗 SAG1 抗体（标记虫体质膜外抗原）（切勿用 Triton X-100 溶液透化），将一抗点在金属湿盒的 parafilm 膜上，转移上述固定的爬片，HFF 细胞和虫体面朝下，静置 20～30 分钟。

**8. 洗涤** 转移爬片至 24 孔板对应实验孔，用 5% BSA+PBS 清洗至少 3 次，每次清洗 10 分钟；加入含 0.5ml 0.25% Triton X-100 的 5% BSA+PBS 溶液，静置 15 分钟；移除溶液，用 5% BSA+PBS 清洗 2 次。

**9. 一抗孵育** 用 5% BSA+PBS 稀释兔源一抗，比如 GAP45 或者 GRAs 抗血清，点在金属湿盒的 parafilm 膜上。转移上述爬片，将 HFF 细胞和虫体面朝下，静置 30 分钟。

**10. 洗涤** 转移爬片至 24 孔板实验孔中，用 5% BSA+PBS 清洗至少 3 次，每次 10 分钟。

**11. 二抗孵育** 稀释二抗 Alexa fluor 488 anti-mouse 和 Alexa fluor 594 anti-rabbit 抗体（1∶2 000），点在金属湿盒的 parafilm 膜上；转移爬片至抗体稀释液，HFF 细胞和虫体面朝下，静置 30 分钟。

**12. 封片** 转移爬片至实验孔中，用 5% BSA+PBS 清洗至少 3 次，每次 10 分钟。至此，开始收片：将爬片在双蒸水中浸泡片刻以去除 PBS 盐分，然后将爬片倒扣在点有封片剂（含 DAPI 或者 Hoechst）的载玻片上，封片剂可以用 ThermoFisher 的 ProLong Gold 抗淬灭封片剂（含 DAPI）。

**13. 镜检计数** 静置至少 2 小时，可用荧光显微镜对红色、绿色和蓝色通道中的虫体进行计数。绿色通道看到的虫体是黏附在 HFF 细胞表面的虫体；红色通道显示的是所有虫体；而蓝色通道显示的是宿主细胞和虫体的核 DNA。对每个显微视野进行三个通道计数，虫体的数量至少 100 个。因此，红色通道的计数 X 减去绿色通道计数 Y，可以得到入侵宿主细胞的虫体数量，而计数宿主细胞核为 Z，最后可以计算为每个宿主细胞中被入侵了多少个虫体，也就是（X-Y）/Z；该方法可参考 Daher 等（2010）的报道。

## 九、微线体分泌实验（microneme secretion assay）

微线体分泌对虫体滑移运动、入侵和逸出宿主细胞至关重要，其分泌相关的生物学过程比较复杂。该过程目前已从多个角度进行深入研究，并建立了检测其分泌的方法。微线体分泌需要对逸出后虫体的分泌能力、以及胞内寄生状态下的分泌能力进行检测。其检测方法需要外部因子刺激后收集分泌物上清抗原，或对胞内寄生虫进行实时荧光监测，分析虫体微线体分泌能力。检测逸出后胞外虫体微线体分泌可以采用两种方法。第一种方法最为常规，以 Western blot 检测上清抗原水平，其技术要求较低。但 SDS-PAGE 和 Western blot 易受上清中 BSA 影响，相对耗时长；第二种方法较为灵敏，将高斯荧光素酶（Gaussia Luciferase）与 MIC2 融合，表达在虫体中，外部刺激后将收集的上清抗原用于生化反应，用试剂盒检测高斯荧光素酶的催化反应活力，最后用 96 孔板和酶标仪获得微线体分泌的结果。此外，由于微线体分泌与虫体逸出直接相关，因此，检测其在胞内寄生状态的分泌能力也是一项微线体分泌的指标，其检测方法是将 DsRed 表达在纳虫泡中，虫体在逸出时微线体会分泌纳虫泡膜穿孔蛋白（perforin），而 DsRed-SAG1 蛋白将迅速通过纳虫泡膜穿孔蛋白扩散至宿主细胞质中，该现象可采用实时荧光显微跟踪，以纳虫泡膜的通透性显示微线体分泌活力。

以下简要描述三种方法的基本步骤。

### （一）常规微线体分泌实验（Western blot 分析法）

**1. 确定虫体数量** HFF 细胞和虫株培养参见上述章节描述。预备做微线体分泌实验的虫株培养与逸出实验类似，需要接种 HFF 细胞保存相近的活力，并以计数方式确定感染虫体的数量，确保虫体几乎同步逸出，以保证实验中的对照与实验虫体具有同等活力。

**2. 虫体纯化收集** 待虫体生长 40～48 小时，逸出程度在 50%～80% 时，将 HFF 细胞和虫体用细胞刮刀刮下，转移细胞液至 50ml 离心管中，并置于带冰块的水浴中，在低温下防止微线体过早分泌；然后使用 21G 针头和 5ml 注射器反复吹打至少 4～5 次，强制让全部虫体逸出，呈自由单虫体状态，而后通过 3μm 或 4μm 孔径过滤器（Whatman 产品或同类的国产产品），纯化收集虫体。

**3. 虫体计数** 收集的虫体在 800×g，18℃离心 10 分钟，弃上清液，将压积虫体用 18℃的 DMEM

(不添加FBS)重悬，取10μl稀释100倍用于细胞计数板计数，并计算重悬液中虫体的浓度和虫体总数。

**4. 低温预孵** 将虫体重悬液再次离心，收集虫体并重悬在低温EC缓冲液(5mmol KCl，142mmol NaCl，1mmol $MgCl_2$，1.8mmol $CaCl_2$，5.6mmol D-Glucose，25mmol HEPES pH 7.4)，将虫体重悬浓度调整到$2\times10^8$虫体/ml；每个虫株样品取100μl用于实验，转移至EP管中。

**5. 微线体分泌** 将等体积37℃预热的含2% BSA+2%酒精的EC缓冲液(刺激因子也可以选用钙离子载体分子A23187，终浓度3μm)，或无BSA和无酒精的EC缓冲液作为对照实验，加入100μl实验用虫体重悬液中；混匀后放置在37℃水浴中孵育反应10分钟，完成反应后立即置于冰上，放置5分钟终止虫体分泌。

**6. 收集孵育上清液** 离心5 000×g、4℃、10分钟；样品置于冰上，转移上清液抗原100μl，并弃去其余上清液留下虫体沉淀；加入100μl冰置预冷的EC缓冲液重悬。

**7. 样品保存** 向上述上清液样品和沉淀重悬样品分别加入25μl SDS蛋白样品加样液+200mmol DTT，混匀，100℃水浴煮样品10分钟，−20℃保存样品。

**8. 电泳分析** 取10～15μl上清液抗原样品进行SDS-PAGE电泳和Western blot分析；使用微线体蛋白抗体(如MIC2)检测Western blot信号，以GRAs抗血清作为对照。GRAs是虫体组成型分泌的蛋白。上述沉淀重悬样品可留待实验需要时进行Western blot分析。该方法可参考Brydges等(2008)的工作。

### (二)高斯荧光素酶法(MIC2-GLuc法)

1. 将pMIC2-GLuc-HXGFPR环状质粒电击实验虫株 电击制备转基因虫株方案可见虫体遗传操作章节，在此不再赘述。

2. 表达MIC2-GLuc融合蛋白的虫株按上述Western blot法步骤1～6处理，获得上清抗原100μl。

3. 采用Pierce Gaussia Luciferase Glow Assay Kit(Thermo Fisher Scientific，货号：16160)试剂盒进行上清GLuc活力分析。按照试剂盒要求配制反应液，混匀并避光孵育25分钟。

4. 取10μl上清抗原加入到平底96孔板孔内，加入50μl GLuc反应液，静置约1分钟，反应达到最大值，并维持稳定约20分钟，用光度计或者全波长酶标仪(Biotek，EPOCH 2)，按试剂盒说明使用合适波长读取反应液吸光值。

**说明：**MIC2-GLuc法可用数量更少的虫体数进行实验，以$2\times10^7$/ml浓度重悬虫体亦可，该法可用于分析大量虫体的微线体分泌，选用V形底96孔板作为微线体分泌实验容器，获得样品后用平底96孔板进行试剂盒反应。该法可参考相关文献(Brown等，2016)。

### (三)胞内虫体微线体分泌实验(DsRed实时荧光法)

1. 遗传操作技术可参见相关章节，该实验方法首先需要表达定位于纳虫泡的DsRed蛋白，通过荧光显微镜记录虫体在受钙离子载体分子A23187刺激后DsRed荧光是否能从纳虫泡释放到宿主细胞。细胞和虫体培养参见相关章节。

2. 将HFF细胞铺在Mattek共聚焦玻底培养皿，待HFF生长状态良好，准备感染弓形虫虫株。

3. 将对照和实验虫株感染上述培养细胞，培养24～36小时，用细胞培养专用PBS清洗培养细胞2次，加入含2μM cytochalasin D的DMEM溶液(无FBS添加)，预处理5分钟，弃去培养基，将培养皿置实时荧光显微镜载物台，加入37℃含2μM cytochalasin D和3μM A23187的DMEM，使用实时荧光显微拍摄DsRed荧光在虫体内的动态。该法可以参阅文献相关文献(Kafsack等，2009)。

## 第五节 弓形虫的遗传改造及其应用

近年来，弓形虫逐渐成为研究顶复门原虫复杂生物学特征的模式生物，其中最主要的原因是它易于体外培养，能够进行各种各样的遗传改造。1993年，斯坦福大学John Boothroyd教授课题组在弓形虫中建立了瞬时转染(transient transfection)系统,成功将外源基因氯霉素乙酰化酶(chloramphenicol acetyltransferase,CAT)导入到虫体内并在转染的虫体中检测到了CAT的活力,表明CAT在虫体内成功表达(Kim等,1993)。这个转染技术的突破为后续弓形虫遗传改造体系的建立与完善奠定了基础。在此之后,基于同源重组、定点突变等的各项技术接踵而至,大大丰富了弓形虫分子遗传学研究的手段。现在,我们不仅能对虫体基因进行敲除、原位标记等操作,还能在基因组、基因转录、mRNA稳定性、蛋白稳定性等多个层次对目标基因进行改造以便进行功能研究。此外,我们还可以将外源DNA定点插入到弓形虫基因组指定位置,构建转基因虫株实现各种不同的实验目的。

## 一、Ku80缺失虫株与同源重组

高效准确的基因组定点修饰对基因功能研究至关重要,这也是遗传改造技术所追求的目标。在弓形虫领域,几十年来,科学家尝试了各种不同的办法来实现基因组遗传改造的高效性和特异性,并取得了很大的进展。瞬时转染系统建立以后,Boothroyd课题组随即将其改造,使之适应于稳定转染、让外源DNA整合到虫体基因组上而可以稳定遗传。在外源DNA两端加上与虫体基因同源的片段还能帮助外源DNA以同源重组的方式整合到虫体基因的位置,利用这个方法Kim等用CAT成功替换并敲除了ROP1基因(Soldati等,1995)。尽管这些转基因虫株都含有药物或其他筛选标记从而用于基因敲除等遗传改造实验,但其成功率大多不足0.5%。换言之,药物或者其他方式筛选的重组虫株绝大多数都没有在目标基因位置发生预期的变化。导致这种现象的主要原因,推测是野生型弓形虫中DNA随机整合的能力要远远高于同源重组的能力。由于外源(诱变剂、活力氧等)或内源(DNA复制错误)的因素,染色体DNA的完整性受到影响而出现双链断裂(double-strand break,DSB)等损伤。由于此类损伤对细胞是致死性的,为此虫体细胞进化出不同的策略以修复DSB,其中最常见的是非同源末端连接(non-homologous end joining,NHEJ)和同源重组修复(homologous recombination,HR)两种方式。在许多真核细胞中,NHEJ是DSB修复的主要手段,尤其是修复DNA复制叉(replication fork)以外的DSB。简单来说,NHEJ就是将断裂的DNA链重新连接,这通常需要改变断裂的DNA链末端一些碱基使之变得易于连接。因此,NHEJ一般难以将DNA完全修复至初始状态,从而导致插入或缺失(indel)突变。NHEJ对DSB的修复无须外源DNA辅助。但在外源DNA片段存在时,外源DNA更容易在DSB位点整合。由于NHEJ整合的外源DNA不需要跟基因组DNA有同源性,所以其整合的位点通常更具随机性,但这也为基于全基因组突变的遗传筛选提供了可能。另一种DSB的修复方式是同源重组修复,这需要较长的内源或外源性同源片段来修复断裂或损伤的DNA。由于DNA片段的同源性,同源重组修复具有较高的准确性和特异性。不同物种间NHEJ和HR的能力不尽相同,有些细胞(比如人)多数情况使用NHEJ修复DSB,而酿酒酵母的同源重组活力非常高,其效率几乎是100%。如此一来,在不同系统中进行遗传改造面临的问题也不尽相同(Huynh等,2009)。

野生型弓形虫中NHEJ能力要远高于HR,是虫体修复DSB的最主要途径。因此,无论是否具有同源性,NHEJ介导的随机整合都是外源DNA插入虫体基因组最主要的方式,这给位点特异性的遗传改造带来了巨大的困难。科学家们采用包括延长同源臂等各种方式来解决NHEJ特异性问题,发现敲除NHEJ途径中的关键分子可以直接降低虫体NHEJ活力从而增加外源基因插入位点的特异性。NHEJ途径是真核细胞中较为保守的功能,共多个蛋白参与:首先KU70和KU80组成的蛋白二聚体识别和结合损伤DNA末端,然后招募DNA依赖性蛋白激酶、核酸酶、DNA连接酶等完成DNA链的处理和连接。利什曼原虫、锥虫和疟原虫中不存在NHEJ途径,所以这些寄生虫中的同源重组效率非常高。这个现象引发人们的思考:是否可以通过阻断弓形虫的NHEJ途径来提高同源重组的效率?在高等动物中,NHEJ途径缺陷会导致胚胎死亡(Critchlow等,1998)。幸运的是,2009年Vern Carruthers和David Bzik课题组同时报道了他们采用敲除弓形虫的*KU80*基因的策略来提高虫体同源重组的效率。在Ⅰ型虫株RH虫株中敲除*KU80*基因后,发现虫体的生长和毒力没有明显的变化,说明*KU80*基因对弓形虫非必需；另一方面，通过基因的同源替代（敲除）和原位标记发现，RH*Δku80*中的同源重组效率能达到90%以上，远高于母本虫株（不足0.3%）。这些研究发现，外源基因两端增加500bp左右的同源序列就足以保证外源基因在虫体内高效的同源重组。此后，Fox等又在Ⅱ型虫株PRU中建立*KU80*缺失株，通过对OPRT和UPRT位点的改造，证明该虫株具有极高的同源重组效率，并通过靶向GRA4、GRA6等基因进一步证明其实用性。这些*Δku80*虫株的出现大大提高虫体基因组进行定点突变的效率，加快了弓形虫分子生物学研究的进程（Fox等，2009；Huynh等，2009）。

## 二、CRISPR-Cas9基因编辑技术及其应用

上述*Δku80*虫株的构建提高了同源重组效率，为弓形虫靶向性遗传改造带来便利。但该技术也有局限性：首先*Δku80*仅在RH和PRU虫株中构建成功（后来使用新的CRISPR-CAS9技术也在ME49虫株中成功构建），但弓形虫有很多基因型且生物学特征也不同，无*Δku80*突变的虫株不能采用该方法来进行遗传改造；其次，有报道显示，*Δku80*虫株可能呈现更高的基因组不稳定性。随着传代次数的增加，*Δku80*虫株的生长速度逐渐加快。这些限制因素促使人们寻找不依赖*Δku80*的遗传改造技术。CRISPR/Cas9基因编辑技术很好地解决了该问题。

CRISPR（clustered regularly interspaced short palindromic repeats）是细菌和古细菌中广泛存在的一种特殊DNA结构，与CAS蛋白（CRISPR associated protein）一起构成特殊的获得性免疫系统，用于抵御噬菌体、质粒等可移动的DNA元件对细菌基因组的改变。当细菌首次被噬菌体、质粒入侵时，CRISPR/CAS系统从噬菌体、质粒中获取一个DNA片段并储存在CRISPR位点，随后转录产生一个跟噬菌体、质粒基因组互补的RNA分子。当同样的噬菌体或质粒再次入侵时，CAS就会在这个RNA小分子的引导下迅速识别噬菌体或质粒DNA并将其剪切、降解，从而防止噬菌体与质粒的二次侵袭。CRISPR基因编辑系统就是CRISPR/CAS在RNA指引下对靶标DNA进行干扰。原核细胞中的CRISPR系统有很多类型，而在基因编辑领域应用得最为广泛的要数来自酿脓链球菌（*Streptococcus pyogenes*）的相对简单（对目标基因的编辑仅需要一个CAS9蛋白）的Ⅱ型CRISPR系统，而该系统也被称为CRISPR/Cas9（Barrangou等，2007）（图16-1）。

使用CRISPR/Cas9基因编辑系统对真核细胞进行遗传改造需要两个元件：RNA分子（sgRNA）和CAS9核酸酶。这取决于遗传改造类型，根据需要也可能是其他元件比如同源模板等。sgRNA分子包含两部分：一部分用于识别目标基因，这部分通常是能够与靶基因完全互补配对的20个碱基；另一部分称为RNA支架，用于与CAS9结合。在细胞中同时表达sgRNA和CAS9蛋白，CAS9会在sgRNA的引导下寻找靶标DNA，一旦发现与sgRNA中20个碱基互补的DNA序列，CAS9即会对靶标DNA进行剪切产生DSB。通过改变sgRNA中识别目标基因的20个碱基的序列，我们可以对基因组中任何位置进行编辑。需要注意的是，在选择20个碱基作为靶标时需要满足一个条件，那就是在目标基因组中这20个碱基的3′端要紧跟NGG序列（N可以是任何碱基），即在目标基因中找到一段$N_{20}$NGG序列，$N_{20}$就可以作为识别目标的sgRNA序列（如图16-2）。NGG（在目标基因中，不在sgRNA中）是作为前间区序列邻近基序（protospacer-adjacent motif，PAM）被CAS9蛋白识别，是CRISPR/Cas9基因编辑系统中不可或缺的一部分。基因编辑时，由CRISPR/Cas9产生的DSB可以通过上述的NHEJ或HR两个途径来修复：NHEJ修复不需要同源模板，常造成靶位点的indel突变而导致目标基因失活；HR修复则需要添加外源DNA作为同源模板。我们可以通过在同源模板中引入药物筛选标记、标签表位、荧光蛋白等各种功能片段以实现对目标基因的定向修饰。此外，采用没有核酸酶活力的只能结合靶标DNA而不会剪切产生DSB的CAS9突变体，利用CRISPR/Cas9系统对靶标DNA的特异性识别与结合，可用来将转录抑制或激活因子投递到染色体指定位置进而实现对目标基因的表达调控。自从发现CRISPR/Cas9可以用于基因编辑以来，短短几年时间就在诸多物种中得到了广泛应用（Mali等，2013）。

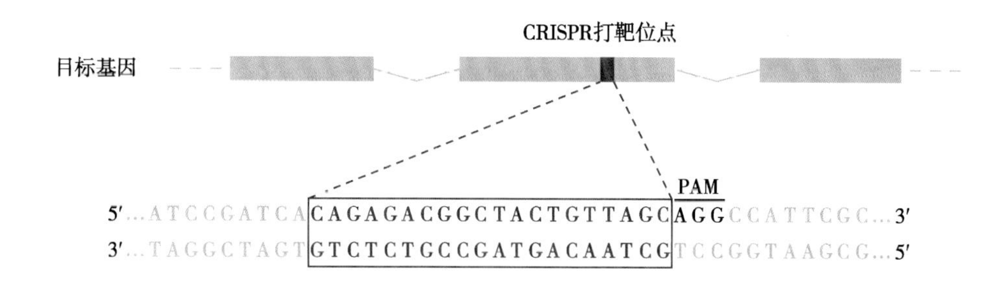


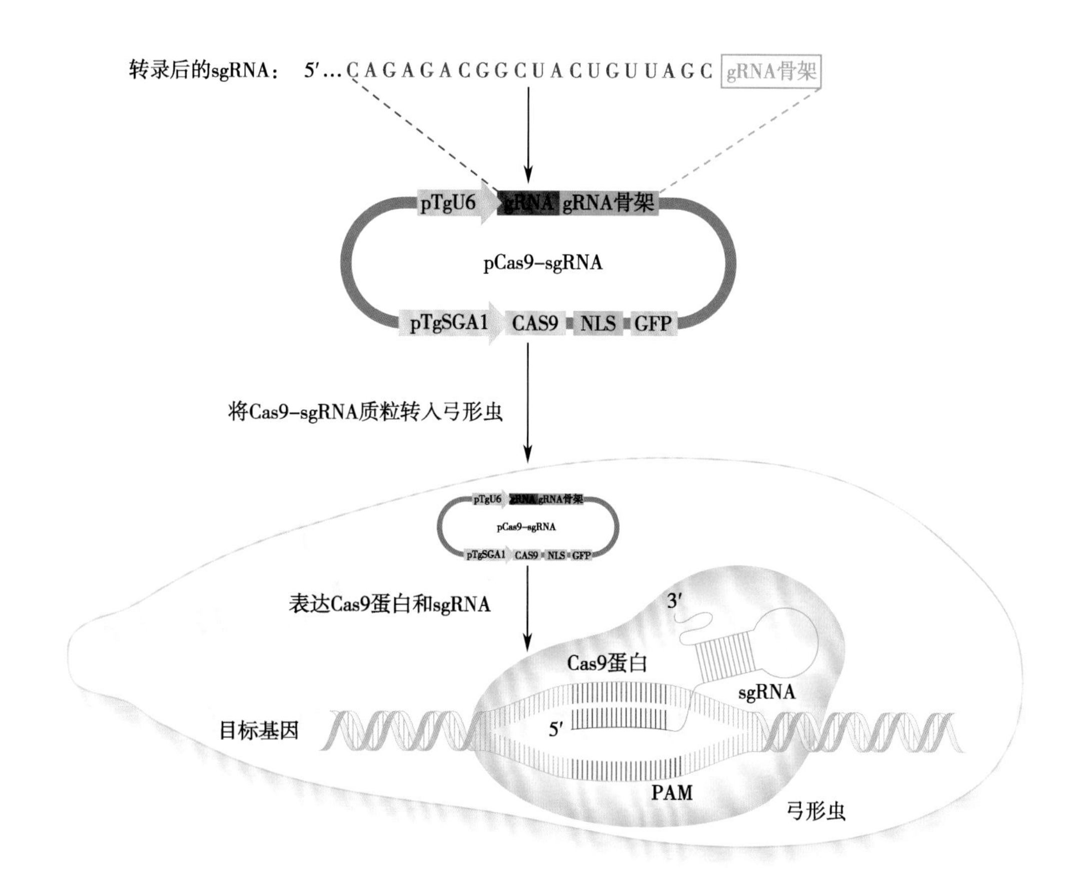


图 16-1 弓形虫基于 CRISPR-Cas9 的基因编辑示意

2014 年，两个课题组先后报到了在弓形虫中成功建立 CRISPR/Cas9 基因编辑系统。两个课题组使用的方法大同小异，都是采用一个质粒同时表达基因编辑所需的 sgRNA（由 U6 启动子驱动表达）和 CAS9 蛋白（由 SAG1 或 TUB1 启动子驱动表达）（如图 16-1），由于该质粒不含有药物筛选标记，因此只需以环状 DNA 的形式将其导入虫体然后使 sgRNA 和 CAS9 瞬时表达。两项研究分别以 UPRT 和 SAG1 基因作为测试靶标，结果均证明各自构建的 CRISPR/Cas9 系统能够在打靶位点引入 indel 突变（可能是打靶后产生 DSB，然后以 NHEJ 形式修复所产生）。这些研究还表明，CRISPR/Cas9 打靶后能显著增加外源 DNA 以同源重组的方式整合到虫体基因组上，效率与 *Δku80* 系统接近；此外，即便没有同源序列，CRISPR/Cas9 系统也能提高外源 DNA 插入到基因组上指定位点的效率。这些结果表明 CRISPR/Cas9 基因编辑系统能够显著提高虫体中位点特异性遗传改造的效率。另一方面，该系统已经成功在 GT1、ME49、VAND 等虫株中使用，表现了良好的基因编辑效率，而在这此之前，这些虫株中的定点遗传改造是十分困难的，说明 CRISPR/Cas9 能够在任何背景的虫株中使用，大大扩展了基因编辑的适应范围（Shen 等，2014；Sidik 等，2014）。

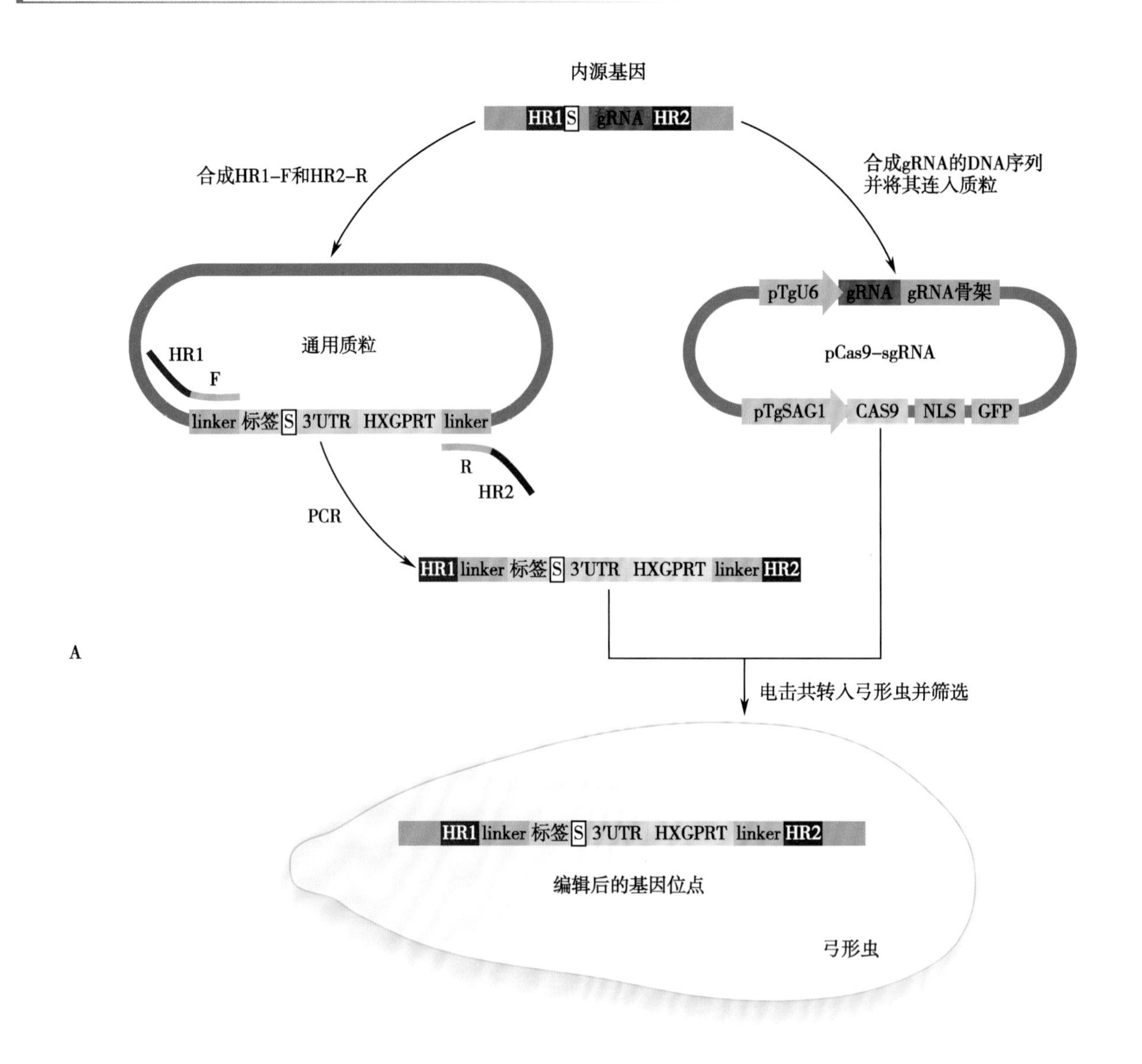


图 16-2 CRISPR 基因末端标记技术图解

在弓形虫中，CRISPR/Cas9 基因编辑系统的设计与使用非常简单，根据实验目的和 PAM 序列设计合适的 sgRNA，现在也有很多免费的程序帮助设计 gRNA（比如：http://www.e-crisp.org/E-CRISP/、http://grna.ctegd.uga.edu/ 等）。将设计的 sgRNA 克隆到 CRISPR 质粒中，再与同源模板或者其他用于目标基因修饰的 DNA 片段一同转染到虫体中，然后筛选鉴定需要的转基因虫株。在共转染时，CRISPR 质粒是以环状质粒的形式使用，而同源模板或修饰目标基因的 DNA 最好是线性化的、同源臂位于 DNA 片段两段（而不是包含在一个长的 DNA 片段中）的形式，以增加正确整合的概率。随着 CRISPR/

Cas9 技术的不断完善，目前已被广泛用于虫体基因的插入和敲除突变、原位标记以鉴定蛋白的定位、遗传回补和外源基因表达等诸多方面。此外，还可以通过建立 gRNA 文库对全基因组或者部分基因进行筛选，鉴定对指定性状有重要决定作用的基因。

## 三、基因末端标记与定点突变技术

弓形虫传统基因操作无论是在野生型还是在 *Δku80* 虫株中，技术都较烦琐。由于靶向定点整合须用较长的同源片段，需要对同源 DNA 片段进行分子克隆、构建质粒、将目标标签片段（如 HA、c-myc、GFP 等）构建在同一个质粒中，随后通过酶切或者 PCR 将靶向整合框（包括两端同源片段、标签和抗性基因表达框等）通过电击方式转入弓形虫虫体。此外，这种遗传操作还完全依赖于虫体基因组中自然发生的靶向位点附近的 DNA 双链断裂（这种概率应该相对较低）。因此，分子克隆步骤和基因组靶向整合效率很低，大大限制了对基因型数目较多的弓形虫基因进行高效遗传操作。CRISPR/Cas9 技术在弓形虫中的引入完全改变了弓形虫传统遗传操作技术的框架，而且弓形虫基因组中 AT 和 GC 含量分布较为均衡，还有弓形虫野生型和 *Δku80* 虫株在实际操作中可分别以非同源末端连接（non-homologous end joining，NHEJ）和同源定向修复（homologous-directed repair，HDR）的方式将外源 DNA 片段整合到弓形虫基因组中，这些特点使弓形虫在遗传操作方面成为顶复门原虫中备受关注的寄生原虫，既可进行全基因组 CRISPR 筛查操作，又可高效进行短同源片段 DNA（20～40bp）介导的同源靶向整合。本节将以 RH*Δku80Δhxgprt* 虫株为背景，介绍基于 CRISPR 技术的弓形虫基因直接敲除、基因末端标记、以及基因定点突变技术。

本小节主要介绍基因末端标记技术（以 C- 末端标记为例），该技术可用于标记抗原决定簇，获得虫株用于目标蛋白定位、免疫共沉淀等应用，该技术也可用于标记功能性片段，如 DD 结构域、AID 蛋白质降解元件等。

本节将简要介绍基因定点突变技术。

### （一）CRISPR/Cas9 质粒构建

**1. 明确弓形虫基因代码** 如是 RH 虫株，使用 GT1 序列在 www.toxodb.org 找到基因代码页面，在页面左上角有 download gene 栏，打开该栏，选择终止密码子下游长度 300bp 核苷酸，打开在浏览器中，将全长基因和终止密码下游 300 核苷酸拷贝，用 snapgene 软件建立该基因全部序列的文件。

**2. 拷贝终止密码子后 250 个核苷酸序列** 将序列粘贴 http://grna.ctegd.uga.edu/ 序列输入栏，选择弓形虫 GT1-ToxoDB 32，命名序列分析，启动分析，软件将给出 CRISPR-sgRNA 序列选择，序列将以 CRISPR/Cas9 核酸酶切割效率值高低排序，选择靠近终止密码子且 GT 含量在 50%～65% 之间的 sgRNA 序列。切记：NGG 是 PAM 位点，不包括在 sgRNA 序列内，并注意有时选择的 sgRNA 在 DNA 双链的反义链中。

**3. 将 sgRNA 20 个核苷酸的序列在 snapgene 文件序列中找出** 关注其是正向链还是反向链，确定终止密码子上游 40 个核苷酸序列的正向序列（5′-3′）为靶向同源基因整合中的同源序列上游片段（HR1），而 sgRNA 所在位置（不管 sgRNA 是在正向链，还是在反向链）的下游序列（40 个核苷酸）为靶向同源基因整合中同源序列的下游片段（HR2）（取该序列的反向链为同源核苷酸序列）。

**4. 明确上述几条关键序列后开始设计引物** 首先，CRISPR/Cas9 质粒采用 NEB Q5 DNA 突变试剂盒（NEB E0554S）将 sgRNA 序列引入到 sgRNA 表达框架中，因此，可以设计突变 PCR 反应的上游引物 sgRNA-FP：sgRNA 序列 -GTTTTAGAGCTAGAAATAGCAAG，下游引物 sgRNA-RP：AACTTGACATCCCCATTTACCAG（注：所列引物均为 5′-3′）。

**5. 设计含有同源序列的引物** 采用 PCR 反应，将同源序列 HR1 和 HR2 引入到靶向整合框中。而 PCR 的反应模板是已经构建好的通用模板（建议使用通用质粒作为模板）。这些质粒信息均可在 addgene 官网 David Sibley 实验室获取（含有 6xHA、6xTy、AID-3xHA 等，名称为 pLinker-XX-HXGPRT/

pLinker-XX-DHFR，XX 代表抗原标签或者功能性 DNA 片段）。研究者也可自行构建通用质粒，作为 PCR 末端。因此，同源片段引物如下，上游引物 HR1-F：HR1-gctagcAAGGGCTCGG；下游引物 HR2-R：HR2-AATTGGAGCTCCACCGC（注：所列引物均为 5′— 3′）。

**6. PCR 反应制备 CRISPR-sgRNA 质粒** 以 pSAG1::Cas9-U6::sgUPRT（Addgene #54467）为模板，将引入 sgRNA-FP 中的 sgRNA 序列引入到 PCR 产物中，NEB Q5 DNA 突变试剂盒中聚合酶混合液（Mix）可有效地对引物和模板进行反应，得到线性 DNA 产物。PCR 产物经琼脂糖凝胶检测阳性后，直接使用 PCR 产物进行下一步试剂盒突变反应，具体反应可参阅试剂盒使用说明。反应完成后将反应液直接转化大肠杆菌感受态细胞，LB 平板涂板培养细菌，挑取单克隆菌落。从单克隆菌落中通过液体培养和质粒提取获得 CRISPR/Cas9 质粒。质粒经酶切验证其大小正确后，对 sgRNA 区可采用 M13R 通用引物测序，验证纯化质粒中是否含有 sgRNA 序列，质粒名 pCAS9-sgRNA。

### （二）电击转化与阳性虫株的获取

**1. 以通用质粒 pLinker-XX-HXGPRT 为模板** 用引物 HR1-F 和 HR2-R，采用高保真 DNA 聚合酶，扩增靶向同源整合 DNA（图 16-2A）可用该技术标记其他的抗原标签或者功能性 DNA 片段，方法只需要改变通用质粒标签区 XX 为其他的片段，可用标签或功能片段见图 16-2B。DNA 凝胶验证，使用 PCR 产物纯化试剂盒纯化 DNA 片段，在最后洗脱 PCR 产物时可采用上述 pCAS9-sgRNA 质粒溶液。加入 20μl 离心洗脱，加入 10μl 双蒸水再次洗脱，收集 PCR 产物和 CAS9 质粒的混合液，该混合液即是后续电击弓形虫表达靶向切割弓形虫基因组的 CRISPR/Cas9 和外源整合片段 DNA（图 16-2A）。

**2. 预备弓形虫背景虫株** 以 RH*Δku80Δhxgprt* 为例，用新鲜长满 HFF 细胞的 T25 培养瓶培养弓形虫，40～48 小时后当 50%～80% 感染细胞的弓形虫呈逸出状态为活力最佳的虫体，在生物安全柜中用细胞刮刀刮下细胞和虫体，针头和注射器反复吹打破裂细胞，释放虫体，用 3μm 孔过滤器过滤虫体悬浮液，用 15ml 离心管收集虫体，800×g，18℃离心 10 分钟，在生物安全柜中弃去上清液，加入 5ml 室温 cytomix 电击液（120mmol KCl，0.15mmol $CaCl_2$，10mmol $K_2HPO_4/KH_2PO_4$，25mmol HEPES，2mmol EDTA，5mmol $MgCl_2$，pH 7.6，0.22μm 过滤器过滤除菌）重悬虫体，相同条件离心，收集虫体。

**3. 电击虫体** 通常 1 个 T25 瓶可收集到（5～7）×$10^7$ 虫体，电击虫体浓度（3～4）×$10^7$ 虫体，经验数据为一个 T25 瓶收集的虫体可以分为 5～7 个电击反应，建议加入 1.5～2.0ml 电解液重悬虫体，取 280μl 虫体重悬液加入 4mm BTX 电转杯中，采用以下 BTX-830 电击仪条件进行电击实验：1.7kV，176μs 脉冲时间，100ms 脉冲间隔电击 2 次，也可以单独设置 1.7kV，176μs 脉冲时间电击一次，对每个电击杯完成电击后，再次进行电击。电击完成后，在安全柜里尽快将含有虫体的电击液转移至新鲜培养的 HFF 细胞的 T25 瓶，置培养箱中培养。

**4. 20～24 小时后加入筛选药剂** 若同源 PCR 产物含 HXGPRT 抗性表达框，药筛使用霉酚酸（Sigma，M3536）和黄嘌呤（Sigma，X4002）（该药物筛选必须在 *Δhxgprt* 缺陷虫株上进行）；若同源 PCR 产物含有 DHFR 片段，药筛使用乙胺嘧啶（Sigma，46706）。将培养瓶放置在培养箱中持续培养，3～5 天后观察虫体生长情况（如培养基太黄，可以换液），通常 5～10 天时间，阳性虫株可以生长出来。

**5. 表达的检测** 传代虫体 2～3 次，持续用相同药物进行筛选，待虫体生长稳定，进行 IFA 实验，检测蛋白中的抗原决定簇（如 HA 抗原标签）在虫体中的表达情况，IFA 详细实验操作可见本章相关内容。也可以进行 Western blot 检测标签表达情况。

**6. 克隆化筛选** 若 IFA 或 Western blot 检测虫体呈阳性，可以用 96 孔板对上述混合虫株克隆纯化，获得单克隆虫株。

**7. 亚克隆** 方法按如下操作：用计数板计数逸出或强制破裂细胞逸出虫体，计算虫体浓度，从原虫重悬液中取 5μl，加入 5ml D10 培养基中稀释，计算稀释后虫体的浓度。按照每孔 2～3 个虫体 /96 孔板计算，每孔 150μl 虫体重悬液，一个 96 孔板需要 16ml D10 培养基进行分装，200～300 个虫体加入到 16ml D10 培养基中，混匀，分装到 96 孔板的孔中，然后在培养箱中静置培养 6 天。D10 培养基中建议继续添加相应筛选药物。

**8. 克隆挑选** 在倒置显微镜下，用4倍物镜观察鉴定96孔板的每个实验孔，挑选只生长一个弓形虫噬斑的实验孔。在生物安全柜中用200μl枪头反复吹打，使虫体扩散，以便入侵实验孔中的HFF细胞，获得更多虫体用于下一步的克隆挑选。

**9. 获取阳性基因编辑虫株** 大约3天，虫体会长好，用200μl枪头吹打实验孔，吸出虫体重悬液，将少许加入到新的96孔板孔中，其余用于IFA实验。待IFA检测，找出阳性克隆，至此获得纯化的阳性基因编辑虫株，用于后续实验。

### （三）基因定点突变

**1. 确定突变位点** 该技术与基因末端标记非常相似，基因编辑改变的往往是发生在基因编码区的少数几个核苷酸。因此，外源同源DNA片段与PCR产物用于编辑靶向区不一样，在此将使用突变位点前后40个核苷酸的序列。

**2. 确定一段sgRNA序列** 在突变位点附近确定一段sgRNA序列。sgRNA必须尽可能地靠近突变位点，因为sgRNA和PAM位点将会包含在同源序列区域，然后采用上述相同的方法制备pCRISPR-sgRNA质粒。

**3. 同源序列的设计** 将包括突变位点、sgRNA位点和PAM位点，长度可以在100～120个核苷酸，需要注意的是，在突变位点引入突变后的核苷酸，而PAM位点NGG则必须让其在发生CRISPR编辑后失去PAM位点功能，也即结合NGG可能编码的氨基酸序列，对其进行同义突变，如NGG变为NAG等。具体方案可以参见实例（Sidik等，2014）。设计的同源核苷酸序列将合成其正向链和其反向链，在使用前，将等量的片段合并在一起，用于电击制备虫株。

**4. 电击和鉴定的引物设计** 电击前，同样将合成的同源片段与pCRISPR/Cas9质粒混合，溶液合并用于电击虫株。但是由于不经药物筛选，较直接敲除实验效率较低。电击后的虫株在HFF细胞中培养，通过PCR进行鉴定。鉴定用引物设计时，上游引物设计需要设计两个，一个与原始序列正向链相同，可与原弓形虫基因位点结合进行反应，而另外一个引物只与突变位点结合，最前沿的3′端核苷酸位于突变位点，这样该引物将不会与原序列结合。下游引物可以设计在突变位点下游300～800bp处，便于PCR鉴定。

**5. 注意事项** 需要注意的是，由于效率较低，进行克隆时需使用多个96孔板，以期获得更多的单克隆虫株进行筛查。

## 四、基因直接敲除技术

基因直接敲除就是将目标基因直接从基因组中去除，在缺失该目标基因后可能会对弓形虫某个阶段虫体的生长有不同程度的影响。该方法适用于对虫体生长影响较小或在某种成分加入培养基中可回补该基因的功能。该技术是一种直接检验目标基因对虫体是否为关键基因的一种方法。以下简要描述该技术（以背景虫株RH*Δku80Δhxgprt*为例）。

### （一）插入缺失法（单CRISPR-sgRNA基因敲除法）

**1. 明确目标基因功能活性区域** 在该区域使用上述方法设计并挑选一段sgRNA序列，构建pCRISPR-sgRNA质粒，用于虫体瞬时表达CAS9和sgRNA（参考图16-1和图16-2）。

**2. 引物合成** 在sgRNA上游和下游挑选上游同源DNA片段HR1（正向链）和下游同源DNA片段HR2（反向链）（约40个核苷酸长度），选择HXGPRT或DHFR抗性基因表达框，在抗性基因表达框上游和下游各设计PCR反应的有引物F和R，合成引物HR1-F和引物HR2-R。

**3. 融合基因的获得** 利用引物HR1-F和HR2-R，使用对应的抗性基因片段，采用高保真DNA聚合酶扩增抗性基因表达框，得到同源片段与抗性基因表达框的融合DNA。

**4. 用PCR产物试剂盒纯化PCR产物** 并与pCRISPR-sgRNA质粒合并，采用上述相同的方法培养虫株，获得新鲜逸出的虫体用于电击实验。电击完成后，接种 HFF 细胞培养并进行相应药物筛选。

**5. PCR 检测** 在目标基因同源片段的上游和下游设计检测引物 F 和 R，并在插入抗性基因表达框片段设计引物。抗性基因表达框的启动子区选择反向链引物 UTR5，和在 3UTR 区选择正向链引物 UTR3。收集少许虫体，重悬虫体在 5μl 1mg/ml 蛋白酶 K 溶液中，并在 PCR 仪中进行反应消化虫体蛋白：37℃ 10 分钟，56℃ 10 分钟，98℃ 10 分钟。使用普通 Taq DNA 聚合酶，检测蛋白酶 K 消化后的虫体溶液，使用引物对：F/UTR5，UTR3/R，F/R，进行 PCR 反应，检测 PCR 产物是否与预期大小一致，由于抗性片段插入到基因位点，F/R 将扩增抗性基因表达框，扩增产物将是一个较大的 PCR 产物片段。

**6. 亚克隆混合虫株** 从 96 孔板中获得单克隆虫株后，部分虫体继续培养，部分虫体经蛋白酶 K 消化后，用于相同 PCR 反应检测单克隆虫株是否有阳性 PCR 产物。对阳性克隆，继续培养，并保存虫株，保存方式与保存 HFF 细胞的方法一致。

### （二）目标基因完全替换法（双 CRISPR-sgRNA 敲除法）

**1. pCRISPR-sgRNA 5′/3′ 质粒制备** 首先构建靶向识别和切割目的基因 5′ 端和 3′ 的 pCRISPR/Cas9-sgRNA5′/3′ 表达质粒（参考图 16-1）。目标基因 5′ 端和 3′ 端各设计一段 sgRNA 序列，同样的方法构建 pCRISPR-sgRNA 5′ 和 3′，然后对 sgRNA 在质粒中的表达框设计引物 sgRNA F（GAATTGGTACCCAAGTAAGCAGAAGCACGC）和 sgRNA R（CTCGAGGTCGACGACCATGATTACGCCAAGC）（下划线部分分别是 KpnI 和 XhoI 酶切位点），扩增 5′sgRNA，PCR 产物和 pCRISPR-sgRNA 5′ 用 KpnI 和 XhoI 酶切，回收 DNA 片段，进行常规的 T4 DNA 连接反应，最后获得两个 sgRNA 表达框构建在同一个质粒中，称为 pCRISPR-sgRNA 5′/3′ 质粒。

**2. 设计含同源区引物靶向整合目标基因 5′ 端和 3′ 端** 取 sgRNA5′ 识别区上游 40 个核苷酸同源区 HR1，和 sgRNA3′ 识别区下游 40 个核苷酸同源区 HR2，结合预备使用的抗性基因表达框 HXPRT 或 DHFR，在抗性基因表达框上游和下游各设计 PCR 产物纯代反应的引物 F 和 R，合成引物 HR1-F 和引物 HR2-R。

**3. 利用高保真 DNA 聚合酶和引物 HR1-F 和 HR2-R 扩增抗性基因片段** 得到融合同源 DNA 片段的含抗性表达框的 PCR 产物，采用 PCR 产物纯化试剂盒纯化 PCR 产物，洗脱纯化柱中的 PCR 产物，并与 pCRISPR-sgRNA 5′/3′ 质粒合并。通常 80μl PCR 反应可以得到足够的产物用于以下虫株的制备，加入 5～10μg 试剂盒纯化质粒足够用于电击实验。

**4. 单克隆虫株获取** 预备虫株和 HFF 细胞系、以及进行电击反应与上述完全一样，并在培养电击后虫株一天时间添加筛选药物。得到混合虫株，应经 PCR 反应检测，可以进一步进行亚克隆，得到单克隆虫株。此方法可参考相关文献（Shen 等，2017）。

## 五、关键基因研究技术

弓形虫基因组遗传操作目前只能在速殖子中进行，因为虫株基因组中很多基因在体外培养条件或实验动物体内对虫体生长至关重要，采用传统和 CRISPR 直接敲除法均难以获得基因缺失虫株。在这种情况下，需要采用条件性基因缺失虫株（基因组 DNA 水平）或条件性基因表达虫株（基因组转录或蛋白质稳定性水平）对关键基因进行功能研究。以下对几种弓形虫关键基因研究技术进行简要介绍。

### （一）TATi-1 条件性敲低技术

基于四环素阻遏蛋白调控敲低系统是建立得最早、应用最广的一种关键蛋白条件性调低系统。该系统通过大肠杆菌四环素阻遏蛋白与弓形虫激活功能域相融合而成的 TATi-1 蛋白（trans-activator trap identified 1）及 Tet 操纵子序列相结合后启动其后编码基因的转录。由含有 7 个 Tet 操纵子（tetO7）序列的启动子调控目的基因表达。脱水四环素可与 TATi-1 结合并改变蛋白构象，致其与 tetO7 序列脱离，终止目的基因的转录。TATi-1 条件性敲低系统在弓形虫上的构建可用以下几种方案。

**1. 两步法** 首先在稳定表达 TATi-1 的弓形虫虫株（TATi-1 株）上构建一个稳定转染的细胞系，可调控拷贝含有 7 个 Tet 操纵子（tetO7）序列的启动子调控目的基因的表达。在验证该基因拷贝可被脱水四环素调控之后，对该基因的内源性拷贝进行敲除，从而仅保留能被脱水四环素调控的基因拷贝。

**2. 一步法** 在 TATi-*ΔKu80* 背景虫株上，将含有 7 个 Tet 操纵子（tetO7）序列的启动子序列直接插入到目的基因起始密码子之前，并可以在密码子后添加一个抗原决定簇，如 HA 或者 c-myc。该方案也可以采用基因末端标记法，利用 CRISPR-Cas9 技术，对末端标记技术进行适当改造，也就是将靶向整合区调整为基因编码区上游（5′UTR 和起始密码子区），设计 sgRNA 和同源整合区，将抗药性表达框和 tetO7（加 HA 或者 c-myc）插入到密码子或第二个氨基酸编码子前；

**3. 基因末端标记法** 该方法无需在虫体中预先表达 TATi-1 蛋白，而是将其单独表达框（SAG1 5′UTR：TATi-1-SAG1-3′UTR）整合在 HXGPRT 药筛基因表达框的上游，这些 DNA 序列之后是含有 7 个 Tet 操纵子（tetO7）序列的启动子序列区（可含 HA 或者 c-myc），通过 PCR 反应，将短同源片段融合在上述 DNA 序列的两个末端，采用 CRISPR 基因末端标记法，直接插入到目的基因起始密码子区，从而得到可以被 TATi-1 转录操控的虫株。该方案可极大简化虫株构建步骤，提高实验效率。

上述基因编辑技术可直接参考本章相关小节，实现对弓形虫基因的改造。该系统可用于体外培养的弓形虫和小鼠感染模型。在 DMEM 培养基中添加脱水四环素（ATc）（终浓度为 1μg/μl），小鼠实验中用脱水四环素（终浓度 0.2mg/ml）配制在 5% 的蔗糖水中给药。该技术可参考最新的实验方案（Jacot 等，2020）。

### （二）DD 结构域敲低技术

利用四环素及其衍生物对目的基因进行表达诱导调控时，由于该系统是在 mRNA 转录水平对蛋白进行调控，故调控过程相对缓慢，表型出现至少需要 12 小时以上，一些稳定表达的基因甚至需要长达 96 小时。

DD 结构域 -Shield-1 系统是利用合成的小分子化合物对体内目标蛋白水平直接调控的技术体系。不稳定结构域（destabilization domain，DD）来自 FKBP12- 雷帕霉素（rapamycin）结合蛋白的一个突变体。利用 FKBP 蛋白自身的不稳定，与 DD 结构域融合的目的基因会很快被蛋白酶体所降解。当人工合成的小分子化合物 Shield-1 存在时，Shield-1 与 DD 结构域相结合，稳定了 DD 融合蛋白，使其不被降解。通常在培养基中添加 Shield-1（终浓度为 0.5-1μM）1-2 小时后，目的蛋白表达水平即可达到饱和。Shield-1 诱导的蛋白积累同时具有可逆性，即在除去 Shield-1，DD 融合蛋白迅速再度被降解。从而达到对目的蛋白的积累实现精细的时空调节。其迅速而且可逆的特性使得 DD 系统非常适合在条件性表达对虫体生长有害的基因或者表达目的基因的显性负性突变体（dominant negative mutant）。

该法采用的 DD 结构域与目标蛋白融合，产生目标蛋白 -DD 结构域融合蛋白。因此，CRISPR 基因末端标记法可直接将 DD 结构域标记在目标基因末端，只需要将 PCR 扩增通用质粒 pLinker-DD-HXGPRT/DHFR，按照基因末端标记法制备虫株，即可实现对蛋白质稳定的调控。然而，该法并没有被广泛使用的原因可能与其药物 Shield-1 的获取有关，药物价格较贵，不少实验室往往通过一定渠道合成该药。此法可参考相关文献（Herm-Götz 等，2007）。

### （三）DiCre 条件性基因敲除技术

雷帕霉素结合蛋白 FKBP12 与 FRB 在雷帕霉素刺激下，两个蛋白可以有效结合，并将分离的 Cre59（融合蛋白 NLS-FKBP12-Cre1-59）和 Cre60（融合蛋白 -NLS-FRB-Cre60-343）重构成为有活力的 DNA 重组酶 Cre，重构后的 Cre 酶在弓形虫细胞核中可对包含两个 LoxP 序列的 DNA 片段进行 DNA 切割，剔除两个 LoxP 序列之间的 DNA 片段。利用上述特性构建一个在 DNA 水平可实现诱导性敲除基因的技术，该技术被称为 DiCre 条件性基因敲除技术。

以下对该技术的基本步骤作简要介绍：

**1. 构建 RH*Δku80*/DiCre 背景虫株** 该技术需要表达融合蛋白。NLS-FKBP12-Cre1-59 和 NLS-FRB-Cre60-343 的背景虫株，采用外源基因表达法（详见本章第五节）可实现其表达。构建的表达质粒包含表达上述融合蛋白的两个表达框、以及抗药基因表达框（HXGPRT）。另将 ku80 的 5′ UTR 和

3′UTR 同源片段整合在上述三个表达框上下游，形成 ku80 5′ UTR-DiCre-3′UTR 框架，在 RH*Δhxgprt* 虫株背景中，将此 DNA 框架通过电转染插入弓形虫基因组中，整合入 ku80 基因，构建 RH*Δku80*/DiCre 虫株，其中若 HXGPRT 抗性基因表达框上下游构建包含有 LoxP 序列，可以通过添加雷帕霉素激活 Cre，剔除 HXGPRT，使该抗性基因可以重新在后续虫株制备中再次使用，得到背景虫株 RH*Δku80Δhxgprt*/DiCre。

**2. 构建目标基因（GOI）敲除质粒** 可以采用无缝克隆法，构建包含以下片段的质粒：GOI 5′UTR-强启动子如 SAG1 启动子 -LoxP-GOI 编码区 -3xHA（或 mCherry）-LoxP-YFP-HXGPRT 表达框 -GOI 3′UTR。

**3. 构建 GOI-DiCre 虫株** 进行 PCR 反应扩增质粒中 GOI 5′UTR-GOI 3′UTR 框，纯化 PCR 产物，将产物电击到背景虫株 RH*Δku80Δhxgprt*/DiCre，旨在将 GOI 基因编码区完整被上述构建的表达框替换，药物霉酚酸和黄嘌呤筛选，通过 PCR 验证混合虫株后进行克隆，筛选单克隆虫株，并进行雷帕霉素诱导验证，成功构建 GOI-DiCre 虫株。

**4. CRISPR 基因末端标记法构建 GOI-DiCre 虫株（不采用步骤 2 和 3）** 可以采用 CRISPR 基因末端标记法对 GOI 的 5′ 端和 3′ 进行操作，将不同的外源 DNA 片段整合到 GOI 编码区的上下游，具体如下：分别构建靶向识别和切割起始密码子上游和终止密码子下游的 pCRISPR/Cas9-sgRNA5′ 和 pCRISPR/Cas9-sgRNA3′ 质粒，构建包含 DHFR 抗药基因表达框 -SAG1 启动子 -LoxP 的质粒，和包含 3xHA（或 mCherry）- 终止密码子 -LoxP-YFP-HXGPRT 抗药基因表达框的质粒，随后通过与基因末端标记法类似的方法，PCR 扩增上述质粒，得到以下片段：（5′ 端 DNA 片段）5′HR1-DHFR-SAG1 启动子 -LoxP-5′HR2；（3′ 端 DNA 片段）3′HR1-3xHA（或 mCherry）- 终止密码子 -LoxP-YFP-HXGPRT-3′HR2，将对应的质粒和 PCR 产物合并，依次获得 5′ 端标记虫株和 3′ 端标记虫株，也就是最后需要使用的 GOI-DiCre 虫株。

GOI-DiCre 虫株可以在雷帕霉素（50nM）诱导下剔除 GOI 编码区，数个小时后即可在荧光显微镜下观察到绿色荧光（即 YFP）。具体见参考文献（Andenmatten 等，2013）。该技术能以诱导的方式实现在 DNA 水平上直接敲除基因，利用荧光显微镜观察和研究关键基因功能，也可以通过流式细胞仪将成功敲除目标基因的虫株筛选出来，用于其他实验目的的研究。但是，该技术的特点在于其诱导效率并不是很高，通常基因敲除成功的虫体在群里中可能只有 30%～40%，因此，使用该技术的研究论文并不是很多。为了解决这个问题，2019 年 Alex Hunt 等将 DiCre 的两个片段以及药物筛选基因 CAT 通过 T2A 自剪切肽融合表达，构建了新的虫株 DiCre_T2A，将雷帕霉素诱导的基因敲除效率提高到 98%～99%（Hunt 等，2019）。

### （四）植物生长素诱导降解技术

植物细胞蛋白质泛素降解途径相较于其他物种，存在额外的两个元件，即植物生长素受体 TIR1 和蛋白质降解元件 AID。2009 年日本青年学者 Kohei Nishimura 聪明地将植物细胞中存在额外两个元件应用到哺乳动物细胞和酵母，成功构建了生长素诱导蛋白质降解系统（auxin-inducible degron system，AID）。近年来该系统成功引入到了疟原虫和弓形虫研究中，将水稻 TIR1 蛋白构建弓形虫表达质粒，通过靶向整合入 Tubulin 启动子区，实现稳定表达外源蛋白 TIR1 作为该技术的背景虫株；另一元件 AID 通过内源性基因末端标记靶向整合在目标基因的末端，成功表达目的蛋白 -AID-3xHA，吲哚乙酸（3-indolacetic acid，IAA）通过宿主细胞和虫体进入虫体细胞质中，激活 $SCR^{TIR1}$ 泛素连接酶复合物，从而特异性地靶向 AID 融合蛋白至虫体泛素依赖蛋白质降解途径，可实现几分钟内实现细胞质蛋白质完全降解（图 16-3）。该技术可参见（Brown 等，2018）。

以下简要介绍其技术要点：

**1. TIR1 蛋白在虫株中的表达** 构建质粒使 TIR1 在 Tubulin 5′UTR（约 2.7kb），质粒中包含抗性基因表达框（SAG1 5′UTR-CAT-SAG1 3′UTR），对质粒进行 PmeI 酶切线性化后，试剂盒纯化产物，30μl

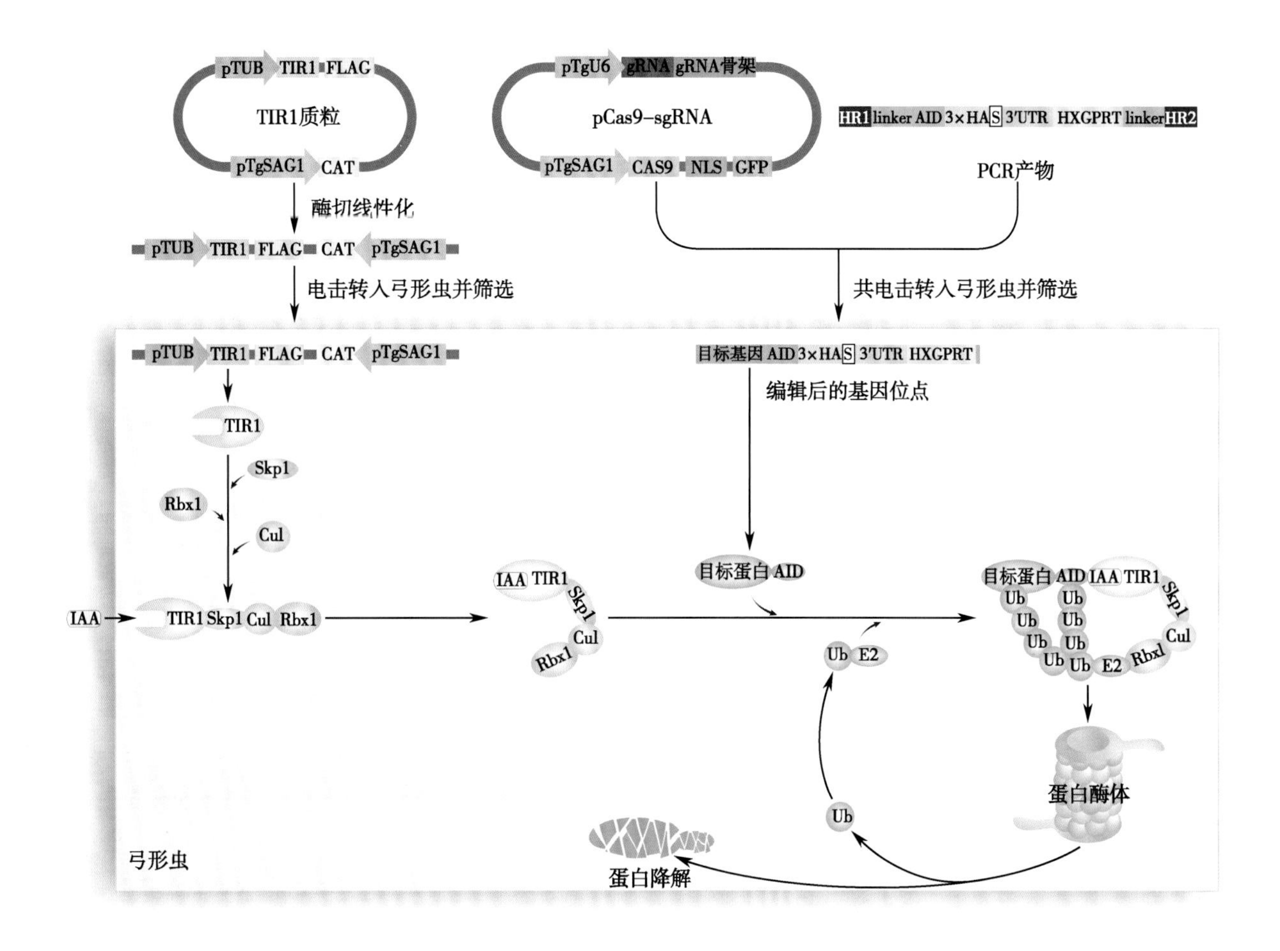


图 16-3 植物生长素诱导蛋白质降解技术示意

$ddH_2O$ 洗脱，电转染制备虫株，注意筛选药物是氯霉素，使用浓度是 30μg/ml，该药物筛选速度较慢，通常需要 6 天时间才可见虫株生长被抑制。外源基因表达技术可参见本章其他小节。

**2. 目标基因 GOI 内源性基因末端标记** 该技术与前面介绍的基因末端标记一样，挑选 GOI 终止密码子后序列作 sgRNA，构建 pCRISPR/Cas9-sgRNA3′ 质粒，并设计含终止密码子上游同源区 HR1 的引物 HR1-F 和 sgRNA 下游同源区 HR2 引物 HR2-R，通用质粒 pLinker-AID-3xHA-HXGPRT（Addgene，87260）或者 pLinker-minsiAID-3xHA-HXGPRT（Addgene，87259），可选用 DHFR 抗药性基因，80μl PCR 产物与 5～10μg 质粒合并，电击目标虫株，用相应药物筛选，可采用 IFA 对混合虫株进行检测，荧光显微镜下观察是否有阳性虫体以及阳性虫体占混合虫株的比率，以此判断是否进行亚克隆获得单克隆虫株。通过 IFA 鉴定筛选获得的亚克隆虫株，需要使用 PCR 对内源整合标记区域进行验证，检测虫株是否完全单克隆。

**3. 克隆虫株的鉴定** 对获得的克隆虫株，可以在 96 孔板或者 24 孔板中进行测试，检测生长素诱导是否能有效降解目标蛋白，也可以通过 Western blot 检测，收集诱导 0、3、12、24 小时诱导的虫体，并以 IAA 溶剂无水酒精作为对照诱导，以每孔 $(5～10)×10^6$ 虫体 / 孔进行 SDS-PAGE，进行 Western blot 检测诱导效果。

该技术在弓形虫虫体中模拟了植物细胞中蛋白质降解途径，靶向特异性降解 AID/miniAID 融合蛋白，实现了高效蛋白质降解。虽然该技术优点很多，但对很多蛋白质却没有明显的效果，可能是由于很多蛋白质在翻译完成后直接进入内质网或者形成小泡，没有机会让 AID 融合蛋白质接触到 TIR1 蛋白质降解系统。因此，该技术对很多蛋白质没有明显降解效果，在此情况下，前面介绍的诱导系统将是必不可少的重要技术。

## 六、外源基因表达与回补技术

将某特定来源于其他物种或者弓形虫基因组本身的基因编码区表达在虫体中对弓形虫研究具有重要意义，可以实现背景虫株的制备（如 TATi-1 和 TIR1 虫株）；可以用于研究同源基因在弓形虫中的功能（如疟原虫同源基因）；也可以用于回补弓形虫自身基因，验证特定基因的表型。将外源和同源基因表达在虫体中可以采用随机整合法和定点整合法，而就其表达基因的启动子的选择则需要考虑实验目的。TATi-1 表达在虫体中目的是可以有效地操控 tetO7 序列后编码区在没有四环素时进行有效表达，而加入四环素后阻断表达，该技术需要采用强启动子 SAG1 的 5′UTR 区；而 TIR1 表达可以使用中度活力的 Tubulin 启动子区，CAS9 作为外源基因表达也需要用中度活力的 Tubulin 启动子区；弓形虫自身基因或疟原虫同源基因表达的目的往往在于验证其基因的表型，这种情况最佳选择是使用弓形虫自身基因的 5′UTR 区作为启动子，使基因表达水平满足虫体的需求。此外，在某些情况也需要瞬时表达外源基因，实现实验目的或者避免外源蛋白对虫体的毒副作用，如 CAS9 做瞬时表达进行 CRISPR 基因编辑，这种情况下瞬时表达用的质粒在虫体分裂几代后会丢失，不影响虫体的生长。以下对瞬时表达、随时整合表达和定点整合表达进行简要介绍。

### （一）瞬时表达

简单而言是采用酶切法或者无缝拼接法构建一个含有目标基因表达框的 DNA 质粒，表达框所用的启动子和终止转录区均来自弓形虫基因，该质粒往往不含抗药性基因表达框。例，CAS9-sgRNA 表达质粒可以分别表达 CAS9 和 sgRNA，分别采用了 SAG1 启动子和 U6 RNA 启动子。步骤如下：

将质粒（10～50μg）电击转入虫株，直接用 HFF 培养，无需添加筛选药物。按照实验目的进行下一步实验。虫体电击法可以参考本章其他小节。

**注：**瞬时表达质粒偶尔会发生 DNA 在基因组中整合，在虫株中稳定表达，但是概率较低。在相关实验中尽量避免使用外源蛋白融合抗原标签，比如 CAS9 融合 3xHA，在相应虫株其他实验中避免使用 HA 抗原标签。

### （二）随机整合表达法

**1. 构建弓形虫表达质粒** 将外源基因或同源基因构建在弓形虫基因表达框中，同时在质粒中包含抗药性基因单独表达框，抗药性基因可以使用 HXGPRT、CAT、DHFR 三种常用弓形虫筛选标记。

**2. 将环状质粒 DNA 直接电击弓形虫背景虫株** 培养并进行相应药物的筛选，待阳性虫株长好，用 IFA 实验（具体方法参见其他小节）检测混合虫株中是否有阳性虫体（成功表达外源基因），阳性混和虫株进行亚克隆，培养 6 天后挑选单噬斑的实验孔，吹打后继续培养 3 天时间，待生长良好，将虫体全部转移，少许用于 96 孔板继续培养用于保存虫种，其余培养基中虫体用于 IFA 实验筛选阳性克隆。

**注：**应避免在质粒中使用背景虫株已有抗药性基因，同时外源蛋白表达使用的抗原标签应与背景虫株中所含标签不同，避免 IFA 实验时出现相互干扰。此外，随机整合法使用的是环状质粒 DNA，其在弓形虫基因组中的去向无法预测，即便使用 *Δku80* 虫株（非同源末端整合 NHEJ 效率很低），环状质粒 DNA 也会以 NHEJ 机制整合入基因组。

### （三）定点整合表达法

**1. 单交换同源整合（single crossover integration）** 当质粒含较大同源 DNA 片段（700～300bp），在该片段相对中间区域含有一个酶切位点，且该位点在整个质粒中是唯一时，可以使用该酶切线性化质粒，用于电击虫株，比如 TIR1 虫株制备就是采用 Tubulin 5′UTR 及其序列中的 PmeI 酶切线性化 DNA 进行电击虫株，使外源 DNA 片段发生单交换同源整合，定点整合在基因组同源区。该方法质粒构建与随机整合类似，需要构建外源基因单独表达框、以及抗药性基因表达框，而在外源基因表达框的启动子区内存在单酶切位点，可以采用该办法获得线性化质粒，用于电击虫株。此外，该法也曾用于传统基因末端标记，将目标基因终止密码子上游 700bp 以上区域（同源区）克隆在一段转录终止区上游，并在编码区末尾融合抗原标签序列，在同源区单酶切线性化，电击转化虫株，可以特异的标记目标基因。

**注：**基因末端标记建议采用上述小节详细描述的 CRISPR 基因末端标记法；不建议单交换同源整合法对同源区进行 CRISPR-CAS9 靶向切割，因为该同源区整合前与整合后序列并没有改变，将不能阻止 CRISPR-CAS9 在同一个位点多次识别和切割。

**2. 双交换同源整合（double crossover integration）** 前面小节介绍 CRISPR 基因末端标记和 CRISPR 基因直接敲除法采用的均是双交换同源整合。虽然基于 CRISPR 的同源整合发生在非常短的 DNA 片段区域（20-40bp），弓形虫虫体将两端含有短同源区的 DNA 片段（标签 - 转录终止区 - 抗药性表达框或单独抗药性表达框）定点整合入同源区，但却能实现基因末端标记要求基因编码框完整、无误的整合入基因组中，甚至能准确表达出来如 AID、GFP 等较大的片段外源标记片段。因此，双交换同源整合结合 CRISPR 技术在效率和准确性方面是非常值得关注的。

同样的，将外源基因或同源基因表达在虫体中，可以构建其弓形虫表达框，并构建抗性基因表达框，再通过类似于基因末端标记法整合方式，设计短同源区和引物，将上述两个表达框通过 PCR 扩增下来，使 PCR 产物两端包含同源片段，再利用 CRISPR/Cas9-sgRNA 的靶向识别和切割，定点整合入特定位点。用于双交换同源整合基因组中的特定位点，通常选用 UPRT 基因编码区，是因为该区域的破坏不会影响虫体生长，而且还能提供一个药物筛选标记 5- 氟尿嘧啶。虽然该药物标记不是非常有效，但整合框架中包含了比如 HXGPRT、DHFR 或者 CAT 抗性标签（表 16-1）。

表 16-1 弓形虫遗传操作常用的药物筛选及其使用方法

| 筛选 | 药物名 | 药物浓度 | 抗药基因 | 药物溶剂 | 局限性 |
|---|---|---|---|---|---|
| 正向 | 乙胺嘧啶 | 3μmol | DHFR-TS* | 乙醇 | 感染时首选药物 |
| 正向 | 氯霉素 | 20μmol | CAT | 水 | 生效慢 |
| 正向 | 霉酚酸<br>黄嘌呤 | 各 25μg/ml | HXGPRT | 乙醇<br>1 N NaOH | 需要<br>*Δhxgprt* |
| 反向 | 6- 硫代黄嘌呤 | 200μg/ml | 无 HXGPRT | 1 N NaOH | 需要含 HXGPRT |
| 反向 | 5- 氟尿嘧啶 | 10μmol | 无 UPRT 位点 | 乙醇 | 自然抗性 |

**注：**其他物种来源的基因（如水稻 TIR1，疟原虫同源基因）可能不能在弓形虫虫体中进行表达，原因可能是因为其基因密码子偏好，为实现表达需要对外源基因密码子进行弓形虫密码子偏好优化。

**说明：**使用 DHFR-TS 抗药性基因时需要特别注意生物安全操作，其抗性药物乙胺嘧啶是弓形虫速殖子感染首选药物；氯霉素药物抗性对氯霉素抑制虫株生效非常慢，往往需要至少 2～3 代虫体生长才会被抑制，显示药效；霉酚酸和黄嘌呤药物筛选可将含有 hxgprt 抗性基因的虫体筛选出来，而将不含该抗性基因的虫体杀死；相反，6- 硫代黄嘌呤可将含有 hxgprt 基因的虫体杀死，从而可以将缺失 hxgprt 的虫体筛选出来；最常用的药物是乙胺嘧啶、氯霉素、霉酚酸 / 黄嘌呤、以及 6- 硫代黄嘌呤；霉酚酸酒精溶解液在 −20℃长期保存可见沉淀析出，使用前可在摇床 200rpm 摇 2 分钟。此方法可参见文献（Donald 等，1993；Donald 等，1998；Soldati 等，1993）。

## 第六节　动物模型与应用

几乎所有的哺乳动物都可以被弓形虫感染。但不同动物对弓形虫感染的敏感性不同。大鼠通常对弓形虫感染不敏感，但是小鼠品系通常具有易感性。感染的效果不仅取决于动物种类，而且受动物品系的影响。遗传背景似乎也很重要，因为在感染弓形虫后，观察到了各种近交系和远交系的小鼠和大鼠易感性差异显著。这种动物品系易感性变化部分可能归因于某些染色体区域，甚至归因于某些单个基因。然而，这方面有许多问题仍待解决，但是可以通过所用弓形虫虫株的毒力和基因型不同，宿主对急性感染的抗性不同等实验逐渐加以阐明。

因为不同研究中弓形虫虫株和感染方式不同，使问题变得非常复杂。如腹腔感染易感的小鼠品系不一定对经口感染高度易感；经口感染易感的小鼠品系大多会对腹腔接种易感。实际上，近交系小鼠在经口和腹腔接种之间几乎都具有相似性，这说明至少对弓形虫的抵抗不因感染途径不同而不同。大多数情况下两种感染途径都有被使用：①将细胞培养和动物中获得的速殖子通过腹腔、皮下、静脉注射接种小鼠；②将来自慢性感染小鼠的脑中包囊经口感染小鼠；由于卵囊仅由终末宿主猫排出，并且得到卵囊困难，所以尽管这种感染方式是弓形虫两种自然传播途径之一，但很少经口接种卵囊感染。由于组织包囊的大小和数量差异，口服组织包囊实验可重复性较低，但是其具有采取自然感染途径，并且可以容易地从慢性感染的小鼠中分离获得组织包囊等优势。由于速殖子不能抵抗胃酸作用，因此经口接种时的感染力较小。

除宿主因素外，弓形虫感染的结局在很大程度上受其本身属性的影响，许多弓形虫虫株最常见的特征是其毒力不同。根据导致小鼠致死的弓形虫数目、动物死亡的时间、致死率，从而鉴定出弓形虫的强毒株，弱毒株和无毒株。目前，已鉴定出越来越多的弓形虫分泌排泄效应分子（包括棒状体和致密颗粒蛋白）是小鼠致病性的关键因素。但是，虫株的毒力并不是静态的，其毒性可以通过弓形虫在实验室动物中的连续传代而增强。例如，当最初分离到 RH 株时，第一代接种小鼠死于感染 17～21 天，在第二代中死于第 7～8 天，在第三代及以后第 3～5 天小鼠即死亡。通常根据小鼠腹腔感染的结果来评估弓形虫的毒力。目前，常用的弓形虫实验室虫株根据遗传结构可分别属于三个克隆谱系，其中包括：小鼠强毒株Ⅰ型，弱毒株Ⅱ型和无毒株Ⅲ型，此外还有我国流行的优势基因型 Chinese 1 型。仅注射 1 个强毒株弓形虫速殖子即可致死小鼠。

## 一、小鼠（mouse）

### （一）先天性弓形虫病模型

几十年来大量研究显示小鼠的先天性弓形虫病研究较多（表 16-2）。令人惊讶的是，早期研究表明，自然条件下慢性感染小鼠可在代际之间连续发生垂直传播。虽然可能不太适合模拟人类的情况（人的垂直传播通常只发生在妊娠期的原发感染期间），但小鼠仍被认为可作为先天性弓形虫病的模型。然而研究表明，在母代小鼠慢性感染期间是否会传播给胎鼠，在很大程度上取决于弓形虫虫株以及所用的小鼠品系，如潜伏感染了 11 种不同弓形虫虫株的小鼠中，只有 6 株成功发生胎盘垂直传播。此外，慢性感染的 BALB/c 品系的小鼠通常不会发生垂直传播，而急性感染的 BALB/c 小鼠会将寄生虫传播给大约 50% 的胎鼠。此外，尽管发现慢性感染的 BALB/c 小鼠母代本身有极高数量的包囊，但在幼崽中未检测到垂直传播现象发生。对于慢性感染小鼠垂直传播的这种矛盾，很可能在于它们的遗传背景（BALB/c 品系的小鼠通常具有低易感性）。这一观点可能得到以下事实的支持，即与近交系 BALB 小鼠相比，大多数早期的研究使用了远交系或 NMRI 小鼠。影响弓形虫垂直传播的另一个关键因素是，慢性感染的宿主是否在怀孕期间再次受到感染，以及再次感染的弓形虫基因型。至少在 BALB/c 小鼠中，慢性感染似乎能够阻止相同株甚至不同株弓形虫再次感染后的垂直传播。由于可以用不同基因型虫株再次感染小鼠，因此需要使用其他小鼠品系和弓形虫虫株进一步研究，以便在先天性感染模型中验证这一结论。

在先天性弓形虫病的研究中，倾向于使用 BALB/c 小鼠模型，而不是其他近交系或远交系小鼠模型。另外，小鼠模型很少用于评价药物疗效的模型，而是用于研究致病机制的模型，以及最近用于评价疫苗的模型。考虑到小鼠作为实验动物易于处理以及基于 PCR 检测方法在小动物模型中的敏感性和可操作性等优势，若 BALB/c 小鼠模型进一步发展，则可能作为新的检测抗先天性弓形虫化学治疗药物的一线筛选模型。该方法可参见文献（Dubey 等，2012）。

表 16-2 先天性弓形虫病小鼠模型

| 动物品系 | 虫株 | 弓形虫阶段及感染途径 | 妊娠期弓形虫接种时间和数量 | 感染结局(急性感染子代传播) | 感染结局(慢性感染子代传播) |
|---|---|---|---|---|---|
| 小鼠：NIH 品系 | RH，113-CE，Beverley(BVL)，M7727 | 速殖子(RH)和包囊(113-CE，Beverley，M7727)皮下注射或腹腔注射 | 不明确急性和慢性感染的数量；妊娠第 16 天急性(RH)；分娩前 2～15 天慢性感染(113-CE，Beverley，M7727) | RH：感染后第 5 天内生产，未感染胎儿；腹腔接种后第 7 天胎鼠感染率为 56% | 慢性感染小鼠的垂直传播，最常见的是 Beverley 株 |
| 小鼠：NIH 品系 | Prugniaud(PRU) | 口服包囊 | 妊娠第 5、10 或 15 天感染 5 个包囊 | 总的垂直传播率超过 90%；如果在怀孕早期感染，后代的临床结局更严重 | 未确定 |
| 小鼠：NMRI | S93，K8，558/72，Witting，Gail，KSU，1070，162/74，248/ 70，MO，ALT | 孕前腹腔注射包囊；孕期仅研究了口服 ALT 株弓形虫包囊 | 交配前 4～8 周接种 20 个包囊；孕期第 10 天接种 20 个包囊 | 妊娠期原发性感染(仅 ALT 株)：垂直传播率 28% | 孕期之前感染：S93，K8，558/72，Witting，Gail：无垂直传播；KSU，1070，162/74，248/70，MO，ALT：垂直传播率 1%～3% |
| 小鼠：NMRI | BVL | 包囊，皮下注射 | 交配后 5～8 天，包囊数不明确 | 血清学阳性的后代占 75%；后代存活率为 40%；与未感染的对照组相比，后代阳性率约 20%；妊娠期感染母体死亡率为 30% | 妊娠期复方新诺明治疗后，子代数量和存活率几乎正常 |
| 小鼠：BALB/c，BALB/K(近交系) | BVL | 包囊口服 | 交配前 8 周感染 5 个包囊；妊娠第 12 天感染 20 个包囊 | 传播率约为 50%(仅限于首次怀孕) | 只有当孕鼠在怀孕期间第一次被感染时，才会发生先天性感染 |
| 小鼠：BALB/c(近交系) | P 株 | 包囊口服 | 妊娠第 6～15 天，2 个包囊 | 胎鼠传播率在 50%～60% 之间 | 米诺环素处理的小鼠仅有 3.6% 出现传播 |
| 小鼠：BALB/c(近交系) | ME49，PRU，M7741，M3 | 缓殖子和卵囊口服 | 慢性感染小鼠，妊娠期再次感染 | 慢性感染对同种和异种再感染具有交叉保护 | 10 只慢性感染小鼠中有 2 只垂直传播或者未垂直传播 |

### （二）脑弓形虫病模型

该模型的建立通常采用将 RH 强毒株弓形虫速殖子 200～20 000 个经腹腔注射到 Swiss Webster 雌性小鼠体内的方式进行；也有经腹腔注射或经口感染如 10 个弓形虫 ME49 或 C56 株包囊给小鼠。从感染之日起，小鼠通常被最多观察 30 天，存活小鼠通过脑组织显微镜检是否存在弓形虫包囊，或通过将不同器官部分的悬浮液经腹腔接种到健康小鼠体内进行生物活力测定以检查是否存在隐性感染。小鼠在经口感染后的急性感染期间致死率的高低的主要取决于遗传背景(如 C3H/HeJ 小鼠具有高度抵抗弓形虫，BALB/c 是中度抵抗，C57BL/6J 是高度敏感)。此外，在选择小鼠模型时，感染途径(如经腹腔注射或经口感染)在很大程度上也影响感染的结局。

**1. 局部脑感染模型** 采用将速殖子直接接种到小鼠的额叶中制造局部脑感染模型的方式，实验结果具有较好的重复性，其小鼠组织学上的损伤类似于人类免疫低下所观察到的损伤。由于局部脑内接种的过程需要专门的技术知识，因此不适合在一般实验室开展（表 16-3）。此外，该模型的主要缺点是由于弓形虫脑炎不符合自然感染史，因此主要适合发病机制的研究。

表 16-3 脑局部感染的弓形虫脑病小鼠模型

| 小鼠品系 | 虫株 | 弓形虫感染的剂量、阶段和途径 | 动物感染结局 | 备注 |
| --- | --- | --- | --- | --- |
| Swiss Webster | C56 | 脑内注射 $1\times10^4$ 速殖子 | 正常小鼠存活，但免疫抑制死于进行性疾病（未说明发生率）；可的松，环磷酰胺或环孢素的免疫抑制 | 脑部病变：炎症强度，速殖子和包囊数目取决于免疫抑制类型 |
| Swiss Webster | C56 | 脑内注入 $1\times10^4$ 个速殖子 | 正常小鼠的死亡率为 40%，可的松处理的动物为 100% | 药物评估研究（显示克林霉素的功效） |
| Swiss Ico | RH | 脑内注入 $1\times10^3$ 个速殖子 | 感染后 5 天内有 100% 的动物死于坏死性弓形虫脑膜脑炎 | 药物研究：评估可能的高活性药物 |

**2. 亚急性或慢性弓形虫脑炎模型** 较长感染时间的小鼠模型主要被用于研究慢性弓形虫病的发病机制，同时也用于评估药物疗效（表 16-4）。广泛应用的两种模型包括：①慢性进行性弓形虫脑炎；②无症状慢性弓形虫的复发脑炎。两种模型的构建都涉及弓形虫速殖子期复发过程。在慢性弓形虫脑炎模型中，小鼠通常被腹腔注射或口服感染Ⅱ型弓形虫弱毒株（如 ME49 或 DX、PRU）包囊。之后小鼠会发展成慢性进行性弓形虫脑炎（如 ME49 弱毒株，在感染的最初几周内会产生新的组织包囊。可能在包囊破裂之前，速殖子增殖可转化为缓殖子）。若不采取治疗，小鼠将在数周或数月内开始死亡。进行性脑炎的发病率和死亡率因弓形虫虫株、感染剂量，特别是所使用的小鼠品系而有很大差异。为了评估这些模型中的药物疗效，通常在确定的时间点处死接受治疗的小鼠实验组和未接受治疗组进行对照，并通过光镜检查和研磨脑组织进行组织包囊统计从而评估药物作用。小鼠的脑炎症损伤的严重程度，可以通过脑组织病理学检查进行评估，也可以采用绘制生存曲线的方式。此方法可参见文献（Dard 等，2021）。

表 16-4 进行性弓形虫脑炎小鼠模型

| 小鼠品系 | 虫株 | 感染剂量、阶段和途径 | 感染结局 | 备注 |
| --- | --- | --- | --- | --- |
| A/J，CBA/J，C57BL/6，C3/H，C57BL/10，DBA/ 2，BALB/c，不同 B10 mice | ME49 | 腹腔注射 10 个包囊或口服 100 个包囊 | $H\text{-}2^b$ 和 $H\text{-}2^k$ 单倍型的小鼠发展为弓形虫脑炎，$H\text{-}2^d$ 和 $H\text{-}2^a$ 单倍型的小鼠没有 | 组织学评估脑部包囊数量和脑部炎症 |
| B10 和 BALB | DX（2 型） | 口服 10 个包囊 | 小鼠品系之间的感染结果有所不同：B10 通常比 BALB 更易感，这是 MHC 单倍型的重要影响。死亡是由于某些株引起弓形虫脑炎 | 评估小鼠的存活率，大脑中速殖子和包囊的数量 |
| C57BL/6 野生型和各种敲除小鼠，包括细胞类型特异性敲除（cre/lox 系统） | DX | 口服 5 个包囊 | 野生型小鼠通常可以存活到 40～60 天；此后，有研究发现，可能有 30%～50% 的小鼠因弓形虫脑炎死亡 | 主要用于致病性研究；组织学和 PCR 评估寄生虫 / 包囊 |
| CBA/Ca（近交） | ME49 | 腹腔注射或口服 20 个包囊 | 进展为慢性进行性脑炎，小鼠在感染后约 6 周开始死亡 | 包囊计数（光学显微镜）或脑组织病理学评分评估 |
| C57BL/6J | PRU | 腹腔注射 10 个包囊 | 此后数月中进展为以脑包囊和炎症为特征的慢性进行性脑炎，死亡率为 60%～80% | 通过脑组织病理学评分评估 |

## 二、大鼠(rat)

与人类和灵长类动物相同，就感染的临床表现而言，大鼠对弓形虫感染具有较强的抵抗力。母鼠脑内感染或静脉接种引起急性感染期间的垂直传播早有报道。而后的研究表明，口服卵囊或组织包囊也会导致垂直传播，效率在30%～90%之间。对弓形虫虫株的敏感性根据大鼠品系不同有很大的差异。在实验过程中，接种同种基因型、处于同一生活史阶段和同等数目的弓形虫，采用相同的感染途径，同种远交系和年龄的大鼠中弓形虫包囊的形成差异较大。这种因远交系个体不同的敏感性差异可能归因于受感染大鼠的遗传背景。如在药效测试的实验研究中，可以通过增加每组大鼠数量，或使用近交系大鼠来克服实验重复性低的问题。

除了极少数的情况外，当采用高达数百万个弓形虫感染大鼠时，无论从接种途径、弓形虫发育阶段、虫株基因型等角度进行实验，虫体不能或仅有极少能从慢性感染的大鼠垂直传播给胎鼠。在慢性感染的妊娠期大鼠，机体对再次感染不同弓形虫虫株的垂直传播具有部分保护作用。与某些慢性感染期间不间断垂直传播的小鼠品系情况相反，慢性感染大鼠的垂直传播需要在孕期再次感染不同弓形虫虫株。人类也有类似报道。因此，在临床和垂直传播方面，大鼠模型和人类的先天性弓形虫病更为相似，可能更合适的作为感染模型进行研究（表16-5）。

尽管从垂直传播、传播率和临床表现方面来看，大鼠和人类有明显的相似之处，例如受感染的幼鼠通常看起来很健康。但目前，大鼠模型一般不用于先天性弓形虫病的药效实验。然而，对于弓形虫虫株、接种时的孕期和途径，以及品系等，大鼠可能是垂直传播研究的较好模型。由于任何弓形虫虫株在任何情况下都可以实现对先天性弓形虫病的全面保护，因此大鼠可能是评估未来候选疫苗的良好模型。此方法可参见文献（Loeuillet等，2019）。

**表16-5 先天性弓形虫病大鼠模型**

| 动物品系 | 虫株 | 发育阶段和感染途径 | 妊娠期接种时间和数量 | 感染结局(急性感染子代传播) | 感染的结局(慢性感染子代传播) |
|---|---|---|---|---|---|
| 大鼠：Sprague-Dawley | RH | 速殖子腹腔注射 | 交配前6～8周，$1\times10^7$和$2\times10^7$速殖子 | | 几乎无胎鼠传播 |
| 大鼠：Sprague-Dawley，Osborne-Mendel，Black Rat，Holtzman | RH，S-6，BVL | 腹腔注射速殖子(RH，S-6)和包囊(Beverley) | 妊娠前2～8m，$1\times10^4$到$1\times10^7$速殖子和数量未明确的包囊 | | RH和S-6慢性感染的大鼠无胎鼠传播；Beverley：有5%出现传播 |
| 大鼠：Sprague-Dawley | CT-1 | 口服卵囊或皮下注射缓殖子 | 妊娠7～15天，$1\times10^4$个卵囊；妊娠10～14天，$1\times10^4$个缓殖子 | 传播率分别为82.1%（口服卵囊）、90.9%（皮下注射卵囊）、43.8%（皮下注射缓殖子） | 慢性感染大鼠无出现垂直传播 |
| 大鼠：Fischer | RH，76K，PRU | RH：速殖子腹腔注射；PRU和76K：包囊口服 | 怀孕第8～12天：$8\times10^6$个RH速殖子；1 200个PRU或76K包囊 | 传播率为58%(RH)，63%(PRU)，35%(76K) | 即使大鼠在怀孕期间再次感染，也不会传染给慢性感染大鼠的胎鼠 |
| 大鼠：Sprague-Dawley | VEG | 卵囊口服 | 妊娠第6、9、12或15天，$1\times10^4$个卵囊 | 垂直传播率：33%（第6天）、55%（第9天）、83%（第12天）和57%（第15天） | |

续表

| 动物品系 | 虫株 | 发育阶段和感染途径 | 妊娠期接种时间和数量 | 感染结局(急性感染子代传播) | 感染的结局(慢性感染子代传播) |
|---|---|---|---|---|---|
| 大鼠：Wistar 和 Long Evans | 12 种不同的小鼠低至高致病性菌株(如 M7741、BVL、ME49) | 包囊口服 | 妊娠 6～8 天和 15 天时 $2\times10^2$～$3.4\times10^3$ 个包囊 | 44%(0%～90%)总传播率，由于不同种 Wistar 大鼠的遗传易感性；传播率不受弓形虫株或剂量或感染时间影响 | 与 Wistar 大鼠相比，Long-Evans 大鼠更容易出现感染 |
| 大鼠：Wistar | 对小鼠的低～高致病性的 6 种虫株 | 卵囊口服 | 妊娠 15 天后，$1\times10^4$ 个卵囊 | 传播率为 10%～80%；传播率高的虫株致病性更强 | 之前研究发现喂食包囊的大鼠的传播率没有统计学差异 |
| 大鼠：Sprague-Dawley，Fischer | RH，PRU，M3 | 口服速殖子(RH)、包囊和卵囊 | 妊娠前 2 月用 RH、PRU 或 M3 慢性感染，妊娠期再感染 | 同株同生活史阶段再感染后完全阻止垂直传播；异种再感染后仅有部分保护 | 未测定 |
| 大鼠：Fischer | PRU | 缓殖子和卵囊口服 | $1\times10^4$ 个缓殖子或 100 个卵囊 | 传播率大于 50% | 未确定 |

## 三、仓鼠(hamster)

虽然早在数十年前，人们已经知道弓形虫可以在仓鼠中垂直传播，后来有研究评估它是否适合作为先天性弓形虫病的模型。根据不同虫株和生活史阶段，急性感染的垂直传播率在 25%～100% 之间。在慢性感染期间，妊娠仓鼠也可将弓形虫传播给胎鼠，但比急性感染情况概率低，大约只有 10% 的垂直传播率(表 16-6)。目前，尚无使用仓鼠模型评价药物疗效。可参见文献(Freyre 等，2009)。

表 16-6 先天性弓形虫病仓鼠模型

| 动物品系 | 虫株 | 发育阶段及感染途径 | 妊娠期接种时间和数量 | 感染结局(急性感染子代传播) | 感染结局(慢性感染子代传播) |
|---|---|---|---|---|---|
| 仓鼠 | ME49 用于慢性感染；PRU，M7741，M3 用于急性感染 | 口服缓殖子，口服卵囊 | $10^3$～$10^4$ 个缓殖子；$10^2$～$10^4$ 个卵囊；接种时间未明确 | 传播率 25%～100% | 传播率 9% |

## 四、豚鼠(guinea pig)

先天性弓形虫病的豚鼠模型的研究很多。豚鼠经腹腔注射感染弓形虫或经口感染的垂直传播率和敏感性较高，介于大鼠和小鼠之间。慢性感染的孕期豚鼠可将弓形虫垂直传播至胎鼠。与小鼠和大鼠相比，豚鼠具有妊娠期更长(大约 65 天)，因此有足够长时间去进行不同接种时间和不同药物疗效的比较研究的优势。大多数情况下豚鼠模型可能是最适合的(表 16-7)。然而，尽管先天性弓形虫病的豚鼠模型具有潜在优势，但尚未用于药物疗效评价。此方法可参见文献(Skorich 等，1988)。

表 16-7 先天性弓形虫病豚鼠模型

| 动物品系 | 虫株 | 弓形虫阶段及感染途径 | 妊娠期弓形虫接种时间和数量 | 动物感染的结局(急性感染的子代传播) | 动物感染的结局(慢性感染的子代传播) |
|---|---|---|---|---|---|
| 豚鼠：无明确品系 | BVL | 包囊腹腔注射 | 妊娠 4～54 天，60 或 100 个包囊；交配前 2～6 个月 100～200 个包囊 | 妊娠期感染传播率 100% | 孕前感染传播率 30%；死胎或重病幼鼠数量高 |

续表

| 动物品系 | 虫株 | 弓形虫阶段及感染途径 | 妊娠期弓形虫接种时间和数量 | 动物感染的结局(急性感染的子代传播) | 动物感染的结局(慢性感染的子代传播) |
|---|---|---|---|---|---|
| 豚鼠：Dunkin Hartley | C56 | 速殖子皮内注射 | 妊娠7周后 $5\times10^5$ 个速殖子 | 传播率超过80% | SAG1免疫动物传播率低 |
| 豚鼠：Dunkin Hartley | RH，76K，PRU | 速殖子(RH)腹腔注射；包囊(76K，PRU)腹腔注射或口服 | 从怀孕前90天到第40天的不同时间点，妊娠：100个速殖子(腹腔注射)；100个包囊(腹腔注射或口服) | 怀孕期间感染的传播率：54%(RH)；84%(PRU)；86%(76K) | 交配前30～90d感染传播率为17%，高数量的死胎和不能存活的幼崽 |
| 豚鼠：Dunkin Hartley | 76K | 包囊口服 | 妊娠20或40天，100个包囊 | 接种后20天和40天的传播率分别为84.6%和100% | 利用实时PCR检测感染 |

## 五、家兔(rabbit)

尽管家兔被广泛用作实验动物，但家兔的先天性弓形虫病未得到广泛研究。目前已经证实家兔可以垂直传播弓形虫。此外，慢性感染母兔中，胎兔受到保护。因此，家兔模型与人类感染具有相似的特征。当其他常见的实验动物(如小鼠和大鼠)的体积较小不利于实验时(例如当需要更大体积或连续采集血液样本来检测抗体反应)，家兔模型可能更加合适。目前还没有关于家兔模型先天性弓形虫病的药物研究(表16-8)。

**表16-8 先天性弓形虫病兔模型**

| 动物品系 | 虫株 | 弓形虫阶段及感染途径 | 妊娠期接种时间和数量 | 动物感染的结局(急性感染的子代传播) | 动物感染的结局(慢性感染子代传播) |
|---|---|---|---|---|---|
| 兔：无明确品系 | Witting/ALT | 妊娠前腹腔注射包囊；妊娠期口服包囊 | 在交配前19～267天，200个包囊；在怀孕早期和中期预先感染或未感染的动物200个包囊 | 胎儿传播率高达79% | 当第一次感染发生在交配前至少35d时，无先天性传播 |

## 六、灵长类(primate)

有学者采用恒河猴，于妊娠第90天或130天静脉接种 $5\times10^6$ 个RH株速殖子。结果发现，急性感染的子代传播率为61%，与人类相似。以猕猴作为灵长类动物模型的实验表明，虽然弓形虫和胎猴的某些发育阶段可能有更利于垂直传播，但总体上传播率很低。而且新生幼猴发生弓形虫病也很少见。恒河猴在妊娠中期和晚期母体感染后的垂直传播率与人类相同。恒河猴在理论上可能是证明人类抗弓形虫垂直传播药物疗效的最佳动物模型。但饲养和处理猴子需要特殊设施和受过训练的人员，并且耗时、昂贵，这可能会限制用于研究的动物数量，并且类似人类一样感染往往出现亚临床症状，或至少临床表现变化较大。综合上述因素，恒河猴模型可以作为新药进入临床实验前的最后评估步骤。

## 七、慢性感染活化的疾病模型

为了分析和模拟人类弓形虫感染再活化的自然过程，人们尝试建立基于慢性感染再激活的动物模型(表16-9)。1966年首次观察到，当用弓形虫Beverly(BVL)株感染脾脏切除小鼠，或用可的松、6-巯基嘌呤处理的小鼠时，动物出现了严重的神经系统损害和脑膜脑炎，病程发生很大的改变。用可的松、环磷酰胺或全身辐照感染弓形虫RH株的仓鼠，成功地建立了慢性感染的活化模型。但用醋酸可的松、硫唑嘌呤或环孢素观察到少量慢性感染再活化；用地塞米松则观察到再激活现象，但仅有少数动物出现脑包囊。

在欧洲和北美，大多数人体感染的弓形虫多为Ⅱ型虫株。经口感染10个弓形虫ME49株包囊的动物，通过单用地塞米松的免疫抑制和联合应用醋酸氢化可的松处理，可以更有效地诱导虫体再活化。除上述模型外，在弓形虫合并巨细胞病毒（CMV）或引起小鼠艾滋病（AIDS）的白血病病毒LP-BM5的双重感染模型中，可诱导弓形虫的再活化。这些模型对于研究人类疾病的免疫发病机制非常重要。然而，由于它们的复杂性和可重复性的限制，可能不太适合用于药理学研究。

除抑制免疫能力正常的小鼠外，另一种策略是使用严重免疫缺陷小鼠。例如缺乏T淋巴细胞和B淋巴细胞的严重联合免疫缺陷（SCID）小鼠，或缺乏功能性T细胞的无胸腺小鼠（裸鼠）。在这些小鼠中，通过给予磺胺嘧啶治疗和停用磺胺嘧啶可使其感染慢性化，从而导致感染再活化。这些模型主要用于研究复发或急性弓形虫病的免疫发病机制。此外，严重免疫受损的动物，如SCID或无胸腺小鼠，由于其免疫系统受损，需要将其保持在无菌条件下，以防止机会性感染，因此实验相对较为复杂。

可替代SCID小鼠模型的是IFN-γ缺乏的BALB/c小鼠。BALB/c小鼠对弓形虫感染具有相对的遗传抗性。IFN-γ（而不是TNF-α或iNOS）对弓形虫脑炎的发展具有重要的抑制作用。当停用磺胺嘧啶治疗时，血清高水平IFN-γ的小鼠在感染弓形虫ME49株后死亡。构建经磺胺嘧啶处理建立的慢性潜伏感染的高水平IFN-γ小鼠，与SCID小鼠或裸鼠相比，高水平IFN-γ的小鼠不易受到感染。免疫缺陷小鼠必须保持在无特定病原体（SPF）条件下进行，从而限制了此类实验的数量。这些免疫缺陷小鼠模型的优点是：①简单地通过停用磺胺嘧啶而容易重新激活；②在数天内弓形虫脑炎进展具有较好的一致性。

表16-9 慢性复发的弓形虫脑病模型

| 小鼠品系 | 虫株 | 虫体感染剂量、阶段和途径 | 再活化方法 | 动物感染结局 | 备注 |
|---|---|---|---|---|---|
| Porton | M3 | 经腹腔注射30个包囊 | 感染后6周，地塞米松 | 40%的小鼠出现弓形虫病的临床症状，其中大部分伴有脑炎 | 仅30%～40%疑似弓形虫病小鼠出现脑包囊 |
| Swiss-Webster | ME49 | 口服10个包囊 | 感染后6周，单用地塞米松或联合醋酸可的松 | 免疫抑制7周后死亡率：对照组0%，地塞米松61.1%，地塞米松+醋酸可的松85%，未感染+地塞米松33% | 与未治疗组相比，平均包囊数量增加2～9倍；14.2%发展为弓形虫脑炎（两种处理方案） |
| B6 | C56（或ME49） | 腹腔注射$1\times10^5$个C56速殖子，然后用磺胺嘧啶治疗2周（腹腔注射20个ME49包囊，用于提前感染病毒的小鼠） | C56接种后8周，共感染LP-BM5小鼠白血病病毒（ME49接种前12周、8周、4周或2周共感染病毒） | C56慢性感染：病毒共感染后80天，30%～40%死亡率；小鼠脑损伤 | 病毒感染后4周或2周接种（ME49）后，无效应；病毒感染后12周或8周所有小鼠死亡（肺炎，仅偶发脑坏死） |
| C57BL/6 | Fukaya（FKY） | 腹腔注射10个包囊 | 感染后6周，共感染LP-BM5小鼠白血病病毒 | 所有感染弓形虫和LP-BM5 MuLV病毒的小鼠，在病毒感染后9～14周死于重型脑炎 | 与LP-BM5病毒相比，除了脑以外的其他器官受到的影响较小 |

续表

| 小鼠品系 | 虫株 | 虫体感染剂量、阶段和途径 | 再活化方法 | 动物感染结局 | 备注 |
| --- | --- | --- | --- | --- | --- |
| C57BL/6 | C-strain | 口服10个包囊 | 接种前30天或接种后20天、30天、60天，共感染LP-BM5小鼠白血病病毒 | 无动物弓形虫脑炎 | 肺弓形虫数量增加 |
| C57BL/6 | ME49 | 口服15个包囊 | 接种后2周共感染LP-BM5 | 70%～80%的动物在LP-BM5激发后12周内死于播散性感染（脑、肺、脾和肝） | 移植CD8+T细胞的阻止了复发 |
| SCID（C.B-17/Smn背景） | ME49 | 腹腔注射20个包囊 | 磺胺嘧啶治疗在感染后10天开始，持续18天，后停止治疗 | 所有SCID小鼠在磺胺嘧啶治疗停止后6～9天死于弓形虫脑炎 | 除了脑，无其他器官有包囊、速殖子或炎症灶 |
| SCID | ME49 | 口服10个包囊 | 磺胺嘧啶治疗在感染后2天开始，持续3周，然后停止治疗 | 2周内弓形虫脑炎死亡率100%；供体的脾细胞移植阻止了再活化 | 复发起于肝，传播到其他器官（包括脑） |
| BALB/c IFN-γ $^{-/-}$ | ME49 | 腹腔注射或口服10个包囊 | 磺胺嘧啶治疗在感染后4天开始，持续3周，然后停止治疗 | 1周内因弓形虫脑炎导致的死亡率100%，与感染模式无关；对照WT BALB/c小鼠存活超过3个月 | 重组IFN-γ治疗预防弓形虫脑炎 |
| C57BL/c IFN-γ $^{-/-}$ | PRU-Luc-GFP（2型转基因株） | 口服20个包囊 | 磺胺嘧啶治疗从腹腔注射2天后开始，持续3周，然后停止治疗 | 磺胺嘧啶停用后10天内死亡率为100% | 用青蒿琥酯或青蒿素治疗可将死亡率分别降低至20%和40% |
| BALB/c IFN-γ $^{-/-}$ | 鸡中分离出的3型弓形虫株 | 口服10个包囊 | 磺胺嘧啶治疗在感染后4天开始，持续11周，然后停止治疗 | 磺胺嘧啶停用后10天内死亡率为100% | ponazuril治疗可防止7只小鼠中的5只重新激活弓形虫脑炎。无小鼠死亡 |
| C57BL/c ICSBP/IRF-8 $^{-/-}$ | ME49 | 口服5～10个包囊 | 磺胺嘧啶治疗在感染后2～7天开始，持续2～4周，然后停止治疗 | 死亡率和死亡时间取决于磺胺嘧啶的治疗时间。TE同步发展 | 可能进行治疗和维持疗法研究 |

## 八、眼弓形虫病模型

眼弓形虫病可能是由胎儿宫内感染引起的，其母亲的原发感染是在怀孕期间或产后感染的。目前，后天获得性感染被认为是人类眼部弓形虫病的主要原因。与欧洲和北美相比，南美和中美洲、加勒比地区和热带非洲部分地区的病例数较多，疾病更加严重。这可能与弓形虫的非典型基因型的高流行有关。不同的感染方式和发病机制可能导致眼部弓形虫病不同的结局。尽管也有成功建立弓形虫经胎盘传播的眼部疾病模型，但是大多数人类眼部弓形虫病的动物模型都是为了模拟成人的原发性感染而开发的（表16-10）。

表 16-10 眼弓形虫病模型

| 动物品系 | 虫株 | 虫体剂量、阶段和途径 | 动物感染结局 | 附注 |
| --- | --- | --- | --- | --- |
| 小鼠：A albino | BVL | 妊娠第12天皮下注射10个包囊 | 约50%的子代受感染，其中5.3%患白内障；小部分患有急性葡萄膜炎 | 先天性弓形虫眼病模型 |
| 小鼠：C57BL/6 | ME49 | 腹腔注射10～20个包囊 | 所有感染动物在感染后15天出现轻度葡萄膜炎和视网膜血管炎 | 大多数眼部病变中，PCR未能测到弓形虫 |
| 小鼠：Swiss Webster | BVL | 腹腔注射包囊；注射抗IFN-γ多克隆抗体进行免疫抑制 | 26%的小鼠在第13～15天出现脉络膜视网膜炎 | 所有免疫抑制小鼠眼病中，常规细胞培养可检测到弓形虫 |
| 小鼠：Swiss Webster | PRU | 孕期第12天口服10个包囊 | 幼崽死亡率为60%；在出生后4周内，小于20%的幼崽眼睛有病变；75%的幼崽眼中检出弓形虫DNA | 先天性眼部弓形虫病模型 |
| 小鼠：Swiss Webster | PRU | 出生后第7天皮下注射5个包囊 | 100%的小鼠在注射4周后出现视网膜炎和视网膜血管炎；所有眼中检出弓形虫DNA | 新生儿弓形虫眼病模型 |
| 小鼠：C57BL/6，MRL-MpJ | PLK（源自ME49） | 将（5～50）$\times10^4$速殖子注入眼前房 | 剂量依赖性眼内炎症：50（无），$5\times10^2$和$5\times10^3$（中度到重度），$5\times10^4$速殖子（严重，早期死亡） | 如果在注射前将小鼠预先感染，则可以提供一定的保护 |
| 小鼠：129/SVJ（WT），遗传背景相同的IL-6缺陷品系 | BVL | 腹腔注射10个包囊 | 注射后4周出现普通轻至中度视网膜脉络膜炎，IL-6缺陷小鼠出现严重炎症 | 细胞因子表达研究 |
| 小鼠：C57BL/6、B6MRL/Ipr和B6MRL/gld（分别为Fas或FasL表达缺陷） | ME49 | 腹腔注射20～30个包囊 | 14天后出现普通轻度视网膜脉络膜炎和中度脑炎，28天后病情加重 | 野生型和Fas或FasL突变型小鼠之间的眼部炎症无明显差异 |
| 小鼠：两种野生型背景的C57BL/6，BALB/c和IFN-γ基因敲除小鼠（GKO） | Fykaya | 经口5个包囊 | 仅在GKO小鼠中有眼部炎症的证据；通过PCR、组织病理学和荧光素血管造影术进行评估 | GKO小鼠弓形虫眼部血管炎模型；GKO小鼠感染后11～12天死亡；磺胺甲噁唑治疗后预后改善 |
| 小鼠：C57BL/6 | ME49 | 玻璃体内注射或结膜滴注$5\times10^3$缓殖子 | 感染7天后同时伴有两种感染途径的普通视网膜脉络膜炎 | 玻璃体内注射引起的眼损伤：首选滴注途径 |
| 小鼠：C57BL/6<br>BALB/c<br>CBA/J | RH，PLK，SAG1（P30）缺陷的RH衍生突变株 | 100个速殖子注射到前房；$10^3$～$10^4$个速殖子注入玻璃体内 | C57BL/6：所有弓形虫株重度眼炎和100%的死亡率；BALB/c和CBA/J：轻到中度的眼部炎症，以RH最明显（所有小鼠均存活） | 用温度敏感突变体速殖子（ts-4）对小鼠进行腹腔疫苗接种后，所有菌株均受到保护 |
| 小鼠：$CD4^-$<br>$CD8^-$<br>B细胞$^-$<br>IL-$10^-$缺陷型C57BL/6 | 温敏株Ts-4（RH背景），RH | 前房注射100个速殖子 | 眼部病变，无小鼠死亡，CD8和IL-10与眼部病变有关 | 眼内Ts-4免疫对RH感染有部分保护作用 |

续表

| 动物品系 | 虫株 | 虫体剂量、阶段和途径 | 动物感染结局 | 附注 |
|---|---|---|---|---|
| 兔：未说明品系 | 113-CE | $5\times10^3$ 或 $1\times10^4$ 速殖子进入前房 | 数天后出现葡萄膜炎 | 嘧啶磺胺二嗪治疗 |
| 兔：有色荷兰兔，新西兰白兔，有色加利福尼亚兔 | RH，BVL | 经巩膜接种 1 000～2 000 速殖子到脉络膜上腔 | RH：动物死于脑炎；BVL：大多数动物在 7 天发生视网膜脉络膜炎，3 周后消退 | 加利福尼亚兔最适合技术操作 |
| 兔：有色加州兔 | BVL | 经巩膜接种 400 个速殖子到脉络膜上腔 | 持续诱发视网膜脉络膜炎 | 克林霉素治疗改善兔视网膜脉络膜炎的临床疗效 |
| 兔：有色加州兔 | RH | 经巩膜接种 400 速殖子到脉络膜上腔 | 未经治疗的动物发展为视网膜炎，但全部死于弓形虫性脑炎 | 米诺环素可预防 75% 的动物死于弓形虫脑炎 |
| 兔：勃艮第兔（Burgundy） | BK | $5\times10^3$ 速殖子经玻璃体腔注入视网膜浅层 | 所有动物在 7 天后出现视网膜脉络膜炎；22% 的幼兔死于全身性感染。 | 引发动物的视网膜脉络膜炎的发生率也很高（大于 90%）；用于监测眼内体液反应的模型 |
| 叙利亚金黄仓鼠 | ME49 | 腹腔注射 10～25 个包囊 | 所有的动物都出现双眼疾病，在 4～5 周后达到顶峰 | 没有动物出现全身性疾病的迹象 |
| 叙利亚金黄仓鼠 | ME49 | 口服 100 个包囊 | 所有动物在感染后 4 周或 8 周出现单眼或双眼疾病 | 无动物出现全身性疾病 |
| 豚鼠，未指明品系 | RH | $5\times10^3$ 速殖子后房内注射 | 大多数动物在 1～3 周内出现急性脉络膜视网膜炎 | 甚至在 10m 后眼中弓形虫可再次活化 |
| 豚鼠，未指明品系 | RH | $5\times10^3$ 速殖子后房内注射 | 未指明 | 乙胺嘧啶磺胺二嗪治疗 |
| 胼胝暮鼠：Canabrava 株 | ME49 | 怀孕或未怀孕动物在第 5～7 天口服 20 个包囊 | 40% 的胎鼠出现眼部病变；50%～75% 的成年动物出现单侧眼包囊 | 先天性和获得性眼弓形虫病的动物模型；阿奇霉素预防先天性眼弓形虫病 |
| 家猫 | ME49 | $5\times10^3$ 速殖子进入颈总动脉 | 所有接受测试的猫在接种后 5～8 天开始出现进行性多灶性视网膜和脉络膜炎性病灶（主要是双侧） | 极少或没有全身性弓形虫病的临床体征；接种后 21～70 天病灶消退 |
| 灵长类：束猕猴、长尾猴、恒河猴（猕猴） | RH | $5\times10^3$～$1\times10^5$ 速殖子经玻璃体腔注入视网膜浅层 | 在所有猴子眼中注入 $1\times10^4$ 或更多的活速殖子，可以产生视网膜炎 | 20 天后，病变开始消退 |

（贾永根　龙少军　申　邦　杨　光）

## 参考文献

[1] 楼研，沈继龙，程维晟，等. 应用免疫磁珠分离法纯化弓形虫速殖子的研究[J]. 安徽医科大学学报，2014，49(01)：9-13.

[2] 王洁琳，贾博寅，王心蕊，等. 刚地弓形虫速殖子分离纯化方法的优化[J]. 中国兽医科学，2012，42(05)：467-472.

[3] 方正明，王升，苏斌涛，等. 纤维素滤膜过滤法纯化弓形虫速殖子并制备可溶性抗原[J]. 中国寄生虫学与寄生虫病杂志，2010，28(05)：329-331.

[4] ANDENMATTEN N，EGARTER S，JACKSON AJ，et al. Conditional genome engineering in *Toxoplasma gondii* uncovers alternative invasion mechanisms[J]. Nat Methods，2013，10(2)：125-127.

[5] BARRANGOU R，FREMAUX C，DEVEAU H，et al. CRISPR provides acquired resistance against viruses in prokaryotes[J].

Science( New York, N.Y. ), 2007, 315( 5819 ): 1709-1712.

[6] BROWN KM, LOURIDO S, SIBLEY LD. Serum albumin stimulates protein kinase G-dependent microneme secretion in *Toxoplasma gondii*[ J ]. The Journal of biological chemistry, 2016, 291( 18 ): 9554-9565.

[7] BROWN KM, LONG S, SIBLEY LD. Conditional knockdown of proteins using auxin-inducible degron( AID )fusions in *Toxoplasma gondii*. Bio Protoc, 2018, 8( 4 ): e2728.

[8] BRYDGES SD, HARPER JM, PARUSSINI F, et al. A transient forward-targeting element for microneme-regulated secretion in *Toxoplasma gondii*[ J ]. Biol Cell, 2008, 100( 4 ): 253-264.

[9] CHILD MA, HALL CI, BECK JR, et al. Small-molecule inhibition of a depalmitoylase enhances *Toxoplasma* host-cell invasion[ J ]. Nat Chem Biol, 2013, 9( 10 ): 651-656.

[10] CRITCHLOW SE, JACKSON SP. DNA end-joining: from yeast to man[ J ]. Trends Biochem Sci, 1998, 23( 10 ): 394-398.

[11] DAHER W, PLATTNER F, CARLIER M-F, et al. Concerted action of two formins in gliding motility and host cell invasion by *Toxoplasma gondii*[ J ]. PLoS Pathog, 2010, 6( 10 ): e1001132.

[12] DARD C, SWALE C, BRENIER-PINCHART M-P, et al. A brain cyst load-associated antigen is a *Toxoplasma gondii* biomarker for serodetection of persistent parasites and chronic infection[ J ]. BMC Biol, 2021, 19( 1 ): 25.

[13] DONALD RG, ROOS DS. Stable molecular transformation of *Toxoplasma gondii*: a selectable dihydrofolate reductase-thymidylate synthase marker based on drug-resistance mutations in malaria[ J ]. Proc Natl Acad Sci U S A, 1993, 90( 24 ): 11703-11707.

[14] DONALD RG, ROOS DS. Gene knock-outs and allelic replacements in *Toxoplasma gondii*: HXGPRT as a selectable marker for hit-and-run mutagenesis[ J ]. Mol Biochem Parasitol, 1998, 91( 2 ): 295-305.

[15] DUBEY JP, FERREIRA LR, MARTINS J, et al. Oral oocyst-induced mouse model of toxoplasmosis: effect of infection with *Toxoplasma gondii* strains of different genotypes, dose, and mouse strains( transgenic, out-bred, in-bred )on pathogenesis and mortality[ J ]. Parasitology, 2012, 139( 1 ): 1-13.

[16] FOX BA, RISTUCCIA JG, GIGLEY JP, et al. Efficient gene replacements in *Toxoplasma gondii* strains deficient for nonhomologous end joining[ J ]. Eukaryot Cell, 2009, 8( 4 ): 520-529.

[17] FREYRE A, FIALHO CG, BIGATTI LE, et al. *Toxoplasma gondii*: congenital transmission in a hamster model[ J ]. Exp Parasitol, 2009, 122( 2 ): 140-144.

[18] HERM-GöTZ A, AGOP-NERSESIAN C, MüNTER S, et al. Rapid control of protein level in the apicomplexan *Toxoplasma gondii*[ J ]. Nat Methods, 2007, 4( 12 ): 1003-1005.

[19] HUNT A, RUSSELL MRG, WAGENER J, et al. Differential requirements for cyclase-associated protein( CAP )in actin-dependent processes of *Toxoplasma gondii*[ J ]. eLife, 2019, 8: e50598.

[20] HUYNH M-H, CARRUTHERS VB. Tagging of endogenous genes in a *Toxoplasma gondii* strain lacking Ku80[ J ]. Eukaryot Cell, 2009, 8( 4 ): 530-539.

[21] JABARI S, KESHAVARZ H, SALIMI M, et al. In vitro culture of *Toxoplasma gondii* in HeLa, Vero, RBK and A549 cell lines[ J ]. Le infezioni in medicina, 2018, 26( 2 ): 145-147.

[22] JACOT D, SOLDATI-FAVRE D. CRISPR/Cas9-mediated generation of tetracycline repressor-based inducible knockdown in *Toxoplasma gondii*[ J ]. Methods in Molecular Biology, 2020, 2071: 125-141.

[23] KAFSACK BFC, PENA JDO, COPPENS I, et al. Rapid membrane disruption by a perforin-like protein facilitates parasite exit from host cells[ J ]. Science, 2009, 323( 5913 ): 530-533.

[24] KIM K, SOLDATI D, BOOTHROYD JC. Gene replacement in *Toxoplasma gondii* with chloramphenicol acetyltransferase as selectable marker[ J ]. Science, 1993, 262( 5135 ): 911-914.

[25] LOEUILLET C, MONDON A, KAMCHE S, et al. *Toxoplasma* hypervirulence in the rat model parallels human infection and is modulated by the locus[ J ]. Frontiers In Cellular And Infection Microbiology, 2019, 9: 134.

[26] MALI P, ESVELT KM, CHURCH GM. Cas9 as a versatile tool for engineering biology[ J ]. Nat Methods, 2013, 10( 10 ): 957-963.

[27] MCFADDEN DC, SEEBER F, BOOTHROYD JC. Use of *Toxoplasma gondii* expressing beta-galactosidase for colorimetric assessment of drug activity in vitro[ J ]. Antimicrob Agents Chemother, 1997, 41( 9 ): 1849-1853.

[28] PFEFFERKORN ER, PFEFFERKORN LC. Specific labeling of intracellular *Toxoplasma gondii* with uracil[ J ]. The Journal of Protozoology, 1977, 24( 3 ): 449-453.

[29] PLATTNER F, YAROVINSKY F, ROMERO S, et al. *Toxoplasma* profilin is essential for host cell invasion and TLR11-dependent induction of an interleukin-12 response[ J ]. Cell Host & Microbe, 2008, 3( 2 ): 77-87.

[30] SEEBER F, BOOTHROYD JC. *Escherichia coli* beta-galactosidase as an in vitro and in vivo reporter enzyme and stable transfection marker in the intracellular protozoan parasite *Toxoplasma gondii*[ J ]. Gene, 1996, 169( 1 ): 39-45.

[31] SHEN B, BROWN KM, LEE TD, et al. Efficient gene disruption in diverse strains of *Toxoplasma gondii* using CRISPR/CAS9[ J ]. Mbio, 2014, 5( 3 ): e01114-e01114.

[32] SHEN B, BROWN KM, LONG S, et al. Development of CRISPR/Cas9 for efficient genome editing in *Toxoplasma gondii*[ J ]. Methods in Molecular Biology, 2017, 1498: 79-103.

[33] SHEN B, SIBLEY LD. *Toxoplasma* aldolase is required for metabolism but dispensable for host-cell invasion[ J ]. Proc Natl Acad Sci U S A, 2014, 111( 9 ): 3567-3572.

[34] SIDIK SM, HACKETT CG, TRAN F, et al. Efficient genome engineering of *Toxoplasma gondii* using CRISPR/Cas9[ J ]. PLoS One, 2014, 9( 6 ): e100450.

[35] SKORICH DN, CHIAPPINO ML, NICHOLS BA. Invasion of the guinea pig conjunctiva by *Toxoplasma gondii*[ J ]. Invest Ophthalmol Visual Sci, 1988, 29( 12 ): 1871-1880.

[36] SOêTE M, CAMUS D, DUBREMETZ JF. Experimental induction of bradyzoite-specific antigen expression and cyst formation by the RH strain of *Toxoplasma gondii* in vitro[ J ]. Exp Parasitol, 1994, 78( 4 ): 361-370.

[37] SOLDATI D, BOOTHROYD JC. Transient transfection and expression in the obligate intracellular parasite *Toxoplasma gondii*[ J ]. Science, 1993, 260( 5106 ): 349-352.

[38] SOLDATI D, KIM K, KAMPMEIER J, et al. Complementation of a *Toxoplasma gondii* ROP1 knock-out mutant using phleomycin selection[ J ]. Mol Biochem Parasitol, 1995, 74( 1 ): 87-97.

[39] TOBIN C, POLLARD A, KNOLL L. *Toxoplasma gondii* cyst wall formation in activated bone marrow-derived macrophages and bradyzoite conditions[ J ]. J Vis Exp, 2010, 42: 2091.

[40] WALKER R, GISSOT M, CROKEN MM, et al. The *Toxoplasma* nuclear factor TgAP2XI-4 controls bradyzoite gene expression and cyst formation[ J ]. Mol Microbiol, 2013, 87( 3 ): 641-655.

[41] WETZEL DM, CHEN LA, RUIZ FA, et al. Calcium-mediated protein secretion potentiates motility in *Toxoplasma gondii*[ J ]. J Cell Sci, 2004, 117( Pt 24 ): 5739-5748.

[42] XIA N, YANG J, YE S, et al. Functional analysis of *Toxoplasma* lactate dehydrogenases suggests critical roles of lactate fermentation for parasite growth in vivo[ J ]. Cell Microbiol, 2018, 20( 1 ).doi: 10.1111/cmi.12794.

# 第十七章 | 弓形虫与弓形虫病生物信息数据库的应用

高通量数据集的爆发式增长使得弓形虫研究领域内的数据需要统一的数据处理流程和网络存储结构。弓形虫是一种全球广泛分布的病原体，能感染众多温血动物。弓形虫感染宿主后引发个体差异性的免疫反应，从而导致宿主出现异常的组织病理，甚至导致宿主行为的改变（Matta 等，2021）。是否可以按弓形虫虫株的基因型、宿主和感染方式等因素对其进行数据分类，成为弓形虫与弓形虫病研究的一个新的现实问题（Milne 等，2020）。目前，弓形虫研究相关的生物信息学数据库仅初步建立，数据背后隐藏的生物学问题纷繁复杂。以 EuPathDB、ToxoDB 及 HostDB 为代表的弓形虫相关数据库已构建了良好的实用的数据管理系统。这些系统不仅方便全球的科学家对数据资源进行挖掘，同时还促成了高效的学术交流，为弓形虫和弓形虫病的研究及其他重大疾病病原体的研究提供了广泛的技术支持和参考。

## 第一节　弓形虫研究常用数据库

### 一、EuPathDB

Eukaryotic Pathogen Database，即 EuPathDB（早期发行版本被称为 ApiDB），是重要的真核病原体生物信息学资源存储数据库，也是美国 National Institutes of Health（NIH）和 National Institute of Allergy and Infectious Disease（NIAID）共同资助的 4 大生物信息学资源中心之一。目前 EuPathDB 已发展成为功能最为完善的真核病原体基因组数据分析网站。最早于 2000 年，David Roos 等开始引导并构建真核病原体基因组学数据库，旨在对寄生虫或其他病原体进行系统性分类。2007 年，由 NIH 立项资助构建了 ApiDB，为顶复门原生生物的研究提供了丰富的生物信息学资源。该数据库网站是三大顶复门原生生物子数据库（PlasmoDB.org、CryptoDB.org and 和 ToxoDB.org）的门户网站。通过 ApiDB，用户可以查询并搜索所有可用的顶复门原生生物数据和工具，或者访问单独的子数据库。2010 年，ApiDB 更名为 EuPathDB，并纳入了更多同属但不同种的真核病原体（如贾第鞭毛虫、利什曼原虫、脉孢菌、毛滴虫、锥虫等）。2014 年 12 月，美国宾夕法尼亚大学和佐治亚大学宣布收到来自美国 NIH 国家过敏症和传染病研究所共计 2 340 万美元的奖项资助，用以共同发展和运营真核病原体基因组学数据库。此后，EuPathDB 资源中心持续为科研人员提供了包括疟原虫、隐孢子虫、弓形虫与真菌等病原体的基因组信息。另外，该资源中心还包括病毒、细菌以及昆虫等病原体的信息。因此，其发展已不再局限于顶复门原生生物。EuPathDB 数据库家族预计在今后几年将进一步扩大，纳入新的物种，包括阿米巴原虫（溶组织内阿米巴、棘阿米巴原虫），还有微孢子虫和其他顶复门原生生物。

随着当前测序数据体量的递增，多组学范围的数据，包括基因组序列、芯片数据、基于探针的杂交和高通量测序数据、蛋白质组学数据、分离株数据、表型信息和代谢组数据等，将不断被纳入到该数据库的收集范围之中。2017 年，版本更新的 EuPathDB 成为众多真核病原体数据的门户网站，以 13 个数据库形式来组织共计超过 170 种真核病原体的基因组序列、注释、功能基因组数据、宿主被病原体感染后的反应数据、单个和群体基因组数据，以及比较基因组学数据等。EuPathDB 数据库建立的初衷，是为研究者提供方便的研究工具与资源来解决和提出各自的科研问题，并整合和开发新的数据挖掘工具，以期推动整个顶复门原生动物乃至其他对人和动物均产生重大影响的病原体生物领域的发展。

截至 2020 年，EuPathDB 更名为 VEuPathDB（The Eukaryotic Pathogen，Vector and Host Informatics Resource），且该数据库进行了更新和重新布局（图 17-1）。

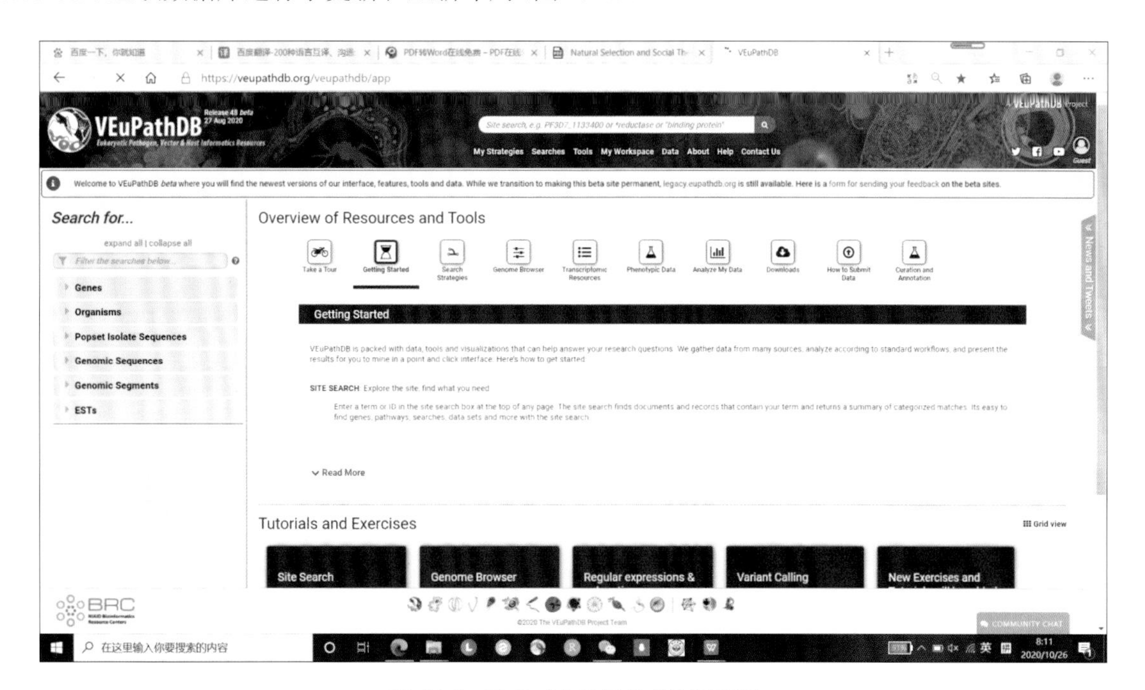


图 17-1　EuPathDB 网站首页示意图

## 二、ToxoDB

弓形虫是一种专性的单细胞寄生原虫，同时也是一种广泛分布的人兽共患病原体。同属于顶复门的其他重要原生生物病原体还包括疟原虫、艾美球虫、犬新孢子虫、巴贝虫、泰勒虫以及隐孢子虫等。在众多的顶复门原虫中，弓形虫更易于在实验室中进行遗传学操作，高效而稳定的转染率和培养存活率、众多可供参考的细胞标志物，以及其能在显微镜下观察的优势，使得弓形虫被广泛地用作顶复门原生生物研究的细胞生物学模型。目前，有关顶复门寄生原虫的耐药性、生物学特征以及入侵宿主细胞机制等许多棘手科学问题的解析仍需深入的研究。随着顶复门原虫基因组测序计划的完成和大规模测序数据的激增，特别是当前不断蓬勃发展的 CRISPR/Cas9 技术，大大缩减了弓形虫基因突变体的全基因组测序周期，并产生了类型众多的数据资源。这给科研人员提供了广泛的、便利的技术支持的同时，也带来了更大的挑战。为应对弓形虫研究中产生的海量数据，ToxoDB（图 17-2）被设计并致力于为研究人员提供便利的生物信息学研究资源，以及用户良好的可视化界面操作平台，同时以数据驱动的方式开发众多个性化分析工具。

针对弓形虫的研究，EuPathDB 的子数据库 ToxoDB 最初版本发行于 2001 年，后经不断的内容填充和功能完善（Gajria 等，2008）。ToxoDB 提供了丰富的弓形虫研究资源和分析工具，为不同株系的弓形虫数据提供了标准化的处理流程和分析方法，使不同的弓形虫研究之间的比较成为可能。截至目前，ToxoDB 已发表至第 50 版，收录了 34 个物种共 156 个数据集，并增加了更多用户友好的新功能，如 Galaxy 工作平台的嵌入用以处理测序数据等。ToxoDB 不仅面向学术界提供丰富的生信资源，也提供了良好的数据收集途径来供研究者上传各自实验结果，以整合来自世界范围的病原体数据。本章也将着重围绕该数据库的数据资源挖掘来进行实例分析。

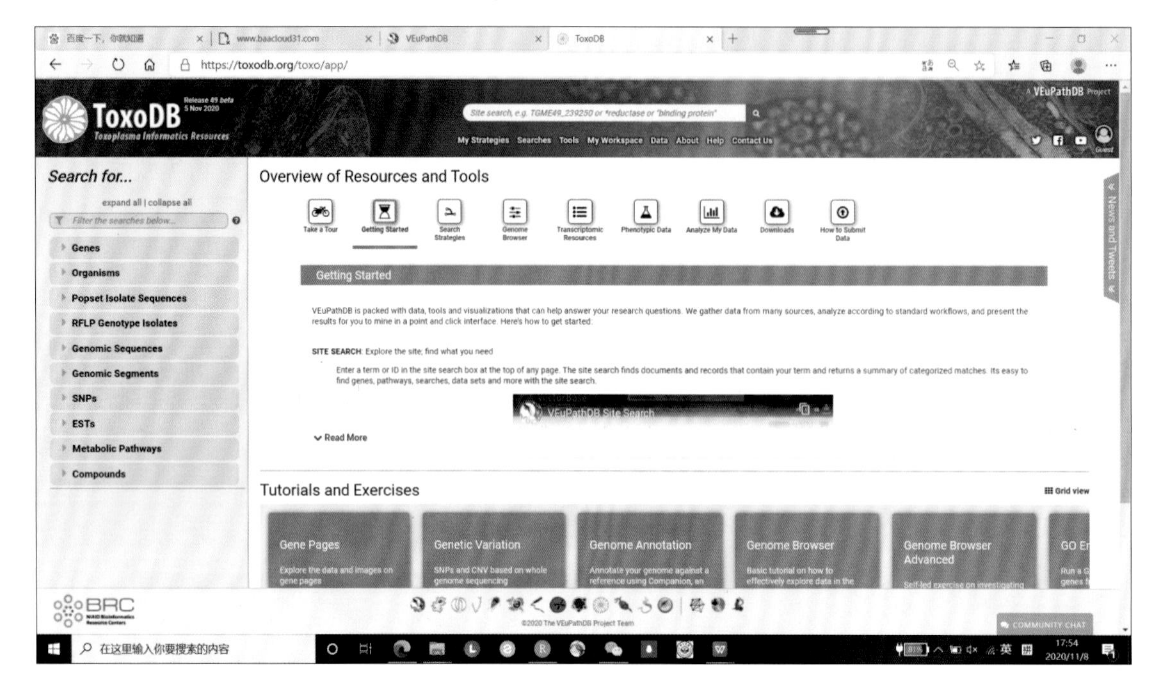


图 17-2 ToxoDB 概览

## 三、HostDB

自项目启动以来，EuPathDB 开发了众多子数据库及相应的分析功能，其中最引人注目的是，目前该团队正在开发的 HostDB 子数据库（图 17-3）。该数据库致力于整合和展示宿主对病原体的反应组学数据，以期帮助科研工作者寻找在不同的宿主 - 病原体互作关系中发挥重要作用的基因或其他组学信息，从多组学层面系统性地挖掘宿主多方位的数据信息。然而，截至 2021 年，HostDB 能提供搜索的物种（仅有牛、人、猕猴和小鼠）和收录的数据（46 个数据集）仍相对较少。随着 HostDB 数据库的不断完善，相信将能从进化基因组学等层面更深入地探讨不同弓形虫株系对不同宿主产生的广泛影响。

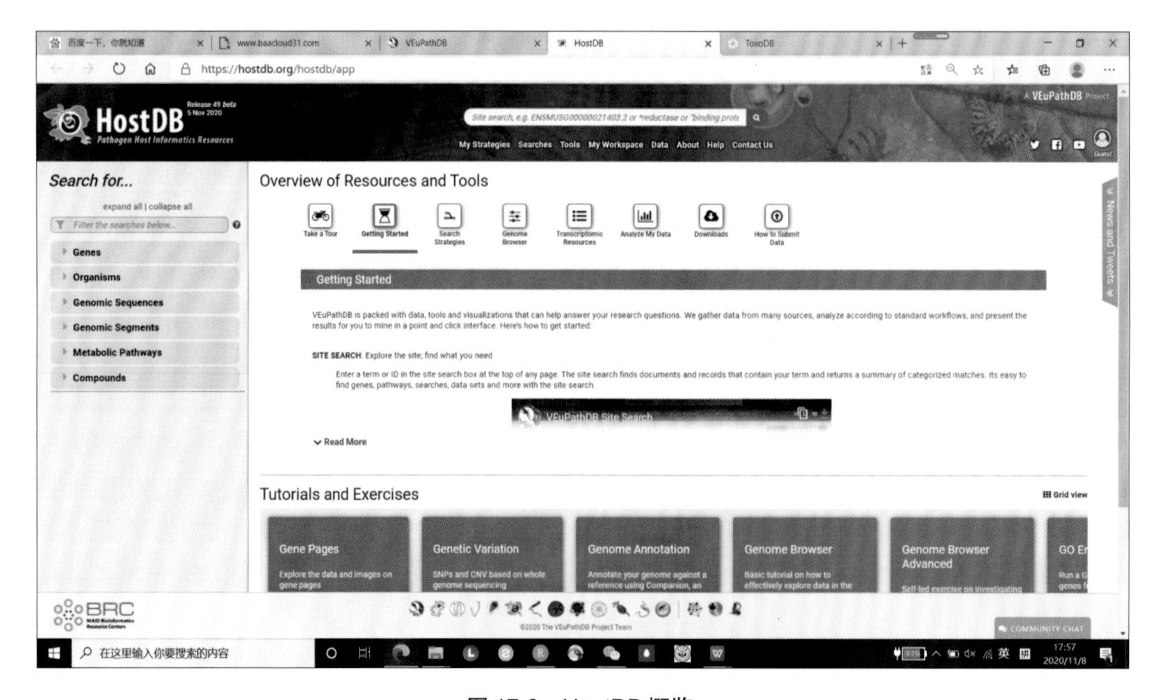


图 17-3 HostDB 概览

## 四、其他子数据库

与弓形虫关联的其他顶复亚门原虫也已开发出相应的数据库来记载相应宿主 - 病原体信息（图 17-4），通过研究弓形虫与其他原生生物的关系有助解析顶复门原生生物的共性以及弓形虫自身的特殊性。

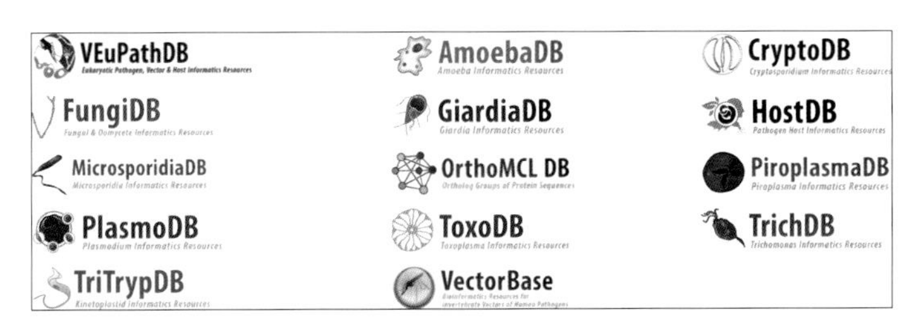


图 17-4　VEuPathDB 子数据库概览

PHI-base 数据库（Urban 等，2017）（图 17-5）提供了众多的宿主 - 病原体互作信息（http://www.phi-base.org/）。PHI-base 数据库的主旨是提供已被研究证实影响病原体 - 宿主相互作用结果的基因分子信息。在数据库中搜索“*Toxoplasma gondii*”等关键字样能得到大部分已被研究证实的宿主 - 弓形虫感染信息。

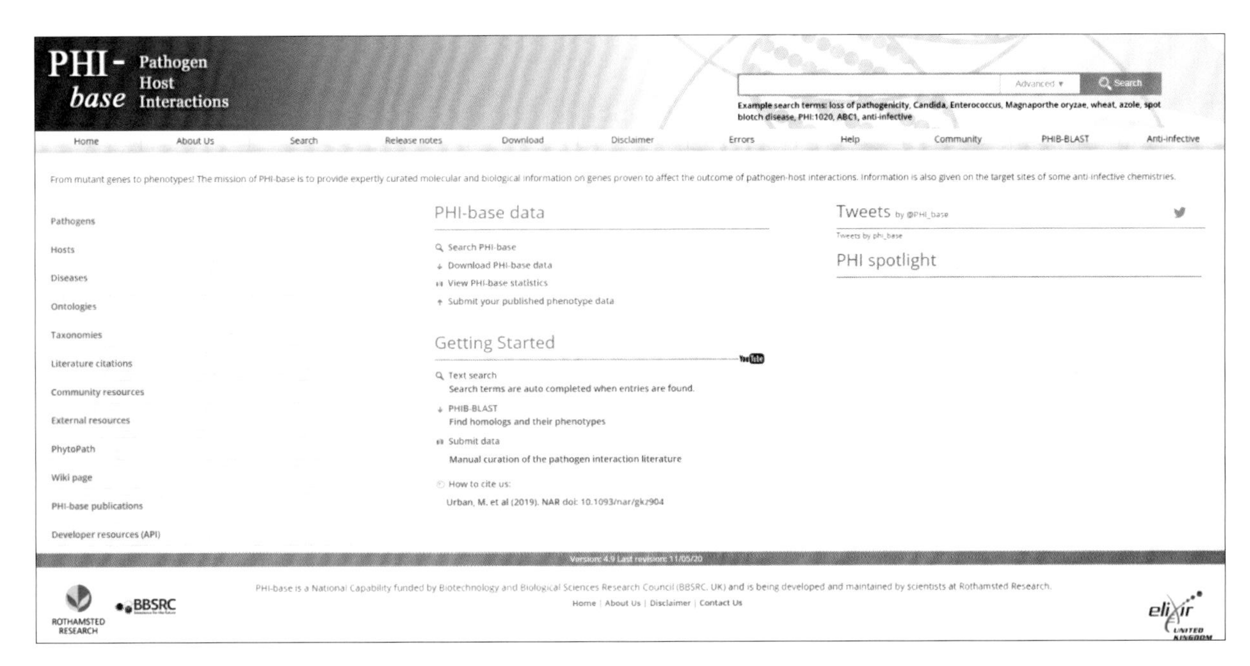


图 17-5　PHI-base 数据库概览

# 第二节　数据库资源

ToxoDB 沿袭 EuPathDB 的数据存储框架，主要的数据类型可分为以下几大类：基因组、转录组、蛋白质组、代谢组。

点击 Data → Analysis methods 可知，ToxoDB 数据库整合了来源广泛的数据并使用了统一的标准化分析流程：

**1. Genome Analyses**

(1) EBI Pipeline

(2) Supplements to the EBI Pipelines

(3) In-house genome analyses in Lieu of the EBI Pipeline

**2. Orthology**

(1) OrthoMCL

(2) Orthology on the gene page

(3) Function prediction on the gene page

(4) Searches for genes based on orthology

**3. Proteomics**

**4. RNA-Sequence**

**5. ChIP-Sequence**

**6. Copy Number Variation**

Searches for genes based on Copy Number Variation

**7. Genetic Variation and SNP calling**

**8. Microarray Data**

**9. Protein Array Data**

**10. Metabolic Pathways**

点击 Data → Organisms：Genome Info and Stats 显示（图 17-6），基因组信息方面目前提供有包括弓形虫在内的共计 34 个物种的 156 个数据集（包含弓形虫和其他相关的顶复门原生生物，Data → Data sets in ToxoDB），不同株系的基因组序列，注释以及功能基因组信息，进一步点击 Download 下载文件即可进行数据概览。

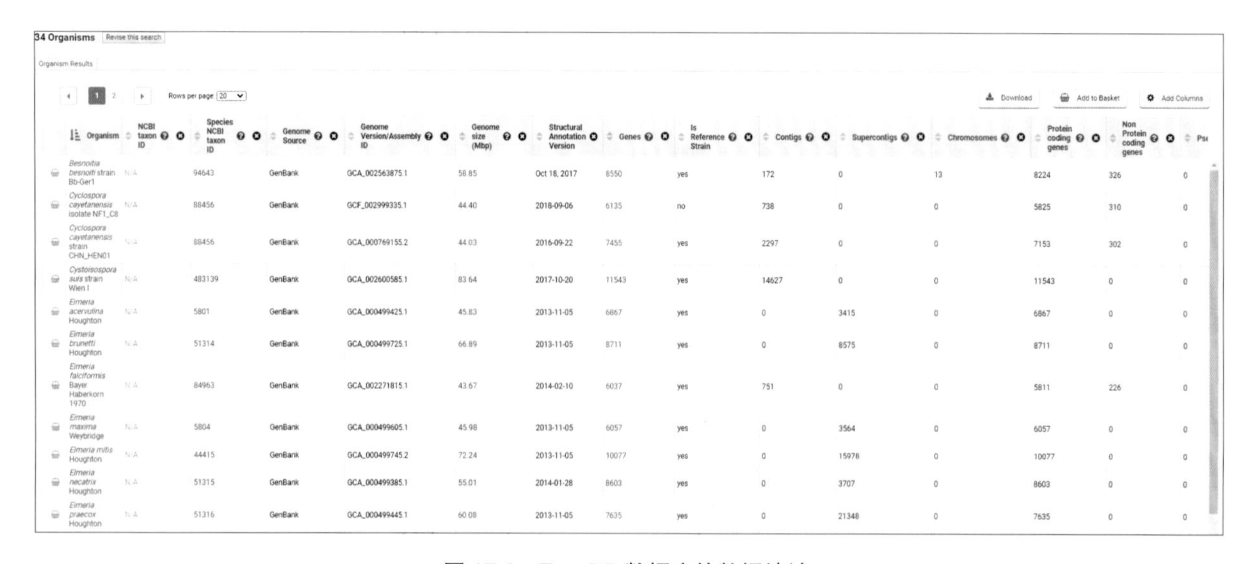

34 Organisms　Revise this search

Organism Results

Rows per page: 20　Download　Add to Basket　Add Columns

| Organism | NCBI taxon ID | Species NCBI taxon ID | Genome Source | Genome Version/Assembly ID | Genome size (Mbp) | Structural Annotation Version | Genes | Is Reference Strain | Contigs | Supercontigs | Chromosomes | Protein coding genes | Non Protein coding genes | Ps |
|---|---|---|---|---|---|---|---|---|---|---|---|---|---|---|
| *Besnoitia besnoiti* strain Bb-Ger1 | N/A | 94643 | GenBank | GCA_002563875.1 | 58.85 | Oct 18, 2017 | 8550 | yes | 172 | 0 | 13 | 8224 | 326 | 0 |
| *Cyclospora cayetanensis* isolate NF1_C8 | N/A | 88456 | GenBank | GCF_002999335.1 | 44.40 | 2018-09-06 | 6135 | no | 738 | 0 | 0 | 5825 | 310 | 0 |
| *Cyclospora cayetanensis* strain CHN_HEN01 | N/A | 88456 | GenBank | GCA_000769155.2 | 44.03 | 2016-09-22 | 7455 | yes | 2297 | 0 | 0 | 7153 | 302 | 0 |
| *Cystoisospora suis* strain Wien I | N/A | 483139 | GenBank | GCA_002600585.1 | 83.64 | 2017-10-20 | 11543 | yes | 14627 | 0 | 0 | 11543 | 0 | 0 |
| *Eimeria acervulina* Houghton | N/A | 5801 | GenBank | GCA_000499425.1 | 45.83 | 2013-11-05 | 6867 | yes | 0 | 3415 | 0 | 6867 | 0 | 0 |
| *Eimeria brunetti* Houghton | N/A | 51314 | GenBank | GCA_000499725.1 | 66.89 | 2013-11-05 | 8711 | yes | 0 | 8575 | 0 | 8711 | 0 | 0 |
| *Eimeria falciformis* Bayer Haberkorn 1970 | N/A | 84963 | GenBank | GCA_002271815.1 | 43.67 | 2014-02-10 | 6037 | yes | 751 | 0 | 0 | 5811 | 226 | 0 |
| *Eimeria maxima* Weybridge | N/A | 5804 | GenBank | GCA_000499605.1 | 45.98 | 2013-11-05 | 6057 | yes | 0 | 3564 | 0 | 6057 | 0 | 0 |
| *Eimeria mitis* Houghton | N/A | 44415 | GenBank | GCA_000499745.2 | 72.24 | 2013-11-05 | 10077 | yes | 0 | 15978 | 0 | 10077 | 0 | 0 |
| *Eimeria necatrix* Houghton | N/A | 51315 | GenBank | GCA_000499385.1 | 55.01 | 2014-01-28 | 8603 | yes | 0 | 3707 | 0 | 8603 | 0 | 0 |
| *Eimeria praecox* Houghton | N/A | 51316 | GenBank | GCA_000499445.1 | 60.08 | 2013-11-05 | 7635 | yes | 0 | 21348 | 0 | 7635 | 0 | 0 |

图 17-6　ToxoDB 数据库的数据统计

## 一、参考基因组及注释

ToxoDB 提供了目前常用于弓形虫研究虫株（ME49、GT1、VEG、RH 等）的基因组序列（fasta）和注释信息文件（gaf, gff, txt），通过点击 Data → Download data files → Current Release 即可获取最新版本的弓形虫基因信息（图 17-7）。

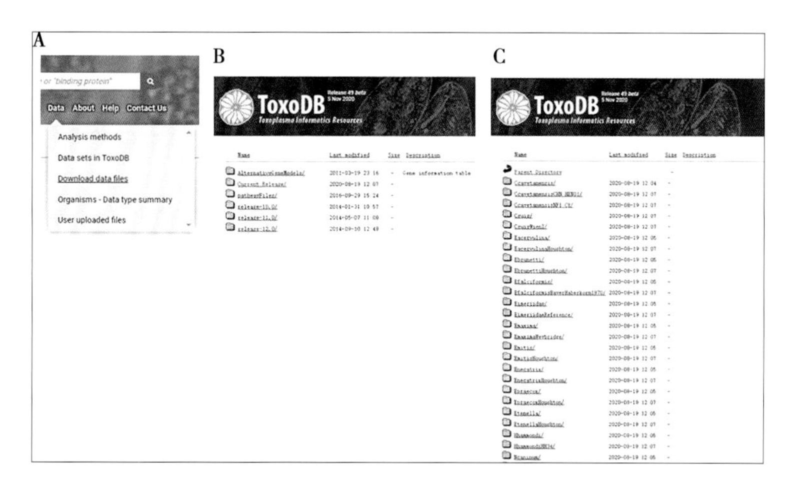


图 17-7 数据下载

## 二、基因分类信息

Search for（图 17-8）中提供了众多可供搜索并下载的基因信息类型，用户可以通过这些搜索框所包含的分类信息来查找目的基因。点击并输入相关基因信息（如 Gene ID）可获取对应的文件下载链接，其中，expand all 可用于展示目前数据已有的所有 search for 搜索框的全貌信息。在 Genes 搜索框中包含众多基因信息列表，详细收录了物种及株系分类、基因组序列、基因组位置、基因结构、基因注释、BLAST、已知核酸和氨基酸的模序（motif）、基因芯片数据、转录组数据、表观基因组数据、染色质免疫共沉淀联合芯片数据蛋白结构、ChIP 序列数据、基因组本体（ontology）、InterPro 蛋白质结构域、酶的编号、蛋白质特点和属性、蛋白质靶向和定位、生物学通路和互作、蛋白质组以及免疫学特征、功能预测、同源性和共线性、CRISPR、表型指数、遗传变异、序列分析和结构分析等。

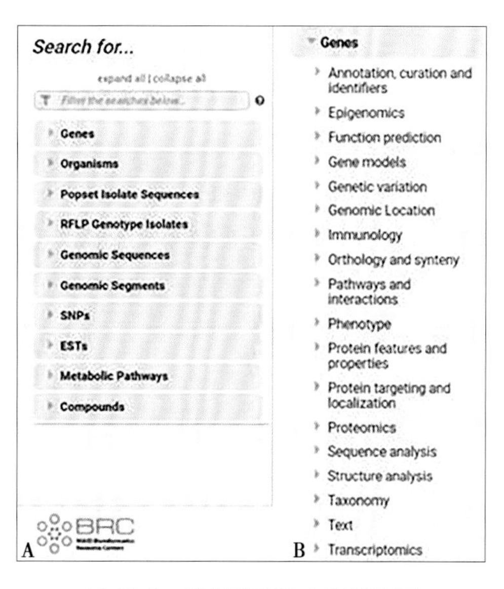


图 17-8 常用基因信息搜索面板

点击 ToxoDB 主页最左边导航栏中的 Genes 便可查询数据库中存储的各类基因分类信息。“Annotation，curation and identifiers”可根据用户提供的 Gene id 进行基因信息的查询；“Epigenomics”可根据 Chip-chip 数据（染色质免疫共沉淀技术（ChIP）及与芯片方法的结合）查看相关的表观基因组信息；“Function prediction”可根据 EC（Enzyme Commission）或 GO 条目（Gene Ontology term）来查询编码特定酶或者发挥特定生物学功能的基因信息；“Gene models”可根据基因的某些分类或特征来对基因进行筛选（选中 Gene models → Genes or Transcripts 选中 Genes → Gene Model Characteristics 选中 Organism 的 *Toxoplasma gondii* ME49，可查看该弓形虫虫株的 8 920 个基因信息，在 Gene Model Characteristics 再选 Gene type，可得知 *Toxoplasma gondii* ME49 的 8 920 个基因中共有 8 322 个蛋白编码基因，598 个非编码基因）；"Genetic variation"可根据拷贝数的变异（Copy Number Variation 或 Copy Number Comparison）以及 SNP 特征信息来筛选符合筛选标准的目标基因；"Genomic Location"可根据基因位置信息筛选目标基因；"Immunology"根据 IEDB（Immune Epitope Database and Analysis Resource）数据库中的抗原表位信息来筛选弓形虫或其他物种中编码抗原表位相关蛋白的病原体基因；"Orthology and synteny"可基于同源性信息（直系同源或旁系同源）来筛选在选定范围物种中具有高度同源性的基因；"Pathways and interactions"可基于代谢通路信息（KEGG 或 MetaCyc）来筛选在特定通路中发挥生物学功能的基因，也可基于 Compound ID 来筛选在通路中发挥功能的基因或酶；"Phenotype"可根据 CRISPR 的 phenotype score（用于定量基因对表型的贡献程度，如低分值范围的 phenotype score 可能预示该基因是弓形虫存活必要的基因）来筛选符合特定分值范围的弓形虫基因；"Protein features and properties"可根据蛋白质信息（InterPro Domain，Isoelectric Point，Molecular Weight）来筛选目标基因，"Protein targeting and localization"可根据蛋白质的靶向和定位信息（LOPIT Mass Spec，Predicted Signal Peptide，Transmembrane Domain Count）来筛选目标基因，另外，"Proteomics"更是提供了广泛的质谱相关信息（Mass Spec. Evidence，Post-Translational Modification，Quantitative Mass Spec. Evidence）来帮助用户筛选已有质谱数据中有记载的目标基因；"Sequence analysis""Structure analysis"，提供了 BLAST，Protein Motif Pattern，PDB 3D Structures，Protein Secondary Structure 等工具的使用，"Taxonomy"和"Text"则提供基于物种分类和文本搜索的方法来定位用户想要查找的基因信息；"Transcriptomics"提供了广泛的转录组测序数据，主要为芯片（microarray）和 RNA-Seq 测序数据。

当前，弓形虫的研究广泛地集中于对 RNA-Seq、Chip-chip 和蛋白质组学数据的系统性分析，本章在后续工具描述中也将详述 ToxoDB 所提供的各类数据资源及数据分析工具。

ToxoDB 除了提供广泛的基因数据资源集合外，也整合了众多蛋白质组学数据，其中弓形虫的蛋白质序列和注释数据主要由 J. Craig Venter 协会引导的传染病资源基因组中心（GCID）所提供，也整合了 UniProt（The Universal Protein Resource）、NRDB（The GenBank Non-Redundant Protein Sequence Database）等来源的数据集。此外，已发表文章中的基于质谱的蛋白质水平表达数据、翻译后修饰数据也被有序收录。另外，ToxoDB 的蛋白质序列搜索和分析基于众多已有的数据库资源，包括有：PDB（The Protein Data Bank，蛋白质三维结构）、InterPro（蛋白质家族分类和结构域）、Enzyme Nomenclature Database、OrthoMCL-DB（Chen 等，2006）、Gene Ontology、KEGG Metabolic Pathway、MetaCyc Metabolic Pathway Database、The Immune Epitope Database（IEDB）。总体看来，目前基于多组学数据进行的组学水平研究文献数据均相应地收集并展示如下：

**1. 表型** Search for → Genes → Phenotype → CRISPR Phenotype

**2. 拷贝数变化及单核苷酸多态性** Search for → Genes → Genetic variation → Copy Number（CNV）/ Copy Number Comparison（CNV）/ SNP Characteristics

**3. 表观基因组** Search for → Genes → Epigenomics → ChIP on Chip Evidence

**4. 转录组** Search for → Genes → Transcriptomics → Microarray Evidence/RNA Seq Evidence

**5. 蛋白质组** Search for → Genes → Proteomics → Mass Spec. Evidence/ Post-Translational Modification/ Quantitative Mass Spec. Evidence

**6. 免疫** Search for → Genes → Immunology

## 三、组学分类信息

### （一）表观基因组分析

表观基因组（epigenomics）在专注于基因变化的同时，也关注了基因以外某些物质对特定表型变化的解释，是对传统基因组学的重要补充。基因以外的其他物质也可导致表型的显著变化，这是“epi”和“genetics”的字面意思。这种“某物”现在可以通过许多现象进行举例阐明，其中，它们大多数影响了基因的表达程度。通过不同水平的基因表达，相同的基因组可以产生各种各样的表型。细胞改变基因表达水平的方法包括 DNA 甲基化、RNA 甲基化、核小体重塑和组蛋白的共价修饰。其中，组蛋白的共价修饰自 1996 年以来一直是备受关注的主题。Brownell 和 Allis 发现四膜虫（*Tetrahymena*）组蛋白乙酰转移酶（HAT）与一个名为 GCN5（general control nonderepressible-5）的酵母转录适配器（transcriptional adaptor）存在明显的同源关系，随后，该研究启发了更多的组蛋白修饰研究且发挥着里程碑式的意义。组蛋白是染色质的主要成分，在 1950 年第一次被认为能够阻碍基因的表达。在 1964 年，Allfrey 的研究表明，组蛋白的乙酰化与基因激活相关。其他类型的组蛋白修饰，如甲基化、磷酸化和糖基化，以及能够结合这些修饰残基的蛋白结构域，为“组蛋白密码”假说铺平了道路。“组蛋白密码”假说提出，组蛋白修饰（或标记）形成一个由其他蛋白质读取的细胞代码，以产生特定的下游效应。在 GCN5 被确定为调控基因表达的组蛋白乙酰基转移酶的三年后，研究人员克隆了一个 GCN5 同系物，并在弓形虫中进行了表征，从此，开拓了对顶复门原生生物领域新的研究前沿（Dixon 等，2010）。

**1. 染色质免疫沉淀芯片** 目前，寄生原虫表观遗传现象研究的一个主要进展是染色质免疫沉淀（Chip- 芯片）在弓形虫研究中的应用。Chip- 芯片是分析蛋白质 -DNA 相互作用的有力技术。弓形虫组蛋白中的 TGH3 和 H4 的 N 端尾几乎与其他物种相同，因此，大多数识别特定修饰残基的商业抗体均可以与它们进行交叉反应，进而使研究人员能够探索基因启动子中的某些组蛋白修饰是否与该基因的 mRNA 水平相关。

在 2005 年的一项具有里程碑意义的研究中，Chip- 芯片第一次被用于一种顶复门寄生原虫研究，并表明组蛋白乙酰化和精氨酸甲基化与基因激活相关。芯片的用途在 2007 年得到了很大的发展，当时，Gissot 和 Kim 使用弓形虫微阵列芯片来识别与选定的组蛋白修饰共沉淀的 DNA 序列。使用这种芯片方法，Kim 和他的同事能够验证 H3K9、H4 和 H3K4 的三甲基化发生在主动表达基因的启动子上。类似的方法被用来鉴定 H3K9 和 H4K20 的三甲基化发生在定位于异染色质的抑制基因上。组蛋白修饰的鉴定也可以促进活性启动子的定位，并允许进一步对基因注释进行细化。芯片的应用已经在全基因组范围内进行，目前，相关的研究结果均收录于 ToxoDB（www.toxoDB.org）。

**2. 主要数据集** 目前 ToxoDB 共收录了 5 项相关研究中产生的 ChIP 芯片数据结果：

（1）Centromere Identification（CenH3-HA，H3K9me2）

（2）Chromatin Immunoprecipitation（H3K4me1）-Active Transcriptome

（3）Chromatin Immunoprecipitation（RH PLK CTG）-Active Transcriptome

（4）Chromatin Immunoprecipitation（TBP1 TBP2，RPB9，TgSET8）-

（5）Genome-wide Histone H4（K5-K8-K12-K16）-Acetylation sites

**3. 应用** 对收录的弓形虫研究中基于 ChIP- 芯片技术获取的富集峰（ChIP-chip peaks）进行查看，以此可有效地研究特定的组蛋白在弓形虫中所介导的表观遗传全貌。

**4. 实例** 我们使用基于 H3K4me1 的染色质免疫沉淀芯片（ChIP-chip）数据来鉴定弓形虫 RH 虫株（参考基因组注释为 ME49）速殖子时期中的活跃转录区域。

第一步，首先选取想要查看的数据集（图 17-9），点击 ToxoDB 的 Search for → Genes → Epigenomics → ChIP on Chip Evidence：

第二步，设定筛选阈值（图 17-10），距离基因 5′ 端的最大距离，富集峰所在的方向（Either，Upstream，Downstream）以及富集峰的分数（peak score）。最后，点击 Get Answer 获取结果。

第三步，结果解读（图 17-11）。对检测到的共 611 个基因的 Chip 富集区域进行丰度的打分（score）并得出降序排列结果。

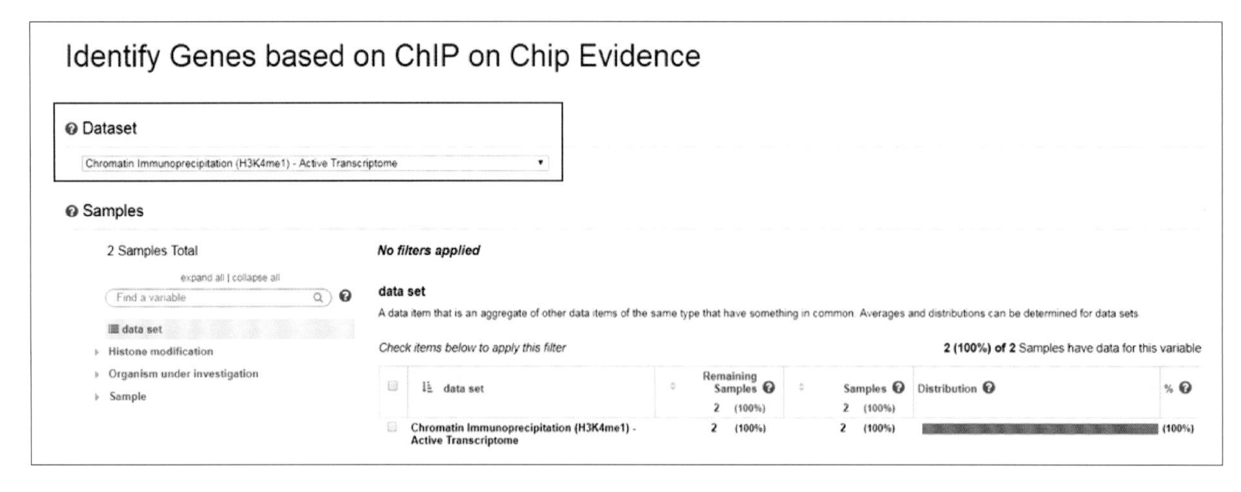


图 17-9 Chip-芯片研究的数据集浏览

Maximum distance from 5' gene end
1000
Peak location relative to 5' end of gene
Either
Peak score >
0
Get Answer
Give this search a name (optional)
Give this search a weight (optional)

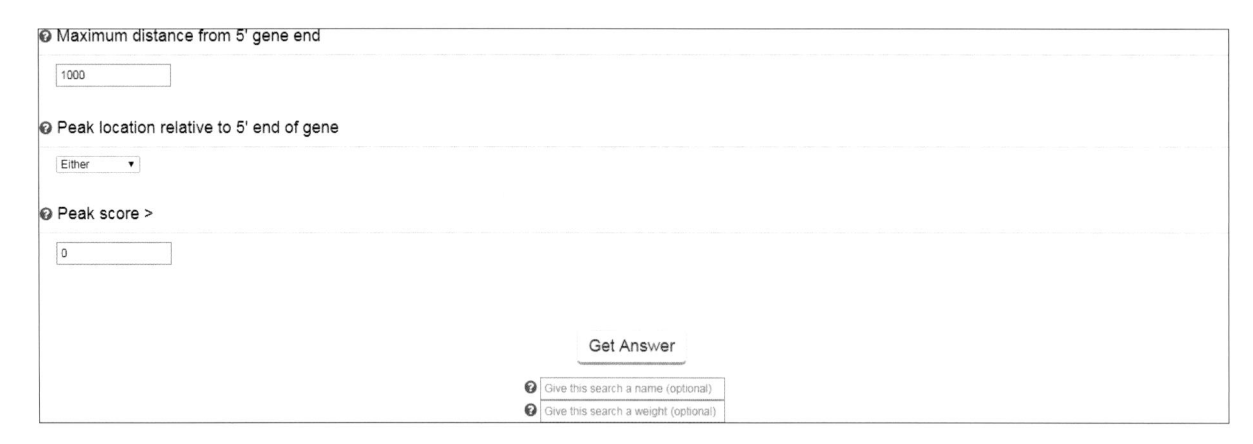

图 17-10 设定筛选阈值

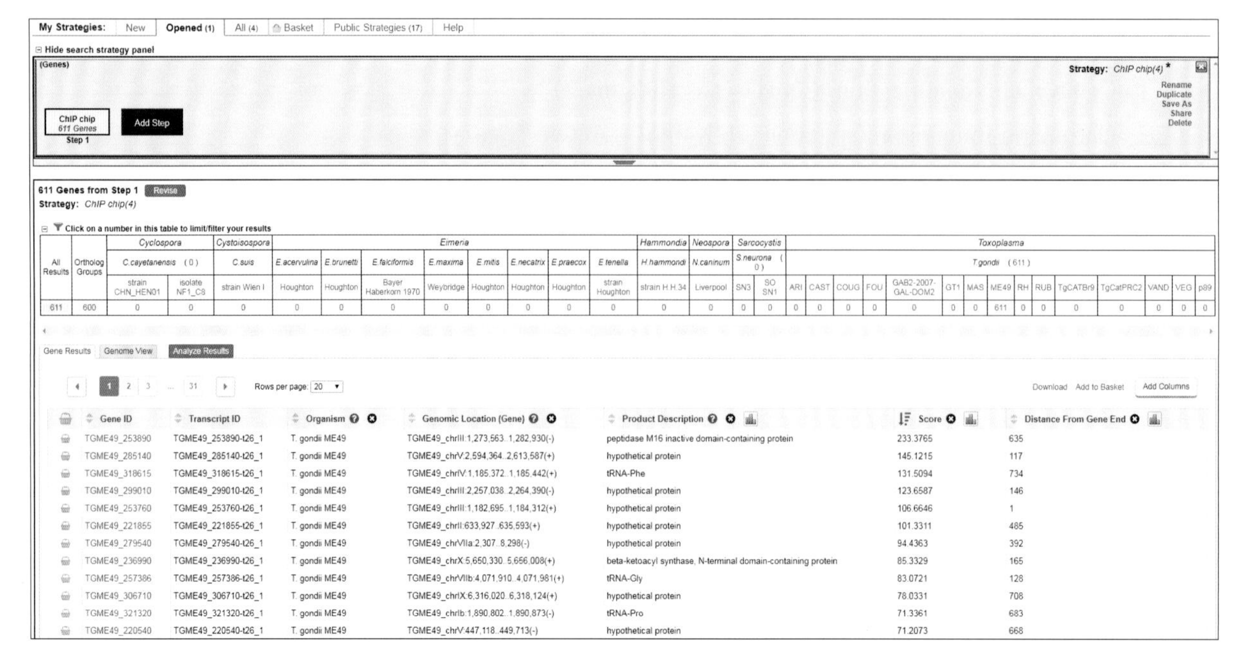


图 17-11 Chip 富集区域的基因信息以及转录活跃度打分表

### （二）转录组分析

**1. 基因芯片** 随着cDNA微阵列（cDNA microarrays，又被称为基因芯片）的发展（Fodor等，1993；Schena等，1995），转录组研究才得以开始了并实现长久的发展。cDNA基因芯片的实现需要使用固定化的特异性DNA探针，该探针与其相应的标记cDNA杂交并由此产生荧光变化，最终提供了转录本相对丰度的read计数。早期基因芯片的探针是基于开放阅读框的cDNA文库设计的，这限制了仅能对已知或预测获得的mRNA的分析。然而，高分辨率覆瓦芯片（high-resolution tiling array）的出现克服了这一限制，其中包含的探针原则上可以代表一个具有单碱基分辨率的全基因组，从而扩展了可检测转录本的范围，例如包括反义RNA和其他非编码RNA种类（Selinger等，2003；Bertone等，2007）。

（1）主要数据集

1）PMRT1 KO，WT and KOCM expression profiles（El Bissati等）

2）Oocyst，tachyzoite，and bradyzoite developmental expression profiles（M4）（Fritz and Buchholz等）

3）Bradyzoite Differentiation Expression Profiles（ME49，GT1，CTGara）（Behnke等）

4）Mutants and wild-type expression profiles during bradyzoite differentiation（Lescault等）

5）Merozoite Gene Expression（Behnke等）

6）Bradyzoite Differentiation（3-day time series）（Pru）（Buchholz，Fritz and Boothroyd等）

7）Expression profiling of 3 archetypal lineages（Davis and Roos，unpublished）

8）Bradyzoite Differentiation（Multiple 6-hr time points and Extended time series）（Davis and Roos等）

9）Cell Cycle Expression Profiles（RH）（Behnke等）

10）Tachyzoite transcriptome during invasion（RH）（Gaji等）

11）Differential Expression Profiling GCN5-A mutant（Naguleswaran等）

（2）应用：在基因芯片的实验结果中发现差异表达的基因。首先选择一个想要查看的研究，随后弹出相似性（Similarity）、变化倍数（Fold Change）或百分位数（Percentile）选项面板，选择想要查看的样本以及每个样本组中的相关参数，进而得出图形化或列表类型的选择结果描述。

（3）实例：用户可对目前发表的基因芯片的弓形虫研究结果进行检索。通过选定相似性（S：Similarity），变化倍数（FC：Fold Change）和百分位（P：Percentile）来查看每个研究中不同样本分组的比较结果信息（图17-12）。用户可以根据自己的需要，在"Choose a search"中点击不同按钮进行不同参数的调整，每个标签代表不同的参数，但都可以进行独立操作，通过选择后，获取相关匹配结果。

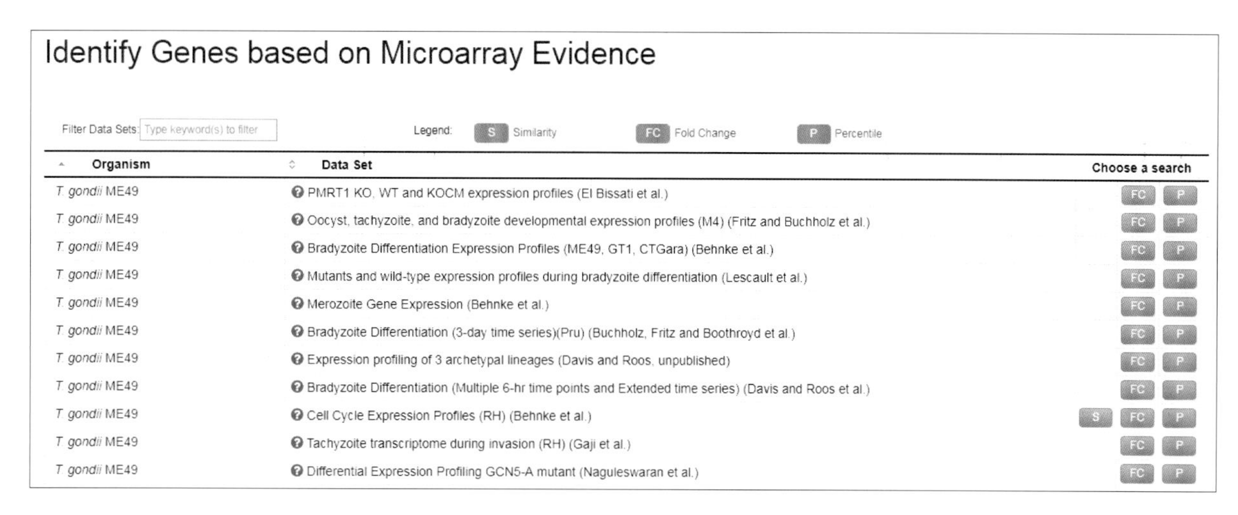


图17-12 弓形虫研究相关的基因芯片结果

点击 ToxoDB 的 Search for → Genes → Transcriptomics → Microarray Evidence。本例中我们选择查看 Cell Cycle Expression Profiles（RH）（Behnke 等）（图 17-13）。该研究记录了胸腺嘧啶同步化后每小时测定的弓形虫 RH 虫株速殖子周期芯片数据，结果最终阐明：负责周期性基因表达的调控机制可能对寄生虫的复制效率至关重要，并可能为干扰寄生虫的生长提供新的分子操纵策略。

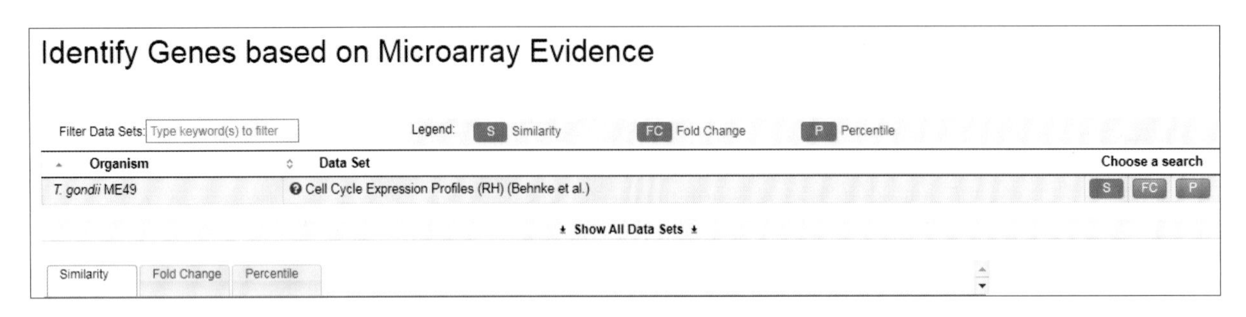


图 17-13 基因芯片数据的搜索示例

1）S：Similarity。通过输入自己感兴趣的弓形虫基因 ID 并设定各项阈值后点击"Get Answer"（图 17-14）将找到具有与输入基因相似的细胞周期表达谱基因。

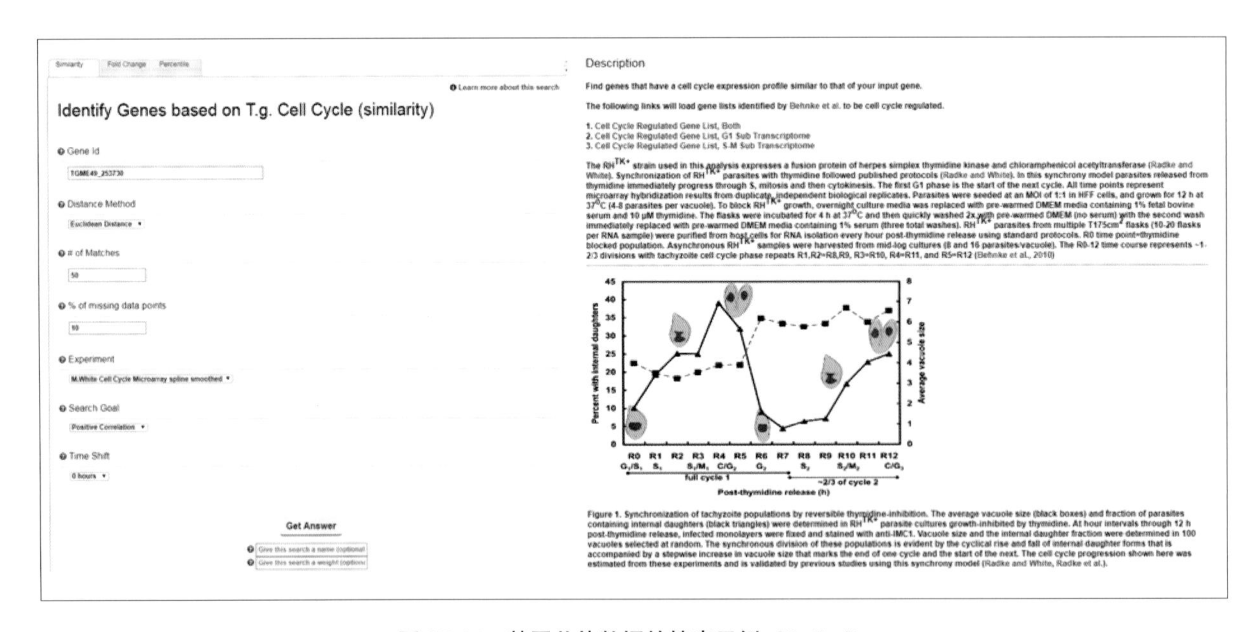


图 17-14 基因芯片数据的搜索示例 -Similarity

本例中输入 TGME49_253730（importin-beta N-terminal domain-containing protein，参与细胞内蛋白质转运）并设定参数，最终寻找到了共 50 个（图 17-15）细胞周期表达模式与 TGME49_253730 相似的其他弓形虫基因（如 TGME49_294770，Armadillo/beta-catenin family repeat-containing protein，参与蛋白质的结合等功能）。

2）FC：Fold Change。在基因芯片实验中，通过设定变化倍数来发现差异表达的基因。

本例中，我们设置对照组为 0 小时（0HR）的弓形虫基因表达水平，实验组为 12 小时（12HR）的弓形虫基因表达水平（图 17-16），并希望得出 12 小时相比于 0 小时差异表达上调 2 倍的蛋白质编码基因表达水平结果。

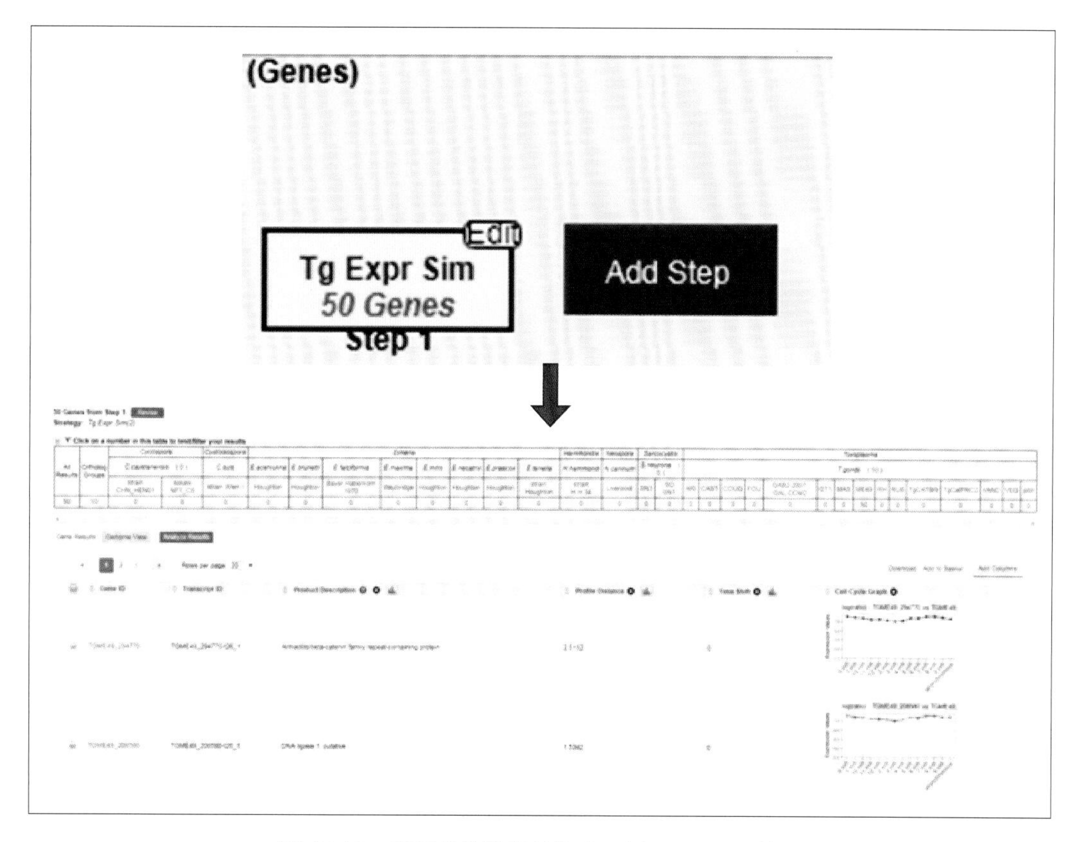


图 17-15 基因芯片数据的搜索示例 -Similarity 结果

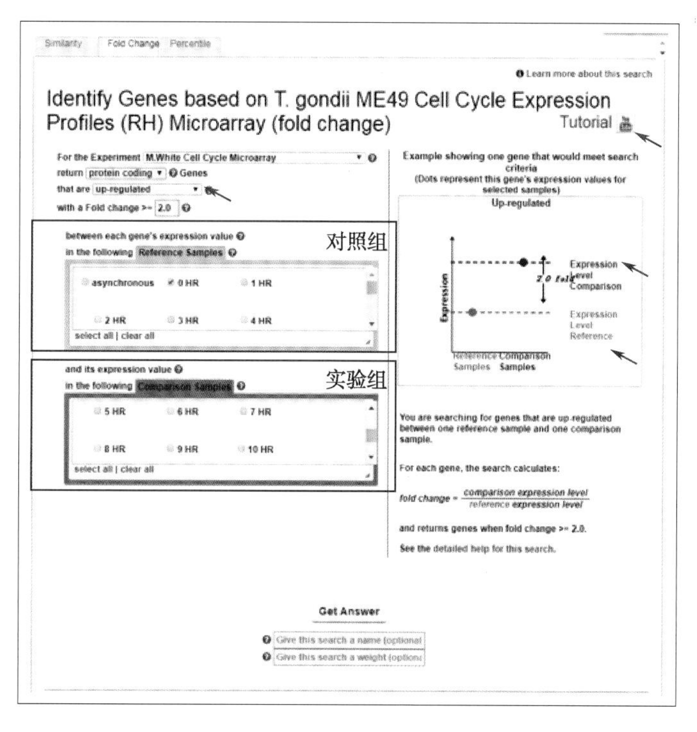


图 17-16 基因芯片数据的搜索示例 -Fold Change

点击“Get Answer”后，我们得知（图 17-17）：共有 382 个弓形虫基因发生了 2 倍以上的倍数变化（12 小时的基因表达水平相比于 0 小时），其中，默认的差异表达倍数降序排列（Fold Difference）显示，TGME49_302050 具有最大的变化倍数，其转录产物被注释为原生质体的转录延长因子，提示该基因在细胞周期的调控中可能发挥着重要作用。

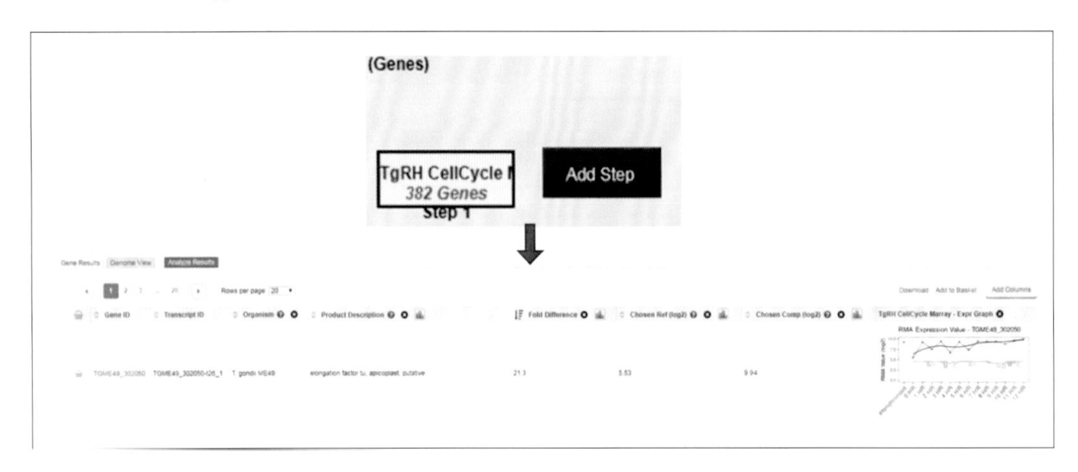


图 17-17　基因芯片数据的搜索示例 -Fold Change- 结果

3）P：Percentile。寻找在基因芯片实验中表达的基因。对于每个实验和样本，基因按表达水平进行了特定排序。该搜索使用户能够在指定的值范围内找到感兴趣的基因集合。因此，允许用户搜索表达水平较低的基因，但是，基于搜索结果得出结论时应该小心，因为有许多因素可能导致负面的误判结果。用户可通过设定最小表达水平百分位数（按表达水平对基因进行排序后 minimum expression percentile 代表表达水平百分数的下限）和最大表达水平百分位数（按表达水平对基因进行排序后 maximum expression percentile 代表表达水平百分数的上限）来获取任一或所有选择样本中的蛋白质编码基因表达水平结果。

在本例中，我们希望查看 12HR 时基因表达水平的排序结果（图 17-18）。

最终结果共筛选得到 1 397 个弓形虫基因（图 17-19）。其中，默认的降序排列（Min%ile，Max%ile）结果显示，12 小时组样本中，表达水平最高的前 6 个基因中有 4 个基因编码弓形虫的致密颗粒蛋白（dense granule protein，GRA）（Golkar 等，2007）（表 17-1），其中，GRA2 是弓形虫急性感染的重要指标之一，GRA1 被报道参与对宿主细胞凋亡的抑制作用，GRA7 能改变宿主免疫相关 GTPase 的调控方向并导致对小鼠的急性毒力增强，而 GRA3 则被报道能与宿主的高尔基体互作并导致高尔基体内容物向弓形虫纳虫泡（parasitophorous vacuole，PV）的迁移。

**2. 转录组测序**　转录组测序 RNA-Seq（RNA Sequencing）本质上是 RNA 实质上是所对应的 cDNA 的大规模平行测序，并预示着转录组学的第二次技术革命（Wang 等，2009）。它基于下一代测序（next-generation sequencing，NGS）平台，且最初是为基因组 DNA 的高通量测序而开发的。通常，样品中的所有 RNA 分子都被逆转录成 cDNA，根据所使用的平台，cDNA 分子可进行（扩增依赖的测序）扩增，或在深度测序之前不进行扩增（非扩增依赖的单分子测序，如 SMS 等）。测序反应发生后，所获得的序列延伸（reads）比对到参考基因组上以推断样品中任何给定转录本的结构和 / 或表达状态。

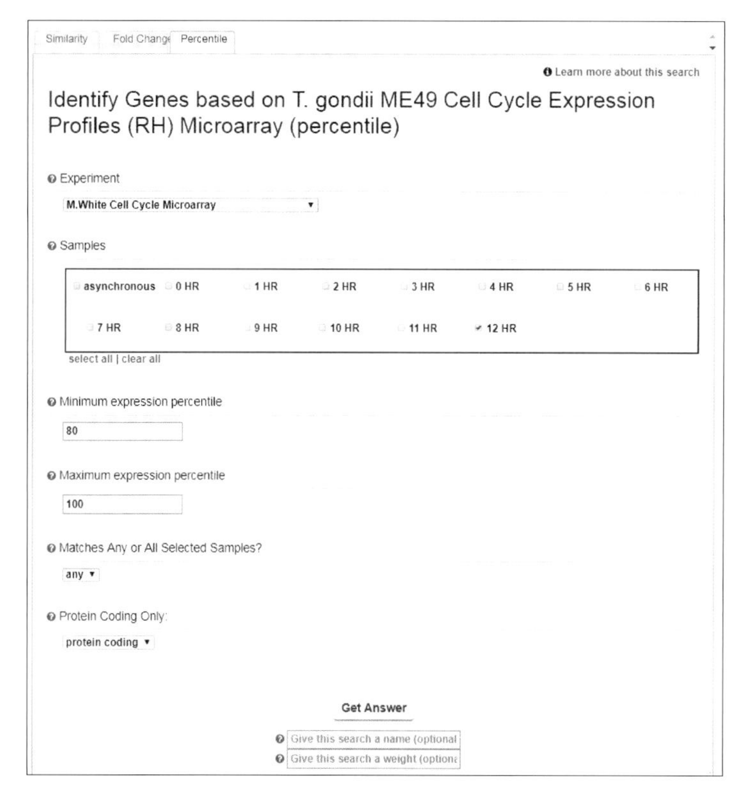


图 17-18 基因芯片数据的搜索示例 -Percentile

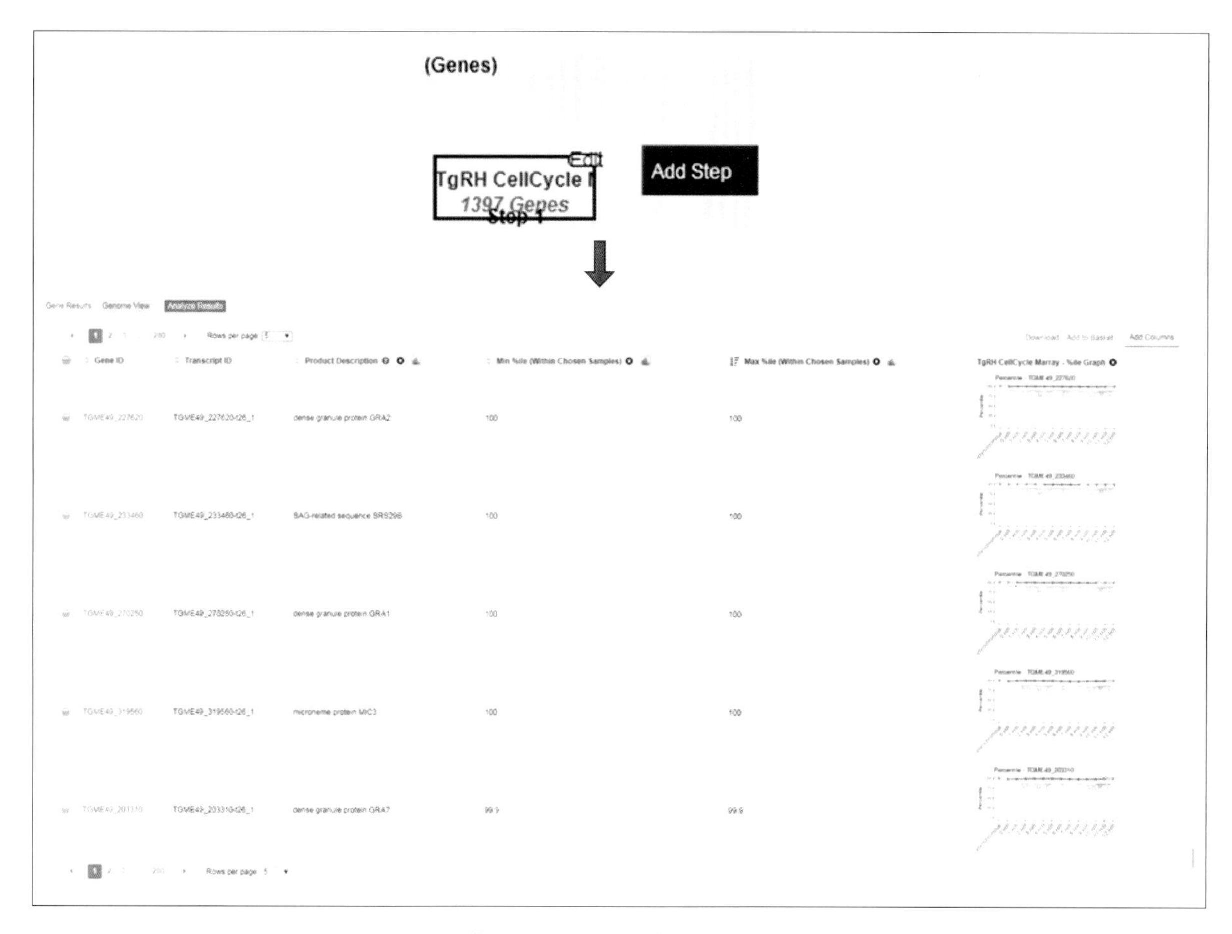


图 17-19 基因芯片数据的搜索示例 -Percentile- 结果

表 17-1 12HR 样本组中 Top6 高表达基因

| Gene ID | Product Description | Min %ile( Within Chosen Samples ) | Max %ile( Within Chosen Samples ) |
|---|---|---|---|
| TGME49_227620 | dense granule protein GRA2 | 100 | 100 |
| TGME49_233460 | SAG-related sequence SRS29B | 100 | 100 |
| TGME49_270250 | dense granule protein GRA1 | 100 | 100 |
| TGME49_319560 | microneme protein MIC3 | 100 | 100 |
| TGME49_203310 | dense granule protein GRA7 | 99.9 | 99.9 |
| TGME49_227280 | dense granule protein GRA3 | 99.9 | 99.9 |

在 2008 年，第一次全基因组范围的 RNA-Seq 实验是在小鼠和人这两个物种中进行的，且每个测序轨道通常能产生 5 万～1 500 万条 read（Sultan 等，2008；Marioni 等，2008）。对于哺乳动物基因表达谱，几个测序轨道测得的 read 数通常会首先经过整合化的处理，最终生成 3 000 万到 1 亿 read 数的转录组数据集。早期 RNA-Seq 测序技术测得的 read 长度通常很短（25～32bp），因此，RNA-Seq 首先被应用于基因组比较小的物种研究，如细菌等（Yoder-Himes 等，2009）。随着 RNA-Seq 测序技术的不断发展，时至今日，最新的测序仪可以在单次运行中产生超过 10 亿条大于 150bp 的 read。人类基因组的深度测序获取的表达谱有时能达到超 5 亿 read 数的基准（Toung 等，2011）。然而，目前针对测序的分辨率仍未有一个很明确的上限可以用作参考。特别是当前我们已进入了“第三代测序技术”的时代（如 RNA 的单分子测序和 / 或直接测序），未来的测序技术将在读数和读长方面都将会有更进一步的提高。

除了潜在地提供全基因组覆盖读数以外，RNA-Seq 还提供了与基于芯片和标签的方法相比的几个优势。与所有基于序列的方法一样，RNA-Seq 是一种数字量化方法，因此具有很高（理论上是无限的）的动态范围。初步实验表明，RNA-Seq 的线性动态范围至少为 4 个数量级（Wilhelm 等，2009），而几年后的 2012 年已发展至到接近 6 个数量级（Xiong 等，2012），这与真核细胞基因表达变化的上限相当。此外，RNA-Seq 对测序信号非常敏感，因此可以用于识别新的未知转录本。例如，一项对小鼠成肌细胞的 RNA-Seq 研究确定了近 4 000 个先前未知的转录本（Trapnell 等，2010）。RNA-Seq 提供的单核苷酸分辨率允许研究者更好地了解转录本边界、可变剪接和 RNA 加工等生物学现象以更好地突出基因结构特征。

当前，一个重要的突破性进展是链特异性 RNA-Seq 的改进，它保留了关于转录本方向性的信息。这一改进特别的重要，因为非编码 RNA 和反义转录本在整个病原体和宿主基因组中广泛存在且具有链方向特异性。另外，基因双链的方向性信息有助于阐明细菌中操纵子的不同特征。多种优势表明，以 RNA-Seq 为主体的转录组测序技术将有可能彻底颠覆宿主 - 病原体相互作用过程中基因表达变化的研究，并有助于发现宿主 - 病原体互作过程中新的分子标志物，同时为阐明病原体的致病机制和相应的免疫反应提供可靠的技术支持。

（1）主要数据集

1）Gametocytes vs 2 asexual stages（Walker 等）

2）Life cycle stages transcriptomes（Reid）

3）Tachyzoite transcriptome days 3 and 4（Reid 等）

4）Transcriptomes of virulent and avirulent *N. caninum* isolates during bovine infection（Horcajo 等）

5）Transcriptomes of virulent and avirulent *N. caninum* strains（Horcajo 等）

6）Transcriptome of wild-type and GRA18 mutant strains of *T. gondii*（He 等）

7）Bradyzoite in vitro transcriptome（ME49）（Sibley/Gregory）

8）Transcriptomes of 29 strains during murine macrophage infection（Minot 等）

9）Feline enterocyte，tachyzoite，bradyzoite stage transcriptome（Hehl，Ramakrishnan 等）

10）Tachyzoite transcriptome time series（RH）（Gregory）

11）*T. gondii* transcriptome during infection in 4 mouse cell types（Swierzy 等）

12）Oocyst time series（M4）（Fritz/Boothroyd/Gregory）

13）Tachyzoite and merozoite transcriptomes（Hehl 等）

14）Tachyzoite transcriptome time series（VEG）（Gregory）

15）Mouse brain bradyzoite transcriptomes at 28，90，120 days post infection（Garfoot 等，preprint available）

16）Comparative ribosome profiling of intracellular and extracellular parasites（Hassan 等）

17）Tachyzoite transcriptome 3 and 4 days post-infection（VEG NcLIV）（Reid 等）

18）Transcriptome during acute or chronic infection in mouse brain（Pittman 等）

19）Tachyzoite transcriptome time series（ME49）（Gregory）

20）Bradyzoite in vivo transcriptome（M4）（Buchholz 等）

21）Tachyzoite transcriptome time series（GT1）（Gregory）

（2）应用：基因表达分析需要合适的参考基因（reference gene，RG）进行归一化，而 RNA-Seq 是目前基因表达分析最常用的技术。ToxoDB 可以对高通量 RNA 测序所获取的转录组数据集进行特定的筛选，最终提供结果供用户获取适合的参考基因集。ToxoDB 中 RNA-Seq 分析的主要应用有：

1）在不同背景下比较 mRNA 水平

2）同一物种，不同组织：研究基因在不同部分的表达情况；

3）同一物种，同一组织：研究基因在不同处理下，不同条件下的表达变化；

4）同一组织，不同物种：研究基因的进化关系；

5）时间序列实验：基因在不同时期的表达情况与发育的关系。

6）基因分类：找到细胞特异，疾病相关，处理相关的基因表达模式，用于诊断疾病和预测等；

7）基因网络和通路：基因在细胞活动中的功能，基因间的相互作用。

（3）实例：在 ToxoDB 的 Search for → Genes → Transcriptomics → RNA Seq Evidence 显示的主页中，我们可以获取的信息有（图 17-20 弓形虫研究相关的转录组结果）：该网站所拥有的物种基因组名及其

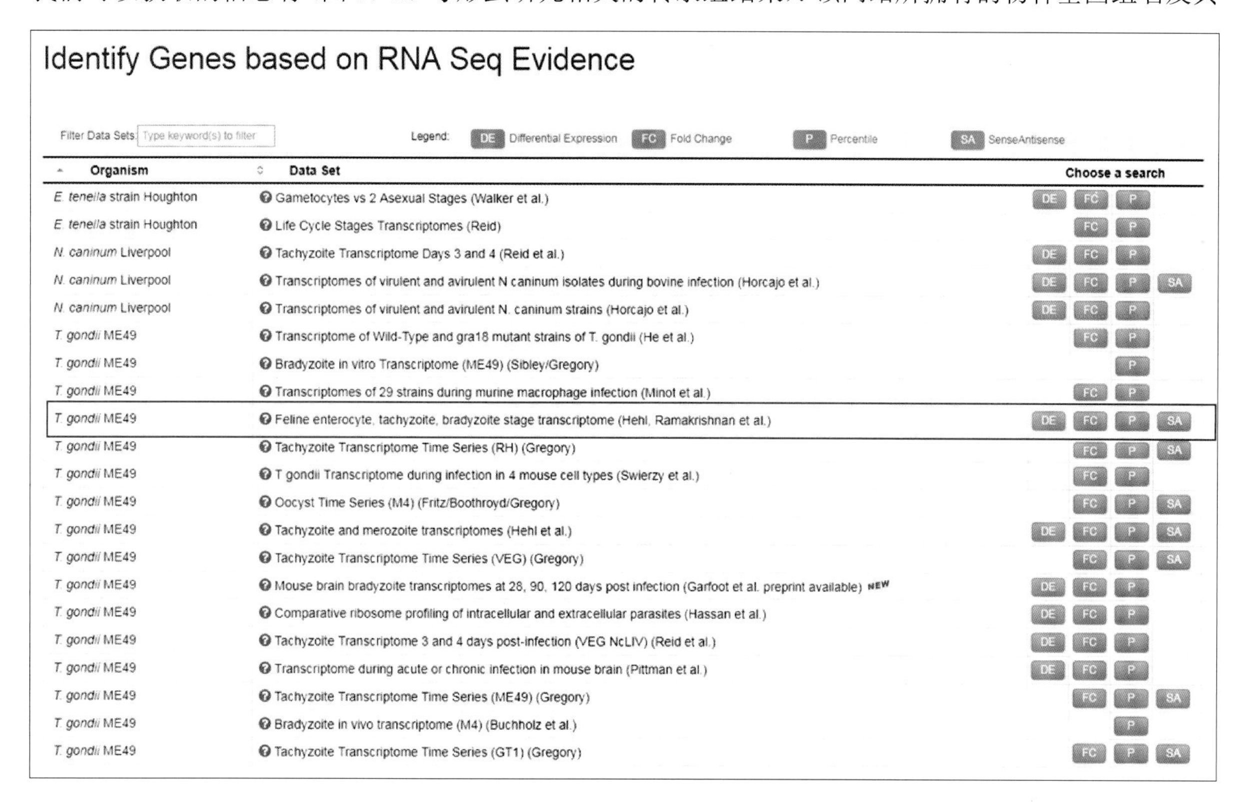


图 17-20　弓形虫研究相关的转录组结果

转录组信息。若要获取转录组更详细的信息可以把鼠标放置在“Data Set”下某一项的“？”上，可获取转录组具体信息以及作为数据来源的原文链接。

下面，我们选定 Feline enterocyte，tachyzoite，bradyzoite stage transcriptome（Hehl，Ramakrishnan et al.）来进行结果描述。该示例是计划研究弓形虫 CZ clone H3 虫株进入猫的肠道上皮组织特定时期的转录组表达谱的结果，最终鉴定并明确了一批时期特异性表达的弓形虫基因，并为进一步的分子操控提供了众多有效的靶点。

DE：Differential Expression。寻找由 DESeq 程序分析确定的差异表达基因。差异表达基于每个基因的唯一 read 的不同数目。用户可以通过设置 FC 和调整 P 来选择上下调趋势和差异的大小。

在所选择的实验中至少要有两个重复样本才会在最后结果中显示出来。

在本例中，点击 DE，而后进入以下界面（图 17-21）。其中 EES1-5 分别代表弓形虫在猫的 5 个肠上皮阶段（enteroepithelial stages，EES），Tachyzoite 即速殖子时期（tachyzoite stage），Tissus cysts 即组织包囊，属于弓形虫的缓殖子时期（bradyzoite stage）。

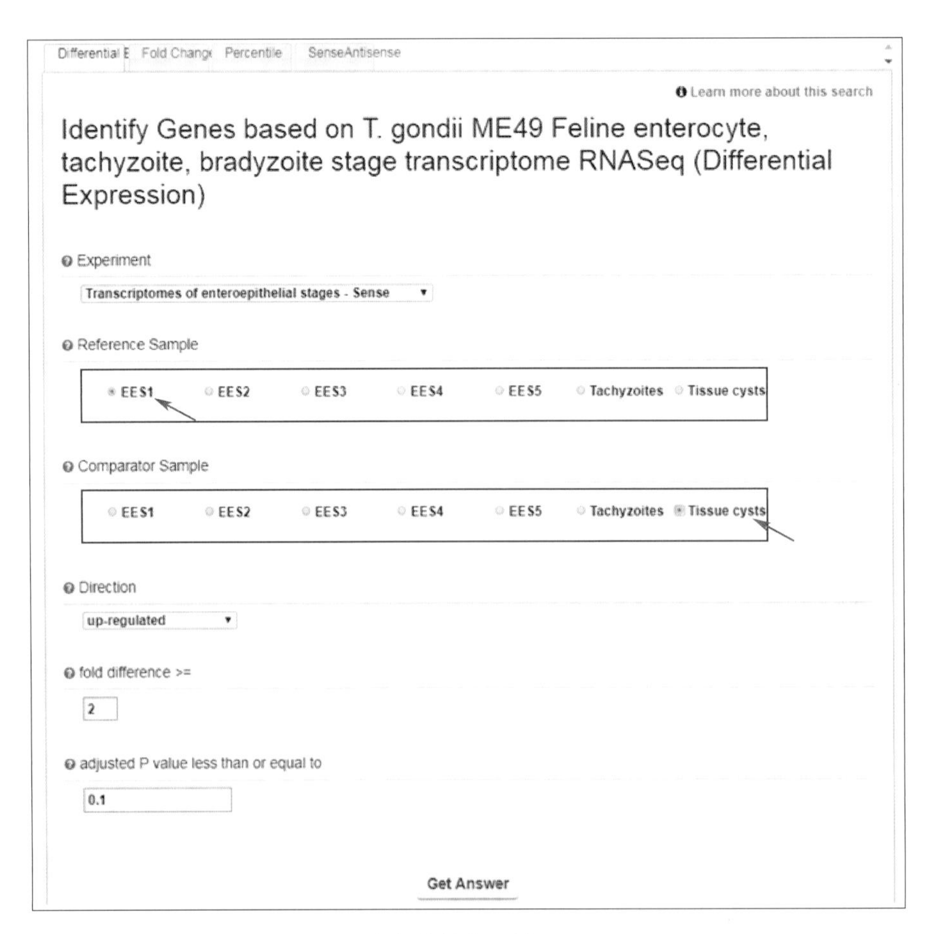


图 17-21 RNA-Seq 数据的搜索示例 -Differential Expression

在 Experiment 中选择想要查看的实验（Transcriptomes of enteroepithelial stages-Sense 或 Transcriptomes of enteroepithelial stages-Antisense）；在 Reference Sample（即对照组）和 Comparator Sample（即比较组）中选择想要比较的样本，注意两者的样本不能相同，而且只有获得两次重复以上的样本才可以用来比较。

本例中我们选取 Reference Sample 的 EES1 和 Comparator Sample 的 Tissus cysts；在 Direction 中可以选择 down-regulated（选择在参考样本中表达量比比样本低的基因）/up-regulated/up or down regulated。本例中我们设定为 up-regulated；fold difference 需要填写一个非负数，即选择表达量有明显差异的基因，如默认为 2，up-regulated/down-regulated 方向上倍数差异大于等于 2；adjust *P* value 则为基因表达是否显著制定一个标准以筛选假阳性过高的基因，如 0.1，则最后会筛选假阳性率低于 10% 的基因作为差异显著的结果。

选择好参数后，点击 Get Answer 即可获得结果（图 17-22，红框所示即为筛选结果，包括基因 ID、转录本 ID、物种信息、编码产物以及 Fold Change 以及矫正后的 *P* 值）。

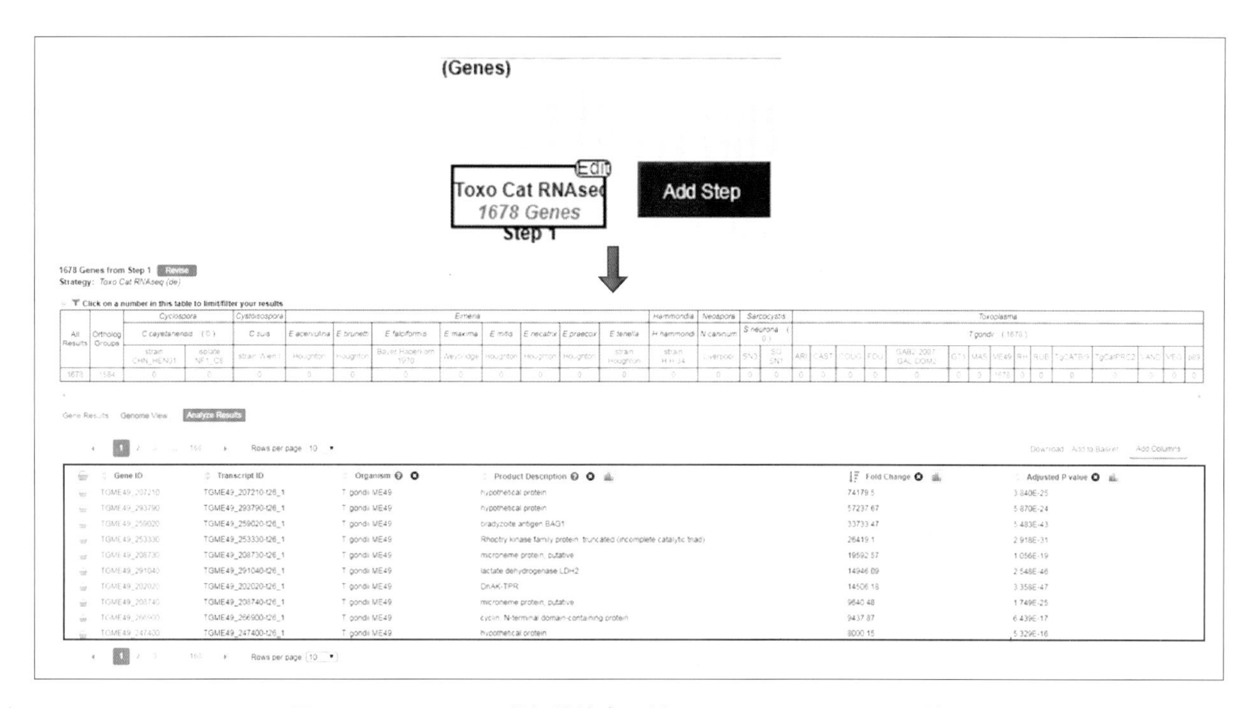


图 17-22　RNA-Seq 数据的搜索示例 -Differential Expression- 结果

由差异表达结果可知，共有 1 678 个基因被认定为差异表达基因，其中，变化倍数最大的前 10 个基因（表 17-2）中，最显著变化的基因是一个蛋白质编码未知产物（hypothetical protein）的基因。另外，其他一些已被验证为缓殖子时期特异的标记基因（如 LDH2，DnAK-TPR 等也被认定存在显著的差异表达（Yang 等，2017）。这表明，LDH2，DnAK-TPR 等基因的表达对弓形虫从 EES1 时期到组织包囊时期的形成转变至关重要。

表 17-2　缓殖子 -ES1 比较组中的 Top10 差异表达基因

| Gene ID | Product Description | FC | Adjust.*P*.Value |
|---|---|---|---|
| TGME49_207210 | hypothetical protein | 7 4179.5 | 3.84E-25 |
| TGME49_293790 | hypothetical protein | 57 237.67 | 5.87E-24 |
| TGME49_259020 | bradyzoite antigen BAG1 | 33 733.47 | 5.483E-43 |
| TGME49_253330 | Rhoptry kinase family protein，truncated（incomplete catalytic triad） | 26 419.1 | 2.918E-31 |
| TGME49_208730 | microneme protein，putative | 19 592.57 | 1.056E-19 |
| TGME49_291040 | lactate dehydrogenase LDH2 | 14 946.09 | 2.548E-46 |
| TGME49_202020 | DnAK-TPR | 14 506.18 | 3.358E-47 |
| TGME49_208740 | microneme protein，putative | 9 640.48 | 1.749E-25 |
| TGME49_266900 | cyclin，N-terminal domain-containing protein | 9 437.87 | 6.439E-17 |
| TGME49_247400 | hypothetical protein | 8 000.15 | 5.329E-16 |

FC：Fold Change。差异表达是基于每个基因的唯一读取数（unique reads）。首先选择一个实验，因为可用的样本可能会改变。如果仅有一个 "Experiment" 可选，则将自动为用户选择该 "Experiment"。

在左边一栏的 Reference Sample 和 Comparator Sample 中，可以选择多项，两者可存在重叠部分。在选择基本参数或使用默认参数后，在右边栏将会出现图像，图像用以直观地查看参考样本和比较样本的基因表达水平。用户可以选择在每个组中取最小值（minimum）、中位数（median）、平均值（average）、最大值（maximum）来进行 Fold Change 的计算。时间序列实验将提供一个额外的参数，称为 "Global min/max"，允许您进一步过滤结果。

在本例中，我们选择 Transcriptomes of enteroepithelial stages-Sense 实验（图 17-23），选定 up-regulated 的蛋白质编码基因选项并确定以均值（average）的方式来计算 Fold Change[每个样本的最低表达量设定为 10reads（.04 FPKM）]，选择 ES1-ES4 样本（单次任务提交只能选取 4 个样本）作为对照组，选择 Tachyzoite 和 Tissue cysts 样本作为实验组，相应地，选择后，右方的图形界面对所选定的样本进行总体表达值的可视化展示（具体的操作过程可点击右上方的视频教学链接）。

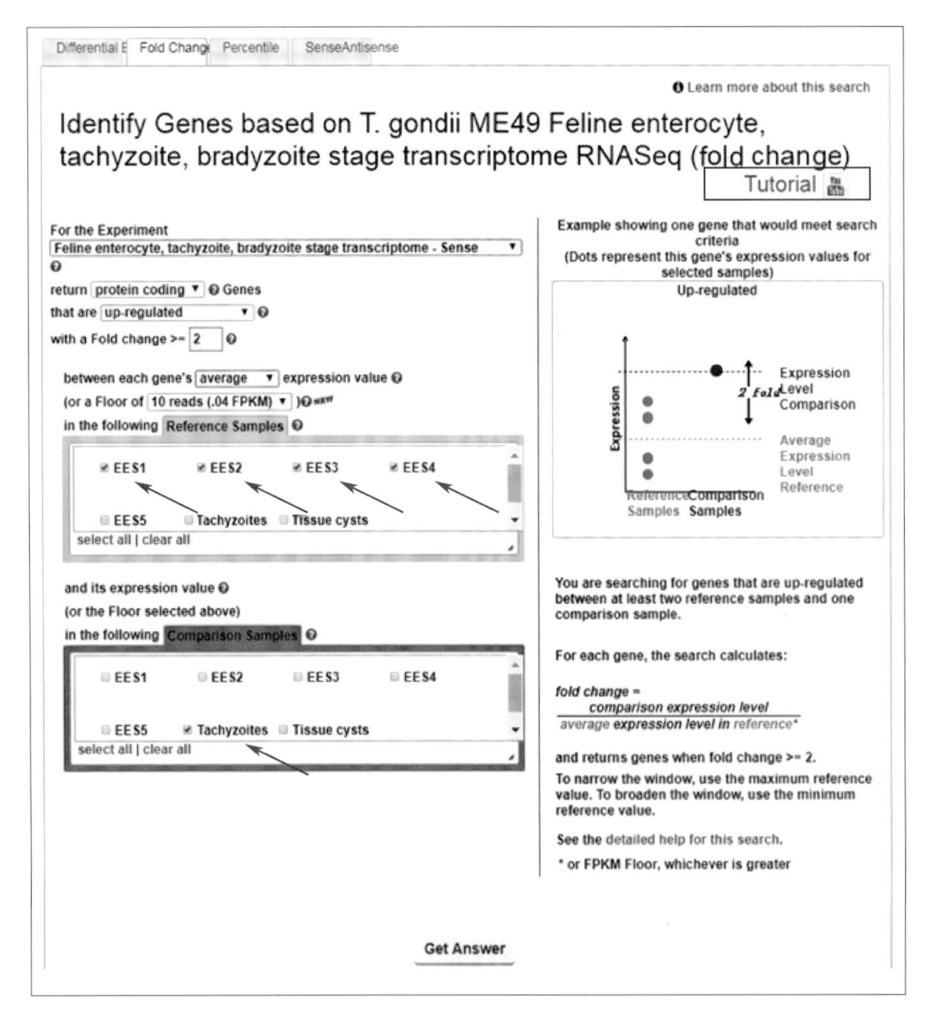


图 17-23 RNA-Seq 数据的搜索示例 -Fold Change

点击 Get Answer 后进入结果页面，新增列的说明可通过“？”获取。最终，共有 1 668 个基因符合筛选条件，且结果按 Fold Change 数值进行降序排列（图 17-24）。

通过查看 Fold Change 数值最大的前 10 个基因，我们得知：速殖子期（tachyzoite stage）相比于猫肠上皮时期（ES1-ES4 stage），基因表达变化倍数最大的弓形虫基因为 TGME49_215980，且该基因的编码产物为未知蛋白质（表 17-3）；另外，一些已被验证为速殖子特异表达的标记基因也表现出了非常大的基因表达倍数变化，如 rhoptry kinase，SAG-related sequence 等（Pittman 等，2014）。

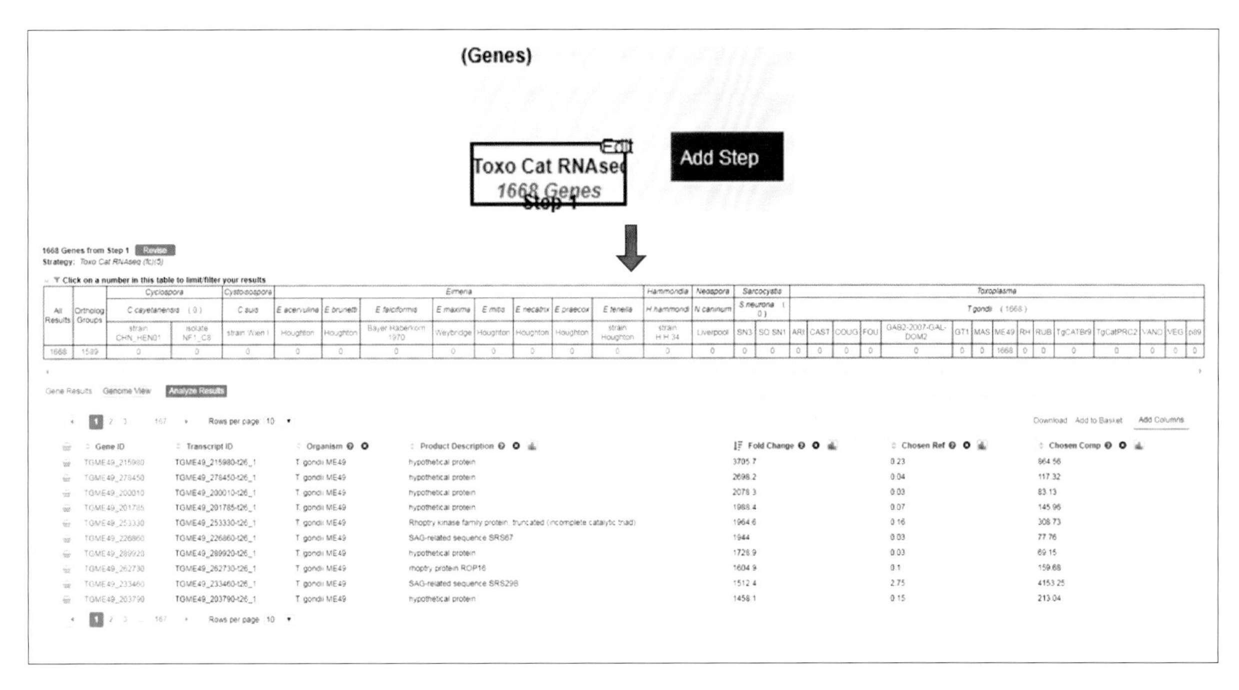


图 17-24　RNA-Seq 数据的搜索示例结果 -Fold Change

表 17-3　速殖子 -ES( 1-4 )比较组中 Fold Change 数值最大的 Top10 基因

| Gene ID | Product Description | Fold Change | Chosen Ref | Chosen Comp |
|---|---|---|---|---|
| TGME49_215980 | hypothetical protein | 3 705.7 | 0.23 | 864.56 |
| TGME49_278450 | hypothetical protein | 2 698.2 | 0.04 | 117.32 |
| TGME49_200010 | hypothetical protein | 2 078.3 | 0.03 | 83.13 |
| TGME49_201785 | hypothetical protein | 1 988.4 | 0.07 | 145.96 |
| TGME49_253330 | Rhoptry kinase family protein, truncated (incomplete catalytic triad) | 1 964.6 | 0.16 | 308.73 |
| TGME49_226860 | SAG-related sequence SRS67 | 1 944 | 0.03 | 77.76 |
| TGME49_289920 | hypothetical protein | 1 728.9 | 0.03 | 69.15 |
| TGME49_262730 | rhoptry protein ROP16 | 1 604.9 | 0.1 | 159.68 |
| TGME49_233460 | SAG-related sequence SRS29B | 1 512.4 | 2.75 | 4 153.25 |
| TGME49_203790 | hypothetical protein | 1 458.1 | 0.15 | 213.04 |

P: Percentile。相似地，对于每个实验和样本，基因结果也按照表达水平进行了排序。查看的示例流程参见“基因芯片”一节。

SA: SenseAntisense。在比较样本中找到与参考样本同时出现 sense 和 anti-sense transcripts 的基因（图 17-25）。例如，你可以寻找表现出反义转录增加和正义转录减少的基因，当反义转录抑制正义转录时可能会发生这种情况。搜索将在选择的比较样本和选择的参考样本

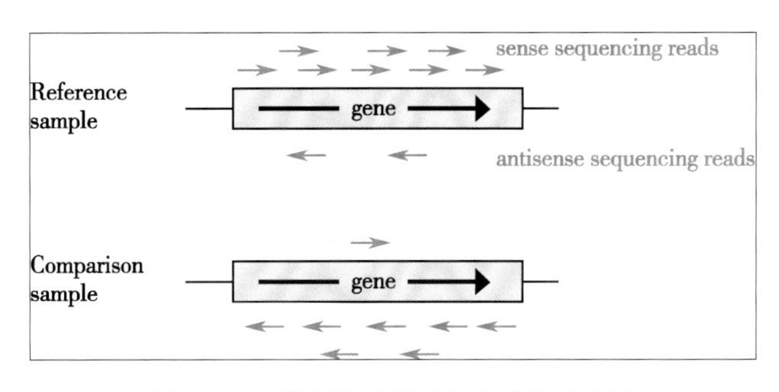


图 17-25　转录组结果的正义链和反义链

之间执行所有成对的比较。

### （三）蛋白质组分析

蛋白质组学技术的进步促进了对弓形虫蛋白表达的理解。例如2002年，研究人员利用二维电泳（2-DE）结合基质辅助激光解吸/电离飞行时间质谱（MALDI-Tof-MS）构建了第一个弓形虫速殖子蛋白质组图谱。2012—2013年，开展了对弓形虫卵囊（cyst）和子孢子表达的蛋白质研究。2014年，研究人员采用二维差异凝胶电泳（2d-DIGE）与MALDI-TOF-MS联用的方法，比较了四种不同弓形虫基因型速殖子的差异表达蛋白。2017年，为了全局性地掌握弓形虫不同发育阶段蛋白质组水平的表达模式，同时也为了了解弓形虫不同发育阶段之间蛋白质的功能差异，研究人员基于ITRAQ的定量蛋白质组学（iTRAQ-Based Quantitative Proteomics）技术，揭示了弓形虫不同发育阶段之间的蛋白质组学差异（Wang等，2017）。

目前，ToxoDB收录了众多基于蛋白质组学技术所开展的弓形虫研究结果，其中，主要可以分为三大部分：①质谱分析（Mass spectrometry，Mass Spec. Evidence）；②翻译后修饰（Post-translational modification）；③定量质谱分析（Quantitative mass spec. evidence）。

**1. 主要数据集**

（1）质谱分析

1）*N. caninum LIV* proteome during infection in humans

2）*T. gondii* proteome during infection in *Homo sapiens*（GT1 ME49 RH VEG）

3）Extracellular vesicles（RH）

4）Mitochondrial matrix Proteome

5）*Toxoplasma* mitochondrial matrix proteome determined using two independent，biotin-labelling approaches：ascorbate peroxidase（APEX）approach and the BirA*/BioID approach.

6）Monomethylarginine proteomics（RH）

7）Mouse brain bradyzoite proteomics time course

8）N-terminal Peptides（RH）

9）Oocyst partially sporulated proteome（VEG）

10）Oocyst proteome（M4 TypeII）

11）Oocyst proteome-fractionated（M4 type II）

12）Rhoptry proteome of sporozoites（Wis）

13）Tachyzoite conoid proteome（RH）

14）Tachyzoite intra-and extracellular lysine-acetylomes（RH）

15）Tachyzoite membrane and cytosolic proteomes（RH）

16）Tachyzoite phosphoproteome-calcium dependent（RH）

17）Tachyzoite phosphoproteome from purified parasite or infected host cell（RH）

18）Tachyzoite proteome（12，36，56 hpi）of virulent and avirulent *N. caninum* strains

19）Tachyzoite rhoptry proteome（RH）

20）Tachyzoite secretome（RH）

21）Tachyzoite subcellular fractions

22）Tachyzoite total proteome（RH）

23）Tachyzoite ubiquitome

24）TAILS peptides

（2）翻译后修饰

1）Monomethylarginine proteomics（RH）

2）N-terminal peptides（RH）

3）Tachyzoite intra-and extracellular lysine-acetylomes（RH）

4）Tachyzoite phosphoproteome-calcium dependent（RH）

5）Tachyzoite phosphoproteome from purified parasite or infected host cell（RH）

6）Tachyzoite ubiquitome

（3）定量质谱分析：目前，ToxoDB 收录了犬新孢子虫（*Neospora caninum*）2 个 Liverpool 亚种的研究，以及弓形虫 3 个 ME49 虫株研究的定量质谱分析结果（表 17-4）。

表 17-4 缓殖子 -ES1 比较组中的 Top10 差异表达基因

| Organism | Data Set |
| --- | --- |
| *N. caninum* Liverpool | Tachyzoite proteome（12，36，56 hpi）of virulent and avirulent *N. caninum*（Quant）（Horcajo 等） |
| *N. caninum* Liverpool | Proteome during an infection in *Homo sapiens*（Quant）（Krishna 等） |
| *T. gondii* ME49 | Proteome during an infection in *H. sapiens*（Quant）（GT1 ME49 RH VEG）（Krishna 等） |
| *T. gondii* ME49 | Mitochondrial matrix quantitative proteome（Seidi and Muellner-Wong 等） |
| *T. gondii* ME49 | Mouse brain bradyzoite proteomics time course-quantitative（Garfoot 等） |

**2. 应用**

（1）质谱分析：从基于质谱的蛋白质组学实验中找到具有蛋白质水平表达的基因证据。ToxoDB 将从蛋白质组学实验获取的多肽序列比对到参考基因组上，并允许用户根据该比对结果搜索感兴趣的基因。

（2）翻译后修饰：返回的基因结果中，基因的蛋白质编码产物均被验证为翻译后修饰结果。

（3）定量质谱分析：在蛋白质组学实验结果中发现差异表达的基因。

**3. 实例**

（1）质谱分析：Experiments and Samples 选定 Toxoplasma，Minimum Number of Unique Peptide Sequences 设定为默认的 1（使用该参数为必须映射到基因的唯一肽序列的数量设置一个最小值，然后由搜索返回。一个映射的肽被认为是蛋白质表达的证据。映射到基因的肽的数量越多，对蛋白质产物真实存在的置信度就越大），Apply min # peptide sequences / sample OR across samples（该参数允许用户将肽的最小数量应用于每个选定的样本或只应用于特定选择的样本。选择“Per Sample”，以要求每个选定的样本都有用户设定的最低数量的唯一肽。选择“Across Sclccted Samples”，以允许将唯一肽的最小数量计算为来自所有选定样本的唯一肽的总和。选择“Per Sample”比选择“Across Selected Samples”更严格，因此返回的具有蛋白质证据的基因更少）设定为默认的 Per Sample，点击“Get Answer”，我们将获得 ToxoDB 中收录的基于质谱分析的弓形虫蛋白质组分析结果（图 17-26）。

最终，共筛选得出 10 370 个基因结果，其中，关键的列信息为（图 17-27）：Gene ID，Transcript ID，Product Description，Selected Samples that match，Sum of Unique Peptides（Within Samples），Unique Peptides（Across Samples）。

（2）翻译后修饰：目前，ToxoDB 提供 4 种主要的翻译后修饰类型：

1）phosphorylation site（磷酸化修饰位点）

2）acetylation site（甲基化修饰位点）

3）ubiquitin binding site（泛素化修饰位点）

4）monomethylarginine（精氨酸单甲基修饰位点）

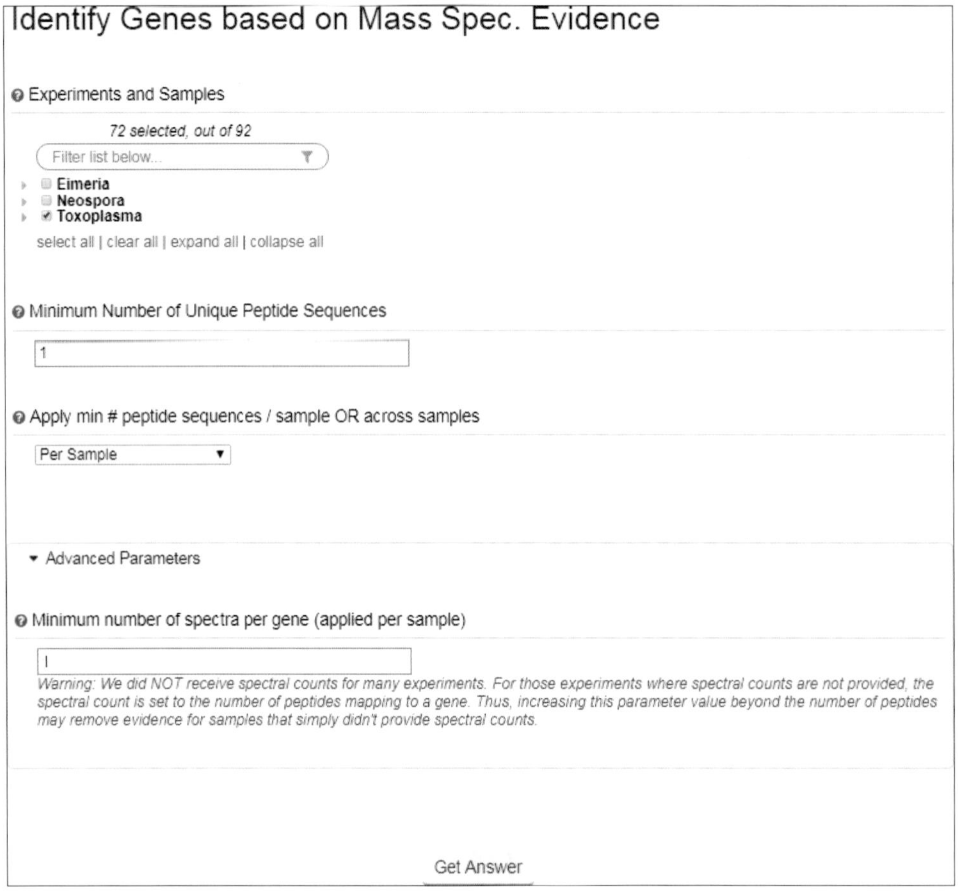

Identify Genes based on Mass Spec. Evidence

Experiments and Samples

72 selected, out of 92

Filter list below...

Eimeria
Neospora
Toxoplasma

select all | clear all | expand all | collapse all

Minimum Number of Unique Peptide Sequences

1

Apply min # peptide sequences / sample OR across samples

Per Sample

Advanced Parameters

Minimum number of spectra per gene (applied per sample)

1

Warning: We did NOT receive spectral counts for many experiments. For those experiments where spectral counts are not provided, the spectral count is set to the number of peptides mapping to a gene. Thus, increasing this parameter value beyond the number of peptides may remove evidence for samples that simply didn't provide spectral counts.

Get Answer

图 17-26　弓形虫研究相关的蛋白质组结果 - 质谱分析 - 示例

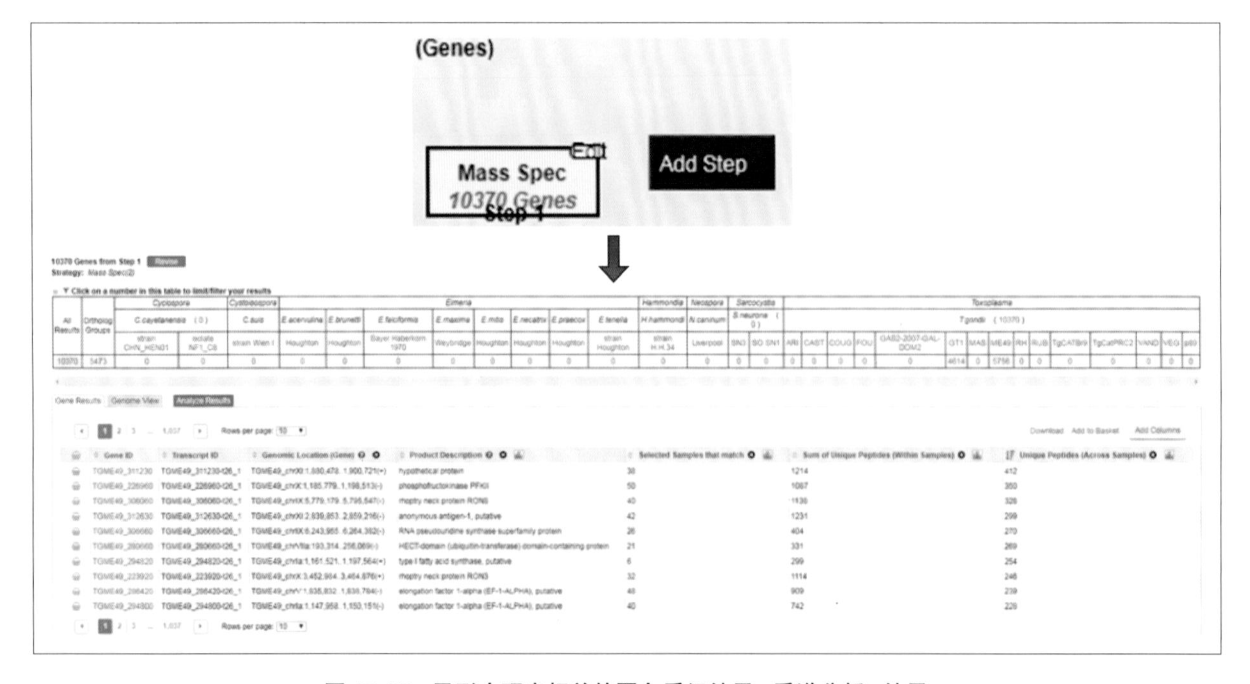


图 17-27　弓形虫研究相关的蛋白质组结果 - 质谱分析 - 结果

实验和样本可选项主要涉及两个弓形虫株类型（GT1 和 ME49）。通过设定修饰类型和修饰数目，我们可对不同的翻译后修饰类型和相应的修饰数目进行深入的探讨（图 17-28）。

Identify Genes based on Post-Translational Modification

Type of Post-Translational Modification

phosphorylation site

Experiments and Samples

9 selected, out of 9

Filter list below...

Toxoplasma gondii
Toxoplasma gondii GT1
Toxoplasma gondii ME49

select all | clear all | expand all | collapse all

Number of modifications is

Greater than or equal to

Number of Modifications

1

Get Answer

Give this search a name (optional)
Give this search a weight (optional)

图 17-28 弓形虫研究相关的蛋白质组结果 - 翻译后修饰 - 示例

本例中，我们选择查看弓形虫所有虫株中的磷酸化修饰位点。"Get Answer" 后查看结果可知，共能在 ToxoDB 数据库中查询到 6 347 个弓形虫基因存在翻译后修饰结果（图 17-29）。其中，重要的列信息为：Gene ID，Transcript ID，Modified Residues，Total Modified Residues，Modification By Type。

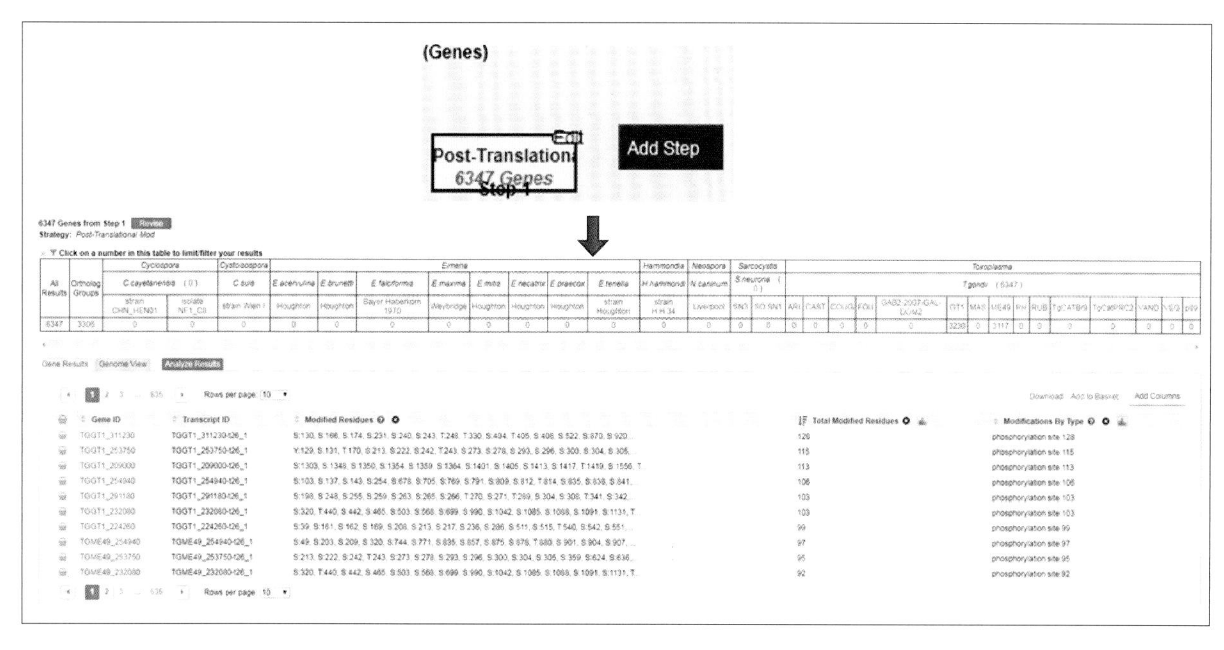


图 17-29 弓形虫研究相关的蛋白质组结果 - 翻译后修饰 - 结果

（3）定量质谱分析：本例中，我们选取一个最新收录的基于定量质谱技术对弓形虫 ME49 虫株的分析结果，该研究对小鼠大脑中弓形虫缓殖子蛋白质组数据进行了时序 - 定量分析（图 17-30）。

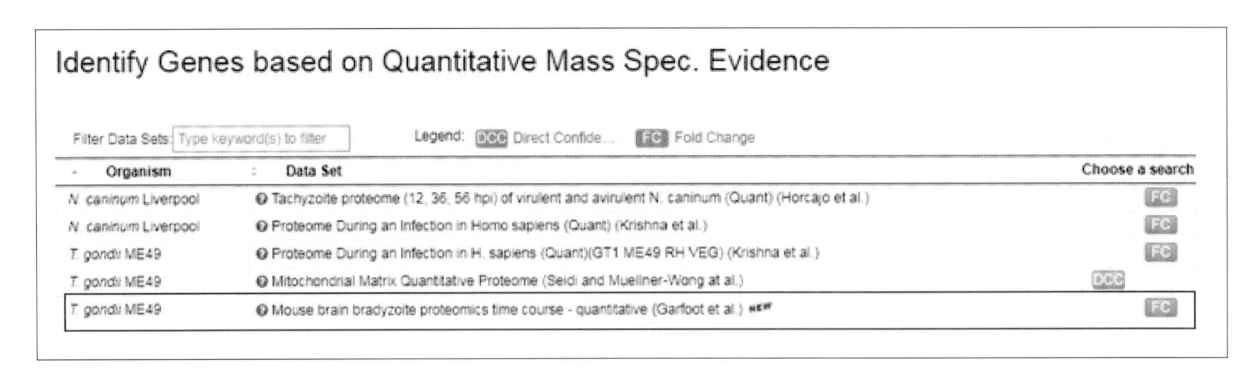


图 17-30 弓形虫相关蛋白质组研究结果 - 定量质谱分析 - 示例

该研究可提供的搜索选项仅有 FC（Fold Change）选项，其他研究还存在 DCC（Direct confidence comparison）选项。进入 FC 的分析页面后，我们希望探讨小鼠感染弓形虫后 5 个月，其大脑蛋白质组中哪些基因编码的蛋白质表达水平与感染后 21 天的相比存在最大的上调变化倍数（图 17-31）。因此，我们选定对照组和实验组样本后，我们点击 "Get Answer" 获取相应的蛋白质组结果。

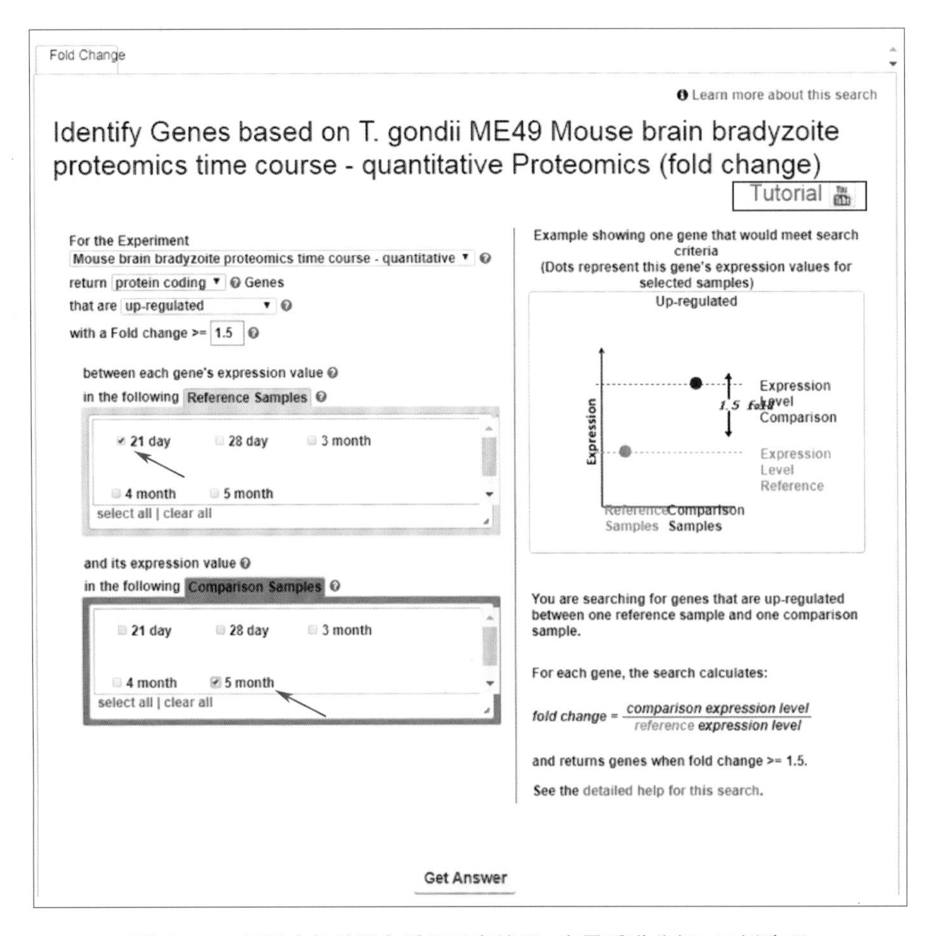


图 17-31 弓形虫相关蛋白质组研究结果 - 定量质谱分析 - 示例选项

查看结果可知，共有 603 个基因存在定量质谱分析结果（图 17-32）。默认地，还会输出以图片的方式展示 TgME49 Brady time course QProt-Expr Graph 的列信息。

其中，TGME49_249390 有最大值的 Fold Difference（表 17-5），且其编码产物被注释为 glutamate/leucine/phenylalanine/valine dehydrogenase family protein，即谷氨酸 / 亮氨酸 / 苯丙氨酸 / 缬氨酸脱氢酶

家族蛋白，表明小鼠感染弓形虫后 5 个月，其大脑中这些脱氢酶家族蛋白的表达产物量相比于感染后 21 天出现了非常明显的上调，暗示弓形虫可能通过上调相关脱氢酶的活性来加强对小鼠大脑氨基酸原料的掠夺。

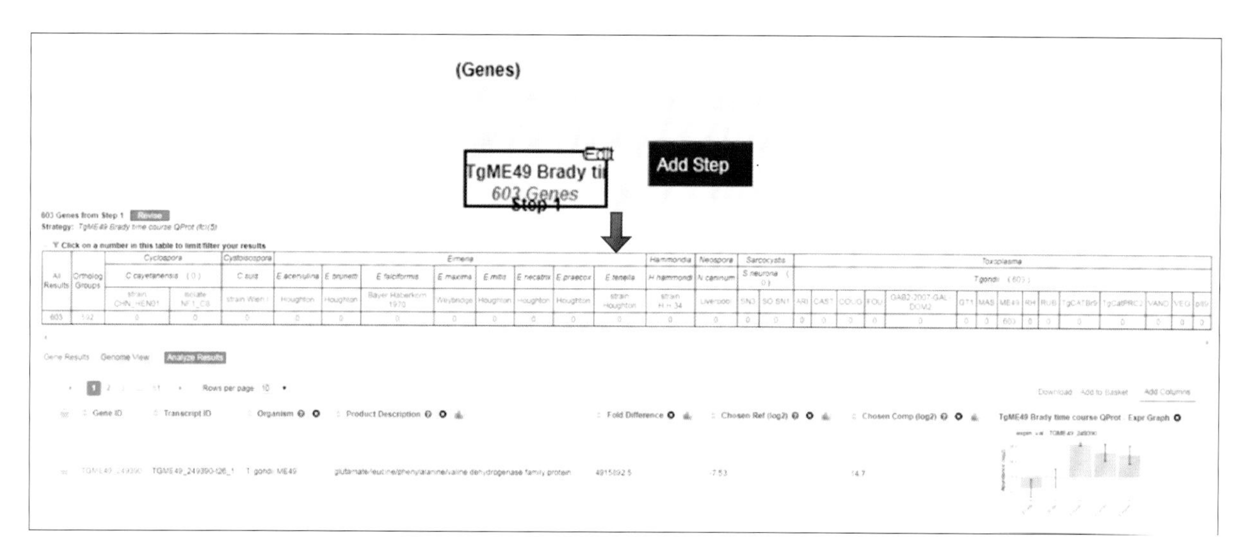


图 17-32　弓形虫相关蛋白质组研究结果 - 定量质谱分析 - 结果

表 17-5　小鼠感染弓形虫 ME49 虫株后 21 天和 5 个月蛋白组比较中的 Top10 差异表达基因

| Gene ID | Product Description | Fold Difference | Chosen Ref (log2) | Chosen Comp (log2) |
|---|---|---|---|---|
| TGME49_249390 | glutamate/leucine/phenylalanine/valine dehydrogenase family protein | 4 915 892.5 | −7.53 | 14.7 |
| TGME49_320020 | transporter，major facilitator family protein | 1 203 584.8 | −13.29 | 6.91 |
| TGME49_290600 | succinyl-CoA-synthetase alpha SCSA | 88 587.3 | −13.29 | 3.15 |
| TGME49_247450 | hypothetical protein | 81 995.6 | −1.2 | 15.12 |
| TGME49_208590 | vacuolar ATP synthase subunit 54kD，putative | 46 510.3 | −7.57 | 7.93 |
| TGME49_280490 | U-box domain-containing protein | 12 769 | −13.29 | 0.35 |
| TGME49_296950 | hypothetical protein | 11 932.5 | −13.29 | 0.25 |
| TGME49_258730 | hypothetical protein | 10 770.5 | −5.92 | 7.48 |
| TGME49_283710 | longevity-assurance protein（LAG1）domain-containing protein | 7 505 | −5.18 | 7.69 |
| TGME49_297730 | transcription elongation factor 1，putative | 3 180.6 | −13.29 | −1.65 |

## 四、其他数据类型

其他数据类型即除常用基因信息外单独收录的数据。目前收录有的其他数据类型为：Popset 数据库 isolate 序列（Popset Isolate Sequence Searches），RFLP 基因分型 isolate（RFLP Genotype Isolate Searches），基因组序列（Genomic Sequence Searches，如基于在基因组中的拷贝数来寻找的基因组序列或染色体等），基因组片段（Genomic Segment Searches，如 DNA motif 等），单核苷酸多态性（SNPs，SNP Searches），表达序列标签（ESTs，EST Searches），开放阅读框（ORFs，ORF Searches），代谢通路

(Metabolic Pathway Searches),复合物(Compound Searches,如复合物ID,酶,代谢通路,化学分子式等)(图17-33)。

其他数据类型的分类主要以DNA信息为主。NCBI的Popset数据库是从已提交GenBank的种群、系统发生、突变和生态系统研究中获得的相关DNA序列的集合,ToxoDB提供给用户搜索接口,用户可通过上传自己的序列或限定地理位置、宿主分类、取样的组织分类、位点序列名称(基因名或产物名)、Popset ID、病原体/菌株分类、限定关键词(如基因产物名等)来获取Popset数据信息。限制性片段长度多态性(RFLP)基因分型反映了弓形虫虫株的基因多样性,用户可输入基因分型检索信息查询基因分型(ToxoDB根据Chunlei Su实验室提供的基因分型进行信息分类)。基因组DNA序列和DNA片段,是基因组中的一个区域,常常被用作位点或探针用于实验设计。此处的单核苷酸多态性SNPs、开放阅读框(ORFs)、表达序列标签(ESTs)的定位均是基于基因组DNA序列或片段,不同于上文基因分类信息中的SNPs(基于基因,一般指mRNA)。Metabolic Pathways和Compounds相应地可通过基因信息查找代谢通路和化合物数据。

**1. search for → Popset Isolate Sequences → BLAST/Geographic Location/Host Taxon/Isolation Source/Locus Sequence Name/Popset ID(s)/Taxon/strain/Text(search product name, notes, submitter etc.)**

**2. search for → RFLP Genotype Isolates → Isolate ID(s)/RFLP Genotype/RFLP Genotype Number**

**3. search for → Genomic Sequences**

**4. search for → Genomic Segments**

**5. search for → SNPs/ESTs/ORFs**

**6. search for → Metabolic Pathways**

**7. search for → Compounds**

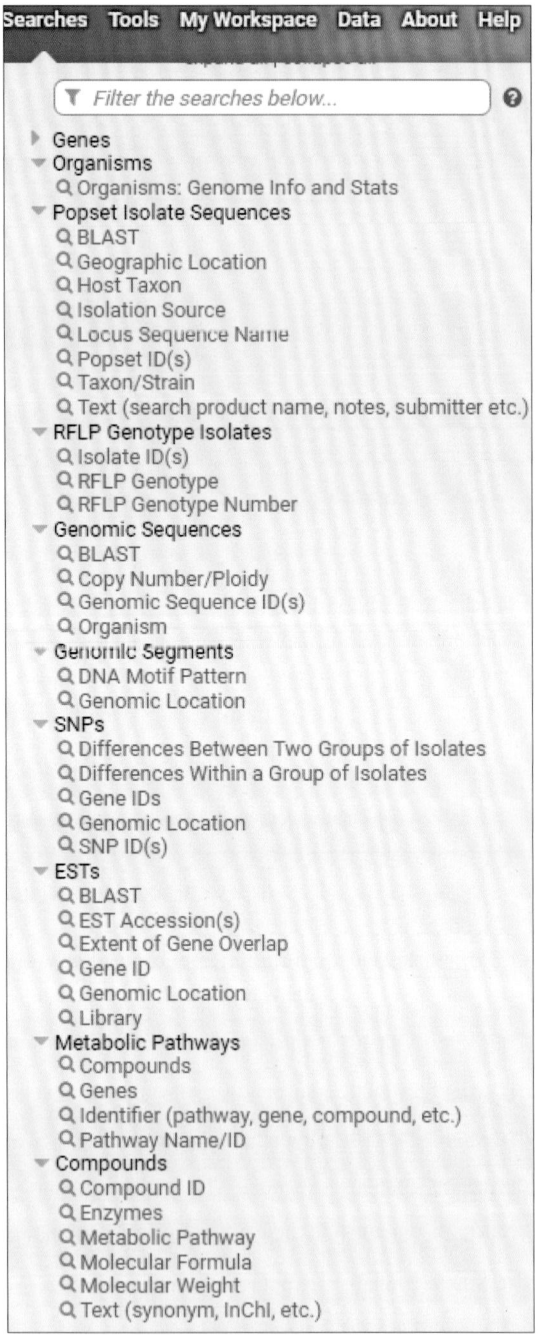

图17-33 其他数据类型

## 五、数据库社区及资源

常用的三大弓形虫相关数据库的数据收集和维护不仅依靠数据库开发者的殷勤付出,还得益于强大的社区支持和全球科研工作者的贡献。EuPathDB生物信息学资源中心致力于在全球范围内开展真核生物病原体的研究,目前已建立了专门的社交媒体账号(Twitter,Facebook)和使用教程(YouTube及网站中可下载的pdf说明文档)来协助用户了解和使用数据库工具(图17-34)。

用户可以上传和下载社区数据并对公共数据进行访问。除了互联网上的教学视频和操作手册外,EuPathDB每年还会在乔治亚大学或世界上其他国家定期举行讲习班,以期进行面对面的深入学习与交流。

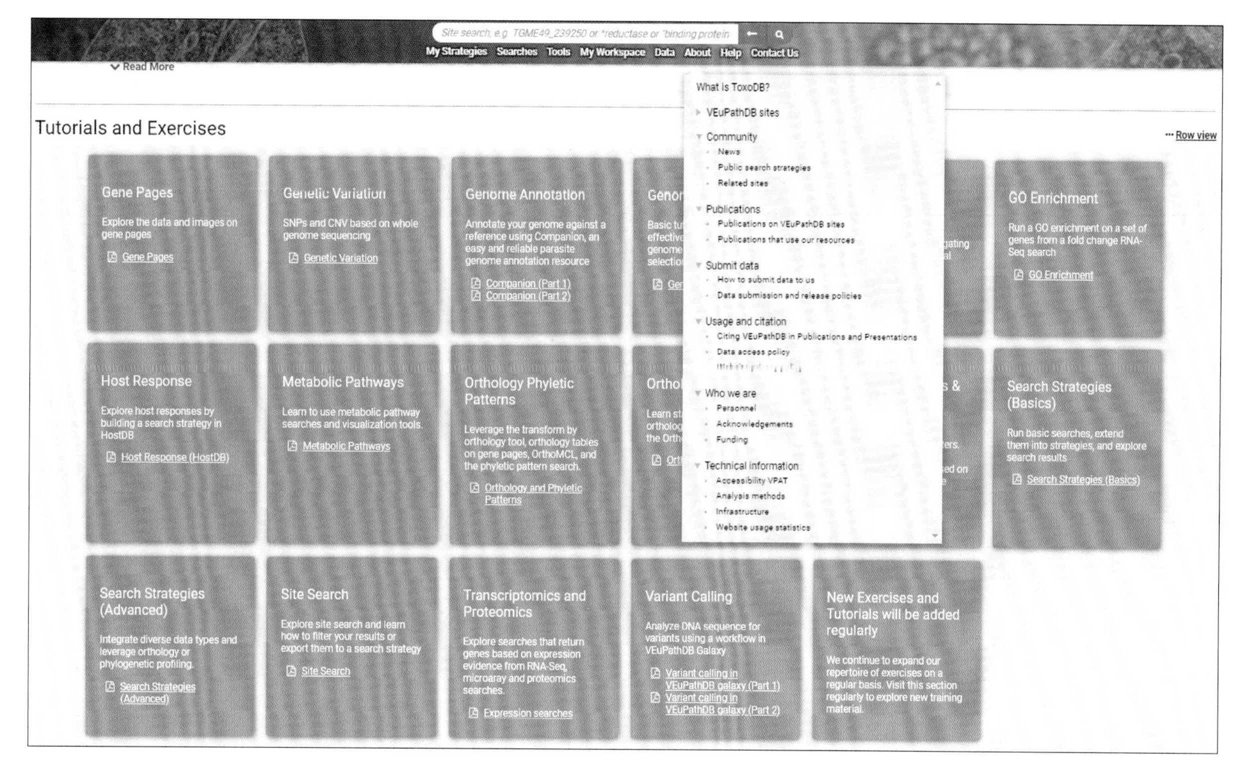


图 17-34　数据库社区导航概览

## 第三节　数据库工具

ToxoDB 在提供基因搜索策略的同时，还提供了多种工具用于对搜索结果的个性化分析。在运行了搜索框和搜索策略以后，返回了数目众多的基因，用户可对基因产生的基因本体论注释（GO）、代谢通路注释（metabolic pathway）、特定关键词或基因产物进行富集分析，以期找出其中统计学显著的基因表达信息。如果一个关键词在基因结果集中出现的频率比它在该物种（特定虫株）的所有基因集合中出现的频率更高，那么这个关键词或术语就被认为是显著富集的。

下面，以一批弓形虫基因的功能富集分析为例，对所选定的搜索策略的步骤进行描述：

第一步：选择主页中 Search for Genes 面板 Annotation，curation and identifiers 中的 Gene ID(s) 并在输入框中输入弓形虫基因 ID（图 17-35）。

第二步：下拉页面，选取 Analyze Results，并点击 Gene Ontology Enrichment（GO）或 Metabolic Pathway Enrichment（MPE）。用户可以选取 GO 或 MPE 的不同分析类型（如 GO 中的 Cellular Component，Molecular function 和 Biological Process）及其他参数（图 17-36）；同时，也可对分析的结果分页名字进行重命名（Rename This Analysis）并对相应的结果进行下载（Download）。

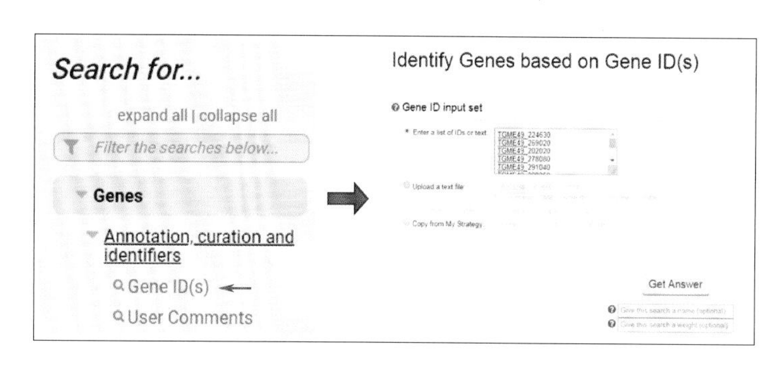


图 17-35　输入基因 ID

第三步：在了解这些基因所发挥的生物学功能以后，我们还希望了解这一批基因与已有研究中鉴定到的差异表达基因集是否有交集（图 17-37）。因此，我们挑选了 ToxoDB 数据库中收录的特定 RNA-Seq 数据，并得出了共 62 个共有的基因在小鼠大脑中是显著上调的（慢性期相比于急性期，矫正后 $p$ 值小于 0.1，变化倍数大于等于 2 倍）。至此，我们完成了一个个性化分析的例子（Pittman 等，2014）。

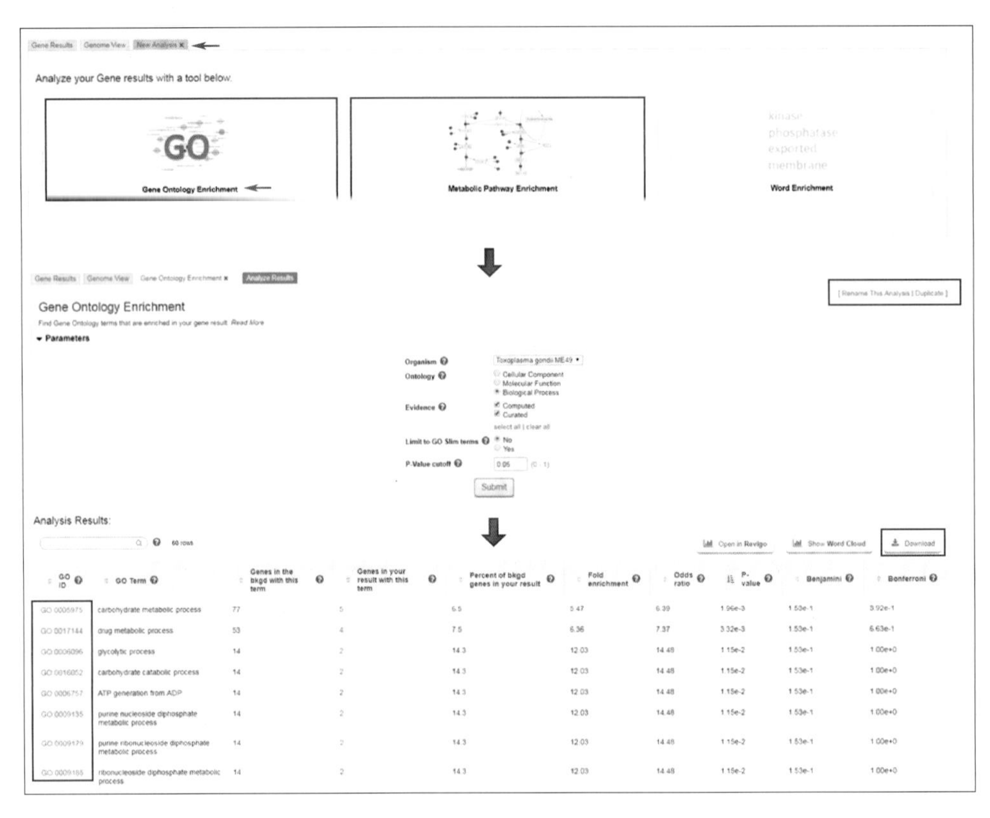


图 17-36　功能富集分析流程

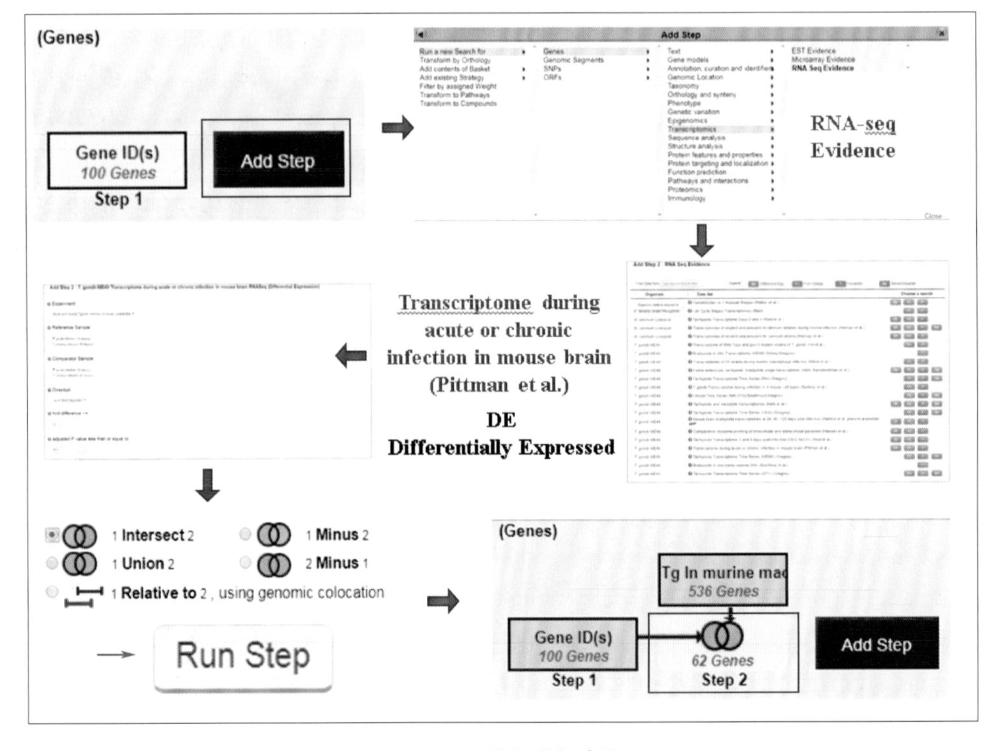


图 17-37　增加分析步骤

ToxoDB 提供众多实用性的数据挖掘工具以方便用户分析、检索或者查看数据，比如局部序列比对、序列检索、基因组注释、基因组浏览器等等(表 17-6)。

表 17-6　ToxoDB 常用工具概览

| 工具 | 功能简述 |
| --- | --- |
| Apollo | 基因及基因组注释 |
| BLAST | 序列相似性鉴定 |
| Companion | 对用户上传的序列进行同源性分析、种系进化关系分析以及共线性分析 |
| EuPaGDT | 真核病原体中 CRISPR 介导的 RNA 或 DNA 设计工具 |
| Galaxy | 提供多组学的数据分析服务 |
| Genome Browser | 在基因组浏览器中查看目标序列及其特征 |
| Ancillary Genome Browser | 获取弓形虫研究相关的探针及芯片数据 |
| PubMed and Entrez | 查看最新的文献进展及 Entrez 数据库结果 |
| Sequence retrieval | 检索特定序列的基因 ID 和位置 |

## 一、基因组注释

基因组注释是确定基因组位置和功能编码特征的过程。提高注释的生物学精度是一个复杂的迭代过程，这往往要求研究人员反复审查并纳入多种信息来源以进行校正。例如转录组比对结果，基于序列结果的基因预测模型，以及与相关生物中发现的特征的比较。基因组的测序和注释方式往往由一些权威机构所发起的项目来完成(如 RefSeq，Ensembl，FlyBase，Wormbase，Saccharomyces Genome Database，The Arabidopsis Information Resource，Mouse Genome Informatics 等)。而这些项目常常伴随着对原始数据的基因预测流程以及烦琐的人工注释过程。其中，对基因组的人工注释过程往往是这些项目中特定的研究人员通过人工注释工具或软件来不断校正和完善的。

随着测序成本的迅速下降，越来越多的科学家将高通量测序作为一种常规的实验室技术，借助于广泛的生物信息学分析工具，可以帮助完善基因组信息的全貌。同时，当我们通过一些流程化工具对一个基因组进行注释之后，最终得到的注释结果(通常是 GFF 文件)或多或少存在一些注释错误，需要通过人工校正。个别小型研究小组大多无法直接获取权威注释团队人员所使用的人工注释工具，但他们却常需要开展烦琐的人工注释工作。如某个国家或地区的一个基因组团队对一个特定基因家族的研究，或生物学通路或进化关系，有时所研究的物种或基因通常还会有较低的基因组组装质量，网络上能查询的注释信息可能寥寥无几。为此，研究者创建了 Apollo(Dunn 等，2019)这一开源软件来帮助研究人员在基于图形的浏览器平台中有效地检查和完善基因组特征(图 17-38)(Dunn 等，2019)。

Apollo 支持实时协作，允许分布式用户同时编辑相同的基因编码特征，允许多方实时协作地对基因注释进行修改。该技术架构使得 Apollo 能够集成到多个现有的基因组注释流程并整合至不同实验室的分析平台中。

**1. 主要功能**　Apollo 由用户端和服务器端构成(图 17-39)。网页端基于 Jbrowse，增加了 Annotation Track，用于编辑新的注释信息，以及一个管理数据的侧边栏。服务端划分为三个部分，中间部分是基于 Java 开发的 Apollo 服务，用于和数据库端、文件系统交互。数据库端存放方面 Apollo 服务端使用了 Grails，是一套用于快速 Web 应用开发的开源框架，它基于 Groovy 编程语言，并构建于 Spring、Hibernate 等开源框架之上，同时也是一个高生产力的一站式框架。数据库端目前主要为关系型数据库，如 PostgreSQL、MySQL 和 H2。文件系统端则是用户提供的各种生物学数据。

**2. 应用**　Apollo 可被应用于多方面的人工注释工作，如：

(1) 蛋白质编码基因的注释；

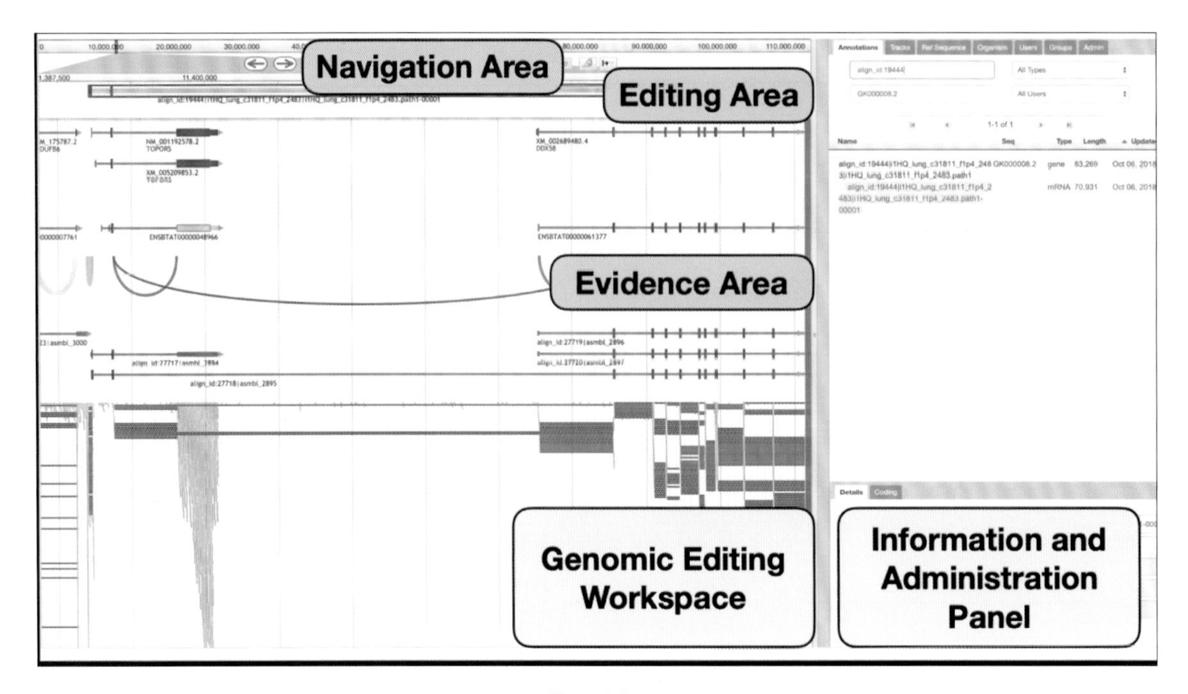


图 17-38 基因注释工具 Apollo

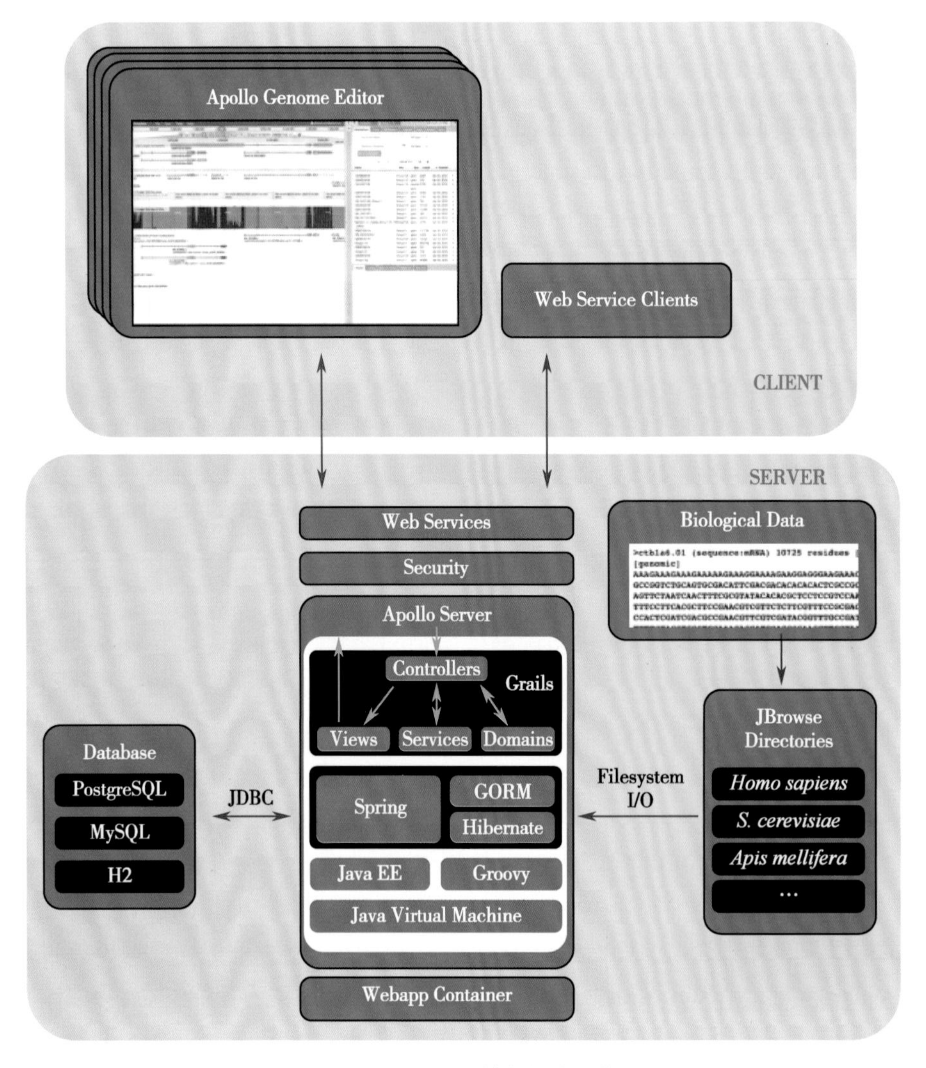


图 17-39 Apollo 的数据库结构

（2）人工注释纠正不同测序方法所导致的注释错误；

（3）对时期特异或组织特异的转录组事件进行数据可视化；

（4）对可变剪接异构体的数据可视化；

**3. 实例** 本例中（图 17-40），来自牛（*Bos taurus*）基因组的 RNA-Seq 数据存储为 BAM 文件并上传至 Apollo。单个读长的比对结果显示在蓝绿色高亮区域。这个例子突出了利用高通量的深度测序数据进行人工注释的重要性。两个不同的剪接变体被显著划分：一个剪接异构体在狗的 Ensembl track 中被注释，而另一个不同的剪接异构体只在鼠的 Ensembl track 中被注释。RNA-Seq 数据的可视化清楚地显示了两种变体都存在于牛体内的证据。边缘匹配（红色）突出了不同转录本之间外显子边界的一致性。

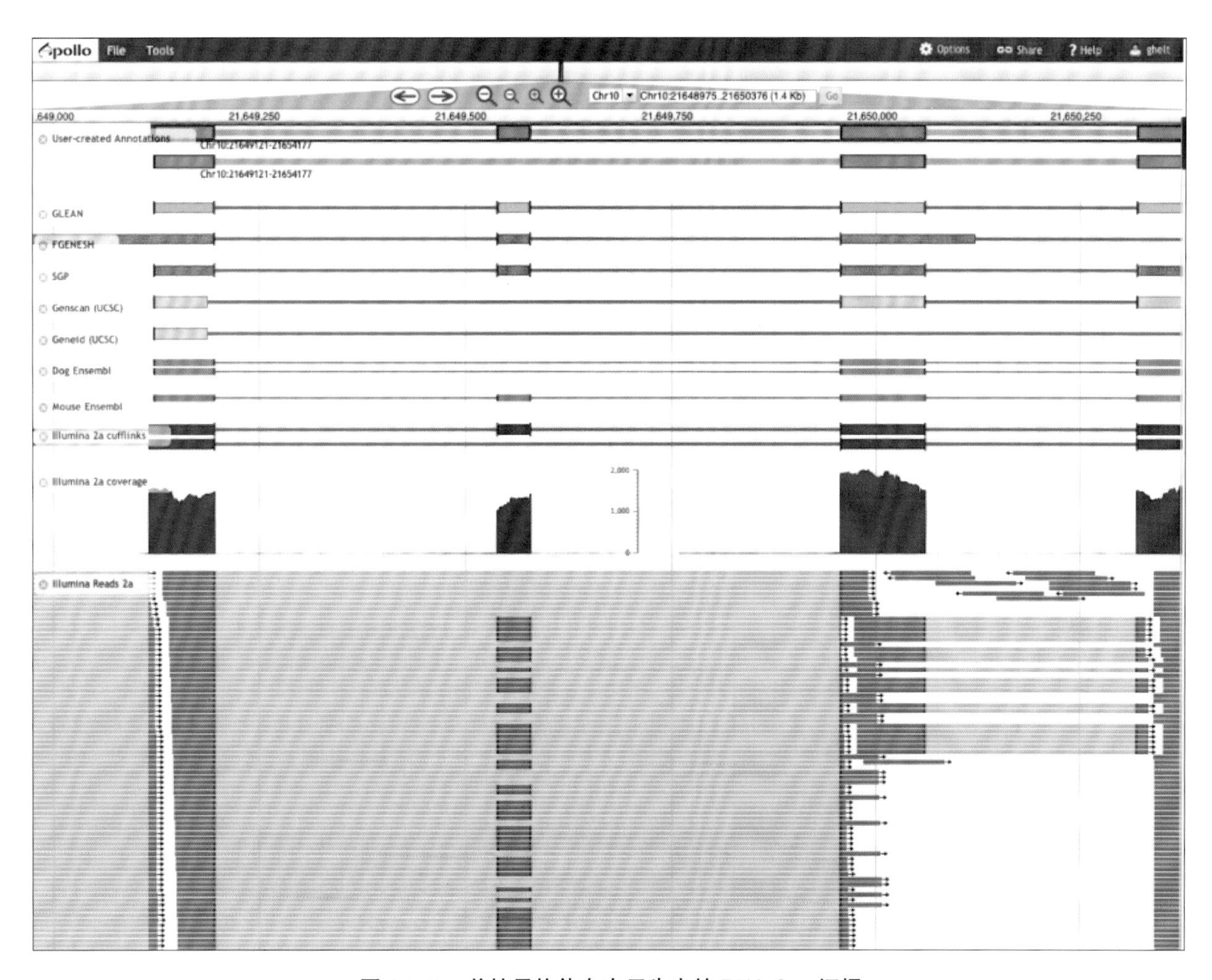


图 17-40 剪接异构体存在于牛中的 RNA-Seq 证据

## 二、基因组比对（BLAST）

在生物信息学中，BLAST（基本的局部比对搜索工具）是一种用于初级基因序列之间比较的算法和程序，如蛋白质的氨基酸序列或 DNA 和 / 或 RNA 序列的核苷酸序列的比较。BLAST 的基因序列搜索使研究人员能够将目标蛋白或核苷酸序列与数据库中的序列进行比较，并识别其中具有高相似性的基因序列。根据查询序列和目标数据库，用户可以获得不同类型的 BLAST 比对策略的结果。例如，在小鼠中发现了从前未知的基因后，科学家通常会对人类基因组进行 BLAST 搜索，以查看人类是否携带类似的基因。BLAST 将根据序列的相似性来识别人类基因组中与小鼠基因相似的序列。ToxoDB 中的 BLAST 功能与 NCBI 数据库的 BLAST 功能类似，用户可类比 ToxoDB 中的 BLAST 功能与 NCBI 中

BLAST 的使用原理和方法。

**1. 主要功能** BLAST 工具提供了 NCBI 数据库 BLAST 的接口，用户可直接将自己输入的序列比对到相应物种的序列存储库，并通过设置目标数据类型和 BLAST 的程序来通过序列相似性寻找基因、基因组序列、表达序列标签、PopSet 序列以及开放阅读框。

**2. 应用** BLAST 结果会列出跟查询序列相似性比较高且符合限定要求的序列结果，根据这些结果可以获取以下一些信息：

（1）查询序列可能具有某种功能；

（2）查询序列可能是来源于某个物种；

（3）查询序列可能是某种功能基因的同源基因等；

**3. 实例** 弓形虫 ME49 虫株基因 TGME49_239250 的核酸序列在核酸数据库中查询。

第一步：获取目标基因的序列。可以在网站上方的搜索框中直接键入基因名搜索（图 17-41）。要获取该基因的序列，可单击“Download Gene”，勾选“FASTA”一项，下拉，找到“Get sequence”按钮，随后弹出新窗口，便可以复制 TGME49_239250 的核苷酸序列了。

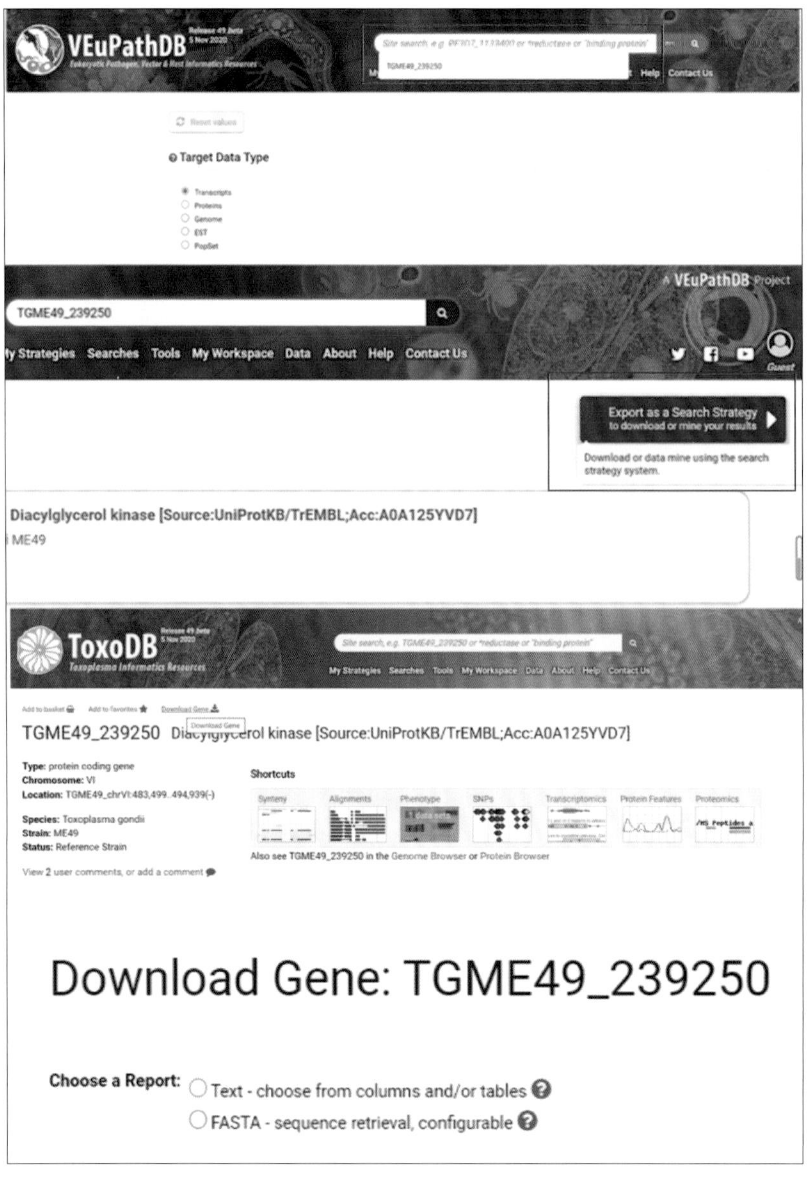


图 17-41 目标基因序列的搜索与下载

第二步：可从首页直接找到BLAST链接或从导航栏的Tools处下拉进入blast界面（图17-42）。

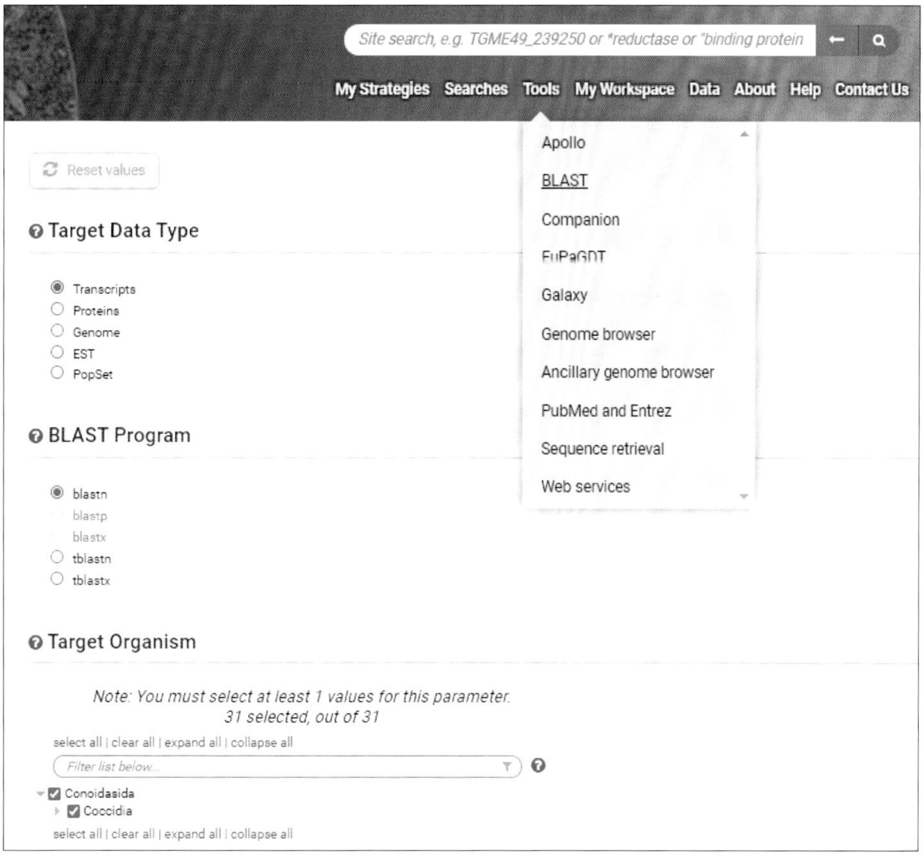

图17-42 ToxoDB数据库中BLAST功能页面

（1）选择目标数据类型：可供选择的目标数据类型有6种（图17-43）：转录本（Transcripts）、蛋白质（Proteins）、基因组（Genome）、表达序列标签（Expressed Sequence Tag）、开放阅读框（Open Reading Frame）和探针（Popset）序列。

根据用户的需要选择将对输入的序列进行BLAST运算的序列类型。此处选择基因组（Genome）作为目标数据类型。

（2）选择BLAST程序类型：可供选择的BLAST程序类型有5种（图17-44输入的目标数据类型选择），此处选择了blastn程序。每种程序的用法总结见表17-7 BLAST比对策略概览与表17-8 ToxoDB可用的数据比对策略，分别是：

1）blastn：核酸序列到核酸库中查询。

2）blastp：蛋白质序列到蛋白质库中查询。

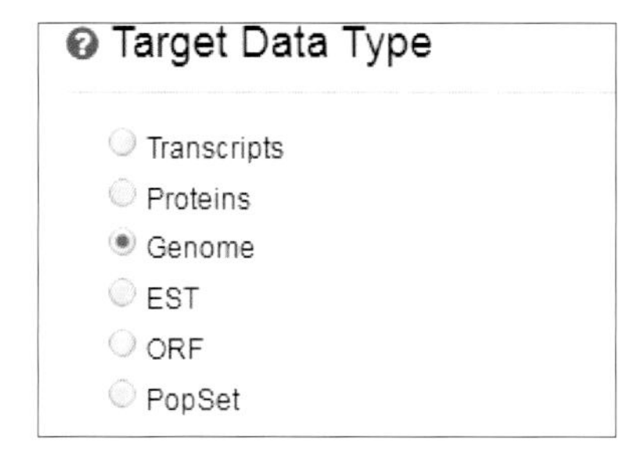


图17-43 输入的目标数据类型选择

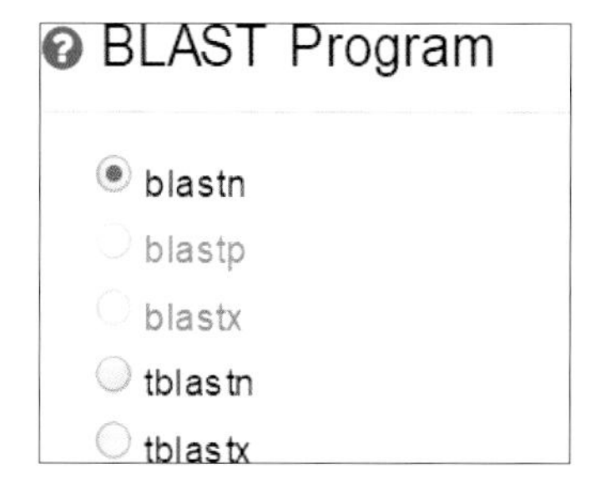


图17-44 输入的目标数据类型选择

3）blastx：核酸序列到蛋白质库中查询，其中查询的核酸序列根据可能的读码框类型翻译成6种蛋白质序列后，再从蛋白质数据库中检索。

4）tblastn：蛋白质序列到核酸库中查询，其中查询的蛋白质序列与核酸数据库中的核酸序列翻译成的6种蛋白质序列进行比对。

5）tblastx：核酸序列到核酸库中查询，与balstn不同的是，此程序是将查询的核酸序列翻译成6种蛋白质序列后，再将这些蛋白质序列与核酸数据库中的核酸序列翻译的6种蛋白质序列比对。

表17-7 BLAST比对策略概览

| 程序名 | 查询序列 | 数据库 |
|---|---|---|
| blastn | 核酸 | 核酸 |
| blastp | 蛋白质 | 蛋白质 |
| blastx | 核酸 | 蛋白质 |
| tblastn | 蛋白质 | 核酸 |
| tblastx | 核酸 | 核酸 |

表17-8 ToxoDB可用的数据比对策略

| | blastn | blastp | blastx | tblastn | tblastx |
|---|---|---|---|---|---|
| Transcripts | √ | | | √ | √ |
| Proteins | | √ | √ | | |
| Genome | √ | | | √ | √ |
| EST | √ | | | √ | √ |
| ORF | | √ | √ | | |
| PopSet | √ | | | √ | √ |

（3）选择目标物种：选择不同的BLAST程序时可供选择的物种数也会有所不同，现在共有29个物种（organism）可供选择（图17-45）。可单击小三角形展开次级下拉单，从而进一步勾选种或品种。

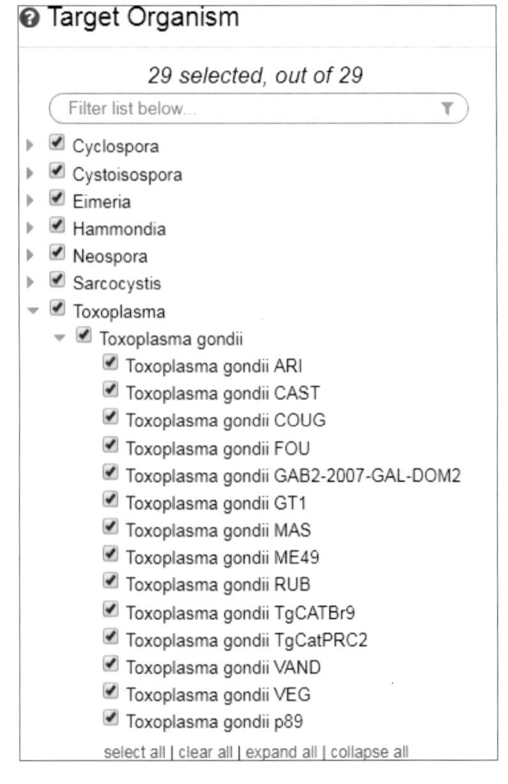

图17-45 选择待比对的物种

（4）输入序列：如图17-46将目标序列输入，将先前获得的TGME49_239250核苷酸序列粘贴到输入框。一次搜索只能输入一个序列且序列的大小不能超过31kbps。

（5）确定阈值

1）输入期望值：S值（即Score，同源性分值）表示两序列的同源性，分值越高表明两者间序列相似性越高。E值（Expectation value）则为S值可靠性的评价。它表明在随机的情况下，其他序列与目标序列相似度要大于S值的可能性。所以它的分值越低越好。一般地，E值的默认值为10（图17-47）。

2）输入最大值描述：这项参数限制了检索结果的个数。默认情况下，将按照相似性得分从高到低选取前50个结果。

3）选择是否进行低复杂性过滤：开启低复杂性过滤（low complexity filter）后，屏蔽重复性的低复杂度区域，如

CACACACACA 等，可以避免产生太多的假阳性 hits。此处的“低复杂度”，通常根据序列的信息量来判断。这里勾选“yes”，开启低复杂性过滤。

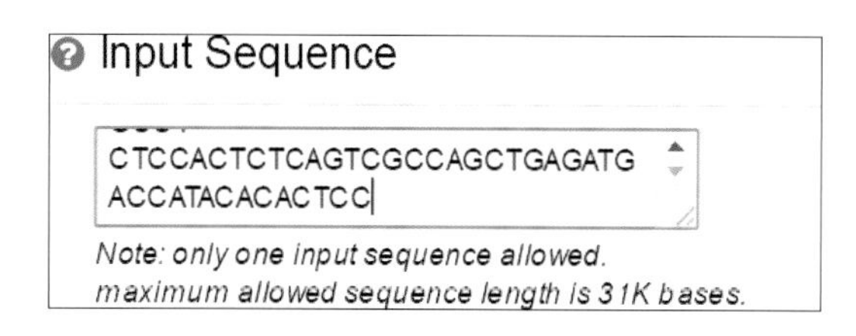


图 17-46　将目标序列输入

4）可选项目（自定义名称和权重）：有两个可选项目可根据需要自行勾选。分别是：本次检索命名（最多 15 个字符）；给本次检索赋予权重（权重只能是整数（例如 10，200，-50）。它将显示在结果其中一列中。在检索策略中，用联合和交集对权重进行求和，在多次检索中找到的相同条目将获得更高的分数。默认的权重是 10。

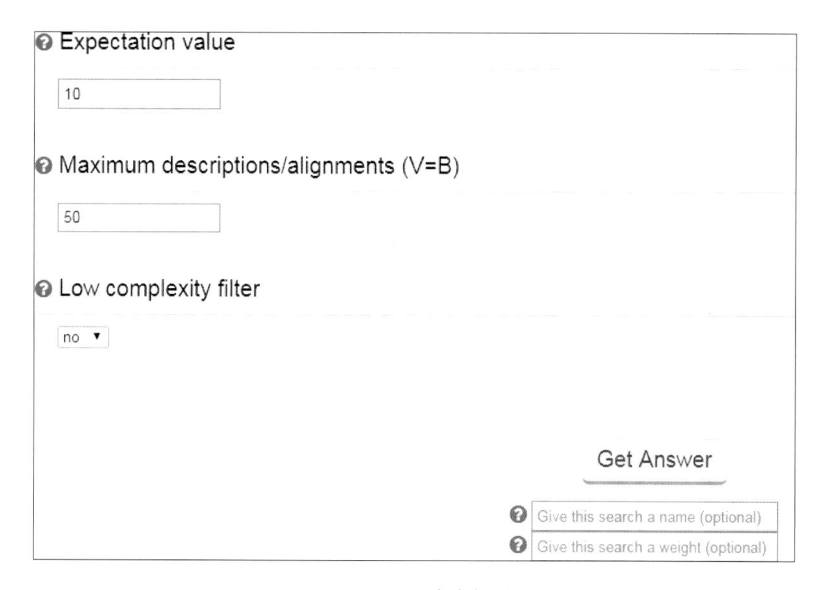


图 17-47　确定阈值

设置好以上参数后，点击“Get Answer”按钮开始分析，稍等片刻就可看到结果。

（6）结果展示：结果页面主要由 3 大板块构成（图 17-48）。

My Strategies: New | Opened (1) | All (2) | Basket | Public Strategies (17) | Help

Hide search strategy panel

(Sequences)

①

BLAST 50 Sequences Step 1 | Edit | Add Step

Strategy: BLAST(2) *

Rename
Duplicate
Save As
Share
Delete

50 Genomic Sequences from Step 1 Revise

Strategy: BLAST(2) ②

Filter results by sequence type

| all_sequence_types | chromosomes | supercontigs | contigs | apicoplast |
| --- | --- | --- | --- | --- |
| 50 | 5 | 32 | 13 | 0 |

BLAST　Genomic Sequence Results

③

Rows per page: 100　　Download　Add to Basket　Add Columns

| Sequence ID | Organism | Score | E-Value |
| --- | --- | --- | --- |
| TGME49_chrVI | Toxoplasma gondii ME49 | 20630 | 0E0 |

图 17-48　BLAST 结果

（7）检索策略图示面板（search strategy panel）：如图 17-48“Open”一栏。该模块以方框图形的形式展示了历史检索策略。此处只有一步检索策略，故只有一个黄色方框，框中的内容有检索结果的个数（50 个）以及所用工具的名称（BLAST）。

可单击“Add step”添加新的步骤（图 17-49）。新步骤的结果将与当前结果相整合。这个步骤可以是一次检索或一次转换。可在弹出的小窗中根据需要自行选择要添加的步骤。每个步骤的方框右上角有“Edit”按钮，单击会弹出新的小窗，展示输入的各项参数，并可以在顶部对该步骤进行编辑，如重命名、修改参数、在该步骤前插入新步骤、删除等操作。

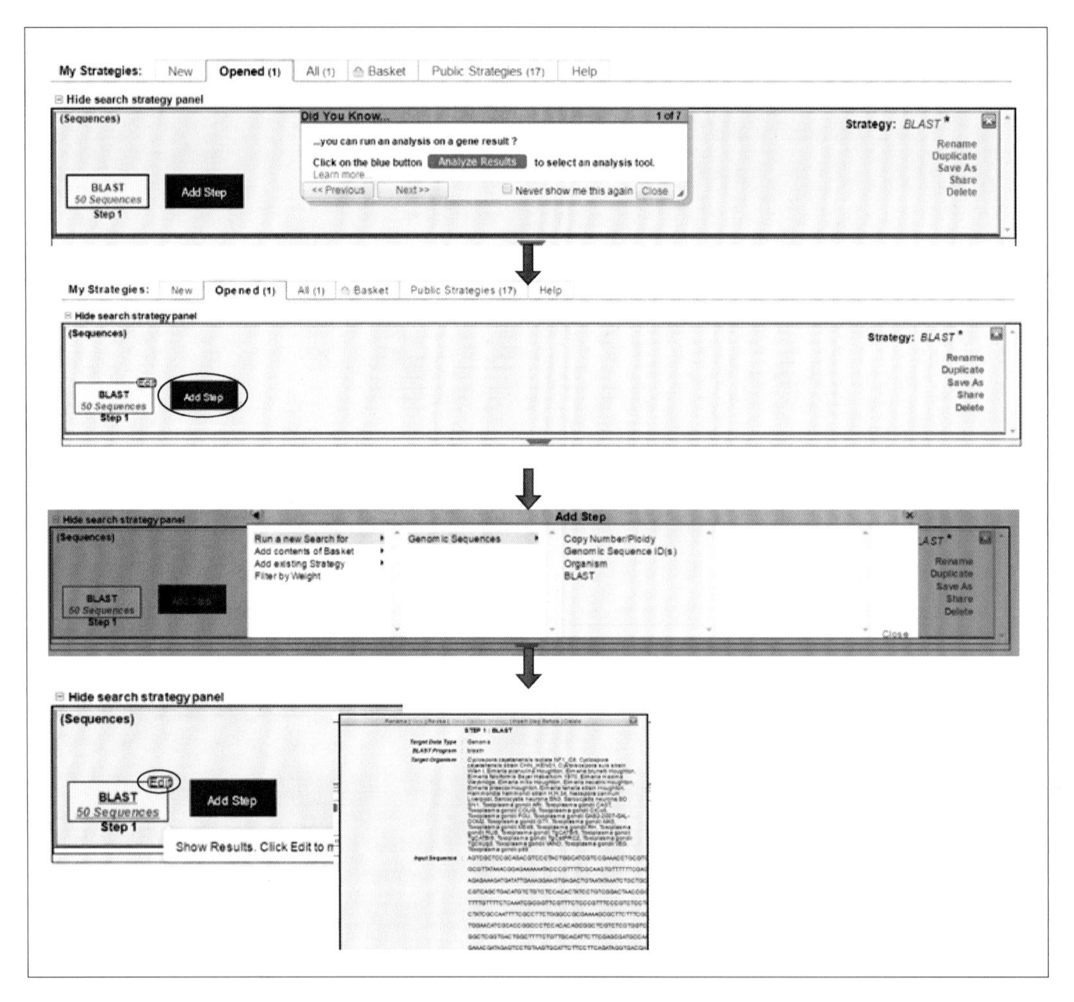


图 17-49 BLAST 结果检索策略图示面板

（8）过滤表（filter table）：第二部分是过滤表，展示①中当前步骤的结果概要。

单击“Revise”按钮可以修改参数，与在①中的“revise”功能类似。单击“BLAST”也可以重命名当前策略（图 17-50）。表格对总共的 50 条核酸序列结果进行分类。第一列为所有的核酸类型（all sequence types），其余几列按染色体（chromosomes）、超级片段重叠群（supercontigs）、片段重叠群（contigs）和顶质体（apicoplast）将结果分为 4 类，并统计了各类型分别有多少条结果。

单击相应的分类所对应的数字，③则会筛选出该类结果，并在②中以黄色高亮标注选择的类别。此处筛选出染色体（chromosomes）的结果。

（9）检索结果展示（actual result）：检索结果为动态的、可编辑的表格，展示查询的实际结果，此栏目分为两个界面—“BLAST”和“Genomic Sequence Results”。

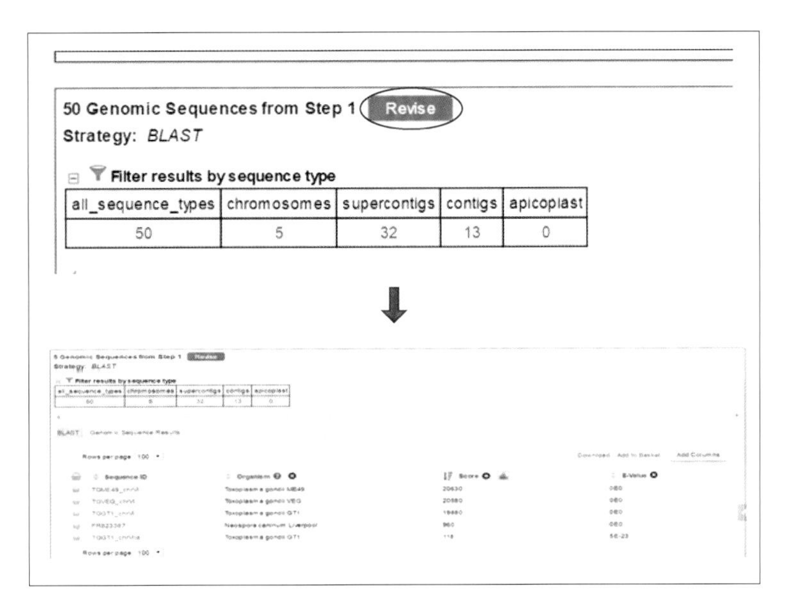


图 17-50 BLAST 结果过滤表

（10）BLAST 结果信息：该界面标明使用的是 BLASTN 程序，列出用到的数据集，包括 CcayetanensisNF1_C8Genome 等。图 17-51 中的表格从左侧第一列开始，每一列分别表示序列名称、物种名（organism）、版本（version）、分数（Score）和 E 值（E）。

1）每条检索结果与输入序列相似程度的分数。分数越高表示相似程度越高，此处将检索结果按照分数降序排列。

2）E-value 值，该值越小（接近 0）表示这条结果越具有显著性。

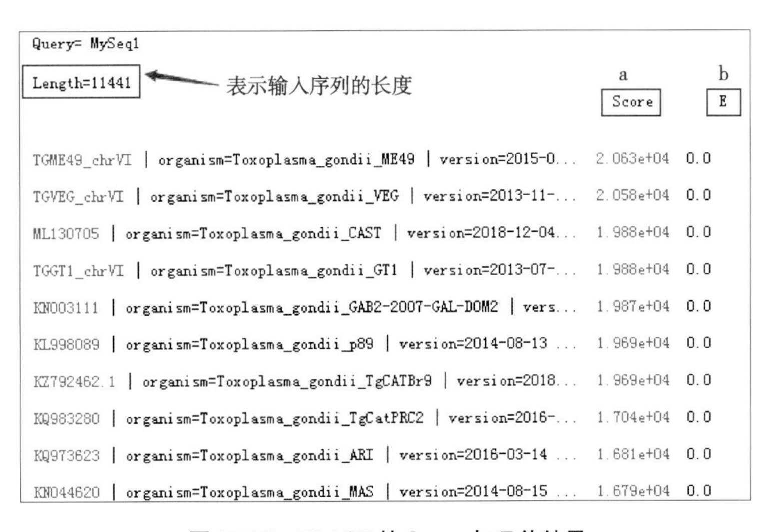


图 17-51 BLAST 的 Score 与 E 值结果

罗列完所有结果的简要信息后，以下页面讲详细展示检索结果中具体每一条序列与输入序列的逐一比对（图 17-52）。

例如，此处显示的是检索结果中的第一条，即 TGME49_chrVI 序列与输入序列 TGME49_239250 各核苷酸的逐一比对。这里包含了比上面图中更详细的信息，如 TGME49_chrVI 的长度（length）为 365 6745，相似性（identities）为 100%，缺失（Gaps）为 0%。每个“Query”行代表输入序列

TGME49_239250，每个“Sbjct”行则表示结果序列 TGME49_chrVI，序列两端的数字则代表该行两端的核苷酸在序列中的位置。

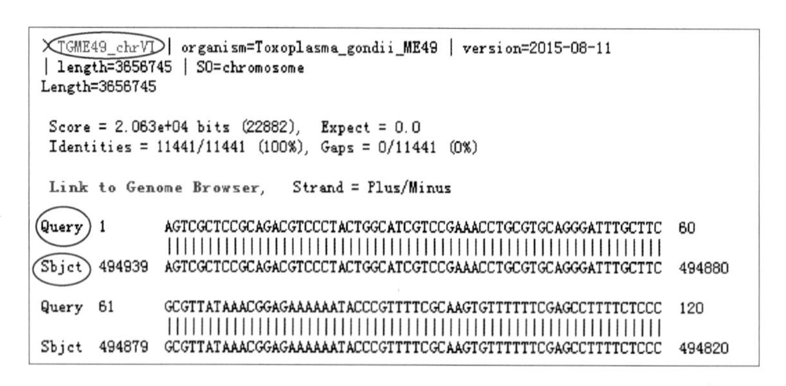


图 17-52 序列比对结果

（11）基因组序列结果（Genomic Sequence Results）：基因组序列结果页面（图 17-53），与之前介绍的 BLAST 结果页面有相似之处，也有其独特的功能。

BLAST | Gene Results | Genome View | Analyze Results

1 2 3 Rows per page: 20 | Download | Add to Basket | a Add Columns

| b Gene ID | Transcript ID | c Organism | d (d1 d2) Score | e E-Value |
|---|---|---|---|---|
| TGME49_239250 | TGME49_239250-t26_1 | *Toxoplasma gondii ME49* | 7503 | 0E0 |
| TGVEG_239250 | TGVEG_239250-t26_1 | *Toxoplasma gondii VEG* | 4538 | 0E0 |
| TGRUB_239250A | TGRUB_239250A-t30_1 | *Toxoplasma gondii RUB* | 4524 | 0E0 |
| TGMAS_239250A | TGMAS_239250A-t30_1 | *Toxoplasma gondii MAS* | 4515 | 0E0 |
| TGVAND_239250 | TGVAND_239250-t30_1 | *Toxoplasma gondii VAND* | 4515 | 0E0 |
| TGARI_239250A | TGARI_239250A-t30_1 | *Toxoplasma gondii ARI* | 4511 | 0E0 |
| TGBR9_239250 | TGBR9_239250-t46_1 | *Toxoplasma gondii TgCATBr9* | 4511 | 0E0 |
| TGCOUG_239250A | TGCOUG_239250A-t46_1 | *Toxoplasma gondii COUG* | 4511 | 0E0 |
| TGP89_239250 | TGP89_239250-t30_1 | *Toxoplasma gondii p89* | 4511 | 0E0 |
| TGPRC2_239250A | TGPRC2_239250A-t30_1 | *Toxoplasma gondii TgCatPRC2* | 4511 | 0E0 |
| TGCAST_239250 | TGCAST_239250-t46_1 | *Toxoplasma gondii CAST* | 4497 | 0E0 |
| TGDOM2_239250 | TGDOM2_239250-t30_1 | *Toxoplasma gondii GAB2-2007-GAL-DOM2* | 4497 | 0E0 |
| TGFOU_239250A | TGFOU_239250A-t30_1 | *Toxoplasma gondii FOU* | 4497 | 0E0 |
| TGGT1_239250 | TGGT1_239250-t26_1 | *Toxoplasma gondii GT1* | 4497 | 0E0 |
| HHA_239250 | HHA_239250-t26_1 | *Hammondia hammondi strain H.H.34* | 3604 | 0E0 |

图 17-53 BLAST 的基因组信息结果

1）添加列（Add Column）：默认只显示 Sequence ID、Organism、Score、E-Value 这 4 列。单击后可以根据用户的需要显示其他列。

2）序列名称（Sequence ID）：单击某个序列名称可以跳转至该核酸序列的信息页面。

3）物种（Organism）：显示这一行的序列是来自何种生物。

4）显示分数（Score），默认降序：可以通过 d1 按钮来改变排序方式（升序或降序）。d2 则可以给出分数的可视化柱状图。

## 三、真核病原体基因组注释及分析

目前可用的测序技术能快速又经济地对许多新的真核寄生虫（apicomplexan 或 kinetoplastid）物种

或虫株进行测序。与 SNP calling 方法相比，这些基因组的从头组装（*de novo* assembly）使研究人员能够更好地确定基因组的插入、缺失和重组事件，并检测复杂的序列多样性。例如，从头组装可用于检测在可变性多基因家族（multigene families）中所观测到的序列多样性。然而，目前（截至 2016 年）还没有可用的真核生物病原体基因注释流程用于自动化地得出前述中的分析结果。一个合适可用的流程需要基于已有的证据来支持新的基因发现，且能良好地执行功能注释和假基因检测以便最终可以将分析结果直接提交给公共数据库进行存储。此外，目前的分析工具仍未能很好地做到快速且无损地保留分析信息，这对于一些首次进行基因组注释的病原体数据分析与可视化则更是如此。为了迎合这些需要，研究人员开发了配套的 Web 服务器（http://companion. sanger.ac.uk）—Companion（Steinbiss 等，2016）来提供基于参考注释方法的寄生虫基因组注释服务。科研人员通过注释利什曼原虫（*Leishamnia*）和疟原虫（*Plasmodium*）基因组作为典型的寄生虫案例来演示 Companion 的使用和性能，并与手动注释的参考结果进行比较。结果表明，Companion 的分析结果具有比手动注释的参考结果更好的准确性和可靠性。以下介绍 Companion 的功能和使用。

**1. 主要功能** 使用 Companion 允许用户实现以下功能：

（1）确定和描述目标基因组与参考基因组之间的差异水平；

（2）确定在一组特征相关联物种集合中的系统发生位置；

（3）生成基因计数（gene counts）和基因组特征概要结果；

（4）评估注释中的潜在错误；

（5）检查伪染色体（pseudochromosomes）的高水平共线性。

**2. 当前版本** 配套的网页界面可供公众使用，无登录要求（http://companion.sanger.ac.）。用户可以自由地以 Fasta、GenBank 或 EMBL 格式提交自己的序列，其大小可达 64mb，最多可提交 3 000 个序列。作为参考集，该数据库提供了从最新版本的 GeneDB 和 EupathDB 数据库导入的 62 种选定的寄生虫物种。对于常用的或大的基因组序列，Companion 流程也可在选定的平台上使用，包括 Linux 和 Mac OS。单机程序也已经在相关网站公布用于下载（Steinbiss 等，2016）。

**3. 应用** 对用户输入的序列（包括新的虫株或与已知物种亲缘关系相近的物种）进行从头注释，并得出目标序列与参考注释物种的同源性、种系发生关系以及共线性。

**4. 流程** Companion 的工作流程大致可分为基因结构的邻接拼接、特征注释、功能注释、结果评价和可视化等阶段（图 17-54）。

每个环节的主要内容归结为以下几点：

（1）伪染色体邻接（Pseudochromosome contiguation）：第一步可选步骤是对输入序列进行基于参考注释的排序和定位，例如，确定重叠群（contigs）或支架（scaffolds）结构。使用 abacas2（https://github.com/sanger-pathogens/abacas2），以尽可能匹配参考基因组的染色体结构。无序输入序列被连接成一个额外的人工“bin”序列。产生的 AGP 文件为随后的数据库结果提交创建了描述性的结果，其中包含了染色体和 bin 结构的序列（图 17-55）。

（2）注释流程：

1）结构注释组件使用基于同源的（homology-based）和从头计算（*ab initio*）的注释技术，来提供一组蛋白质编码基因模型。RATT 用于将高度保守的基因模型完整地从参考注释中转移到目标序列（此时已经 ABACAS 处理为伪染色体水平结果）。从头开始基因预测的方法，如 SNAP 和 AUGUSTUS，被用作候选基因模型的额外来源，另外，其他外部来源的参考（如 EST 或 RNA-Seq 数据）也被整合进来。AUGUSTUS 模型是使用参考数据集的完整编码基因模型进行训练的。为了可靠地识别部分基因侧翼间隙，基因的寻找过程既在完整的伪染色体上进行，也在 bin 上进行。该程序还对被间隙（gap）分割的所有输入序列进行了新（de novo）的基因预测，允许 AUGUSTUS 在结构注释步骤结束时在每个获得的“伪连接”的边界上调用部分基因，通过将所有基因寻找的结果合并成一个规范集，并最终

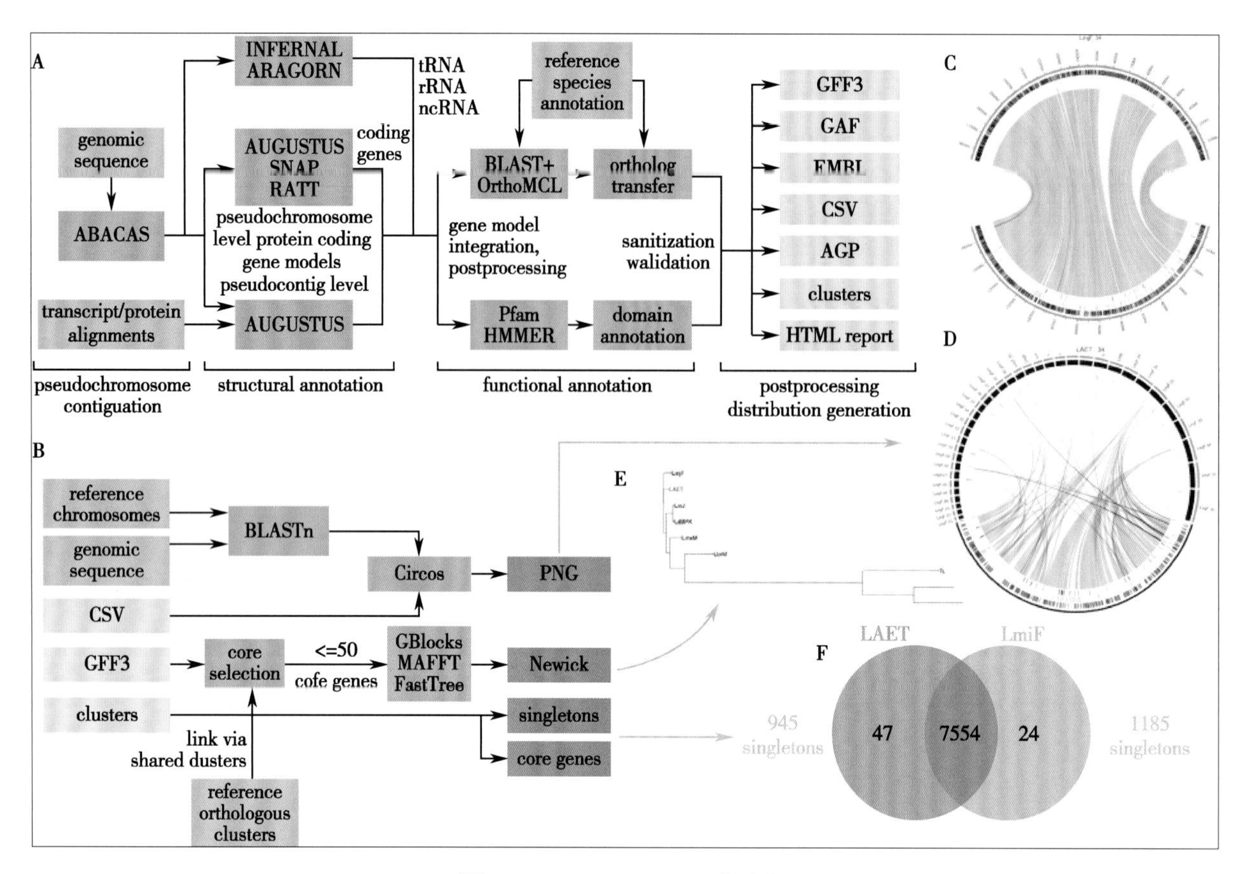


图 17-54 Companion 工作流程

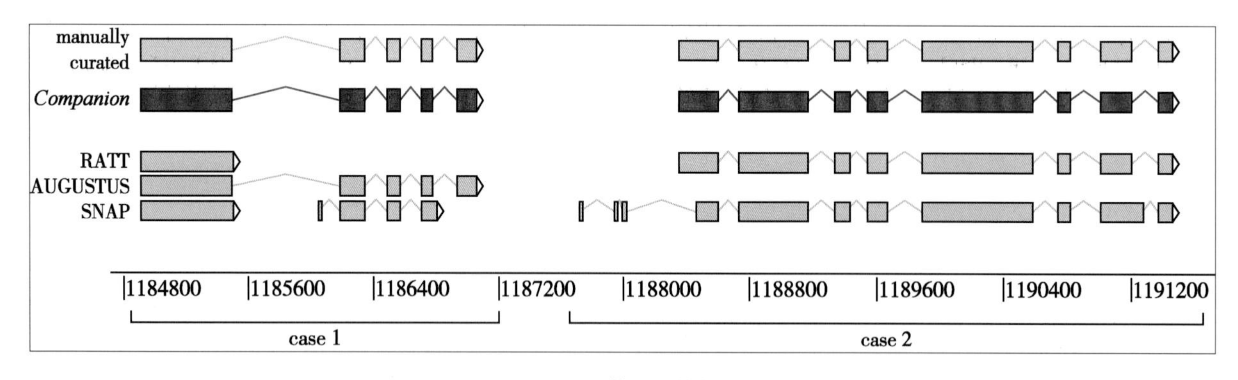


图 17-55 基因结构拼接

得到了一组非冗余的基因模型。这是通过选择任何给定位点的最佳解释来完成的，该过程决于参考集来源、基因长度和基因结构属性，如拼接位点可变性。从 Rfam 数据库中选择核糖体 RNA 和其他 ncRNA（non-coding RNA）协方差模型，使用 ARAGORN（结合 INFERNAL）从头开始产生额外的非编码 RNA 注释，用于对 tRNA 进行注释分析。最终，编码和非编码基因模型均被合并成一个完整的结构注释集。

2）对于所得到的集合中的每个蛋白质编码基因，功能注释（产物描述、基因名称、GO 术语、同源词的 ID）从与同源参考基因相关的注释中提取出来。如果不能为一个基因确定先前特征的同系物，则使用最佳的 Pfam-A HIT 来分配一个假定的函数。

（3）结果准备和下游比较分析：为了便于解释结果，Companion 流程产生了众多结果文件供使用者进行解读（图 17-54）：

1）序列和注释信息可以压缩形式下载

2）目标序列与参考注释共线性图（由 Circos 生成）

3）通过使用 MAFT、GBlock 和 FastTree，选取 50 个随机采样的同源簇（orthologous cluster）来构建物种树，每个同源簇在每个物种中都有一个拷贝（产生 Newick 文件并在网站中进行可视化）。所输入的新的物种序列基因与所设定的参考物种集之间的物种进化树结果。

4）可视化了 OrthoMCL 的输出结果，使用 Jvenn 构建韦恩图来突出与注释物种共享的和物种特异性的基因。每个相交子集的内容可以在分页和可排序的表中浏览，从而能够交互地对基因差异进行分析。

**5. 实例** 下面以弓形虫的 ME49 的 RH 虫株基因组为例对 companion 的操作进行详解：

第一步（图 17-56）：设置基本的提交信息，如所提交项目的名字，物种前缀和物种名。

第二步：上传目标序列。选择本地磁盘中下载好的基因序列，FASTA、EMBL 或 GenBank 文件可以是 gzip- 或 bzip2 压缩文件。如果是压缩文件，则必须具有 .gz 或 .bz2 后缀。本例中，我们对 Companion 官网的示例进行描述（Job name：Companion demo；Species name：LFOO；Target Sequence：Plasmodium_falciparum_IT_chromosome_5_sequence.txt）。

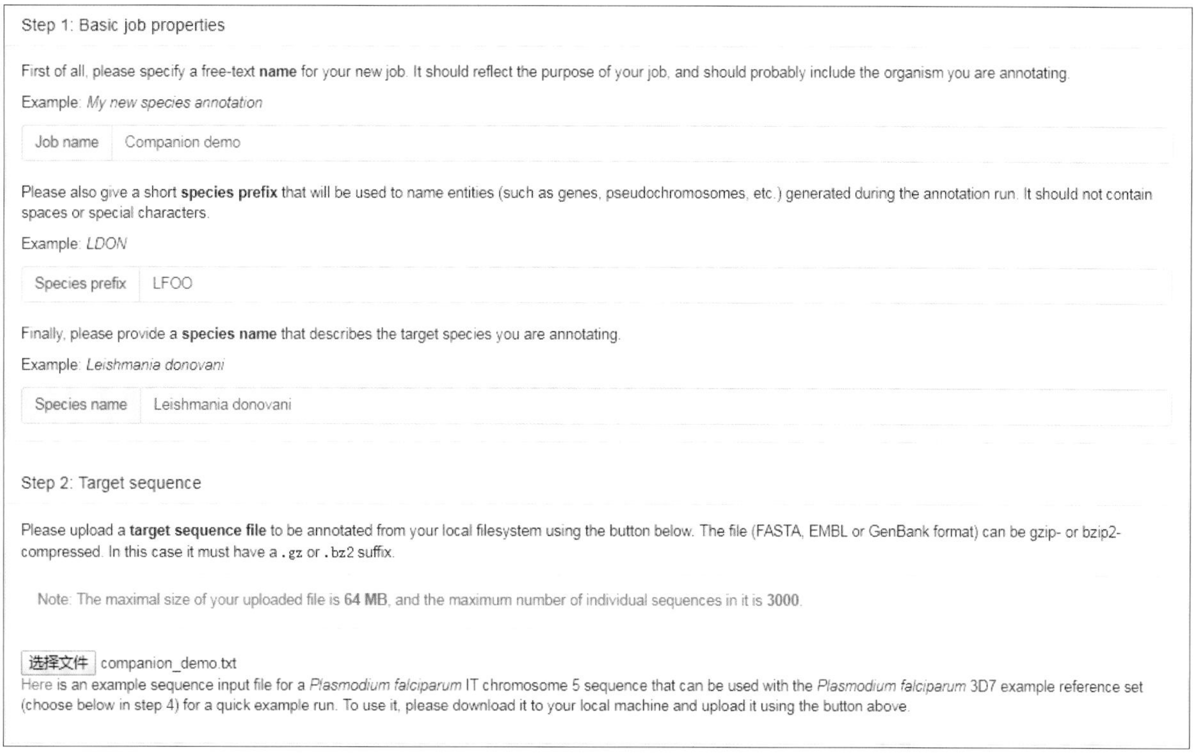

Step 1: Basic job properties

First of all, please specify a free-text **name** for your new job. It should reflect the purpose of your job, and should probably include the organism you are annotating.

Example: *My new species annotation*

Job name | Companion demo

Please also give a short **species prefix** that will be used to name entities (such as genes, pseudochromosomes, etc.) generated during the annotation run. It should not contain spaces or special characters.

Example: *LDON*

Species prefix | LFOO

Finally, please provide a **species name** that describes the target species you are annotating.

Example: *Leishmania donovani*

Species name | Leishmania donovani

Step 2: Target sequence

Please upload a **target sequence file** to be annotated from your local filesystem using the button below. The file (FASTA, EMBL or GenBank format) can be gzip- or bzip2-compressed. In this case it must have a .gz or .bz2 suffix.

Note: The maximal size of your uploaded file is **64 MB**, and the maximum number of individual sequences in it is **3000**.

选择文件 companion_demo.txt

Here is an example sequence input file for a *Plasmodium falciparum* IT chromosome 5 sequence that can be used with the *Plasmodium falciparum* 3D7 example reference set (choose below in step 4) for a quick example run. To use it, please download it to your local machine and upload it using the button above.

图 17-56 Companion 操作实例步骤 1，2

第三步（图 17-57）：选定是否需要使用转录本参考注释（本例中选取不需要转录本信息）；新基因注释（de novo gene annotation，即没有参考注释的基因）的准确性，可以通过添加外部注释来进一步优化基因结果。Companion 可以使用 GTF 格式的组装转录本（如由 Cufflinks 产生的转录本）以改善结果。如果您准备了这样一个文件，您可以上传它用于基因的鉴定（最大大小为 64MB）。

第四步：为注释运行选定一个可用的参考物种。Companion 将尝试从参考基因组中高度保守的同源物中提取信息，如基因结构或编码产物信息。此外，对参考基因进行训练的预测模型将用于新的基因发现。Companion 目前提供了 61 个参考数据集，包含许多寄生虫及相关物种（均从 GeneDB 和 EupathDB 引入）。参考物种将用于基因鉴定、功能注释和伪染色体邻接的模型（本例中选取 *Plasmodium falciparum* 3D7 chromosome 5）。

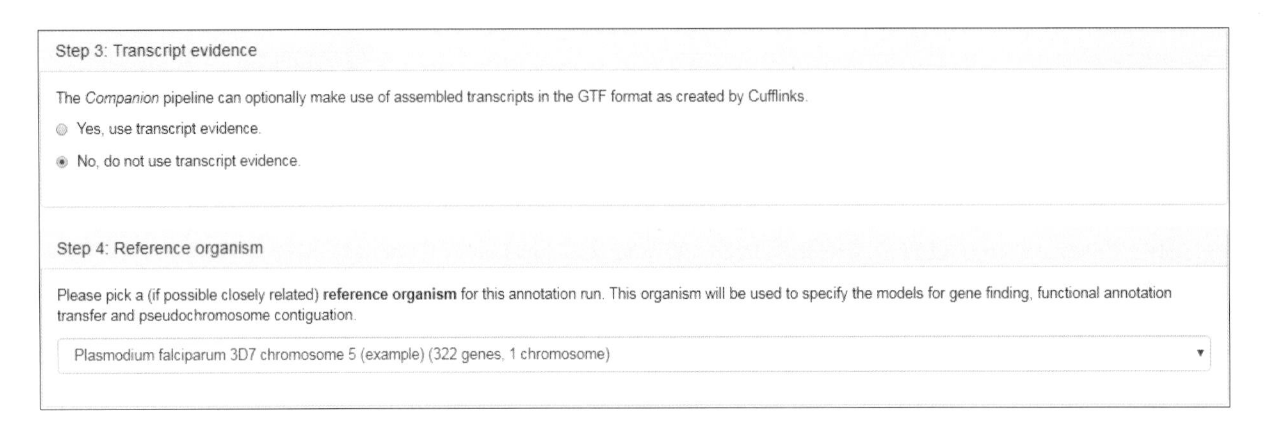


图 17-57 Companion 操作实例步骤 3，4

第五步（图 17-58）：伪染色体的邻近组装。该部分程序将尝试定位输入文件中的序列。通过与选定的参考物种的染色体序列比对来构建伪染色体，然后将其用作基因注释的目标序列。此步骤是可选的；如果不需要，则不会对输入序列进行修改。

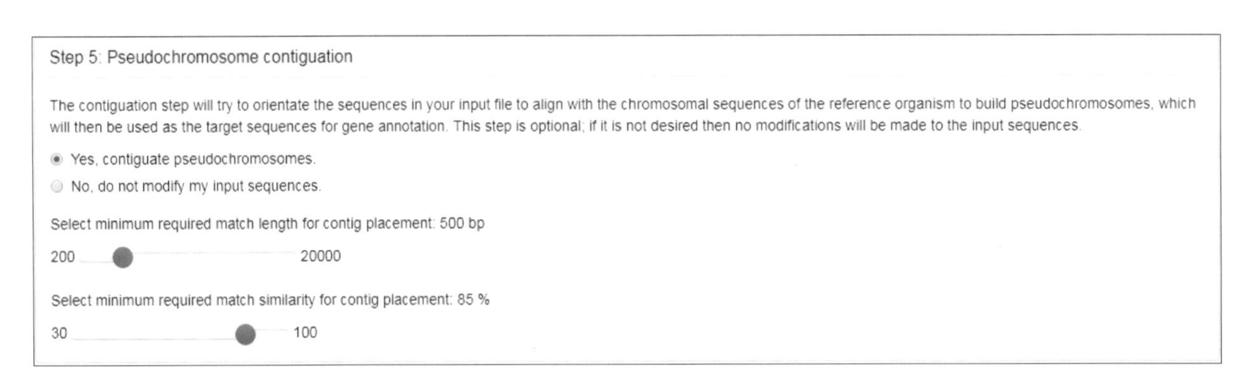


图 17-58 Companion 操作实例步骤 5

第六步（图 17-59）：Companion 提供了多项高级设定。比如，用户在基因的鉴定过程中希望使用所选定参考物种的蛋白质序列来比对到目标序列以提高基因预测步骤的准确性，或希望使用移帧的参考蛋白 -DNA 比对（frameshifted reference protein-DNA alignments）策略来对伪基因进行检测。

第七步（图 17-60）：提供邮箱并输入验证码以获取后台运行的 job id 用以对结果进行实时的进度追踪。

第八步（图 17-61）：结果提供了多个分页选项，包括：基因组数据统计（Genome statistics）、结果文件（Rssult files：FASTA、GFF3、AGP、EMBL、GAF1）、直系同源性（Orthology）、种系进化关系（phylogeny）、共线性（synteny）、程序运行参数（job parameters）、流程日志（pipline logs）、验证报告（validator report），具体可点击并参照官网的 Example results 来对各结果所提供的信息进行详细解读。

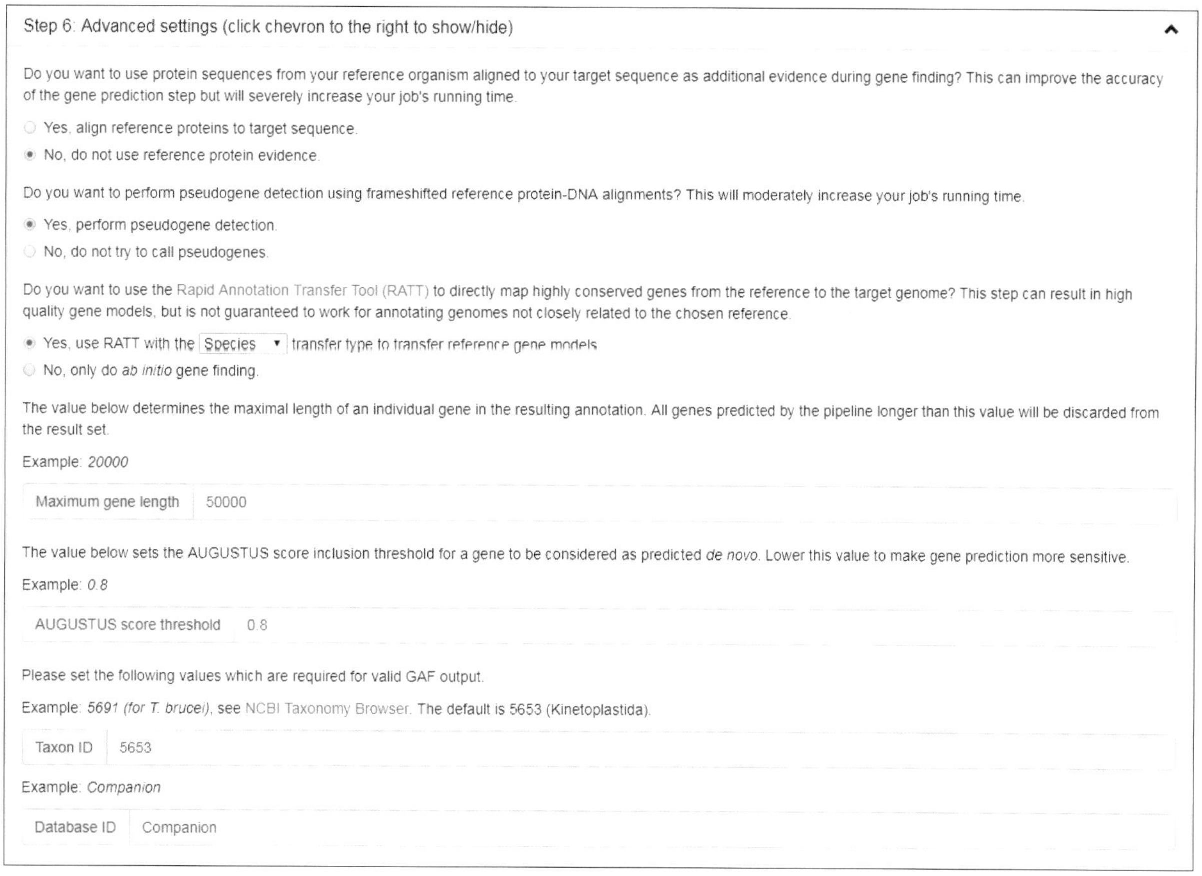

Step 6: Advanced settings (click chevron to the right to show/hide)

Do you want to use protein sequences from your reference organism aligned to your target sequence as additional evidence during gene finding? This can improve the accuracy of the gene prediction step but will severely increase your job's running time.

- Yes, align reference proteins to target sequence.
- No, do not use reference protein evidence.

Do you want to perform pseudogene detection using frameshifted reference protein-DNA alignments? This will moderately increase your job's running time.

- Yes, perform pseudogene detection.
- No, do not try to call pseudogenes.

Do you want to use the Rapid Annotation Transfer Tool (RATT) to directly map highly conserved genes from the reference to the target genome? This step can result in high quality gene models, but is not guaranteed to work for annotating genomes not closely related to the chosen reference.

- Yes, use RATT with the Species transfer type to transfer reference gene models.
- No, only do *ab initio* gene finding.

The value below determines the maximal length of an individual gene in the resulting annotation. All genes predicted by the pipeline longer than this value will be discarded from the result set.

Example: *20000*

Maximum gene length 50000

The value below sets the AUGUSTUS score inclusion threshold for a gene to be considered as predicted *de novo*. Lower this value to make gene prediction more sensitive.

Example: *0.8*

AUGUSTUS score threshold 0.8

Please set the following values which are required for valid GAF output.

Example: *5691 (for T. brucei)*, see NCBI Taxonomy Browser. The default is 5653 (Kinetoplastida).

Taxon ID 5653

Example: *Companion*

Database ID Companion

图 17-59 Companion 操作实例步骤 6

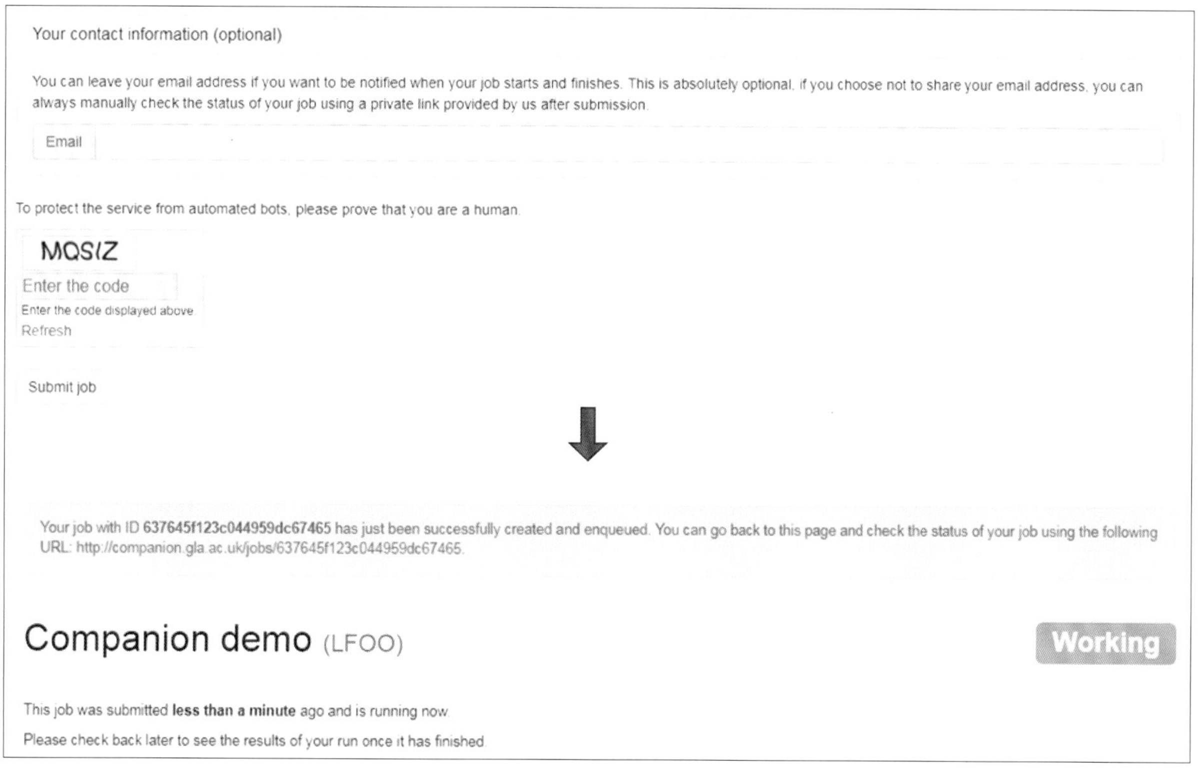

Your contact information (optional)

You can leave your email address if you want to be notified when your job starts and finishes. This is absolutely optional, if you choose not to share your email address, you can always manually check the status of your job using a private link provided by us after submission.

Email

To protect the service from automated bots, please prove that you are a human.

MQSIZ

Enter the code

Enter the code displayed above

Refresh

Submit job

↓

Your job with ID **637645f123c044959dc67465** has just been successfully created and enqueued. You can go back to this page and check the status of your job using the following URL: http://companion.gla.ac.uk/jobs/637645f123c044959dc67465.

Companion demo (LFOO) Working

This job was submitted **less than a minute** ago and is running now.

Please check back later to see the results of your run once it has finished.

图 17-60 Companion 操作实例步骤 7

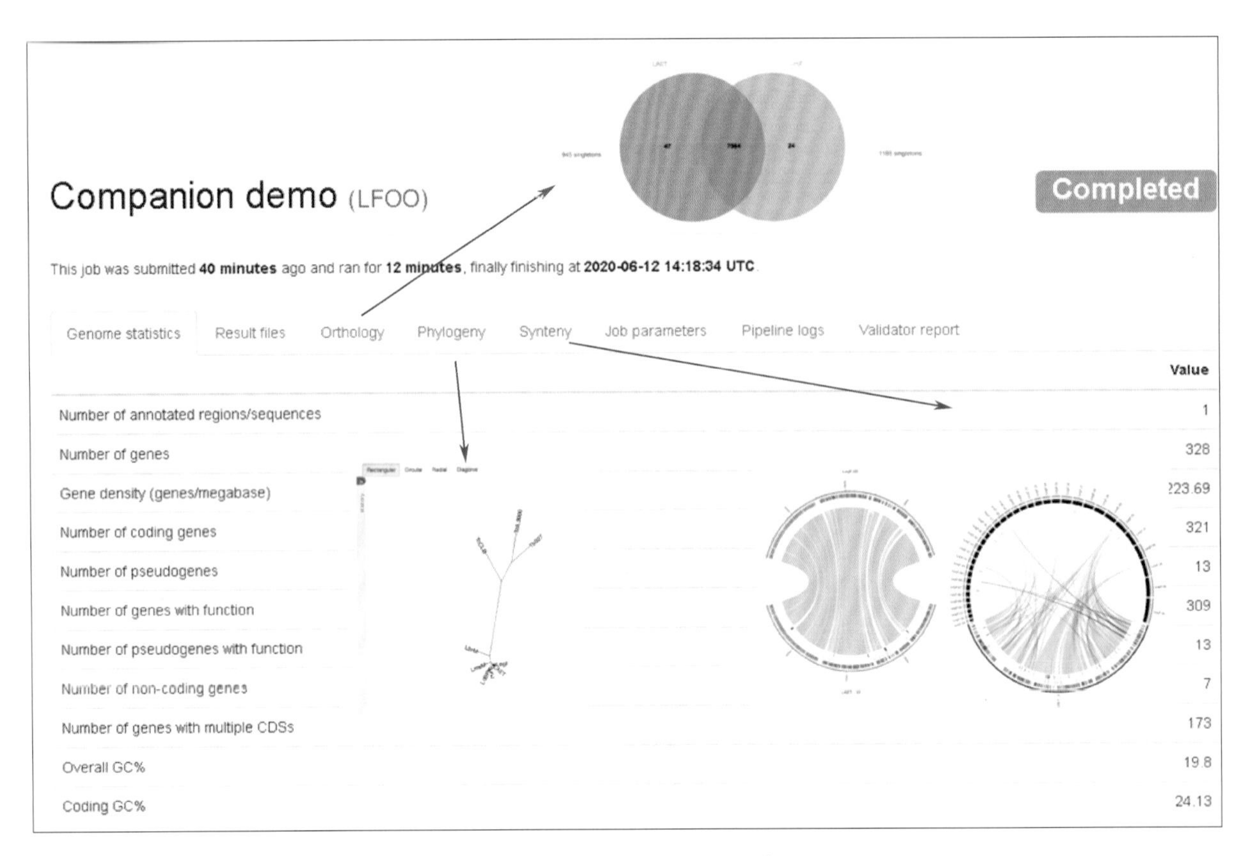


图 17-61 Companion 操作实例步骤 8

## 四、真核病原体 CRISPR 引导的 RNA/DNA 设计工具

### (一) EuPaGDT

近年来，CRISPR/Cas9 基因编辑技术的发展为多种生物体的高效、灵敏性基因操纵提供了可能。针对真核细胞病原体，CRISPR/Cas9 系统的改良为研究这些难以用传统方法进行基因操作的生物体开辟了新的研究思路和途径。Eukaryotic Pathogen CRISPR guide RNA/DNA Design Tool（EuPaGDT）（Peng 等，2015）是一个专门用于 gRNA 设计的网站。通过鉴定用户输入序列中的 gRNA 以指导用户对多种真核病原体进行信息整理和合适的 gRNA 设计，协助研究者开展 CRISPR 实验。gRNA 设计的灵活性、适应独特的真核细胞病原体特性和高通量 gRNA 设计是区别 EuPaGDT 和其他 gRNA 设计工具的主要特征。除了采用一系列已知的原理对 gRNAs 进行评分和分级之外，EuPaGDT 还使用了有效的目标搜索算法以帮助识别靶向多基因家族的 gRNA。与此同时，这些多基因家族在病原体中具有高度的代表性，并且在宿主 - 病原体相互作用中起重要作用。EuPaGDT 还识别并评分了每个 gRNA 靶向切割位点两侧的微同源序列，这些位点对于这些生物体中用于双链断裂修复的微同源介导的末端连接过程往往是必不可少的。EuPaGDT 还协助用户设计用于同源定向修复的单链寡核苷酸。在批量处理模式下，EuPaGDT 能够处理基因组规模的序列，从而能够为大规模筛选项目准备 gRNA 库。

对于这个真核 / 原核生物 DNA 编辑系统，gRNA 赋予 CRISPR/Cas9 系统靶序列特异性。这些 gRNA 是非编码的短 RNA 序列，与互补的目标 DNA 序列结合。Guide RNA 首先与 Cas9 酶结合，gRNA 序列通过配对引导复合物到达 DNA 上的特定位置，Cas9 酶则通过切割目标 DNA 链来实现其核酸内切酶活性。

目前，基于 CRISPR/Cas9 的全基因组范围基因编辑技术已在弓形虫中得以实现（Sidik 等，2018），并日渐成为研究顶复门原生生物的强有力工具。

### （二）主要功能

在输入序列中识别所有可能的gRNA，然后根据：

1. 所选的或上传的病原体基因组中的靶标命中和脱靶命中。

2. RNA活性。

3. gRNA靶切位点两侧识别的微同源性。

对这三项进行评分，并在结果页中展示所有数据以供用户选择。

**注意事项：**

对于1，根据（on-target index/maximum on-target index）-（off-target index/on-target index）结果来评估当前gRNA与理论最大中靶指数相比的中靶程度和脱靶程度，on/off-target index的计算方法是perfectly+0.5*imperfectly；

对于2，根据评分矩阵来进行评分，判断其是否可以与靶基因结合，结合位置在何处，序列识别度，附有注释输出；

对于3，在gRNA中确定5～20bp的微同源对，对微同源对的长度和与gRNA定向切割位点的距离进行0～1评分，长度越长，越紧邻切割位点，分数越接近1。

### （三）应用

各类真核生物CRISPR/Cas9实验中gRNA的设计。

### （四）流程

EuPaGDT在一个输入序列中识别所有可能的gRNAs，然后根据①选定或上传的病原体基因组中的目标和非目标命中（on-target and off-target hit）来计算这些gRNA的排序列表；②预测gRNA活性；③在gRNA目标切割位点两侧识别微同源对侧翼（microhomology pairs flanking）。最终，用户获得了根据以上三者的评估结果的gRNA结果信息（图17-62，根据靶标命中分值、微同源对分值和gRNA活性分值得出）。

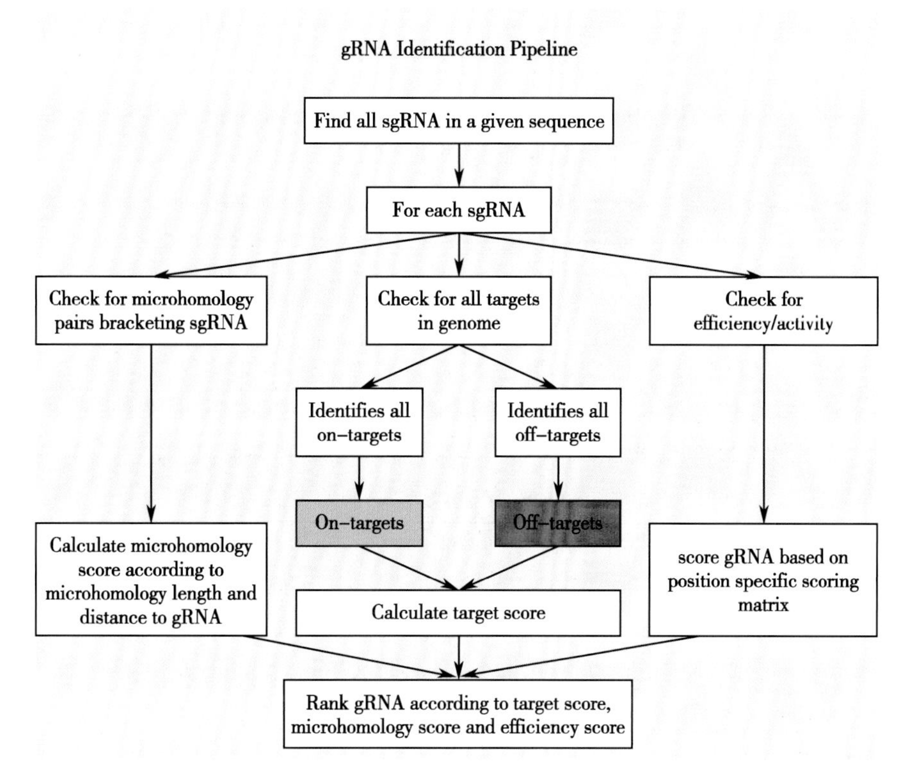


图17-62　EuPaGDT工作流程

### （五）实例

通过 ToxoDB 数据库主页的 Tools->EuPaGDT 进入网站，我们以 EuPaGDT 网站中的 example1 为例对实际工作内容进行描述（图 17-63，主页底部有两个例子可以直接载入所有选项信息，Load example1 和 Load example2）。

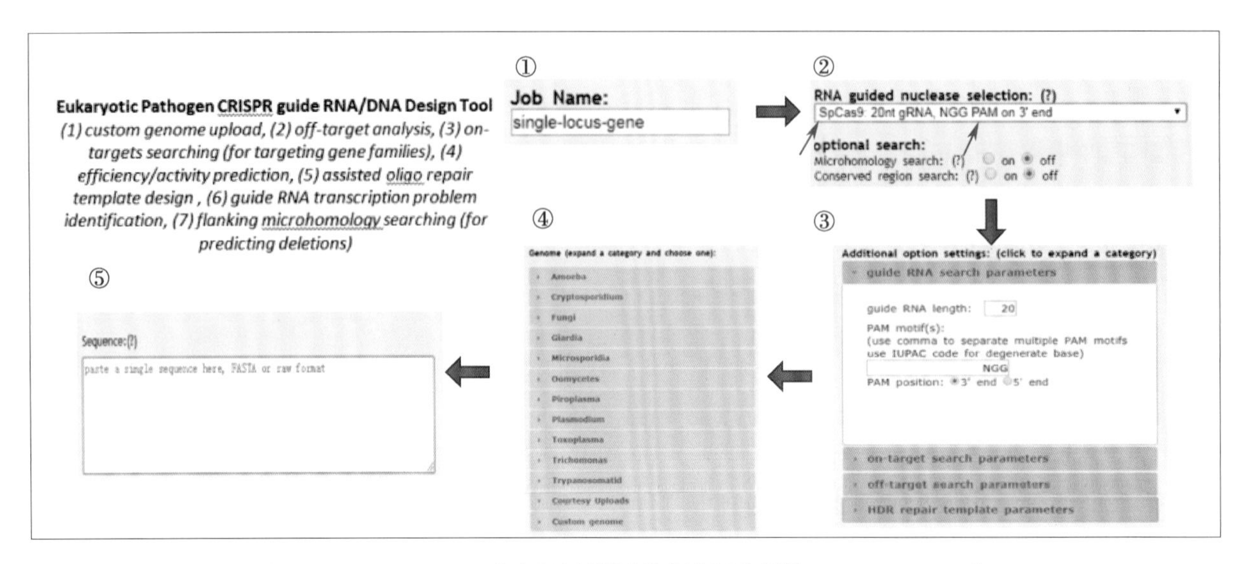


图 17-63　EuPaGDT 官方示例总览（选择主页底部的 Load example1）

第一步：输入工作项目名称。用户可自定义一个工作项目名，这在进行 gRNA 批量设计时有助于研究中区分不同工作内容。Example1 将寻找 Truzicl 虫株基因组中的一个单位点基因（single locus gene）。该单位点基因有 2 个等位基因（图 17-64）。

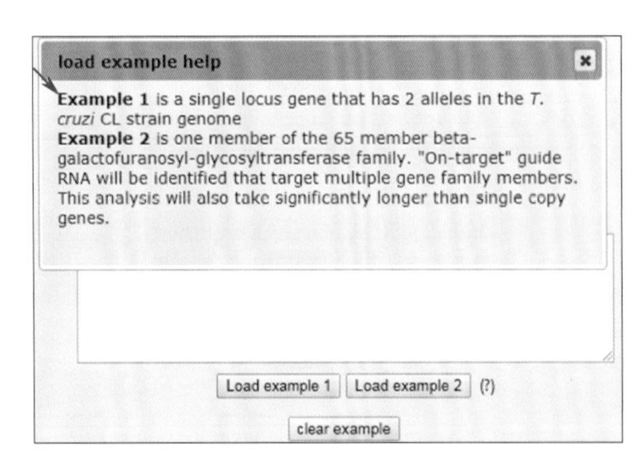


图 17-64　EuPaGDT 官方示例（Load example1/ Load example2）

第二步：选择 RNA 引导核酸酶。可选择目前可提供的核酸酶选项，也可选择自定义的核酸酶（选择 custom，并手动输入下方要求的 PAM 参数）。本例中选择了 SpCas9：20nt gRNA，NGG PAM on 3′ end。

1）前间区序列邻近基序（protospacer-adjacent motif，PAM），是 Cas9 核酸酶在 CRISPR 细菌适应性免疫系统中靶向的 DNA 序列邻近的 2-6 碱基对 DNA 序列。如果没有 PAM 序列，Cas9 将不能成功结合或裂解目标 DNA 序列。

2）典型的 PAM 是 5′-NGG-3′ 序列，其中“N”是任何碱基，后面是两个鸟嘌呤（“G”）碱基（后面的“Y”是一个嘧啶）。典型的 PAM 与 *Streptococcus pyogenes*（指定为 SpCas9）相关，而不同的 PAMs 与 bacteria *Neisseria meningitidis*，*Treponema denticola* 和 *Streptococcus thermophilus* 等的 Cas9 蛋白相关。

3）Cas9，gRNA 和 PAM 的关系：Cas9 核酸酶通过一段 RNA 直接作用于靶细胞。这段 RNA 即称为合成的单链导向 RNA（sgRNA）；与基因组 DNA 结合的 RNA 部分是 18-20 个核苷酸。为了切割指定区域，

2到5个核苷酸之间的特定DNA序列（PAM）必须位于gRNA的3′端，确切的序列取决于产生Cas9的细菌。

第三步：自定义参数设定（选填）。如果对默认参数不满意，可以在以下四项自行更改参数（图17-65）。

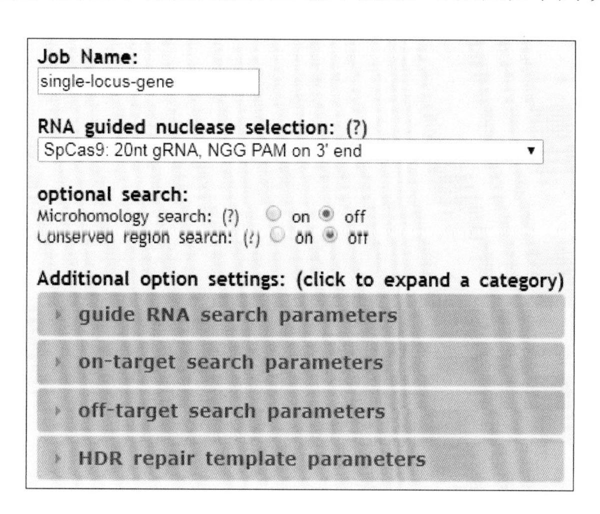


图17-65 EuPaGDT参数设定

第四步：选择基因组。从列表中选取目标基因组。您也可以上传自定义基因组序列（FASTA格式，200MB文件大小限制）。本例中选取了*T. cruzi* CLBrener TritrypDB-32（hybrid diploid）。

弓形虫属（*Toxoplasma*）只有一个虫种，即刚地弓形虫（*T. gondii*）。当希望在弓形虫基因组中寻找目标序列的gRNA时，可选择多种弓形虫虫株（图17-66）。

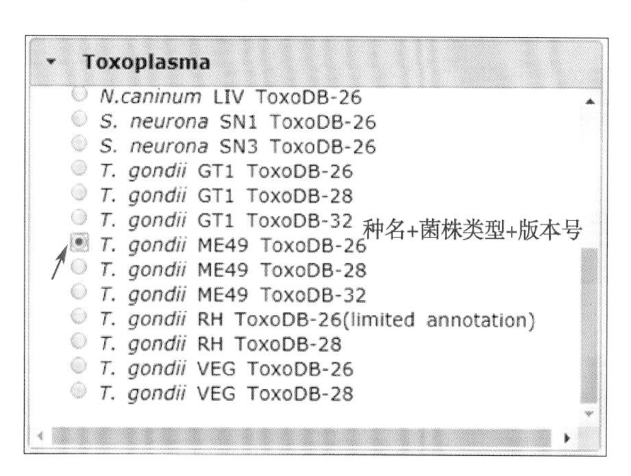


图17-66 可选的弓形虫菌株类型

第五步：序列输入。粘贴一个FASTA格式的序列（格式如图17-67）后点击Get guide RNA。为了识别gRNA对基因家族中的多个成员的靶向位点，建议首先对目标基因家族进行多序列比对，选择几个与比对一致性有很高同源性的基因，然后运行程序并比较结果。

第六步：结果展示。计算进度将被实时更新，一旦完成计算，将显示结果（图17-68）。在结果页面中可获得有序排列的gRNA汇总表。其中，gRNA按总评分（total score）进行排序，同时，表格也提供了效率评分（efficiency score），中靶或脱靶的数目（numbers of on and off-target），每个gRNA的目标评分和侧翼序列微同源性评分（target score and flanking microhomology score for each gRNA）。基因的最佳gRNA通常落在排序列表的高评分部分中，但目前仍无实验证据表明所有高评分的gRNA均能如预测的那样发挥功能。更详细的中靶和脱靶数目信息可从结果页的网页链接中获取（如所有靶标在基因组中的位置信息，比对质量以及相应的注释）。侧翼微同源性的详细信息也可通过结果页中的链接进行访问。

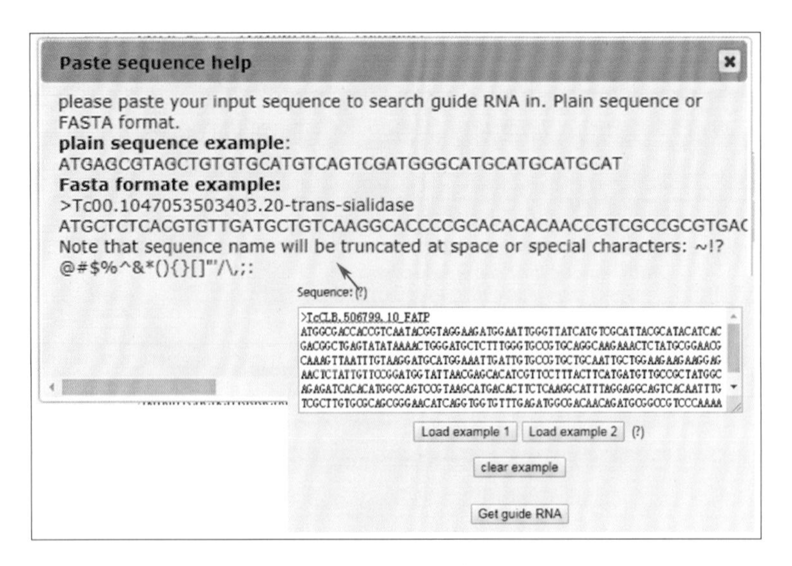


图 17-67 目标序列输入结果

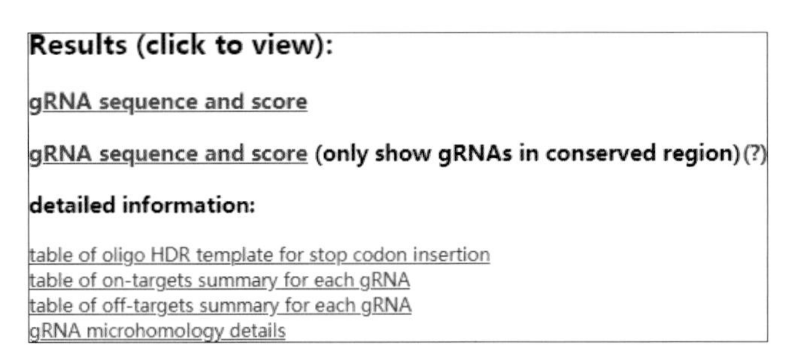


图 17-68 目标序列输出结果 1

Guide RNA 的序列与分值。得出的 gRNA 序列与分值有两个可选项。其中，我们一般会首先选取比对到保守区域的 gRNA，以进一步加强结果的可靠性（图 17-69 ②）；若无保守性比对结果，则希望导出所有的候选 gRNA 结果（图 17-69 ①）。最后，点击 gRNA sequence and score 来查看所有的 gRNA 输出结果。

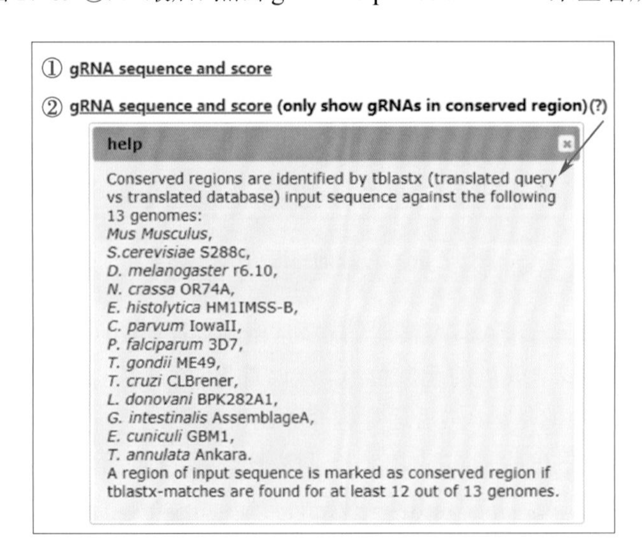


图 17-69 目标序列输出结果 2

最终导出的 gRNA 结果总表中包含了以下多项信息（图 17-70）：gRNA 检索 id（gRNA id），gRNA 序列（gRNA sequence，PAM "NGG"），综合打分（Total score），基于 Doench 等研究的 gRNA 活性分值（efficiency score based on Doench et al，2014），基于 CRISPRater 的 gRNA 活性分值（efficiency score based on CRISPRater)，目标序列命中信息（On-target hits in the genome，perfect-match |non-perfect-but-PAM-match)，保守性区域的脱靶信息（Off-target hits，perfect-match | nonperfect-match，In conserved region)，G/C 占比（GC content)，CRISPR-STOP 兼容性（CRISPR-STOP compatible)，侧翼微同源对打分（Flanking microhomolgy pair score)，侧翼微同源对解释（Flanking microhomolgy pair score explanation)，转录过程中潜在的问题（Potential problems during transcription）。

| gRNA id | gRNA sequence (PAM "NGG") | Total score | efficiency score based on Doench et al.2014 | efficiency score based on CRISPRater | On-target hits in the genome (perfect match \| non perfect but PAM match) | Off-target hits (perfect-match \| nonperfect-match) | In conserved region(?) | GC content | CRISPR-STOP compatible (?) | Flanking microhomolgy pair score | Flanking microhomolgy pair score explanation | Potential problems during transcription |
|---|---|---|---|---|---|---|---|---|---|---|---|---|
| TcCLB.506799.10-FATP_335 | AATTTGTCGCTTGTGCGCAGCGG | 0.64 | 0.65 | 0.81 | 2\|0 | 0\|0 | no | 0.50 | no | NA | search is turned off | No problem found |
| TcCLB.506799.10-FATP_17 | ATACGGTAGGAAGATGGAATTGG | 0.61 | 0.55 | 0.79 | 2\|0 | 0\|0 | no | 0.40 | no | NA | search is turned off | No problem found |
| TcCLB.506799.10-FATP_110 | TGCAGGCAAGAAACTCTATGCGG | 0.60 | 0.60 | 0.74 | 2\|0 | 0\|0 | no | [illegible] | no | [illegible] | [illegible] | gRNA does not start with "G" or "A", please manually add a leading "G" or "A" |
| TcCLB.506799.10-FATP_375 | TGAGATGGCGACAACAGATGCGG | 0.59 | 0.65 | 0.73 | 2\|0 | 0\|0 | no | 0.50 | no | NA | search is turned off | gRNA does not start with "G" or "A", please manually add a leading "G" or "A" |
| TcCLB.506799.10-FATP_30_revcom | TCTTCCTACCGTATTGACGGTGG | 0.59 | 0.65 | 0.72 | 2\|0 | 0\|0 | no | 0.50 | no | NA | search is turned off | gRNA does not start with "G" or "A", please manually add a leading "G" or "A" |
| TcCLB.506799.10-FATP_265 | GCTATGGCAGAGATCACACATGG | 0.59 | 0.65 | 0.72 | 2\|0 | 0\|0 | no | 0.50 | no | NA | search is turned off | No problem found |
| TcCLB.506799.10-FATP_51 | GCATTACGCATACATCACGACGG | 0.58 | 0.60 | 0.73 | 2\|0 | 0\|0 | no | 0.45 | no | NA | search is turned off | No problem found |
| TcCLB.506799.10-FATP_305 | CACTTCTCAAGGCATTTAGGAGG | 0.58 | 0.60 | 0.73 | 2\|0 | 0\|0 | no | 0.45 | no | NA | search is turned off | gRNA does not start with "G" or "A", please manually add a leading "G" or "A" |
| TcCLB.506799.10-FATP_266 | CTATGGCAGAGATCACACATGGG | 0.57 | 0.60 | 0.69 | 2\|0 | 0\|0 | no | 0.45 | no | NA | search is turned off | gRNA does not start with "G" or "A", please manually add a leading "G" or "A" |

图 17-70 目标序列输出结果总表

具体信息使用操作可以归纳为：

1）单击 gRNA 名称 /id 以检查其命中 / 脱靶情况。

2）如果所有 gRNAs 都有 0 个基因组在目标上，很可能是选择了一个错误的基因组 / 虫株，因此目标输入序列不存在于您选择的基因组 / 虫株中。短输入序列（小于 200bp）也会影响目标序列的基因组序列识别。

3）如果有超出预期的命中结果，这样的 gRNA 可能是基因组保守区域与基因组的非目标靶点共有的，或者你的基因在基因组中有未注释的拷贝。

4）结果为在上传的序列中找到的 gRNAs 列表。gRNA 是根据发现的位置和编码链来命名的（例如“tc00.1047053503403.20_33_revcom”是在基因 tc00.1047053503403.20 的反向链上的第 33 个位置发现的 gRNA）。

5）gRNAs 的评分结果是由其靶标命中、脱靶、基于核苷酸组成预测的 gRNA 效率以及微同源对（同源性长度与 gRNA 的距离）分值综合得出的。红色高亮部分是超出推荐范围的参数值。具体的目标和非目标区分如图 17-71。

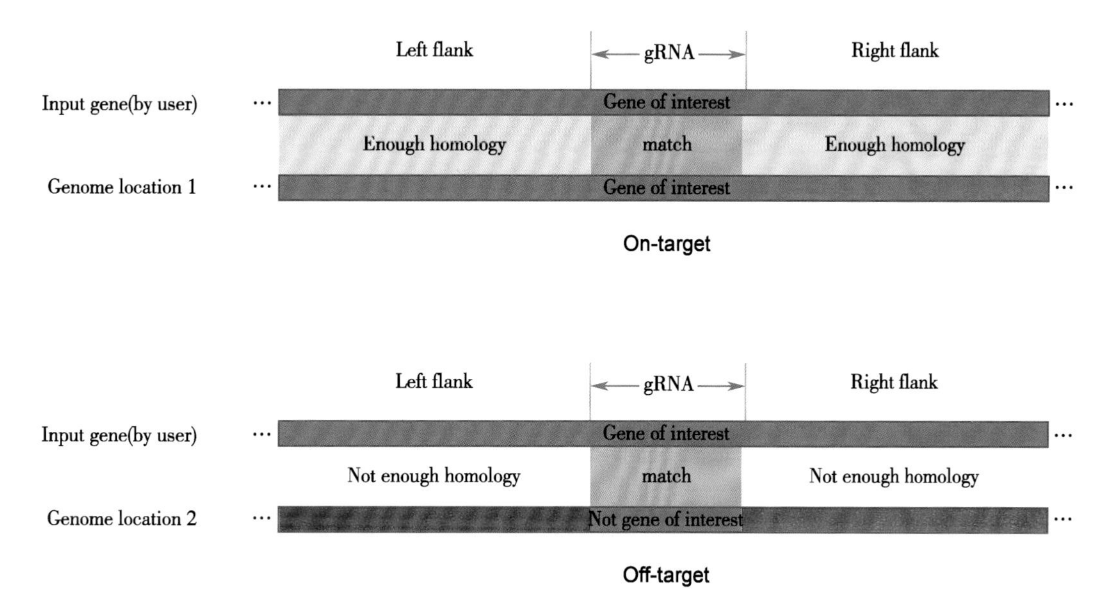


图 17-71 目标序列的中靶与脱靶

此外，若希望进一步的质量控制，请检查想要的gRNA的二次结构；微同源性评分在0～1尺度上，1表示存在一对最可能的侧翼微同源对，也就是说，根据>20bp的微同源序列毗邻（0距离）到gRNA切割位点的情况来进行分值评估。

## 五、基因组浏览

随着海量基因序列的爆炸式增长，发展基因组序列的有效可视化方法，支持生物大数据的深度分析、集成、研究和服务，已经成为基因组学研究领域面临的一项重要课题。基因组浏览器技术在基因序列分析，遗传密码解读，复杂疾病研究等方面具有重要意义。目前国内外研究机构和公司开发了多个基于web技术的基因组浏览器，以满足基因组可视化、大规模基因组数据分析和应用的需要。JBrowse就是一款常用的基因组可视化工具。JBrowse Genome Browser是GMOD（Generic Model Organism Database）项目开源的一款基因组浏览器，其开发由NHGRI资助。作为GBrowse的继承者，JBrowse基于AJAX动态获取数据，能够快速加载数据，较好地适配大规模数据展示。同时，JBrowse是基于Javascript和HTML5构建的基因组可视化浏览器，可扩展性强，可在本地安装运行。它可以很容易地嵌入到网站或应用程序中，但也可以作为独立的网页使用。基于web的基因组浏览器不用安装，无须进行烦琐的软件配置，用户只需要通过网页浏览器连接到Internet就可以使用，对用户个人PC的要求不高，而且由于数据存储在服务器端，所以用户本地电脑不用消耗太多存储空间来贮放数据。本节主要介绍基于web的JBrowse。

### （一）主要功能

用于展示基因组数据库数据的图形界面。可以使用户实现对基因组和相关注释信息的全局浏览和局部查询。

1. JBrowse可以展示基因组整体视图，也可以细化展示基因跨度、tRNA、转座子、寡核苷酸、蛋白质结合位点、增强子、基因调控区域、非编码RNA、点突变、序列变异信息等。

2. 用户可以自己上传需要可视化的内容，支持GFF、GFF3、WIG、BED、FASTA、Wiggle、BigWig、BAM等多种格式的文件。

### （二）当前版本

当前的网络版本是JBrowse 1.16.3。链接地址：https://jbrowse.org/，也可以从ToxoDB的主页进行访问（图17-72，Tools->Genome Browser）。

### （三）应用

基因组相关知识体系庞大，实验数据繁多，注释与可视化能够增强研究者理解和解释大量复杂数据的能力，提升分析的效率，是基因组研究中不可或缺的环节。同时，也能方便研究者更加直观地去查看序列和特征，识别数据模式或者差异信息。

### （四）实例

以弓形虫TGME49的Ⅵ号染色体为例，在基因组浏览器JBrowse中查看序列和特征。

第一步：选择基因组。在菜单栏的Genome下拉，可选择不同物种、不同品系的基因组。此处选择的是*Toxoplasma gondii* ME49虫株。

第二步：选择tracks。点击Select Tracks展开选择器（图17-73）。

（1）左侧窗格可以根据多个维度对tracks进行筛选过滤，包括Track项目（My Tracks）、类别（Category）、子类别（Subcategory）、数据集（Dataset）、Track类型（Track Type）、RNA-Seq比对结果（RNASeq Alignment）、RNA-Seq编码链信息（RNASeq Strand）等。勾选想要展示的track后，点击Back to browser返回；

（2）右侧表格的表头即左侧窗格选中的各个下拉项；

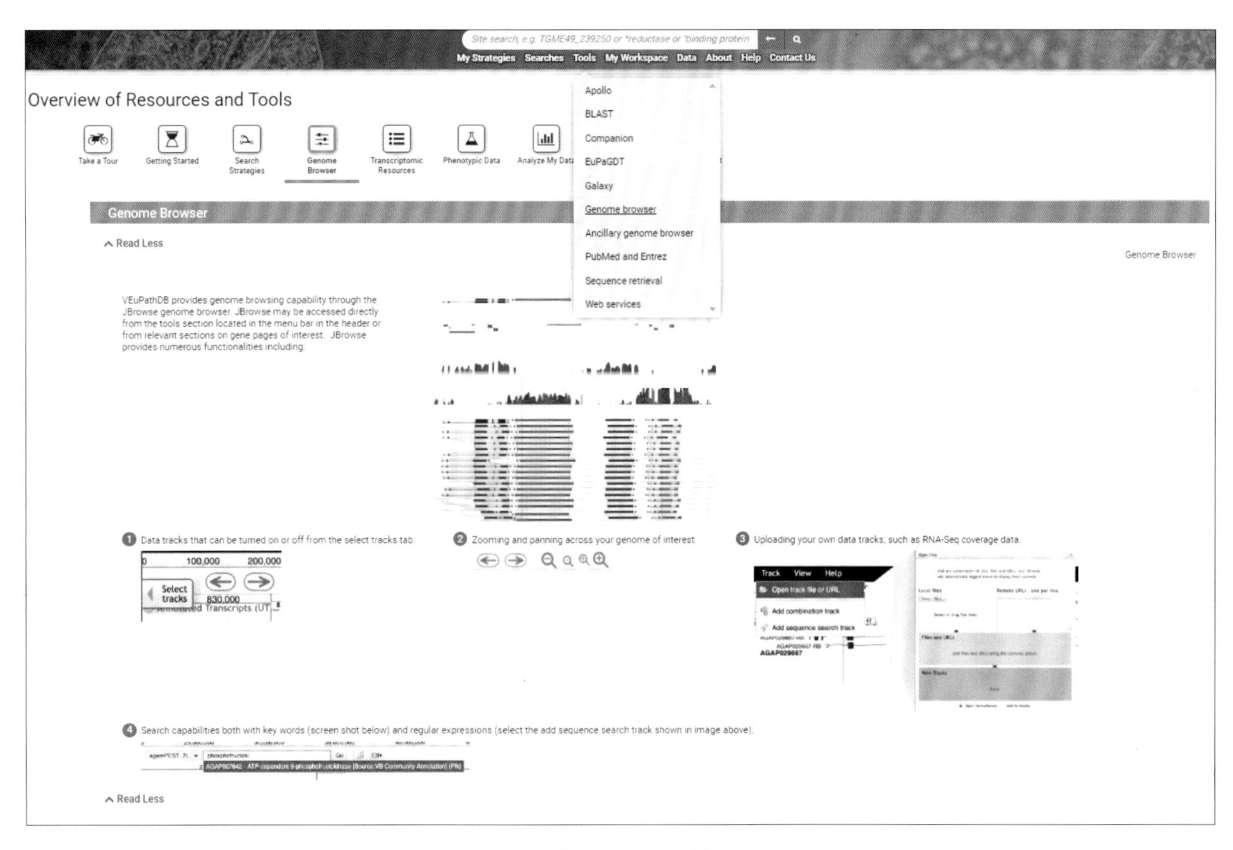

图 17-72 嵌入 ToxoDB 的 Jbrowse

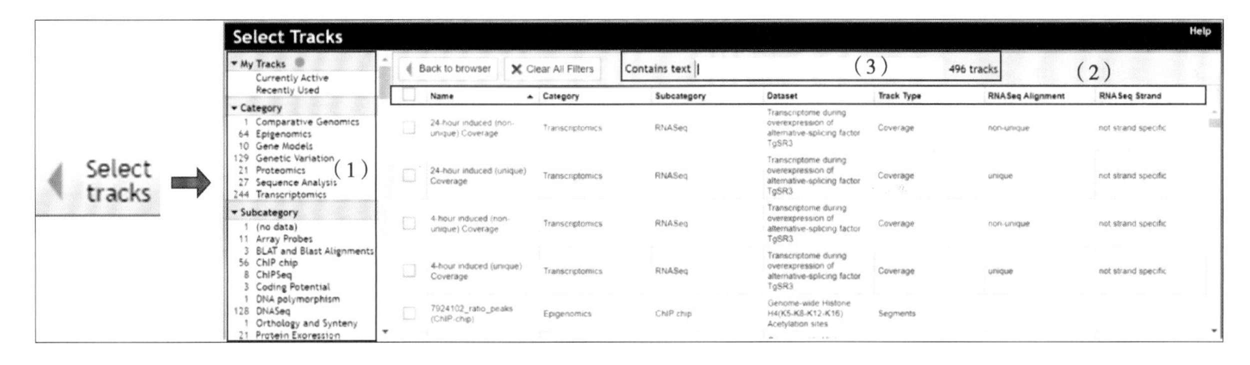

图 17-73 选择想要查看的目标片段(track)

(3)还可以直接在搜索框中输入表格中目标 track 所包含的字符来筛选。比如，我们选取小鼠感染弓形虫后大脑的急性期和慢性期 RNA-Seq 研究结果(Select tracks: Category: Transcriptomics; Subcategory: RNASeq; Dataset: Transcriptome during acute or chronic infection in mouse brain; Track Type: Coverage; RNASeq Alignment: unique)，并希望查看弓形虫基因 TGME49_227620(GRA2)，其位置信息为: TGME49_chrX: 869, 402..871, 808(-)。在输入了 GRA2 的基因位置信息以后，我们得知，该研究中的弓形虫 GRA2 蛋白自感染后表达活跃且急性期和慢性期均有一定的表达水平(图 17-74)。

第三步：详解基本操作(图 17-75)。选择好要展示的 track 并返回浏览器后，可见上方有菜单栏(1)、地址栏(2)和导航栏(3)，下方则是平行排列的已勾选 tracks，每个 track 的标签在左侧显示。

(1)菜单栏

Track 选项下拉，可进行的操作有：打开文件或 URL 链接中的 track；添加组合 track；添加序列搜索 track(图 17-76)。

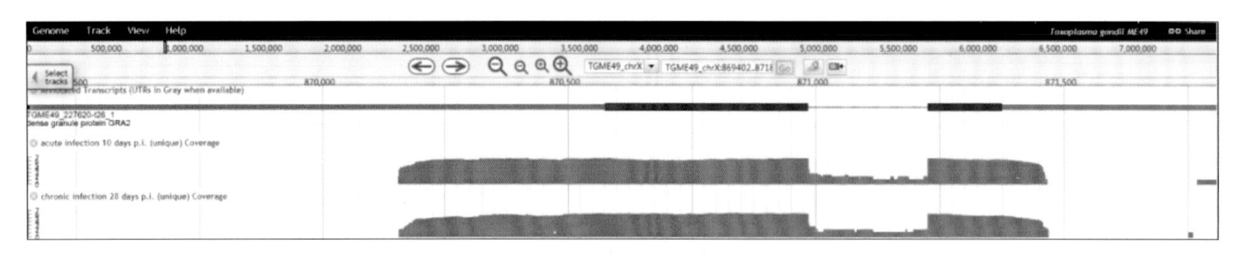

图 17-74　弓形虫基因 GRA2 的基因表达水平可视化

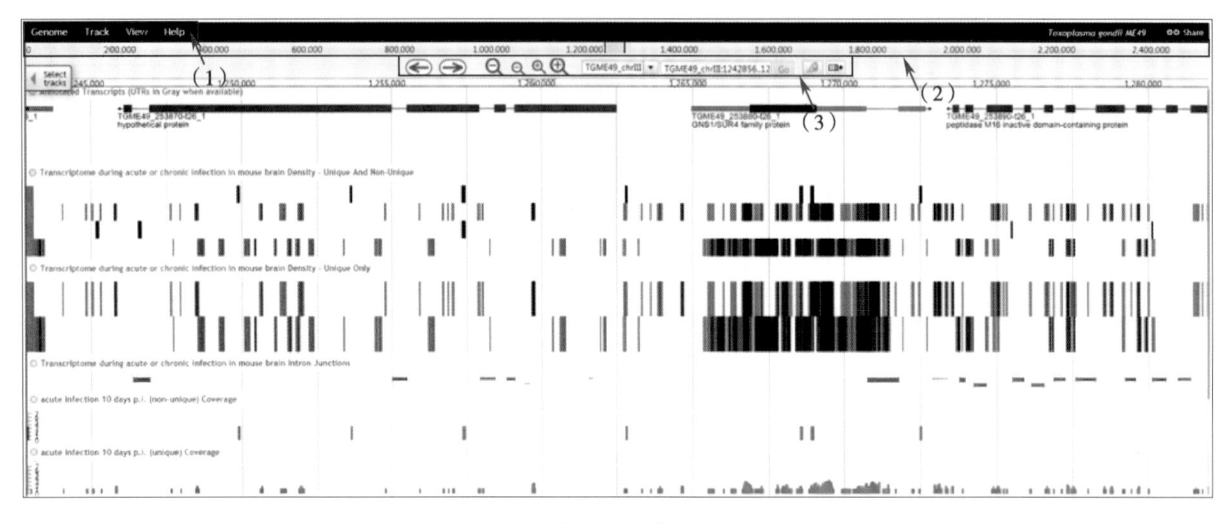


图 17-75　基因组浏览器展示界面

View 选项下拉，可设置或清除高亮，以像素为单位调整 quant. tracks 的高度和 Y 轴(线型)最大值，还能设置对数尺度。

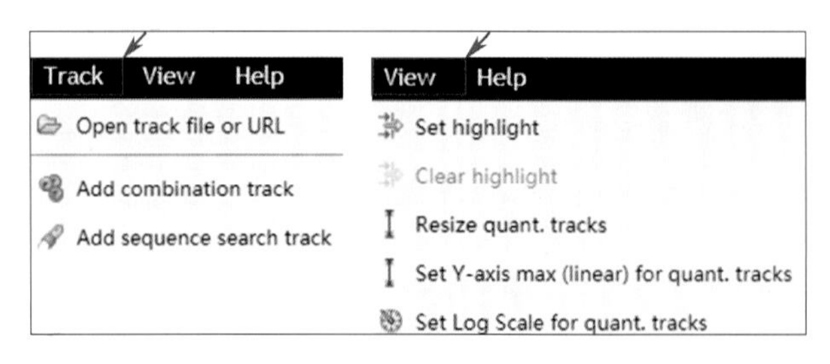


图 17-76　菜单栏 Track

(2) 地址栏

相当于 track 的比例尺，数字以碱基对个数为刻度表示位置，红色方框选中的区域即当前展示的序列片段(图 17-77)。

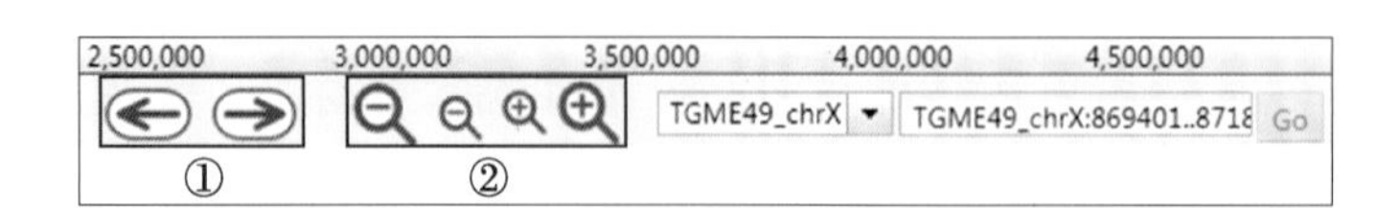


图 17-77　导航栏对 track 区域的控制

(3) 导航栏

1) 移动：通过单击拖动 track 区域或单击导航栏的左右箭头来移动；按住 shift 键单击一点使该点

移动到 track 中心。

2）缩放：单击导航栏的放大、缩小的图标；按住 shift 键的同时按下方向键↑或↓；若要放大选择的一个特定区域，可在总览处单击并拖动 track 比例尺，或按住 shift 键的同时拖动 track 区域。

3）选择基因所在的染色体。

4）添加基因位置信息（图 17-78，图 17-79）。

输入的内容可以是以下四类：特征名称，如 uc0031k.2；跳转至另一条染色体，如 chr4；跳转至染色体上的特定区域，如 chr4：79，500，000..80，000，000；将特定的碱基对作为当前序列的展示中心，如位置为 5，678 的碱基。

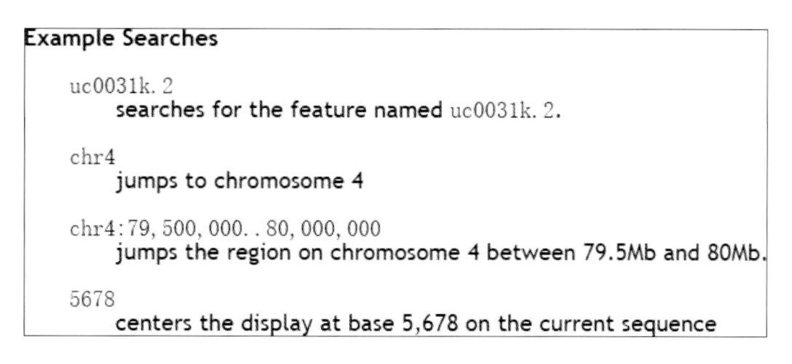


图 17-78　四类搜索例子

5）标记：可以给特定内容设置或取消高亮、显示或隐藏左侧的 track 标签。

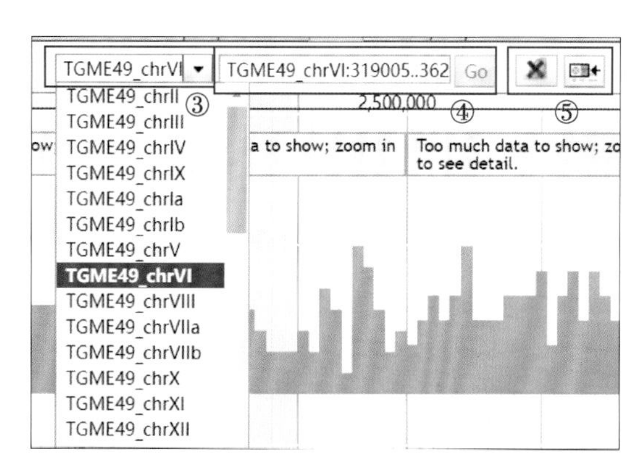


图 17-79　导航栏设定基因位置信息

第四步：查看序列和特征（常用 tracks 介绍）。

从上文提到的 track 选择器中，可见 track 的种类和来源十分丰富，可以满足研究人员的不同需求，此处仅列举几种常用 tracks：参考序列（reference sequence）；带注释的转录本（annotated transcripts）信息；注释密度（feature density）；GC 含量（GC Content）；ARI 覆盖和校准（ARI Coverage and Alignments）。

1）参考序列 track（图 17-80）：完整地显示了该染色体的 DNA 双链每个核苷酸，以及 6 种可能的开放阅读框。

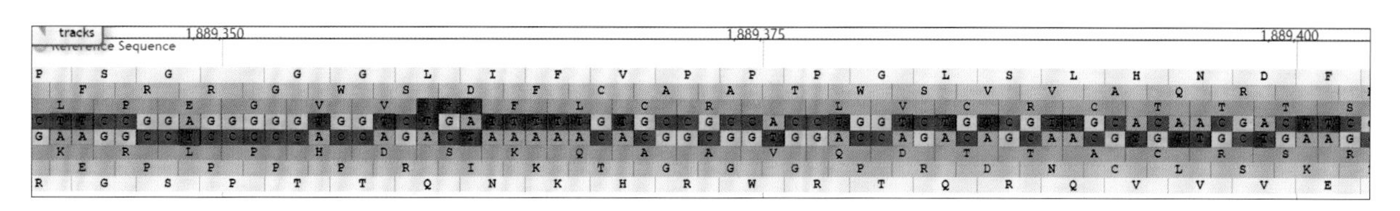


图 17-80　参考序列 track

2）注释信息 track：仅有参考序列这个“无字天书”不够，还需要注释文件才能解读参考序列中的信息（图 17-81）。

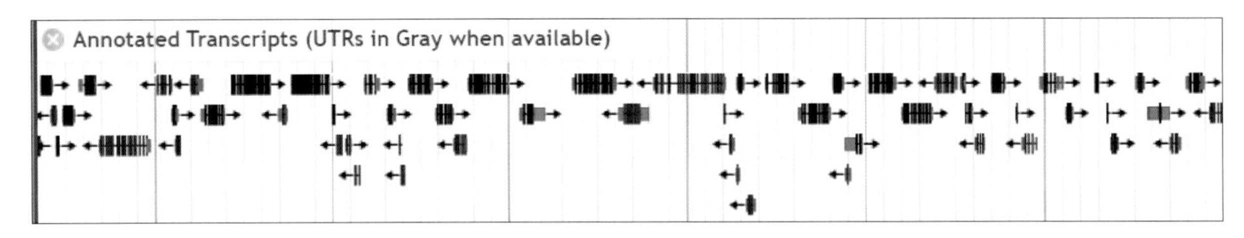


图 17-81 注释 track

选中想查看的一条注释，单击它或右键再选择 View Details 可查看它的详细信息。此处以 TGME49_239250 基因为例，注释显示，这是一个推测的二酰甘油激酶（diacylglycerol kinase）基因（图 17-82）。

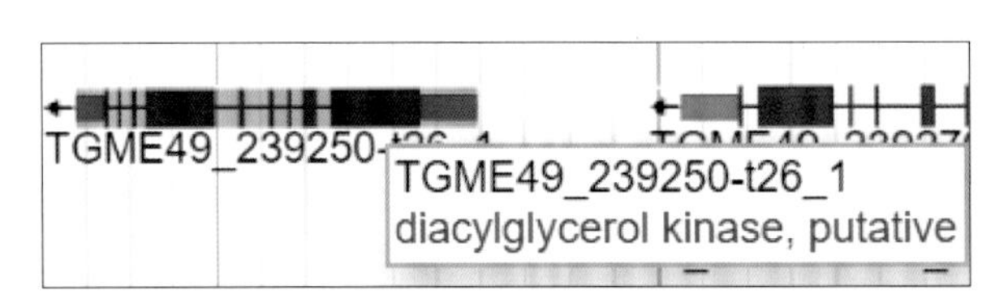


图 17-82 TGME49_239250 的基因注释

打开它的详细信息界面，可以看到它的物种品系、注释 ID、基因 ID、基因类型等信息。可以初步了解到，TGME49_239250 是一个蛋白编码基因，随后还注明了其 5′ 端、3′ 端非编码区和编码区（CDS）的位置，CDS 序列和蛋白质序列还可以跳转至单独页面显示或下载。OrthoMCL 是寻找同源基因工具，同源基因的定位和注释在对基因组后续分析中至关重要，单击“OG5 128654”可跳转至 https://orthomcl.org/orthomcl/ 与该基因有关的页面。单击“Gene Page”可跳转至 ToxoDB 关于此基因的详细介绍页面（图 17-83）。

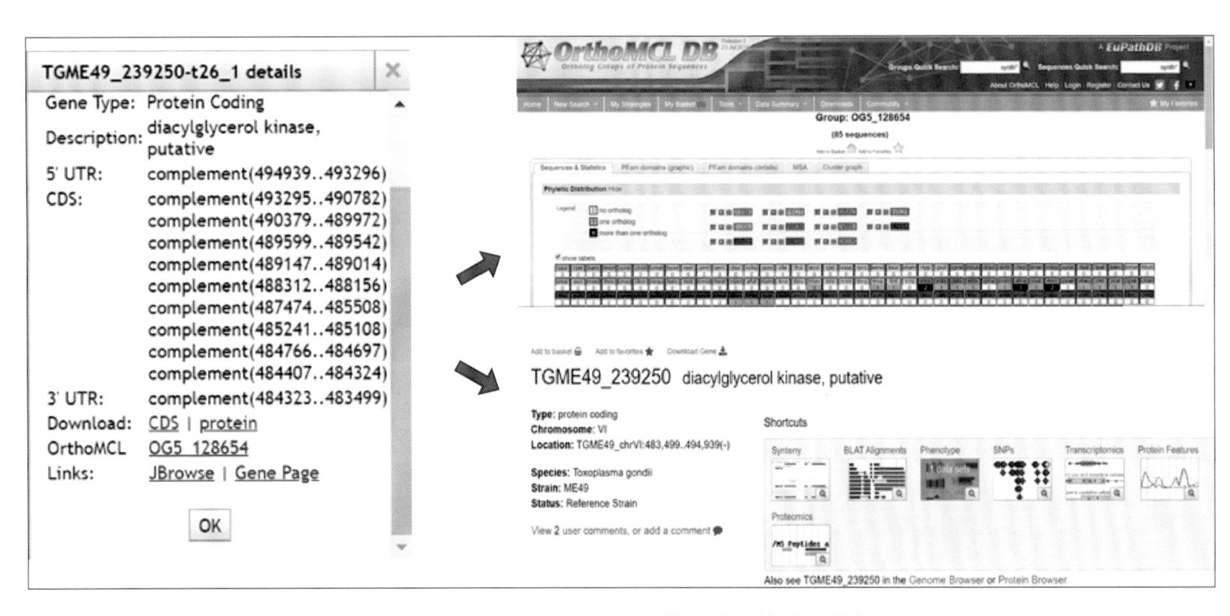


图 17-83 TGME49_239250 基因注释的详细信息

3）注释密度 track（图 17-84）：更加直观地展示了当前参考序列上注释的密度。

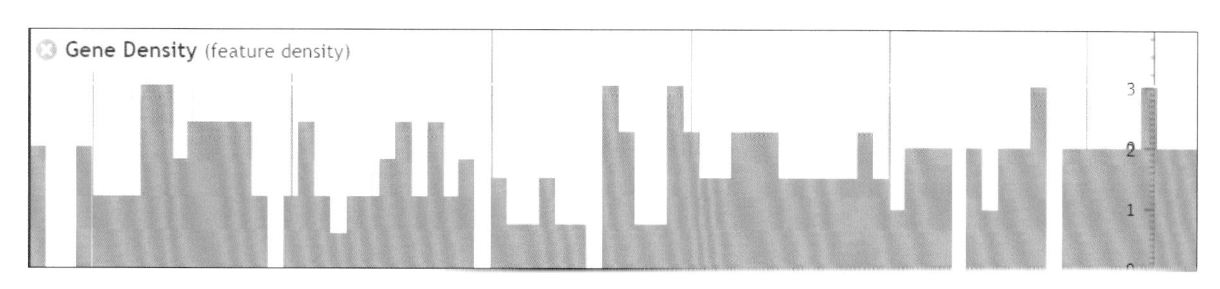


图 17-84　注释密度

4）GC 含量 track：GC 含量是基因组的特征之一，显示的是当前参考序列上各区域 GC 碱基对占的百分比（如纵坐标所示，1 即 100%），其值越高，说明这一段序列的基因密度越大。GC 含量的分布有种间特异性（图 17-85）。

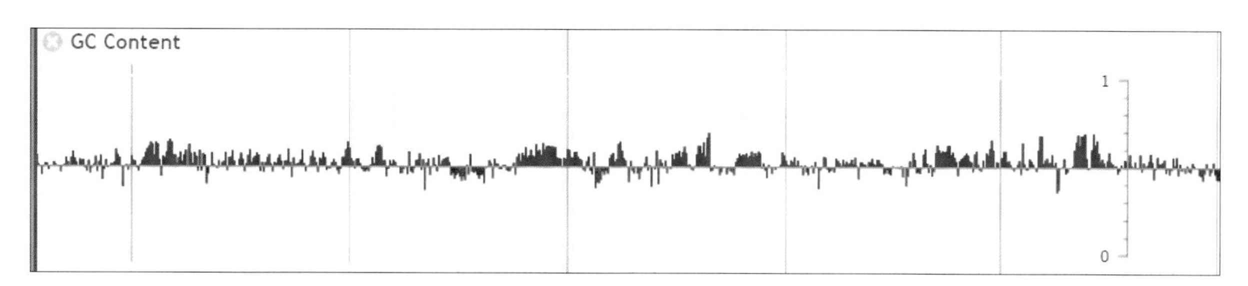


图 17-85　GC 含量

5）ARI 覆盖和比对：ARI，即 Aligned genomic sequence reads，是基因组遗传变异分析功能中常用到的概念。如图 17-86 ARI Coverage and Alignments，该 track 是利用 60 株弓形虫分离株（囊括弓形虫重测序计划中确定的 16 个单倍型组）的全基因组重测序数据所得出的可视化结果，表示了基因和染色体水平上的单核苷酸多态性（SNP）并测定了拷贝数变异（CNV）。

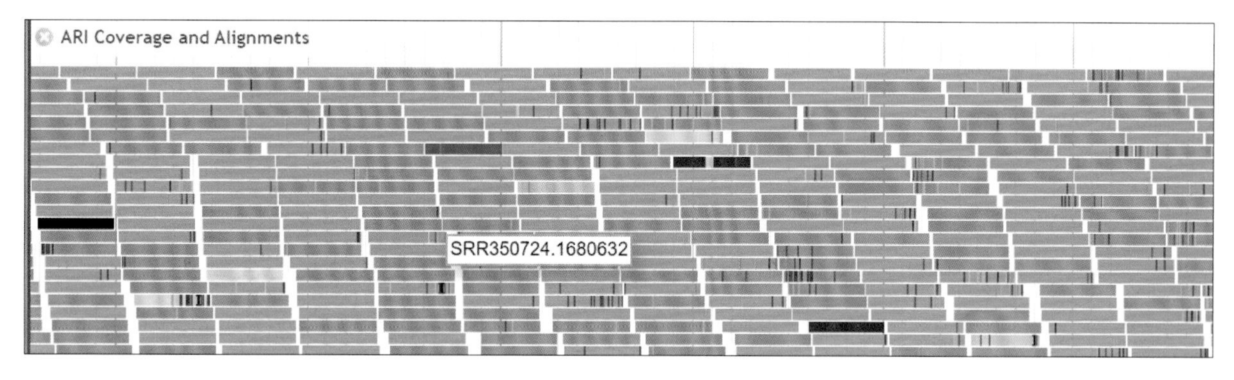


图 17-86　ARI Coverage and Alignments

单击一段特定的 match（图 17-87），可以获得其详细信息，如分数、位置、核苷酸序列等。

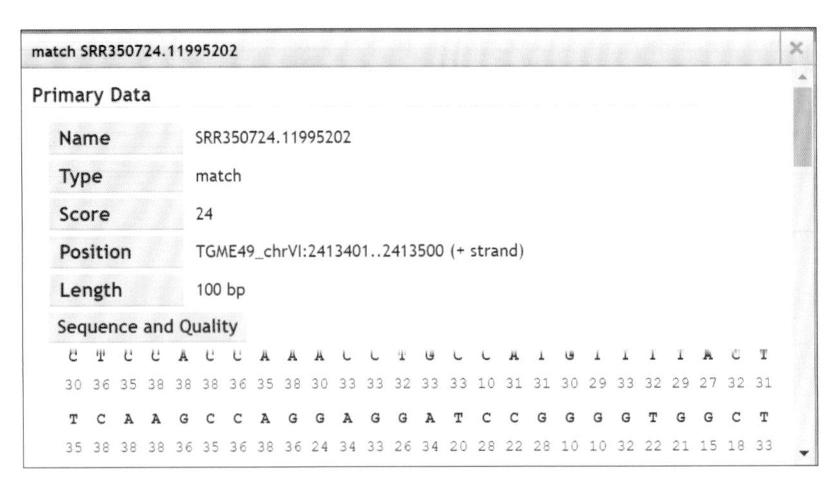


图 17-87 一个 match 的详细信息

## 六、查看最新的研究进展

点击 ToxoDB 主页的 Tools → PubMed and Entrez 进入弓形虫相关最新文献的查询主页（图 17-88）。该页面主要用于查看弓形虫（*Toxoplasma*）、艾美耳球虫（*Eimeria*）和新孢子虫（*Neospora*）的最新研究进展，包括查看相关领域内最新发表的文章和最新发布的基因序列。网站中的数据来源于美国国家医学图书馆（National Library of Medicine），以网络数据爬虫的方式对 NCBI 的 E-utils 检索工具进行调用。网站向公众免费开放但并不对数据的真实性作担保。

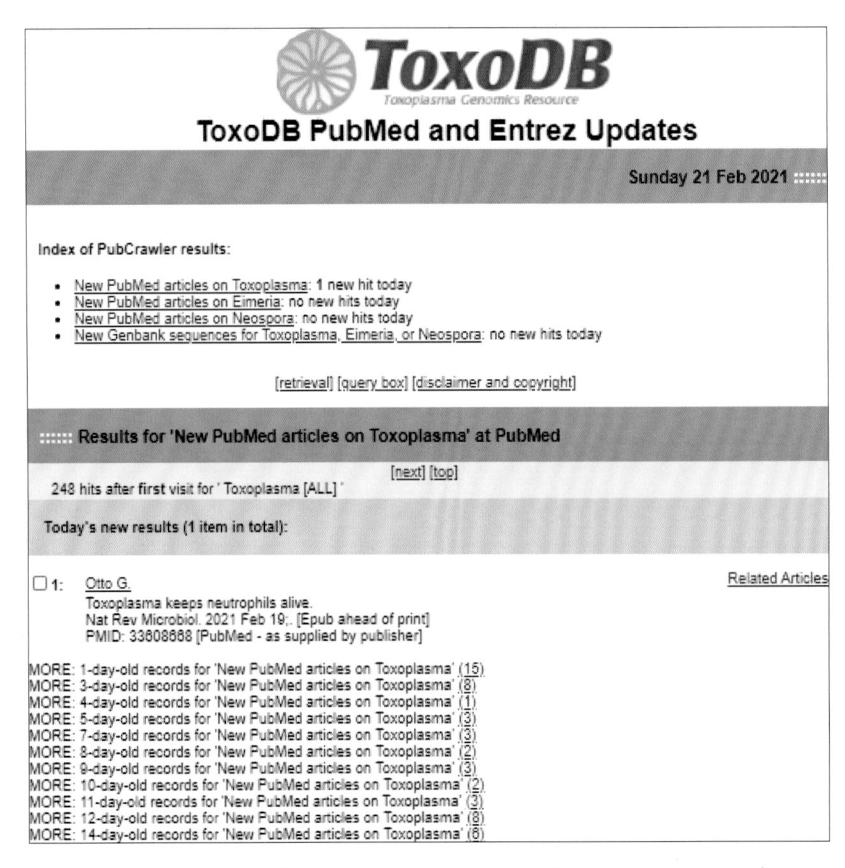


图 17-88 弓形虫相关文献进展

**1. PubMed 的应用** 查看弓形虫（*Toxoplasma*）、艾美耳球虫（*Eimeria*）和新孢子虫（*Neospora*）最新的 pubmed 和 Entrez 结果。

**2. 序列检索** 在 ToxoDB 首页的 Tools 选中 Sequence Retrieval 后进入网页（图 17-89）。

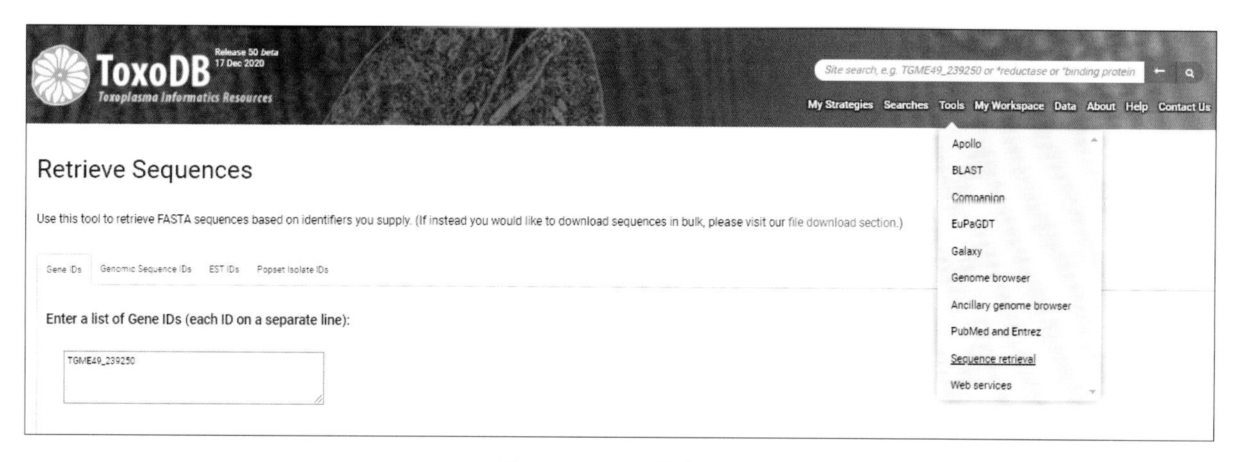


图 17-89 序列检索入口

**3. 主要功能** 网站允许用户通过输入基因 ID（Gene IDs）、基因组序列 ID（Genomic Sequence IDs）、表达序列标签 ID（EST IDs）、Popset Isolate IDs 或者开放阅读框（ORF IDs）来查找并下载对应序列。

**4. 应用实例** 使用 ID 和坐标检索特定序列。以弓形虫基因 TGME49_227620 为例进行操作。进入网站后选择对应的 ID 类型：（网站也提供了批量下载入口，方便需要大量下载数据的用户进行操作）。在所示框内输入基因 ID（图 17-90）。

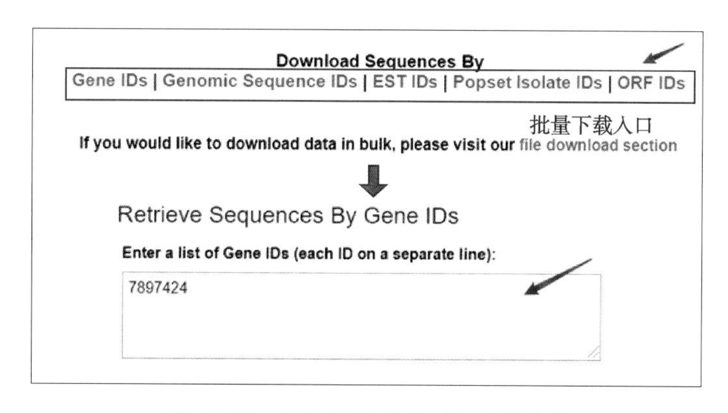


图 17-90 TGME49_227620 序列下载

**注意事项：**

（1）如果需要获得多个序列则每个不同的 ID 需要单独列成一行；

（2）对于“基因组”序列：如果尚未为基因注释 UTRs，则选择“转录起始”可能与选择“翻译起始”具有相同的效果；

（3）对于“蛋白质”序列：只能检索列出的 ID 中包含的序列。即从氨基酸序列的下游（即甲硫氨酸 =0）到氨基酸末端的上游（蛋白质中的最后一个氨基酸 =0）。

这里以 TGME49_227620 为例，该基因表达了弓形虫的致密颗粒蛋白（GRA2 被证实是人急性弓形虫感染血清诊断的指标之一）。除了输入其 Gene ID 外，输入 TGME49_227620 也能得到相同结果。下方选项可以选择序列的类型、展示的序列区域等。通过点击 Get Sequences 获得序列（图 17-91）。

Retrieve Sequences By Gene IDs

Enter a list of Gene IDs (each ID on a separate line):

7897424

Choose the type of sequence: genomic protein CDS transcript 序列类型

Choose the region of the sequence(s): 选择展示的序列区域

begin at Transcription Start *** + 0 nucleotides

end at Transcription Stop *** + 0 nucleotides

Download Type: Save to File Show in Browser 文件下载类型

Fasta defline: Only Gene ID Full Fasta Header 是否显示序列的Fasta格式

Sequence format: Default (60 chars on a line) Single line

序列的显示格式

Get Sequences

```
>TGME49_227620 | Toxoplasma gondii ME49 | dense granule protein GRA2 | genomic | TGME49_chrX reverse | (geneStart+0 to geneEnd+0) | length=2407
GCTTGCGAAAAACAAGTTCGTCGCAAAAGGTTAATTACCTACGCACCACGAAGGAAAACG
CGTATCACGTCAGTCCTTACGGTCAATATACAAATACTTGGGCCGTCCAGTGGAGGCAAC
GTGCCCGTCGCACGGTGATACTGACTGGTGACTTGCACGTACGTCTCTCGCCGGCGTCCA
AACCAAATTGACCCGGGGCAGCCTACTCCCTGTCGTCCCTTAGGCTAAGTGCGAGCAACA
TCTCTACACAGAGACGACGCCAGAGACGCAAAATGAACAGCGGAACCTGCGTCGCTGTCT
GTCCTGCGAACTGATGACAGAAAGGGTCATTAAACGATTTCTTTTGCAATTCGCGTCGTT
ATCGCACGTTGTTTCTCGTCCCACGAATAGTTGTTTTGATTAGATATTGCTTCTTCTCCA
CATATCGCCTCACAATGTTCGCCGTAAAACATTGTTTGCTGGTTGTTGCCGTTGGCGCCC
TGGTCAACGTCTCGGTGAGGGCTGCCGAGTTTTCCGGAGTTGTTAACCAGGGACCAGTCG
ACGTGCCTTTCAGCGGTAAACCTCTTGATGAGAGAGCAGTTGGGTAAGTTGGCAAAAGTA
ATGATAGAGGCAGGGGTTGAACGATAGGCGGCTGCAGATTTGTATAACACAACATGATGT
```

完整的Fasta格式（Full Fasta Header）

60字符一行（Default 60 chars a line）

图 17-91 TGME49_227620 序列检索结果

（郑凌伶 陈志荣）

## 参考文献


[1] BERTONE P, STOLC V, ROYCE T E, et al. Global identification of human transcribed sequences with genome tiling arrays[J]. Science, 2004, 306(5705): 2242-2246.

[2] CHEN F, MACKEY A J, STOECKERT C J, JR, et al. OrthoMCL-DB: querying a comprehensive multi-species collection of ortholog groups[J]. Nucleic Acids Res, 2006, 34(Database issue): D363-D368.

[3] DIXON S E, STILGER K L, ELIAS E V, et al. A decade of epigenetic research in *Toxoplasma gondii*[J]. Mol Biochem Parasitol, 2010, 173(1): 1-9.

[4] DUNN N A, UNNI D R, DIESH C, et al. Apollo: Democratizing genome annotation[J]. PLoS Comput Biol, 2019, 15(2): e1006790.

[5] FODOR S P, RAVA R P, HUANG X C, et al. Multiplexed biochemical assays with biological chips[J]. Nature, 1993, 364(6437): 555-556.

[6] GAJRIA B, BAHL A, BRESTELLI J, et al. ToxoDB: an integrated *Toxoplasma gondii* database resource[J]. Nucleic Acids Res, 2008, 36(Database issue): D553-D556.

[7] GOLKAR M, RAFATI S, ABDEL-LATIF M S, et al. The dense granule protein GRA2, a new marker for the serodiagnosis of acute *Toxoplasma* infection: comparison of sera collected in both France and Iran from pregnant women[J]. Diagn Microbiol Infect Dis, 2007, 58(4): 419-426.

[8] MARIONI J C, MASON C E, MANE S M, et al. RNA-seq: an assessment of technical reproducibility and comparison with gene expression arrays[J]. Genome Res, 2008, 18(9): 1509-1517.

[9] MATTA S K, RINKENBERGER N, DUNAY I R, et al. *Toxoplasma gondii* infection and its implications within the central

nervous system[ J ]. Nat Rev Microbiol, 2021, 19( 7 ): 467-480.

[10] MILNE G, WEBSTER J P, WALKER M. *Toxoplasma gondii*: An underestimated threat? [ J ]Trends Parasitol, 2020, 36 ( 12 ): 959-969.

[11] PENG D, TARLETON R. EuPaGDT: a web tool tailored to design CRISPR guide RNAs for eukaryotic pathogens[ J ]. Microb Genom, 2015, 1( 4 ): e000033.

[12] PITTMAN K J, ALIOTA M T, KNOLL L J. Dual transcriptional profiling of mice and *Toxoplasma gondii* during acute and chronic infection[ J ]. BMC Genomics, 2014, 15( 1 ): 806.

[13] SCHENA M, SHALON D, DAVIS R W, et al. Quantitative monitoring of gene expression patterns with a complementary DNA microarray[ J ]. Science, 1995, 270( 5235 ): 467-470.

[14] SELINGER D W, SAXENA R M, CHEUNG K J, et al. Global RNA half-life analysis in *Escherichia coli* reveals positional patterns of transcript degradation[ J ]. Genome Res, 2003, 13( 2 ): 216-223.

[15] SIDIK S M, HUET D, LOURIDO S. CRISPR-Cas9-based genome-wide screening of *Toxoplasma gondii*[ J ]. Nat Protoc, 2018, 13( 1 ): 307-323.

[16] STEINBISS S, SILVA-FRANCO F, BRUNK B, et al. Companion: a web server for annotation and analysis of parasite genomes[ J ]. Nucleic Acids Res, 2016, 44( W1 ): W29-W34.

[17] SULTAN M, SCHULZ M H, RICHARD H, et al. A global view of gene activity and alternative splicing by deep sequencing of the human transcriptome[ J ]. Science, 2008, 321( 5891 ): 956-960.

[18] TOUNG J M, MORLEY M, LI M, et al. RNA-sequence analysis of human B-cells[ J ]. Genome Res, 2011, 21( 6 ): 991-998.

[19] TRAPNELL C, WILLIAMS B A, PERTEA G, et al. Transcript assembly and quantification by RNA-Seq reveals unannotated transcripts and isoform switching during cell differentiation[ J ]. Nat Biotechnol, 2010, 28( 5 ): 511-515.

[20] URBAN M, CUZICK A, RUTHERFORD K, et al. PHI-base: a new interface and further additions for the multi-species pathogen-host interactions database[ J ]. Nucleic Acids Res, 2017, 45( D1 ): D604-D610.

[21] WANG Z, GERSTEIN M, SNYDER M. RNA-Seq: a revolutionary tool for transcriptomics[ J ]. Nat Rev Genet, 2009, 10 ( 1 ): 57-63.

[22] WANG Z X, ZHOU C X, ELSHEIKHA H M, et al. Proteomic differences between developmental stages of *Toxoplasma gondii* revealed by iTRAQ-based quantitative proteomics[ J ]. Front Microbiol, 2017, 8: 985.

[23] WILHELM B T, LANDRY J R. RNA-Seq-quantitative measurement of expression through massively parallel RNA-sequencing[ J ]. Methods, 2009, 48( 3 ): 249-257.

[24] XIONG J, LU X, ZHOU Z, et al. Transcriptome analysis of the model protozoan, *Tetrahymena thermophila*, using deep RNA sequencing[ J ]. PLoS One, 2012, 7( 2 ): e30630.

[25] YANG J, ZHANG L, DIAO H, et al. ANK1 and DnaK-TPR, Two tetratricopeptide repeat-containing proteins primarily expressed in *Toxoplasma* bradyzoites, do not contribute to bradyzoite differentiation[ J ]. Front Microbiol, 2017, 8: 2210.

[26] YODER-HIMES D R, CHAIN P S, ZHU Y, et al. Mapping the *Burkholderia cenocepacia* niche response via high-throughput sequencing[ J ]. Proc Natl Acad Sci USA, 2009, 106( 10 ): 3976-3981.

# 中英文名词索引

## A



## B

## D

# E



# F

## G

## H

## J

## K



## L

## M

## N

## S

## T

W

## X